普外科入门

（第 2 版）

Introduction to General Surgery

主　编　汤文浩　石　欣
副主编　陈卫东　范　新　孙井军
编　者　（按姓氏拼音排序）

曹欣华　东南大学附属中大医院
陈卫东　东南大学附属中大医院
代亚捷　东南大学附属中大医院
范　新　东南大学附属中大医院
韩丽飞　东南大学附属中大医院
胡浩霖　东南大学附属中大医院
吉群祥　连云港市妇幼保健院儿外科
刘从兴　东南大学附属中大医院
吕建鑫　东南大学附属中大医院
马　骁　东南大学附属中大医院
钱　益　东南大学附属中大医院
施鸿舟　东南大学附属中大医院
石　欣　东南大学附属中大医院
孙井军　南通大学附属南通妇幼保健院
汤文浩　东南大学附属中大医院
王宝偲　东南大学附属中大医院
尤承忠　东南大学附属中大医院
张海峰　东南大学附属中大医院
张　齐　东南大学附属中大医院
张亚男　东南大学附属中大医院

东南大学出版社
·南京·

内 容 简 介

本书是为从事规范化培训阶段的普外科医生和临床实习生撰写的一本纲要性案头参考书。普外科是大外科的基础,尤其在基层医院,因此本书不仅适用于普外科医师,也适用于其他专业的外科医生。本书的编撰目的是帮助读者成长为一名具有大爱之心的安全外科医生。全书分上下两篇共 34 章。上篇包括正确处理医患关系、外科病人的体液失调、外科休克、外科止血、外科输血、外科营养、创伤、外科管道、外科感染、外科病人合并内科夹杂症时的手术风险、创口和创口愈合、术后并发症、外科肿瘤学、剖腹与关腹、腹腔镜外科原则以及消化道吻合术与造瘘术;下篇包括颈部疾病,乳房疾病,急腹症,腹外疝,消化道出血,胃和十二指肠疾病,小肠疾病,阑尾疾病,结肠、直肠和肛管疾病,肝脏疾病,门静脉高压症,胆道疾病,胰腺疾病,脾脏疾病,小儿消化外科,动脉疾病,静脉和淋巴管疾病以及临床外科医生生存之道。

图书在版编目(CIP)数据

普外科入门 / 汤文浩,石欣主编. —2 版. —南京:
东南大学出版社,2024.9
ISBN 978-7-5766-1301-8

Ⅰ.①普… Ⅱ.①汤…②石… Ⅲ.①外科学 Ⅳ.
①R6

中国国家版本馆 CIP 数据核字(2024)第 036151 号

责任编辑:戴坚敏 责任校对:张万莹 封面设计:顾晓阳 责任印制:周荣虎

普外科入门(第 2 版)
Puwaike Rumen(Di 2 Ban)

主 编:汤文浩 石 欣
出版发行:东南大学出版社
社 址:南京市四牌楼 2 号 邮编:210096
出 版 人:白云飞
网 址:http://www.seupress.com
电子邮箱:press@seupress.com
经 销:全国各地新华书店
印 刷:广东虎彩云印刷有限公司
开 本:787 mm×1092 mm 1/16
印 张:48.75
字 数:1248 千字
版 印 次:2024 年 9 月第 2 版第 1 次印刷
书 号:ISBN 978-7-5766-1301-8
定 价:188.00 元

(本社图书若有印装质量问题,请直接与营销部调换。电话:025-83791830)

寸 草 心

谨将本书献给曾指导和带教过我们的外科前辈们！

除了外科技艺的传授外，特别感谢他们为后辈们留下了一笔弥足珍贵的学科精神遗产——"病人安全至上，病人获益为先，合作共赢"的学科文化氛围。

再版前言

这是专门为规范化培训阶段的外科医生或实习阶段的医学生撰写的一本案头参考书，目的是让阅读和使用本书的您在外科生涯的起点就走在正道上，从一开始就朝着一名具有大爱之心的安全外科医生成长——既有益于病人，也有益于您自己——"双赢"。在我们看来，临床外科是一门集技术、科学和人文于一体的学科，其中技术部分占大头。若希望自己在这门学科中有所作为，除"工匠精神"外，还需要"师徒传承"。如何把数十年来在临床工作中学到(听到、读到或悟到)的东西总结成文并与年轻同行切磋、分享，共同感悟外科学的真谛——"道"，是我俩平生梦寐以求之夙愿。以 NMS Surgery① 的框架为基础，我们曾先后出版了《普外科手册》(四川科学技术出版社，1999 年)、《普外科精要》(科学出版社，2003 年和 2010 年两个版本)以及《普外科入门》(东南大学出版社，2017 年)。如今我们对这本《普外科入门》进行修订再版，不过，当下的医学科技类图书市场在我国十分疲软，幸亏东南大学出版社的鼎力相助，这本书才有幸与各位同行见面，谨在此表示深深的谢意。

本书初版于 2017 年，时隔 7 年，有必要对本书做一次大幅度修订吗？是的，因为临床外科日新月异，然而我们无心在这本书中介绍当今世界最新出现的手术方式或临床指南，更不会把一日千里的分子生物学进展写入这本书中，我们会对那些以前未进入我们视线但已经被世界各地的外科大家应用于临床实践的基本理念——临床外科之"道"进行补充更新！还是这句话，目的是让您成长为一名具有大爱之心的安全外科医生。

这本书会有哪些更新呢？首先，我们增加了一位年富力强的主编，加强本书的"质控"。此外，本书修改了近 1/3 的内容。修改篇幅比较大的是第一章(正确处理医患关系)、第七章(创伤)、第十二章第十节(消化道漏与瘘)、第十六章(消化道吻合术与造瘘术)、第十八章(乳房疾病)、第二十四章(阑尾疾病)、第二十五章(结肠、直肠和肛管疾病)、第二十八章(胆道疾病)、第二十九章(胰腺疾病)，另外还添加了颈淋巴结肿的切除活检、腹腔镜 Roux-en-Y 胃旁路术、骶前肿瘤以及临床外科医生生存之道等内容。

凡事皆有两面性，同一本书，在某些人眼中觉得要言不烦、提纲挈领，而在另一些人看来可能是不屑一顾的"鸡肋"。

尽人事，听天命。外科大家 Moshe Schein 先生有句至理名言：腹腔打开后，它受制于你；腹腔缝合后，你受制于它！意思是说腹腔打开后，主动权在你手上——你可以为所欲为，

---

① Bruce E. Jarrell, R. Anthony Carabasi, III. NMS(National Medical Series for Independent Study) Surgery 2nd ed. Media, PA. : Lippincott Williams & Wilkins, 1991

手术可做大或做小；腹腔缝合后，主动权由它掌控着，你不得不看它的"脸色"行事——病人腹胀，你会食不知味、彻夜难眠；深更半夜病人血压下降，你得从家中赶来……完成本书就像精心完成了一台满意的外科手术，此时我俩的内心也有几分说不出的喜悦，又平添了几分期待。

纸上得来终觉浅，绝知此事要躬行。外科是一门注重实践、"用刀论成败"的学科。但愿这本书能为规范化培训阶段的外科医生或医学生在紧急情况下提供决策咨询，使您在临床上少走弯路。

汤文浩 石 欣

2024 年 6 月于南京丁家桥 87 号

目 录

上篇 总论

下篇 各论

上篇　总论

第一章
正确处理医患关系

人非圣贤，孰能无过。医患纠纷永远是临床医生的"心病"，因为我们从事的是与人打交道的行业，即使是临床"老江湖"也难免有医患纠纷的缠绕——老虎也有打盹的时候。歌德有句名言："人只要'干活'就会犯错。"为了减少医疗纠纷的骚扰，就应该像下棋一样，在提高自身棋道综合素养（实战经验、精通对弈理论和审时度势的战略眼光）的基础上，永远保持领先一步（"先手"）的优势，才能百战不殆、笑傲江湖。

成功人士都善于从别人的经验中汲取教训，举一反三。《Schein 外科急腹症》[中文第 1 版（英文第 3 版），科学出版社，2011 年，49-52]和《Schein 外科并发症的预防与处理》（第 1 版，东南大学出版社，2014 年，130-145）对如何处理医患关系的要诀做了风趣、生动的叙述，笔者从中受益匪浅。本章就是受这两本书的启发，结合近年来参与"医疗损害技术鉴定"及相关耳闻目睹逐渐积累的点滴体会汇合而成，并力求减少与上述两本书相关章节的重复。

第一节　生命伦理四原则

世界医学会《日内瓦宣言》用"我的病人的健康将是我的首要考量"这句话约束医生的行为，《国际医学伦理守则》（International Code of Medical Ethics）也要求："医生应当根据病人的最佳获益向病人提供医疗。"依据世界医学会《赫尔辛基宣言》，医学伦理可以概括为具有指导意义的四大原则：**医疗行善、无害至上、尊重自主和公平正义**。

1. 医疗行善（慈善原则）　是指主动做干预性善事——不以获利为目的；助人为乐；救人一命，胜造七级浮屠。

把病人当亲人：闭上双眼，把躺在病床上的病人想象成你的父亲、女儿或妻子……甚至可以把他想象成你自己。此时，你会如何对待？为什么病人的处理会有别于你关爱的家人？请记住你自己作为一位病人时的体会，或当你的父母住院时你的感受，尽量表现得更棒些！

2. 无害至上　又称"无害原则"、"有利原则"或"获益原则"，是指采用无伤害或尽可能小的伤害的手段诊断或治疗病人。如今"微创"手段风靡全球，切记：**新疗法一定会伴随新的并发症**，并发症就是伤害！"己所不欲，勿施于人"是儒家的经典妙句之一。我奉劝你谨慎对待新疗法或试验性治疗：千万不能成为第一个吃螃蟹的人——被扎得满嘴出血；也不要落伍成最后一个——坐失一饱口福的良机。

　　3. 尊重自主(尊重原则)　是指病人行为能力基础上的知情同意。医生有"风险性告知""医嘱性告知"的义务。病人有拒绝治疗和知晓病情走势的权利,以及对治疗选项和治疗地点的选择权。

　　知情同意书是由病人自己或由其代理决策人代表病人心甘情愿做出的一项决定。由于医疗活动是专业知识严重不对称的活动,这就需要我们安心坐下来耐心解释,让病人在知情的基础上签署同意书。其签署过程应该包含"告知、理解、同意"三要素:①对该病人拟行治疗的病情说明;②用通俗的语言解释所推荐的治疗方法;③详细地、合情合理地叙述可能出现的获益和风险,既不要夸大,也不要缩水;④还应该包含可替代治疗方案(甚至转院的权利)的选择及其可能结局的讨论;⑤最重要的是,知情同意书应该提及如果不治疗会发生的结局;⑥病人或其代理人的所有问题和关切都应该得到妥善答复或处理,也就是说,知情同意书应该包含"获益、风险和替代选项及其优缺点"三大内容。

　　以直-乙状结肠交界处癌伴急性肠梗阻为例,这种病人的治疗选项和可能结局有下列几种:

- **保守治疗**,只要没有全身炎症反应(SIRS)或腹膜炎表现,少数病人能自行排出粪便,肠梗阻得以暂时缓解,可以在肠道准备情况下做择期手术;但是,大多数病人会因为时间的拖延发生营养不良,甚至出现腹膜炎被迫进行急诊手术,而且随着梗阻时间的延长,肠襻水肿会加重,成为吻合口愈合的不利因素。

- **通过肠镜放置结肠内支架**或**留置肠梗阻减压导管**使肠梗阻暂时缓解,为肠道准备情况下的择期手术赢得时间。其缺点是:金属支架的费用高昂,肿瘤在支架扩张后有出血、穿孔、支架移位等并发症,稠厚粪便依旧会影响该部位的通畅性;肠梗阻减压导管的缺点是非常容易被粪块堵塞,需要每日经导管做结肠灌洗,病人只能食用无渣流质。

- **切除肿瘤后做一期吻合,不做近侧肠襻预防性造瘘**。优点不言而喻,缺点是吻合口漏的发生率＞30%(相比之下,在择期手术,该部位的吻合口漏为10%～20%),一旦发生吻合口漏就需要行Hartmann手术或横结肠造瘘术(此时的升结肠和横结肠内一般都有粪便,所以不主张做回肠造瘘)。

- **切除肿瘤后做一期吻合,加做近侧肠襻预防性造瘘**。优点是不必担忧吻合口漏所致的感染,缺点是需要在6个月后再次评估并做造瘘口还纳手术。

- **切除肿瘤后做Hartmann手术**。优点是不必担忧吻合口漏所致的感染和造瘘口还纳等问题;缺点很可能是终生结肠造瘘,还可能出现造瘘口相关并发症。

4. **公平正义(公正原则)**　意思是社会上的每位病人都应该享受公正平等的医疗资源(如:移植器官、血制品),不应该把有限的资源浪费在某个病人的医疗上,尤其是在终末期疾病(如晚期肿瘤)病人和特权阶层病人的医疗上。

第二节　医疗纠纷防范要诀

(一)运筹帷幄,防患未然

1. **料事如神能力的养成**　这需要长年累月的临床经验积累、日积月累的知识积淀和明察秋毫的智慧眼光,三者缺一不可。其实,从你第一眼见到该病人及其家属时,医疗纠纷的防范就已经开始,绝对不是在签署术前知情同意书时或手术后才开始。

2. **把病人当亲人**　参见本章第一节。事必躬亲——术前一定要亲自问诊并检查病人,交代手术风险,切忌仅依据影像片或"数据"开刀——你是治疗病人,不是治疗"影像片"或"数据"。

3. **得体的沟通技艺**

(1)俗话说:"一句话能让人笑,一句话也能让人跳。"除了临床知识外,得体的沟通还仰仗人文方面的修养,甚至需要通过察言观色来调整你的语气和举止!因为与人打交道时一定的社会阅历和社交智慧不可或缺,在"江湖上闯荡"的外科医生必须深谙一定的处世之道。我们无心教唆你成为一名"老奸巨猾"的外科医生,然而,害人之心不可有,防"后患"之心不可无,"深谙世故却不世故"才是成熟善良外科医生的至善境界。

外科医生要永远夹着尾巴做人!当代胸外科大家 Alden H. Harken 有句名言:"外科医生必须自信,但是,当自信变为狂妄就麻烦了。"微笑待人和谦逊礼貌应该成为你人格的一部分;即使你是一位外科大牌名医,你也同时可以成为一位彬彬有礼的好先生。共情、热心、怜悯、同情、耐心、真诚都是外科医生的好伙伴。不可一世、自恃清高、冷漠、鲁莽、躲避都是你潜在的"死穴"和敌人。肢体语言也起重要作用,甚至你那心急如焚的举止、全神贯注的倾听——在与病人及其家属关系方面"投资"的每一分钟都是值得的!一言既出,驷马难追,要慎思后再言,以免发生误解,避免与其他医护人员的表述发生矛盾。

(2)术前和术后与病人及其家属关系和睦至关重要:放下你的臭架子,在手术前几分钟到病人床边看一次病人,表达你的关心,与病人的家人寒暄几句,做最后一次术前"外交公关"。外科医生在行为举止方面更容易发生不良后果(和法律诉讼)。常见的情况是:不是你在手术室的所作所为(假设你是一位合格的外科医生),而是你在手术室外的行为和举止伤害了你的病人和损害了自己的声誉。

表1-1　不同形式的行为过错所占百分比*

行为过错的类型	个数(N)	占比(%)
手术知情同意书与病人和/或家属沟通不够	56	42.4
未能在术前对异常症状或检查结果进行追查	32	24.2
未能对术后出现的问题进行追查	21	15.9

续表 1-1

行为过错的类型	N	%
未能在术前对外科病情做正确评估	46	34.9
未能得到恰当学科会诊医生的支持	13	9.9
未能按时巡视病人	3	2.3
缺乏履行预防义务的证据	24	18.2
超范围执业	6	4.5
未能在手术前对合并症进行合理评估	6	4.5
未能如实告知并发症	6	4.5
未能恪守其他工作常规(除上述条款之外)	21	15.9
至少存在一种行为过错	124	93.9
总计涉及医院次数	132	

* 该组数据引自已经结案的 127 份状告 132 家医院普外科的医疗伤害案例分析。由于一家医院可能存在多重行为过错,因此百分比的总和>100%。

引自:*Asian J Surg*. 2022,45(12):2852-2853.

(3) 手术顺利结束并不等于"万事大吉",术后还有一段路要走,即使手术很顺利,也切忌趾高气扬、满口大话:"手术很顺利""几乎没有出血""我没有做肠造瘘,把它缝起来了""估计病人 3 天后能进食,1 周后能出院"……说不定你做的肠吻合一出手术室就出现了吻合口出血,或者在 7 天后发生吻合口漏,需要行"计划外再次手术"做止血、腹腔引流加近侧肠襻转流性造瘘;还可能出现粘连小肠梗阻或吻合口梗阻,或者……此类"意外"不胜枚举,防不胜防。术后要经常到病房去查看你的病人,尤其对大手术或估计术后会出问题的病人,以示你的关心——你在医患沟通方面的"投资"。此外,尽可能不要把不放心的术后病人留在病房里,自己且在万里之外的伯尔尼小岛医院(Inselspital)参加"国际高层论坛"——其实是在因特拉肯(Interlaken)欣赏阿尔卑斯山的自然风光,在马特宏峰(Matterhorn,应该翻译成"犄角峰")脚下坐享瑞士奶酪、巧克力和香肠的美味,或在阿勒河(River Aare)畔嬉水!

> 经验之谈:
> 术后最初几天务请每天都亲自去床边看望你的病人,他们期待的不仅仅是医疗和护理,还需要生理上和情感上的鼓励和支持!

(4) 医护人员之间的沟通也很重要。医疗不良事件往往发生在"交接"阶段①。尽量不

---

① 重症病人往往会死于交接不当。我最近遇到一个病人,胃癌术后 24 小时因十二指肠残端瘘行修补术,4 天后因腹腔出血再次手术。术中在气管插管机械通气情况下指脉氧一直在 95% 以上,但未达到 100%(提示病人存在休克,周围循环不佳)。病人带气管插管从手术室转入 ICU,突然指脉氧变为 76%,加大氧流量后指脉氧跌至 19%,用简易呼吸囊辅助指脉氧升至 60%,找到可供使用的呼吸机、更换床位已经失去了数分钟机会。原因在于病人转入 ICU 前麻醉医生只告诉 ICU 医生术中有心律失常用利多卡因有效,没有提醒 ICU 医生需用呼吸机的问题;同时,ICU 医生缺乏足够的重视和准备。本案例再次提醒我:手术后的病人必须 under your control,而非 beyond your control。我讲过,术者与术后病人形同"夫妻"关系(见本章末尾的"经验之谈"),难道你放心他/她 beyond your control?

要在电话里指手画脚,尤其是夜晚你躺在床上或你在外地开会时。我向来对"远程会诊"在腹部外科的价值心存疑虑,难道其他人的腹部触诊手感能代替你的手感?

4. **文字记录**　有些医生认为记录"过多"可能会被律师利用,对医生不利,这完全是无稽之谈。情况恰恰相反——细致的文件记录是你的最佳防线。一旦被告上了法庭,你(和你的律师)需要做的一切就是设法使法官和/或陪审团相信这位病人受到了最好的专家关注:医方在决策中投入了严肃认真的智力活动,决策是依据恰如其分的临床病象评估和检查结果做出的;每件事都得到了解释(有根有据,"师出有名"),病人的关切得到了重视并采取了对策。不需要做长篇大论,只需要记录要点——记录优秀临床医生认为重要的东西,包括你的评估、你的计划和你的困难。一定要注明你咨询过何人,接受了某人的何种建议。切记:未记录就意味着此事没有发生!

5. **拖沓是一种恶习,做事磨蹭是一种病态**　医疗法律诉讼书中出现频率最高的词汇之一就是"耽误"——延误诊断、未能及时查看检查结果、未及时请会诊、耽误治疗,以及对并发症的诊断/治疗延误。要养成思维清晰、办事勤快的好习惯,不拖拉、敷衍、隐瞒或推诿——现在就干,不要整天看似"未睡醒"! 如果此事需等待,应该将理由记录在案……

（二）医疗损害发生后的应对之策

1. **坦诚披露**　必须把发生的事情及其原因及时、坦诚、如实地向病人及其家属交代,并告知你的应对计划及病情预后。谎话连篇、躲避、隐瞒信息……"不能正视他们的眼睛",都只会导致医患关系疏远、猜疑、不信任,再后来就是法律诉讼。

非常遗憾,只有51%的住院医生把医疗过失上报给主治医师,只有24%的住院医生向病人或其家属披露过错。涉事医生应该将医疗失误真诚地向病人披露,其道义上的理由如下:

（1）尊重病人对自身健康状况的知情权就是尊重病人自主权和自我决定权的一种延伸。一旦发生了医疗过失,病人有权知晓并就该医疗过失的进一步处理做出知情决策。

（2）诚实是医生的专业职责。由于医生与病人之间是信任关系,医患治疗关系的基石是信任,在为病人提供医疗信息中,讲实话永远是医生的专业职责之一。如果背弃了信任,病人的反应就可能让你大跌眼镜——寻求医疗法律诉讼。约98%的病人希望他们的医生承认过错,即使是细微的过错(Arch Intern Med 1996,23:2565-2569)。该项研究还表明,如果医生隐瞒了中或重程度的过错,他们的病人更可能考虑诉诸法律。

（3）减轻焦虑。当医生在神秘手术室内做手术时,等候的家属会心神不宁、坐立不安。及时把实情通告他们,有助于减轻他们的焦虑。

（4）降低医疗过失带来的损害。披露过错会让医生争取主动权,逆转或减轻医疗过失带来的损害。在做错事情后,要想方设法对情况做补救,如果过错未被披露,医生就无法采取进一步行动,因为这些行动可能需要病人的配合和取得知情同意。

（5）医生需要理解做错了什么事,并且该病人应该得到何种补偿,才能体现公正或获得心理平衡。

（6）医生可以从真诚的披露中获益,因为披露后医方就可以实施建设性变更(constructive change)。允许对隐匿问题做必要辅助检查,当事医生也有机会从中获取经验。通过回答一些问题(该项过错是医生的能力问题,抑或规章制度问题?),当事医生的临床经验就会有所长进。坦诚也避免了医方因为"怕露馅"而处于遮遮掩掩的煎熬之中,更重要的是:医生有了表达歉意和提供补偿的机会,减轻了内疚感和可能的法律责任。归根结底,增进了医患之间的信任感。

如今人们主张早期对过错进行审查,坚定维持良好的医患关系,提前(在患方提出质询前)**主动向病人披露医疗过失**,这种策略其实会降低法律诉讼的动机,减少诉讼花费。

国内的医疗行业对医疗过失普遍存在沉默寡言的文化氛围,不愿意深入讨论,不想得罪人,希望保持一团和气。对过错保持缄默,就等于默默地为过错背书,年轻医生就会被蒙在鼓里,技艺也就不容易长进。规范化培训阶段的住院医生缺乏这方面的知识和培训,就不知道如何用最佳手段应对这类问题,如何与怒火中烧的病人进行沟通,如何拆除这颗即将引爆的炸弹。

2. **加倍关心** 你的病人已经发生了并发症,你放任其不管、听天由命,不能不说是一桩大错。并发症越严重,其后果就越糟,就越需要你加倍用个人付出来管控这个病人。要尽可能经常去看望关心那位出了并发症的病人,在你路过他病室的时候停下来、抚摸他一下、与其家人客套几句。即使他的病情已无可救药、危在旦夕,即使他已经转至另一个病房或另一家医院——请保持与他们的联系,显示你的关心!人永远都希望得到尊重。

3. **文件记录** 在术后阶段,在你每次参与的处置后,仔细和详尽的文字记录必不可少。一定要把确切的日期和时间记录清楚。要强调的是:不要在出事后随意修改你的文字记录,那是做伪证!一定要杜绝你的记录与其他医疗文件书写人员的记录(如:护理记录或医嘱)之间存在事实上的矛盾冲突,除非你能自圆其说。

4. **他人的意见/转院** 如果你认为请另一位医生来处理或者把这个病人转到一家水平更高的医院去,他的诊治机会可能会更好的话,请立即组织办理。

5. **绕不开的"金钱"话题** 病人发生了严重并发症,还要他/她为这个糟糕透顶的手术掏腰包,支付由并发症带来的治疗费用,病人的内心难免会"窝火"。因此,请你在允许的范围内竭尽所能地减轻这位病人的经济负担。**催缴医疗费**时要尊重病人的自尊心和隐私,最好找一个私密环境(一个角落)与病人或其家属交谈。

此外,谨防落入"钱财"陷阱。在这个世界的许多地方,外科医生确实会收受(甚至变相索取!)装满一沓厚厚现钞的信封——它是一块烫手"山芋",不,简直是一块烧红的烙铁——手术前千万不要触碰!否则,接下来发生的一切会让你"悔不当初"。俗话说:远离烦恼总比从烦恼中脱身来得容易。君子爱财,取之有道。**任何外科手术都可能出现不测或可怖的并发症——如履薄冰,根源在于人体生物学变幻莫测**[①]。

(三)坏消息披露的 SPIKES 要诀

坏(不幸)消息的告知是外科病人治疗过程中的一项不可避免的日常工作。坏消息在临床实践中的定义是:任何可使病人对未来的认知产生显著负面影响的消息。其中"坏"的程度取决于病人期望值与医疗实际情况之间的差距。

病人都希望保有对病情和治疗方案的知情权,但往往又不能真正领会医生所说的治疗

---

① 不久前我遇到一个医疗损害技术鉴定案例:病人男性,43 岁,诊断为阑尾炎,在某乡镇医院住院,请三甲医院的普外科主任医师来院手术。术前肝功能正常,但未检查血传染病指标。术中发现阑尾肿瘤,遂行右半结肠切除术(乡镇医院没有快速病理条件。术后病理结果:阑尾黏液囊肿)。术后 6 天腹壁切口裂开,流出粪便,诊断吻合口瘘。继而出现营养不良,输血制品多次。后经多次清创瘘口未愈。2 年后行"瘘口肠段切除+肠吻合术"后痊愈。此过程中,血传染病指标检查提示乙型肝炎,病人的肝功能逐渐恶化,并出现脾功能亢进("三系"减少)和食管静脉曲张。该案例告诉我们:天有不测风云,阴沟里也会翻船!

目标或预后。如果医生能用善解人意的、抚慰性的方式全面准确地将信息告知病人，就能削弱坏消息对病人的即刻影响，提高病人的理解力和依从性，有助于提升病人的心理调适能力。

1. **面谈情境设置（Setting）**　①布置一个不被打扰的私密环境，征求病人的意愿，他们期望哪（几）位家属在场。②倾听技巧：大家都坐下来，不要显得很匆忙。与病人之间保持一个彼此都感觉舒适的社交距离。先向病人明确介绍你的身份，以及你在其诊疗中所扮演的角色。谈话中要保持与病人对视，以表明你一直在倾听。通过开放式提问鼓励病人发言，不要随意打断。医生用自己的语言复述对病人表述内容的理解，使其清楚你确实理解并关心他。

2. **评估病人的认知（Perception）**　首先应该明了病人对情况的掌握程度以及对未来的期望值，才能判定坏消息的影响力，从而采取恰当方式以应对病人听到坏消息后可能产生的情绪波动或行为反应。值得警惕的是，病人通常会高估其预后或治疗的目的，所以有必要用开放性的、探询性的提问经常核查病人的理解程度，从中发现病人对疾病的理解与医疗实际情况之间是否存在差距。要特别注意病人所流露出的任何带有拒绝性的表达，病人可能会陷于妄想或对治疗产生不切实际或不可思议的期望，这是病人用以应对恐惧或情绪失控的一种方法。

3. **征求告知程度（Invitation）**　这一步的目标是确定病人对信息的需求和处理方式。可通过如下问题尽量让病人主动提出共享信息的请求（若与其意愿相符），例如："你是否想了解自己病情的所有细节信息，抑或……""你希望我告知检查结果（或治疗方案）的详情吗？或只是大概地介绍一下？"经常核对病人对当前信息的需求状况，因为有些病人可能希望了解大量的相关信息，而另一些病人几乎不想了解任何信息。绝大多数的病人宁可选择直面坏消息，也不愿意被"善意隐瞒"。尽管隐瞒的目的可能是出于好意，避免病人因精神刺激造成希望的破灭，但这种做法会导致病人对医生的不信任。**更好的做法则是坦诚相告，但仍然共同期待最佳结果。**

4. **给病人补知识（Knowledge）**　在这一步骤中，通过采取以下几点措施使病人接受医疗事实、相关知识以及坏消息：

（1）应用"调整"技巧：从病人当前的理解水平出发，弥补病人的知识短缺，纠正其认识偏差，减少其得知坏消息时的情绪波动和困惑。

（2）先"鸣枪示警"，后做告知。可以用低沉的口吻讲："很抱歉，我给您带来了一个不好的消息……"（停顿）

（3）采用短句，语言要简单、直白、口齿清晰，避免使用医学术语，目的是让病人听懂。但是，又要避免太过直白的表述方法，以免因言辞过于生硬而造成病人绝望。如"病灶已经广泛转移，你最多能活 6 个月"，应该如是表述："对您的胰腺癌来说，手术可能没有太多益处，但我愿意与您一起尝试其他的治疗手段。"

（4）不断核实病人的理解程度，并据此调整告知方法。可以这样询问："我说清楚了吗？"或"你理解我的意思吗？请您重复一下。"

5. **抚慰与打探（Empathy & Exploration）**　要牢记：尽管你是坏消息的传达者，你同时也是病人心目中最为重要的情感支柱之一。得知坏消息后，病人常会出现强烈的情绪反应，这时医生就要将其治疗角色拓展至情感支持方面。具体可通过确认病人的顾虑及感受"对症下药"。当你无法确定病人的想法与感受时（例如当病人沉默时），应加以探询，找出引发这些情绪的原因。如："你的意思是……""能和我谈谈更多这方面的问题吗？"或"能告诉我，你所担心的是什么事情吗？"

然后,用恰当的话语来抚慰病人,如:"我知道,这确实很令您失望""我认为,任何人遇到这类事情都会产生和您一样的反应""我能理解您的感受""我知道您对此有多么的期待(不期待)""我也期望能有一个更好的结果"或"未能取得更好的治疗结果,我也非常难过"来袒露你内心感受。

6. 策略与总结(Strategy & Summary)　最后,应准备好一个治疗计划,看病人是否愿意就此进行讨论。将所有可能的治疗选项以及所有可能出现的后果,都详细地告知病人。提出你的建议,并给予相应的说明,与病人共同决定下一步的治疗方案。外科手术往往可以通过画简图的方式进行解释,使病人产生更为直观的了解。共享治疗决策权,即意味着共同承担治疗的后果。鼓励病人充分表达其看法,让病人认识到你理解他的顾虑。可作如下询问:"您现在还有什么重要的问题要与我探讨吗?"给予病人充分的时间考虑决定,也可在后续的面谈中继续探讨。

第三节　医疗损害技术鉴定常识

（一）不良事件

不良事件包括并发症(表 1-2)和死亡。医生在不良事件方面的义务包括:预见义务和告知义务、避免义务、早期发现义务、正确处理义务。

表 1-2　修订的 Clavien 分类

级别	亚级别	定义
I		正常的术后恢复过程出现任何偏差,但不需要使用任何药物,也不需要手术、内镜或放射介入处理。允许的治疗方案有止吐剂、解热药、镇痛剂、电解质和理疗。伤口感染在床边切开者也属于此类
II		需要药物治疗(不包括 I 级并发症允许应用的药物)。输血和全肠外营养也属于此类
III	a. b.	需要手术、内镜或放射介入处理: —不需要全身麻醉 —需要全身麻醉
IV	a. b.	危及生命,需要重症医疗的并发症(包括中枢神经系统并发症): —单个器官功能障碍(包括透析) —多器官功能障碍
V		死亡

引自:(*Ann Surg* 2004;240:205-13)

1. 预见和告知义务　在我看来,知情同意书签署程序应该由**主刀医生亲自**在宽松的氛围下、从容不迫地与病人及其家人讨论手术适应证、替代选项、得益、预期术后经过和潜在并发症。事无巨细地解释每件事,按需要反复多次解释,采用在场人员都能听懂的语言和术语。书籍、图片,甚至网络上的视频片段都是你的教具,其实,一支笔、一张纸和几幅简笔画看上去反而不太会引起病人及其家人的恐惧和紧张。**关键是如实告知**:绝对不能低估所涉及的风险,要让病人及其家人对坏结果出现的可能性有思想准备。

2. **避免义务**　并发症分为"不可预防性"(如:无菌腹腔手术后的肠粘连,直肠癌低位保肛手术后的"低位前切除综合征")和"可预防性"(如:喉返神经损伤、吻合口漏、切口感染)。若医方对常见的可预防性并发症应该采取力所能及的预防措施,并在手术记录中仔细记载。不记载,就缺乏"预防"之证据,就容易被界定为医疗过失。举例如下:

甲状腺手术:"在甲状腺下极显露喉返神经(1.2 mm粗细,神经外膜表面特有的光泽和滋养血管)并追踪至其入喉处从而确认喉返神经;4枚甲状旁腺显露了3枚(具体位置以及血供情况,甚至术中显色法的使用)。"结直肠吻合手术:"用剪开脂肪垂的方法判断吻合口血供,用漏气试验判断吻合口的密封性,检查吻合口没有张力,从而确保吻合口质量。"

3. **早期发现义务**　术后需要针对预见到的并发症进行追踪观察(如:胃手术后的十二指肠残端漏)。对病程中出现的不符合病情自然转归的临床表现(如:发热、腹痛)要尽到标准注意义务。

4. **正确处理义务**　并发症发生后医方应该采用得当措施积极治疗。例如:对胃手术后的十二指肠残端漏的恰当处置措施应该是再次剖腹做十二指肠置管引流,而非经皮穿刺引流。

(二)医疗损害技术鉴定简介

"知己知彼,百战不殆。"医疗损害技术鉴定的依据是真实的书面文件和影像等医学资料,因此,请不要随意修改你的医疗文件,否则,你会在法庭上处于不利地位,因为那是伪证!

医疗损害技术鉴定的目的是厘清责任、过错、损害、因果关系以及原因力五个基本问题,其中最核心、难度最大的是"是否存在过错"。

1. **责任**　当事医生必须有处置该病人的义务。"顺便咨询"就不属于医生该承担的义务。一旦建立了医患关系,当事医生的判断力、医学知识和技能运用能力就应该达到从事同一专业、具有合理胜任力医生所需的水准。这就是通常所说的达到了"标准注意"水准。

2. **存在过错**　以往的判断标准是"是否存在违反医疗卫生管理法律、行政法规、部门规章(查房制度、不良事件报告制度、疑难危重病人讨论制度、非计划再手术审核制度)和诊疗护理规范、常规的行为(教科书、指南、专家共识)"。条条框框太多了!规则太多就等于没有规则。如今,人们对过错的界定是"标准注意"。

所谓标准注意,是指同一医学专科另一位理性医生在相同医疗情况下会采取的平常注意度和审慎。它强调的是平常人以平常心办平常事。不是非凡预见者,不要求高超技巧。当然也不是平均水平,因为平均水平提示有半数人不达标,不达标就是过失。然而,这个"标准"的界定往往带有主观意味、存在争议,不同的地域、不同的专家对这个"标准"解释也各异。正是所有这些不确定性养活了大批律师,抬高了医疗成本。

我们认为在一定程度上可以将"把病人当亲人"用作衡量注意品质的一种方法。据此,医方是否履行了"标准注意",就可以简单地理解为:在相同情景下,如果躺在病床上的是当事外科医生的亲人,这位医生是否会出错。如果当事医生在面对自己亲人也会出这种过错,这种过错就称为不可预防性过错,反之亦然。然而,"把病人当亲人"这一准则不能泛推至一切场合,因为在法律上这个病人通常不是你的亲人,例如:你没有资格代替病人签署知情同意书。我们还见过一些医疗过错法律诉讼,原因就是熟人委托医生,医生"好心"为病人省钱、少受罪、图省事……结果"好心办坏事"。

在把病人送入手术室前,一定要问三个问题:①该病人的诊断是否明确?手术适应证是什么?"适应证越小,并发症就越大。"②与适应证相匹配的术式选择是否正确?③该病人的全身情况能否承受拟定的术式(有无手术禁忌证)?如果不能,替代术式是什么?

3. **损害** 损害类型分两种:经济和非经济。经济性损失是金钱问题,如:工资损失或医院账单。非经济损失包括疼痛和磨难等主观问题。

4. **医疗过错行为与人身损害后果之间是否存在因果关系** 也就是说病人存在人身损害,并且该伤害是由医疗过失造成的。有些医疗过失不一定与人身伤害后果之间存在因果关系。例如:左下胸部外伤造成脾破裂的病人在 CT 检查时遗漏了单纯性肋骨骨折之诊断,脾切除术后病人因为呃逆发生了切口裂开和左下胸持续疼痛。显然医方存在遗漏肋骨骨折之过失,病人的人身伤害是切口裂开,但是两者之间不存在因果关系。单纯性肋骨骨折首选治疗是保守疗法,局部疼痛持续数月是病情自然转归现象。

病程中出现不理想情况是否自身疾病发展演变的结果(导致的不良转归),或是无法预料(不能防范)的后果?与医方的医疗行为有无因果关系?

5. **医疗过失行为在医疗损害后果中的原因力** 就是根据医疗常规和医学科学原理及规律,尽可能将医疗过失造成的不良后果量化,同时与疾病本身的后果进行比较,从而科学和客观地判断行为人应承担多大份额(分为完全责任、主要责任、对等责任、次要责任、轻微责任五个层次)。

经验之谈:

我们常说,手术科室的医患关系与非手术科室的医患关系迥异。在手术科室,术前的医患关系好比"恋人"关系,术后就成了"夫妻"关系;而非手术科室的医患关系则好比"×客"与"×女"的关系。因为对术后病人,尤其是那些复杂手术或全身情况差的术后病人,在病情稳定前,你会多一份牵挂,是你(不会是其他人)不得不每天去他/她床边巡视,无论在工作日抑或周末,也不管是风和日丽抑或冰天雪地;当他/她体温节节攀高时,是你会寝食难安;当引流管出血时,依旧是你会半夜三更起身赶去病房……在我看来,术前知情同意书相当于"一纸婚约",手术相当于婚庆活动,双方都需要有风雨同舟、共度患难的担当心态。外科工作如履薄冰,绝不能"任性",需要瞻前顾后、谨慎行事。

一旦出现术后并发症,外科医生要尽可能亲自关心、管理(under your control),不要贪图省事、随意把病人转给其他科的医生(out of your control),成为"逃兵"。你们是"夫妻"关系,要有担当,同舟共济。

(汤文浩)

第二章
外科病人的体液失调

第一节 基本概念

经验之谈：

　　湿者生息，旱涝两亡；干湿有"度"，生生不息。

　　水能载舟，也能覆舟。

【体液分布】　体液的主要成分是水和电解质。正常健康人体的体液分布见表2-1。各种体液中电解质的组成和含量见表2-2～表2-4。表2-5是正常人每日水和电解质的出入量。

表2-1　人体体液的分布

代谢室	体重（%）*	70 kg 男性含水量
全身水（TBW）	60	42 000 mL
细胞内液（ICF）	40	28 000 mL
细胞外液（ECF）	20	14 000 mL
血浆	3～5	3 500 mL
组织间液	15～18	10 500 mL
血液	7	5 000 mL

* 百分比随体脂增加而下降。

表2-2　体液中电解质组成

体液	电解质含量（mmol/L）							
	Na^+	K^+	H^+	Cl^-	HCO_3^-	蛋白*	PO_4^{-3}	SO_4^{-2}
血浆	142	4.5		100	25	16	2	1
胃液								
高酸	45	30	70	120	25			
低酸	100	45	0.015	115	30			
肠液	120	20		110	30			
胆汁	140	5			40			
胰液	130	15			80			
细胞内液	10	150	Mg^{+2} 40	5	10	60	33	10

* 在胃和肠液中变异很大。

表 2-3 相同身高和体重的年轻妇女与老年妇女的人体体液构成比

体液室	20 岁黑人	20 岁白人	70 岁黑人	70 岁白人
细胞内液	30.3	30.7	26.3	25.1
细胞外液	19.9	19.0	13.4	12.8
全身水	50.2	49.7	39.7	37.9
蛋白	15.1	14.8	13.4	12.8
脂肪	29.6	30.7	36.2	37.5
矿物质	5.0	4.7	3.9	3.6

表 2-4 消化液日分泌量

体液	分泌量(mL/d)
唾液	1 500
胃液	2 500
胆汁	500~1 500
胰液	700
小肠液	3 000
总量	8 200~9 200

表 2-5 正常情况下每日水和电解质的出入量

成分	丢失量(24 h)					需要量(24 h/kg 体重)
		非显性				
	尿	皮肤	肺	粪	总量	
水	1 200~1 500 mL♯	200~400 mL♯	500~700 mL$	100~200 mL	2 300~2 600 mL	35 mL
Na^+	100 mmol§	40 mmol/L 汗			80~100 mmol	1 mmol
K^+	100 mmol¶				80~100 mmol	1 mmol
Cl^-	150 mmol§	40 mmol/L 汗			100~150 mmol	1.5 mmol
HCO_3^-					40 mmol*	0.5 mmol

* 在肺(以 CO_2 形式)和尿中丢失。

♯ 25 mL/kg 体重,排 600 mmol 废物至少需要 500 mL 尿。

$ 10 mL/kg 体重。

§ 随摄入和尿、汗量而变化,受肾素-血管紧张素-醛固酮系统调节。

¶ 醛固酮增加其分泌。

正常人每日入水量:食物含水 700 mL,内生水 300 mL,饮水 1 000~1 500 mL。

细胞外液(ECF)中[Na^+]决定了细胞内液(ICF)容量;高钠血症时 ICF 缩减,低钠血症时 ICF 增多。ECF 中 Na^+ 含量决定了 ECF 容量。非功能液是指结缔组织水和跨细胞水(脑脊液和关节腔液)。不要混淆非功能液与相对非功能细胞外液,相对非功能细胞外液又称"第三间隙",见于烧伤和组织损伤时。

【体液平衡的调节】 正常健康人体对水和电解质有精确的调节作用。体液平衡的调节主要靠肾,肾通过调节水和钠的排出来维持体液容量和电解质浓度的平衡;通过排出含氮废物、排出酸性代谢产物和重吸收 HCO_3^- 来调节机体酸碱平衡。[Na^+]的调节与容量的调节机制不同,因此,低钠血症和高钠血症都可以分为低容量性、等容量性或高容量性(图 2-1)。

1. **渗透压调节** 机体对渗透压调节每时每刻都在进行。细胞皱缩刺激下丘脑-垂体后叶-抗利尿激素系统分泌抗利尿激素(ADH),调节远曲小管对水的主动吸收,并刺激口渴感。尿比重≤1.010 提示 ADH 水平已达极低或肾对 ADH 无反应(肾衰竭),尿比重 > 1.030 提示渗透压已经逼近最大值。

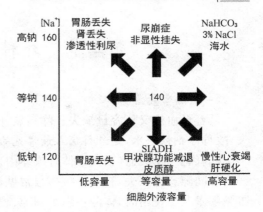

图 2-1　体液变化与血钠浓度的关系

2. **血容量锐减** 在血容量锐减情况下,机体优先调节容量,通过肾素-血管紧张素-醛固酮系统,分泌醛固酮和 ADH,增加 Na^+、Cl^-、H_2O 的重吸收,以恢复容量。

3. **疾病** 系机体调节机制受损或超出机体的调节能力,出现水和电解质失衡。

(1) 体液丢失加摄入减少:外科病人液体从引流中丢失于体外以及病人不能正常摄入水和营养物,常使水电紊乱更为严重。

(2) 体液潴留:应激状态(如:创伤、烧伤、出血、全身性感染或大手术)ADH 分泌均增加。术后 ADH 可持续分泌增多达 5 天以上,是术后体液潴留的主要原因。

(3) 排出增多:高容量血症时醛固酮和 ADH 分泌受抑,肾排出水盐增多,高容量血症时心房利钠因子释放也增多,促进利尿。

【血清渗透压】 正常值:285～295 mmol/L,可按下式概算:

$$血清渗透压(mmol/L) = 2 \times [Na^+](mEq/L) + [葡萄糖(mg/dL) \div 18] + [BUN(mg/dL) \div 2.8]$$
$$= 2 \times [Na^+](mmol/L) + 葡萄糖(mmol/L) + BUN(mmol/L)$$

在人体内,渗透压由有效渗透压和无效渗透压两部分构成。凡不能自由透过细胞膜而被阻隔于细胞膜内外两侧的溶质形成有效渗透压,它们在细胞外液(如:Na^+、葡萄糖、甘露醇和甘氨酸)和细胞内液(如:K^+、氨基酸和有机酸)呈不对称分布,这就造成了水的跨细胞膜运动。由于细胞膜允许水自由透过,因此,无论何时各功能室的渗透压都相同。有效渗透压的同义词是"张"(tonicity)。与之相反,凡能自由透过细胞膜的溶质(如:尿素、乙醇和甲醇)形成无效渗透压,这些溶质参与渗透压的构成,但不参与张的构成。如尿毒症病人的血浆是高渗,但不是高张,因为它们不能使水在细胞内外发生有效转移。由于葡萄糖在体内很快氧化或合成糖原进入细胞内,因此,临床上在计算溶液的张时,葡萄糖的张往往忽略不计。渗透压异常大多是医源性的。人体渗透压的急性改变绝大多数是全身水量变化所致。

【阴离子间隙】 阴离子隙 $(AG) = [Na^+] - ([Cl^-] + [HCO_3^-])$,平均参考值为 12。$AG > 16$ 可诊断为 AG 代谢性酸中毒,提示有机酸在体内积聚。

第二节　外科病人体液容量失衡

（一）低容量血症

低容量血症又称容量缺失。除高热外，外科病人的急性容量缺失多为水和盐等比例丢失，故称等钠性缺水，是外科病人最常见的水和电解质紊乱。

【病因】　①失血（丢失于体外或体内）；②胃肠液急性丢失（呕吐、胃肠减压、瘘或腹泻）；③第三间隙急性丢失，在外科疾病很常见，如：创伤、烧伤、全身炎症反应、胰腺炎、腹膜炎、后腹膜手术及肠梗阻时，体液在组织间隙、腹腔或肠腔内积聚。丢失于第三间隙的体液暂时不能被机体所利用，病人表现为失水。

【诊断】　急性容量缺失主要表现为循环改变（血压下降、脉搏增快），仰卧位颈外静脉不显现（参见低血容量性休克）。当器官灌注减少时，尿量随之减少。慢性容量缺失主要表现为皮肤弹性降低、仰卧位颈外静脉不显现、体重下降、眼窝凹陷、少尿、直立性低血压和心率快[1]。血 BUN 和肌酐可增高，BUN（mg/dL）：肌酐（mg/dL）＞ 15∶1[2]，尿比重增高，尿 $[Na^+]$ ＜ 20 mmol/L。容量丢失的程度往往难以估计，低容量血症的临床表现与容量丢失的速率密切相关：

急性出血：①达血容量的 20％（1 L）时就会出现直立性血压和心率改变（见表 3-3）；②达血容量的 40％时就会出现收缩压下降 ＜ 105 mmHg。

慢性体液丢失：①轻度缺水指 TBW 丢失 3％，诉口渴[3]；②中度缺水指 TBW 丢失 6％，特点是黏膜干燥、腹股沟或腋下无汗；③重度缺水指 TBW 丢失达 10％（4 L），有明显心血管或中枢神经系统（CNS）缺水体征，如：直立性低血压改变或心率改变。

体重变化在重症病人很有意义，但需要结合其他指标一并分析。

在没有出血或溶血的情况下，血细胞比容（Hct）的变化与容量变化呈负相关。把手术后病人的 Hct 下降解读为血液稀释是错误的，因为这种病人有红细胞的丢失。

【治疗】　初期液体复苏的目标是使心率、血压和组织灌注恢复正常。液体复苏首选平衡盐液，其次为生理盐水，因为大量输入生理盐水后易发生高氯性酸中毒。重症病人应该留置 Foley 尿管监测尿量，要求尿量 ＞ 0.5 mL/(kg·h)，然后找出容量丢失的原因。在老年病人以及伴有心脏疾病的病人，应置入中心静脉导管或肺动脉导管测定中心静脉压（CVP）或肺毛细血管嵌压（PCWP），藉此指导输液和血管活性药物的应用。

---

① 直立性低血压是指 SBP 下降 ＞ 10 mmHg（正常 SBP－3.5，DBP＋5.2）；直立性心率快是指心率加快 ＞ 20 次/min（正常 10.9）。血压和心率的测定要在平躺 2 分钟后测，或在坐位两足下垂 5 分钟后测。老年人，特别是服用 β-阻滞剂的病人，在低血容量状态不会表现为心率加快。

② BUN（mg/dL）＝（mmol/L）÷0.357；肌酐（mg/dL）＝（μmol/L）÷88.4。

③ 口干不同于口渴。口干是口腔黏膜干燥，是细胞外液容量不足。口渴是指病人要喝水，是缺水，血钠升高 4 mmol/L 就可以引起口渴感。

经验之谈：

除了尿和蒸发（呼吸、皮肤）外，所有体液丢失（吐、泻、瘘、第三间隙潴留）都是等钠性的，因此，绝大多数外科容量不足都应该用等钠溶液补充，首选乳酸钠林格液。缺水病人的处理要诀是扩容，目标是满足组织的正常灌注。

（二）高容量血症

【病因】 容量过多一般是医源性的（术后病人输入 5% 葡萄糖液过多、用普通水做结直肠灌洗以及 TURP 综合征[①]）或继发于肾功能不全。

ADH 分泌增多导致水潴留（参见下文 SIADH），肾不能正常排出水分，可发生容量过多。如：肺部疾患（大叶性肺炎、脓胸、支气管燕麦细胞癌）以及脑外伤应用催产素或垂体后叶素，也是原因之一。

【诊断】 临床表现取决于容量超载的**程度**和**速度**。轻者没有症状，仅有体重增加，血红蛋白稍低，Hct 稍下降；重者有充血性心衰竭、肺水肿、胸腔积液、充血性肝肿大、CVP 增高、周围水肿和 S_3 奔马律。

在肺部没有疾病的病人，啰音提示存在心衰竭或血容量急剧增加至少 1 500 mL。

水肿提示组织间液增加，全身血钠增多。水肿不是钠平衡的敏感指标。轻微胫前水肿提示钠含量增加 400 mmol（70 kg 病人盐水增加约 2.7 L），体液超载 2～4 L；明显胫前水肿提示全身可交换钠至少增加了 20%；全身水肿时 ECF 容量增加了 80%～100%（70 kg 病人约 15 L）。

【治疗】 密切注意水和电解质的输入，仅当对病人的心脏和肾脏功能状态了如指掌时，才能避免容量过多的发生。

容量过多的治疗是限制液体的输入（1 000 mL/d），监测机体水和电解质情况。对急性症状明显者可用襻利尿剂或透析，但是，**一般不主张贸然用襻利尿剂或高张盐水**，因为血钠浓度的急剧改变会导致神经脱髓鞘，甚至死亡。

第三节 外科病人体液浓度失衡

浓度失衡主要指 $[Na^+]$，Na^+ 是细胞外的主要阳离子，$[Na^+]$ 异常可分为低钠血症和高钠血症。血 $[Na^+]$ 既不能反映全身 Na^+ 含量，也不能反映机体的 Na^+ 需要量。体内钠 44% 在细胞外液、9% 在细胞内液、47% 在骨骼内。骨骼内的钠一半没有渗透活性，需要酸才能溶解；剩余的是水溶性的可交换钠。因此，体内钠储备丰富。

（一）低钠血症

血 $[Na^+]$ < 135 mmol/L 称低钠血症。

---

① TURP 是 transurethral resection of prostate（经尿道前列腺电切术）的英文首字母缩略词。TURP 综合征是该手术后出现的一种有心血管和神经系统表现的低钠血症，临床上不多见。其原因是术中的大量灌洗液（如：甘氨酸、山梨醇或甘露醇溶液）被吸收。病人的低钠血症可以是等张、低张或高张的。这种病人的处理有时颇为棘手。

【病因和分类】 低钠血症最常见的情况是 ECF 中游离水相对过多，一般是低张的，但也可以是高张的[1]或等张的[2]。低张性低钠血症又根据细胞外液容量进一步分为低容量性、高容量性和等容量性 3 种。

①最常见的原因是低张溶液（如：5％葡萄糖或低张盐水）输入过多或 ADH 分泌过多造成水在体内潴留，很少由高钠体液丢失造成；②ECF 丢失于体外（消化液持续丢失、烧伤创面），丢失于体内第三间隙（腹膜炎、腹水和肠梗阻）；③出汗仅输糖水；④肾排盐增多（利尿剂或 Addison 病）；⑤SIADH[3]；⑥甲状腺功能减低和肾上腺皮质功能减低也可引起顽固性低钠血症。

根据细胞外液的容量还可进一步分为：①低容量性低张性低钠血症在外科主要见于用低张液（如：5％葡萄糖或低渗盐水）补充含钠体液丢失（如胃肠、皮肤和肺），并且补入量不足；单独由高钠体液丢失造成者极为罕见。②高容量性低张性低钠血症是在充血性心衰竭、肝病或肾病等疾病所致的水肿状态伴循环容量不足的基础上，肾保水和保钠增加。由于水钠的潴留不成比例，就形成了低钠血症。③等容量性低张性低钠血症见于水中毒、K^+ 丢失[4]、渗透压调定点（osmostat）下移[5]、SIADH。水中毒见于肾功能轻度损害的病人大量饮水或大量输入低张液。K^+ 的丢失（胃肠丢失或者因利尿剂使用），都会因为这些离子的细胞交换，导致等容量性低钠血症。

典型水中毒见于大量水分摄入加轻微肾功能损害（原发性烦渴症）病人，也可以见于全肾衰竭（generalized renal failure）病人大量低张液输入后。

【临床表现】 取决于低钠的程度和血 $[Na^+]$ 下降的速度。主要是脑细胞肿胀的临床表现，疲乏无力、嗜睡、意识错乱、谵妄、恶心呕吐、腱反射亢进，甚至惊厥和昏迷。

慢性低钠血症往往无症状，除非血 $[Na^+]$ 低至（110～120）mmol/L；反之，急性低钠血症在血 $[Na^+]$ 低至 120～130 mmol/L 就可以出现症状。

【诊断】 诊断步骤如下：

1. 先计算血浆渗透压（见本章第一节） 排除两种假性低钠血症：①血浆渗透压增加者

---

① 高张性低钠血症见于快速输入高张葡萄糖、甘露醇或甘氨酸等情况。结果细胞内液向细胞外短暂转移，使血钠浓度稀释。

② 等张性低钠血症见于高脂血症和高蛋白血症。结果是循环血浆容量等张性增加，表现为血 Na^+ 浓度下降（此时全身钠含量不变）。等张的不含钠的葡萄糖溶液、甘露醇溶液和甘氨酸溶液在输入后的初期都限于细胞外液，同样会造成短暂的低钠血症。

③ SIADH 是 syndrome of inappropriate ADH（ADH 异常分泌综合征）的英文首字母缩略词。其临床特点是低血浆渗透压（< 280 mmol/L）、低钠血症（< 135 mmol/L）、尿少伴尿浓缩（> 100 mmol/kg）、高尿钠（> 20 mmol/L）和临床容量正常。SIADH 的主要病因是肺部疾病（如：肺不张、脓胸、气胸和呼吸衰竭）、CNS 疾病（如：颅脑创伤、脑膜炎、脑肿瘤和蛛网膜下腔出血）、药物（如：环磷酰胺、顺铂、非甾体类抗炎药）和异位 ADH 分泌（如：小细胞性肺癌）。

④ 原因是细胞阳离子交换增加，结果发生等容量性低钠血症。

⑤ 正常人的渗透压调定点（osmostat）是 285 mmol/L，在严重消耗的病人（结核或肝硬化），渗透压调定点会下移，结果使这种病人的血浆渗透压维持在低水平。如果是无症状的低钠血症，这些病人不需要处理。

为高渗性低钠血症[1](高糖血症、静脉用或食入甘露醇、造影剂或乙醇);②血浆渗透压正常者为等渗性低钠血症[2](高脂血症以及多发性骨髓瘤等高蛋白血症);③血浆渗透压降低为低渗性(真性)低钠血症。

2. 判断有效循环血量是低、正常还是高(图 2-2) 真性低钠血症又进一步分为低容量性(血浆、皮肤、胃肠道或肾丢失)、高容量性(充血性心衰竭、肝硬化、肾病综合征或营养不良)和等容量性[SIADH、甲状腺功能低下、肾上腺功能不全或药物性(吗啡、三环类抗抑郁药、化学制剂、疼痛和恶心)]。

低容量性低钠血症可分为肾性失钠和肾外失钠两类。在低钠血症的同时,尿钠 > 20 mmol/L为肾性失钠,尿钠 < 20 mmol/L 为肾外失钠。

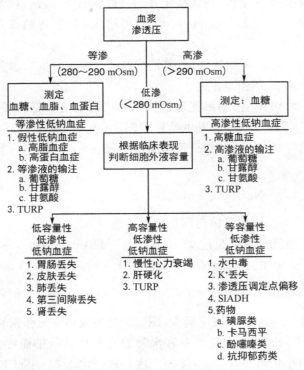

图 2-2 低钠血症的诊断流程

等容量性和高容量性低钠血症几乎都伴有 SIADH 或肾集合管对 ADH 的敏感性增强。

【治疗】 低钠血症不治疗可发生中枢神经永久性损伤,但高渗盐水输注过快,同样可引起脑桥脱髓鞘、四肢瘫痪、构音障碍和言语困难。等张性和低张性低钠血症主要是治疗原发病。

1. 低容量性低钠血症 其临床表现主要由缺水,而非缺钠引起,因此输注乳酸钠林格液或生理盐水有效,输注时必须密切监测血$[Na^+]$和容量情况。合并腹水或胸水的低容量

---

① 高糖血症促使细胞内液向细胞外转移,血$[Na^+]$被稀释。血糖每高于正常值 5.56 mmol/L,会使血$[Na^+]$下降约 1.3~1.6 mmol/L。快速输入高张液体(葡萄糖、甘露醇或甘氨酸)对血$[Na^+]$也有相同的效应。依据血$[Na^+]$计算水的需要量时,血糖每高于正常值 5.56 mmol/L,水应该增加 500 mL。注:此时血糖正常值按 200 mg/dL(11.11 mmol/L)计算。

② 高脂血症和高蛋白血症时,血浆容量呈等张性增加,导致$[Na^+]$下降,其实全身的 Na^+ 含量依旧。计算方法:$[Na^+]$(mmol/L)下降值=血脂浓度(mg/dL)×0.002 或血浆总蛋白升高值(8 g/dL)×0.25。

性低钠血症治疗极为困难,这些病人的细胞外液量往往增多,最好的处理办法是允许病人处于轻度或中度低钠血症状态。

2. 等容量性或高容量性低钠血症 大多数外科低钠血症病人为等容量性或高容量性,治疗要点是限制水的输入。高容量性低钠血症(水中毒)和 SIADH 病人的液体入量应限制在 1 000 mL/d,一般不补钠,让 Na^+ 上升至 130 mmol/L。SIADH 的治疗起初是将液体入量限制在 1 000 mL/d。顽固病例必要时还需要加襻利尿剂(呋塞米)或渗透性利尿剂(甘露醇)。

(1) 无惊厥:静脉滴注乙醇可以抑制 ADH 分泌。严重容量过多可以用甘露醇进行溶质利尿。肾衰竭病人用利尿剂无效,应该用血液透析。

(2) 有惊厥:对缺钠病人来说,高张盐水并不是最佳治疗手段。仅当水中毒发生惊厥或其他 CNS 症状,或 $[Na^+]$ < 110 mmol/L 时,才可输入 3%氯化钠或 5%氯化钠,按公式 1 将血纠正至 120 mmol/L。

急性低钠血症(< 48 h)可快速纠正,其治疗目标是使血$[Na^+]$达 120~125 mmol/L 或症状缓解,不必将血$[Na^+]$纠正至正常。

慢性低钠血症(> 48 h)者,脑细胞通过排出一些溶质使细胞肿胀得以适应性缓解,快速输入 3%NaCl 或 5%NaCl 很容易发生脑桥脱髓鞘(表现为痉挛性四肢轻瘫、假性延髓性麻痹和意识障碍),此时血$[Na^+]$的纠正速率不能超过 0.5 mmol/(L·h)。钠的需要量可按下式计算:

$$Na^+ \ 缺失(mmol) = \Delta[Na^+] \times TBW \qquad\qquad 公式 1$$

$\Delta[Na^+]$是期望$[Na^+]$或正常值与测得值之差值。

例:70 kg 男病人患低钠血症超过 48 h,血$[Na^+]$110 mmol/L。为了防止脑桥脱髓鞘,第一个 24 h 血$[Na^+]$的纠正不应超过 0.5 mmol/(L·h) × 24 = 12 mmol/L,代入公式 1:

$$Na^+ \ 需要量(mmol) = 12 \times (0.6 \times 70) = 504 \ mmol = 5\% \ NaCl \ 0.59 \ L$$

(3) 其他:对严重的充血性心衰竭病人,用硝酸盐类或血管紧张素转换酶抑制剂维持理想的心功能,这有助于$[Na^+]$的纠正。对有水肿的有症状的低钠血症病人,可用襻利尿剂(如呋塞米 20~200 mg,静脉推注,每 6 小时 1 次),同时输入 3% NaCl 补充尿钠的丢失,将血$[Na^+]$提高至安全水平即可。一种简便的方法是将每小时尿量的 25%用 3%NaCl 补入,每 1~2 h 查 1 次血钠。对这种病人,如不用利尿剂,就不能用高张盐水。人工合成的脑钠肽(brain natriuretic peptide, BNP)在肾皮质集合管是抑制 Na^+ 的重吸收,在肾髓质集合管是抑制血管加压素对水的通透作用,因此,BNP 可以用于急性心衰竭的治疗。

(二) 高钠血症

血$[Na^+]$ > 150 mmol/L 称高钠血症,ECF 为高张,在外科病人很少见。高钠血症一般都伴有低容量血症,高容量性高钠血症罕见。

【病因和分类】 主要原因是体液丢失或钠排出障碍。①非显性水丢失;②肾丢失(颅脑外伤或脑手术后的尿崩症、渗透性利尿)或腹泻;③用高渗葡萄糖进行腹膜透析;④NaCl 或 $NaHCO_3$ 输入过多;⑤肾钠潴留(肾衰竭、充血性心衰竭、肝衰竭)。

1. 低容量性高钠血症 系低钠液大量丢失,失水多于失钠,导致 ECF 容量不足和低钠,每丢失 1 L 纯水,血$[Na^+]$约升高 3~4 mmol。外科病人的常见原因是利尿、胃肠丢失、呼吸丢失(如气管切开)和皮肤丢失(如烫伤)。慢性肾衰竭和泌尿道不全梗阻的病人也可发生低容量性高钠血症。

2. **高容量性高钠血症**　高容量性高钠血症罕见,在外科病人,大多是医源性的,系输入过多高张液(如:鲜冻血浆、$NaHCO_3$、盐水、药物和营养)所致。

3. **等容量性高钠血症**　①在外科住院病人,等容量性高钠血症最常见的原因是皮肤和呼吸道的缓慢持续蒸发丢失,以及游离水随尿丢失却错误地用等张溶液补充。②尿崩症的特点是等容量性高钠血症和低张尿(尿渗透压浓度 < 200 mmol/L)。

【临床表现】　中度高钠血症一般可耐受,当血[Na^+] > 160 mmol/L 或血浆渗透压 > 320~330 mmol/L 时才出现症状。急性重度高钠血症可引起脑细胞脱水和脑血管破裂,从而出现不可逆的脑神经病变,甚至死亡。症状的出现还与血[Na^+]上升的速度有关。高钠血症的主要表现是神经症状,起初是嗜睡、烦躁不安和无力,进而表现为肌束震颤、抽搐、晕厥、昏迷等不可逆的神经损害,甚至死亡。低容量性高钠血症还可以有容量不足表现(见本章本节一)。

【诊断】　高钠血症一般都伴有低容量血症。高钠血症的诊断流程见图 2-3。

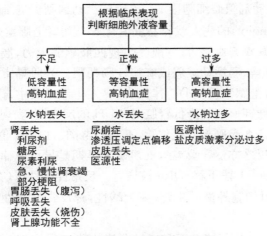

图 2-3　高钠血症的诊断流程

【治疗】　高钠血症一旦出现症状,并发症发生率和死亡率都很高(死亡率 15%~50%),必须立即处理。处理原则是病因治疗和输入低钠溶液,可以口服淡水,但绝不允许静脉输入纯水。慢性高钠血症(> 48 h)者,脑细胞通过适应性改变增加细胞内溶质使细胞内容量得以恢复,这些细胞对快速纠正高钠血症难以承受,快速补充水分弊大于利,有脑水肿和脑疝之虞,此时血[Na^+]的纠正速率不能超过 0.7 mmol/(L·h),第一个 24 h 最多纠正 50% 的缺水量。

低容量性高钠血症病人水的需要量可按下式计算:

$$缺水量(L) = \Delta[Na^+] \times TBW(L)/142 \qquad 公式 2$$

$\Delta[Na^+]$是正常值与测得值之差值。

例:70 kg 男病人,血[Na^+] 170 mmol/L。病人第一个 24 h 血[Na^+]的纠正不应超过 0.7 mmol/(L·h) × 24 = 16 mmol/L,代入公式 2:

$$缺水量(L) = (16) \times (0.6 \times 70)/142 = 4.7 L$$

第四节　外科病人体液成分失衡

一、体内钾的异常

人体的钾（约 3 500 mmol）98％以上存在于细胞内液，仅 2％在细胞外液，不过，细胞外的钾与心脏和神经肌肉的功能关系密切。体内钾的 3/4 在骨骼肌内。

（一）低钾血症

血清钾 < 3.5 mmol/L 称低钾血症。

【病因】　①丢失过多，包括消化道丢失（呕吐、胃肠减压、腹泻、泌黏液的结肠肿瘤）和肾丢失（代谢性碱中毒、镁缺乏、肾小管性酸中毒、高醛固酮血症、用利尿剂时醛固酮分泌增多）。创伤病人排钾增多，术后 24 h 达高峰，一般持续 3～4 天。②摄入不足，包括长期进食不足和长期输入无钾溶液。③钾向细胞内转移（急性碱中毒、高糖血症时胰岛素和儿茶酚胺类药的应用）。α 受体激动剂阻碍细胞摄 K^+，β 受体激动剂则促进细胞摄 K^+。服用 β 受体阻断剂（普萘洛尔 propanolol）的病人就容易发生高 K^+，而肾上腺素则有降血钾作用。

【临床表现】　最早表现为肌无力，一般先出现四肢软弱无力，肠麻痹、腹胀。严重低钾血症者有软瘫、呼吸肌麻痹、肠蠕动减弱或麻痹性肠梗阻。心肌异常表现为心律失常（包括室颤）、低血压、易发生肾上腺素诱发的心律失常、易发生洋地黄中毒（室上性心律失常）、肝病病人易发生肝昏迷。低钾血症还降低肾脏对 ADH 的反应性，表现为多尿。

【诊断】　主要依据病史和肌无力及化验，不靠心电图。血 pH 值每下降 0.1，血浆钾浓度会上升 0.6 mmol/L；反之亦然。典型心电图改变早期是异位节律、T 波低平、变宽、双相或倒置和 U 波；随后出现 ST 段下移、QRS 波增宽。反常性酸性尿（在容量不足和低钾的情况下，肾泌 H^+ 增多；此时细胞外液碱中毒，尿为酸性，称反常性酸性尿）。低钾血症的病因鉴别：

1. 尿钾 < 25 mmol/L，提示摄入不足或消化道丢失　①尿钾 < 25 mmol/L 伴酸血症提示腹泻；②尿钾 < 25 mmol/L，而血 pH 正常提示摄入不足。

2. 尿钾 > 25 mmol/L，提示肾丢失或酸性胃液丢失　①尿钾 > 25 mmol/L 伴酸血症提示肾小管性酸中毒、糖尿病酮症酸中毒或两性霉素、庆大霉素的作用；②尿钾 > 25 mmol/L 而血 pH 正常提示低镁血症和渗透性利尿；③尿钾 > 25 mmol/L 伴碱血症见于酸性胃液丢失、排钾利尿剂和醛固酮增多。高尿钾加高血压提示醛固酮增多。

【治疗】　在治疗开始前应对病人的酸碱状态有所了解。钾缺失可以按图 2-4 估计。补钾原则是尽量口服、见尿（> 40 mL/h）补钾、稀释（< 40 mmol/L）后滴、滴速勿快（<20 mmol/h）。即使肠梗阻的病人，也可以在鼻-胃管减压期间通过鼻-胃管注入 10％氯化钾 20 mL，夹闭 2 小时，每日 3～4 次。

对症状严重的低钾病人、血钾 < 2 mmol/L 的病人以及不能口服补钾的病人，应静脉补钾。严重低钾和低钾伴洋地黄中毒时要快速补钾（20～40 mmol/h）。大量输钾时应有心电图监测。

反常性酸性尿提示机体的总钾量减少了 20％，应该考虑补钾。

钾的缺失量无公式计算。如若血 pH 正常,其粗略估计方法如下:

- 血[K$^+$]从 4.0 mmol/L 降至 3.0 mmol/L,机体缺钾约 100~200 mmol。
- 血[K$^+$]从 3.0 mmol/L 降至 2.0 mmol/L,机体缺钾约 300~400 mmol。
- 血[K$^+$]在 2.0 mmol/L 以下,机体缺钾约 1 000 mmol。

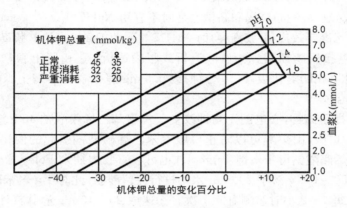

图 2-4 钾缺失的估计

(二)高钾血症

血清钾 > 5.5 mmol/L 称高钾血症。致命性高钾血症一般都伴有肾衰竭,组织破坏、低钠或低钙时,病情更重。

【病因】 ①肾排钾障碍(急性肾功能衰竭少尿期、慢性肾功能衰竭肾小球滤过率(GFR) < 10 mL/min)。②静脉补钾过多、太快。③钾从细胞内移出,见于休克、酸中毒、糖尿病(胰岛素介导的钾内流发生障碍)、组织细胞破坏(严重挤压伤致横纹肌溶解、肿瘤溶解综合征、溶血)大量钾释入循环,在肾功能和肝功能衰竭的病人,用盐酸精氨酸可使血钾升高。

【临床表现】 最主要的症状是膜去极化后的心脏毒性,表现为心脏传导功能改变和心律失常,甚至心室纤维颤动和心脏骤停。低钠、低钙、酸中毒和高镁则进一步加重心律失常。平滑肌症状有恶心、呕吐、肠绞痛、腹泻。

当血钾升至 5 mmol/L 时,就会刺激醛固酮分泌,增加肾脏的排钾量。当血钾超过 7 mmol/L 时,心脏传导减慢,出现心律失常、心动过缓和低血压,随即出现心脏骤停。

【诊断】 主要依靠病史、肌无力、心电图及化验。高钾血症的最早表现是 ECG 改变,此外有感觉异常和乏力。血钾达 6~7 mmol/L 时,就出现 T 波高耸。对称的高耸 T 波,尤其当一个以上导联的 T 波高于 R 波时,提示高钾危急状态。血钾 > 7 mmol/L 时,P 波降低,P-R 间期延长,QRS 波增宽和深 S 波。血钾 > 8 mmol/L 时,随时都可能出现心脏停搏、室颤或宽的无脉动性心室节律。高钾血症的病因鉴别:

1. 尿钾 > 40 mmol/L 常提示钾的输入过多、组织细胞坏死、胰岛素不足、高渗状态或酸中毒。

2. 尿钾 < 25 mmol/L 提示肾排钾障碍。①尿钾 < 25 mmol/L 且肾小球滤过率(GFR) < 10 mL/min,提示急性肾衰竭少尿期或慢性肾衰竭。②尿钾 < 25 mmol/L 且 GFR > 20 mL/min,有两种情况:其一是血醛固酮低,见于低肾素低醛固酮血症和 Addison 病;其二是血醛固酮正常,见于肾小管疾病或药物(如螺旋内酯)。

【治疗】 高钾血症的目标治疗是增加排钾量。

1. 停止补钾或停止输入含钾药物。

2. 心电图预示心脏骤停（P 波消失，QRS 增宽）时　立即对抗高钾的心脏毒性作用：①10％葡萄糖酸钙 10 mL 静脉慢推（3～5 分钟），或 10％氯化钙静脉慢推（10 分钟）。用洋地黄的病人要慎用钙剂。②5％ $NaHCO_3$ 100～150 mL 静脉慢推（10～20 分钟），酸中毒者用 $NaHCO_3$ 很易奏效，慢性心衰竭和高钠血症时不宜用 $NaHCO_3$。

3. 心电图提示高钾效应（T 波高尖）时　①25％葡萄糖 100 mL＋胰岛素 10 U 静脉慢推。高糖病人可直接用胰岛素。②血液透析或腹膜透析。③β_2 肾上腺素能激动剂（10～20 mg 加生理盐水 4 mL）雾化吸入（10 分钟）或 0.5 mg 静脉输入，β_2 肾上腺能激动剂可以使钾离子向细胞内转移。

4. 生化检查提示高钾，心电图无高钾改变　①聚苯乙烯磺酸钠 40 g 溶于 25％山梨醇液 20～100 mL 中口服（山梨醇可以防止口服聚苯乙烯磺酸钠引起的便秘），每 3～4 小时 1 次。1 g 聚苯乙烯磺酸钠可带出钾 4 mmol。也可在直肠内插入 Foley 尿管，气囊充气，将聚苯乙烯磺酸钠 50～100 g 溶于 200 mL 水中进行保留灌肠，此时 1 g 聚苯乙烯磺酸钠可带出钾 0.5 mmol。每 1～2 小时监测血钾 1 次。②速尿 20～40 mg 静脉推注，适用于中度高钾且血肌酐 < 265 μmol 者。

5. 治疗原发病。

二、体内钙的异常

血钙的正常值为 2.25～2.75 mmol/L。非离子钙占总血钙的 15％，以磷酸钙或枸橼酸钙形式存在。蛋白结合钙占总血钙的 40％，蛋白结合钙的特点是不能被超滤。Ca^{2+} 与 H^+ 竞争性地与蛋白上的位点结合，因此，Ca^{2+} 与蛋白的结合具有 pH 依赖性。酸中毒时蛋白结合钙减少，离子钙升高。人体钙主要存在于骨骼中，仅细胞外液中的钙才具生理活性。

（一）低钙血症

【病因】　急性碱中毒（如：过度通气综合征）和甲状旁腺功能减退（手术误切甲状旁腺或损伤了甲状旁腺的血供）。也见于急性胰腺炎、软组织创伤、胰瘘、小肠瘘、炎性肠病吸收不良或胰腺外分泌功能障碍。

严重长期的甲状旁腺功能亢进病人（如：肾衰竭的继发性或三发性甲状旁腺功能亢进病人）在手术后会发生一种称之为骨饥饿综合征的低钙血症，原因是血钙迅速沉积于骨骼。广泛的成骨性骨转移癌（如：前列腺癌和乳腺癌）也会引起低钙血症。化疗（如：顺铂、5－氟尿嘧啶和亚叶酸钙）也会通过低镁血症介导引起低钙血症。手术后的低钙血症可以由快速输入含有柠檬酸盐的血制品所致，也可以由大量输液和低白蛋白血症所致。脓毒症病人的低钙血症通常与低白蛋白血症有关。

【临床表现】　主要取决于低钙血症的持续时间、严重程度和形成速度。当总血钙浓度低于 2 mmol/L 时，病人可出现神经肌肉系统的异常表现：口周麻刺感、指尖麻木和针刺感、喉喘鸣、肌肉痉挛、手足搐搦和精神行为异常。低钙血症的典型体征是腱反射亢进、Chvostek 征阳性（在耳垂前方叩击面部时嘴角处可见面肌抽搐）和 Trousseau 征阳性。低钙血症病人的 ECG 表现是 QT 间期延长，进一步发展就会形成完全性心脏阻滞或心室纤维颤动。

【治疗】　首先应了解血液的 pH。如存在碱中毒，则应纠正之。无症状低钙血症不必治疗，因为此时血中离子钙一般正常。有症状的急性低钙血症（血钙 < 1.75 mmol/L，[iCa^{2+}] <0.8 mmol/L）应该立即静脉补钙。葡萄糖酸钙的优势是溢出血管后不容易造成组织坏死；氯

化钙的优势是容易离解出离子钙,疗效好,缺点是溢出血管后容易造成组织坏死,最好经中心静脉输入。钙剂输入过快甚至会导致心脏骤停。初始剂量是钙剂 100 mg（= 2.5 mmol = 葡萄糖酸钙 1 g）/10 min,维持速率是 1.0 mg/(kg·h)[0.025 mmol/(kg·h)]。在病人能口服足量钙剂和维生素 D 之前,不要停止钙剂的输入。钙剂不能与碳酸氢盐或磷酸盐混合输入,以免形成不溶性钙盐,必要时另建静脉通道。

与低钙血症合并存在的低镁血症也应该一并纠正。此时要注意病人是否有肾功能障碍,因为肾功能不佳的病人不能排出超量的镁。补镁剂的途径是静脉输注,初始剂量是硫酸镁 2 g/10 min,维持速率是 1 g/h。**如果病人伴有严重高磷血症**（如:肿瘤溶解综合征病人、横纹肌溶解症病人或慢性肾衰竭病人）,此时静脉用钙会因磷酸钙形成在心脏等组织中沉积出现危险,**治疗重点就是纠正高磷血症**。

如果病人的肾功能良好,急性高磷血症一般会自行缓解。输入盐水有助于磷的排出,但是,请千万谨慎,因为这会导致低钙血症进一步恶化。此外,可以按每 3～4 小时给予乙酰唑胺（一种碳酸酐酶抑制剂）10～15 mg/kg。有症状的低钙血症和高磷血症在必要时可以采取血液透析治疗,尤其当肾功能有损害时。慢性高磷血症的处理方法是低磷饮食并在食物中加入磷结合剂。

慢性低钙血症（甲状旁腺功能减退）的治疗方法是口服钙剂。要求将血清钙维持在 2 mmol/L 上下。血清钙处于该水平时,大多数病人的症状会完全消失。由于没有 PTH 对肾小管的作用,进一步提高血钙水平会导致高钙尿症。长期高钙尿者发生肾钙沉着症、肾结石和肾损害的风险增加。

如果口服钙制剂的补钙效果不理想,就应该增加维生素 D₃（钙三醇）。 起初,每日常用剂量是 25 -羟维生素 D 50 000 IU（或 1,25 -羟维生素 D 0.25～0.5 mg）。以后逐渐增加钙剂和维生素 D 的剂量。当血钙达到满意的水平时,应该测定尿钙的排出量。一旦发现高钙尿,就应该考虑加用噻嗪类利尿剂,目的是减少钙的排出,进一步提升血钙水平,并监测血钙水平。如果血钙水平满意,血磷值超过 1.94 mmol/L,就应该在食物中加入不能吸收的磷结合剂。一旦血钙和血磷水平得到控制,就应该每 3～6 个月复查一次血钙和血磷,以及尿钙排出情况。

（二）高钙血症

【病因】　高钙血症见于甲状旁腺功能亢进（占高钙血症病人的 90%）、转移骨肿瘤（多发性骨髓瘤、淋巴瘤、乳癌、肺癌、结肠癌、前列腺癌）造成的广泛溶骨、肉状瘤病（sarcoidosis）、维生素 D 中毒以及肿瘤分泌的 PTHrP[①]。噻嗪利尿剂和锂治疗也可导致高钙血症。

①　PTHrP 是 parathyroid hormone - related peptide（甲状旁腺激素相关肽）的英文首字母缩略词。恶性肿瘤性体液性高钙血症（humoral hypercalcemia of malignancy, HHM）是一种临床综合征,这种病人高钙血症的病因是恶性肿瘤合成了 PTHrP。通常情况下,HHM 是指病人体内的肿瘤产生了过多的 PTHrP,不过,偶尔也用于那些以 PTH 和骨化三醇产生过多为特征的病人。HHM 病人约占全部恶性肿瘤相关性高钙血症病人的 80%。PTHrP 与 PTH 分享同一受体,但临床表现不同。HHM 病人的肾钙排出量远比 PTH 病人大,PTH 能强烈刺激肾小管对钙的吸收,因此高钙尿不会太严重。HHM 病人一般都伴有血骨化三醇水平低下;PTH 能刺激骨化三醇的产生,因此,其血骨化三醇水平通常是升高的。PTHrP 只能刺激骨的吸收,成骨活性极其微弱,因此,血碱性磷酸酶一般在正常范围;PTH 既刺激骨吸收,又刺激骨形成。HHM 最常见的肿瘤是鳞状细胞癌（如:肺部、食管、宫颈和头颈部）,其次是肾癌、膀胱癌和卵巢癌。HHM 病人的治疗目标是减小肿瘤负荷、降低破骨性骨吸收以及增加钙从尿中排出。

高钙血症的另一种病因是乳-碱综合征①。

【临床表现】 当总血清钙值为 2.26～3 mmol/L 时就应该考虑轻度高钙血症之诊断。血清钙浓度在 3～3.6 mmol/L 之间为中度高钙血症。血清钙浓度超过 3.75 mmol/L 时称重症高钙血症,这种病人的症状是虚弱、呆滞和中枢神经系统功能障碍。高钙血症病人会出现肾浓缩能力缺陷,表现为多尿和水钠丢失,因此,许多高钙血症病人都有脱水、多尿、烦渴。当总血钙超过 4.25 mmol/L 时,就会出现高钙危象。高钙危象是一种综合征,这些病人会发生致命性快速心律失常、昏迷、急性肾衰竭、麻痹性肠梗阻和腹胀。**高钙血症最初表现在神经肌肉系统**,表现为疲乏、无力、性格改变、心理异常、错乱。慢性高钙血症可造成肾钙盐沉积和皮肤钙化病(calcinosis cutis)等软组织钙盐沉积,最终发生肾衰。病人有无力、厌食、恶心、呕吐、头痛、骨骼肌疼痛、多尿、烦渴。胃肠道症状有厌食、恶心、呕吐和腹痛。也可发生胰腺炎和高胃酸性溃疡。

【治疗】 原则是限制入钙量、纠正脱水、增加肾对钙的排出(用呋塞米或噻嗪类利尿剂)、抑制骨钙释出(用泼尼松或抗肿瘤制剂),以及病因治疗。

1. 急救治疗 血钙＞3.5 mmol/L 时要立即处理,这种病人一般都有缺水,可用 0.9% 或 0.45% 氯化钠加氯化钾 20～30 mmol/L,按 200～300 mL/h 的速度静脉滴入,促进尿液形成。在液体补足后开始用呋塞米等利尿剂(不用噻嗪类)促使钙排出。

2. 病因治疗 对甲状旁腺功能亢进者应考虑手术治疗。对分泌激素样物质的肿瘤应手术切除。对转移性骨肿瘤用光辉霉素[25 μg/(kg·d),用 3～4 天]或降钙素抑制骨破坏。降钙素可以在肾功能、心血管功能受损的病人中应用。乳癌骨转移或血液系统肿瘤用皮质激素(泼尼松 40～80 mg/d)抑制骨钙释出。对那些因肿瘤所致的骨钙释放引起的严重高钙血症,可以采用双磷酸盐(唑来膦酸 4 mg,每 3 周 1 次)。这类药物对破骨细胞介导的骨钙释放有强烈的抑制作用。当存在肾衰竭时,应行血液透析。

三、体内镁的异常

正常成人全身含镁量 1 000 mmol,其中 1/2 构成骨组织,剩余绝大部分分布于细胞内,ECF 中的镁量占全身镁量的 1% 以下,浓度为 0.7～1 mmol/L。ECF 中的镁 60% 以离子状态存在,25% 以蛋白结合状态存在,剩余部分与非蛋白阴离子结合存在。食物中的镁主要在小肠吸收,平均每日食入的镁约 25 mmol。体内的镁主要经肾排出。

(一)低镁血症

正常肾脏有很强的保镁能力,即使在镁摄入不足的情况下,低镁血症也罕见。

【病因】 ①丢失过多,包括胃肠道丢失、急性肾衰竭的多尿期和长期用襻利尿剂。②摄入不足,包括长期静脉输液未注意补镁。③环孢素、氨基糖苷类抗生素、顺铂和胰岛素等药物都可导致镁消耗。烧伤、急性胰腺炎、糖尿病酮症酸中毒的治疗都可发生低镁血症。

【临床表现】 **酷似低钙血症**,表现为肌肉自发性抽搐和无力、手足搐搦、腱反射亢进、

---

① 乳-碱综合征(milk-alkali syndrome)的确切病理生理机制还不清楚。其病因是摄入可吸收性碱剂(用于消化性溃疡病人的止酸剂)的同时摄入过量钙剂(预防骨质疏松药物)或牛奶。其表现是高钙血症、代谢性碱中毒和不同程度的肾功能损害等一组临床症候群。如果不治疗,该综合征会发生肾衰竭,甚至死亡。

Chvostek 征阳性、恶心和呕吐以及性格改变。进而可发展为谵妄和惊厥。镁的缺乏也可以伴有难治性低钾血症。严重低镁可通过抑制甲状旁腺激素分泌而引起低钙血症,通过增加肾钾的排出而引起低钾血症。

【治疗】　轻度低镁可通过口服补镁来解决,大剂量镁剂口服可引起腹泻。25%硫酸镁每毫升约含镁 1 mmol,轻度低镁可以将硫酸镁 20 mmol 加入 5%葡萄糖溶液或生理盐水中,24 小时输入。严重缺镁可用硫酸镁 25～50 mmol/d 静脉滴注;也可以先用硫酸镁 2～3 g 静脉缓慢推注,然后按 0.5～1 mmol/(kg·d)静脉滴注。

（二）高镁血症

【病因】　高镁血症少见,主要原因是肾衰竭。正常肾的排镁能力很强,仅当肾功能障碍的病人应用含镁的止酸剂或缓泻剂后,或在严重烧伤、挤压伤或横纹肌破坏细胞内镁释出时,才会发生高镁血症。严重代谢性酸中毒、细胞外容量不足和肌酐清除率 < 30 mL/min 的肾功能不全也可以引起高镁血症。

【临床表现】　高镁血症时由于突触乙酰胆碱的释放受抑制,因此,神经肌肉的功能受抑制。当血镁超过 3.3 mmol/L 时,腱反射消失;超过 5～7.4 mmol/L 时,可发生瘫痪甚至昏迷。急性高镁血症可发生低血压,当血镁超过 3.3 mmol/L 时,可发生心跳骤停。ECG 变化类似高钾血症(QRS 波增宽、ST 段下降、T 波高耸)。

【治疗】　停用含镁的药物。紧急情况下可用 2.5～5 mmol 钙剂静脉缓慢推注,拮抗镁的作用。降低血镁水平的措施有扩容、纠正酸碱失衡、用襻利尿剂和血液透析。

磷代谢紊乱很少见,除非肾功能有障碍。在肾衰竭病人,高磷血症可引起精神神经改变。氢氧化铝凝胶(Amphojel)和碱性碳酸铝凝胶(Basaljel)可以与磷结合预防高磷血症。但是,这些制剂会引起慢性便秘,甚至肠梗阻,常常需要合用软便剂或轻泻剂。

全肠外营养的病人应该考虑微量元素(铜、锰、镁、锌)的补充,尤其是长期肠外营养。这些元素的缺乏可以出现皮疹或呆滞,甚至可能致死。

四、酸碱失衡

人体缓冲 H^+ 主要有下列三个系统:碳酸氢盐、血红蛋白、组织和骨。在体液中加入 100 mmol H^+ 后,分布如下:碳酸氢盐系统结合 25%,血红蛋白系统结合 25%,组织和骨系统结合 50%。因此,慢性贫血、肾衰竭和骨质疏松症病人的缓冲能力减弱,轻微的 H^+ 含量变化,即可引起严重的酸中毒或碱中毒。

肾脏维持人体 pH 的机制是重吸收 HCO_3^-,减少 HCO_3^- 从尿液丢失。肾每日泌 H^+ 50～100 mmol。

（一）代谢性酸中毒

【病因】　①有机酸产生过多:见于酮症酸中毒和组织缺氧所致的乳酸酸中毒,属 AG 增高的酸中毒。②外源酸应用(如硝酸、硫酸和盐酸、盐酸精氨酸、盐酸赖氨酸、氯化钙或氯化铵应用过量),除硝酸和硫酸属 AG 增高的酸中毒外,其余均为 AG 正常的酸中毒。③肾外性碳酸氢盐丢失:见于腹泻、过幽门的胃肠引流、输尿管乙状结肠吻合、胰腺移植十二指肠膀胱吻合、乙酰唑胺、胰液外瘘、小肠瘘和烧伤等,属 AG 正常的酸中毒,又称为失碱性或高氯性代酸。④肾排酸障碍:急慢性肾衰竭、远曲小管性酸中毒系泌 H^+ 功能障碍所致,属 AG 增高的酸中毒;近曲小管性酸中毒则是 HCO_3^- 再吸收功能障碍所致,属 AG 正常的酸中毒。

经验之谈：

　　AG 增高的代谢性酸中毒的病因可以通过 SLUMPED（一落千丈）来记忆：水杨酸盐（salicylates）、乳酸酸中毒（lactic acidosis）、尿毒症（uremia）、甲醇（methanol）、副醛（paraldehyde）、乙二醇（ethylene glycol）、糖尿病（diabetes）。

　　或者通过 MULE PAK 来记忆：甲醇（methanol）、尿毒症（uremia）、乳酸酸中毒（lactic acidosis）、乙二醇（ethylene glycol）、副醛（paraldehyde）、阿司匹林（Aspirin）、糖尿病酮症酸中毒（ketoacidosis）。

　　AG 正常的代谢性酸中毒的病因可以通过三个"2"来记忆：2 个在肾（肾小管性酸中毒和肾衰竭），2 个在胃肠道（肠-皮瘘和尿液经胃肠道转流），2 个药物（氯化铵和乙酰唑胺）。

【代偿】　代谢性酸中毒几乎都可以通过呼吸（通气增加）得到代偿，结果 CO_2 呼出增多，$PaCO_2$ 降低，$HCO_3^-/PaCO_2$ 比值和 pH 恢复正常。如果呼吸不能代偿（CNS 损伤、麻醉、COPD、肺炎、连枷胸），就出现代谢性酸中毒合并呼吸性酸中毒，此时血[HCO_3^-]接近正常，但 pH 很低。数日后，肾通过增加排 H^+ 来代偿，这是慢性代谢性酸中毒的主要代偿方式，前提是肾功能正常。

【临床表现】　突出的临床表现是呼吸深快（Kussmaul 呼吸），其次为心肌收缩力抑制和周围血管扩张。pH ＜ 7.2 时，会发生恶性心律失常，危及生命。

【诊断】　根据病人的病史（休克、肠瘘或糖尿病）和体征（Kussmaul 呼吸），应立即考虑代谢性酸中毒之诊断。血气分析和同步血电解质有助于明确诊断，并可进一步了解代偿情况和酸中毒严重程度。在代偿期血气分析 pH 可在正常范围，失代偿时 pH 降低（表 2-6）。计算 AG 有助于碳酸氢盐丢失与酸性代谢产物积聚酸中毒的鉴别。应注意了解 BUN、肌酐、血糖、血乳酸盐、血酮体和血渗透压。

表 2-6　酸碱紊乱代偿预计值及所需时间和限度*

原发	继发	代偿预计值	所需时间	代偿限度
代谢性酸中毒	$PaCO_2$ ↓	$PaCO_2 = HCO_3^- \times 1.5 + 8 \pm 2$	12～24 h	10 mmHg 或 1.3 kPa
代谢性碱中毒	$PaCO_2$ ↑	$PaCO_2 = HCO_3^- \times 0.9 + 16 \pm 5$	12～24 h	55 mmHg 或 7.3 kPa
急性呼吸性酸中毒	HCO_3^- ↑	$\Delta HCO_3^- = \Delta PaCO_2 \times 0.07 \pm 1.5$	数分钟	30 mmol/L
慢性呼吸性酸中毒	HCO_3^- ↑	$\Delta HCO_3^- = \Delta PaCO_2 \times 0.4 \pm 3$	3～5 d	45 mmol/L
急性呼吸性碱中毒	HCO_3^- ↓	$\Delta HCO_3^- = \Delta PaCO_2 \times 0.2 \pm 2.5$	数分钟	17～18 mmol/L
慢性呼吸性碱中毒	HCO_3^- ↓	$\Delta HCO_3^- = \Delta PaCO_2 \times 0.5 \pm 2.5$	2～3 d	12～15 mmol/L

* 分压单位用 mmHg，HCO_3^- 用 mmol/L；mmHg = kPa×7.5。
$\Delta PaCO_2$ 和 ΔHCO_3^- 是正常值与测得值之差值。

【治疗】　轻、中度代谢性酸中毒，治疗的要点是处理原发病。严重代谢性酸中毒的治疗要点是纠正酸血症对心血管的效应，同时处理原发病。

1. AG 正常的酸中毒（腹泻或胰瘘）　应适量输液和输 HCO_3^-。

2. AG 增高的酸中毒　治疗的重点是原发病。

（1）乳酸酸中毒：治疗要点是扩容和输血，仅输碳酸氢钠不扩容的治疗方案不会生效。

（2）糖尿病酮症酸中毒：*治疗要点是用胰岛素、扩容和补钾。*一般先静脉推正规胰岛素 20 IU，然后，按 5～10 IU/h 静脉滴注。第一个 24 小时的输液量平均需要 4～5 L，可用生理盐水或 0.45% NaCl 提高 ECF 渗透压，降低脑水肿的风险。**低钾血症是糖尿病酮症酸中毒的主要死亡原因**，因此，补钾很重要，即使血钾正常或稍高也应补钾，因为随着酸中毒和高糖血症的纠正，低钾血症将接踵而至。

（3）肾性酸中毒：*治疗要点是输 HCO_3^- 和透析。*慢性肾衰竭一般都处于适应性慢性酸中毒状态，完全纠正这种酸中毒毫无益处。

3. pH < 7.2 或 $[HCO_3^-]$ < 15 mmol/L 要用碳酸氢钠等碱剂纠正，一般不用乳酸钠，因为乳酸钠需要经过肝脏代谢。缺 HCO_3^- 的计算：

$$HCO_3^- \text{ 缺失}(mmol) = \Delta[HCO_3^-] \times \text{体重}(kg) \times 0.5 \qquad \text{公式3}$$

$\Delta[HCO_3^-]$ 是正常值与测得值之差值

补碱的原则是宁少勿多，在血气监测下，分次补入。一般在 12 小时先补入 5% 碳酸氢钠 100～150 mL，剩下的在此后 24～36 小时补入。对急性代谢性酸中毒，补碱后使 pH 升至 7.2～7.3 或 HCO_3^- 上升至 14～16 mmol/L 即可。切忌快速将血 $[HCO_3^-]$ 纠正至正常，静脉快速补入 5% 碳酸氢钠 > 150 mL 会发生短暂的 CNS 酸中毒，导致抽搐，原因是脑脊液中 $PaCO_2$ 迅速上升，脑脊液酸中毒加剧。补入 $NaHCO_3$ 过多或过快还可出现低钾、高钠、低钙、代谢性碱中毒等并发症。

慢性代谢性酸中毒可以用乳酸钠林格液，但是，需要排除低氧血症和休克。肝衰竭的病人绝不能用乳酸钠林格液。

（二）代谢性碱中毒

【病因】 ①H^+ 从胃肠道丢失：最常见的原因是 HCl 和容量丢失，典型例子是幽门梗阻时大量纯胃酸丢失，导致钾从尿液丢失和低氯低钾性代谢性碱中毒。先天性失氯性腹泻（congenital chloridiarrhea）。②H^+ 从尿液丢失：盐皮质激素过多；甲状旁腺功能低下；呕吐导致容量不足。③碳酸氢盐潴留：应用碳酸氢盐和碳酸氢盐的前体物（如乳酸盐、枸橼酸盐或碳酸钙）；大量输血；乳-碱综合征。④用利尿剂可同时造成低钾、氯丢失和容量丢失，造成低氯性代谢性碱中毒。

【代偿】 代谢性碱中毒的呼吸代偿是呼吸减弱，结果 $PaCO_2$ 升高。当 $PaCO_2$ 达 50 mmHg 时，低氧对呼吸中枢的驱动作用就限制了这种代偿。正常人在海平面呼吸，这种代偿至多能使 $PaCO_2$ 升至 65 mmHg。

【临床表现】 代谢性碱中毒一般发展慢，因此临床体征不明显。临床表现大多与低钾、低氯和容量不足有关。急性发病者突出的临床表现是呼吸减慢减弱，其次为神经肌肉的兴奋性增加，出现周身肌张力增高、腱反射亢进和手足搐搦。CNS 表现有意识错乱、反应迟钝和昏迷。

严重碱中毒或发展迅速的碱中毒病人会发生抽搐，原因是 pH 依赖性离子钙减少。

【诊断】 根据病史和体征可初步作出诊断。血气分析和血电解质检查示血 pH 和 $[HCO_3^-]$ 升高，血清 $[K^+]$ 降低。

测定尿 $[Cl^-]$ 有助于鉴别代谢性碱中毒的病因是利尿剂抑或呕吐。呕吐所致的代谢性碱中毒病人,尿[Cl^-]一般小于 10 mmol/L。反之,在 Bartter 综合征[①]、Gitelman 综合征[②]、醛固酮增多症以及利尿剂引起的代谢性碱中毒,尿[Cl^-]一般大于 40 mmol/L。

【治疗】 重点是处理原发病,碱中毒伴抽搐者应该用葡萄糖酸钙 10 mL 静脉缓慢推注。①胃酸丢失和利尿剂引起的代谢性碱中毒,随着低氯、低钾和容量丢失的纠正,代谢性碱中毒自然得以纠正。在容量不足时,肾不可能增加碳酸氢盐的排出。②无容量不足者可口服碳酸酐酶抑制剂乙酰唑胺 0.25,增加肾碳酸氢盐的排出。③对肾衰竭者,必要时可用透析排碳酸氢盐。④代谢性碱中毒可分为氯反应性和氯阻抗性两类(表 2-7)。低氯是代谢性碱中毒的常见原因之一,这种病人输含氯溶液有效,用盐酸精氨酸 10～20 g 加入输液中静脉慢滴,疗效好且不良反应小。一般按 2.2 mmol/kg 使血[HCO_3^-]下降 5 mmol/L 计算。

严重代谢性碱中毒补生理盐水或氯化钾无效时,可以用氯化铵或稀盐酸。氯化铵静脉缓慢输入,最多可达 140 mmol(相当于 0.75% 等张氯化铵溶液 1 L)。用氯化铵治疗时要注意监测血 pH,肝功能损害的病人应该避免用氯化铵,以免诱发肝昏迷。稀盐酸的输注应该经中心静脉,可以用 50～150 mmol/L 的溶液。

表 2-7 代谢性碱中毒

NaCl 治疗有效(尿 Cl^- < 10 mmol/L)	NaCl 治疗无效(尿 Cl^- > 20 mmol/L)
呕吐	原发性醛固酮增多症
鼻胃管引流	Cushing 综合征
利尿剂	严重低钾
慢性高碳酸血症纠正后	Bartter 综合征

(三) 呼吸性酸中毒

pH 下降伴 $PaCO_2$ 升高称为呼吸性酸中毒,呼吸性酸中毒一般都伴有低氧。高 $PaCO_2$ 合并低氧可危及生命,因为高 $PaCO_2$ 会引起呼吸抑制,此称二氧化碳麻醉。

【病因】 原因为肺泡通气不良,CO_2 潴留。①中枢性呼吸抑制:药物(阿片类制剂或麻醉剂);慢性高碳酸血症吸氧;中枢神经系统损伤;心脏骤停。②呼吸肌或胸壁疾病:呼吸肌无力(脊髓灰质炎、多发性硬化症);病态肥胖症;胸外伤(胸腹部手术、连枷胸);肺纤维化致肺的扩张受限。③换气疾病:慢性阻塞性肺病;肺水肿;急性间质性肺炎(Hamman - Rich 综合征)。肺部疾病常引起低氧血症,很少引起呼吸性酸中毒。④不恰当的机械通气方式也可引起呼吸性酸中毒。

【代偿】 肾保留 HCO_3^-,但需要数日。

【诊断】 视诊是诊断呼吸性酸中毒的主要手段。临床表现取决于呼吸性酸中毒的发展速度,病人一般都有发绀。

急性呼吸性酸中毒血[HCO_3^-]不升高,诊断依据 pH 下降伴 $PaCO_2$ 升高。急性 $PaCO_2$

---

① Bartter 综合征是一种常染色体隐性遗传性疾病,病变在 Henle 襻升支粗段。临床特点是低钾性代谢性碱中毒,血压正常或降低。Bartter 综合征分两种类型:新生儿型和经典型。

② Gitelman 综合征是一种常染色体隐性遗传性肾脏疾病,临床特点是低钾性代谢性碱中毒,伴低钙血症和低镁血症。其病因是位于远曲小管上的噻嗪类敏感钠氯协同转运蛋白功能突变缺失所致。以往认为 Gitelman 综合征是 Bartter 综合征的一种亚型,如今人们发现这两种疾病的遗传和分子基础并不同。

升高所致急性脑酸中毒,表现为倦怠、不安、反应迟钝、意识模糊和扑翼样震颤,严重者可出现木僵和昏迷。酸中毒时脑血管的反应是扩张,脑血流增加导致颅内压增高、头痛和视乳头水肿。**酸中毒的全身效应是周围血管扩张、心肌收缩力下降、对儿茶酚胺不敏感。**动脉血气变化是 $PaCO_2$ 升高、pH 减低。慢性呼吸性酸中毒血 $[HCO_3^-]$ 升高。

【治疗】 原则是改善通气和肾代偿。高碳酸血症所致的酸中毒一般不重。首先要找通气不足的原因,治疗原发病,改善肺泡通气,减少 CO_2 潴留,必要时用机械通气支持。改善通气的手段有:吸痰、化痰、解除支气管痉挛,严重的急性病例需要气管插管。

急性呼吸性酸中毒治疗中最重要的一点是气管插管机械通气。慢性呼吸性酸中毒都合并有低氧血症,此时,中枢化学感受器对高 $PaCO_2$ 已不敏感,呼吸驱动主要靠低氧血症对周围化学感受器的刺激,若完全纠正低氧血症可进一步抑制呼吸,加重呼吸性酸中毒。此外,$PaCO_2$ 也不宜迅速纠正至正常,因为脑 $[HCO_3^-]$ 的变化迟于血浆 $[HCO_3^-]$ 变化,当 $PaCO_2$ 迅速纠正至正常时,细胞和脑可能出现代谢性碱中毒。

(四)呼吸性碱中毒

【病因】 ①肺泡过度通气使 CO_2 大量丢失,见于癔病、低氧血症、高热、呼吸机辅助通气过度、脑炎、中枢神经损伤、水杨酸中毒的早期、严重疼痛或高氨血症;②由低氧血症导致呼吸性碱中毒最常见的两个原因是肺部疾患(肺炎、肺水肿、肺间质疾病、哮喘)和高海拔环境作业。

神经外科手术中往往需要过度通气,目的是造成低碳酸血症,使脑血流较少。$PaCO_2$ 降至 $25\sim28$ mmHg 时,脑血流约减少 20%。$PaCO_2$ 低于 23 mmHg 时,就会影响氧合血红蛋白的解离。

【诊断】 慢性呼吸性碱中毒一般无症状,因为人体的代偿能力完全可以维持 pH 接近正常。急性呼吸性碱中毒病人表现为憋气感、头晕和精神紧张,还可出现口周和四肢感觉异常,严重者可出现四肢抽搐、心律失常或意识丧失。这些表现与 $PaCO_2$ 降低后脑血流减少以及 pH 升高后离子钙浓度降低有关。动脉血气变化是 $PaCO_2$ 减低、pH 升高。

千万不要将代偿性代谢性酸中毒(如酮症酸中毒)**误诊为呼吸性碱中毒。**

不要武断地诊断精神性呼吸性碱中毒,以免遗漏危及生命的一些疾病,如肺栓塞或重症感染。

【治疗】 治疗原则是减少通气(如:镇静剂)或呼出气再吸入以减少 CO_2 丢失。

先寻找过度通气的原因,找低氧血症的原因。治疗重点是处理原发病。对有症状的急性呼吸性碱中毒,用纸袋罩住口鼻吸入呼出气或吸入 5% CO_2 可提高血 $PaCO_2$,暂时控制症状。如呼吸性碱中毒由机械通气所致,调节潮气量和呼吸频率应该有效。精神性过度通气可用镇静剂或用纸袋将呼出气再吸入以减少 CO_2 丢失。

(五)混合性酸碱紊乱的诊断

酸碱紊乱的诊断一定要结合病史和临床资料综合分析。在实验室指标中,除血气中的 pH、$PaCO_2$ 和 HCO_3^- 外,还应结合同步电解质,计算阴离子隙(AG)进行分析。诊断的要点就是区别单纯性酸碱紊乱与混合性酸碱紊乱。

> 经验之谈:
>
> 许多酸碱紊乱或混合型酸碱紊乱都可以通过病史或病因诊断来推断:
> - 腹泻→代谢性酸中毒

- 肾衰竭→代谢性酸中毒
- 乙酰唑胺→代谢性酸中毒
- 呕吐→代谢性碱中毒
- 噻嗪等襻利尿剂→代谢性碱中毒
- 肝衰竭→呼吸性碱中毒
- 充血性心衰竭→呼吸性碱中毒
- 肺炎→呼吸性碱中毒(呼吸急促)
- 呼吸道阻塞性疾病→慢性呼吸性酸中毒
- 肺水肿或哮喘→起初为呼吸性碱中毒,随后发生呼吸性酸中毒(病情加重)伴代谢性酸中毒(因乏氧发生乳酸酸中毒)。
- 脓毒症→代谢性酸中毒(乳酸酸中毒)伴呼吸性碱中毒
- 肝肾综合征→代谢性酸中毒(肾衰竭)伴呼吸性碱中毒(肝衰竭)
- 水杨酸盐中毒→代谢性酸中毒(原因是水杨酸)伴呼吸性碱中毒(水杨酸盐刺激呼吸系统)
- 心肺骤停→代谢性酸中毒(因组织灌注不足出现乳酸酸中毒)伴呼吸性酸中毒(肺功能丧失)
- 心源性休克→代谢性酸中毒伴呼吸性酸中毒
- 慢性肺病右心衰用利尿剂→代谢性碱中毒(利尿剂所致)伴呼吸性酸中毒(慢性肺病所致)
- 呕吐伴糖尿病酮症酸中毒→代谢性酸中毒伴代谢性碱中毒
- 肾衰竭病人呕吐→代谢性酸中毒伴代谢性碱中毒

【诊断】

1. 诊断步骤

(1) 依据病史和体格检查判断酸碱紊乱的原发因素是代谢性抑或呼吸性:病史中有"产酸"、"失碱"或相反情况,提示代谢性酸碱失衡;病史中有过度通气或相反情况,提示呼吸性酸碱失衡。

(2) 了解血 pH 值范围:pH 正常提示酸碱平衡、代偿性单纯性酸碱失衡或混合性相消型酸碱失衡;pH 升高提示失偿性碱中毒;pH 降低提示失偿性酸中毒。

(3) 计算代偿预测值(见表 2-6)。$PaCO_2$ 每增高或下降 10 mmHg,pH 下降或升高 0.08 的倒数。$[HCO_3^-]$ 每增高或下降 10 mmol,pH 增高或下降 0.15。

(4) 计算 AG:AG 大于 14 mmol/L,提示代谢性酸中毒;大于 30 mmol/L,肯定存在代谢性酸中毒。

(5) 比较 ΔAG 和 ΔHCO_3^-:在单纯性 AG 增高型代谢性酸中毒,AG 增高数应该等于 $[HCO_3^-]$ 降低数(即:$\Delta AG = \Delta[HCO_3^-]$),否则,为代谢性酸中毒合并代谢性碱中毒。

(6) 比较$[Cl^-]$与$[Na^+]$的变化百分比。

2. 单纯性酸碱紊乱与代谢性酸碱紊乱伴呼吸性酸碱紊乱的鉴别

在单纯性酸碱紊乱,代偿是继发的而且是有限的,可根据酸碱紊乱代偿预计值公式(表 2-6)计算。当实测值与预计值基本符合时为单纯性酸碱紊乱,否则为呼吸性伴代谢性酸碱紊乱。如:单纯性急性呼吸性酸中毒病人,$PaCO_2$ 每升高 1.33 kPa(10 mmHg),HCO_3^-

代偿性升高约为 1 mmol/L;但 HCO_3^- 不会 > 32 mmol/L,如 > 32 mmol/L,表明合并代谢性碱中毒;同时 HCO_3^- 也不会 < 26 mmol/L,如 $HCO_3^- < 26$ mmol/L,表明合并代谢性酸中毒。总之,代偿超过极限者即为混合性酸碱紊乱。此外,除呼吸性碱中毒外,代偿后的 pH 不会是正常的,如正常即为混合性酸碱紊乱。

3. 代谢性酸中毒是否伴代谢性碱中毒

(1) 比较 AG 差值(ΔAG)和 HCO_3^- 差值(ΔHCO_3^-):①$\Delta AG = \Delta HCO_3^-$ 提示单纯性代谢性酸中毒。假设 AG 由平均参考值 12 上升为 22,而 HCO_3^- 由平均参考值 24 下降为 14,那么 $\Delta AG = \Delta HCO_3^-$,即为单纯性代谢性酸中毒。②$\Delta AG \gg \Delta HCO_3^-$ 提示代谢性酸中毒伴代谢性碱中毒。③酮症酸中毒者伴呕吐常可出现代谢性酸中毒伴代谢性碱中毒。

(2) 比较 $[Cl^-]$ 与 $[Na^+]$ 的变化百分比:①正常人 $[Cl^-]:[Na^+] = 1:1.4$。②$[Cl^-]$ 下降幅度 $> [Na^+]$ 下降幅度提示代谢性碱中毒。③$[Cl^-]$ 上升幅度 $> [Na^+]$ 上升幅度提示代谢性酸中毒。如病人血 $[Cl^-]$ 为 85 mmol/L 而血 $[Na^+]$ 为 130 mmol/L,$[Cl^-]$ 和 $[Na^+]$ 下降幅度不一致,$[Cl^-]$ 下降 15%,$[Na^+]$ 下降 7%,$[Cl^-]$ 下降 $> [Na^+]$ 下降,提示代谢性碱中毒;反之,如 $[Cl^-]$ 上升 $> [Na^+]$ 上升,即提示代谢性酸中毒。

第五节　体液失调的临床处理

一、水和电解质紊乱的诊断

【病史】 水和电解质紊乱最早的诊断线索来自病史。

1. 呕吐　幽门梗阻呕吐可以引起碱中毒(氯和钾丢失)、低钾血症,以及水和钠的丢失。

2. 腹泻　见于霍乱、溃疡性结肠炎以及回肠造口,可以出现水、钠、钾的丢失,丢失量大时可以引起酸中毒。

3. 出汗　大量出汗可以因水钠丢失导致 ECF 容量不足,血管萎瘪。

4. 低钠膳加利尿剂　这种病人常处于一种低容量性低钠血症状态,但没有临床表现。全身麻醉后由于血管扩张,就出现低血压。由于使用利尿剂,这种病人也可以出现低钾血症,除非补钾。

5. 其他含钠体液丢失　如腹水,可以引起低容量血症和酸中毒。

【临床表现】

1. 口渴　口渴是缺水的敏感指标,血 $[Na^+]$ 升高 4 mmol/L 即可引起口渴。临床上的缺水病人多不能喝水(如:虚弱无力、昏睡),或有其他失水原因[如:高热、腹泻或渗透性利尿(糖尿病酮症酸中毒、甘露醇、静脉用造影剂)]。

2. 体重变化　反复测体重在水电紊乱诊断中的重要性怎么强调都不过分,尤其对重症病人。基本条件是配备一台透析用磅秤。

(1) 短时间内(每小时)复核体重:有助于了解 ECF 和 TBW 的变化。

(2) 长时间(每天)复核体重:有助于了解 TBW 的变化,但是,需要结合其他临床指标和实验室指标(如:水肿、电解质、血浆蛋白水平)综合分析解释。

(3) 分解代谢或合成代谢的影响:分解代谢时组织的丢失可达 500 g/d;合成代谢时瘦肉组织的增长可达 80~150 g/d。大多数手术后病人的体重丢失在 300 g/d 以上。

（4）重症病人：体重增加多为水钠潴留；体重减少超过 $300\sim500$ g/d 时提示有水丢失。因此，治疗不能仅依据体重的变化，其他有关体液丢失的指标也应该一并考虑，如：水和钠。

3. 颈外静脉　正常人仰卧时，胸锁乳突肌外缘与锁骨之间的颈外静脉充盈，它是右心房的压力计。

4. 血压、脉搏、CVP　参见第三章。

5. 水肿和肺部啰音　参见本章高容量血症。

【实验室检查】

1. 血 Na^+、K^+、HCO_3^-、Cl^- 和葡萄糖　血氯与血钠一般是平行的，胃酸丢失所致的低氯血症除外。血钠反映了全身各体液室的溶质浓度，也反映了人体的渗透压状态。人体渗透压的急性改变大多是因为全身水量改变所致。

（1）高钠血症：①缺水时，各体液室都相应缩减，各种溶质的浓度都升高。血[Na^+]升高就是溶质浓度升高的反映。②缺水时，血[Na^+]是机体需水量的可靠依据。在正常值以上血[Na^+]每上升 $3\sim4$ mmol，机体缺水约 1 L。

（2）低钠血症：①水过多可以引起低钠血症，原因有 ADH 分泌或医源性输入无电解质水过多。②容量不足的病人容易发生低钠血症，原因是 ADH 分泌、肾功能、K^+ 平衡和渴感。因此，容量不足与低钠血症常同时存在，对低钠血症的病人应该检查有无容量不足。③病人可以既有水过多，又有钠丢失，此时，血[Na^+]无助于钠丢失的诊断，诊断依赖于 ECF 丢失史。④有些过度消耗的病人可以出现无症状的低钠血症，其原因是下丘脑的渗透压感受器"调定点"下调或 ADH 分泌，这种病人不需要处理。这种病人限制摄水可以引起缺水症状（口渴、少尿），同时低钠血症持续存在。⑤血[Na^+]既不能反映全身钠含量，也不能反映机体的钠需要量。

（3）血钾：①血钾代表的是全身可交换钾的一小部分（约2%），因此，机体钾含量的大变化不一定伴有血钾的变化。但是，如果解读恰当，血钾可以作为钾需求量的可靠依据。②由于血钾含量仅代表了机体总钾的一小部分，因此，血钾轻微降低提示机体钾有大量丢失。③血钾在酸中毒时上升，碱中毒时下降。因为，酸中毒时钾从细胞内移出，碱中毒时钾移入细胞内，机体总钾量不变。④垂体后叶素和甲状腺素可升高血钾，胰岛素和糖皮质激素可降低血钾。

（4）血[HCO_3^-]：①二氧化碳结合力是测定血[HCO_3^-]的常用方法，一般报告为"CO_2"。②血[HCO_3^-]升高见于呼吸性酸中毒和代谢性碱中毒；血[HCO_3^-]降低见于呼吸性碱中毒和代谢性酸中毒。一般来说，在肺功能正常的情况下，血[HCO_3^-]才能正确反映酸碱平衡状态。

2. 血尿素氮（BUN）和肌酐（Cr）　正常时，BUN(mg/dl)：Cr(mg/dl) = 10：1（参见本章第一节脚注），比值升高往往提示失水。

3. 血细胞比容-血红蛋白　在没有出血或溶血的情况下，血细胞比容(Hct)的变化才能用来解读体液平衡的变化。例如：把手术后病人的 Hct 下降解读为血液稀释是错误的，因为这种病人有红细胞量的丢失。

4. 血 pH 和血气分析　①血 pH 是对血酸碱情况的直接测定值，并不能鉴别正常抑或代偿状态，要结合动脉血气一并分析；②静脉血的正常值稍低，并且随穿刺的部位变异很大。

5. 尿液变化

（1）尿量：①凡静脉输液病人都应该有尿量记录，每 8 小时 1 次；若存在体液失衡、休克或肾功能不全,应每小时记录之。②满意的尿量是 $1\,500 \pm 500$ mL/d(60 ± 20 mL/h),即 1 mL/(kg·h)。要求成人尿量至少 0.5 mL/(kg·h),小儿至少 $1\sim2$ mL/(kg·h)。③创伤等应激病人尿量会减少至 $750\sim1\,200$ mL/d($30\sim50$ mL/h)。④尿量过多($>400\sim600$ mL/h)见于创伤或 CNS 恶性肿瘤所致的尿崩症,也见于原发性肾功能异常(肾性尿崩症),若补钠和补水不足,很容易发生休克。治疗的方法是用垂体后叶素 $3\sim5$ 个单位,肌内注射,必要时可重复注射。

(2)尿液分析:①尿比重反映尿中溶质浓度,并不能正确反映肾脏生理功能,尤其当尿中存在大量异常溶质(蛋白、葡萄糖、造影剂或甘露醇)时。②等比尿(1.010)伴少尿提示肾功能损害(急性肾小管坏死或肾衰竭)。此时,应该用 CVP 或 Swan-Ganz 管监测确保中心血流动力学稳定。③尿 pH 反映的是血 pH,有助于酸碱紊乱的诊断,**例外情况是低钾性碱中毒的反常性酸性尿,以及尿素分解菌感染所致的碱性尿**。④醛固酮作用于肾小管使钠潴留,但是,醛固酮需要持续作用 $3\sim5$ d 才能达到保钠峰值,此时,肾排钠接近零。在无利尿情况下,尿$[Na^+]<20$ mmol/L 提示肾主动保钠,原因是 ECF 容量不足或醛固酮异常分泌。影响肾脏排钾的因素很多,除全身的钾含量外,还有血 pH、肾小管溶质负荷和钠平衡。尽管在低钾血症时,肾脏有一定的保钾作用,但是尿钾的排出量仍有 $5\sim20$ mmol/d。

【输液估计】 本文输液的计算是基于下列 3 个假设:①病人为"70 kg 男性"。对体重 >70 kg 者,不需要调整;对<70 kg 者,应该做相应下调。一般来说,若肾功能正常,病人体重在 30 kg 以上,维持液量不需要调整。②肾功能正常:血肌酐<177 μmol/L(2.0 mg/dL)或肌酐清除率>50 mL/min。③心功能和肝功能正常。

二、优先治疗顺序

1. 处理致命性失调 抢救休克(恢复正常循环容量);纠正钾紊乱;处理严重酸中毒。
2. 纠正以往丧失量(失衡量) 以往丧失量包括容量失衡、浓度失衡和成分失衡。以往丧失量的补充是将计算出的毫摩尔数转换成表 2-8 中所需溶液的浓度和量,先快速(在 $12\sim24$ 小时内)补入计算丧失量的 $1/2$,然后再根据临床和化验重新估算,进一步纠正。

经验之谈:
  在纠正以往丧失量时有两个问题需要注意:①第一个 24 小时只输计算损失量的 $1/2$,剩下 $1/2$ 待对临床情况重新评估后决定;②**要依据体液的丢失速率来决定体液或电解质失衡的纠正速率**,慢性体液失衡的病人迅速纠正后往往会因为机体不能适应内环境的急剧改变而导致病人死亡。

3. 确定前一日额外丧失量的补入 前一日额外丧失量是指前一日异常丢失于体内外的水和电解质,包括胃肠液丢失和丢失于第三间隙中的液体。前一日额外丧失液的补充原则是**丢失多少,补多少**,加到当日维持量中去。①纯胃液丢失用等量 $0.45\%\sim0.9\%$ NaCl 加 $20\sim30$ mmol KCl/L 补入。②如丢失的胃液中含肠液,用等量乳酸钠林格液加 20 mmol KCl/L 补入。消化液丢失量大时,必须测定丢失液中的电解质浓度,据此,对等地补充丢失液体量和电解质量。③丢失于第三间隙中的液体,其丢失量随受伤程度而异,用乳酸钠林格液或生理盐水加白蛋白补充。
4. 确定水和电解质的当日维持(生理)需要量 正常人每日维持液中钠的需要量是 $1\sim2$ mmol/(kg·d),钾的需要量是 $0.5\sim1.0$ mmol/(kg·d),氯的需要量是 1.5 mmol/(kg·d)。

对短期输液病人,一般不需要考虑钙、磷、镁的补充,但对重症病人和长期(＞1周)输液的病人,应考虑这些物质、微量元素、维生素以及能量的补充。

维持液中水的需要量一般按表2-9计算或按35 mL/kg计算。**注意这种计算方法仅供参考,输液时必须密切观察病人的体征,及时发现容量缺失和过多。**

一位体重70 kg男性需液体2 500 mL/d,其中应含钠140 mmol(56 mmol/L),含钾70 mmol(28 mmol/L),从表2-8中可以发现0.33% NaCl为最佳选择,并在每升液体中加入10% KCl 20 mL,但输氯化钾前必须了解病人的血电解质、酸-碱以及肾功能情况。

5. **注意事项** ①避免纠正过快所引起的并发症,如:酸中毒纠正过快引起抽搐,生理盐水输入过多引起心衰竭;②尽量口服;③输液医嘱要简单明了,便于他人理解、保证正确执行。

表2-8 常用注射液的种类

溶 液	电解质含量(mmol/L)					主 要 用 途
	Na^+	K^+	Cl^-	HCO_3^-	Ca^{+2}	
0.9% NaCl*	154		154			补充ECF,纠正低钠血症
0.45% NaCl*	77		77			补充胃液丢失;维持日常用钠
0.33% NaCl*	56		56			维持液的补充
0.2% NaCl*	34		34			与D5W相同,应用过量可引起低钠血症
LR*	130	4	109	28**	4	补充ECF的最佳溶液,纠正等渗性失水
D5W						纠正或补充非显性失水;纠正高渗性失水;应用过量可引起低钠血症
3% NaCl	513		513			纠正有症状的Na^+缺乏
5% NaCl	855		855			纠正有症状的Na^+缺乏
M/6 乳酸钠	670			670**		
5% NaHCO₃	600			600		用于胃肠液丢失,纠正代谢性酸中毒
10% KCl		1 340	1 340			K^+日常需要,纠正低钾及酸碱紊乱,每升溶液中K^+不得大于40 mmol

ECF=细胞外液。LR=乳酸钠林格液。D5W=5%葡萄糖液。* 含或不含5%葡萄糖。** 含乳酸根毫摩尔数。

表2-9 维持液需求量的计算

体重区段	液体需求量*	
0～10 kg	4 mL/(kg·h)＝100 mL/(kg·d)	A
～20 kg	2 mL/(kg·h)＝50 mL/(kg·d)	B
＞20 kg¶	1 mL/(kg·h)＝20 mL/(kg·d)	C

* 维持液需求量＝A＋B＋C。例如,一位体重70 kg男性需水量为2 500 mL/d,计算:第一个10 kg[100 mL/(kg·d)×10]为1 000 mL/d,加第二个10 kg[50 mL/(kg·d)×10]为500 mL/d,再加剩余50 kg[20 mL/(kg·d)×50]为1 000 mL/d。

¶对老年病人和伴有心脏病的病人,这一部分液体按15 mL/(kg·d)计算。例如:一位体重50 kg八旬老翁的需水量为1 950 mL/d(1 000 mL/d＋500 mL/d＋450 mL/d)。

近年来,人们提倡术中和术后早期限制性输液(总量 < 2 L/d,钠盐 < 77 mmol/L),目的是减少术后相关的并发症发生率和死亡率,必须强调的是,必须保证血容量,维持胶体渗透压,保障组织的灌注和氧合,维持水、电解质和酸碱平衡。

三、术中输液

术前纠正容量缺失和吸氧非常重要,因为麻醉对正常的压力感受器反射有干扰作用。术前处于容量缺失代偿阶段(血管阻力增加,心率加快)的病人可在麻醉诱导后出现血压陡然下降。手术中的失血、体液在创伤组织的第三间隙中潴留以及创面蒸发均可造成体液丢失。核素标记研究表明,外科医生对失血量的估计往往偏少。大多数病人能耐受 500 mL 的失血,失血量高于此值时则需要补充。第三间隙和创面蒸发丢失的液体量无法正确测定,但是一定要估计,术中一般用乳酸钠林格液按 $500 \sim 1\,000$ mL/h 的速率输入,密切监测尿量和血压,明智地采用有创监测手段,及时发现和纠正术中低容量状态。

四、术后输液

术后输液取决于术毕时病人的容量状态以及预计的持续性丢失。术后早期输液一般用等张液,不补钾,除非血电解质检查提示需要补钾并且有证据表明肾功能正常。

术后体液状态的常规检查项目是动态监测生命体征和尿量。记录病人液体的入量和出量,据此拟定体液治疗方案。每日测一次体重。术后病人体重的快速波动一般就是全身水量的变化。给予恰当的液体量,保持尿量 > 0.5 mL/(kg·h)。尿比重受容量状态和肾浓缩稀释功能影响。尿比重 > 1.012 提示尿有浓缩(相对血浆来讲), < 1.010 提示尿有稀释。容量缺失和心衰竭这两种情况都表现为尿浓缩且尿量少。等比重尿(1.010~1.012)提示容量恰当、肾不能浓缩或稀释尿液。

术后阶段的肾衰竭可以是少尿型、正常尿量型或多尿量型。尿电解质和肌酐测定有助于容量状态与肾功能问题的澄清。

要重点强调的是年迈病人或夹杂有心肺疾病的病人,这些病人的术中和术后输液切忌完全参照上述方案执行,应该尽量鼓励口服(胃手术后的病人可以从鼻-空肠管输液;结直肠手术后 6 小时就可以饮水或进食);对需要输液者,一定要将输液量限制在 $1\,000 \sim 1\,500$ mL/d,目的是减少术后心肺并发症,减少死亡率。

第六节　临床举例

一、每日维持量的补充

每日维持量是指在病人禁食且无异常丢失的情况下,每日应该补充水和电解质的生理需要量。举例如下(参见表 2-8、表 2-9)。

举例 1:一位中等身材(60 kg)女性,择期胆囊切除术后,无胃肠减压,无 T 管引流。

❖24 小时需:

水:35 mL/kg × 60 kg = 2 100 mL

Na^+:$1 \sim 2$ mmol/kg × 60 kg = 60 mmol(一般按 1 mmol/kg 计算)

K^+:1 mmol/kg×60 kg＝60 mmol

Cl^-:1.5 mmol/kg×60 kg＝90 mmol

HCO_3^-:0.5 mmol/kg×60 kg＝30 mmol（正常人碳酸氢盐缓冲系统很有效,每日需要少量碳酸氢盐可忽略不计）

❖输液医嘱:

5％葡萄糖（D5W）2 000 mL,加30 mmol KCl/L（10％ KCl共45 mL）。

乳酸钠林格液（LR）或5％葡萄糖乳酸钠林格液（D5LR）500 mL。

❖上配方提供:水2 500 mL;Na^+ 65 mmol;K^+ 60 mmol;Cl^- 115 mmol

❖输液医嘱除了要求输液种类和量外,还要注明滴速（如100 mL/h、250 mL/h等）,所需液体在24小时中输入。

二、额外丧失量的补充

目的是补充前一日异常丢失于体内外的水和电解质。确定前一日额外丧失量的方法请参见本章第五节二之3。

举例2:前述病例术后第一个24小时胃管引出1 600 mL含胆汁引流液,病人血电解质正常。

❖24小时需:

水:35 mL/kg×60 kg＝2 100 mL＋1 600 mL

Na^+:1~2 mmol/kg×60 kg＝60 mmol

K^+:1 mmol/kg×60 kg＝60 mmol＋30 mmol

Cl^-:1.5 mmol/kg×60 kg＝90 mmol

HCO_3^-:0.5 mmol/kg×60 kg＝30 mmol

❖输液医嘱:

（1）每日维持量与举例1相同。

5％葡萄糖（D5W）2 000 mL,加30 mmol KCl/L（10％ KCl共45 mL）。

乳酸钠林格液（LR）或5％葡萄糖乳酸钠林格液（D5LR）500 mL。

（2）前一日额外丧失量的补充为LR或D5LR 1 500 mL＋30 mmol KCl/L（10％ KCl共20 mL）。

❖上配方提供:水4 000 mL;Na^+ 260 mmol;K^+ 90 mmol;Cl^- 308 mmol

三、既往丧失量的补入

确定既往丧失量的补入,请参见本章第二、五节相关内容。

（一）等钠性容量缺失（等钠性缺水）

举例3:某男性,体重100 kg,急性胆囊炎发作3天,呕吐,发热38℃,口渴,腋下干燥无汗,反应敏捷,血压正常,血[Na^+]140 mmol/L,血[K^+]3.0 mmol/L。

❖分析:该病人有ECF丢失病史和症状,血[Na^+]正常,血[K^+]低于正常。

❖机体缺:

水:6％（据脱水临床表现）×100×0.6＝3.6 L

Na^+:140 mmol×3.6＝504 mmol（水和钠等比例丢失）

K^+:32 mmol×100×0.1＝320 mmol（按照图2-4计算,假定病人的血pH＝7.4,中

度消耗)

❖ 24 小时需:

水:3.6/2＋3.5 L(每日生理需要量)＋0.35 L(发热)＝5 600 mL

Na^+:504 mmol/2＋100 mmol＝352 mmol

K^+:320 mmol/2＋100 mmol＝260 mmol

❖ 输液医嘱:

5％葡萄糖(D5W)2 500 mL＋KCl 260 mmol(10％ KCl 190 mL)。

LR 3 000 mL。

❖ 上配方提供:水 5 500 mL;Na^+ 390 mmol;K^+ 260 mmol

举例 4: 某女性,72 岁,体重 60 kg。因腹痛 3 天逐渐加重,该病人 2 年前患慢性充血性心衰竭,并开始口服地高辛、噻嗪类利尿剂和钾。

体格检查:不安,皮肤弹性差,舌苔有沟纹,颈静脉萎瘪。体温38.9℃;脉搏116/min,细速;血压 99/55 mmHg。有腹膜炎体征,需要急诊剖腹探查。病人未排尿,插入尿管引出 50 mL尿液。尿比重 1.014,尿 pH 5.5,尿[Na^+] 8 mmol/L,尿[K^+] 53 mmol/L。Hct 46％;血[Na^+] 135 mmol/L;血[K^+] 3.9 mmol/L;血[HCO_3^-] 20 mmol/L。

❖ 分析:该病人有严重容量不足(颈静脉萎瘪、心动过速、血压稍低、尿钠低),血[Na^+]和血[K^+]正常。轻度代谢性酸中毒(低[HCO_3^-])。

❖ 机体缺:

水:10％全身水量 $\approx$ 60×0.6×0.1 $\approx$ 3.6 L

Na^+:140 mmol×3.6＝504 mmol(水和钠等比例丢失)

HCO_3^-:(24－20)×60 kg×0.5＝120 mmol(轻度代谢性酸中毒不必纠正,治疗原发病即可)

❖ 24 小时需:

水:3.6/2＋2.1＋0.42(发热)＝4.32 L

Na^+:504/2＋60＝312 mmol

K^+:60 mmol

❖ 输液医嘱:

乳酸钠林格液 2 500 mL＋KCl 40 mmol(10％ KCl 30 mL)。

5％葡萄糖(D5W)2 000 mL＋KCl 20 mmol(10％ KCl 15 mL)。

该病人的输液要严密监测,最好加有创监测(PAWP 或 CVP)。

❖ 上配方提供:水 4 500 mL;Na^+ 325 mmol;K^+ 60 mmol

举例 5: 某男性,55 岁,体重 70 kg,十二指肠溃疡多年,反复发作,上腹部疼痛伴呕吐 5 天。近 2 天来有口渴感,饮水基本全部呕出。直立血压下降 15 mmHg。

血电解质:Na^+ 140 mmol/L;K^+ 2.2 mmol/L;Cl^- 86 mmol/L;HCO_3^- 42 mmol

动脉血气:pH 7.53;$PaCO_2$ 53 mmHg

尿液分析:pH 5.0;Na^+ 2 mmol/L

❖ 分析:①该病人系幽门梗阻呕吐造成严重容量不足(呕吐病史、直立性血压下降、尿钠＜20 mmol/L);②血[Na^+]正常;③低氯低钾性代谢性碱中毒(血[K^+]和[Cl^-]低于正常,血[Cl^-]↓＞血[Na^+]↓,血[HCO_3^-]42 mmol,血 pH 7.53,血 $PaCO_2$ 53 mmHg)(瘢痕性幽门梗阻的典型水电紊乱);代谢性碱中毒合并有呼吸性酸中毒(依据表 2-6 计算 $PaCO_2$

$53 \text{ mmHg} > 42 \text{ mmol} \times 0.7 \pm 5$)。

❖机体缺：

水：20%血容量（直立性血压下降，表3-3）$\approx 70 \times 0.07 \approx 5.0$ L（该病人5天病史，其实还有组织间容量不足，但未计算在内）

Na^+：$140 \text{ mmol} \times 5.0 = 700 \text{ mmol}$（水和钠等比例丢失）

K^+：20%（图2-4，血K^+2.2 mmol/L，血pH 7.53）$\approx 70 \times 45 \times 0.2 = 630 \text{ mmol}$

❖24小时需：

水：$5.0/2 + 2.45 = 4.95$ L

Na^+：$700/2 + 70 = 420 \text{ mmol}$

K^+：$630/2 + 70 = 385 \text{ mmol}$

❖输液医嘱

5%葡萄糖氯化钠溶液（D5 NS）2 500 mL + KCl 60 mmol（10% KCl 45 ml）；按500 mL/h输入无钾D5 NS；尿量> 40 mL/h时，输入速度减至200 mL/h，并开始补钾。

5%葡萄糖（D5W）2 500 mL + KCl 200 mmol（10% KCl 150 ml），按150 ml/h输入。注意：此时的溶液的钾浓度已经是80 mmol/L，输液必须缓慢！

❖上配方提供：水5 000 mL；Na^+ 385 mmol；K^+ 260 mmol（未补足的钾量，可以通过口服给予）

（二）低钠性缺水

举例6：某50岁男性，体重90 kg，多囊肾、血压低、神志模糊、少尿、腋下无汗，有多尿史。BUN稳定在14.3 mmol/L（40 mg/dL），血$[HCO_3^-]$长期在20 mmol/L，目前血$[HCO_3^-]$15 mmol/L。血$[Na^+]$120 mmol/L，尿量1 700 mL/d。

❖分析：该病人有严重容量不足（血压下降、少尿、腋下无汗）；低钠血症（血$[Na^+]$120 mmol）；代谢性酸中毒（多囊肾病史，血$[HCO_3^-]$下降5 mmol）。

❖机体缺：

水：10%（据血压低的脱水临床表现）$\times 90 \times 0.6 = 5.4$ L

Na^+：$90 \times 0.6 \times (140 - 120) = 1 080 \text{ mmol}$（低钠血症全身缺钠量）

$5.4 \times 140 = 756 \text{ mmol}$（丢失体液中含的钠量）

HCO_3^-：$(20 - 15) \times 90 \times 0.5 = 225 \text{ mmol}$

❖24小时需：

水：$5.40/2 + 3.15 L = 5.85$ L

Na^+：$(1 080 + 756)/2 + 90 = 1 008 \text{ mmol}$

HCO_3^-：$225 \text{ mmol}/2 = 112.5 \text{ mmol} \approx 5\% \text{ NaHCO}_3 \, 200 \text{ mL}$

该病人为慢性低钠性缺水，为了防止脑桥脱髓鞘，第一个24 h血$[Na^+]$的纠正不应超过0.5 mmol/（L·h）$\times 24 = 12$ mmol/L，代入公式1：

24小时Na^+（mmol）$= 12 \times (0.6 \times 90) = 648 \text{ mmol}$

该病人意识模糊，没有抽搐，不必用高渗盐水。

❖输液医嘱：

5% $NaHCO_3$ 200 mL。

5%葡萄糖氯化钠液3 500 mL，5%葡萄糖液2 000 mL，加KCl 60 mmol（10% KCl 45 mL）。

❖上配方提供：水 5 800 mL；Na^+ 659 mmol；K^+ 60 mmol

（三）高钠性缺水

举例7：某体重 70 kg 妇女，夏天行走时晕倒，生命体征正常，口渴，血$[Na^+]$ 160 mmol/L。

❖机体缺：

水：$(160 - 140) \times 0.6 \times 70 \div 140 = 6.0$ L

❖24 小时需：

水：$6.0/2 + 2.4 = 5.4$ L

Na^+：130 mmol（注：按"举例1"计算该病例钠的生理需求应该是 70 mmol，但是，该病人在缺水的同时还有少量缺钠，因此需要适当增加钠的输入量）。

该病人为急性高钠性缺水，血$[Na^+]$的纠正速率可以稍快，不受 0.7 mmol/(L·h) 限制。

❖输液医嘱：

5%葡萄糖(D5W)4 500 mL + KCl 60 mmol(10% KCl 45 mL)。

LR 1 000 mL。

四、酸碱失调的诊断

举例8：某男性，58岁，坏死性胰腺炎。其血电解质和血气分析结果如下：

pH	$PaCO_2$	HCO_3^-	K^+	Na^+	Cl^-	AG	BUN
7.28	3.3	12	3.9	142	105	25	7.5

注：这里 $PaCO_2$ 的单位是 kPa；HCO_3^-、K^+、Na^+ 和 Cl^- 单位是 mmol/L，下文同。

❖计算预计值：$3.3 \times 7.5 \approx 12 \times 1.5 + 8 \pm 2$，$24.75 \approx 26$，提示单纯性代谢性酸中毒。

❖比较 ΔAG 和 ΔHCO_3^-：$\Delta AG = 25 - 12 = 13$ mmol/L，$\Delta HCO_3^- = 24 - 12 = 12$ mmol/L，$\Delta AG \approx \Delta HCO_3^-$，提示 AG 增加的代谢性酸中毒。

举例9：男性44岁，包膜下脾破裂。其血电解质和血气分析结果如下：

pH	$PaCO_2$	HCO_3^-	K^+	Na^+	Cl^-	AG	BUN
7.33	2.9	11	5.1	133	95	27	24

❖计算预计值：$2.9 \times 7.5 \approx 11 \times 1.5 + 8 \pm 2$，$21.75 \approx 24.5$，提示单纯性代谢性酸中毒。

❖比较 ΔAG 和 ΔHCO_3^-：$\Delta AG = 15$ mmol/L，$\Delta HCO_3^- = 13$ mmol/L，$\Delta AG \approx \Delta HCO_3^-$，提示 AG 增加的代谢性酸中毒。

举例10：某男性，58岁，胰头癌手术后胰肠吻合口瘘、腹腔内出血。其血电解质和血气分析结果如下：

pH	$PaCO_2$	HCO_3^-	K^+	Na^+	Cl^-	AG	PaO_2
7.44	3.03	15.7	4.2	125	91	18	10.1

❖计算预计值：$3.03 \times 7.5 < 15.7 \times 1.5 + 8 \pm 2$，$22.73 < 31.55$，提示合并呼吸性碱中毒。

❖比较 ΔAG 和 ΔHCO_3^-：$\Delta AG = 6$ mmol/L，$\Delta HCO_3^- = 8$ mmol/L，$\Delta AG \approx \Delta HCO_3^-$，

提示 AG 增加的代谢性酸中毒。

举例 11：某女性，24 岁，胸腹外伤出血，休克。其血电解质和血气分析结果如下：

pH	PaCO$_2$	HCO$_3^-$	K$^+$	Na$^+$	Cl$^-$	AG
7.46	3.6	19	3.7	120	65	36

❖ 计算预计值：$3.6 \times 7.5 < 19 \times 1.5 + 8 \pm 2, 27 < 36.5$，提示合并呼吸性碱中毒。

❖ 比较 ΔAG 和 ΔHCO_3^-：$\Delta AG = 24$ mmol/L，$\Delta HCO_3^- = 5$ mmol/L，$\Delta AG \gg \Delta HCO_3^-$，提示代谢性酸中毒伴代谢性碱中毒。此外，[Cl$^-$] 较参考值下降 35%，而 [Na$^+$] 下降 15%，[Cl$^-$] 下降＞[Na$^+$] 下降，也提示代谢性碱中毒。

（石　欣）

第三章
外科休克

本章有关医学名词缩写一览表

ARDS	急性呼吸窘迫综合征	MvO$_2$	混合静脉血氧分压
ALI	急性肺损伤	O$_2$ ext	氧摄取率
BP	血压	P	脉率
CaO$_2$	动脉血氧含量	PaCO$_2$	动脉血二氧化碳分压
CI	心脏指数	PAF	血小板活化因子
CO	心排出量	PaO$_2$	动脉血氧分压
CvO$_2$	混合静脉血氧含量	PCWP	肺毛细血管楔入压
CVP	中心静脉压	PEEP	呼气末正压通气
DBP	舒张压	PP	脉压
DO$_2$	氧输送	RAP	右房压力
FiO$_2$	吸入氧浓度	RR	呼吸频率
Hct	血细胞比容	SBP	收缩压
Hgb	血红蛋白	SaO$_2$	动脉血氧饱和度
HR	心率	SIRS	全身性炎性反应综合征
IL	白介素	SvO$_2$	混合静脉血氧饱和度
LR	乳酸钠林格液	PvO$_2$	混合静脉血氧分压
		SVR	体循环血管阻力
LT	白三烯	T	体温
LVSWI	左室每搏做功指数	TNF	肿瘤坏死因子
Mφ	巨噬细胞	TX	血栓素
MAP	平均动脉压	UO	尿量
MODS	多器官功能障碍综合征	VO$_2$	氧耗

第一节　概　论

【基本概念】

1. 定义　休克是有效循环容量锐减,以组织器官微循环灌注急剧下降为基本特征的急性循环功能衰竭,是一种由多种病因引起的综合征。其结果是组织的代谢需要得不到满足、炎性介质释放、细胞损伤、细胞功能障碍、器官损害和病人死亡。目前,人们认为休克是从亚临床阶段的组织灌注不足到多器官功能障碍综合征(MODS)的连续疾病谱。

2. **休克的共同特点** 组织灌注不足。若组织的灌注能得到及时恢复,则细胞损伤可逆;否则,就不可逆。因此恢复对组织细胞的供氧,促进其有效利用,重新建立氧的供需平衡和保持正常细胞功能是治疗休克的关键环节。组织器官灌注不足不是同时发生的,最早是肠系膜血管,之后是骨骼肌,最后才是肾和肝。

有效循环血量是指单位时间内通过心血管系统进行循环的血量,不包括储藏于肝、脾或滞留于毛细血管内的血量。**有效循环血量的维持主要依赖充足的血容量、有效的心排出量和良好的周围血管张力。**其中周围血管张力分为阻力血管(后负荷,主要指动脉和小动脉)、毛细血管和容量血管(前负荷)。动脉系统的阻力改变、血液的重新分布、毛细血管的开放充盈程度、动静脉分流的改变、静脉容量血管的扩张、血容量的变化和心功能的改变决定了休克的不同特性,也在很大程度上影响了休克治疗方法的实施。

【分类】

1. **按病因分类** ①失血性休克;②烧伤性休克;③创伤性休克;④感染性休克;⑤过敏性休克;⑥心源性休克;⑦神经源性休克。

2. **按发生休克的起始环节分类**(表3-1)。

表3-1 休克的类型

休克的类型	CO	CVP/PCWP	SVR
低血容量性	↓	↓	↑
心源性	↓	↑	↑
外周血管衰竭性(感染性)	↑	↑	↓

3. **解剖学分类** 休克可以分为3个水平:心性休克[包括心外异常(如:心包压塞)和心内异常(如:心肌梗死性心衰竭或心脏挫伤引起的泵衰竭)]、大血管性休克(如:大血管损伤出血)和小血管水平的解剖问题(如:神经功能障碍或脓毒症)。

【动物模型】 久负盛名的Wiggers失血性休克模型(图3-1)是先对脾切除后的狗进行动脉插管,再给狗放血观察血压下降的效应。当抽血后狗的血压降至预设点(一般在40 mmHg)后,随着体液自动进入血管腔,实验狗的血压会自动迅速回升。血容量的补充分别来自细胞内水和细胞外水。

为了将实验狗的血压维持在40 mmHg,Wiggers不得不在休克代偿期不断抽血。**在休克代偿期,实验狗都能依靠其自身的储备能力存活下来。**机体为了生存会设法维持必需的血流量。然而,在一段时间之后,为了将实验狗的血压依旧维持在预设点40 mmHg,就必须将抽出的血液回输,这个阶段就称为"失代偿性或不可逆性休克"。最终,在不可逆性休克一段时间后,实验狗死亡。

如果实验狗还未进入失代偿性休克期,无论用何种液体进行体液复苏狗都会存活,即使不进行体液复苏也可能通过体内的水获得自身体液复苏。然而,一旦这些狗进入休克失代偿期,其体内储备被耗竭,即使回输血液,还需要额外输入某种液体才会改善生存率。今天,人们将出血性休克模型分为控制性出血和非控制性出血两大类。Wiggers失血性休克模型

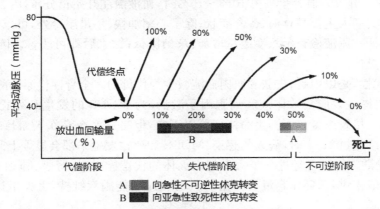

图 3-1 大鼠出血性休克模型分期

曲线上方的百分比代表存活率(引自：Shah N，Kelly E，Billiar TR，et al. Utility of clinical parameters of tissue oxygenation in a quantitative model of irreversible hemorrhagic shock. Shock，1998(10)：343-346)

属于控制性出血模型，又称为血压-控制性出血模型。另一种控制性出血性休克的动物模型是容量-控制性出血模型(一般保留 40％容量)。

【病理生理】 休克的本质是灌注不足导致的组织和细胞缺氧所致的一系列结局(表 3-2，图 3-2)，也就是氧的需求(VO_2)和供给(DO_2)之间出现了不协调。当 VO_2 超过 DO_2 时，即形成氧债。低血容量性休克、心源性休克和梗阻性休克的共同特点是 DO_2 减少。所以这三类休克的治疗原则是控制原发疾病和提高 DO_2(主要是提高 CO)。感染所致的分布性休克则表现出了极为不同的特性，由于全身炎性反应，氧需增加和利用障碍，尽管 DO_2 在正常范围甚至高于正常范围，仍有氧债。

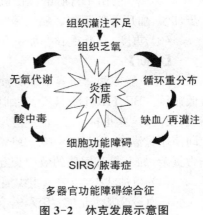

图 3-2 休克发展示意图

表 3-2 休克的病理生理

- 组织缺氧 氧是维持细胞代谢和功能的重要营养底物。组织缺氧的主要环节是 DO_2 不足、VO_2 增加或氧利用障碍(线粒体功能不良)。
- 酸中毒 血乳酸值升高，提示有氧债。乳酸值升高与死亡率成正相关，但是，血乳酸值升高并不一定都伴细胞乏氧。肝功能不佳时，乳酸不能被清除，血乳酸可持续升高，细胞并无乏氧。有氧高代谢时，血乳酸也可升高。
- 循环重分布 循环对低灌注和低氧血症的反应是产生某些介质导致选择性循环重分布。减少皮肤、皮下组织、肌肉和胃肠道的血流，从而保证心、脑等重要脏器的 DO_2。久之，肠道发生不可逆性损害。
- 肠道在休克中的作用 肠道功能障碍是休克的表现之一，也是各类休克后期的共同归途，是不可逆休克和 MODS 的加速器。肠道损伤的机制是黏膜乏氧和再灌注损伤。正常内脏血流占心排出量的 15％～20％。休克时，内脏血流明显减少，黏膜缺血、细胞乏氧、再灌注损伤接踵而至，使病情进一步恶化。肠黏膜损伤的结局是黏膜通透性增加，肠内细菌或细菌毒素移位进入循环，发生 SIRS，触发 MODS。

【临床表现】 可以分为两期(阶段)四度。休克的典型心血管表现不是每个病人都可以见到的,一定要认识到临床检查的局限性,把缺乏典型体征的休克病人识别出来。

1. 代偿期 健康人血容量丢失 10%~15% 时,血液灌注开始重分布,内脏、皮肤和肌肉血流减少。这类病人主要是**口渴、倦怠症状**;除了心率加快、手足湿冷外,可以没有低血容量的其他临床体征。尿液检查示**尿渗透压增加、尿钠降低**;饮水后即可改善。因此,对口渴者要注意评估容量情况。

休克的"代偿"是以内脏、皮肤和肌肉血流减少为代价的。全身性代谢性酸中毒,低灌注组织的缺血-再灌注效应导致体液和细胞因子激活,为 MODS 的发生和死亡埋下了祸根。隐性低灌注病人尽管尿量和心肺生命体征可以正常,但是**一定会存在代谢性酸中毒**。如果这种低灌注持续超过 12 小时,病人的感染、MODS 和死亡发生率都会显著上升。

2. 失代偿期 循环容量进一步丢失超出人体的代偿能力时,肾脏、肺和心血管就会发生失代偿。一般来讲,循环血容量丢失在 15% 时血压还能满意维持,丢失量达 30%~40% 时血压才会下降。

(1)轻度:起初是心动过速、呼吸急促、尿量轻度减少、病人焦虑。血压正常,但脉压差缩小。手足湿冷、毛细血管再充盈时间延长(脓毒性分布性休克除外)。

(2)中度:由于肾脏的代偿机制和肾灌注下挫,尿量下降少于 0.5/(kg · h)。心率进一步加快,血压开始下降。病人嗜睡,伴轻度意识错乱。

(3)重度:有严重心率加快和低血压。尿量为零,病人神志不清伴劳力性呼吸困难。

【诊断】

1. 一般监测 血容量减少最早的体征是**直立性心率加快**,然后是**直立性低血压和卧位低血压**。BP、HR、Hct、UO、毛细血管再充盈时间和皮肤温度等指标异常,已非休克早期表现;反之,这些指标正常,也不能反映休克逆转情况,因为它不能反映氧债和组织灌注情况,即使尿量满意、MAP > 10.7 kPa 也不能说明组织没有隐性乏氧。由于机体的代偿机理极为复杂,加上复苏用药的效应交互作用,有时 PCWP 也不能完全反映血容量情况。

(1)精神状态:反映脑组织灌流。例如病人神志清楚,对外界的刺激能正常反应,说明病人循环血量已基本足够;相反,若病人表情淡漠、不安、谵妄或嗜睡、昏迷,反映脑血循环不良。

(2)肢体温度、色泽:反映体表灌流。如病人的四肢温暖(**趾温暖提示血流动力学稳定**)、皮肤干燥、CRT① 正常,表明末梢循环已恢复、休克好转;反之则说明休克情况仍存在。但影响因素很多,客观性差。肤色灰白伴甲床苍白都说明血容量严重不足。

> 经验之谈:
>   以便记忆,低容量血性休克的临床表现可以概括为"333":体表——口干、肤燥、四肢凉,血管——低压、脉速、静脉塌,尿——尿少、色深、比重高。

(3)脉搏:**脉率和脉搏强度往往比血压更灵敏**。脉搏增快是血容量不足最早的体征,之后才出现直立性血压下降和卧位血压下降。当血压还较低,但脉率已恢复且肢体温暖者,常表示休克趋向好转。触及桡动脉脉搏示血压 ≥ 80 mmHg,扪及股动脉脉搏示血压 ≥ 70 mmHg,

---

① CRT 是 capillary refill time(甲床毛细血管再充盈时间)的英文首字母缩略词。检查方法:将手放在心脏水平,压迫中指爪节指骨 5 秒,放松后观察甲床色泽由苍白转为正常所需的时间。正常男性 2 秒,女性 3 秒,老人 4 秒。其实,成人的 CRT 差异甚大,不能作为休克病人的特异性指标。休克早期病人的CRT 可能并不延长;分布性(脓毒性)休克(即使很严重),CRT 可以很短、四肢温暖。

未及颈动脉搏动示收缩压＜60 mmHg。通常情况下心率只有 50 次的年轻健康人，一旦心率达到了 80 次就很不正常。此外，有些穿入性损伤的年轻病人（有出血但组织损伤不重），表现为相反的心动过缓，而不是休克状态的心动过速。心脏起搏器、地戈辛、β 受体阻滞剂、钙通道拮抗剂、磷脂酶抑制剂和咖啡因等许多药物都可影响心率。老年人的心率在出血时可以减慢。

休克指数[1]在低血容量性休克时与左心每搏功呈密切的负相关关系，但在感染性休克时则不然。

（4）BP：BP 的个体差异甚大。休克一般都有低血压，但不一定都有低血压。SBP 反映 SVR，DBP 反映血容量，PP 反映 CO 和血容量。PP 的大小往往表示休克的存在与否。维持稳定的 BP 在休克治疗中十分重要。BP 并不是反映休克程度最敏感的指标，观察 BP 情况时，还要强调比较。通常认为 SBP＜90 mmHg 或高血压病人较原基础水平下降 20% 以上、PP＜20 mmHg、UO＜25 ml/h 是休克诊断的重要依据；BP 回升、PP 增大则是休克好转的征象。

（5）UO：反映肾灌流状况，＜20 ml/h 表示休克严重；＞30 ml/h，反映肾脏血流灌注良好。

（6）ECG：变化反映心肌有无缺血。

2. 血流动力学监测

（1）CVP[2]：正常人的 CVP 在 $-2\sim5$ cmH$_2$O，休克时要求 CVP 维持在 $5\sim8$ cmH$_2$O 的理想水平。休克病人不存在 CVP 的"正常值"，我们很难根据 CVP 测得值来判断休克病人的容量状态。因为 CVP 受血管容量、右心功能、胸内压以及血管张力等诸多因素影响，仅当补液试验（表 3-4）前后或利尿试验前后测得的动态 CVP 才可正确解读：

- CVP 高（＞14 cmH$_2$O）提示容量超负荷或右心衰竭，也可以是胸内压高或血管强烈收缩（人体对低血容量或应用血管收缩药物的反应）。也就是说在心功能和血管张力异常时，CVP 值就很难反映容量状态。此时，应结合血压和尿量分析鉴别。
- CVP 低提示容量不足，也可以是急性左心室衰竭。
- 在无充血性心衰竭的病人，颈静脉充盈度改变反映了血容量的改变，也间接反映了全身钠含量的改变。
- 仰卧时，颈静脉瘪塌提示血容量不足，需要输含钠溶液。

（2）PCWP：Swan-Ganz 管头部的球囊充盈后在呼气末测得的压力称为 PCWP，正常值 $2.0\sim2.4$ kPa（$15\sim18$ mmHg）；该压力反映的是左房压力和左心室功能，严重二尖瓣狭窄除外。

经验之谈：

　　Swan-Ganz 导管不是免费的，有许多并发症，且很少能为您的病人处理提供帮助。肺动脉插管时，3‰～5‰ 的人可发生并发症，如：气胸、血胸、动脉损伤、气栓、静脉血栓形成、肺动脉破裂、导管打结、瓣膜损伤、导管全身性感染和心律紊乱。

---

① 休克指数 = 脉率/收缩压（mmHg），它有助于对有无休克及休克轻重作出判断：≤0.5 提示无休克；1.0～1.5 提示存在休克；＞2.0 提示严重休克。

② 低血容量情况下一般主张从右颈内静脉入路测 CVP，此时，锁骨下静脉穿刺难以成功，并且出血和气胸等并发症的发生率陡然增多。若病人在头低足高卧位无不适，颈静脉依然瘪塌，明智而安全的方法是通过外周静脉穿刺或者大隐静脉切开开通外周静脉通路。

（3）CO：通过热稀释法可测得 CO，该数值应在呼吸周期的同一时相反复测定，取其均值。正常值为 4～6 L/min。CO 是判断心源性休克的好指标，但是，对大多数外科病人来说，CO 并不是一个好指标。

近年来，依据动脉压力波形分析的一些创伤比较小的方法已经面世，如：PiCCO（利用热稀释法）和 LiDCO（利用锂稀释法）。

食管 Doppler 已经被成功地用来指导输液治疗，经食管超声心动图是一种半有创检查，对操作者的技巧要求高，不过，它能够提供心脏充盈状态和收缩力方面的信息，还能显示心脏的结构异常，如：瓣膜疾病或心包积液。

（4）CI：CI = CO/体表面积（m²）。正常值为 2.5～3.5 L/(min·m²)。

3. 血电解质监测

4. 氧代谢监测　脉搏血氧饱和度仪（脉氧仪）或肺动脉插管（Swan-Ganz 管）可提供许多血流动力学参数和 DO_2 资料，有助于指导治疗和维持心功能。

（1）DO_2 与 VO_2：间断动态监测 DO_2、VO_2 和 O_2ext 可早期发现休克，了解组织灌注的纠正情况。

① DO_2 指单位时间内由左心室送往全身组织的氧的总量。$DO_2(ml/min) = CaO_2(ml/L) \times CO(L/min)$，正常值为 1 000 ml/min[550～650 mL/(min·m²)]。CaO_2 主要取决于动脉 SaO_2 和 Hgb 含量。

$$CaO_2(ml/L) = [SaO_2 \times 1.34 \times Hgb(g/dL) + 0.023 \times PaO_2(kPa)] \times 10$$

$$CaO_2(ml/L) = [SaO_2 \times 1.34 \times Hgb(g/dL) + 0.003 \times PaO_2(mmHg)] \times 10$$

式中 $SaO_2 \times 1.34 \times Hgb$ 为结合氧，而 $0.023 \times PaO_2$ 为物理溶解氧。据此，可以认为，DO_2 主要受循环系统（CO）、呼吸系统（SaO_2）和血液系统（Hgb）影响。正常 Hgb 为 15，SaO_2 为 97%，PaO_2 为 10.7 kPa（80 mmHg），$CaO_2 = 200$ ml O_2/L。

② VO_2 指单位时间内组织从循环中摄取的氧量。$VO_2 = (CaO_2 - CvO_2) \times CO$，也可通过代谢仪直接测定。

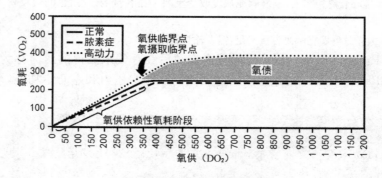

图 3-3　氧输送与氧耗的关系

70 kg 的正常人静息 DO_2 约为 1 000 mL/min；VO_2 为 DO_2 的 25%，约为 250 mL/min。当 DO_2 减少时，在一定范围内，VO_2 依然稳定，此称氧供非依赖性氧耗；当 DO_2 继续减少至临界点以下时，VO_2 开始随之下降，此称氧供依赖性氧耗，见于休克状态。在休克及恢复过程中，机体存在氧债，并且会出现高动力阶段，高动力阶段是循环系统偿还氧债的阶段

③ O_2ext 指全身组织对动脉氧的摄取率（图 3-3）。$O_2ext = VO_2/DO_2 = (CaO_2 - CvO_2)/CaO_2$，正常值为 0.25。$O_2ext > 0.35$ 提示组织摄取氧增多，DO_2 不足。低血容量或

心源性休克时,DO_2 降低明显,而反映 O_2ext 的动静脉氧差增大。

(2) SvO_2 和 MvO_2:抽取肺动脉血检测,正常 SvO_2 为 75%,MvO_2 为 5.3 kPa。

SvO_2 由 DO_2 与 VO_2 决定。SvO_2 低提示 DO_2 不足(CO 低、Hgb 低或 SaO_2 低)或 VO_2 增加,混合静脉血氧监测可早期发现 DO_2 不足或血流动力学紊乱。SvO_2 高提示 DO_2 增加(如:正性肌力药物治疗)或者氧利用减少(如:镇静/低体温/脓毒症)。感染性休克的早期即可出现氧输送依赖性氧耗,表现为 SvO_2 不降低或上升、动静脉氧差缩小。这种氧代谢的障碍可能与细胞水平上氧利用障碍或是微循环中动静脉短路开放、血流分布不当有关。

MvO_2 增高提示 VO_2 减少、A-V 短路、PaO_2 增高或 Hgb 氧离曲线左移。MvO_2 降低提示 VO_2 增加,$MvO_2 < 3.6$ kPa 细胞代谢已不能维持,< 2.7 kPa 为不可逆性休克。部分组织高灌注,另一部分组织低灌注,MvO_2 可表现为正常。

(3) 动脉血乳酸盐:血乳酸盐正常值 0~2 mmol/L。血乳酸水平升高能反映低灌注及休克的严重程度,与休克病人的存活率呈负相关。当血乳酸 > 12 mmol/L,死亡率 $> 90\%$。

血乳酸盐/丙酮酸盐(L/P)比值是判断细胞有无乏氧的良好指标。正常 L/P 比值 < 10。无氧酵解时 L/P 比值明显升高,L/P $> 15~20$ 提示细胞乏氧。
- 轻度酸血症(pH > 7.2)时儿茶酚作用为主:HR 增快、CO 增加、血管收缩。
- 重度酸血症(pH < 7.2)时酸的作用为主:HR 降低、CO 降低、血管扩张。甚至恶性心律失常和 DIC。

(4) 动脉血气:测 pH、HCO_3^-、PaO_2 和 $PaCO_2$。正常值:PaO_2 为 10.7~13 kPa(80~100 mmHg),$PaCO_2$ 为 4.8~5.8 kPa(36~44 mmHg),pH 为 7.35~7.45。$PaCO_2$ 超过 5.9~6.6 kPa(45~50 mmHg),常提示肺泡通气功能障碍;PaO_2 低于 8.0 kPa(60 mmHg),吸入纯氧仍无改善者可能是 ARDS 的先兆。

5. DIC 监测 对疑有 DIC 的病人,应了解血小板的数量和质量、凝血因子的消耗程度及反映纤溶活性的多项指标。当下列 5 项检查中出现 3 项以上异常,加之临床上有休克及微血管栓塞症状和出血倾向,便可诊断 DIC。包括:①血小板计数低于 80×10^9/L;②凝血酶原时间比对照组延长 3 秒以上;③血浆纤维蛋白原低于 1.5 g/L 或呈进行性降低;④3P 试验阳性;⑤血涂片中破碎红细胞超过 2% 等。

【治疗】 容量复苏是一把双刃剑。企图使大出血病人"稳定"完全是痴人说梦,病人会很快因出血死去。反之,对肠梗阻低血容量性休克病人仓促手术则可能是无妄之灾。

1. 一般紧急措施 维持呼吸道通畅,用面罩给氧;对严重通气不足或氧合不足证据的病人应该毫不犹豫地实施气管插管和机械通气。尽快控制活动性出血,压迫、包扎出血创口。尽早建立外周静脉通道,采集血样以供血型及交叉配合试验,为输液提供通道。留置导尿管。身体平躺,头胸部稍抬高以利呼吸,下肢抬高 20°~30° 以利静脉回流。注意保暖。

2. 创建静脉通道 液体复苏治疗流量取决于输液导管的长度和半径。一根 5 cm 长的 14 G 外周静脉导管,其输液速率是一根 20 cm 长的 16 G 中心静脉导管的 2 倍。如果初期容量复苏效果不明显,就需要监测 CVP,甚至左心充盈压。

除了胸部损伤伴低血容量性休克的病人外,紧急静脉切开已经少用。不过,静脉切开仍然是外科医生的一项基本功。常用的静脉切开部位是内踝上方 1 cm 处的大隐静脉、卵圆窝处的大隐静脉(汇入股静脉处)、肱骨内侧髁上 1 cm 处的正中贵要静脉和肘窝外侧的头静脉。切开皮肤全层后,要用血管钳在皮下平行血管走向钝性分离静脉。不要垂直分离,也不要用剪刀分离,以免伤及萎瘪的静脉及其周围的皮神经。

3. 纠正休克　目的是尽快恢复最佳心排出量、稳定循环功能和组织氧供。复苏的目标为:血压恢复[SBP>16 kPa(120 mmHg)]或 MAP 8~10.7 kPa、HR 下降(<90 bpm)、UO 增多[>60 ml/h 或 0.5~1 ml/(kg·h)]、酸中毒纠正。此称早期目标导向治疗(early goal-directed therapy, EGDT)。容量复苏的一线选择依旧是晶体液,大量液体复苏时可以联合使用人工胶体,必要时输成分血。

(1)无论是低血容量性休克抑或心源性休克,外科医生都应该按下列 3 步走[①]:

- 将容量纠正至理想状态:扩容直至右心前负荷(CVP)和左心前负荷(PCWP)的继续增加不再能提升病人的 CO 或 BP 为止。该步骤依据的是 Starling 定律,就是将病人的心功能调至 Starling 曲线的顶部。休克时输液的速度、量及种类取决于体液丢失的程度。开始时可按 10~25 ml/(kg·h)快速输入乳酸钠林格液,严重容量不足可以在开始 10~15 min 快速输入 1 000~1 500 ml。若晶体液扩容效果不理想,应考虑输入红细胞(保证理想的 Hgb)或胶体液。晶体液扩容的缺点是时效短、效力低——1 小时后仅 25%存留于血管内。胶体液可根据情况选用中分子羟乙基淀粉、右旋糖酐或白蛋白。要注意的是,大量输注胶体液对肺和肾功能不利。

- 给予升血压药物(表 3-3):如果前负荷已补足,但 CO、BP 和组织灌注依旧不满意,该病人可能是泵功能出了问题(心源性休克)。用 β_1 激动剂(左旋去甲肾上腺素或多巴酚丁胺)直至出现毒性(典型表现是出现心脏异位节律),也就是出现许多可怕的室性期前收缩。对药物无法纠正的心源性休克,可以行主动脉内球囊泵。

  如果病人的 CO 非常高,而 BP 反而表现难以解释的低[这种不寻常的血管自我调控功能丧失一般都(不过,并非永远)与脓毒症有关],可以用 α 激动剂(去甲肾上腺素)。

- 提升携氧能力:如果混合静脉血氧饱和度依旧低于 70%,输血至血细胞比容达 30%。

表 3-3　多巴酚丁胺、肾上腺素和去甲肾上腺素的用法

药名及作用机制	起始剂量	注意事项
多巴酚丁胺是一种 β_1 激动剂(心肌收缩),此外,它还有一定的 β_2 效应(外周血管扩张)	5 μg/(kg·min),逐渐增加直至出现毒性反应(心脏异位节律)	一定要用至预期的效应出现(不要刻板坚持预设剂量)。由于多巴酚丁胺具有一定的血管扩张效应,因此,在低血压休克病人使用该药可能会出现你担惊受怕的场面
肾上腺素同时可激动 α 和 β 肾上腺受体,小剂量时以 β 受体效应为主,随着剂量的增加逐渐出现血管收缩效应	0.05 μg/(kg·min),逐渐加量直至出现毒性(心脏异位节律)	像多巴酚丁胺一样,要求用至预期的效应出现
去甲肾上腺素同时可激动 α 和 β 肾上腺受体,任何剂量均以 α 受体效应占优	0.05 μg/(kg·min),逐渐加量直至出现毒性(心脏异位节律)	相对来讲,纯粹的外周血管收缩几乎不是使用去甲肾上腺素的适应证,仅在外周血管塌陷性休克(peripheral vascular collapse shock)病人用于提升外周血管张力

(2)补液试验(fluid challenge)是动态观察心血管系统对快速输液的反应,用于判断休克的状态(表 3-4)。

---

① 引自:《阿伯内西外科秘要》,北京:科学出版社,2019:35-40,826-827。

表 3-4 补液试验

方法:在 10 min 内快速输入晶体液 250 mL,观察心率、血压和 CVP(PCWP)的变化。根据这些变化将病人分为下列几类:

- **正常人**的反应是 CVP 升高 2~5 cmH₂O(PCWP 升高 3~7 mmHg)后又在 10~20 min 内逐渐恢复至原先水平。若 CVP(PCWP)升高<2 cmH₂O(3 mmHg),提示容量不足,应扩容;若 CVP(PCWP)升高>5 cmH₂O(7 mmHg),提示容量补足或心功能不全,应停止输液。此称 2-5(3-7)规则。
- **高反应**是指快速液体输入后,CVP 大幅度升高并长时间维持,提示前负荷高、心功能障碍或容量超负荷。
- **有反应**是指在快速液体输入后病人的心血管状态有改善,并能维持。这种病人没有活动性体液丢失,但是,还需要补充至正常容量状态。
- **短暂反应**是指在快速液体输入后病人的心血管状态有改善,但很快就在 10~20 min 内回到之前的状态。这种病人有中等程度的持续性体液丢失(显著出血或体液转移,结果是血管内容量缩减)。
- **无反应**是指在补液试验后 CVP 不变,提示病人存在严重容量不足,还可能存在比较严重的持续性血管内容量丢失,通常是未得到控制的持续性出血。

经验之谈:

　　体液复苏的要诀是医生坐在病人床旁,反复对病人的临床指标进行评估。在什么情况下可以认为体液复苏的目标达到了,有时很困难。必须结合临床表现(一般监测项目)、尿量、血乳酸值和碱缺失一并**综合分析**,不能仅凭生命体征。

　　机械地按照预先计算的方案进行补液或依据遥控指挥(美其名曰"远程会诊")意见对休克病人做体液复苏,其代价必然是病人死亡率的增加。

第二节 低血容量性休克

　　低血容量性休克(hypovolemic shock)是外科临床上最常见的一种休克,特点是循环容量丢失,结果 CO 减少,DO₂ 减少。体液丢失的原因各异:失血多见于创伤、肝脾破裂、上消化道出血等;血浆及细胞外液丢失可见于创伤、烧伤、急性胰腺炎或肠梗阻等。

　　【临床表现】 ATLS[①] 教程把休克分为 4 个等级(表 3-5)。一般而言,这种归类主要适用于出血性休克,有助于血液丢失的粗略评估和指导治疗。其要点:①血容量减少最早的体征是直立性心率>100 时血容量丢失至少 20%(1 000 mL),然后是直立性低血压(1 500 mL)和卧位低血压(2 000 mL)。②α 或 β 肾上腺素阻断剂以及心脏起搏器会妨碍人体的血流动力学反应,这些病人在低血容量情况下的第一征象是严重低血压。这种病人休克与充血性心衰竭的分界线很窄,需要借助 Swan-Ganz 管指导补液。③大量失血的病人也可以有心动缓慢。④低血压一般提示需要输血或补入含钠溶液。

表 3-5 出血性休克的 4 种程度

指标	Ⅰ级	Ⅱ级	Ⅲ级	Ⅳ级
血容量丢失(%)	0~15	15~30	30~40	>40
70 kg 男性失血量	<750 mL	750~1 500 mL	1 500~2 000 mL	>2 000 mL

---

① ATLS 是 The Advanced Trauma Life Support(高级创伤生命支持)的英文首字母缩略词。

续表 3-5

指标	Ⅰ级	Ⅱ级	Ⅲ级	Ⅳ级
中枢神经系统	微焦虑	轻度焦虑	焦虑或意识模糊	意识模糊或嗜睡
脉率(次/min)	<100	>100	>120	>140
血压	正常	直立下降	下降	下降
脉压	正常	下降	下降	下降
呼吸频率(次/min)	14~20	20~30	30~40	>35
尿量(mL/h)	>30	20~30	5~15	少得难以计量
输液	晶体	晶体	晶体＋血	晶体＋血

ATLS 教程最大问题在于缺乏严格的科学数据。这些生理改变在病人之间的差异可以很大,尤其是儿童和老人。一般来讲,即使在大量血液丢失的情况下,儿童的代偿能力也比较好,因为儿童的体内含水量比较高。但是,一旦进入失代偿期,休克病程就会急转直下。老人的代偿能力比较差;一旦老人的休克进入生理衰竭期,休克病程就趋向于崩溃,因为老人的体液不那么容易进入血管内,心脏储备也比较差。

【血流动力学】 典型的低血容量休克表现为左、右充盈压均下降(CVP 下降、PCWP 下降)、CO 减少或正常,外周阻力增加以及混合静脉血氧饱和度降低。

【诊断】 ①对创伤、发热、呕吐、腹泻、腹痛、烧伤的病人应及时考虑是否存在低血容量性休克;②分别测定卧位、坐位和立位的血压以及 HR,有助于低血容量性休克的诊断;③病人精神差,尿量明显减少;④血流动力学检测有助于本休克的诊断。

低血容量性休克复苏后临床征象改善不明显者,应置入中心静脉导管或肺动脉导管行血流动力学监测。仅在补液试验(表 3-4)前后或利尿试验前后测得的 CVP 或 PCWP 才可正确解读。

【治疗】 除了急性失血性休克需要同时补足容量和手术止血外,低血容量性休克的治疗要点是尽快补足容量,其次是病因治疗。低血容量性休克病人用正性肌力药物治疗很少有益。

1. 一般治疗 保持呼吸道通畅(A);保证良好的通气,必要时行气管插管或气管切开机械通气(B);维持良好循环(C)。

2. 补充丢失之血液或体液 低血容量性休克的主要治疗措施是尽快补足容量,要求依据临床诊断在数分钟内启动体液复苏,不要因等待实验室结果而耽误复苏的时间。①先开通两条大口径输液通道(至少 16 G 针头)。这些静脉通路可通过皮穿刺技术在非受伤肢体上建立,然而,血容量严重丢失的伤员外周静脉塌陷,建立静脉通路的唯一方法是静脉切开,踝部的大隐静脉适合此操作,也可通过皮穿刺股静脉或行股静脉切开。②锁骨下静脉和颈内静脉不适合立即建立静脉通路,因为塌陷的静脉穿刺难以成功,且容易发生血胸或气胸。在血容量得到纠正后,再行静脉穿刺插管就相对安全,还可置入 Swan-Ganz 管或中心静脉管指导输液。③无条件时,应输液至没有口渴、尿量达 0.5~1.0 mL/(kg·h)、尿液分析正常、MAP 65~70 mmHg、代谢性酸中毒改善、HR 正常、精神状态恢复为度。

经验之谈:
　　病人一般不会死于低血红蛋白,但常常会死于低血容量,因此,在低血容量性休克时怎么强调容量补充都不过分。

虽然补充血容量是任何急诊手术前至关重要的一步,但是,我们又不得不当心不要灌入太多液体,以免把病人给"淹死"。究竟需要输多少晶体液呢?临床经验告诉我们,外科低血容量病人的液体需要量比我们预计的要多,此称低血容量处理的**补液过量原则**。不过,这条经验似乎有些过时了……,您的任务是坐在病人床边严密监测。

高渗盐水复苏在理论上具有一定优势,但是,仍然处于研究阶段(我在读研究生时就知道有实验证实了……☺)。

(1) 快速扩容:无论是哪一种失液,在初期复苏时都输乳酸钠林格液(按 20 mL/kg)。休克严重时,可在 15 分钟内快速输入 2 L(小儿 20 mL/kg),此称为快速液体输入(fluid bolus, fluid challenge)。同时,密切观察,随时调整输液速度,直至尿量满意。**病人对补液的反应是指导下一步补液治疗的最佳指标**。若经二次快速液体输入后,病人血液动力学仍无变化或有大出血临床表现时,就是输全血或红细胞的指征。

失血性休克在出血控制前应该实行允许性低血压策略(参见第七章),目的是将无细胞液的用量降至最低,避免把血凝块冲脱。在出血控制后立即积极着手损害控制性复苏(damage control resuscitation),又称**止血性复苏**(hemostatic resuscitation)(表 3-6)。要特别关注病人对输液的反应和体液复苏的终点,确保病人的体液完全复苏,减少器官衰竭的发生率和严重程度。

表 3-6　出血性休克的损害控制性复苏

- 出血性休克的重点是外科止血。在外科出血得到确切控制前,采用**允许性低血压策略**尽量减少晶体液(如:乳酸钠林格液和生理盐水)的应用,它们是创伤病人全身炎症反应和多脏器损害(ARDS,腹部筋膜室综合征)的元凶
- 首选 5%HTS(高张盐水)复苏
- 早期应用血制品:尽可能使用**新鲜全血复苏**。如果没有全血,就只能选择成分血输入,将压积红细胞(尽可能新鲜)、鲜冻血浆和血小板按 1∶1∶1 输入
- 考虑用重组因子Ⅶa 或因子Ⅸ
- **注意保温**,避免发生低体温

(2) 休克裤:充气后压迫腹部和两下肢,增加回心血量。不良反应是进一步加重了下肢灌注不足和缺氧。主要适用于紧急时或现场急救时,尤其适用于骨盆骨折。心源性休克、胸外伤、膈外伤和妊娠是用休克裤的禁忌证。

(3) 胶体液和高渗盐水:在低血容量性休克时,胶体液(鲜冻血浆、右旋糖苷、羟乙基淀粉)和高渗(3%～7.5%)盐水的应用仍然有分歧意见。理论上,这些液体的扩容作用比等渗液好,还可减轻肺间质水肿,因为等渗液在进入血管的同时也进入组织间隙。但是,**在创伤性休克的复苏中,多中心前瞻性研究未显示其优越性**。如休克系失血所致,并对晶体液复苏反应短暂,应尽快交叉配血后输血。失血量大、有贫血的休克病人应输血。紧急情况下可先抽取病人的血标本,然后再输入 1 单位不需配型的 O 型 Rh 阴性浓缩红细胞。如因条件所限不能输血时,可适当给予血浆增量剂,如中分子右旋糖酐、羟乙基淀粉等。**注意维持 Hct 在 30%～35%左右**,在此范围内血液流体特性维持最好,并且有足够的携氧能力。

(4) 对因治疗:立即找出失液或失血的原因,进行**止血**处理,必要时手术。严重心肺衰竭的出血性休克病人有时可以在急诊室剖胸夹闭降主动脉(参见第七章)。

举例 1:某男性,55 岁,血管外科手术后 14∶00 回病房,没有疼痛,呼吸正常。吸入氧浓

度40%的情况下SpO₂ 98%,生命体征基本平稳,HR稍高(99 bpm)。前3个小时生理盐水的输入速度是100 mL/h,尿量为50 mL/h。16:00时病人的生命体征如下:HR 137 bpm,BP 89/50 mmHg,T 36.9℃,吸入氧浓度55%的情况下SpO₂ 92%,前1个小时尿量为30 mL。腹部胀,皮肤苍白。心电图检查除心率速外,未发现其他异常。根据上述情况,请给出该病人休克的病因诊断。

该病人刚手术结束,无发热,有腹胀,可以先排除感染性休克。没有疼痛,ECG正常,也没有其他心脏情况,基本可以排除心源性休克。根据临床情况可能性最大的是低血容量性休克,依据有腹胀、心率速、血压低、尿量少,并且以内出血可能性最大。

举例2:某男性,72岁,行腹主动脉瘤修补术后18小时,气管插管机械通气,呼之能睁眼,四肢能自主活动,T 38.2℃(肛),P 120 bpm,RR 28 bpm,BP 10/6.7 kPa,前3小时UO 10 mL。平卧位检查全身皮肤湿冷,甲床苍白有斑纹,颈静脉塌陷,心音正常,无奔马律,两肺呼吸音粗,腹胀。

从临床表现看病人有休克。根据$BP = CO \times SVR$,该病人BP低、SVR高(全身皮肤湿冷,甲床苍白),CO必然低。$CO = $每搏排出量$\times HR$,该病人HR快,每搏排出量必然低。每搏排出量又与心脏前负荷、心肌收缩力及后负荷有关,该病人SVR高即后负荷增加,由于交感张力高,心肌收缩力可能增强,前负荷很可能低,即很可能有血容量不足。但还不能完全排除心功能不全,要测心功能指标。经检测初始CVP为0~2 cmH₂O。快速输入LR液1 L后,CVP为2 cm H₂O,提示输液有效,再快速输入LR液1 L后,CVP为6 cm H₂O,HR降至95 bpm,BP升至14.7 kPa,UO升至55 mL/h。说明休克已基本纠正。

3. 纠正酸中毒 随着血容量补充与静脉回流恢复,乳酸大量进入血循环,适当补充5%碳酸氢钠,有助于维持心肌收缩性及对血管加压药物的反应。

4. 复苏目标 应能保证SaO₂ > 90%,Hb > 100 g或Hct > 30%,CVP 1.18~1.37 kPa (12~14 cmH₂O),左心充盈压PCWP在2.0~2.4 kPa(15~18 mmHg),平均动脉压在8.0~10.7 kPa(60~80 mmHg),SvO₂在65%~70%,DO₂与VO₂处于非依赖相作为复苏目标。在没有CVP或PCWP监测情况下,复苏应达到使尿量维持在0.5~1 mL/(kg·h)、HR与BP正常、神志清醒、毛细血管充盈良好的目标状态。

第三节　感染性休克

【定义】 全身炎症反应综合征、脓毒症、重症脓毒症和感染性休克的定义可参见表3-7。

血运感染是感染在局部未能得到控制,细菌得以进入血流。细菌在血循环中繁殖、产生毒素出现全身性脓毒症(systemic sepsis)。细菌的外毒素和内毒素可以损害许多脏器的功能。大量内毒素可以导致**感染性休克**,每千克体重1 μg的内毒素在2小时内即可发生不可逆休克而死亡。

自我伤害性防御衰竭综合征(autoaggresive defense failure syndrome),该综合征还有许多其他名称:全身炎症反应综合征、脓毒综合征和三发性腹膜炎(参见第九章第三节)。除了缺乏活动性感染灶的证据外,防御衰竭综合征具有全身性脓毒症的所有特点。分离出来的往往是一些低致病性细菌(如:多药耐药凝固酶阴性葡萄球菌、肠球菌和假单胞菌)。该综合征一般在感染或感染性休克发作、在强效抗生素成功治疗后3周左右出现。促炎与炎症调节过程失去控制。当下还无有效治疗方法。

【病因和分类】 大多数感染性休克是 Gram 阴性菌暴发性脓毒症,也可能是 Gram 阳性菌或真菌。常见病因有胆道系统感染、泌尿生殖系感染、肺部感染、伤口软组织感染、脓肿和静脉导管感染。

按照感染性休克的临床表现与血流动力学的某些特点,可以分为高动力型、低动力型两种。前者表现为外周血管扩张、皮肤比较温暖、尿量与脉压基本正常、全身血管阻抗降低、心排出量正常或增高,又称为高排低阻型;低动力型表现为脉搏细速、皮肤湿冷、外周血管收缩、全身血管阻抗增加、心排出量减少,又称为低排高阻型。实际上这些不同类型可能只是感染性休克演变过程中不同时相的表现。

【病理生理】 进入血流或组织的病菌及其产物,刺激单核、巨噬细胞以及内皮细胞生成炎性因子(IL-6、IL-8 等),诱生或释出大量的内源性介质(血小板激活因子、前列腺素、补体、一氧化氮等)。内源性介质使:①心脏做功进行性减弱;②血管张力降低、外周血管扩张;③中性粒细胞与红细胞在毛细血管内黏附、集聚,凝血系统激活,微循环中微栓塞形成;④血管内皮损伤及通透性的增加,使得血浆外渗、组织水肿,加剧容量减少且使氧弥散距离增加;⑤毒素、介质对线粒体的直接、间接作用影响氧代谢,尽管 DO_2 并不下降甚至增高,但氧利用的障碍导致组织缺氧、无氧代谢增强,混合静脉血氧饱和度较高。

感染性休克时动-静脉氧含量差减小,原因:①动静脉短路开放;②内毒素抑制细胞功能,线粒体对氧的利用受损;③氧代谢下调;④分布异常(微血栓、水肿、局部血管强烈收缩等原因所致的毛细血管梗阻)导致 VO_2 减少和 O_2 ext 减少。全身性感染病人的解剖分流还未被证实,但可能存在生理性分流。许多全身性感染病人血 L/P 比值并不升高,不支持微循环灌注不足的理论。

【临床表现】 早期为高动力状态(暖休克),病人面部潮红、四肢暖、有精神错乱,BP下降,脉压差增大,SVR 明显降低,RR 加快。CO 明显增加,可达每分钟 10 L。除高动力外,还有高代谢,表现为静息能耗增加、糖异生增加、分解代谢增加、VO_2 增加,因此高血糖、糖尿和呼吸性碱中毒的出现往往提示感染性休克早期。休克进一步发展,由于心肌功能减弱,后期为低动力状态(冷休克),低动力性休克是一种失代偿状态,特点是 T 升高或降低、CO 减少、少尿、白细胞升高或减少、精神状态不佳。最终周围血管收缩,出现四肢厥冷,病人出现低血容量性休克的一些特征。低动力性休克的死亡率比高动力性休克高。

血培养或感染部位病原菌的检出有助于脓毒症的确诊。

【血流动力学】 早期为 CI 升高、SVR 降低、周围动脉扩张、脉压差增大,但内脏血流灌注不足、CVP 一般降低。后期为低动力性。特点是 CI 减少、HR 加速、BP 下降、少尿、外周阻力增加或降低。感染性休克时,尿量往往不能完全代表肾灌注的真实情况,此时肾保钠减少、排水增多,若不注意输液可很快出现氮质血症。

【治疗】 感染性休克的治疗重点是控制原发感染灶(抗生素、引流、清除坏死组织)、建立理想的 DO_2 和 VO_2,防止发生 MODS。在外科感染性休克病人,其存活率与外科干预和抗生素使用的早晚及正确与否息息相关。

1. 外科清创、切开引流 参见第九章第一节。

2. 抗生素治疗

(1) 覆盖 Gram 阳性和阴性菌的抗生素

- 哌拉西林他唑巴坦 3.375 g 静脉注射＋头孢曲松 1 g 静脉注射,或
- 亚胺培南 1 g 静脉注射

（2）有适应证的话,另加

- 假单胞菌——庆大霉素或头孢吡肟
- 甲氧西林耐药金黄色葡萄球菌——万古霉素
- 腹腔内或头/颈部厌氧菌感染——克林霉素或甲硝唑
- 无脾病人——头孢曲松治疗脑膜炎奈瑟菌、流感嗜血杆菌
- 中性粒细胞减少病人——头孢曲松或亚胺培南

3. **体液复苏和血管加压药**　在静脉输入 2～3 L 液体后如果病人没有反应,开始用血管加压药(去甲肾上腺素、多巴胺等),逐渐增加至有效应。

> 目标:MAP ＞ 65 mmHg

4. **皮质激素**　对疑有肾上腺功能障碍者:氢化可的松 100 mg 静脉推注。

举例:某男性,72 岁,因意识改变入住 ICU,T(肛)38.6℃,P 140 bpm,R 36 bpm,BP 86/46 mmHg,前 3 个小时尿量为 15 mL/h。在急诊室检查尿常规提示有尿路感染存在,已经输了 2 L 生理盐水,血压未改变。准备给该病人用哪两种血管加压药物?

去甲肾上腺素和多巴胺是 ICU 医生经常用的两种血管加压药物。去甲肾上腺素的主要作用是升高 MAP,不增加心室率。多巴胺同样升高 MAP,但增加心室率。

第四节　心源性休克

心源性休克是心脏泵功能不良,是心肌功能严重受损所致的 DO_2 极度减少。

【病因】　最常见的原因是缺血性心脏病和心律失常。

【临床表现】　面色苍白、皮肤厥冷、毛细血管再充盈缓慢,病人表现安静或恐惧。心包压塞者表现为颈静脉怒张、BP 下降;张力性气胸可见气管移位、病侧无呼吸音、呼吸困难。

【血流动力学】　心排出量一般减少,外周血管阻力高,脉压差缩小,心包压塞时中心静脉压高。$CI < 2.2 \ L/(min \cdot m^2)$ 在除外低血容量性休克时,可诊断为心源性休克。

【诊断】　心源性休克与低血容量性休克在血流动力参数上的不同点是 CO 降低、CI 降低、CVP 和 PCWP 等心充盈压的指标增高。

心肌的功能和 CO 取决于:①心肌收缩力,即心肌的正性肌力状态;②前负荷,即舒张末期容积;③后负荷,即心肌收缩时遇到的阻力;④心率。这 4 点都可以通过 Swan - Ganz 管、CO、血气和其他一些检查了解。

从 CO 可判断心肌收缩力,增加心肌收缩力的药物有洋地黄类和多巴胺、异丙肾上腺素、去甲肾上腺素等拟交感药物。

CVP 和 Swan - Ganz 管可了解心脏的前负荷,藉此决定输液和其他治疗措施。

必须警惕的是心源性休克并不限于心脏疾病,低血容量性休克和感染性休克时也可并发心源性休克,此时的处理更需要经验和智慧。

【治疗】　CO 与前负荷成正比,与心肌收缩力成正比,与后负荷成反比。心源性休克的治疗原则是在治疗原发病(如:对心包压塞者行心包穿刺)的同时,保证容量充足(前负荷)。

治疗目标是保证 DO_2，尽可能不增加心肌氧耗，措施如下：

> **经验之谈**
>
> 心源性休克的治疗可概括为 MOSTDAMP：morphine（吗啡），oxygen（氧疗），sitting up（端坐位），tourniquets（rotating）（轮换扎止血带），Digoxin（地高辛），aminophylline（氨茶碱），micturition（呋塞米利尿），phlebotomy（放血术）。

1. **尽可能增加前负荷** 心源性休克的治疗首先是增加前负荷，因为增加前负荷仅很少增加心肌氧耗。方法是快速输入 250 mL 液体（伴肺水肿时输液要小心），观察 PCWP 和 CO。如果 CO 增加而 PCWP 增加不多，可继续输液。反之，如果 CO 增加少而 PCWP 增加多，则应考虑第二步——降低后负荷。

2. **降低后负荷** 降低后负荷也不增加心肌氧耗，但可使 CO 增加。单纯降低后负荷的药物是血管扩张剂（硝普钠、酚妥拉明、硝酸甘油），用这些药物时务使 SBP 维持在 $12.7 \sim 13.3$ kPa，DBP > 7.3 kPa，保证冠脉灌注。

3. **用正性肌力剂改善心肌收缩功能** 降低后负荷无效或不允许降低后负荷时，可用正性肌力剂，选用能增加心肌收缩力又很少增加心肌氧耗的药物。缺血、缺氧、水肿、酸中毒、肥厚、循环中存在的心肌抑制因子均可影响心肌收缩力。常用多巴胺 $3 \sim 5$ $\mu g/(kg \cdot min)$ 或多巴酚丁胺 $5 \sim 10$ $\mu g/(kg \cdot min)$，一般不主张用异丙肾上腺素。多巴胺可能会增加心源性休克病人的死亡率，应用时要注意。同时需要收缩血管和增加心肌收缩力时，可用肾上腺素或去甲肾上腺素，此时心肌的氧耗增加。

4. **其他** 对严重病例，可用机械干预（主动脉内球囊反搏）改善心肌功能，降低心肌 VO_2。心动过缓和心动过速均可使 CO 减少，前者可用起搏器处理，用利多卡因或洋地黄可奏效，也可用电转复。

举例：男性，72 岁，行腹主动脉瘤修补术后 18 小时，HR 100 bpm，SBP 11.3 kPa，MAP 70 mmHg，CO 2.8 L/min，CI 1.4 $L/(min \cdot m^2)$，PCWP 16 mmHg，CVP 15 cmH_2O，MvO_2 30 mmHg，Hct 32%，SaO_2 94%，动脉血 pH 7.3，PaO_2 75 mmHg，$PaCO_2$ 36 mmHg（FIO_2 40%），前 3 小时 UO 10 mL。SVR 1 571 dynes cm^2/sec，率-压积 8 500，LVSWI 13.3 $g/(min \cdot m^2)$。

该患者显然不是低血容量性休克。反应前负荷的 PCWP 在正常范围。10 分钟内输入 LR 500 mL 后，SBP 12 kPa，MAP 80 mmHg，CI 1.5 $L/(min \cdot m^2)$，PCWP 20 mmHg，CVP 19 cmH_2O，SVR 1 626 dynes cm^2/sec，提示增加前负荷无效，必须降低后负荷和增加心肌收缩力。

由于 SBP 12 kPa，不允许降低后负荷。用多巴胺 7.5 $\mu g/(kg \cdot min)$ 后 SBP 达 $14 \sim 14.7$ kPa，CI 2 $L/(min \cdot m^2)$，MvO_2 35 mmHg，UO 30 mL/h，SVR 1 360 dynes cm^2/sec，表明多巴胺有效。但是，率-压积 11 000 提示心肌氧耗增加，并且 SVR 仍高。用硝普钠降低后负荷，保持 SBP 在 $12.7 \sim 13.3$ kPa，结果，MvO_2 38 mmHg，CI 2.8 $L/(min \cdot m^2)$，UO $30 \sim 40$ mL/h，SVR 856 dynes cm^2/sec，多巴胺维持在 5 $\mu g/(kg \cdot min)$。

第五节　多器官功能障碍综合征

人们发现非感染性损伤（如：创伤、胰腺炎、烧伤及大量输血）所造成的多器官功能障碍综合征(MODS)与细菌培养阳性的感染性 MODS 无区别。同时还发现许多不同的疾病,包括感染的和非感染的,可引起相同的临床征群,提示在 SIRS 中有共同的中介因素参与。外科病人常见的感染源是消化道穿孔、胆道感染、泌尿道感染、烧伤及静脉导管感染。

【定义】 见表 3-7。

表 3-7 从 SIRS 至 MODS 相关临床综合征的定义

全身炎症反应综合征(SIRS):下列指标达到 2 项或 2 项以上:

● 体温(中心体温) > 38℃ 或 < 36℃

● 心率 > 90 次/min

● 呼吸 > 20 次/min(自主呼吸病人)或 $PaCO_2$ < 32 mmHg(4.27 kPa)

● 白细胞数 > $12×10^9$/L 或 < $4×10^9$/L 或外周血涂片未成熟(杆状核)粒细胞 > 10%

脓毒症=SIRS 的诊断标准+诊断明确的感染灶

重症脓毒症=脓毒症的诊断标准+器官功能障碍或组织低灌注

组织低灌注的指标

● 收缩压 < 90 mmHg

● 在正常收缩压的基础上下降 > 40 mmHg

● 乳酸酸中毒

● 少尿

● 急性神志改变

感染性休克(又称脓毒性休克):符合重症脓毒症诊断,同时病人伴有下列情况:

● 静脉输液复苏无效

● 需要用正性肌力药物或升压药维持收缩压

MODS 是指两个或两个以上的器官发生功能障碍

● 2 个器官功能衰竭的病死率为 50%～60%

● 4 个或 4 个以上器官功能衰竭者,病死率几乎达 100%

【病理生理】 上述定义告诉我们,从 SIRS 到 MODS 在病理生理上是一个逐渐加重的连续过程。MODS 的发生目前流行的是二次打击学说:严重损害(如:手术、创伤)构成第一次打击。一次打击激活免疫细胞,使促炎症反应因子(PIC)释放,PIC 包括 TNF - α、IL - 1、IL - 2、IL - 6、IL - 8、PGE_2、γ-干扰素、PLA_2、PAF、氧自由基,构成第二次打击。休克时,由于血流重新分布,肠道血流减少最为显著,缺氧最为严重。其中肠黏膜的缺血尤为显著。此外,淋巴细胞和 Mφ 的激活、炎性介质的释放。肠黏膜缺血和炎性介质释放均可造成肠黏膜损伤,结果发生毒素/细菌移位,导致 MODS。

外科脓毒血症病人的死亡率呈现两个高峰的双时相,间隔一周。在早期的 Gram 阳性需氧菌和梭状芽孢杆菌感染控制后,出现的两个死亡率高峰分别反映 Gram 阴性需氧菌感染和 Gram 阴性厌氧菌感染。

【分类】 MODS 分为原发性和继发性两种(图 3-4)。

1. 原发性 MODS 是指第一次打击直接引起器官功能障碍,如:胸部创伤直接引起肺挫伤、挤压伤所致的肌红蛋白性肾衰。在这类MODS的发病和进展中,SIRS所占比重很低。

2. 继发性MODS 不是损伤的直接后果,而与机体异常炎症反应引起的自身性破坏关系密切,即与第二次打击有关。原发损伤引起SIRS,而异常炎症反应继发性地造成远隔器官发生功能障碍。

【临床表现】 SIRS 和 ARDS 的临床特点是发热、HR 快、BP 下降、少尿、精神状态改变(表3-8)。

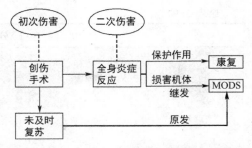

图3-4 MODS的二次打击学说示意图

表3-8 SOFA(Sequential Organ Failure Assessment)评分

		SOFA 评分				
		0	1	2	3	4
呼吸	PaO_2/FiO_2 (mmHg)	正常	<400	<300	<200 (呼吸支持)	<100 (呼吸支持)
凝血功能	血小板,$10^9/L$	正常	<150	<100	<50	<20
肝脏	胆红素,mg/dL ($\mu mol/l$)	正常	1.2~1.9 (20~32)	2.0~5.9 (33~101)	6.0~11.9 (102~204)	>12.0(204)
心血管	低血压	正常	MAP< 70 mmHg	多巴胺≤5,或多巴酚丁胺(任何剂量)**	多巴胺>5,或肾上腺素≤0.1,或去甲肾上腺素≤0.1	多巴胺>15,或肾上腺>0.1,或去甲肾上腺素>0.1
中枢神经	Glasgow 昏迷评分	正常	13~14	10~12	6~9	≤6
肾脏	肌酐,mg/dL ($\mu mol/l$)或尿量	正常	1.2~1.9 (110~170)	2.0~3.4(171~299)	3.5~4.9 (300~440)或 <500 ml/d	>5.0(>440)或 <200 ml/d

引自:Vincent JL, Moreno R, Takala J, et al. The SOFA (Sepsis - related Organ Failure Assessment) score to describe organ dysfunction/failure. On behalf of the Working Group on Sepsis-Related Problems of the European Society of Intensive Care Medicine. *Intensive Care Med*. 1996, 22(7):707-710.

取每日最差值计算;分值越高,预后越差。

** 儿茶酚胺的用量均为 $\mu g/(kg \cdot min)$,使用至少1小时。

【治疗】 MODS 重在预防。与休克的治疗一样,MODS 的治疗目标也是建立理想的 DO_2 和 VO_2。如图3-3所示,通过合理的扩容、输红细胞及应用血管加压药物(β-兴奋剂,血管扩张剂,偶尔还可用 α-兴奋剂来增加心肌收缩力,降低后负荷,增加 MAP 和灌注压)。上述治疗应尽可能在肺动脉插管等侵入性监测指导下进行。

吸氧时 FiO_2 的估计见表3-9。

表3-9 给 O_2 时 FiO_2 的估计

	100%流速(L/分钟)	FiO_2(%)
鼻导管	1	24
	2	28
	3	32

续表 3-9

	100%流速（L/分钟）	FiO₂（%）
	4	36
	5	40
	6	44
面罩给 O₂	56	40
	67	50
	78	60
面罩加贮气袋	6	60
	7	70
	8	80
	9	90
	10	99⁺

在 SICU 中,由于病情的不同,病人的监测可以是脉搏和血压等一般监测,也可以是肺"嵌压"或颅内压等有创监测。一般来说,有创监测的多寡反映了病情的严重程度,这就是管道定律:"病情越重,所用的监测管道越多,病人存活可能性越小"。还应该注意的是,有创监测会带来许多医源性并发症。应该避免顶级综合征(everest syndrome)的发生,这种综合征确实存在。在做有创监测前,一定要分析该监测的必要性,能否用更安全、更廉价的方法替代有创监测。尽可能避免用动脉插管。同样,对鼻胃管、外周静脉管、Swan-Ganz 管和 Foley 尿管也应尽早拔除。

第六节　急性呼吸窘迫综合征

【定义】　ALI 是表述肺对广义伤害的一种反应,这些伤害可以直接作用于肺,也可以是机体其他部位的损伤或炎症作用于肺部的结果。急性呼吸窘迫综合征(ARDS)则代表了一种比 ALI 更严重的情况,是以**肺泡和肺内皮屏障损伤、两肺满布急性炎症反应和高蛋白渗液性肺水肿**,伴加速纤维化为特点的急性呼吸衰竭。

【病理生理】　二次打击(炎症反应)使得肺毛细血管内皮细胞受损,血液成分渗漏、**肺间质水肿**;缺血和炎症反应使肺泡Ⅱ型细胞损害、**肺不张**,最终发生 ARDS。

ARDS 的特点是:通气-灌注失调、非心源性肺水肿、功能残气量减少、顽固性低氧血症、胸部 X 线示弥漫性浸润、肺顺应性降低。ARDS 的死亡率＞50%。

【临床表现】

(1) 初期:呼吸快、窘迫感、吸氧不能缓解,无发绀、无啰音、X 线片正常。心搏出量增加对低氧代偿,因而一度平稳。

(2) 进展期:呼吸困难、啰音、X 线片上有点或片状阴影。气管插管机械通气才能缓解缺氧。

(3) 末期:深昏迷、心率变慢。

1. 渗出期　在典型病例,该期在起病后持续一周,由于肺泡上皮破坏,富含蛋白的水肿液和白细胞溢入肺泡。肺Ⅱ型细胞破坏使得肺泡液的正常转运和表面活性物质的产生发生障碍,结果肺泡内充满液体、肺泡萎陷。组织学上表现为弥漫性肺泡损害(肺间质水肿和小片肺不张)。尸检可见两肺变重、变硬,由于含大量蛋白,切面观并无渗液。起初,毛细血管内中性粒细胞增多,之后中性粒细胞逐渐出现于间质内和肺泡。一部分病人在该期后病变消退,另一部分病人则进入纤维增生期。肺间质水肿和小片肺不张导致肺顺应性降低。肺血管有收缩反应,血管内出现微栓,动静脉交通支分流增加,通气/血流比例失调和肺内分流量增加,引起顽固性低氧血症。

2. **增生期** 在典型病例,该期在肺衰竭起病后第2～3周,持续2周,特点是渗出液机化(纤维化)。肉眼观间质增宽,肺I型细胞坏死露出上皮基底膜,肺泡腔内充满白细胞、红细胞、纤维蛋白以及细胞碎片。为了覆盖裸露的上皮面,肺泡II型细胞开始增生并分化为I型细胞。纤维母细胞出现于间质内,之后又出现于肺泡腔内。纤维化主要见于肺泡腔,间质也有纤维化。

3. **纤维期** 该期从起病后10天开始。肉眼观,**两肺因纤维化呈鹅卵石样**,脉管系统排列紊乱,肌内膜增厚和管壁纤维化使得血管狭窄。支气管肺泡灌洗可以发现中性粒细胞明显减少,淋巴细胞和巨噬细胞相对增多。在ARDS的早期,高水平的原胶原肽(procollagen peptides)和纤维化程度预示后果凶险。与以往观点不同,近年的证据表明炎症期与纤维增生期有很多重叠。

由各种损害造成的肺损伤,还会因不恰当的机械通气而加重。简而言之,肺泡过度扩张可以引起促炎反应,而不恰当地运用低水平的呼气末正压(PEEP)所造成的肺泡反复开放和闭合会加重促炎反应。参与炎症的主要是中性粒细胞和多种炎症介质。参与纤维增生反应的主要是纤维母细胞。

【诊断】

(1) ALI诊断标准:①急性起病。②氧合指数(PaO_2/FiO_2)$\leqslant$40.0 kPa(300 mmHg)(不考虑PEEP水平)。③正位X线胸片显示双肺均有斑片状阴影。④肺动脉嵌压(PCWP)$\leqslant$2.4 kPa(18 mmHg),无左心房压力增高的临床证据。

(2) ARDS诊断标准:除$PaO_2/FiO_2\leqslant$26.66 kPa(200 mmHg)外,其余需满足ALI诊断标准。

【治疗】

1. **呼吸治疗**

(1) 持续气道正压通气(CPAP):缺点是胃内容物逆流后误吸,CO_2潴留。

(2) 呼气末正压通气(PEEP):就恢复肺泡功能和FRC而言比间歇性强制通气(IMV)优越。但长期用>20 mmHg的PEEP会降低心搏出量和造成肺气压伤。故要联合用IMV。正压通气还有气胸、心排出量减少、颅内压增高、氧中毒等并发症。

(3) 机械通气气压在肺内的分布是不均匀的。ARDS时,肺的顺应性下降,因此过度扩张的常常是残留的正常肺泡。因此有人建议通气平台压不超过35 cmH_2O。美国国立健康研究所(NIH)的调查表明,ARDS时,按6 mL/kg通气(吸气末平台压$\leqslant$30 cmH_2O)比12 mL/kg通气(吸气平台压<50 cmH_2O)好。

肺气压伤(barotrauma to lung):机械通气气压在肺内的分布是不均匀的。ARDS时,肺的顺应性下降,因此过度扩张的常常是残留的正常肺泡。因此有人建议通气平台压不超过35 cmH_2O。美国国立健康研究所(NIH)的调查表明,ARDS时,按6 mL/kg通气(吸气末平台压$\leqslant$30 cmH_2O)比12 mL/kg通气(吸气平台压<50 cmH_2O)好。

吸入NO,NO的作用是松弛血管平滑肌,并很快失活,因此仅在局部起作用。临床研究表明,吸入 NO 对 ARDS 病人未见益处。

(4)俯卧位,由于 ARDS 时肺水肿和肺不张,肺内存在通气血流比例失调,从而出现了低氧血症。通过改变体位可使相对正常的肺泡得到血流灌注,从而改善氧合。许多研究认为这种体位改变对大多数 ARDS 来说是有利的。

液体通气:将生理盐水灌入肺内,由于存在气液界面,因此肺泡的表面张力减小,肺的顺应性明显改善。但氧很难溶于盐水,只有在高压氧下,才能满足人体气体交换需要。将**全氟碳液**取代生理盐水灌入肺内,由于氧和 CO_2 在过氟碳中有很好的溶解性,因此在常压用呼吸机的情况下可以满足人体气体交换的需要。初步的临床观察发现液体通气可改善 PaO_2,增加内源性肺表面活性物质的产生。

(5)体外生命支持(ECLS):即对 ARDS 病人进行体外膜肺氧合(ECMO)。在病人肺功能恢复后,逐渐减慢泵的速度。ECLS 在新生儿 ARDS 的成功率比小儿和成人高。

ECLS 的适应证:全静态肺顺应性 < 0.5 mL/(cmH_2O · kg 体重);当 FiO_2 ≥ 0.6 时,跨肺分流 > 30%;呼吸衰竭可逆;机械通气 < 10 天。

ECLS 的禁忌证:有严重出血的可能性;机械通气 ≥ 11 天(相对禁忌);体质差(如:恶性肿瘤转移,严重 CNS 受损,四肢瘫);年龄 > 60 岁。

ECLS 的方法是经颈内静脉插管至右心房,将血引出体外,经泵和氧合器后通过股静脉插管入下腔静脉,从而使肺得到"休息"。此时,为了降低医源性肺的损伤,肺部通气的 FiO_2 可降至 0.3~0.5,气道峰值压力 < 40 cmH_2O。如此可保持肺泡膨胀,防止肺泡萎缩,同时也防止肺泡过度膨胀。ECLS 早期一般应行气管切开通气,有利于清除呼吸道分泌物。ECLS 时用肝素化,要监测抗凝情况,保持活化凝血时间在 160~180 秒(正常 90~120 秒);输血保持 Hct 在 45%;纤维蛋白原 > 250 mg/dL,血小板 > 10 万/mm^3;用利尿剂或超滤保持体液负平衡。根据肠功能情况用肠内或肠外营养。

在病人肺功能恢复后,逐渐减慢泵的速度。ECLS 在新生儿 ARDS 的成功率比小儿和成人高。

25 年前,ARDS 的死亡率为 90%,近 10 年的死亡率为 30%~60%。

2. 维护循环 对低血容量以输晶体液为主,适当输白蛋白或血浆。监测尿量、CVP、PCWP。

3. 抗感染。

4. 其他 激素[一般主张早期(3 天内)应用]、肝素和营养。

第七节 急性肾衰竭

急性肾衰竭(ARF)是肾小球滤过率(GFR)急剧下降导致含氮废物在体内积聚所形成的结果,并引起水、电解质、酸碱平衡失调及急性尿毒症症状。血尿素氮(BUN)和肌酐进行性升高提示 ARF 的存在。**尿总量突然减少是肾功能受损最突出的表现。**此时,尿的质绝对差,尿的量并不一定减少。成人 24 小时尿总量少于 400 mL[< 0.5 mL/(kg · h)]称为少尿,不足 100 mL 为无尿。亦有 24 小时尿总量超过 2 000 mL,而血尿素氮、肌酐呈进行性增高,称为非少尿型急性肾衰竭,多见于手术后和创伤后,易忽略。

【病因和分类】 ARF 是潜在致死性疾病,往往是多因素共同作用所致。对这些易引起

ARF 的因素进行及时准确地处理,可预防 ARF 的发生。ARF 的病因可分为肾前性、肾性和肾后性。

1. 肾前性(流入性)

(1) 肾前性 ARF 的原因是肾血流灌注不足,在急性肾衰竭中最常见,占 30%～60%。早期阶段属于功能性改变,肾本身尚无结构损害,若不及时处理,可发展为肾实质性损害而成为肾性急性肾衰竭。

(2) 细胞外液的量可以是增加的,也可以是减少的。前者见于充血性心衰竭(CHF),后者见于缺水或失血。总之,肾有效灌注血量减少。

(3) 肾通过保钠作用来增加有效循环血量,缓解肾灌注不足。此时,肾几乎不排钠,尿钠和尿氯浓度很低($0～20$ mmol/L),尿渗透压超过血浆渗透压。

(4) 肾重吸收尿素,但不重吸收滤出肌酐,因此,血浆 BUN:肌酐 $>15:1$(见第二章第二节),称为肾前性氮质血症。

(5) 肾灌注不足导致肾素分泌,使动脉收缩,血压升高。动脉有效血量不足引起继发性醛固酮增多,部分病人尿钾排出增多。

(6) 尿沉渣镜检显示几乎没有有形成分,至多有些透明管型。

(7) 长期呕吐或利尿治疗的病人会发生代谢性碱中毒伴肾前性氮质血症。这些病人尿中碳酸氢钠排出增多,尽管有肾衰竭,尿钠会增高,尿氯仍然低。

(8) 肾病病人可以有轻度的肾前性氮质血症。由于血浆胶体渗透压降低,可以发生容量不足。

(9) 肝肾综合征是一种严重的肾前性氮质血症,见于黄疸病人缺水导致肾衰竭,失代偿期肝硬化病人应用非甾体类抗炎药也可引起肝肾综合征。肝肾综合征的临床表现是尿少、尿镜检无明显改变、尿钠浓度低(<10 mmol/L)。肾衰竭能否治愈完全取决于肝衰竭能否控制。

(10) 处理要点:肾前性氮质血症都是继发性的。治疗的目标是去除肾灌注不足的病因。丢失的体液必须予以补充,不要用利尿剂。要求在缺血性肾损害发生前及时补液,恢复肾功能。若肾灌注不足的病因不是绝对容量不足,而是 CHF 等疾病所致的有效容量不足,则不宜补液,可先纠正心功能,心功能改善后,肾功能自然会恢复。仅当肾前性氮质血症是由 CHF 引起时才可以用利尿剂。

2. 肾性(肾实质性)

(1) 急性肾性肾衰的病因很多,这些病因可以损害小管、间质、小球或肾血管系统。缺血性损害又称急性肾小管坏死(ATN),是 ARF 最常见的单一成因。ATN 的发生与低血压、心血管衰竭、出血或中毒等所致的容量不足有关,常伴有溶血或横纹肌溶解。溶血或严重挤压伤(挤压综合征)后产生的血红蛋白、肌红蛋白形成色素管型,损害肾小管引起 ARF。

(2) ATN 常无明显的组织学异常。GFR 降低的机制是 4 个因素共同作用所致:①细胞碎片造成肾小管阻塞;②小管中的滤出液经受损的肾小管上皮发生倒漏(back-leak);③肾血流减少;④肾小球毛细血管的超滤系数降低。

(3) 预防 ATN 的最好方法是防治容量不足。一旦肾小管的坏死已经发生,只有靠支持治疗直至肾功能康复;此时,企图用利尿剂或输液来减轻 ATN 的严重程度都是徒劳的。但是,若肾小管的阻塞是由破碎的血红蛋白产物所致,则可以考虑早期应用渗透性利尿剂甘露醇来减轻 ATN 的严重程度。

(4) 由于肾小管发生了病变,因此,尿的浓缩能力受损,钠的重吸收减少。结果:①尿钠浓度增高（> 20 mmol/L）；②由于肾小管对尿素的重吸收能力受损，血 BUN 与肌酐的比值在正常范围；③尿渗透压基本等于血浆渗透压（< 350 mmol/L）；④ATN 病人尿中有棕色细胞管型和肾小管上皮细胞。小球或血管炎性疾病病人尿中有红细胞管型。血红蛋白尿或肌红蛋白尿病人的尿中棕色颗粒管型，隐血试验阳性，但镜检无血尿。

（5）ATN 在临床上可以分为初期、少尿期和多尿期。初期的识别至关重要，若早期纠正可以防止少尿期和多尿期的发生。也有些 ARF 病人无少尿期。这种非少尿型肾衰竭主要见于药物所致的肾中毒。

（6）若能在早期应用利尿剂（甘露醇，呋塞米）和肾血管扩张剂（多巴胺 $1\sim5\ \mu g/kg/min$），一些少尿型肾衰有可能转变为非少尿型肾衰，这在顺铂或造影剂诱发的肾衰最为有效。少尿型肾衰的并发症发生率和死亡率都比非少尿型肾衰高。

（7）少尿期的持续时间从数天至数周不等，罕有超过 1 月者。少尿的定义是 24 小时尿量在 $50\sim400\ mL$。一般不会出现无尿，无尿提示有其他疾病存在，如皮质坏死、尿路梗阻、肾血管炎或肾动脉闭塞。

（8）尿量逐渐增加提示多尿期开始，是积聚在体内的水肿液造成利尿作用，积聚在体内的尿素也起渗透性利尿作用。有时，利尿作用可以很强烈，需要大量补液。

（9）肾小球功能的恢复要延迟到多尿期之后。尿量开始增加后，血 BUN 和肌酐并不立即下降，需数天后才开始下降。BUN 是最先升，最后降，因此 BUN 是反映肾衰的一个好指标。

（10）现在认为非少尿型肾衰表示肾功能的损害不甚严重。氨基糖苷类抗生素、强利尿剂、静脉造影剂和抗肿瘤药物（如：顺铂）容易引起非少尿型肾衰。

3. 肾后性（流出性）

（1）尿路系统任何部位均可发生阻塞引起尿的流出受阻。对 ARF 的病人或尿少的病人都应该考虑到尿路梗阻的可能性，尤其对无尿病人。此时，必须了解尿路是否通畅，但不一定要行器械检查。若肾的流出道完全阻塞持续超过 7 天，肾功能将不可逆性损害；若下尿路梗阻的诊断延误，膀胱将发生不可逆性失代偿。

（2）先检查腹部和直肠，如不能肯定膀胱是否充盈、前列腺是否增大，可以在无菌条件下经尿道插入一 Foley 尿管。如有尿潴留，应将导尿管与密闭的引流袋连接。外伤病人尿道口有血迹时或前列腺向上移位"浮动"（high riding）状态者，则不宜插尿管。

（3）若病人无缺水表现，超声检查可以很好地了解肾盂是否有积水。CT 扫描和大剂量 IVP 对尿路梗阻的判断更清楚，但是造影剂有肾毒性。如果病人需要造影，应先补足容量，绝不能在缺水的状态下做造影。双侧逆行尿路造影对尿路梗阻的判断同 IVP 或 CT 一样清晰，且不需要经静脉注入造影剂。用钆做造影剂进行 MRI 可判断有无尿路梗阻，对肾脏也无毒性。

（4）梗阻解除后多尿的处理。尿路梗阻一旦解除，很快会发生多尿，伴大量钠和钾排出。严重多尿可以导致细胞外容量不足和周围血管萎陷。梗阻解除后多尿的原因是肾小管对盐和水的重吸收能力受损，因此，对尿中丢失的水和电解质要适当补充。起初，应该用 0.45% 氯化钠溶液按前 1 小时尿量的 80%～90% 补入。

4. 腹部筋膜室综合征（abdominal compartment syndrome，ACS） 腹腔内组织（肠管）严重水肿和腹膜后出血均可以引起 ACS，常常是严重创伤的并发症。腹腔高压可以减少肾灌注，阻止肾静脉回流和尿液外流，因此 ACS 的肾功能损害是肾前性、肾性和肾后性三者的结合（详见第七章第十节）。

【鉴别诊断】

1. **准确记录每小时尿量**

2. **尿常规检查**　管型提示肾实质性；血红蛋白尿符合溶血性、血管炎病；肌红蛋白尿提示横纹肌溶解。等比重尿(1.010)伴少尿提示肾损害(急性肾小管坏死或肾衰竭)，但是，当尿中存在大量异常溶质(蛋白、糖、造影剂、甘露醇)时，尿比重则不能反映肾脏的生理状态。尿 pH 反映了血 pH，有助于酸中毒或碱中毒的诊断；尿比重高而 pH 低提示肾前性。下列情况例外：①低钾性碱中毒时的反常性酸性尿；②由于裂解尿素的细菌造成的感染引起的碱性尿。

3. **肾功能指标**

(1) 尿中尿素值减少(<180 mmol/24 h)。

(2) **尿钠升高**：正常尿钠浓度 20 mmol/L。急性肾衰竭有肾实质性损害时，尿钠上升。如数值在 20~40 mmol/L 之间，排钠分数(FE_{Na})大于 1 [$FE_{Na}(\%)$ ＝ (尿钠×血肌酐)/(血钠×尿肌酐)×100]，则表明病人正在由肾前性肾功能改变向 ARF 发展。鉴别肾前性与肾性氮质血症的最佳实验室指标就是 FE_{Na}，$FE_{Na} \leqslant 1\%$ 提示肾前性肾灌注不足，$> 3\%$ 多为肾性(表 3-10)。但是在有些情况下用尿电解质鉴别这两种少尿的正确性不高，如：①急性链球菌感染后肾小球肾炎，此时肾血流未受影响，但是肾小管流量降低导致不恰当的低 FE_{Na}；②碘造影剂性肾病也会出现低 FE_{Na}；③呕吐所致代谢性碱中毒伴体液量不足者尿中碳酸氢盐增多，尿钠(FE_{Na})也增加，但是尿氯缺乏，此时 FE_{Cl} 比 FE_{Na} 更能反映容量情况；④高张盐水输入(多进多排)；⑤利尿剂，所有利尿剂都会增加尿量的同时增加钠和其他电解质的排出，以致在使用襻利尿剂 36 小时内尿电解质的结果都无参考价值。

全身体液量增加而有效动脉血量(EABV)减少的典型例子是充血性心衰竭和低蛋白血症(可以继发于肾性，也可以继发于肝性)，这种病人的 FE_{Na} 降低。

表 3-10　根据尿电解质鉴别肾前性与肾性少尿[1]

指　标	肾前性	肾性
尿渗透压[2](mmol/L)	> 500	< 350
尿钠(mmol/L)	< 20	> 40
排钠分数(FE_{Na})	<1	>1

[1] 在非少尿性肾衰竭，尿钠和排钠分数比少尿性肾衰竭略低，但是，总的来讲，尿电解质检测意义不大。

[2] 尿渗透压在 350 mmol/L 与 500 mmol/L 之间，或尿钠浓度在 20 mmol/L 与 40 mmol/L 之间，是肾前性与肾性少尿的重叠区，鉴别诊断价值不大。

(3) **尿渗透压**：急性肾衰竭常低于 400 mmol/L，肾前性 ARF 或肾小球肾炎时，常高于 500 mmol/L。

(4) **血尿素氮与血肌酐比值**：低容量时血尿素氮通常比血肌酐升高明显(BUN 重吸收，肌酐未重吸收)，BUN：肌酐 > 20:1(见第三章)。如果体检时发现颈静脉怒张、两肺啰音、心脏奔马律，则少尿的原因可能是心衰竭导致肾灌注不足。在肾前性氮质血症时，尿渗透压 > 500 mOsm/L，排钠分数<1%；相反，急性肾小管坏死者，尿渗透压同血清(350 mOsm/L)，尿钠 > 50 mmol/L。

4. **血清电解质、pH 或血浆[HCO_3^-]测定**　对 ARF 的进程及代谢紊乱的发现和及时处理至关重要。

5. **补液试验鉴别肾性抑或肾前性**　困难的往往是 ARF 诊断明确,但不能明确肾脏低灌注的原因是血容量不足抑或心衰竭。因为心衰竭病人补液会使病情恶化,而低血容量病人用利尿剂又可能导致肾衰竭,所以这两者的鉴别至关重要。对没有心脏病史的年轻病人,可以在 20～30 min 内静脉快速输入生理盐水或乳酸钠林格液(出血病人可以输血)1 000 mL,要求 Foley 尿管的尿量 ≥ 30～40 mL/h。如果输液后少尿情况无改善,可以插中心静脉压管或 Swan - Ganz 管测定右心或左心的充盈压。慢性充血性心衰竭需要用利尿剂、控制输液和用心脏药物。超声检查肾萎缩提示慢性代谢病。

6. **肾性与肾后性 ARF 的鉴别**　肾后性 ARF 常表现为突然无尿。B 超检查可显示肾输尿管积水,摄腹部平片可发现阳性结石影,必要时可行逆行性尿路造影,了解肾阴影是否增大,有无钙化、结石或梗阻性病变,借以鉴别少尿原因是否为肾后性梗阻。磁共振成像可不应用造影剂而显示尿路梗阻部位及程度,有条件者可采用。

【治疗】　ARF 的治疗要依据 ARF 的分类,同时纠正体液失衡和电解质失衡。

(一)电解质

1. **高钾血症**　是 ARF 的重要并发症之一,在术后或创伤后病人尤为突出,此时,血钾浓度急速攀升。血钾浓度超过 6.5mmol/L 是危急信号,应立即采取措施降低血钾浓度。

(1)高钾血症的心电图(ECG)变化滞后于血钾的上升,但 ECG 可以估计心脏毒性。T 波高耸,Q - T 间期延长,QRS 波增宽,P - R 间期延长,然后出现正弦波和心跳骤停。

(2)高钾血症的处理详见第二章第四节高钾血症。

2. 在非分解代谢状态下的少尿期病人,血钾通常增加 0.3～0.5 mmol/d。血钾上升速率超过此值提示内源性产钾(组织破坏)或外源输入(食物、药物、输血),含钾的药物如青霉素钾。ARF 时不要补钾,除非存在低钾血症,即使在这种情况下,补钾量应按丢失量补入。

3. 要测定尿钠的丢失量,并按量补入。低钠血症的病因是水过多,可以通过限制液体的输入和血液透析来纠正。

4. 随着肾功能的丧失,磷的排出减少,食物中的磷就在体内潴留。当血磷浓度高时,应限制饮食中磷的摄入量,口服能结合磷的凝胶。含碳酸钙的止酸剂可结合磷,剂量可根据血磷下降情况调整。肾衰常用的止酸剂有碳酸钙片(TUMS)、Titralac(500 mg 碳酸钙和 60 mg 二甲硅油)、钙尔奇 600(3 000 mg 碳酸钙)和 Os - Cal 500(1 250 mg 碳酸钙)。

5. 在 ARF 所致的高磷血症,含铝止酸剂的应用仍然很广泛。铝沉积于骨骼,使骨骼软化。氢氧化铝凝胶(Amphojel)、碱式碳酸铝凝胶(Basaljel)和高效氢氧化铝(ALternaGEL)均应谨慎选用。

6. 在 ARF 时,应该限制镁的摄入。很多常用止酸剂都含大量镁,要禁用。ARF 病人禁用的止酸剂包括:氢氧化镁加氢氧化铝的凝胶干制剂(Maalox 或 Aludrox)、水化铝酸镁(Riopan)、氢氧化铝加氢氧化镁加二甲硅油的制剂(Mylanta 或 Gelusi)以及氢氧化铝凝胶干制剂加三硅酸镁(Gavison)。血镁增高可以导致神经肌肉乏力、深腱反射迟钝或消失、完全性心脏阻滞、高血压和呼吸抑制。像高钾血症一样,静脉注射钙剂可以拮抗镁对心肌的作用。

7. 大多数 ARF 病人存在无症状的低钙血症。分解代谢病人,血白蛋白值也低,因此离子钙仅轻度减少。

8. 由于肾对酸性代谢产物的排出能力降低,因此,所有 ARF 病人都有代谢性酸中毒。

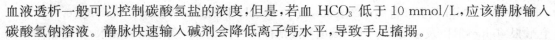

血液透析一般可以控制碳酸氢盐的浓度,但是,若血 HCO_3^- 低于 10 mmol/L,应该静脉输入碳酸氢钠溶液。静脉快速输入碱剂会降低离子钙水平,导致手足搐搦。

(二)体液

1. 液体的输入量应限制在维持液量 10 mL/(kg·d),加胃肠和尿的丢失量。额外的体液丢失,如:发热等非显性丢失,也应补入。体液处理良好的 ARF 病人应该是体重下降 0.2~0.3 kg/日。体重下降过多提示容量丢失或高分解代谢。体重下降过少提示水和盐的输入过多。

2. 用同一架秤监测每日体重,估计体液状态。

3. 在临床处理上,ARF 病人的常见问题是体液过多。水过多导致高血压和组织水肿。透析或血滤可以去除盐和水。明显的高血压应尽快控制,起初可以用钙通道阻滞剂(硝苯地平 10 mg SL)、静脉注射盐酸肼苯哒嗪(10~40 mg,每 6 小时 1 次)或甲基多巴(250~1 000 mg,每 6 小时 1 次),同时注意控制细胞外容量;对有生命危险的高血压,可以静脉注射二氮嗪 300 mg。若血压仍然不降,可将硝普钠 100 mg 加入 5% 葡萄糖溶液 1 000 mL 中持续静脉泵入,根据血压下降的情况调整泵入速率,但不要超过 10 μg/(kg·min)。水过多还可导致中心静脉压过高、肺水肿和心脏扩大。不过,心排出量、组织氧合和循环时间正常。洋地黄不能纠正水过多所造成的异常,仅当存在 CHF 时才需要用洋地黄。为了防止洋地黄中毒,应经常监测血地高辛浓度。

4. ATN 后很快会出现正常细胞正常色素性贫血。在 ARF,尤其是术后 ARF,有时需要输血将细胞比容维持在可接受的水平。若细胞比容迅速下降,应寻找血液丢失的原因。

(三)血液透析

(1)血液透析的指征是电解质异常无法纠正、心包炎、体液超载药物治疗无效、严重酸中毒、有症状的尿毒症以及需要去除肾毒性物质。

(2)ARF 诊断确立后,应立即规划透析所需的血管通道。从一个上臂撤去所有静脉通道,并在该上臂标明"该上臂的任何部位都不准抽血,不准输液"。

(3)ARF 的透析要尽早进行。如果待病人已经发生了尿毒症才开始进行透析,处理往往很困难。术后或创伤后 ARF 病人常需要多次透析。高分解代谢病人和组织广泛破坏的病人(创伤或手术后)有大量钾进入细胞外液,对这些病人来说,血液透析比腹膜透析好。连续动静脉血滤对心血管系统不稳的病人来说是很有效的治疗手段。

(4)血液透析通常需要在全身抗凝条件下进行,但如果病人的病情不允许全身抗凝(如:手术后病人),血液透析也可以在区域肝素化条件下进行。但是,外科医生要注意,在区域肝素化期间或之后,病人常变为全身抗凝。

(四)腹膜透析

(1)腹膜透析是利用腹膜将透析液与血流分开。由于需要经皮向腹腔内置入一异物(透析管),因此,保持无菌非常重要。紧急透析管(acute dialysis catheters)不一定有Dacron聚酯袖套,慢性透析管(chronic dialysis catheters)一般有 2 个 Dacron 聚酯袖套防止感染。透析管的置入最好在手术室内在局部麻醉或全身麻醉下进行,排空膀胱。对有皮肤感染的病人或有胃肠道疾病(肠梗阻,腹腔粘连)的病人来说,最好不要选腹膜透析。

(2)透析管置入后,在标准透析液内加入抗生素,将透析液预温至38℃,在无菌操作下,一次灌入 500~1 000 mL,1 小时可以灌 2 次液。以后,每次可灌入 2 000 mL,1 小时可以灌 3 次液。在小儿,每次灌入量应相应减少至 100~500 mL。

（3）每升标准透析液含钠 132 mmol，氯 96 mmol，钾 0 mmol，钙 1.75 mmol，镁 0.25 mmol，乳酸根 40 mmol，以及葡萄糖 15 g。该透析液从体内移出钠、氯、钾、磷、镁和水，葡萄糖和钙则被吸收入体内，血 pH 升高。如果需要移出更多的水，可以将透析液中葡萄糖的浓度加到 45 g/L。腹膜透析一般做 36~48 小时，根据需要，每周可以做 2~3 次。

（五）药物治疗

（1）少尿性肾性肾衰是否用襻利尿剂目前仍存在争议，除非存在心脏失代偿。然而，若能把少尿型肾衰转变成非少尿型肾衰，不仅有利于病人的预后，还有利于体液的处理。

（2）小剂量多巴胺能否改善 ARF 的病程，至今未得到证明。但是，有证据表明多巴胺对肝肾综合征病人有益，若能在 ARF 的前驱期应用，对 ARF 也有预防作用。动物 ARF 模型实验证实，联合应用呋塞米和多巴胺有协同保护作用。

（3）β 受体阻滞剂在 ARF 治疗中的效果也未得到广泛认同。对于因缺血损伤而发生三磷酸腺甙耗竭的肾小管来说，若能在 ARF 病程的早期用钙通道阻滞剂，可以减少肾小管细胞内的钙量。

（4）对有机酸（药物）和肌球蛋白及顺铂等有毒化合物所致的 ARF 来说，碱化尿液和利尿已经证实是有益的。

（六）饮食

（1）为了降低分解代谢，成人病人每日至少应输入 100 g 葡萄糖。

（2）用必需氨基酸进行静脉营养可以改善病人的康复，减少透析的次数。

（3）有血液透析的支持，就不必限制蛋白的输入量。对分解代谢病人要提供蛋白。

（4）在未进行血液透析前，钾的限制是 ARF 处理中很重要的措施，但是在血液透析开始后就不必如此严格。

（七）神经系统表现的处理

（1）尿毒症可以引起发音困难、扑翼样震颤、肌阵挛和意识朦胧，稍后可出现谵妄和幻觉、手足搐搦和额叶抑制。尿毒症后期可出现惊厥，可以是局灶性发作，也可表现为全面运动性发作。在尿毒症病人，高的血清毒素浓度会加重神经系统的病变。

（2）尿毒症惊厥可以缓慢静脉输注苯妥英钠治疗，开始 50 mg/min，逐渐增至 15 mg/kg。苯妥英钠 100 mg，口服，每日 2 次，可防止再次发作。惊厥的另一种治疗方法是用地西泮 10~20 mg，在 3~5 分钟从静脉内缓慢推入；须注意的是这种治疗方法可能造成呼吸骤停，因此，要准备通气设施。苯巴比妥钠 90~180 mg/日，可有效地防止急慢性惊厥发作。若上述药物仍不能控制尿毒症惊厥，可以用利多卡因 100 mg 静脉推注，然后用 30 μg/(kg·min) 维持。

（3）在血液透析或腹膜透析后，常出现透析失衡综合征。病人诉头痛、恶心和肌肉痛性痉挛，表现为易激动、易怒，甚至谵妄、反应迟钝或惊厥。这些症状和体征的出现与透析的快速程度和彻底性直接相关，在起初几次透析后很常见。水向脑组织迁移会引起透析失衡综合征。因此，要求起初几次透析做得缓和、不要太彻底，使病人能适应这种体液的变化。

（八）心脏并发症

30% 的 ARF 病人会发生室上性心律失常，已知的原因有 CHF、电解质紊乱、洋地黄中毒、心包炎和贫血，因此，能否成功处理这些心律失常，取决于上述病因是否能控制。

（九）感染

70%的ATN病人合并有感染，致病菌可以是 G^- 菌，也可以是 G^+ 菌。败血症很常见。在ARF病人，白细胞总数变化不大。在感染的第1周，白细胞仅轻度升高，若白细胞升高持续超过1周，则提示有感染存在。

（十）ARF时药物剂量的改变

许多药物的排出需要依靠肾的清除功能，因此，在ARF时，所用药物的剂量要减小，以防中毒。仅有部分药物可以通过血液透析去除，其他药物在肾衰时就很难排出，应避免使用，还要避免使用对肾有可能产生毒性的药物。今天，许多药物的血浓度都可以监测，既保证了药物的有效血浓度，又避免了药物过量所造成的毒性。肾衰时，肝脏对某些药物的清除功能也改变。

（陈卫东）

第四章
外科止血

第一节　止血过程

止血是出血(血液从受伤血管中流出)得到控制,是一种生理过程,共有四个步骤参与:血管反应、血小板激活、凝血活化和纤溶系统。凝血障碍主要发生于前三个期。

（一）血管反应

血管反应又称血管收缩,是血管受伤后止血过程的第一步反应,血管收缩的主要因素是平滑肌收缩。

（二）血小板激活

血管收缩后,紧接着是血小板在破损的血管内皮下露出的胶原组织表面黏附、聚集,形成血小板血栓。从损伤开始到血小板血栓(白色血栓)形成可不依赖于凝血系统,血友病病人可产生正常的白色血栓。

1. 黏附

（1）血小板主要黏附于暴露出来的内皮下胶原,这一过程需要 von Willebrand 因子(血管性血友病因子)参与。这是一种血小板因子,由内皮细胞产生,与凝血过程中的Ⅷ因子有关。

（2）同时,血小板脱颗粒,释出二磷酸腺苷(ADP),后者使血小板疏松聚集。

2. 聚集

（1）血小板磷脂释出花生四烯酸,后者经环氧酶作用变成不稳定的环内过氧前列腺素 G_2(PGG$_2$)和前列腺素 H_2(PGH$_2$)。

（2）血栓素合成酶使 PGH$_2$ 变成血栓素 A$_2$,后者使 ADP 进一步释放,增加血小板聚集。

（3）阿司匹林抑制环氧酶,使 PGG$_2$ 和 PGH$_2$ 形成减少,阻碍血小板聚集及血小板止血栓的形成,这种作用在血小板终生持续存在(血小板寿命 7～10 天)。

3. 血小板止血栓　聚集的血小板与凝血酶和纤维蛋白相互作用,融合形成止血栓。

（三）凝血活化

凝血活化是凝血酶原变成凝血酶最终形成纤维蛋白凝块的过程,其中包括内源性和外源性两个凝血系统。

1. 内源性凝血系统只有正常血液成分参与。

（1）Ⅻ因子(Hagemen 因子)与活化的细胞表面(血小板、内皮细胞)或内皮下组织接触后,被激活形成Ⅻa。

（2）Ⅻa 因子(经血管舒缓肽原和高分子激肽原的放大作用)使Ⅺ因子激活形成Ⅺa。

（3）Ⅺa 因子在钙的参与下使因子Ⅸ激活,Ⅸa 与钙和 XⅢ因子、血小板因子 3 共同激活因子 X 形成 X a。

（4）X a 因子与 V 因子一起使凝血酶原（Ⅱ因子）变成凝血酶。

（5）凝血酶去除纤维蛋白原上的一段短肽后形成纤维蛋白单体，纤维蛋白单体经 ⅩⅢa 因子（由凝血酶激活）作用交联形成稳定的血块。

2. **外源性凝血途径**　需要组织磷脂（即组织凝血致活酶）参与。

（1）Ⅶ因子与钙和凝血致活酶（又称Ⅲ因子）形成复合物激活 X 因子。在血小板黏附早期释出的血小板因子 3 与Ⅸa-Ⅷa-钙复合物共同作用激活因子 X。

（2）其后步骤如上所述（4）和（5）。Ⅻ、Ⅺ、Ⅸ和Ⅷ因子未参与外源性凝血过程。X a 因子是共同通路的第一个酶。

3. **两个途径并存**　现在的观点认为这两个途径是相互联系的。TF/Ⅶa 复合物不仅活化 X 因子，还活化内源性途径的Ⅸ因子。此外，尽管内源性途径完好，Ⅶ因子缺陷者仍然会出血不止。同样，若仅外源性途径完好，Ⅷ因子或Ⅸ因子缺陷所致的大出血病人也难以止血。

4. **合成部位**　除Ⅷ因子（由内皮细胞合成）、钙、凝血致活酶和血小板因子外，**其余凝血因子均由肝合成**。

（四）纤溶系统

血管有一种机制使凝血过程处于平衡状态——在避免血栓无限扩展的同时又维持循环血处于液态。

（1）纤溶酶原是一种无活性的蛋白，在纤溶酶原激活物的作用下变成有活性的纤溶酶。

（2）血管内皮的破损启动血小板黏附和凝血级联，同时血管内皮也是纤溶酶激活物的主要来源。

（3）纤溶酶使纤维蛋白、纤维蛋白原、因子 V 和Ⅷ降解。

（4）内环境稳定功能：纤溶酶原参入增长的血栓中，血栓的功能一旦完成即被清除。

第二节　止血功能的术前估计

（一）询问病史

尤其是就医史、家族史和用药史对于了解有无潜在出血危险性极为重要，问诊要直截了当，以便获取所要之信息。

1. **过去史**　既往有无自发性出血史（如：鼻衄或皮下淤斑，刷牙出血情况）、肝功能异常史（如：肝炎或肝硬化）或肾衰竭史（血小板功能不良）。缓慢增大的软组织血肿或关节腔积血是一种或多种凝血因子异常的典型表现。血小板疾病病人的特点是**皮肤黏膜出血**，表现为**皮肤淤斑、青紫、鼻衄或月经过多以及轻微外伤后的出血不止**。

有无恶性疾病或营养不良。静脉血栓的个人史或家族史，尤其是年龄小于 50 岁的静脉血栓史，预示围手术期血栓栓塞风险增加。

2. **个人就医史**　询问以往手术后有无出血史，如：包皮环切、扁桃体切除和拔牙等，对妇女应询问有无月经过多和分娩出血情况。**重要的是过去的手术史以及所采取的止血措施**。往往还需要咨询当年手术的当事外科医生。微小血管广泛出血，不形成血凝块，都提示凝血功能异常。

3. **家族史**　许多凝血功能障碍性疾病都有遗传性，对亲属中有自发出血或术后出血史者应详查。家族中有 50 岁以下患静脉血栓形成者术后静脉血栓形成的发生率增加。

4. 用药史(表 4-1)　阿司匹林、非甾体类抗炎药(布洛芬)、避孕药、抗凝药、奎尼丁、西咪替丁、镇静剂以及某些抗生素均可影响血小板的产生并影响其功能(使血小板环氧化酶不可逆地乙酰化,阻碍了血栓素 A2 的合成)。还应询问病人是否服了非处方药物,许多药物制剂中都含阿司匹林。

表 4-1　常用药物对凝血功能的影响

药名	作用特点	作用持续时间	效应强弱
华法令	抑制 Ⅱ、Ⅶ、Ⅸ、Ⅺ 因子的合成	5～7 天	强
肝素	抑制凝血因子激活,免疫性血小板减少	4～6 小时	强
阿司匹林	阻止血小板分泌、集聚	5～7 天	不一定
噻氯匹啶	不清楚	5～7 天	强
非甾体类消炎药	抑制血小板分泌、集聚	1～2 天	中
双嘧啶氨醇	抑制血小板集聚	1～2 天	轻
右旋糖酐	妨碍血小板黏附、聚集	3～5 天	中
钙通道阻断剂	抑制血小板集聚(大剂量时)	1 天	轻
血管扩张药	抑制血小板集聚	短	轻
奎尼丁	免疫性血小板减少	2～4 天	不一定
抗生素	抑制血小板聚集	数日	不一定

引自:Sobel M, Dyke CM. Hemorrhage and thrombotic complications of cardiac surgery. In: Baue AE, Glenn A, Geha AS, eds. Glenn's Thoracic and Cardiovascular Surgery. Stamford: Appleton and Lange, 1996.

(二) 全面体格检查

在估计出血风险方面,体格检查不如病史重要,因为大多数轻中度出血性疾病的病人无阳性体征。

1. 皮肤、口腔黏膜和关节的隐匿出血体征　淤点、淤斑、紫癜。异常出血的病人一般会在静脉置管的穿刺部位发生淤斑或血肿。

2. 巨脾　巨脾内可聚集血小板,使血小板减少。

3. 肝硬化体征　黄疸、腹水、蜘蛛痣、肝肿大或肝缩小均提示肝功能不佳。因为大多数凝血因子都由肝脏制造,肝脏疾病可导致凝血缺陷(即凝血障碍)。

(三) 实验室检查

通过病史询问和体格检查可以缩小鉴别诊断的范围。

1. 外周血涂片　观察红细胞和白细胞形态,大致了解血小板数。每个油镜视野下正常血小板数为 15～30 个,低于 5 个为异常。

2. 血小板计数　正常值(100～400)×10^9/L。低于 100×10^9/L 为血小板减少,但血小板在 50×10^9/L 时一般仍能满足外科止血。当血小板低于 20×10^9/L 时可发生自发性出血。注意:当血小板数量低于 40×10^9/L 时,自动分析法所测得的血小板数量往往不够精确,此时最好采用人工计数法,排除血小板聚集。此外,血小板计数正常并不等于血小板功能正常。

血小板功能筛查(PFA-100)可以评价血小板功能和 von Willebrand 病。

血小板聚集试验(platelet aggregometry)可以用于对先天性血小板疾病进行分类,但是,在获得性血小板功能障碍的评估中不太有用。

3. 出血时间(BT) BT 是对病人凝血功能总体评价的好指标,标准试验方法有多种,如 Duke 法和 Ivy 法。各种方法都要求操作熟练,结果可重复,才有参考意义。出血时间正常提示血小板数正常、功能正常、血管壁对损伤的反应正常。**出血时间延长的原因有血小板减少、血小板功能差**(可以是内源性的也可以由阿司匹林等药物引起)**以及血管壁异常**(von Willebrand 病、血管炎病、结缔组织病)。

Ivy 前臂法是用标准柳叶刀在皮肤上戳一个标准深度的伤口,记录至出血停止的时间,正常值为 2～9.5 分钟。该试验使用麻烦,临床应用不多。

4. 凝血试验

(1) 凝血酶原时间(prothrombin time,PT)和国际标准化率(international normalized ratio,INR)综合反映外源性凝血和共同凝血通路的因子,包括因子Ⅰ、Ⅱ、Ⅴ、Ⅶ和Ⅹ,**对因子Ⅶ缺乏最敏感**。PT 是在枸橼酸血浆内加入凝血活酶、磷脂和钙剂后测得的凝血时间。各实验室 PT 的正常对照值不一,多数实验室的 PT 正常值在 10～13 秒。由于所用试剂的不同,测得的华法令抗凝作用会存在差异,因此,人们提出用 INR 将不同实验室所报告的 PT 标准化。INR 是测得的 PT 值与标准 PT 值(校正了试剂敏感性影响因素后的、平均实验室对照 PT 值)的比值,不同的研究结果也可相互比较。肝脏疾病、维生素 K 缺乏或弥漫性血管内凝血(dessiminated intravascular coagulation,DIC)病人的 PT 会延长。**INR 常用于口服华法令的抗凝病人的随访监测**,评价病人的抗凝水平,此时不用 PT。大多数病人 INR 在 2.0～2.5 之间已充分抗凝。肝功能不良或用香豆素者 PT 可以延长。肝功能不良者凝血因子Ⅱ、Ⅶ、Ⅺ、Ⅹ的合成发生障碍,这些因子都是维生素 K 依赖性的。香豆素也妨碍这些因子的合成。

(2) 部分凝血激酶时间(partial thromboplastin time,PTT)**反映内源性凝血系统**,即除了因子Ⅶ外的所有凝血因子(Ⅷ、Ⅸ、Ⅺ和Ⅻ),正常值＜45 秒(26～36 秒)。PTT 也用于评价病人的抗凝水平。肝素的作用是加速凝血酶与抗凝血酶Ⅲ结合,因而具有抗凝效应。PTT 是血浆在与特殊颗粒物(能引起接触活化的颗粒物)预孵育的情况下添加磷脂和钙剂后的凝结时间。内源性或共同通路的移植物或凝血因子缺乏都会导致 PTT 延长。将病人血浆与正常人血浆按 50∶50 混合,可以鉴别 PTT 延长的病因。添加正常人血浆的目的是纠正凝血因子缺乏,如果 PTT 延长依旧病人就存在抑制物。**PTT 用于肝素抗凝病人治疗效果的监测随访。**

(3) 活化凝血时间(activated clotting time,ACT)评估的是全血凝血时间。将血标本放入含硅藻土的试管中,硅藻土的作用是活化内源性凝血系统。**ACT 用于经皮冠状动脉介入、心肺旁路或血管外科手术以及需要使用大剂量肝素的病人治疗效果的监测随访。**如今已经有可以在床边使用的自动分析系统,可以在手术中正确快速测定抗凝状态。ACT 的正常值是 150～180 秒,心脏旁路手术治疗的目标值是 300～500 秒,其他血管手术是 250～350 秒。

(4) 逐个检测凝血因子(factor assays):特定凝血因子检测测定的是病人血浆纠正特定凝血因子缺乏血浆的凝血时间的能力,因此,每一种因子都可以分别测定,特定凝血因子异常一般用 PT 或 PTT 异常表示。大多数凝血因子的正常值范围是正常混合血浆活性的 60%～160%。

经验之谈：

　　对于没有使用肝素类药物的病人，千万不要忽视 PT 正常情况下的 PTT 轻微延长，它可能提示凝血因子病（如获得性因子Ⅷ缺乏），标志着致死性出血的可能，需要进一步做 PTT 混合试验鉴别。

　　5. 凝血酶时间（thrombin time，TT）　TT 是在血浆内加入凝血酶后测得的凝血时间，正常值是 11～18 秒。是在外源性凝血酶参与下测定纤维蛋白原向纤维蛋白的转化率，常用于评估弥漫性血管内凝血（DIC）及慢性肝脏疾病。TT 延长的原因：①低纤维蛋白原血症（＜1 g/L 血浆）；②纤维蛋白原异常；③存在 FDP（如：DIC）的病人；④使用肝素的病人，在试验中添加硫酸鱼精蛋白后变为 TT 正常可以佐证这种 TT 延长是肝素所致。

　　6. 纤维蛋白溶解试验　纤维蛋白降解产物（FDP）是纤维蛋白或纤维蛋白原经纤溶酶作用后释出的蛋白碎片，可用免疫法测定。正常值为 0～10 mg/L 血浆。FDP 增高见于 DIC、血栓栓塞和纤溶疗法病人。在肝脏疾病、肾脏疾患、血栓栓塞性疾患及妊娠时可见假阳性结果（＞10 g/L）。

　　纤维蛋白原（正常值 150～360 mg/dL）可以采用功能分析法或免疫定量分析法直接测得。

　　D-二聚体值反映的是纤维蛋白溶解水平，D-二聚体值正常在排除静脉血栓栓塞方面特别有用。

　　弥漫性血管内凝血（DIC）是纤维蛋白原和血小板消耗，是一种常见的消耗性凝血病。此时，凝血系统激活伴有纤溶激活，结果血小板数和纤维蛋白量减少，FDP 增多。

　　7. 肝功能试验　重点了解 AST、ALT、总胆红素以及碱性磷酸酶水平。肝脏合成凝血因子（Ⅱ、Ⅶ、Ⅸ和Ⅺ）的功能异常可以引起出血不止。肝炎、肝淤血、肝硬化和肝缺血都可以引起肝功能障碍、蛋白合成能力减弱和凝血功能异常。**医生对肝功能异常病人应提高警惕，注意询问有无出血倾向。**碱性磷酸酶高提示胆道梗阻，常伴有维生素 K 依赖性凝血因子缺乏。

　　8. 肾功能试验　重点了解血尿素氮（BUN）和肌酐水平。**尿毒症病人往往有血小板功能异常，容易发生出血。**这些病人血小板功能异常的机理很复杂，常常为多项缺陷，包括黏附缺陷、聚集缺陷以及血小板收缩功能缺陷。

　　9. 血栓弹力图（thrombelastography，TEG）1948 年 Hartnet 就介绍了该方法，具有很好的可信性和正确性。这是一种用于判断凝血状态的床旁检测仪器，仅需 0.36 mL 全血。如果加入活化剂，20 分钟内就可以出结果。TEG 通过图像观察血液凝固的动态过程和纤维蛋白形成过程的动力学变化（图 4-1）反应凝血功能，目前已被广泛地应用于肝移植以及体外循环中对凝血状态的监测。TEG 的优点是既有数字又有图像来表达凝血功能，一份标本即可判断高凝状态抑或低凝状态。缺点是操

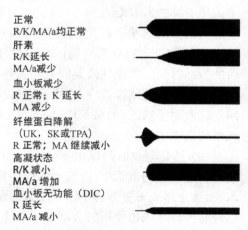

正常
R/K/MA/a均正常
肝素
R/K延长
MA/a减少
血小板减少
R 正常；K 延长
MA 减少
纤维蛋白降解
（UK，SK或TPA）
R 正常；MA 继续减小
高凝状态
R/K减小
MA/a 增加
血小板无功能（DIC）
R 延长
MA/a 减小

图 4-1　血栓弹力图
反应时间（R）延长或角度（a）减小提示凝血因子缺乏或酶抑制。至 20 mm 硬度时间（K）和最大幅度（MA）测定的是血凝块强度，反映血小板的变化。血凝块强度依赖血小板与纤维蛋白的交互作用。K 延长或 MA 减小都提示有纤维蛋白形成，但血小板功能不满意。通过 R、K、MA 和 a 等指标，可以计算出凝血指数，判断总的凝血功能

作者误差,以及难以做批量样本检测。

（四）实验室检查的术前选用

在这个问题上外科医生与血液科医生看法不一致。

1. **外科医生观点** 对大多数择期手术来说,过去史阴性、血涂片和血小板计数正常作为筛选手段足矣。但另一些人认为在术前筛选检查中还应该加 PT 和 PTT。不过若既往无出血病史、外周血涂片正常,一般情况下 PT 和 PTT 很少异常。

2. **血液科医生观点** 出血时间检查很重要,因为血小板计数不能反映血小板功能。

3. **依据具体情况** 术前究竟应做哪些检查,应该由医生根据病人的病史、体检和手术特点来决定。

（1）病史中有无出血对诊断很有帮助。

（2）对以往手术无出血史的病人,可检查血小板数、PT、PTT。

（3）根据病史和前述 3 项检查进一步考虑是否做其他检查:BT 延长提示血小板凝集障碍;血小板计数不能反映血小板功能;TT 用于诊断 DIC 和慢性肝病。

（五）手术病人出血危险性评估

Rapaport 根据病人的病史和拟行的手术将病人出血风险分为 4 级。其术前试验如下:

第 1 级:病史阴性,手术比较小(如乳腺活检或疝修补术),不建议做筛选试验。

第 2 级:病史阴性,计划为大手术,但估计不会有大出血,建议查血小板计数、血涂片和 PTT,了解有无血小板减少症、循环抗凝物或血管内凝血。

第 3 级:病史提示有止血功能缺陷,或对止血功能有损害的手术(如体外循环手术)。术后细小出血也有严重后果的手术(如颅内手术)也归为第 3 级。建议查血小板计数和出血时间,以估计血小板功能;查 PT 和 PTT 以了解凝血功能;孵育纤维蛋白凝块以了解有无异常纤维蛋白溶解。

第 4 级:病史强烈提示止血功能缺陷。应请血液科医师会诊,建议检查项目同第 3 级。对急诊手术病人,要用 ADP、胶原、肾上腺素和瑞斯托霉素(ristocetin)查血小板聚集功能,并检查 TT,了解有无纤维蛋白原功能障碍血症(dysfibrinogenemia)或循环中有弱肝素样抗凝物。对肝脏疾病、肾衰竭、梗阻性黄疸以及有播散性恶性肿瘤可能的病人,术前应检查血小板数、PT 和 PTT。尿毒症病人最常见的缺陷是血小板的品质(功能)异常,需要检查出血时间。

第三节　出血不止的疾病

一、血小板病

（一）血小板减少

血小板减少($<100\times10^9/L$)是外科病人最常见的出血病因。外科止血要求血小板 $>70\times10^9/L$。血小板减少的原因有:

1. **血小板产生减少** 见于骨髓衰竭,可以是先天性的(如:Fanconi 综合征);也可以由放射或药物(尤其化疗药)对骨髓的毒性作用所致。骨髓也可因白血病细胞或其他新生物的细胞占据或因纤维化(骨髓纤维化)而丧失功能。最好的处理是消除药物作用或病变。需要手术时,可在术前输 6~8 单位血小板,将血小板提升至 $(50\sim100)\times10^9/L$,*术后务使血小*

板数保持在 $50 \times 10^9/L$ 以上。

2. 血小板成熟不良 见于巨幼红细胞性贫血,应补充缺乏之维生素(叶酸或/和 B_{12})。

3. 血小板分布异常 见于巨脾,此时循环血中的血小板 30% 以上在脾内(见第三十章)。

4. 血小板破坏增多或丢失 见于下列原因:

(1) 自身免疫病:特发性血小板减少性紫癜(ITP)

(2) 药物过敏:①有些药(奎尼丁、磺胺药)可作为半抗原,形成的抗原-抗体复合物与血小板膜结合。治疗方法是停药。②肝素性血小板减少(heparin - induced thrombocytopenia,HIT)分两型。10%~20%的病人在应用肝素后会发生 I 型 HIT,这种 HIT 是因为血小板积聚所致,是暂时性的,病人的血小板值一般多大于 $100 \times 10^9/L$,即使继续用肝素,病情也会在数日内缓解。II 型 HIT 的发生率为 1%~5%,与抗体形成有关,与肝素应用的时间长短、剂量、途径或频度无关,血小板值一般多低于 $100 \times 10^9/L$。停药后血小板可恢复正常。对用肝素的病人至少应隔日查血小板数一次。

(3) DIC:具体见本章第三节三。

(4) 出血:出血的结果是血小板与其他血液成分一起丢失。

(5) 稀释性血小板减少:见于大量库血输入,因为库血中有功能的血小板几乎为零。

(二) 血小板功能异常

此时虽然血小板数正常,但仍会出现出血不止。

1. 血小板功能异常见于

(1) von Willebrand 病(见本章第三节三)。

(2) 尿毒症:急慢性肾衰均可影响血小板功能,使 BT 延长。

(3) 遗传因素:如血小板无力症、巨大型血小板病和原发性血小板病。

(4) 药物:①阿司匹林及其他非甾体类抗炎药通过阻断内过氧化物 PGG_2 和 PGH_2 的合成妨碍血小板聚集。术前 1 周应停用阿司匹林等抗血小板药物。由于阿司匹林的血浆半衰期仅 15 分钟,因此,停药的天数还可以根据血小板数来计算。如:病人的血小板数为 20 万,按血小板的寿命为 10 天计算,每天新生成的血小板为 2 万,如果血小板的功能没有问题,停药 3 天新生的血小板量就应该能满足止血所需。②青霉素 G、羧苄青霉素和羧噻吩青霉素也可影响血小板功能。

2. 血小板功能障碍的治疗 术前输入正常血小板;如手术能推迟,则停用有关药物。

二、血管壁异常

尽管血小板数和功能正常,但严重血管壁异常者 BT 会延长。

(1) 维生素 C 缺乏病(坏血病)和 Cushing 综合征都可影响血管壁结缔组织使血管壁变弱。

(2) Henoch - Schönlein 紫癜是一种过敏反应,引起毛细血管炎症使毛细血管通透性增加。控制这些疾病,手术中注意仔细止血可使这部分病人的并发症减少。

三、血液凝固异常

(一) 先天性血液凝固异常性疾病

先天性血液凝固异常性疾病的特点是都有特异的遗传缺陷。下列疾病中,前 3 种病少见,后 8 种病罕见。**必须注意的是哪项实验室指标异常。**

血友病甲和血友病乙都是性连锁隐性遗传性疾病。其他常染色体隐性遗传性凝血功能异常还有Ⅰ、Ⅴ、Ⅶ和Ⅹ缺乏(临床表现轻重不一)。这些凝血因子缺乏通常都必须在中度或重度时才会出现临床表现。

(1) 血友病甲(因子Ⅷ缺陷)是因子Ⅷ的促凝作用缺陷,其抗原性正常,病人PT正常,但PTT延长。这是一种性连锁隐性遗传病,人口中发病率1/10 000。**仅男性患病,血小板功能正常**。

表现:严重程度取决于因子Ⅷ缺陷的程度,血浆活性在5%以下时才会发生自发出血。在5%~25%之间时,轻微损伤可引起出血。当其水平在25%~30%以上时,需要手术或大创伤才造成出血。

治疗:要求维持因子Ⅷ在适当水平。去氨加压素(desmopressin,1-去氨-8-D精氨酸加压素,dDAVP)是一种合成的ADH同系物,在因子Ⅷ活性高于1%的病人应用可使因子Ⅷ水平提高3倍。也可用重组的人凝血因子Ⅷ替代。血友病病人可产生因子Ⅷ抑制物,术前要对这部分病人进行筛选。

(2) von Willebrand病(vWD,假血友病,血管性血友病)以常染色体显性或隐性方式遗传,发病率与血友病甲相仿。**两性的发病率无明显差异**,且常伴有血小板功能异常。①内皮细胞不能释出足量因子Ⅷ,从而影响血小板黏附,表现为出血时间异常,因子Ⅷ的抗原活性和促凝活性均减弱。②血友病时因子Ⅷ水平衡定,而von Willebrand病时因子Ⅷ水平变化不一。③经典血友病所用的纯化Ⅷ因子中不含von Willebrand因子(因子ⅧR:WF),因此对该病无治疗作用。冷沉淀物中有因子Ⅷ复合物中的两种成分,可治疗出血异常,要求在手术前一日开始使用。

每袋冷沉淀为1单位,含Ⅷ因子约100 U。血友病轻度出血通常输10~15 U/kg体重,中度出血20~30 U/kg体重,严重出血40~50 U/kg体重。

(3) 血友病乙(Christmas病)是因子Ⅸ的性连锁缺陷,仅见于男性。发病率约为血友病甲的十分之一,其表现、严重程度及治疗均与血友病甲相仿。PTT一般均延长。

(4) 因子Ⅺ缺陷(Rosenthal综合征)是一种罕见的常染色体显性遗传病。PTT异常,PT正常。男女均可患病,常见于犹太人。

(5) 因子Ⅻ缺陷:一般无症状。

(6) 因子ⅩⅢ缺陷是常染色体显性或性连锁隐性遗传病。纤维蛋白单体不能交联,形成的血栓不牢固,血栓在5 M尿素溶液中会溶解。PT、PTT和TT均正常。

(7) 因子Ⅴ缺陷是一种常染色体隐性遗传病。PT和PTT均延长。

(8) 因子Ⅹ缺陷是一种常染色体隐性遗传病。PT和PTT均延长。

(9) 因子Ⅶ缺陷是一种常染色体隐性遗传病。PT延长,PTT正常。

(10) 低凝血酶症(因子Ⅱ缺陷)是一种罕见的常染色体隐性遗传病。PT和PTT均延长。

(11) 纤维蛋白原缺陷(无纤维蛋白原血症)是一种常染色体隐性遗传病;而纤维蛋白原的质异常(纤维蛋白原功能障碍血症)是常染色体显性遗传病。这两种病PT、PTT和TT均延长。纤维蛋白原在1 g/L以上时才能止血。

(12) 遗传性毛细血管扩张症是常染色体显性遗传病。

(二) 先天性凝血障碍病人的围手术期处理

1. **必备条件** 择期手术前取得血液科医师的支持,与检验科取得联系做凝血因子快速测定,准备足量的所需的凝血因子。

(1) 联系鲜冻血浆、冷沉淀物以及浓缩的凝血因子,以便随时可取。

(2) 凝血因子的水平用正常活性的百分比表示。30%以上才能止血,凝血试验要求正常。浓缩凝血因子用单位度量,1个单位相当于100%活性的血浆1 mL所含因子量。

2. 手术计划　手术时,血浆中缺陷因子的活性水平应达到100%,在术后4天中该因子的活性水平应维持在60%以上,然后将其水平维持在40%以上再持续4天或直至拆线、拔管。要对因子进行监测,根据因子的半衰期及时补充。

(三) 获得性凝血障碍

1. 弥漫性血管内凝血(DIC)　是凝血和纤溶系统同时激活,是一些严重疾病,如:脓毒症、恶性肿瘤、创伤、休克或严重产科并发症的结局。

表现:凝血和纤溶系统一经激活,血小板和凝血因子即开始消耗,释出纤维蛋白降解产物。临床上表现为广泛出血,PT和PTT延长,由于微血管病性溶血,外周血涂片见红细胞变形(裂红细胞)。血小板减少、纤维蛋白原减少和纤维蛋白裂解产物增多均有助于诊断。

治疗:主要治疗原发病,其他治疗方法均存在争议。有人主张用肝素阻止凝血,认为补充血小板和凝血因子是"火上加油"。但是,对广泛出血,在积极处理原发病的同时,补充一些血小板、鲜冻血浆和冷沉淀物是明智之举。

2. 维生素K缺乏　因子Ⅱ、Ⅶ、Ⅸ和Ⅹ是维生素K依赖性的,在肝脏合成。维生素K主要由肠道菌群制造产生。

(1) 外科病人维生素K缺乏很常见,其原因有营养不良、应用抗生素使正常肠道菌群改变、梗阻性黄疸及肠外营养未补给维生素K。

(2) 维生素K缺乏时,开始8~12小时可给予维生素K 10~20 mg,视病情每12小时重复一次,直至PT正常。急诊时,先用维生素K 10~20 mg,并输鲜冻血浆。**少数病人静脉输注维生素K后会发生致命性过敏反应**,维生素K肌内注射的效果不稳定,因此,建议尽可能口服维生素K(起效与静脉用药同样迅速)。对严重出血、不能口服,而且不能使用鲜冻血浆的病人,可以考虑将维生素K溶于D5W 100 mL中静脉滴入(维持30分钟以上)。

3. 肝脏疾病　除因子Ⅷ外,所有因子都减少。PT延长,BT延长。如肝细胞功能受损严重,应用维生素K就难以起效。

4. 外源性抗凝剂　**大多数获得性凝血障碍与用药有关。**

(1) 肝素抗凝可引起PTT和TT延长。肝素(高分子量肝素,天然肝素)可通过加速与抗凝血酶Ⅲ的结合,中和Ⅸa、Ⅹa、Ⅺa、Ⅻa因子及凝血酶而发挥作用。少于18个残基的低分子量肝素能与抗凝血酶Ⅲ结合,并中和Ⅹa因子(不中和凝血酶);而18个残基以上的低分子量肝素仍保留抗凝血酶活性。临床用药时,应考虑到不同分子量肝素的生物特性。肝素的半衰期是30~60分钟,一般情况下停止肝素输注就可以控制出血。严重出血者可以按90~100 U肝素用1 mg鱼精蛋白来逆转肝素的作用,若肝素使用的时间已经超过60分钟,剂量减半。鱼精蛋白的输入速度应小于50 mg/10分钟,输注后5分钟测定PTT和ACT。应用鱼精蛋白的三大风险是严重低血压(血管扩张作用)、过敏反应和肺动脉高压,所以在使用时要监测血压、指脉氧饱和度和心电图。

(2) 华法令抑制肝凝血因子Ⅱ、Ⅶ、Ⅸ和Ⅹ的合成,使PT延长、PTT稍延长、INR延长。华法令所致的过度抗凝可以用维生素K治疗(尽量口服)。华法令的半衰期是36~42小时,在使用维生素K的情况下,一般停药2天后就可以考虑做择期手术。

"自发性"腹膜后出血的常见原因是治疗性抗凝状态,需要与高位股动脉或股静脉穿刺以及肾癌或肾血管病变等情况鉴别,总死亡率近乎 20%。治疗原则是体液复苏和逆转抗凝作用。输鲜冻血浆和口服维生素 K 来逆转华法令的抗凝作用。用去氨加压素和输血小板来逆转阿司匹林的作用。氯吡格雷的作用仍无法逆转。动脉性出血可以考虑介入栓塞术,一般不主张手术止血、减压,以免加重创伤和出血。

（3）阿司匹林和其他非甾体抗炎药干扰血小板功能。

5. 获得性血小板减少 有 4 种机制:①骨髓中血小板生成减少(如恶性贫血);②脾功能亢进使血小板破坏增多;③酒精性肝衰竭、自身抗体(ITP、TTP)或药物(肝素)均可能增加脾对血小板的破坏;④DIC。

6. 后天性血小板功能异常 有 2 种因素:①药物(阿司匹林或其他 NSAIDs)。阿司匹林与其他 NSAIDs 不同,它导致不可逆性血小板功能异常,因此择期手术前应停用阿司匹林 1 周以上。②尿毒症。常伴血尿和出血征象,手术前需要进行透析来纠正血小板功能异常。

第四节 术中出血

术中和术后大出血的常见原因是局部止血不彻底、输血并发症和不明原因的止血缺陷。

一、局部因素

创面某一部位出血,50% 的术后出血是术中止血不彻底(如血管未结扎),应及时查明并处理。

鲜红血(氧合血)从创口涌出提示动脉出血。四肢出血可以用手指压迫止血,出血不能控制时应该再次探查。暗红血提示静脉出血或陈旧血肿。术后静脉出血用压迫法往往能控制。并非所有的术后出血都能通过肉眼观察到,疑有出血时,仔细的体格检查往往能发现隐性出血灶。肥胖病人软组织中的出血需到相当大量时才能被发现,此外,胸腔、腹腔、盆腔和腹膜后也需要达到一定量才能被察觉。对胸腔手术后病人应该做仔细的听诊和叩诊,观察胸腔引流管引流液的性质(血性或浆液血性)和量。对腹部手术病人,应该了解腹痛、腹围以及腰部淤斑等情况。

1. 直接压迫 见到活动性出血的最好处理办法是用手指或纱布压迫,常可控制出血(参见本章本节后文)。

2. 电凝和缝扎 电凝比结扎迅速,但是,单极电凝使用不当可造成较多组织坏死,甚至见到包皮环切使用单极电凝发生阴茎根部发热坏死者。双极电凝的组织损伤则比较轻。

3. 局部止血剂 主要用于控制术中针眼出血或组织分离面出血。吻合口出血最好用压迫止血或缝合止血。局部止血剂止血的机制是为血栓形成提供基质。

（1）明胶海绵(Gelfoam)本身没有止血作用,其止血机制是通过毛细现象吸收大量全血,从而为凝血提供平台。4～6 周后被机体吸收,没有炎性反应。

（2）氧化再生纤维材料(Oxycel, Surgicel)是一种纤维素编织物,在吸收血液后膨胀,为血块形成提供支架。该物质在体内吸收缓慢,有异物反应。

（3）胶原止血海绵(Helistat)由牛肌腱胶原制得,有利于血小板黏附。可为血块形成提供支架。像氧化再生纤维材料一样,该物质在体内吸收缓慢,有异物反应。

（4）微原纤维胶原（Avitene，Hemotene）可以喷洒到创面或吻合口上，主要用于显露困难部位的止血。有利于血小板黏附，促进血栓形成。微原纤维胶原可以通过自身输血滤器，因此，在用血液回输器的病人，不要用微原纤维胶原。

（5）外用凝血酶（topical thrombin）多由牛血制得，冷冻干燥后形成粉末，可以直接放在上述各种止血敷料、纱布上或溶于生理盐水中，用于出血的创面，使其形成富含纤维蛋白的止血栓。多次使用牛凝血酶后机体会产生凝血酶或 V 因子抑制物，一般不会表现临床出血，但是，凝血试验会变化。用抗凝剂的病人外用凝血酶有效。

（6）明胶基质（FloSeal）常常在术中与外用凝血酶合用。一般把牛凝血酶 5000 U 撒在明胶基质上，然后用于出血部位。

（7）其他：外用冷沉淀可以和外用凝血酶一起喷洒到创面上，也可以与 6-氨基己酸或抑肽酶合用。肾上腺素可使局部血管收缩，但不宜多用，以免吸收后起全身作用。

二、全身性疾病

1. 潜在性疾病　术中出血可由下列原因所致，如：前文提及的先天性或获得性血小板病以及凝血系统疾病（如：血友病甲、低凝血酶原血症或 DIC）。手术开始后最初 30 分钟内出现的止血异常往往提示病人原来就存在出血性疾病。

（1）纤维蛋白溶解：系指外科病人的获得性低纤维蛋白原血症状态，有些疾病也可引起纤维蛋白溶解，如：前列腺癌广泛转移、休克、全身性感染、缺氧、肿瘤、肝硬化和门静脉高压症等病人。纤维蛋白原和第 V、Ⅷ 因子减少亦可见到，因为这些都是纤维蛋白溶酶的作用底物。纯纤维蛋白溶解状态不伴有血小板减少。如能诊断出此潜在性疾病，其治疗可保证。6-氨基己酸（EACA）是一种纤维蛋白溶解的抑制剂，可能有效。

（2）骨髓增生性疾病（myeloproliferative diseases）：可用对骨髓增生性疾病的标准疗法处理血小板减少。最好将血细胞比容维持在 $< 48\%$，血小板计数 $< 400 \times 10^9/L$。46% 的红细胞增多症病人在手术中或术后会发生并发症，包括 16% 的死亡率（这些病人中 80% 疾病未得到控制）。**本病最常见的并发症是出血**，其次是血栓形成和感染。对这些病人，建议术前应用抗血小板制剂（阿司匹林、双嘧啶氨醇（Dipyrsdamole））和抗凝剂。

（3）肝脏疾病：长期肝病者凝血因子 Ⅱ、V、Ⅶ、Ⅹ 和 ⅩⅢ 的合成减少。由于肝脏不能清除纤维蛋白溶解酶原激活物，亦可有纤维蛋白溶解增加。

2. 输血并发症　4～6 小时内输入库血 > 10 单位可引起异常出血，因为库血含血小板少、凝血因子少、钙少并且温度低。

3. 休克和严重创伤　可引起 DIC、毛细血管渗出，血液大量丢失。继发性纤溶可能是DIC 后异常出血的原因，休克、全身感染、过敏时更易发生。DIC 的诊断是血小板减少，凝血因子减少，纤维蛋白降解产物存在。

（1）凝血障碍的原因：①血液稀释；②凝血因子消耗；③低体温；④代谢性酸中毒。低体温、凝血障碍和酸中毒合称致死三联征（详见第七章第四节）。

（2）血液稀释是创伤病人凝血障碍的主要原因，主要见于输血输液量达 1 个血容量时（如：5 L），可能会出现低钙。当输血输液量为病人自身血量的 1 倍时，仅有 35%～40% 的血小板，此时，还有血小板在创面消耗。**凝血障碍的主要表现是创面广泛渗血**。由于 PT 和PTT 的检测是在 37℃ 条件下进行，因此并不能反映凝血障碍。治疗是输血小板和鲜冻血浆，不要等化验结果出来后再治疗。

其他原因有循环中肝素残留,DIC和凝血因子缺陷。

三、大出血的处理

遇到出血病人,首先应该考虑两个问题:①该病人的血液动力学是否稳定?是否需要做损害控制手术?②出血的原因是什么?如何止血?

(一)如何止血

千万不要本能地抓住一把止血钳在血泊中乱夹。在出血的血管已经缩入组织中或几乎看不见的情况下,血管钳是无能为力的,不仅不能控制出血,还会造成医源性损伤(毗邻的血管、神经或器官)。这是外科医生无能和恐慌的表现。应该训练自己对每一种出血情况做具体分析,找出相应的有效止血手段。一般都有数种止血手段可供选用。你的任务是针对眼下的具体情况找出一种最适合的止血手段。止血的首要原则就是**选择一种最简单、有效的应急止血手段**。

1. **暂时止血**　可以用手指压迫来控制心脏撕裂出血;可以用拇指和食指捏住控制肠系膜血管出血;可以用手指压迫法控制颈内静脉出血;可以将一根手指插入腹股沟的洞里把破口堵住;还可以用两只手的手掌捧住受损的肝脏,压迫止血。手指压迫止血不仅快捷、本能、毫无创伤,而且很有效。对具备一定临床经验的外科医生来讲,**任何出血的第一项选项永远是"用手指(少数情况下可以用填塞)压住出血点暂时控制出血,其余什么都不做"**。与此同时审时度势——评估伤情、备血、备器械、备人员,拟定全面处置决策或请求后援(图4-2):

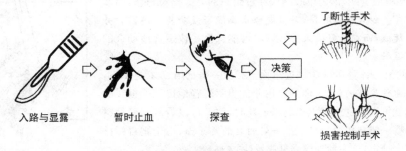

入路与显露　　　暂时止血　　　探查　　　决策　　　了断性手术　　　损害控制手术

图4-2　创伤病人大出血的处置思路

(1)**手指压迫往往是最佳选项**,除非你有特异功能,用手指压迫一般不至于在肠管上捣一个窟窿或把颈动脉旁的迷走神经压断。有些轻微出血和小静脉出血(如脾脏浅表撕裂渗血)完全可以在压迫后依赖病人自身凝血机制完成止血。**手指压迫止血的要诀是压迫的时间够长**,要知道出血时间(Ivy法)的正常值是2~9.5分钟。不过,对动脉出血来讲,压迫或填塞止血一般无效。

(2)**控制血管蒂**也是一项选择。要看眼下受伤的脏器是否有一个马上可以控制住的血管蒂,脾脏、肾脏、肺脏和肠襻都有一个马上可以控制住的血管蒂。可以上一把非压碎性(non-crushing)止血钳阻断血管蒂,或以肺门为轴心通过旋转肺脏来控制肺脏出血。

2. **是小事一桩抑或大事不妙**　小事一桩是指你采用直接的止血手法(止血钳、缝合或切除受伤脏器)能控制的出血。脾脏破裂出血就是小事一桩。**大事不妙**是一类复杂的、难以显露的损伤,病人可能有生命危险。严重肝脏损伤、肠系膜根部的包裹性出血、髂静脉出血或下胸部位置深在的肋间后动脉出血都归为此类。小事一桩和**大事不妙**这两种情况要求的心态和手术思路大相径庭。如果你不假思索就跳进去,与"**大事不妙**"展开"**肉搏战**",你注定会败下阵来。一旦你暂时控制了出血，**请把手术停下来！**不要急不可耐地马上做了断性止血。七次量衣一次裁——好好盘算一下，如何打出最漂亮的致命一拳：

- 告诉麻醉医生病人可能会有大失血，敦促他们尽快补充血容量，准备 8～10 个单位血和快速输液装置。
- 备自体血回输装置，灌入预充液，并启动。
- 请手术室人员打开、准备血管器械包和剖胸探查包。请洗手护士备几针聚丙烯缝线（一般用3-0～5-0）和恰当的持针器。
- 可能的话，考虑一下接下来的 2～3 种止血选项是什么。还需要其他物品吗（如：Foley 导尿管或 Fogarty 导管）？需要临时采用球囊压迫吗？
- 评估一下你们手术室成员的能力。他们能驾驭那即将来临的惊心动魄场面吗？还需要哪些帮助？
- 改善显露（延长切口，采用自动拉钩，重新安排助手的位置）。
- 在所有这些准备进行期间，切忌挪动填塞的纱垫，继续用手按住，不要松动止血钳。

3. **"8"字缝合止血**　对无法看见的出血点或缩入组织内的出血点你可以采用**盲目缝合止血法**处理。此时，你既无法看清出血点，更谈不上对出血点进行钳夹或结扎，但是，你可以通过想象，假定出血点在那里。在择期手术和急诊手术中多次采用盲目缝合止血后，你对这种手段的使用自然会驾轻就熟、游刃有余：

- 确认该部位的解剖特点是否适合使用盲目缝合止血法。如果出血点附近有一根未显露的大血管，请你一定假设出血就来自这根大血管，先显露这根大血管再说。

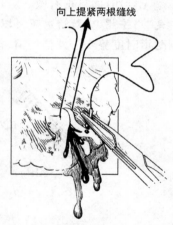

向上提紧两根缝线

- 取一根单股缝线，因为单股缝线穿过组织的方式是"滑过"，而非"锯割"。令人费解的是，盲目缝合止血能否成功其关键因素**并不在缝线，而在缝针的大小**。请尽可能选择一枚适合该场合的**大号缝针**。
- 你缝的第一针要尽可能靠近出血点。**第一针的目的不是止血，而是逮住足够的组织**，你只要用非优势手轻轻地提拉这根线的两端就可以将这块组织提起来。此时，你就可以看看到底是缝线的哪一侧在冒血。接下来一针的目的是止血，由于靶目标已经完全锁定，这一针理应立见成效（图 4-3）。

图 4-3　"8"字缝合止血（盲目缝合止血）法

- "8"字缝合的初衷是在出血点的近侧和远侧各做一针兜底缝合达到止血目的。在理论上，这一点无懈可击，但是，在实践中，你根本搞不清楚深面的血管是如何走向。这就是为什么人们称之为盲目缝合止血。因此，多缝几针才能结束是司空见惯的事，切勿气馁。缝 3～4 针很正常，而不是缝 2 针，只要针针紧靠，就能奏效。我们把 4 针缝合称为"双'8'字缝合"。
- 一般情况下，只要你将盲目缝合止血的线提起来，出血就会止住。此时，你必须做出判断，你是希望将这一针用作暂时止血手段，还是把结打紧作为永久性止血措施。如果你决定把结打紧，切记不要将线头剪短，以便以后需要拆除之。
- 在做盲目缝合止血的同时，盘算你的下一个止血手段。经验告诉我们：如果在缝合 4 针后仍然未能将出血止住，用这种手段控制出血的可能性就不大。千万不要深陷泥潭——原地挣扎，要毫不犹豫地尝试其他手段。

4. **填塞止血**　外科医生大多把填塞看做直觉技巧——一看就会。难道填塞还需要有外科天赋，不就是在出血的肝脏周围塞几块纱布吗？你完全错了！

（1）填塞的第一要诀是早填。由于填塞依靠的是血凝块形成，只有当病人有能力形成良好血凝块时，填塞才可能奏效。把填塞看作最后一招，等病人已经发生凝血功能障碍、创面到处渗血时才"请他出山",必然是竹篮打水。

(2)填塞的第二要诀是**内外两大填塞法**:在受伤脏器的外围填塞(使之呈"三明治"状)和在**内部填塞**。外围填塞是将剖腹纱垫填在受伤脏器外围,使破裂口的组织对合。也就是说,你必须创建两个相向的压力(使得受伤的脏器位于其间),才能达到有效的止血效果;否则,你的填塞就不会奏效。你的填塞方法必须根据伤口的形状灵活变更。如果某一实质性脏器有多个创口或一个巨大的出血性创面,则采用外围填塞法。如果是缝隙状伤口在冒血(就像开放性骨盆骨折病人会阴部的深在伤口),你可以采用内部填塞法。对严重肝脏损伤(如右肝穹顶部星状裂伤),你往往可以联合应用这两种填塞法。

(3)填塞的第三要诀是**避免过度填塞**。当你在损伤肝脏外围进行三明治填塞时,一定要关注病人的血压。如果血压突然下挫,麻醉师神情紧张,提示你的填塞可能压迫了下腔静脉,造成了下腔静脉回心血量骤减。此时,你应该慢慢抽去几块纱布,重新评估。

(4)填塞的第四(最后一个)要诀是你对填塞有效性的确认应该达到苛刻的程度。你总要冒着填塞无效的风险,但是,要判断填塞是否有效一般都需要花费时间。剖腹纱垫具有惊人的吸水性,可能纱垫下的创面依旧在血流涌动,而你且被蒙在鼓里——浑然不知。如果病人的生理情况允许,你至少应该花数分钟时间干干其他事情,然后回过头来瞧一下填塞部位,用高度怀疑的眼光再检查一遍填塞部位。那几个窝里是否有血液重新积聚?填塞的纱垫是否慢慢被血液浸透?如果还拿不定主意,揭去"三明治"的最表层,好好看一眼深层的纱布。深层的纱布是否在变红、变湿润?如果回答是肯定的,也就是说填塞止血无效,就必须移除这个"三明治"。绝对不能依靠病人自身的凝血机制来弥补无效填塞。确定出血已经获得控制的最佳时间是在离开手术室之前,而不是在离开手术室2小时(且输了12单位的血)之后。

如果填塞无效怎么办?首先,将被血液浸透的纱垫一块一块移去,再仔细瞧一眼受伤部位。这块"三明治"周围是否有实质性的结构提供支撑,也就是说,这块"三明治"是否属于一块没有支撑的、悬浮于半空中的"漂浮三明治"?是否需要添加几块纱垫填塞?需要添加的是外围填塞还是内部填塞?损伤部位是否存在动脉出血?如果存在动脉出血,就必须采用其他手段直接处理之。为了控制出血,还能做些什么?加用一些局部止血材料?盲目缝合止血?再次填塞,再次等待,直至你确信出血已经得到有效控制。

(二)血液动力学

通过观察病人的全身情况和生命体征可以得出答案(见第三章第一节)。对血液动力学不稳定(低血容量性休克)者,应该在立即静脉输液的同时,通过病史和体格检查来评估ABC。

A——保持呼吸道通畅,对神志不清的病人应气管插管。

B——保证氧合。通过体格检查或脉氧仪监测,通过鼻导管、面罩或气管插管给氧。

C——维持血液动力学稳定。血容量丢失 < 15%,血压和心率不会发生变化;血容量丢失 15%～30%,则出现脉压减小和心率加速;血容量丢失 > 30%,则出现收缩压下降、心率加速以及休克的其他体征,如:酸中毒、呼吸加快和少尿。

静脉输液可以很快恢复血容量。一般首选晶体液(生理盐水或乳酸钠林格液),同时查血型、配血、全血细胞计数、血生化。在成人,若在输入 2 L 液体,低血容量状态依然持续,可以考虑输血制品,如浓缩红细胞。局部压迫不能控制出血时,应该手术缝合或电凝止血。对非外科原因的出血,应该根据具体病因进行处理。

容量复苏常用的三类液体是晶体液、胶体液和血制品,各有其相应的适应证、优点和缺点。

（1）晶体液:晶体液容易获得,因此是低血容量病人的一线复苏溶液。其中最常用的是乳酸钠林格液和生理盐水。这两种溶液都是等渗液,大量输入后不会造成血浆电解质异常;其缺点是输入后很快平衡分布到组织间液去,还会造成血液稀释、体液超载,甚至引起全身炎症反应。近年主张在大出血时采用高渗盐水复苏(表 3-6),目的是使组织间液进入血管,增加循环血量。

（2）胶体液:胶体液在临床也很常用,但是,对胶体液的真实价值仍然存在争议。与晶体液相比,胶体液很贵。胶体液的优点是分子量大(如:蛋白或淀粉),在血管内滞留的时间比晶体液长。然而,胶体液的分子最终还是要分布到组织间隙去的,因此,这一短时间的优势也会随之消失。

（3）血制品:输血制品给受血者带来了诸多风险(第五章第三节),虽然严格的血库制度可以使得风险降至最低,但是,有些病人仍然需要输血。**成分血有许多优点,遗憾的是它不适用于外科大出血病人的处理,因为外科大出血病人需要的是全血,是新鲜全血。创伤性大出血处理要点是外手术止血,将血压维持在恰当水平、Hb 在 7 g/L、Hct 在 0.25 即可。**

（4）钙:钙对外源性凝血系统和内源性凝血系统都是重要的凝血因子。如前文所述,在多次输入 PRBC 后,钙逐渐降低。经验性的补钙方法是对低钙病人或大量输血的病人补入葡萄糖酸钙 1 g 或氯化钙 1 g。

第五节 高凝状态

（一）遗传性高凝疾病

1. 抗凝血酶(AT)缺乏　AT 是一种常染色体显性遗传性疾病,表现为静脉血栓栓塞反复发作,20 岁就开始发病。病人常有血栓反复形成家族史。实验室检查可以发现这种病人 AT 值降低。急性血栓栓塞的治疗是用肝素或低分子肝素(LMWH)使 PTT 延长,只要病人的 AT 达到正常值的 50% 以上;若病人的 AT 低于正常值的 50%,肝素难以奏效时,可以用浓缩 AT 来治疗静脉血栓形成。AT 缺乏病人应该终生口服抗凝剂。AT 缺乏的妇女孕期应该用肝素或 LMWH 预防深静脉血栓形成(DVT)(J Thromb Haemos 2003,1:1429-1434)。AT 缺乏病人最好在手术前或产前用浓缩 AT 将 AT 值调整至正常活性值的 80% 以上。

2. 蛋白 C 缺乏和蛋白 S 缺乏　蛋白 C 缺乏和蛋白 S 缺乏者也容易发生静脉血栓形成。蛋白 C 缺乏或蛋白 S 缺乏时,Ⅴa 和Ⅷa 不易失活,因而,凝血亢进。蛋白 C 缺乏除了遗传因素外,还见于肝衰竭病人和应用华法令的病人。这些病人出现症状后首选的处理是用肝素或 LMWH 抗凝,然后用华法令。对蛋白 C 缺乏的病人,一定要在启用华法令抗凝前证实肝素抗凝有效,因为华法令可以使蛋白 C 水平暂时进一步降低,加重高凝状态。对蛋白 C 缺乏或蛋白 S 缺乏,但没有血栓形成个人史的病人,一般不需要预防用抗凝剂。

3. 活化蛋白 C 抵抗(凝血因子 Ⅴ 的 Leiden 点突变)　这是凝血因子 Ⅴ 的一种遗传突变,不容易被活化蛋白 C 降解。欧洲人此突变的发生率为 5%,杂合子病人静脉血栓形成的风险是无突变人群的 5～10 倍,纯合子病人的风险是无突变人群的 80 倍。研究表明没有必要对无症状病人进行术前常规筛查。静脉血栓形成后的治疗是先用肝素,然后用华法令。杂合子病人发生一次静脉血栓形成后是否需要长期使用华法令或 LMWH 尚无定论。

4. **高同型半胱氨酸血症**（hyperhomocystinemia）　成人血浆同型半胱氨酸超过 95 百分位数（2.5 mg/L，18.5 μmol/L）称为高同型半胱氨酸血症。原因是同型半胱氨酸代谢酶的遗传变异以及食物中缺乏将同型半胱氨酸转变成半胱氨酸所必需的维生素 B_{12} 或 B_6。病例对照研究发现高同型半胱氨酸血症是颈动脉和冠状动脉粥样硬化症的独立危险因素，也是静脉血栓形成的独立危险因素。叶酸和维生素 B_{12} 治疗可以有效降低血同型半胱氨酸水平。

5. **凝血酶原基因突变**　在高加索人，凝血酶原基因突变的发生率为 2％，这些病人的静脉血栓形成发生率比普通人群高 2～3 倍。当合并有凝血因子 V 的 Leiden 点突变时，静脉血栓形成的发生率更高。

（二）获得性高凝疾病

1. **抗磷脂抗体**　抗磷脂抗体是靶向血小板和内皮细胞磷脂抗原的 Ig G、Ig A 或 Ig M 免疫球蛋白。本病可以通过检测狼疮抗凝物或抗心磷脂抗体等抗磷脂抗体得到确诊。这种病人容易发生动脉和静脉血栓形成、习惯性流产和血小板减少症。系统性红斑狼疮病人等自身免疫性疾病病人、感染 HIV 的病人以及应用易感药物（如：氯丙嗪、苯妥英钠或盐酸肼苯哒嗪）的病人也可以有这些抗体。然而，高达 90％的抗磷脂抗体病人找不到上述易感因素。对不明原因的血栓形成病人应该考虑本病之诊断，进一步的检查是 Russell 蝰蛇毒凝血时间测定（用于狼疮抗凝物测定）和抗心磷脂抗体免疫测定。与其他高凝状态疾病相比，用华法令治疗抗磷脂抗体病失败率高，因此，推荐用抗血小板药或长期用 LMWH 抗凝。未发生过血栓形成的病人是否需要预防用药尚无定论，除妊娠外，一般不主张用。

2. **其他获得性高凝状态**　包括脓毒症、恶性肿瘤、妊娠或雌激素治疗、血管内溶血（如：溶血性贫血或体外循环手术后）以及局部动脉容易发生血栓形成的病人（如：近期动脉内膜切除术或血管成形术的病人以及有人造血管置入的病人）。

（钱　益）

第五章
外科输血

第一节　血　制　品

血制品可分为全血和各种血液成分。一般情况下,全血不常用,而是根据需要尽可能用成分输血。将血液中的各种有效成分分离出来,做成制剂,针对病人的血液成分缺乏情况进行选择性输入,有效地利用血源。血液成分制剂有:

（一）全血

加枸橼酸磷酸盐葡萄糖液(CPD)抗凝保存液后在4℃可储存21天。

1. 血液储存后有下列改变

（1）携氧能力下降:红细胞渐渐失去活力。例如:储存21天的血输入人体后,需要24～72小时才能恢复释氧能力。因此,大量输血时应该输入1～2单位7天以内的红细胞。正常红细胞的半衰期为120天,由于细胞中2,3-二磷酸甘油酸(2,3-DPG)减少,红细胞携氧能力下降,氧合血红蛋白的解离曲线左移。

（2）凝血能力下降:凝血因子V和Ⅷ迅速破坏,血小板在24小时后失去活性。

（3）化学改变:pH渐下降,在4周后为6.7。此时钾浓度达25～30 mmol/L,氨也渐渐增多。

2. 适应证　急性失血所造成的血容量不足是输全血的唯一指征。一般认为仅当失血超过全身血量的30%(1 500～2 000 mL)时才是输血的适应证。新鲜全血(24小时以内)是治疗这种失血的理想用品,因为新鲜血中的血小板和凝血因子仍有活性,库血则有许多生化改变。Hct>35%时,血液黏度骤然增加。**应将出血性休克病人的Hct维持在25%,这对冠脉循环的氧输送很合适。若有高代谢因素存在,则Hct应维持在30%。**

经验之谈:

外科出血,尤其是大出血时,病人需要的是**新鲜全血**,不是成分血,更不是血浆增量剂。不得已时,只能用1单位红细胞(尽可能新鲜)、1单位血小板和1单位鲜冻血浆按1:1:1输入。西方人有一句无奈的幽默话:"我原本是想喝一杯咖啡,现在你却把咖啡豆、糖、伴侣和开水分开给我。"

（二）浓缩红细胞(PRBCs)

PRBCs是去除血浆后剩余的细胞,比容为70%,1单位约合250 mL。对中等身材的成人(70 kg)而言,输入1单位的PRBCs可以使血细胞比容提高3%。输血后若血红蛋白和血细胞比容仍然不上升，提示有隐性出血。输入前要查 ABO 血型和 Rh 因子。仅当病人急需输血却无同型血时，才能输入 1 单位不需配型的 O 型 Rh 阴性浓缩红细胞。必须常规检查供血有无肝炎、HIV 或 CMV 病毒，力求使这些病的传染性降到最低。应用 PRBCs 的主要目的是增加病人血液的携氧能力。即使在重症病人，30%～35%的血细胞比容已完全能够满足携氧需求。与全血相比，PRBCs 体积少，所含电解质少，PRBCs 的发热反应和过敏反应的发生率也少。感染传染病的危险性随输血量增大而上升。

1. 输血激发点　大量输血的并发症可以因输入量不足或过多而加重。低血容量病人通常的输血目标是维持血红蛋白浓度在 100 g/L。若把血红蛋白看作输血的唯一指标（又称"输血激发点"），则很可能会出现不必要输血，并因此冒并发症之险。①若 Hb > 100 g/L，一般不需要输血；②若 Hb < 70 g/L，一般需要输血；③若 Hb 在 70～100 g/L，应根据血流动力学、SvO_2 和 O_2ext 来判断是否需要输血。就创伤复苏而言，血流动力学的稳定性显然是关键指标。

2. 浓缩红细胞输入量的估算

(1) 计算全血量（TBV）：TBV(mL) ＝ 病人体重(kg)×7%×1 000

(2) 计算输 1 单位浓缩红细胞后血细胞比容（Hct）的增加量（INC）：INC ＝ 1 单位浓缩红细胞的体积×浓缩红细胞的比容÷TBV

(3) 根据病人的 Hct 计算浓缩红细胞的需要量：需要量 ＝ 拟增加的血细胞比容 /INC

3. 举例　一位病人体重 70 kg，血细胞比容为 15%，则

(1) 全血量 ＝ 70×0.07×1 000 ≈ 5 000 mL(5 L)

(2) 1 单位浓缩红细胞液约 200 mL，输入体内后血细胞比容可提高：200 mL×70%÷5 000 mL ＝ 0.028(≈3%)。也就是说，每单位浓缩红细胞液可以提升血细胞比容 3%。

(3) 若希望将血细胞比容由 15%提高至 40%（即提高 25%），此病人必须输入浓缩红细胞（单位）：25÷3≈8 个单位。

(4) 用血红蛋白浓度计算：Hct 正常值约为 45%，血红蛋白的正常值约为 15%，即：3%的 Hct ≈ 1%血红蛋白。也就是说，每单位浓缩红细胞液可以提升血红蛋白浓度 1%。

（三）SAG-M 血

SAG-M 血是全血去除全部血浆后，用晶体液取代血浆的血液。这种晶体液每 100 mL含氯化钠 877 mg，腺苷 16.9 mg、无水葡萄糖 181 mg 和甘露醇 525 mg。SAG-M 血能维持良好的红细胞活力，但不含蛋白，主要用于贫血。健康成人可以用 SAG-M 血 4 单位，然后用全血。如没有全血，可以继续用该 SAG-M 血 4 单位，但需要按每 2 单位输 4.5%白蛋白400 mL。输入 SAG-M 血 8 单位后就应该考虑输 FFP 和血小板。

（四）浓缩血小板

浓缩血小板一次供给 8～10 袋，每袋约 25～50 mL。浓缩血小板常用于再生障碍性贫血和血小板减少伴出血的病人以及血小板计数正常但血小板功能不良的病人（如肾衰竭或体外循环手术后的病人）。每输 1 袋血小板，血小板计数通常会升高 5 000～10 000。若血小板计数未相应升高，提示潜在出血或血小板消耗（DIC）。若血小板低于 50，一般按每 10 kg体重输入血小板 1 袋和 FFP 50 mL。

（五）鲜冻血浆（FFP）

FFP 是全血去除细胞后剩余的部分，含所有凝血因子以及其他血浆蛋白，这是库血所不及的。1 单位约为 200～250 mL。由于含因子 II、VII、IX 和 X，因此可很快纠正华法令所

引起的凝血障碍。主要用于浓缩红细胞大量输入后凝血因子的补充,还可用于肝病和 DIC 时凝血因子异常。由于因子 V 和 Ⅷ 不稳定,因此,FFP 不是提供这些因子的良好制品。输 FFP 不需交叉配血,但和输红细胞一样有传染疾病的风险。若 PT 或 PTT 达对照组的 1.5 倍时,可以按 12 mL/kg 输入 FFP。

FFP 保存一年后即为普通冰冻血浆(FP),此时,其因子 V、因子 Ⅷ 与部分纤维蛋白原较 FFP 稍低。

(六)冷沉淀(Cryo)

Cryo 是 FFP 在 4℃下融解时的沉淀物。每袋 Cryo 约 5~30 mL,含因子 Ⅷ 80~100 U、纤维蛋白原 100~250 mg 和血浆 von Willebrand 因子的 40%~70%。主要用于血友病甲和 von Willebrand 病等因子 Ⅷ 缺乏症、大量输血的病人(原因是凝血因子稀释)以及 DIC(原因是纤维蛋白原消耗)等无法控制的出血。Cryo 由许多血浆混合后浓缩制得,因此传染疾病的风险更大。若纤维蛋白原低于 0.8 g/L,可以按 1~1.5 袋/10 kg 输入 Cryo。

1. 因子 Ⅷ 输入量的估算

(1)计算血浆总体积(TPV):TPV(mL) = 病人体重(kg)×4%×1 000

(2)计算因子 Ⅷ 需要量 Y:Y =(0.50 - 因子 Ⅷ 浓度)×TPV

浓缩凝血因子用单位度量,1 单位相当于正常血浆 1 mL 中所含该凝血因子的量。一般只要将凝血因子水平提高到正常血浆量的 50%,即可控制大多数出血,因此,只需用 50% 减去病人的基础凝血因子水平,再将结果乘以病人的血浆体积即可。

(3)计算所需冷沉淀物的袋数(每袋含 Ⅷ 因子 80 U):需要量 = Y÷80

每袋冷沉淀物中含有的 von Willebrand 因子与活性因子 Ⅷ 量相似。

2. 举例 一位病人体重 70 kg,因子 Ⅷ 水平是 3%(APTT 法测得)。

(1)计算血浆总体积(TPV):TPV(mL) = 70×0.04 = 2 800 mL(2.8 L)

(2)计算因子 Ⅷ 需要量 Y:Y =(0.50 - 0.03)×2 800 mL = 1 316 单位

(3)计算所需冷沉淀物的袋数:需要量(袋) = 1 316÷80 = 16.45 袋 ≈ 17 袋

输注剂量按如下公式计算:需要输注的冷沉淀 FⅧ 或凝血酶原复合物 FⅨ 剂量(IU) = [输注后需要达到的 FⅧ:C 或 FⅨ:C 水平(%) - 输注前 FⅧ:C 或 FⅨ:C 水平(%)]×体重(kg)×8%×血体积比×1 000。

(七)特种浓缩凝血因子

因子 Ⅷ 和因子 Ⅸ 等特殊浓缩因子都用于已知的特定遗传性凝血因子缺乏症。血液科医生会诊有助于这些复杂病人的处理。

浓缩因子 Ⅷ,用于治疗甲型血友病,但不能治疗 von Willebrand 病。浓缩因子 Ⅷ 的制备也是由许多血浆混合后浓缩制得,因此传染疾病的风险也更大。

重组人凝血 Ⅶa 因子(rhFⅦ)主要用于患因子 Ⅷ 抑制物的病人和创伤性凝血功能障碍病人,也可以用于其他止血困难的病人。

(八)白蛋白

有 5% 和 25% 两种浓度,主要用于扩容。与上述几种血制品不同,白蛋白经 60℃ 特殊处理,因此无传染肝炎之虞。

(九)血浆增量剂

经过加工处理或采用人工合成技术制成的血浆代用品,分子质量、胶体渗透压与血浆相近,能够在循环中维持一定浓度并在体内保留一定时间。不导致凝血机制改变,对人体无危害。临床常用右旋糖酐、羟乙基淀粉和明胶类代血浆。

1. **右旋糖酐** 临床上常用的有 6% 的右旋糖酐,相对分子质量为 75 000 左右,能降低血液黏稠度,改善微循环,减少红细胞凝集,用于低血容量休克。缺点:①干扰血小板功能,且不含凝血因子,24 小时内用量不应超过 1 500 mL;②使红细胞呈"钱串状",影响血型测定和交叉配血,要求在输右旋糖酐前抽取血标本;③过敏反应。

2. **羟乙基淀粉** 由玉米粉制成,无过敏性,用于扩充血容量,治疗休克。

3. **明胶类代血浆** 常用的有琥珀明胶代血浆和多聚明胶。优点为不影响凝血机制,不干扰交叉配血,使用量不受限制,可有效提高胶体渗透压。适用于术中扩容、自体输血、血液稀释等。

第二节 血液代用品

人们寄希望于发展血液代用品,是因为输血有传播疾病之虞(如:肝炎、AIDS 病),但是现有的血液代用品还在探索中,未得到广泛使用。

1. **氟碳(Fluorocarbon)乳剂** 与水相比,氟代烃中氧的溶解度增加了 10～20 倍。但是,高氟化合物不溶于水,必须制成乳剂,乳剂与氧的亲和力降低。此外,氧合血红蛋白的解离曲线呈"S"形,氧合氟碳的解离曲线为线形。氟碳最大剂量(40 mL/kg)的半衰期为 24 小时。轻中度贫血不必用该产品;重度贫血用该产品又不能满足需求。

2. **无基质血红蛋白溶液** 该溶液的血红蛋白浓度为 70 g/L;P50(50% 时的氧分压)是 12～14 torr,相当于正常血红蛋白的一半;混合静脉血的氧张力显著降低。此外,当 Hct 为零时,氧耗、心输出量和平均动脉压显著降低。

3. **多聚吡醇羟乙酯血红蛋白溶液** 研制该溶液的目的是要求有正常的胶体渗透压、血红蛋白浓度(140 g)和 P50。该溶液的半衰期是 40～48 小时,克服了无基质血红蛋白溶液的缺点。

第三节 输血并发症

免疫反应:溶血反应、发热反应、输血后血小板减少、过敏性休克、荨麻疹、移植物抗宿主反应。

输血的其他并发症:细菌性脓毒症、栓塞(气、管形物、颗粒)、血栓性静脉炎、肺水肿、输血传染病(乙肝、丙肝、HIV、CMV、疟疾、布鲁菌病、梅毒)。

一、输血早期反应

1. **变态反应** 最为常见,占输血的 2% 以上。

(1)发热、畏寒、荨麻疹和瘙痒常在输血或输浓缩红细胞开始后 1～1.5 小时发生。严重者可发生喘鸣等呼吸道症状。

(2)轻症可用苯海拉明等抗组胺药控制,稍重病例可用肾上腺素或皮质类固醇激素治疗。

（3）如变态反应典型，并且治疗有效，则不必停止输血。疑有溶血反应时，应立即停止输血。

2. **发热反应**　是病人对白细胞或血小板抗原的过敏反应，发生率与变态反应相仿。一般在输入 100 mL 血后出现发热，可伴有畏寒，无荨麻疹及呼吸道症状。可用解热药控制发热。

3. **溶血反应**　是急性反应，一般原因是误输入异型血型血，见于误配血、血型定错、标签错误或输错病人。

（1）典型早期反应是在输入 50～100 ml 血时出现发热、畏寒、感胸背及腰部疼痛、呼吸困难，还可出现低血压及休克、血红蛋白尿、DIC 出血和急性肾衰（血红蛋白尿所致）。

（2）全麻手术中溶血反应：其首发表现是无法解释的弥漫性出血。

（3）溶血反应的治疗：表现为输血后立即出现发热、胸部紧缩感、腰背疼痛、血压下降、血红蛋白尿、DIC 出血和急性肾衰（血红蛋白尿所致）。①溶血反应是一种紧急情况，死亡率很高。②怀疑有溶血反应时，应立即停止输血。③将剩余的血和重抽的病人血样一并送实验室重新进行定型和交叉，并检查血中有无游离血红蛋白。抽血送细菌培养并检查有无DIC。④插入 Foley 尿管，快速输入甘露醇 25 g，同时输入乳酸钠林格液，使尿量保持在每小时 100 mL 以上。输入碳酸氢钠，碱化尿液，有助于预防肾小管损害。

（4）迟发溶血反应：是对既往输血或妊娠的回忆反应。往往在输血后数日出现溶血和黄疸。

二、大量输入库血的并发症

大量输血（massive transfusion）[①]尚缺乏统一定义。一般认为，1 小时输血超过半个血容量或 24 小时输血超过 1 个血容量称为大量输血。大量输血的目标是快速有效地维持适当的血容量，将血液成分维持在安全限之内，其中包括止血、携氧能力、胶体压和生化成分。由于血液在储存中的变化（见本章第一节），对大量输血的病人，应该常规监测 Hb、血小板计数、PT、PTT 和纤维蛋白原水平，用于指导成分血补入。除了一般的输血并发症外，大量输血还可以发生下列并发症：

（一）氧亲和力变化

大量输入具有高氧亲和力的库血，不利于氧在组织中的释放。有关这方面的证据迄今还没有出现，不过，理智的方法是输入较为新鲜的红细胞（< 1 周）。不一定要用新鲜血（< 24 小时）。如此，在输血后血 2,3 - DPG 浓度会快速上升，正常的氧亲和力会在数小时内恢复。

（二）凝血缺陷

全血储存超过 24 小时，血小板及因子 Ⅴ、Ⅷ 的活性全部消失。因此大出血者除输库血外，还应输入血小板和鲜冻血浆。创伤应激反应促使凝血因子产生。

1. **血小板减少**　大量输血后必然会出现稀释性血小板减少，原因是血小板功能在储存数日后即下降至零。有证据表明，至少需要替代 1.5 倍的血容量临床上才会出现稀释性血小板减少所致的出血，除非病人存在 DIC 或者既往就有血小板减少病。

2. **凝血因子消耗**　库血含有所有凝血因子，唯独没有因子 Ⅴ 和 Ⅷ。在创伤应激状态

---

① 大量输血预案详见《创伤急救袖珍指南》，南京：东南大学出版社，2021：267-269。

下,这些凝血因子的产量是增加的。因此,输血本身造成的凝血功能改变很轻微,如果病人有凝血功能障碍其原因很可能是 DIC。DIC 是复苏不及时或不恰当所致,一般的凝血异常都无法用输血量来解释。

（三）低体温

血液未经预温,大量输入后会很快发生体温过低。低体温时乳酸盐和枸橼酸盐的代谢减慢,导致低钙血症和代谢性酸中毒,使得血红蛋白与氧的亲和力增加、红细胞的变形性受损、血小板功能障碍。体温在 30℃时易发生心律失常。输血时可将输血管道浸入接近体温的水浴中预温,但不要对储血容器直接加温。

（四）代谢疾病

1. **高钾血症** 血液在储存过程中血浆钾浓度会升高,甚至超过 30 mmol/L。不过,一般都不会发生高钾血症,除非大量库血快速输入。因此,在需要大量输血时,最好输用 2～3 天内的鲜血,或者鲜血与陈旧库血交替输用。

2. **低钾血症** 相对高钾血症来讲,低钾血症更常见,原因是红细胞恢复代谢活性后,钾重新开始进入细胞内。

3. **低钙血症**

（1）每单位血约含枸橼酸盐 3 g,用于结合离子钙。正常成人的肝脏代谢 3 g 枸橼酸盐约需要 5 分钟。因此,输血过快超过每 5 分钟 1 个单位或肝功能受损者可以发生枸橼酸酸中毒或低钙血症。低钙血症并不一定表现为明显的凝血异常,但是,病人会有短暂的搐搦和低血压。仅当低钙血症有生化、临床或心电图依据时才需要补钙。注意,低体温时病人的心肌对钙离子极为敏感。

（2）也有人主张在输血时,与输血成比例地常规应用钙剂。按每升血用葡萄糖酸钙1.0 g 比较安全,但最理想的方法是根据钙离子的实测值指导补钙。

4. **酸中毒和枸橼酸中毒**

（1）库血中的乳酸浓度可达 30～40 mmol/L。正常情况下,枸橼酸（输血所致）和乳酸（来自灌注不良之组织）可很快被代谢掉。当病人有血容量不足或休克时,由于肝血流减少,这些物质的代谢减慢,可发生严重酸中毒。而枸橼酸盐则被代谢成碳酸氢盐,严重代谢性碱中毒可能接踵而至。受血者最终的酸碱状态主要取决于组织的灌注、输血的速率以及枸橼酸盐的代谢速率。

（2）有人主张在大量输血时常规应用 NaHCO$_3$,以减少 pH 变化。但必须谨慎,因为**碱中毒与体温过低及 2,3 - DPG 降低有协同作用**,从而使氧离曲线左移,结果使组织的氧递减少。碱中毒还使钙离子水平降低,导致严重心律紊乱。因此,血液碱化不宜常规进行,应用时要以血气分析为依据。

（五）急性呼吸窘迫综合征

急性呼吸窘迫综合征的病因依旧不明了,已经发现的风险因素有多种。输血不足和输血过多都可以增加急性呼吸窘迫综合征,原因是血白蛋白低于 30 g/L。此外,库血中变性的血小板和白细胞可形成微栓子。当大量输入库血时,可引起肺损伤和呼吸功能不全。输血时应用微孔滤网可使此类并发症减少,输鲜全血或血小板时例外。

三、传播疾病

（1）肝炎:发生率约 2%,但多数无症状。混合血制品（如:浓缩凝血因子）的肝炎发生率增加。固定献血者中有肝炎时,其发生率也会增加。测定乙型肝炎表面抗原可筛出乙型肝炎携带者,但目前的输血后肝炎多为非甲非乙型肝炎。约 70%～80% 的输血后肝炎可以通过检查丙型肝炎抗体检出。输血后肝炎应控制在 0.5% 以下。

(2) 获得性免疫缺陷综合征(AIDS):是一种严重的免疫系统缺陷。病人易发生感染,易患 Kaposi 肉瘤等少见肿瘤。本病通过被感染者的血液进行传播。筛选试验是测该病毒的抗体,但在感染 AIDS 病的早期,血中测不出这种抗体。

(3) 其他疾病:梅毒、布鲁菌病、疟疾和巨细胞病毒感染均可通过输血传播。

第四节　自体输血

对失血可能性很大的择期手术病人来说,自体输血具有安全和经济等优势。但是,需要强调的是精细的手术本身就可以减少输血。

1. 自体预存献血(autologous predonation)　自体预存献血主要适用于择期手术、术中输血可能性较大者。高达 20% 的病例仍然需要输异体血,输血反应可以是标签书写错误。尽管自体预存献血有许多优点,但是价格-效益比并不高,有低中度输血风险。

2. 等容量血液稀释(isovolemic hemodilution)　等容量血液稀释是术前即刻抽取病人的全血,同时输入晶体液。血液储存于室温,在出血控制后输入。从减少异体血用量上考虑,中度血液稀释(Hct 在 32%～33%)的效果等同于自体预存献血,但是更廉价。

3. 术中自体血回输(intraoperative autotransfusion)　术中自体血回输是将手术野中的血液回收后输给病人,从而减少异体血的用量。需要有设备来分离和洗涤回收的 RBCs,肿瘤、肠液或脓液污染是术中自体血回输的禁忌证。最原始的方法是:按每 100 mL 血加 25% 枸橼酸钠 250 mg(每 100 mL 血加 3.8% 枸橼酸钠 10 mL 或按肝素 12 500 U 可抗凝血 1 250 mL)抗凝,将抗凝剂放入血液收集盆内,边收集血液,边轻轻晃动血液收集盆,使血液与抗凝剂充分混合;再用 8 层湿盐水纱布过滤后回输;一般一次回输不超过 1 500 mL。输血 500 mL 以上是 10% 葡萄糖酸钙 10 mL。

4. 促红细胞生成素　术中用促红细胞生成素可以有效地减少异体血的用量。一般用 1 000～3 500 U/kg,每周 1 次,连用 2～4 周。没有发现附加自体预存献血更有效。

(孙井军)

第六章
外科营养

第一节 营养物质及其代谢

外科营养的发展对外科危重病人的抢救、重大手术的开展和某些疾病的治疗带来了革命性改变。合理的营养支持能有效地提高病人对手术的耐受力,降低手术风险和并发症。这点对腹部外科尤其重要。

（一）营养物质

人体的营养物质有氧、水、蛋白、脂肪、糖、电解质、维生素、微量元素等。

1. 能量 来自三大营养物质。①脂肪 = 9 kcal/g;②糖类 = 3.4 kcal/g;③蛋白 = 4 kcal/g,1.0 g 氮 = 6.25 g 蛋白,16.0 g 氮 = 100 g 蛋白。

2. 器官特异性或组织特异性营养因子

（1）谷氨酰胺（Gln）:是肠黏膜细胞、淋巴细胞、巨噬细胞（Mϕ）等快速生长分化细胞的**主要能源**,还为这些细胞的增殖提供核酸合成的前体,并为蛋白质和多种生物大分子的合成提供氮源。即使在静息状态下,淋巴细胞和 Mϕ 对 Gln 的利用率也等于或大于对葡萄糖的利用率。Gln 可用于维持肠道结构和功能,促进全身和肠道免疫功能。Gln 是一种非必需氨基酸,在应激状态下是一种必需氨基酸,又称为条件必需氨基酸。

（2）精氨酸（Arg）、核苷酸及 ω-3 族多聚不饱和脂肪酸（PUFA）:都是非特异性免疫调节剂。精氨酸（Arg）可刺激胰岛素和生长激素分泌,促进蛋白质合成;还是淋巴细胞、巨噬细胞及参与伤口愈合细胞的能源。

（3）支链氨基酸（BCAA）:包括亮氨酸、异亮氨酸和缬氨酸。BCAA 可以与芳香属氨基酸竞争通过血脑屏障,在肝性脑病时有利于脑内氨基酸失衡的纠正。在应激状态下,BCAA 成为肌肉的能源物质,**最容易被骨骼肌氧化**。

（4）必需脂肪酸:ω-3 族和 ω-6 族 PUFA。

（5）膳食纤维:是一类来源于植物细胞壁的糖类的总称,它包括三大类:可溶性纤维（如果胶和树胶）、不溶性纤维（如纤维素）、混合性纤维（如麸皮）。其特点是不能被消化酶消化,只能被肠道细菌发酵水解。某些纤维性食物在肠内细菌的作用下可分解成丁酸盐、丙酸盐、乙酸盐,从而刺激肠黏膜生长,增加肠黏膜血流。

（6）核苷酸和各种生长因子。

（二）主要营养物的代谢

（1）**碳水化合物:为人体主要的能量来源**。糖类以单糖形式从小肠吸收,其中一半以上是葡萄糖,其余是果糖和乳糖。葡萄糖通过 Embden-Mayerhof 途径氧化成丙酮酸或乳酸,丙酮酸或乳酸再经三羧酸循环变成CO_2和水,同时释出能量;葡萄糖过多时也可转化为脂肪酸。三羧酸循环是三大营养物质共同的最后代谢途径。胰岛素能使糖原分解停止,合成增加,刺激机体利用葡萄糖,并使部分葡萄糖转化成脂肪。体内储存有:①肝糖原约100 g,能转化成葡萄糖被身体利用;②肌糖原约200 g,不能直接转化成葡萄糖被身体利用(表6-1)。

表6-1 正常人体营养储备

组织	占体重的百分数	70 kg 体重的个体	kcal(70 kg)
脂肪	25%	17.5 kg	150 000
蛋白	15%	10.5 kg	42 000
葡萄糖	1%	250 g(肌肉)	1 000
		100 g(肝)	400

(2)脂肪:**人体能量的主要储存形式**。脂肪在小肠内受胆汁及脂肪酶的作用被水解成甘油和脂肪酸,长链脂肪酸被乳化成乳糜,经淋巴系统吸收;短链脂肪酸以非酯化形式直接吸收,经门静脉入肝。酮体生成和糖异生作用均在肝脏内完成。某些不饱和脂肪酸体内不能合成,称必需脂肪酸。三种必需脂肪酸是亚油酸、亚麻酸和花生四烯酸。

(3)蛋白质:**蛋白质是构成生物体的重要成分,是生命的存在方式**。它由氨基酸合成。在人体分解代谢占优势时,能量摄入不足,肌肉蛋白质分解成氨基酸,再经糖异生转化为葡萄糖或生成酮体。影响蛋白质合成的因素有氨基酸的摄入、胰岛素、生长素的水平;影响其分解的因素有高血糖素、皮质激素、肾上腺素及许多细胞因子。

第二节 机体能量储备

机体能量储备包括糖原、蛋白质、脂肪。瘦肉体量(Lean body mass,LBM)指富含蛋白质的组织,不包括脂肪以及在应激状态时不能被消耗的人体支持组织(结缔组织、骨组织、肌腱和韧带)。

1. **脂肪** 一般占体重的25%。

(1)70 kg男性约有脂肪17.5 kg,全部氧化可供能150 000 kcal。

(2)禁食状态下,储存的脂肪降解成游离脂肪酸、酮体和甘油,前两种物质可被体内大多数组织所利用并供能,甘油是一种糖异生原料,为神经细胞和血细胞提供葡萄糖。

(3)饥饿时,储存的脂肪可持续供能40天。

2. **碳水化合物** 在体内有多种形式存在。

(1)循环中的葡萄糖可供能80 kcal。

(2)肝糖原是糖类的储存形式,分解成葡萄糖入血循环,可供能300 kcal。

(3)肌糖原在肌肉收缩时消耗,可供能600 kcal。

(4)体内共有糖类约290 g,在24小时内即被耗竭。

3. **蛋白** 70 kg男性约有蛋白12 kg,可供能48 000 kcal。一般情况下,多数蛋白不能作为能源,除非是长期分解代谢或饥饿状态。**体内无储备蛋白质**,体内的蛋白质均是各器官、组织的组成成分,如作为能源而消耗,势必影响器官功能。体内蛋白以下列形式存在:

（1）肌肉（骨骼肌、平滑肌和心肌）。

（2）其他细胞内分子，如：酶、受体和激素。

（3）循环蛋白，如：白蛋白和抗体。

（4）结构蛋白，如：胶原和弹性蛋白。

第三节 机体营养需求

正常人在饥饿状态下的营养物质需求量即为生理需要量，但对具有不同代谢特点的病人，仍按生理需要量给予营养物质，很可能造成营养不良。病人营养物质需要量判断的两种方法：能量消耗的测定和氮平衡的测定。

（一）能量需求

$1\ kcal = 1\ Cal = 1\ 000\ cal, 1\ kcal = 4.18\ kJ$。

（1）基础能耗（BEE）：指人体清醒又极安静状态下，不受肌肉活动、环境温度、食物及精神紧张等因素影响时的能耗，通常在清晨未进食前测定。以非应激状态的卧床成人为例为 $20\sim25\ kcal/(kg \cdot d)$。Harris-Benedict 公式：

男：$BEE(kcal/d) = 66.5 + 13.7 \times$ 体重$(kg) + 5.0 \times$ 身高$(cm) - 6.8 \times$ 年龄（周岁）

女：$BEE(kcal/d) = 655.1 + 9.56 \times$ 体重$(kg) + 1.85 \times$ 身高$(cm) - 4.68 \times$ 年龄（周岁）

（2）静息能耗（REE）：指人体在餐后 2 小时、适合温度下、安静平卧时所测得的能耗，一般比 BEE 高 10%。与 BEE 相比，REE 多了食物动力和完全清醒状态的能量代谢。REE = BEE + 食物特殊动力效应 = BEE × 活动因子 × 损伤因子。大多数住院病人需要非蛋白热卡 $25\sim35\ kcal/(kg \cdot d)$，蛋白 $1.0\sim1.5\ g/(kg \cdot d)$。

男：$REE(kcal)/d = 10 \times$ 体重$(kg) + 6.25 \times$ 身高$(cm) - 5 \times$ 年龄（周岁）$+ 5$

女：$REE(kcal)/d = 10 \times$ 体重$(kg) + 6.25 \times$ 身高$(cm) - 5 \times$ 年龄（周岁）$- 161$

非蛋白热卡为 $1.75\sim2$ REE 时，机体对营养底物的氧化率偏向于利用糖，这是多食糖易发胖的原因所在。肥胖病人的营养支持：蛋白 $2.0\ g/(kg \cdot d)$，热氮比为 75：1。

用 Harris-Benedict 方程乘上纠正因子来估测能量需求很方便，但对重症病人来说所算得的热卡往往过高。现在还不清楚，到底应该根据 REE 来补能量还是根据实测值补能量。在应激状态早期一般不主张用足量营养。

氮入 = 蛋白$(g/d)/6.25$

氮出 = 尿氮(g/d) + 非显性丢失$(2\sim8\ g/d)$

氮平衡 = 氮入 - 氮出

（3）饥饿时能耗：短期禁食（1~3 天），血胰岛素水平降低，在糖原耗尽后，机体主要靠分解骨骼肌（主要是 Gln 和丙氨酸）来提供能量。若每天能给予 100 g 葡萄糖，可使蛋白糖异生明显减少。长期饥饿（>7 天），脂肪糖异生渐增加，蛋白糖异生渐减少至 55 g/d，中枢神经系统开始利用酮获取能量，由于 T_4 向 T_3 的转化减少，机体的能量需求可降至 $15\ kcal/(kg \cdot d)$。最终由于蛋白消耗出现营养不良，表现为心搏无力、肝蛋白合成能力下降、呼吸功能障碍及肾小球滤过功能改变。LBM 丢失 > 40%（完全绝食 70 天）即告死亡。

与单纯饥饿不同，创伤和脓毒症病人在营养学上有两大特点：第一，创伤病人酮生成障碍，输入葡萄糖并不能完全阻止由蛋白分解合成葡萄糖（糖原异生）。第二，虽然人们一般把机体对创伤和脓毒症的反应看作是"高代谢"或"高分解代谢",但是,人们对这些术语的定义不明确,无法表明病人需要提供很高的能量摄入。没有证据表明提供高能量摄入对分解代谢有任何改善作用,实质反而有害。

(4) 创伤和脓毒症病人的能耗特点:①胰岛素抵抗:病人呈现"**创伤性糖尿病或脓毒性糖尿病**",以保证足够的糖被专一需糖组织(免疫系统和创口愈合)利用;②脂肪作为能源增多;③促炎因子使得蛋白分解,加速急性时相蛋白合成,静脉输入葡萄糖不能防止蛋白分解。体蛋白丢失 20% 即可使机体功能发生明显损害,体重下降 15% 约等于体蛋白丢失 20%。

(5) 用氮平衡估测营养需求价廉、简便,因而很常用,将摄入氮减去尿尿素氮(UUN)可了解体内蛋白的分解和合成情况。

$$氮平衡 = (摄入蛋白/6.25) - [(UUN/0.8) + 4]$$

(6) 代谢车:是一种计算机控制的间接热卡测定仪,通过测定机体在单位时间内的氧耗(VO_2)和产生的二氧化碳(VCO_2)算出呼吸商(RQ)和能耗。间接测热法是计算 REE 最准确的方法,但工作量繁杂。

(7) 允许性低摄入:目前的研究认为,择期手术病人不存在能量代谢显著增高,脓毒症病人的能量代谢仅轻度增加,只有严重创伤或重度脓毒症病人的能量消耗在一段时间会增加 20%~40%。成人即使是肠瘘、烧伤等病人,每天能量摄入量通常不超过 2 000 kcal(1 kcal = 4.184 kJ)。对于接受营养支持的病人来说,补充能量的目的是维持机体器官和组织结构功能,供应量过高可能因喂养过度增加脏器负荷。因此,出现了**允许性低摄入**概念:在创伤和感染的早期维持**非蛋白热卡** 15~20 kcal/(kg·d)(1 200 kcal/d)有利于减少感染并发症和费用支出,缩短住院时间。但这种允许性低摄入只能短期使用(10 天以内),不适合需要长期营养支持的病人,之后需要增加至 25 kcal/(kg·d)。

(二) 蛋白需求

(1) 70 kg 成人每日约需蛋白 70 g,才能维持蛋白平衡(氮平衡)。

(2) 成年外科病人的理想蛋白需要是 1.5 g/(kg·d),至少应为 1.0 g/(kg·d);或氮摄入量 0.25 g/(kg·d),同时用代谢调控(激素、抗细胞因子、食物尤其重要)。

(3) 在肾衰竭和肝硬化等氮排泄或代谢有障碍的病人,应限制蛋白摄入,输入 BCAA。

(4) 在脓毒症、多发性骨折或烧伤等分解代谢亢进的病人,蛋白入量希望能达 2.0~2.5 g/(kg LBM·d)。人们希望能达到 2~4 氮/d 的正氮平衡,但是,处于应激状态的病人很难达到这一目标,强制输入会导致多种并发症。

(5) 单纯饥饿病人每日输入葡萄糖 100 g 可使体内蛋白消耗明显减少,但体内仍然有蛋白分解。在没有高代谢的状况下,为取得氮平衡,至少应输入结晶氨基酸 0.5 g/(kg·d)。一般情况下,热卡∶蛋白 = (100~250)∶1。

(三) 热氮比

对外科病人来说,热氮的比值一般应维持在 150 kcal∶1 g 氮。营养支持应尽早进行,既能维持正氮平衡,又不用过量的能量。一般按 25 kcal/(kg·d)。

(四) 其他需求

电解质需求:Na^+:1.0~2.0 mmol/(kg·d),K^+:1 mmol/(kg·d)。

人体对维生素与微量元素需求虽不多,但十分重要。

第四节　营养不良

广义的营养不良(malnutrition)包括摄入不足(underfeeding)和摄入过多(overfeeding)。此处主要讲摄入不足所致的营养不良。

（一）原因

外科病人营养不良的原因很多，一般是多因素综合作用所致。

1. 分解＞合成　如：手术、创伤、脓毒症又不能通过增加经口摄入来提供充足的热卡和蛋白。

2. 营养丢失　如：肝硬化病人的白蛋白丢失于腹水中，致蛋白不足。

3. 摄入减少　是营养不良最常见的原因，见于疾病盛期、味觉匮乏、禁食、肠道准备。

4. 吸收减少　如：吸收不良综合征、肠瘘、短肠综合征。

5. 多因素综合　如胰癌病人可因食欲差、脂肪痢（胰外分泌不足）和手术后营养需要增加而发生营养不良。创伤病人可因感染、高热卡消耗和肠梗阻不能进食而发生营养不良。

（二）分型

1. 蛋白-热卡型营养不良　这是外科病人营养不良的常见类型，特点是体内脂肪和蛋白的储存减少。表现为体重下降，肌酐身高指数与其他身高测得值均较低。

2. 干瘦型营养不良(marasmus)　在外科病人不多见，主要见于慢性消耗，如肿瘤。其特点是脂肪消耗而内脏蛋白相对较多。原因是蛋白和热卡摄入不足。血浆白蛋白正常，无过多细胞外液，无水肿。

3. 蛋白型营养不良　与恶性营养不良病(kwashiorkor,加纳语)相同，特点是蛋白消耗而脂肪相对较多，犹如急性病态饥饿的病人，原因是蛋白摄入不足。这种病人外观营养良好，甚至发胖，实为严重营养不良。低白蛋白血症，细胞外液过多，有水肿。

第五节　营养评价的指标

至今还没有一种精确的营养评价指标，营养评价中最重要的是了解脂肪和肌肉的消耗情况、病人的体型、有无水肿等。

1. 病史和体格检查　这是估计营养不良的最佳方法。在重症病人，体重的变化只能反映体液平衡情况，不能用作营养评价。三头肌皮褶厚度也同样存在这种情况。

（1）近期体重下降史、食欲改变或胃肠道症状等（表6-2）。

（2）体检发现肌肉萎缩、水肿以及骨外突部位表面正常的皮肤轮廓消失均提示营养不良。此外，还可用人体测量法，如：测三头肌皮皱厚度估计脂肪量，测上臂中部周径可估计骨骼肌量，但不精确。

（3）间接测热法（代谢车）：用于测定急性病病人的热卡需要，从测得的氧耗及 CO_2 产生量可计算出热卡的消耗。

表 6-2 营养风险指数(NRS－2002)评估工具

分值(营养不良程度)	营养状态受损	分值	疾病严重程度(营养需求增加)
0(无营养不良)	正常营养状态	0(无营养不良)	正常营养需求
1(轻度)	近3个月体重下降>5%或进食量低于前一周正常需求量的60%～75%	1(轻症)	髋部骨折*、慢性急性发作或有并发症、肝硬化*、COPD*、长期透析、糖尿病、肿瘤
2(中度)	近2个月体重下降>5%或BMI为18.5～20.5＋一般情况下受损或进食量低于前一周正常需求量的25%～60%	2(中症)	腹部大手术*、脑卒中*、重症肺炎、恶性血液学疾病
3(重度)	近1个月体重下降>5%(近3个月体重下降>15%)或BMI<18.5＋一般情况下受损或进食量低于前一周正常需求量的0%～25%	3(重症)	颅脑外伤*、骨髓移植*、APACHE＞10的ICU病人
分值:年龄	年龄>70岁者总分加1分	分值:年龄调整分值	＝总分

引自:Townsend CM, Jr, R. Beauchamp RD, Evers BM, Mattox KL. eds. Sabiston textbook of surgery: the biological basis of modern surgical practice. 21th edition. Elsevier Inc. 2022:206

APACHE ＝ Acute physiology and chronic health evaluation ＝ 急性生理与慢性健康评估;BMI ＝ body mass index ＝ 体重指数;COPD ＝ chronic obstructive pulmonary disease ＝ 慢性梗阻性肺病;NRS ＝ Nutritional Risk Screen ＝ 营养风险指数。

总分≥3:病人存在营养风险,应该启动营养治疗计划。

总分<3:每周对病人做一次营养状态再评估。如果准备给病人做大手术,应该考虑预防性营养治疗计划,规避营养相关风险。

NRS－2002 是基于对现有随机临床试验的解读。＊表明试验直接支持对这种诊断病人进行分类。斜体字的诊断是基于下面给出的疾病严重程度分型。

营养风险用营养状态来表示,由于临床疾病应激代谢使得营养需求量增加,病人发生营养不良的风险也随之增加。

对下列病人都应该指定一份营养治疗计划:

(1)重度营养不良(分值 ＝ 3),(2)重症疾病(分值 ＝ 3),(3)中度营养不良 ＋ 轻症疾病(分值 ＝ 2＋1)或(4)轻度营养不良 ＋ 中症疾病(分值 ＝ 1＋2)。

疾病严重程度分型。分值 ＝ 1:因并发症入院的慢性病人。这类病人体质虚弱,但能经常起床。蛋白质需求量增加,但是,大多数病人都可以通过口服膳食或添加营养来纠正。分值 ＝ 2:因疾病卧床不起的病人,例如:腹部大手术后。蛋白质需求量大幅增加,但可以纠正,不过,许多病人需要肠内外营养支持。分值 ＝ 3:有辅助通气的重症医疗病房病人等。蛋白质需求量增加,即使肠内外营养支持也无法纠正,但是,肠内外营养支持可以使蛋白质分解和氮丢失显著减少。

2. **实验室检查** 有助于估计营养状态(表 6-3)。**血白蛋白是很重要的营养指标**,并且是预测指标,其影响因素有分解代谢、肾丢失、体液复苏稀释等。

表 6-3 蛋白型营养不良的严重程度分类

	营养不良(中度)	营养不良(重度)
血清白蛋白(g/L)	20～30	＜20
血清转铁蛋白(g/L)	1.0～1.5	＜1.0
血淋巴细胞总数(×10^9/L)	0.8～1.2	＜0.8
皮肤试验(mm)	—	＜5

（1）测定血清白蛋白可了解内脏蛋白储存。还可测定总铁结合量、血清转铁蛋白量、前白蛋白、甲状腺素结合前白蛋白以及维生素 A 醇结合蛋白。

（2）营养不良者总淋巴细胞计数 $< 1.5 \times 10^9/L$。

（3）皮肤迟发性超敏反应随营养状态的改善而纠正。但是，迟发性超敏反应缺乏对营养不良来说不具特异性。

（4）肌酐身高指数（CHI）与肌酐体重系数（CI）

$$CHI = 实测 24 小时尿肌酐值 / 标准身高尿肌酐值 \times 100\%$$

$$CI = 实测 24 小时尿肌酐值 / 理想体重尿肌酐值 \times 100\%$$

（5）预后营养指数（PNI）：用来预期手术后并发症的发生率和死亡率的高低，$> 60\%$ 为高危险；$< 30\%$ 为低危险；二者之间为中等危险。

$$PNI = 158 - 16.6(ALB) - 0.78(TSF) - 0.2(TFN) - 5.8(DCH)$$

其中，ALB：血清白蛋白（g/100 mL）；TSF：三头肌皮褶厚度（mm）；TFN：转铁蛋白（g/100 mL）；DCH：迟发性皮肤超敏反应（无反应为 0；硬结直径小于 5 mm 为 1；硬结直径大于或等于 5 mm 为 2）。

3. 病人目前的营养摄入对营养状态的估计很重要，并且很容易确定。

第六节　营养支持治疗

1. **营养支持的指征**　以前有营养不良、过度代谢需求、长时间不能进食。

2. **营养支持的目的**　既往认为营养支持的目的是减少体内蛋白的分解，获得氮平衡，保存 LBM，减少自体相食（autocannibalism）。但临床上很难达到这一目的。现今认为营养支持的目的是维护细胞代谢，保存细胞的结构和功能，保存免疫功能，促进组织修复。

3. **营养支持治疗的模式**　①理想模式是全肠内营养（TEN），这是最佳模式，重症病人的完全肠内营养常常受到限制；②不得已模式是全肠外营养（TPN），该模式永远占 ICU 病人的 10%；③妥协模式是肠内营养加肠外营养（EN+PN）。

一、肠内营养

> 经验之谈：
>
> 　　上帝为人类创造了嘴和胃肠，并未创造 TPN 通道。因此，只要肠道有功能，就应该优先选择肠内营养。如果只有一段肠道有功能（如肠瘘），烦请把这一段肠道利用起来。
>
> 　　只要消化道有功能，又能适应，就要尽早使用肠内营养。其目的不仅是满足病人的营养需求，更重要的是保护肠黏膜屏障功能。因此，关键的问题在于是否采用了肠内营养，而不在于用量的多寡。

（一）肠内营养（EN）的优缺点

1. **EN 的优点**　①营养物质经门静脉系统吸收至肝脏，有利于内脏（尤其是肝脏）的蛋白质合成与代谢调节；②喂养方便、价廉、提供的营养成分丰富、并发症少；降低高代谢反应；③食物对肠黏膜的机械和化学刺激，从而使得肠黏膜血流增加、分泌增加、抗菌能力增加、肠道菌群移位减少。肠内正常菌群（乳酸杆菌和双歧杆菌）对防止菌群移位有重要作用；④在同样热量和氮水平的治疗下应用 EN 病人的体重增长和氮储备优于 TPN；⑤对技术和设备的要求较低，使用方便，便于临床管理。

2. EN 的缺点 ①EN 要求胃肠功能好；②适应证有限，不适用于腹膜炎、肠衰竭、肠道炎性疾病或肠梗阻病人；③达到全支持需要时间；④严重腹泻。

（二）肠内营养的输入途径

1. 口饲 是最有效、最容易被接受、最价廉、应用最广的一种营养疗法，分为固体食物和流质饮食两种。①计算出病人的实际热卡和蛋白摄入量，并且与计算需要量作比较。②实际口服摄入量低于计算量时，可根据具体情况添加各种营养物。低剂量醋酸甲地孕酮（320～480 mg/d）可以快速改善肿瘤恶液质病人的食欲、疲劳以及主观幸福感。不良反应是血栓栓塞并发症、外周水肿、突破性阴道流血和肾上腺轴抑制（需要补充一定量的皮质类固醇）以及影响糖尿病病人的血糖控制。

2. 经鼻管饲 适用于胃肠功能正常，但因口、食管或胃、十二指肠疾病不能口服的病人。优点在于胃容量大，对营养液的浓度不敏感，适用于要素饮食、匀浆饮食、混合奶的管饲。缺点是有反流与误吸风险。方法是将一根细口径软管经鼻插入胃或十二指肠，滴入营养液。

3. 经造瘘口管饲 是通过手术在胃（胃造瘘）、小肠（空肠造瘘）或食管（食管造瘘）上开口、置管，造瘘法适用于需长期管饲营养的病人。其优点：①避免了反流而引起的呕吐和误吸；②喂养管可长期放置，病人无明显不适，活动方便；③病人能同时经口摄食。

目前临床最常采用的是空肠造瘘法，手术方法有两种：空肠穿刺插管造瘘和空肠切开插管造瘘。手术要点是于 Treitz 韧带下方 15～20 cm 处空肠的对系膜缘插管；在插管处肠壁作 3～4 cm 的潜道或隧道；导管出口处空肠与腹壁要悬吊固定。

（三）肠内营养的投给方式

1. 一次性投给 将配好的液体饮食用注射器缓慢注入胃内，每次 200 mL 左右，每日 6～8 次。适用于鼻饲法注入匀浆饮食。

2. 间隙重力滴注 将配好的液体置于输液吊瓶内，经输液管和莫菲管与喂养管连接，缓慢滴注，每次 250～500 mL，滴速 30 mL/min，每次持续 30～60 分钟，每日 6～8 次。适用于鼻饲法，输注要素饮食和混合奶。

3. 连续输注 与间隙重力滴注装置相同，通过重力滴注或输液泵连续 12～24 小时输注，特别适用于危重病人和空肠造瘘喂养病人。由低浓度开始，滴速 40～60 mL/h，逐渐增加浓度，加快滴速至 100～120 mL/h。通常需 7～10 天才能达到全量要求。

（四）常用的肠内营养液

1. 肠内营养液的要求 正常热卡[35 kcal/(kg·d)]、低渗透压、蛋白≥1.5 g/(kg·d)。大手术后热卡增加 12%，全身感染增加 20%～50%，大面积烧伤增加 100%。

一般活动的男性需蛋白 1～1.5 g/(kg·d)，至少输 10%脂肪乳剂 500 mL 每周 2 次，以提供必需脂肪酸；脂肪乳剂至多占总热卡的 60%。

2. 常用的肠内营养配方 营养液有多种配方，按一定比例提供所需营养。新型的配方应含精氨酸、核苷酸和 ω-3 族 PUFA 等增加免疫功能的物质。目前临床上常用的是商品肠内膳，主要分为：

（1）整蛋白类：国内市场上常用的有瑞素（Fresubin）和安素（Ensure），蛋白源为酪蛋白或大豆蛋白，脂肪源为玉米油或大豆油，糖类是麦芽糖糊精，不含乳糖。溶液的渗透压较低

（约 320 mmol/L）。对肠道代偿有较强的刺激作用，但需要有健全的消化吸收功能，适用于消化吸收功能正常或接近正常的病人。整蛋白制剂中有一类含膳食纤维，膳食纤维是结肠黏膜的营养物质，能够刺激结肠黏膜增殖，增加粪便容积，预防便秘和腹泻；对需保护肠黏膜屏障的危重病人和长期肠内营养支持的病人应考虑使用含膳食纤维的肠内营养制剂。

（2）短肽类：即半要素膳（双肽和三肽）。国内市场上常用的有百普素（PEPTI - 2000 variant），氮源是乳清蛋白水解后的短肽，脂肪来源是中链三酰甘油，因此容易吸收，对肠瘘、短肠综合征和胰腺炎者尤为适用。价格比要素膳便宜，需要粗管饲入。

（3）氨基酸类：即要素膳。氮源是左旋氨基酸和谷氨酰胺，主要优点是无需消化即可直接吸收，可通过细管饲入；缺点是对肠黏膜无刺激作用，高渗，高价格。主要用于肠功能严重障碍、不能耐受整蛋白和短肽类制剂的病人。

（4）特殊型肠内营养制剂：①免疫增强型，添加精氨酸、核苷酸和 $\omega-3$ 族 PUFA 物质，提高机体的免疫功能；②糖尿病专用型，适用于糖尿病病人，使用时血糖可得到良好控制；③肺病专用型；④肿瘤专用型。

（五）肠内营养的注意事项

（1）口服以少量多次为原则。要素膳有异味，病人常不愿服用，应耐心劝说或加入调味剂。

（2）管饲的浓度应先淡后浓，从 10% 渐增至 20%。

（3）滴速不宜太快，一般每分钟 40～60 滴。从 50 mL/h 开始，渐增加至 100～120 mL/h。

（4）仔细检查包装的密封情况，禁用受潮霉变之物品。随配随用，防止细菌生长和变质。

（5）应选择质软的营养管，以免损伤胃肠黏膜，引起胃肠穿孔。

（六）肠内营养的并发症

（1）吸入性肺炎：病人年老、体弱，昏迷或存在胃潴留者，经鼻胃管或胃造瘘管输入营养液时，可在呃逆后因误吸而致吸入性肺炎，一旦发生，后果严重。预防措施是病人取 30°半卧位，输入营养液后停输 30 分钟，若回抽胃液量 > 150 mL，则考虑有胃潴留存在。避免的方法是不一次性大量饲入，对意识不清者可直接饲入空肠。

（2）腹胀、腹泻：与输入营养液速度、浓度、渗透压、温度及细菌污染有关。输注太快是主要原因，应强调缓慢均匀输入。渗透压过高所致症状，可酌情给予阿片酊等药物以减慢肠蠕动。避免的方法是：不用高渗膳，不一次大量饲入，防止营养液中细菌生长过量。

（3）喂养管并发症：导管误入气管及导管致消化道穿孔。

（4）代谢并发症：见 TPN。

（5）造瘘营养的并发症：腹泻、导管脱出、溢入腹腔发生感染、脓肿、肠梗阻。

二、肠外营养（PN）

（一）PN 适应证

主要适用于胃肠功能不佳者，如胃肠道梗阻、消化道瘘、短肠综合征、广泛的肠道炎性疾病以及处于分解状态的病人。

（二）PN 的优点

病人无需任何胃肠道功能，输入的营养液中几乎含有病人所需要的全部营养物质。

（三）PN 的缺点

（1）未首次通过肝脏,致使血葡萄糖和胰岛素水平高。

（2）不符合胃肠道生理,长期使用 TPN 不仅可使肠黏膜萎缩,而且可损害肠黏膜屏障功能,甚至发生肠源性感染。

（3）不如肠内营养所含的营养物质全面、丰富,费用高,并发症多。

（4）对技术和设备的要求高,需细致的护理和监测。

（四）PN 的输入途径

经外周静脉输注仅适用于"全合一"营养液(表 6-4)、用量小、PN 不超过 2 周者。需长期 PN 支持、所需营养液量大、渗透压高者,以经中心静脉输注为宜,常选择经颈内静脉、锁骨下静脉或经外周静脉穿刺置管入上腔静脉。

（1）经周围静脉每日可输入 800～1 000 kcal 和 15 g 氮(100 g 氨基酸)(1.5 L/d)。

（2）在开始输注高渗葡萄糖时,几乎每个病人都不能耐受,往后体内胰岛素代偿性分泌增加可达正常值的 4～6 倍,血糖随之渐渐正常,随后由于组织对葡萄糖的摄取增加,血胰岛素又会逐渐减少。严重应激、重度营养不良、小儿和老人以及糖尿病病人对葡萄糖的耐受能力差,易出现糖尿和缺水。严重时(血糖>39～44 mmol/L)可发生高渗性非酮症酸中毒或因渗透性利尿发生缺水。用胰岛素的同时应监测血钾,防止低钾血症。

（五）TPN 营养液的要求

1. 水 水是仅次于氧的第二大营养物质。水的需要量详见第三章第三节。水:热卡约为 1:1。

2. 热源 一般用糖类和脂肪,又称为**双能源供能**,其中脂肪乳剂应占非蛋白热卡的 40%～50%。

（1）糖类:主要用葡萄糖,浓度可达 25%。切记 5% 葡萄糖(D5W)含 50 g/L,即 200 kcal/L,渗透压为 300 mOsm/L(血清正常值:290 mOsm/L)。葡萄糖的优点是价廉,D5W 提供的热量是 170 kcal/L。每克单水结晶葡萄糖提供热量 3.4 kcal。然而,机体对葡萄糖的利用有限,最大利用率 ≤ 10 g/(kg LBM·d),超过此值或既往呼吸系统有疾病的病人会产生 CO_2 潴留。

（2）脂肪乳剂:有 10%[550 kcal/(500 mL·瓶)]、20%[500 kcal/(250 mL·瓶)]和 30%[750 kcal/(250 mL·瓶)] 3 种,为长链脂肪酸,含有必需脂肪酸,但在氧化过程中须肉毒碱为载体,氧化速度慢,易在网织内皮系统沉积,干扰免疫功能。中链脂肪乳剂不含必需脂肪酸。目前用中链和长链脂肪酸各占等份的脂肪乳剂,以克服各自的不足。脂肪供能的优点:①脂肪本身是人类正常膳食中的一部分;②即使在 2 kcal/mL 时,渗透压仍然正常;③供能大;④提供必需脂肪酸。一般所需热卡的 50% 可用脂肪乳剂来提供或 2 g/(kg LBM·d)。长链脂肪酸(亚油酸)可能抑制免疫,促进炎症反应。

3. 氮源 3.5%～11.5%复方合成氨基酸。由于谷氨酰胺的低水溶性和不稳定性,故目前市售的复方氨基酸均不含谷氨酰胺。谷氨酰胺是体内最丰富的蛋白质氨基酸,是胃肠道细胞的重要原料,能防止长期 TPN 引起的肠道黏膜屏障功能下降、细菌异位。合成的谷氨酰胺双肽易溶于水且稳定性好,在体内水解成谷氨酰胺。

4. 矿物质 K^+、Na^+、Cl^-、Ca^{2+}、磷酸盐和镁。

5. 维生素 水溶性和脂溶性。

6. 微量元素 锌、铜、锰和铬——主要构成酶的辅助因子。

（六）全肠外营养的商品配方（表 6-4）

表 6-4　TPN 的常用商品配方*

	液体量	总热卡（kcal）	非蛋白热卡（kcal）
20%英脱利匹特（Intralipid）	500 mL	1 000	1 000
8.5%乐凡命	1 000 mL	350	
25%葡萄糖	1 000 mL	1 000	1 000
维他利匹特（Vitalipid）	1 支		
水乐维他（Soluvit）	1 瓶		
安达美（Addamel）	1 支		
格里福斯（Glycophos）	1 支		
谷氨酰胺双肽	100 mL		
合计	2 500 mL	2 350	2 000

* 该配方可供 70 kg 体重成人生理需要。该配方的电解质含量不能满足成人 24 小时生理需要。

（七）TPN 并发症

经验和细致的代谢监测可使并发症降到最低限度。

> **经验之谈：**
> 　　要依据体液的丢失速率来决定体液或电解质失衡的纠正速率，慢性营养不良的纠正也应遵循同样的原则。迅速纠正慢性营养不良状态往往会导致病人死亡，此称"再灌食综合征"（refeeding syndrome）。许多学者认为该综合征的发生是因为机体不能适应水和电解质的急剧变化所致。

1. 与中心静脉插管有关的并发症

（1）插管并发症：插管时可发生气胸、血胸、液胸、动脉损伤、神经损伤、胸导管损伤、导管位置不当、空气栓塞、导管栓塞、静脉血栓形成等。若医生经验丰富、病人合作、脱水得到纠正和凝血机制正常，这些并发症很少发生。

（2）导管留置期并发症：导管刺激腔静脉或锁骨下静脉内膜可发生大静脉内血栓形成。用软管可减少血栓形成，也可在输液中加少量肝素减少血栓形成。

（3）留置管维护不当：如脓毒症、导管脱出、气栓和导管阻塞等。导管相关脓毒症是 TPN **最常见、最严重的并发症**，常见菌是葡萄球菌和念珠菌。常导致 TPN 治疗被迫中止。穿刺置管时没有遵循严格无菌技术、导管护理不当、营养液配制过程或输注过程受污染致细菌快速繁殖、导管放置时间过长及本身的异物反应作用和病人存在感染病灶等，都是产生导管性脓毒症的条件及因素。在治疗过程中若出现寒战、高热，又找不到其他的感染病灶可以解释时，则应高度怀疑导管性脓毒症已经存在，此时不必等待血培养或导管培养结果，应立即拔除导管，同时做血培养和导管头端培养。

2. **代谢并发症**　营养物输入太多或太少都可引发代谢并发症。输液的量和浓度逐渐增加，同时经常监测血生化指标可减少这些并发症。常见代谢并发症有：

（1）水过多：其原因除静脉营养外，还有输液过量。当体重增长超过 1.5 kg/周时，应考虑到水过多,此类病人常有稀释性低钠血症。

（2）高糖血症:最常见于糖尿病病人或应激状态的病人(如:脓毒症)。当糖的输入超过胰腺的承受能力时即出现高血糖。严重时可出现高渗性昏迷。

（3）低糖血症:见于高渗糖突然停止输入。

（4）代谢性酸中毒:输入的阴离子中,Cl^-量相对多于醋酸盐时,易发生代谢性酸中毒。

（5）必需脂肪酸缺乏:见于长期用 TPN,未输用脂肪乳剂。

（6）肝胆汁淤积:见于用高热卡、高糖类、长期 TPN 的病人。

（7）肠道屏障受损:长期禁食和 TPN 可导致肠黏膜萎缩,肠道屏障结构和功能受损,易发生肠道细菌移位。

（八）特殊情况下的静脉营养液

1. **少尿性肾衰竭病人**

（1）在每日少量的液体中加入高浓度葡萄糖。

（2）用必需氨基酸取代复合氨基酸液。

（3）高浓度脂肪乳剂(20%)。

2. **肝衰竭病人**　可用高百分比的支链氨基酸(亮、异亮、缬氨酸),降低脑病发生。

3. **脓毒症、创伤和充血性心衰病人**　营养液配方应作相应改动。

（九）"全合一"营养液

"全合一"营养液是将各种营养液加入一"3 升袋"中均匀输入。

（1）优点:各种营养液均匀输入,有利于机体利用;无气栓之虞;降低总渗透压,可经外周静脉输入,减少血栓性静脉炎的发生率;减少护理工作量;减少氨基酸作为能源消耗。

（2）要求:用同一公司或厂家的产品,以便有良好的相容性和稳定性,不发生分层和沉淀。目前国内唯有华瑞制药公司能生产配套的全静脉营养液。"全合一"营养液中不要加药品,以免发生分层和沉淀。现配现用,在 24 小时内用完,严格无菌操作。

（3）混合顺序:(安达美＋凡命＋电解质)＋(格里福斯＋葡萄糖)＋(水乐维他＋维他利匹特＋英脱利匹特)。格里福斯与含钙液的 TPN 混合液有良好的相容性。

（十）TPN 的监测

监测目的是了解 TPN 的治疗效果,以便及时发现问题并调整方案,及时发现、预防、处理并发症。监测内容见表 6-5。

表 6-5　静脉营养时需监测的指标和频度

指标	监测频度	
	第 1 周	往后
体重	每天	每天
代谢指标		
血液		
K^+、Na^+、Cl^-	每天	3 次/周
渗透压(可估算)	每天	3 次/周
尿素氮	3 次/周	2 次/周
总钙、无机磷	3 次/周	2 次/周

续表 6-5

指标	监测频度	
	第 1 周	往后
糖	每天	3 次/周
转氨酶	3 次/周	2 次/周
白蛋白、球蛋白	2 次/周	1 次/周
酸碱	必要时	必要时
血红蛋白	1 次/周	1 次/周
镁	2 次/周	1 次/周
甘油三酯	1 次/周	1 次/周
尿		
糖	4～6 次/周	2 次/周
比重、渗透压	1 次/周	1 次/周
出入量	1 次/周	1 次/周
感染的预防和监测		
临床指标(活动、体温、症状、导管口)	1 次/周	1 次/周
白细胞及分类	必要时	必要时
培养	必要时	必要时

第七节 应激状态下的代谢变化及营养支持

TPN 技术为外科的饥饿性营养不良提供了较为理想有效的营养支持疗法,但在严重感染、创伤、休克、外科手术等应激状态下,机体的代谢发生了很大的变化,此时营养支持的原则亦不完全相同。对重症病人来说,单纯营养支持并不能改变他们的营养状态,过高的营养输入有害无益。分解大于合成、ATP 下降、细胞凋亡是 MODS 的直接原因。

严重 CNS 外伤、感染、烧伤都有高代谢,分解亢进。由于病情的严重程度不同和个体不同,能量的消耗和蛋白的分解变化很大,即使同一严重度的损伤在不同个体,其能耗也不一致,因此这里的估测只能适合多数人。

美国一项调查表明,对营养不良的病人术前进行 TPN,术后并发症的发生率约下降10%;而同样的病人,若常规行术后 TPN,术后并发症的发生率将增加 10%,其中主要是感染。

(一)应激状态下的代谢变化

重症病人的代谢情况与饥饿时的代谢情况不同。饥饿时,机体的代谢率下降,机体糖原在 24 小时内耗竭,开始利用脂肪供能,直到后期才开始消耗蛋白。而在重症病人,病人处于高代谢状态,其特点是负氮平衡,瘦肉体量的丢失率是饥饿时的 2～3 倍,脂肪分解减少,血糖增高,血胰岛素水平增高。炎症介质分为激素、细胞因子和脂质介质(PAE、TXA2、

LTB4、PGE2)三大类。

1. **神经体液变化** 应激时通过内分泌的变化(蓝斑-去甲肾上腺能神经元/交感-肾上腺髓质轴和下丘脑-垂体-肾上腺皮质轴的强烈兴奋),血浆肾上腺素、去甲肾上腺素、高血糖素、促肾上腺皮质激素、肾上腺皮质激素及抗利尿激素浓度迅速增高,而胰岛素浓度降低,并出现胰岛素阻抗。体液内一些细胞因子(TNF、IL-1、IL-2、IL-6)增多,导致蛋白质分解增加。

2. **机体代谢变化** ①抗利尿激素和醛固酮的作用使水钠潴留,以保存血容量。创伤、感染使水、电解质和酸碱平衡失调。②交感神经所致的高代谢状态,使 REE 增加,糖利用率降低,易发生高血糖及尿糖;蛋白质(氨基酸)分解加速,尿氮排出增加呈现负氮平衡;糖异生过程活跃,脂肪分解明显增加。③机体体重下降。

(二) 应激状态下的代谢支持

应激状态下,分解代谢明显高于合成代谢,这种代谢改变是机体神经内分泌反应的结果,是机体自身的基本防御改变,非外源性营养支持所能纠正,同时机体出现自身相食现象。要清楚,重症病人营养支持的目的是维持生命,无论如何都不可能通过单纯的营养支持把重症感染病人的分解代谢状态转变成合成代谢,而且营养支持过度可带来许多害处(代谢率高、氧耗高、高糖血症、渗透性利尿脱水、脂肪肝、CO_2 产生过多、呼吸机依赖、免疫抑制、水过多、电解质紊乱)。应激状态时营养支持的难点是自体相食和代谢紊乱。在应激病人的失代偿期,外源性氮多不能充分被机体利用。应激状态时营养支持的对策是代谢支持和代谢调理。

1. **代谢支持**(metabolic support) 是指为机体提供适量的营养底物,以维持细胞代谢的需要,防止因底物受限而影响器官的代谢和功能,又避免因底物的供给过多而增加器官的负荷,影响器官的代谢和功能。

(1) 代谢支持的目的:维持生命。保护和支持器官的结构和功能,防止底物限制性代谢,推进各种代谢通路,不因不恰当的营养而加重人体器官和功能的损害。

(2) 代谢支持的原则:提供必要的底物,避免增加负荷。①非蛋白能量 15～20 kcal/(kg・d),以维持细胞代谢的需要,这种低热卡的最大优点是较好地保护了肝脏的功能,其中 40% 或更多能量由脂肪提供,以防糖代谢紊乱,并降低 CO_2 的产生,减轻肺的负荷。根据这个原则,主张对脓毒症病人的热卡减少至 1 200 kcal/(kg・d)。Burke 认为重症病人早期的非蛋白热卡供给约为 25 kcal/(kg IBW・d),当然也可用 Harris-Benedict 方程计算或间接测热法确定热卡需要量。糖脂比还不清楚,但脂肪至少应占总热卡的 5%,脂肪的优点是等渗、高热卡。也有人认为脂肪有免疫抑制,增大了感染风险,但这一缺点还未得到公认。②提高氮的供给量为 0.35 g/(kg・d),以减少体内蛋白质的分解与供给急性相蛋白合成的需要;重症病人蛋白需要量至少为 1.5～2.0/(kg・d)。还应注意是谷氨酰胺、精氨酸和支链氨基酸的补给。③非蛋白能量与氮之比降为 100 kcal：1 g。

(3) 代谢支持临床应用后虽证明有一定的效果,但尚不能完全避免代谢紊乱。一般推荐在开始时用脂肪乳剂 1 g/(kg・d)、葡萄糖 < 5 g/(kg・d)、氨基酸 2 g/(kg・d)。

2. **代谢调理**(metabolic intervention) 是指应用药物或生物制剂,达到降低分解代谢或促进合成代谢的目的。只有在高代谢纠正后,才会出现合成代谢。

(1) **降低分解**:可以用 α 受体阻断剂、β 受体阻断剂、H_2 受体抑制剂、生长抑素或环氧化酶抑制剂,吲哚美辛(消炎痛)或布洛芬。

（2）促进合成：可用蛋白同化激素（苯丙酸诺龙）、胰岛素和生长因子。常用生长因子是生长激素（r-hGH）和胰岛素样生长因子（IGF-1）。应激早期的氮代谢拮抗 r-hGH 治疗，因此要求在分解代谢回降（APAECH Ⅱ＜20）、出现合成代谢时应用 r-hGH。

生长激素一般用量为 0.2 IU/kg；不良作用是高糖血症和促有丝分裂作用；禁忌证是恶性肿瘤、良性颅内压增高、糖尿病视网膜病变。恶性肿瘤病人严重低蛋白血症、伤口不愈，非用不可时，可用 2～3 天。

应激性溃疡主要治疗全身情况，因为其病变是黏膜缺血坏死，酸并不多，主要是酸反流。可应用 r-hGH。放射性肠炎也可用 r-hGH。

高分解不等于高代谢。合理营养的营养支持是根据代谢车的测定补充热卡。一般用 1.2 REE（HB）的热卡（Would J Surg 1999，23：553～559）。

第八节 临床举例

举例 1：某 55 岁男性，直肠腺癌距肛缘 10 cm，拟行低位前切除术。既往体重 83 kg。近 3 个月来经常腹部绞痛、腹泻、食欲减退，目前体重 79 kg。体格检查：身高 175 cm，大便隐血阳性，肝功能正常，白蛋白 32 g/L，Hct 43%，WBC 9.6×10^9/L，Ly 0.23，淋巴细胞绝对计数 2.208×10^9/L，转铁蛋白 2.75/L，DCH 14 mm（注入 PPD 24 小时）。

❖ 分析：该病人理想体重为 68 kg，尽管近 3 个月体重比既往下降了 5.4%，但仍然是理想体重的 117%。综合考虑：①术前无营养不良；②术后若无并发症，将处于中度高代谢状态；③术前需要进流质并进行机械性肠道准备，术后至少要禁食 5～7 天，进食不满意将持续 7～9 天。最好能在术后 5～7 天进用一些低热卡、节氮的食物，否则应该静脉营养，减少 LBM 的消耗。术后活动因子按 1.2、损伤因子按 1.35 计算。

REE = $(66.5 + 13.7 \times 79 + 5.0 \times 175 - 6.8 \times 55) \times 1.2 \times 1.35 = 2\,671.866$ kcal/d

可用 10% 葡萄糖 2.4 L/d、8.5% 氨基酸 1 L/d、20% 脂肪乳剂 250 mL/d，总热卡为 1 747 kcal/d。如此能量供应仍然未达到平衡，但是可防止体内 LBM 中氮的大量分解。该配方中 840 kcal 来自 D10W，550 kcal 来自脂肪乳剂，357 kcal 来自氨基酸。

举例 2：某 58 岁男性，因溃疡性结肠炎、中毒性巨结肠穿孔急诊行结肠次全切除、回肠造瘘术。病人有多年的溃疡性结肠炎病史，近 4 个月来临床症状加重，常有腹泻和血便，体重由原来的 72 kg 降至 57 kg，消瘦明显，疲乏，近 3 周食欲减退，近 1 月仅食流质并服用大量泼尼松，未加用维生素及其他营养物。体格检查：手术前 2 天，体重 56.8 kg（理想体重 74 kg），身高 183 cm，近 4 个月体重下降 22%。

术后第一天晨体温 38.8℃，右下腹造瘘口处无排泄物，无肠鸣音，病人外观憔悴，皮下脂肪和肌肉大量丢失。右骶部压疮 1.5 cm 直径，气管插管机械通气，血流动力学稳定，尿量正常，血气分析正常，吸入氧浓度 0.5，白蛋白 24/L，Hct 29%，WBC 14.5×10^9/L，Ly 0.06，淋巴细胞绝对计数 0.87×10^9/L，转铁蛋白 0.148/L，由于用大量泼尼松，因此 DCH 未查。24 小时尿肌酐清除 1 100 mg，为尿肌酐清除预计值的 65%。

❖ 分析：目前仅为理想体重的 77%，平素体重的 78%。

病人术前既有严重营养不良，其中包括能量及蛋白（躯干蛋白和内脏蛋白），术后的高代谢状态、伤口愈合、对抗细菌感染都要求对病人进行营养支持。营养支持主要应针对瘦肉体量(LBM)、高代谢状态和食物呼吸,尽可能使机体处于合成代谢。该病人的活动因子按1.2、损伤因子按1.8(手术、术后发热和感染)计算。

REE = (66.5＋13.7×56.8＋5.0×183－6.8×58)×1.2×1.8 = 2 959 kcal/d,热:氮 = 150:1,约需20 g氮/d,即125 g蛋白/d。也可以这样计算,该病人需要1.5～2 g蛋白/(kg・d)。

可用25％葡萄糖2.3 L/d、8.5％氨基酸1 L/d、20％脂肪乳剂500 mL/d,总热卡为3 050 kcal/d。双能源供能的主要优点是病人往往不能耐受大量葡萄糖(GS)输入,该病人的计算葡萄糖耐受量为600 g/d,大量葡萄糖输入后会使呼吸商增大,增加病人对机械通气的依赖性。电解质、微量元素和维生素可加入氨基酸(AA)注射液中作为维持量或额外丧失量的补充。该病人既往有长时间的慢性腹泻史,要注意有无镁、锌、铬等微量元素的缺乏。在一开始即应注意微量元素的补充。由于这种病人术后用药复杂,其中包括大量泼尼松,因此对营养状态要密切监测。

第1天:用25％GS－AA 50 mL/h,24小时1.2 L,电解质液可通过另一条途径输入。

第2天:病人对GS耐受良好,遂将糖的输入增至77 mL/h,此时病人的血糖达10～10.1 mmol/L,原因是病人术后应激状态和应用糖皮质激素所致,此时不必用胰岛素。仅当血糖＞14 mmol/L时需加用胰岛素。每6小时测一次血糖,根据血糖水平皮下注射胰岛素。

第3天:将糖的输入速度增至100 mL/h,继续经皮下注入所需胰岛素,也可将前一日所用胰岛素的2/3量加入营养液中与GS均匀输入,尽管有部分胰岛素会吸附于输液器皿的壁上,但大多会与AA结合。然后根据血糖和尿糖的情况考虑往后的胰岛素用量。糖尿会造成渗透性利尿,引起缺水,因此必须控制糖尿。

脂肪乳剂在静脉营养的第1天即开始应用,要求匀速滴入,维持8～10小时,在开始时要注意有无过敏反应。也可用3升袋将脂肪乳剂与GS和AA混合滴入。

在3天后要测定每24小时尿氮,每天测体重一次,记24小时出入量、尿糖,每天测血电解质。对病人的热卡和蛋白需要经常复核调整。待病人腹膜炎解除、肠麻痹缓解后即可开始由静脉营养向胃肠营养过渡。一般根据病人前一日摄入的热卡减去当日的静脉营养热卡。当输液速度＜50 mL/h时,即可停用25％葡萄糖,改用5％～10％葡萄糖,输10～12 h/d,防止低糖血症。

(孙井军)

第七章 创 伤[①]

第一节 基 本 概 念

流行病学研究表明,1~44 岁人群的首位死因是创伤。就整体人群的死因而言,创伤仅位于心脏疾病和癌症之后,居第三位。

创伤死亡呈三峰分布。伤后数秒至数分钟为**第一死亡峰**,占创伤死亡数的二分之一,主要死因是大脑、脑干、高位脊髓、心脏、大血管撕裂伤或窒息,这些病人罕有获救。伤后数分钟至数小时为**第二死亡峰**,占创伤死亡数的三分之一,其中半数死于中枢神经系统损伤,半数死于大出血,伤后的第一个小时是创伤救治"黄金时段"(golden hour)。若能在"黄金时段"做出复苏处理,第 2 死亡峰的大多数伤员可获救。伤后 24 小时至数周为**第三死亡峰**,占创伤死亡数的 10%~20%,主要死因是脓毒症、急性呼吸窘迫综合征、全身炎症反应综合征、多脏器功能障碍和衰竭,该组伤员的预后与早期救治有关。院内初期救治一般都在急诊室。

一、院前处理

现场专业人员在院前处理方面主要有三大功能:①创伤现场评估;②稳定伤员和监测伤员;③将重症伤员安全快速转运至合适的创伤中心。现场观察和处置对创伤病人的体液复苏有重要指导作用。MVIT[②] 报告体系是用高效、快速和结构化的方式向创伤救治团队禀报的手段之一。

1. **创伤机制** 创伤的类型和严重程度部分取决于受伤机制。从受伤机制往往能推断出损伤的类型。例如,汽车相撞会导致司机的膝部与仪表板直接碰撞,造成髌骨骨折、膝关节后脱位(伴腘动脉损伤)、股骨干骨折以及髋臼后缘骨折。再如,双足着地的高空坠落其轴向负荷会导致跟骨、下肢长骨和髋臼的复合骨折以及腰椎压缩骨折。

机械性损伤的严重程度主要取决于致伤的重量和速度。此外,损伤的程度还取决于暴力作用的角度、单位面积所承受暴力的大小、致伤物体的性状(锐器、钝器)和受力部位的不同。

2. **生命体征** 生命体征(包括意识水平和自主运动)代表了伤员伤情的内涵,是伤情分级的主要参数。遗憾的是,医疗急救人员测量和上报这些数据一般都欠满意。在伤员送往创伤中心的路途中,生命体征恶化提示存在威胁生命的损伤,需要立即处理。

---

① 本章是创伤救治的简介,详细内容参见《创伤急救袖珍指南》,南京:东南大学出版社,2021 年版。

② MVIT 是 mechanism(损伤机制)、vital signs(生命体征)、injury inventory(伤情清单)和 treatment(处理)的英文首字母缩略词。

3. **伤情清单** 它包括医疗急救人员对观察到的损伤的描述。重要的院前观察包括伤员是否被卡在汽车内,是否被重物压在下面,是否因为解救时间长躯体有长时间的外露。这些发现都提醒创伤救治团队这种伤员容易出现继发性损伤,包括横纹肌溶解(图 32-1)、创伤性窒息和低体温。

4. **院前处理** 院前处理的目标是稳定伤员——气道维护、提供适当通气、循环评估和支持以及脊柱固定。医疗急救人员可以采用不同的处理方法达到这些目标,包括(但不限于)吸氧和静脉输液、防止体温丢失、用硬板床稳定脊柱以及**穿戴硬质领圈**。所有上述处理措施都需要纳入初期评估中,包括立即核查院前气道。

伤员的现场分拣流程如图 7-1 所示。

二、成年创伤病人院内救治

(一)病人评估

对住院病人进行持续评估和监测在创伤病人的处置中至关重要,对实施损害控制[①]外科处理的创伤病人和采用非手术处理的创伤病人(如:钝性脾损伤、肝损伤、十二指肠损伤或胰腺损伤)来讲尤其如此。损伤的全面诊断要求准确的病史采集、训练有素的体格检查,以及及时、明智选用辅助诊断检查。

1. **全面采集病史** 严重创伤病人在被送入急诊室时往往不能提供详细过去史,在一开始也无法从其他渠道(如:家人或朋友)获取间接信息。因此,通过各种额外渠道获取病人过去史、门诊医疗史、过敏史以及其他用药史和酗酒史方面的信息就成了接手该病人的医生义不容辞的责任。病史方面的正确信息除了有助于优化创伤病人的治疗外,还有助于预后评估。

同样重要的还应该获取受伤现场情况的信息,因为从高空坠落或车祸可能是疾病所致,如:心律失常、低血糖或卒中,殴打损伤可能是因为家庭暴力。此外,精神疾病可以表现为自残,需要医生加以甄别,并予以处理。

病人的基础健康状况会影响病人的住院时间。一篇对逾 27 000 例创伤住院病人的研究发现在因创伤住院超过 3 周的病人中,罹患 1 种以上严重内科合并症的人数将近是无合并症人数的 2 倍,这些内科夹杂症包括终末期肾病、慢性阻塞性肺病和恶性肿瘤。

有一篇研究发现在因创伤住院的病人中药物依赖或酒精依赖占 30% 以上。在住院期间,这些病人的并发症(尤其是肺炎或感染相关性的其他并发症)发生率增加。这些病人还容易发生戒断综合征,在反应迟钝、气管插管或闭合性颅脑损伤的情况下,这种戒断综合征很难识别,对这些病人还应该考虑到受伤前是否存在蓄意使用超剂量药物的可能性。

2. **反复核查病人** 对从急诊室或手术室收入住院的外伤病人,接手的医疗团队都必须按照高级创伤生命支持(advanced trauma life support,ATLS)指南的要求做全面的重新评估。遗漏伤多见于需要紧急外科处理的多发伤病人。对所有伤员都实施再次创伤筛查(三期筛查)可以减少遗漏伤的发生率。

ABC(也就是气道、呼吸和循环)应该即刻引起重视:

[①] 注:损害控制(damage control)既往的翻译是"损伤控制"。在创伤病人,这种"损害"是炎性介质或腹腔室综合征等因素造成的。由于"损伤"往往有"外伤"的含义,而"损害"不尽然,因此,使用"损害"这个词似乎比较恰当。

测定生命体征，判断意识水平

第一步：生理参数致命伤？

- Glasgow昏迷评分 ·······················<14
- 收缩压 ·································<90 mmHg
- 呼吸频率 ···························<10/min 或 >29/min
  （1岁以下婴儿<20/min）或需要机械通气支持

是 →

送创伤中心，通知创伤外科医生
第一步和第二步的目标是从现场发现最重症的伤员
既定创伤救治体系希望伤员能得到最高水平的医治

否 →

了解损伤的解剖部位

第二步：解剖部位致残伤？

- 所有的头部、颈部和躯干穿入伤，以及肘或膝以上的四肢穿入伤
- 胸壁畸形不稳定（如：连枷胸）
- 2处或2处以上近侧长骨干骨折
- 挤压、脱套、乱砍，或无脉搏的四肢伤
- 腕或踝以上的离断伤
- 开放性或凹陷性颅骨骨折
- 骨盆骨折
- 瘫痪

是 →

送创伤中心，通知创伤外科医生
第一步和第二步的目标是从现场发现最重症的伤员
既定创伤救治体系希望伤员能得到最高水平的医治

否 →

判断损伤的机制，是否为高能撞伤

第三步：受伤机制隐匿伤？

- 高处坠落
  - 成人：>6 m（一层楼约3 m）
  - 儿童（小于15岁）：>3 m或该儿童的2-3倍身高
- 高危机动车车祸
  - 车厢内陷变形程度（包括车顶）：座位处>30 cm；车厢其他部位>40 cm
  - 从汽车内弹出（部分或完全）
  - 同一车厢内有伤员死亡
  - 仪表读数符合高危车祸
- 汽车将行人/骑自行车的人撞飞、碾压或严重撞击（>30 km/h）
- 摩托车车祸>30 km/h

是 →

根据既定创伤急救体系的要求转至一家创伤中心，不一定要求是最好的创伤中心

否 →

判断是否为特殊病人，有无特殊系统疾病

第四步：特殊考量夹杂症？

- >55岁的老人
  - 55岁以上老人的损伤/死亡风险增加
  - 65岁以上老人的收缩压<110 mmHg可能就存在休克
  - 低能机械撞击伤（如平地跌倒）就可能导致严重伤情
- 儿童
  - 最好送至善于处理儿童创伤的中心
- 用抗凝药的病人或出血性疾病病人：颅脑损伤者病情可能很快恶化
- 烧伤伴其他损伤机制
  - 烧伤伤情为主：转至烧伤救治中心
  - 其他损伤机制为主：转至创伤救治中心
- 有时间限制的四肢损伤（如：开放性骨折或神经血管束损伤）
- 妊娠>20周
- 医疗救护人员的判断

是 →

转送至能够做及时全面评估，并对潜在严重损伤做初步处理的创伤中心
考虑请内科会诊，协助控制病情

否 →

根据预案转送

若分拣有困难，转送至创伤中心

图7-1　美国外科医师协会的创伤病人分拣指南（2011）

- 评估呼吸音,如果病人有气管插管,就应该评估气管导管是否在位,确保在伤员转运过程中气管导管没有移位滑出。
- 评估伤员的心血管状态,确保周围静脉导管和中心静脉导管通畅,并确定病人入院后的静脉输液总量。
- 反复做全面的神经系统检查,并记录在案。为了正确评估,可以停用镇静剂。
- 反复做全面的血管检查,并记录在案。对四肢损伤病人,要分别测定两侧踝部血压,并与上臂的收缩压进行比较。
- 要对病人进行全面检查,从头至趾,从前至背,了解有无损伤被遗漏,并注意和核实各种留置于体内的导管、胸管和引流管的位置是否正确。

3.复习辅助检查 要对病人之前所做的每一项辅助检查进行复习,包括平片和 CT 检查,获取放射科报告结果。根据需要,对已经确定的损伤制定追踪检查计划。与创伤不相干的偶然的阳性发现应该向病人和病人的主要监护人通报。

如果临床上认为有必要,就应该在病人入院时申请再次做胸部 X 线检查,明确气管插管的位置是否正确(如果病人有气管插管),并再次评估肺部情况。还需要核实各种胸管或中心静脉导管的位置是否正确,尤其是那些在紧急情况下(在急诊室或手术室)插入的管道。

要特别注意那些因为手术纱球清点不符而在手术室摄的 X 线片。在实施损害控制手术的病人,手术相关的异物遗留在体内是很容易发生的情况,对在手术室摄的 X 线片未能正确解读并不少见。

(二)考虑其他遗漏伤

即使按照创伤初期评估的诊断指南行事,文献中报道的**遗漏伤发生率**依旧在 1.3%～39%。遗漏伤和延误诊断的真实发生率很难判定,其中部分原因是对遗漏伤的定义不一。有证据表明遗漏伤会增加并发症发生率、延长病人的住院时间和增加死亡率。

遗漏伤容易发生在简易创伤评分(abbreviated injury scale, AIS)大于 3 分的伤员,但是,危及生命的遗漏伤不多见。遗漏诊断的原因包括评估有误、未能正确解读 X 线片、对肌肉骨骼伤未能摄特定部位的 X 线片。

一篇文献复习了 1 124 例入住Ⅰ级创伤中心的病人,发现 8% 的病人有遗漏伤。在遗漏伤中,四肢伤占 68%。与遗漏伤相关的主要因素是创伤严重程度评分(injury severity score, ISS)≥16 分和 Glasgow 昏迷评分＜8 分的病人。在 122 例遗漏伤中,竟有 72 例做过三期筛查。

> 经验之谈:
>
> 时间是超一流的诊断指标,当隔了一段时间(数十分钟或数小时)回到病人床边时,您可能会发现此前遗漏的线索,意识到病情的变化(脉搏变快、腹痛加重)。
>
> 意识状态的改变往往是颅内压(ICP)增高的第一征象。
>
> 殊途同归,颅脑外伤病人一般都死于颅内压增高所致的脑疝。
>
> 神志不清的常见原因可以用 AEIOU TIPS 来记忆,即:Alcohol(酒精中毒)、Epilepsy(癫痫发作)、Insulin(低糖或高糖性昏迷)、Uremia and other metabolic causes(尿毒症等代谢性疾病)、Trauma(创伤)、Infection(感染)以及 Psychiatric(精神疾病)。

要制定预案以便能识别和治疗可能危及生命的损伤,这些预案可以简述如下。

1.腹内损伤 腹内损伤的遗漏或延迟诊断是创伤病人可预防性死亡中的一项重要因

素,尤其在钝性创伤病人(表7-1)。

表7-1 依据血流动力学和临床判断的钝性腹部损伤分类

- 病人血流动力学不稳,有血液丢失于腹腔内的临床体征:多为大血管损伤。对这种情况,要求**在5分钟内将病人从救护车抬至手术室做剖腹手术**。病人能否得救,时间至关重要。不得已之举是在复苏性开胸夹闭降主动脉控制腹腔内出血,该方法的缺点是未能针对出血部位进行止血,拖延了剖腹术的时间,此外,打开第二个体腔显然会造成进一步体温和血液丢失。
- 病人血流动力学不稳,存在腹部损伤的可能性:做创伤超声检查。
  - 如果FAST检查阳性(腹腔内有积血证据),应免去一些不必要的检查和处理,**立即送手术室找到出血点、止血**。唯一需要判断的是哪个部位出血?先打开哪个体腔?
  - 如果FAST检查阴性,考虑是其他伤情(胸、盆、股)所致大出血而导致血流动力学不稳定。(注:如果无法快速找到其他出血源,就应该考虑行剖腹术,因为FAST可以为假阴性)
- 病人血流动力学正常:多为空腔脏器损伤、胰腺或肾损伤。可以FAST检查后做增强CT检查,了解有无胃肠道、膈或腹膜后脏器损伤。如果没有FAST或CT检查条件,考虑做DPL检查。
  - CT扫描显示有实质性脏器损伤,将病人收入住院观察(表7-2)。
  - CT扫描显示无实质性脏器损伤,但有腹腔积液,选择剖腹手术**对肠襻做全面评估**。
  - 弥漫性腹膜刺激征:立即手术。
  - CXR提示膈肌破裂:立即做腹腔镜检查。
  - 明显有腹膜穿破。注意:对病情稳定病人,可以采用腹腔镜排除严重腹内脏器损伤。

一篇文献复习了607例腹部创伤病人,发现2%的病人在初期筛查中或第一次手术中遗漏了损伤。漏诊的原因包括临床经验不足、X线片上的影像表现不典型或被忽略,以及创伤史不清晰。

如果腹部钝器伤或穿入伤的病人有进行性酸中毒、持续心动过速、需要通过体液复苏或输血来稳定循环、腹腔脓毒症以及全身炎症反应综合征(systemic inflammatory response syndrome,SIRS),就应该怀疑腹内有遗漏损伤。腹腔脓毒症是遗漏伤的一种晚期征象,其他征象一般都在伤后24~36小时出现(表7-2)。

表7-2 腹部创伤观察常规

- 卧床休息、禁食、供氧15 L/min、鼻-胃管减压。
- 建立2条大口径静脉通路,静脉输液。
- 抽取血标本做血常规、肾功能、肝功能、淀粉酶、凝血功能和交叉配血。
- 不要常规预防用抗生素,也不要常规镇痛,镇痛会掩盖重要症状和体征。
- 每小时监测1次生命体征,直至正常(如:脉搏<100次/min×3次)。
- 每4小时评估一次腹部临床体征×24小时。连续动态检查对伤情评估具有良好的敏感性和阴性预测值。最好由同一位医生定时评估腹部体征,并把监测所见仔细记录在案,包括日期和时间。
- 每6~12小时监测一次白细胞、Hgb和Hct直至稳定①(Hgb下降值<20 g/L×2次),然后改为每24小时查1次。
- 如果连续2次测定的Hgb下降>20 g/L或Hct下降>6%,或出现腹膜炎体征(腹部触痛、心动过速、发热、白细胞持续升高),就应该复查CT或直接做手术,否则就可以在24~48小时出院。

---

① 注:注意3个问题:①在出血性休克早期,病人血红蛋白浓度(Hgb)和血细胞比容(Hct)可以正常,原因是血液没有稀释(没有输液,组织间液向血管内渗入的速率缓慢,血管床处于收缩状态)。②在出血性休克后期,病人Hgb和Hct下降有2个原因,其一是继续出血,其二是血液稀释(输液 + 组织间液向血管内渗入)。因此,动态监测鉴别分析至关重要!③输液对Hgb和Hct有影响。一般来讲,成人每输入1个单位压积红细胞,病人的Hgb应该上升10 g/L,Hct应该上升3%。如果情况不是这样,首先应该考虑存在继续失血,当然,也可以是血液稀释。

能诊断腹内损伤的试验包括诊断性腹腔灌洗、CT、超声、磁共振胆胰管显像和内镜逆行胆胰管显像。不过，金标准依然是探查性剖腹术，如果怀疑病人存在严重的可以通过手术来处理的损伤，且无法通过腹部检查（如：存在气管插管、脊髓损伤）和手头的辅助检查手段来明确诊断时，就应该实施探查性剖腹术。诊断性腹腔镜是一种能直接检查腹腔及腹内脏器的创伤较小的手段。

2. **膈肌损伤** 膈肌损伤，尤其是穿入性损伤所致的膈肌损伤，*往往难以发现*①，因此，对受伤机制可能造成膈肌破裂的病人（如：同时有膈上和膈下损伤），以及对肝脏损伤和脾脏损伤的病人，都应该持高度怀疑心态。

3. **肺挫伤** 肺挫伤是指肺实质损伤，是钝性胸部损伤中最常见的肺损伤，约占多发伤病人的 17%。肺挫伤的相关死亡率在 6%～25%，常见死亡原因是在损伤的基础上出现了肺炎或急性呼吸窘迫综合征。

肺挫伤的常见损伤机制是高速车辆撞击事故造成的紧急减速、高空坠落、殴打、穿入伤和爆炸伤（往往是钝性伤合并穿入伤）。

肺挫伤在早期往往容易被忽视，原因是肺挫伤的临床和放射学表现（伤肺均匀的片状影）出现迟。此外，在胸壁没有任何可见损伤的病人或 X 线片没有肋骨骨折证据的病人，也可以存在肺挫伤，尤其在儿童。肺挫伤的治疗是支持疗法。就像形形色色的软组织挫伤一样，在伤后数日内，损伤的范围会逐渐扩展，因此，在这段时间对这种病人必须进行监测，观察是否有呼吸衰竭出现。

4. **动脉损伤** 主动脉钝性损伤不一定会马上出现显而易见的表现，主要取决于损伤的位置和级别。高级别的损伤（假性血管瘤、横断伤）大多有症状，出现**动脉损伤的主征**（疼痛、搏动性肿块、低血压、肢端缺血）；而动脉内膜撕裂往往无症状。动脉内膜撕裂可以保持静止，也可以进展为内膜下剥离（形成夹层）导致动脉管腔狭窄或急性动脉闭塞，肢体远端灌注减少，其进展速度快慢不一。这些低级别（轻微）的血管损伤需要明确诊断后才能采取恰当的治疗，可以是非手术治疗，也可以是手术治疗。

5. **颅脑损伤** 严重颅脑损伤的遗漏虽然不常见，但是依旧可以发生，原因是对有头颅CT 检查指征的病人（穿入伤、凹陷型颅骨骨折、意识改变）未做 CT 检查、对头颅影像的解读错误，或者是起初的影像上损伤不显著。反复动态评估神经系统情况（如：意识状态变化、新出现的局灶性神经损害）是判断是否需要再做一次影像检查的依据。

创伤性脑损伤病人可能是颅内压监测的指征，对无法解释的颅内压升高，应该毫不犹豫地再做一次影像检查。

如果病人的反应依旧迟钝，CT 影像检查查不到原因，就应该做进一步评估是否会出现抽搐。

（三）监测

因创伤入院的病人是否需要做监测取决于创伤的特性和严重程度。

一般来讲，严重创伤（如：颅内出血、中等级别或高级别的多发性器官损伤）需要入住重症医疗病房。

严重程度中等的创伤病人（包括单一实质性脏器损伤采用保守治疗的病人）和极其少量

---

① 至于成人膈肌损伤的临床评估和诊断请参见《创伤急救袖珍指南》，南京：东南大学出版社，2021：104-106。

的颅内出血病人可以收入 ICU 做动态检查和严密监测。

严重程度轻的创伤病人（如低级别的单一脏器或多脏器损伤，包括无并发症的骨折或脑震荡）可以收入普通病房做支持治疗。

1. **实验室检查**　只要病人从急诊室或手术室收入住院，就应该对入院时异常的实验室指标进行复查，并根据诊断追查其他实验室数据。

- 了解全血细胞计数检查结果，并与急诊室或手术室中检查的结果比较。连续动态测定血红蛋白可能有助于对缓慢的内出血作出判断，不过，在急速出血病人，连续动态血红蛋白检测在指导输血方面的意义有限。此时，最重要的是必须马上着手积极寻找出血的来源，设法止血。在实质性脏器损伤（肝、脾、肾）采取保守治疗的病人和骨盆骨折病人，连续动态全血细胞计数通常是指每 6 小时检测一次（根据临床情况追加测定）。如果病人没有出血的证据，连续动态全血细胞计数的频度则取决于临床情况。

- 肾功能：在静脉注射造影剂的病人，尤其是那些容易发生造影剂性肾病的病人（如：低血容量状态的病人或有慢性肾功能损害的病人静脉注射造影剂后），要每天查一次肾功能（血尿素氮、肌酐）。如果在注射造影剂后 24～48 小时血肌酐浓度开始上升（病人不一定有少尿）就可能提示造影剂性肾病。血肌酐浓度一般在 3～5 天后达到顶峰，然后在 1～3 周的时间恢复至基线水平。造影剂性肾病的治疗主要是支持治疗；罕有需要透析。

- 凝血指标：创伤病人凝血功能障碍的原因可能是生理紊乱，如：酸中毒、低体温、血液稀释和组织破坏。即使没有这些因素，严重创伤病人也可以发生急性凝血功能障碍。凝血功能障碍在严重创伤性脑损伤尤其严重，原因是脑促凝血酶原激酶（thromboplastin）进入血流。早期识别和采用恰当的输血策略是减少并发症发生率和死亡率的重要措施。如果病人抵达急诊室时凝血指标正常，也无出血征象，就不需要反复做凝血功能检查。那些接受过大量输血的病人（一般的定义是在入院后的第一个 24 小时输浓缩红细胞≥10 单位）以及那些依旧有输血需求的病人都应该每 4～6 小时做一次凝血功能检查，或在使用促凝剂后做一次凝血功能检查，直至凝血指标纠正。美国外科医生学会要求Ⅰ级和Ⅱ级论证的创伤中心需要有检测血栓弹力图（TEG 或 ROTEM）的能力。这些检查可能有利于发现凝血功能障碍的一些特定病因（包括血块溶解异常），从而有利于实施更有针对性的血液成分补充或药物治疗（如使用氨甲环酸）。人们发现氨甲环酸能降低出血病人的死亡率，以及那些创伤后存在出血风险病人的死亡率。

- 肌酸激酶和肌红蛋白：横纹肌溶解和肌红蛋白尿见于严重肌肉损伤（包括挤压伤）、长期制动、筋膜室综合征，以及采用广泛栓塞进行止血（如：髂内动脉）的病人在损伤血管修复后出现缺血—再灌注，结果远侧肢体因长时间缺血出现横纹肌溶解。横纹肌溶解症表现为血清肌肉酶升高（包括肌酸激酶）、因肌红蛋白尿尿液呈红棕色（如果病人的肾功能依旧存在），以及电解质紊乱。肌酸激酶峰值水平取决于肌肉毁损的量和病人的肌肉量。只要怀疑横纹肌溶解症，就应该检测肌酸激酶值，并观察至肌酸激酶值下降。在血肌酸激酶值开始下降之前，请务必通过静脉输液保持急速的尿量。此外，还要监测血钾水平。血钾可以因为急速的尿量而下降，也可以因为肾功能恶化或肌细胞破坏而上升。如今，在创伤病人已不再常规推荐使用尿液碱化。

- 乳酸盐：所有严重创伤病人都应该监测血乳酸盐水平。乳酸盐的清除表明终末器官①灌注良好和代谢正常，可以为继续体液复苏导向。创伤后 24 小时血乳酸盐未能恢复至正常水平者死亡率高。对血容量貌似正常、既没有贫血也无出血，但血乳酸盐不正常的病人来讲，应该考虑并评估下列情况：

- 遗漏伤，尤其是遗漏空腔脏器损伤。

---

①　译者注：终末器官（end‑organ）又称靶器官（target organ），通常是指循环灌注的重要器官（如：心脏、肾脏、脑、眼）。

- 肝脏疾病。
- 心功能障碍。

2. 筋膜室综合征的监测

（1）腹内压：在重症创伤病人，腹部筋膜室综合征（ACS，详见本章后文）被认为是积极体液复苏的一种潜在致死性并发症，因此，在 ACS 高风险病人应该连续动态监测膀胱压（膀胱压与腹内压有密切的相关关系）。ACS 是一种外科急症，应该立即手术处理。

（2）四肢筋膜室压：由于挤压伤、长骨骨折或动脉损伤血运重建后发生缺血—再灌注，因此，四肢损伤病人容易发生肢体筋膜室高压。动静脉均有损伤的病人更容易发生四肢骨筋膜室综合征，因此，在损伤修复后要反复动态评估至少 24 小时。虽然血肌酸激酶升高对四肢骨筋膜室综合征可能有辅助诊断作用，但是，**四肢骨筋膜室综合征的主要诊断依据是临床**，肌酸激酶绝对值对筋膜室综合征无预测作用。反之，血肌酸激酶值低也不能排除四肢筋膜室综合征。至于急性筋膜室综合征的风险因素、临床诊断、筋膜室压力的测定和治疗我们会另作详述。

（3）静脉血栓栓塞筛查：人们对创伤病人采用双功超声筛查静脉血栓栓塞（venous thromboembolism，VTE）依旧存在争议。如今，还没有数据或指南支持常规筛查。虽然在那些对创伤病人实施筛查的中心隐性深静脉血栓形成（deep vein thrombosis，DVT）的发生率明显增多，但是 PE 的发生率基本没有改变。美国联邦医疗保险和医疗补助服务总局把创伤病人的 DVT 看成是不允许发生的事件；然而，将 DVT 作为衡量医疗品质的观察点正在受到质疑。尽管在创伤病人使用了适当剂量的药物抗凝，VTE 发生依旧。许多临床医生认为衡量医疗品质的更好的一种办法是评估其 VTE 预防方案是否有严格的证据，与其采用双功超声筛查 VTE，还不如根据需要，恰如其分地对高危病人和有症状的病人进行评估。有关该问题的更全面的叙述请参见播客（podcast）和 DVT 预防标题。

（四）一般处理

1. 液体处理　病人一入院，就应该在体液复苏和麻醉过程中记录病人的入量和出量，计算净液体平衡。

对血流动力学稳定、血容量正常的病人来讲，液体和电解质的量包括维持和补充两部分，这两部分液体的量需要根据进食情况调整。对胸管引流和伤口引流（如：腹腔开放和筋膜室切开的伤口）要尽可能做到正确定量。对引流液的丢失，一般不需要预先确定液体补充方案，但是，在事后调整液体治疗量时，应该考虑到这些液体的丢失。

对存在低血压或少尿的病人来讲，可以在维持液输入的基础上快速输入晶体液，对体液负平衡、血流动力学稳定的病人也可以快速输入晶体液。在肾功能正常的病人，要根据尿量指导液体治疗。对存在持续出血的病人，应该输血［浓缩红细胞、FFP 或类似制品（如：PF24①）、血小板］保证满意的携氧能力，纠正凝血功能障碍。

严重创伤病人，尤其是那些接受大量输血的病人（如：急性创伤性凝血功能障碍），可能会发生体液正平衡。对这种病人应该尽量减少晶体液的用量。有条件时，要利用血栓弹力图指标来指导输血。如前文所述，对需要大量液体复苏的病人要注意观察有无腹部筋膜室综合征。

对需要再次通过静脉注射造影剂做放射学检查的病人来讲，在注射造影剂之前数小时

---

① 注：PF24（plasma frozen within 24 hours after phlebotomy）就是 24 小时内的鲜冻血浆。

预先用晶体液补足容量似乎能减少肾损害的发生率;此外,碳酸氢钠或乙酰半胱氨酸的使用也可能有益。

2. **肠内营养与肠外营养** 早期启用高蛋白营养支持在创伤病人的医疗中必不可少。创伤病人容易出现高代谢,高代谢会导致骨骼肌蛋白分解和蛋白合成受抑。此外,腹腔开放情况下的体液外流会引起大量蛋白丢失,每丢失 1 L 腹腔液约丢失 2 g 氮。在计算每日肠内或肠外营养需求时,需要将这部分丢失计算在内。营养支持的目的是维持机体的瘦肉体量,预防蛋白营养不良造成不良结局(多系统器官功能障碍)。

要竭尽所能地为不能口服的创伤病人以及口服热卡不达标的创伤病人提供肠内营养,其中包括腹腔开放病人。多篇研究表明肠内营养优于肠外营养。如果肠内营养达标,病人感染性并发症的发生率显著低于肠外营养组。在肠内营养中添加谷氨酰胺和抗氧化剂或许有额外获益,不过,有关这一点业内依旧存在争议。

启用肠内营养的时机必须依据病人的创伤严重程度和实施的干预手段进行个体化。严重腹部创伤和大手术干预的病人可能难以耐受肠内营养,或许应该选择全肠外营养(total parenteral nutrition,TPN)。如果预期病人在创伤后 7~10 天内能耐受肠内营养,就可以考虑推迟肠外营养的实施。

肠内营养的绝对禁忌证迫使人们不得不选择肠外营养,这些禁忌证参见下文。近期的肠切除和肠吻合并不是肠内营养的禁忌证,在腹腔开放病人也应该考虑尝试肠内营养。小样本的研究表明 52% 的腹腔开放病人能在剖腹术后 4 天内成功实施肠内营养。近侧消化道损伤的病人(如:十二指肠损伤或胰腺损伤)可以做远侧空肠造瘘进行营养支持。

全肠外营养的适应证包括:进行性肠麻痹持续存在、肠梗阻、大段小肠切除不能耐受肠内营养、吸收不良、内脏低灌注(这种病人很容易发生非闭塞性肠系膜缺血和肠襻坏死)、高流量肠瘘、肠内营养不耐受(有证据)以及肠内营养不能满足热卡需求。

3. **创口处理** 创伤病人的伤口差异甚大,与损伤机制有关。入院时,要对每个伤口的部位和大小记录在案。深在的和范围大的伤口,尤其是那些与大血管相邻的伤口,应该到手术室在理想的光线下进行探查和清创,任何破裂的血管都应该在一种充分准备的情况下进行处理。

根据伤口的情况采用湿敷料外敷、闭合或覆盖物。

4. **腹腔开放** 腹腔开放术是在手术结束时将筋膜和皮肤敞开不缝,有意创建腹壁缺损。腹腔开放术最常用的适应证是损害控制外科和怀疑腹部筋膜室综合征的病人。开放的腹腔一般用暂时腹壁闭合技术处理,这有助于控制腹腔液的丢失,也有助于逐步闭合腹壁缺损(参见第 14 章第五节(七)之 4)。

5. **筋膜室切开创口** 急性肢体筋膜室综合征的治疗方法是筋膜室切开术。有些病人(如:动脉修补后的缺血-再灌注、胫骨骨折)可以做预防性筋膜室切开术。筋膜室切开创口的处理起初是用湿敷料,然后在肌肉水肿消退后闭合皮肤。至于筋膜室切开术的适应证和筋膜室切开创口的处理,我们会另作详述。

6. **各种管道** 在急诊室的初期评估阶段,很严重的创伤病人都会插入导尿管、各种静脉导管,甚至气管插管和胸管。术后病人,尤其是那些采用损害控制外科的病人,还可能在术中留有引流管。

病人已进入病房,就应该核实这些管道是否正确在位,需要的话可以摄 X 线片核实。静脉通道往往是在复苏的同时在时间紧迫的情况下放置的,因此,无菌操作存在瑕疵是常事。无论如何都应该对这些通道进行更换。恰当关注和处理这些管道有助于预防并发症。

7. **疼痛处理** 创伤病人的疼痛处理所遵循的原则与术后疼痛处理无异。对 ICU 内的重症创伤病人要勤评估,确保疼痛控制满意。

胸壁损伤会造成剧烈疼痛,从而影响呼吸功能;其疼痛处理包括使用神经轴索麻醉或静脉用氯胺酮等非麻醉性镇痛药物(non - narcotic parenteral medications)。多发性肋骨骨折(尤其是连枷胸)的手术固定作为一种控制胸壁疼痛和改善呼吸力学的手段已经重新被人们所接受。肋骨骨折最常见的死亡原因是由于病人不能做深呼吸、咳嗽和运动而发生肺炎。因此,在这类病人控制疼痛极为重要。

8. **抗生素** 大多数创伤病人都不需要常规使用抗生素。特别需要指出的是,没有局部感染征象的穿入性损伤(枪弹伤、戳伤)并不需要使用抗生素。对需要行腹部探查的病人来讲,推荐在皮肤切开前 1 小时内使用单次剂量的预防用抗生素。在空腔脏器损伤的情况下,可以继续用抗生素,但是,只要损伤的诊断和外科处理未耽误,抗生素的使用就不必超过 24 小时。

需要留置胸管的穿入性胸部损伤以及需要外科手术处理的病人也都是预防用抗生素的适应证。

9. **非手术处理** 在血流动力学稳定的肝外伤或脾外伤病人,在对病人进行挑选后可以考虑非手术处理。

同样,如果未伤及胰管,胰腺损伤也可以行非手术治疗。

非手术处理的方法包括介入放射技术(如:动脉造影加栓塞、内镜逆行胆胰管造影)。只要能正确使用,非手术处理的优势是住院时间短,结局也好。然而,这要求医院具备一定的资源条件,还要求对病人做持续评估和监测。

10. **损害控制与体液复苏** 如今损害控制外科已经成为严重外伤病人处理的一种常用手段,损害控制外科是通过迅速手术控制出血和污染(即:肠襻损伤)。随即将病人转入重症医疗病房继续进行体液复苏(表 3-6)。有证据表明损害控制外科能降低严重外伤病人和多发性外伤病人的死亡率。

病人一进入重症医疗病房,就应该通过持续体液复苏和成分输血纠正酸中毒、低体温和凝血功能障碍。一旦病人的病情稳定,就着手针对病人的损伤做了断性[①]治疗。

11. **几点建议**

- 对从急诊室或手术室收住入院的创伤病人一定要对这些病人的病史做全面再评估。存在酒精依赖和药物依赖的病人比较容易在住院期间发生并发症,有内科夹杂症的病人则有比较高的死亡率。

- 对每个病人重复做从头至趾的创伤检查(三期筛查)能减少遗漏伤的发生率。遗漏伤多见于入院后需要紧急手术处理的多发伤病人。其中常被遗漏的损伤是四肢伤。在初期评估中可能被遗漏的严重损伤有腹内损伤、膈肌损伤、肺挫伤、动脉损伤和颅脑损伤。

- 预防策略是减少常见并发症的重要措施,包括根据病人的受伤情况对四肢骨筋膜室综合征和腹部筋膜室综合征的监测和处理,以及在手术前预防用抗生素、血栓栓塞的预防、应激性溃疡的预防、对长期用类固醇激素的病人预防用类固醇制剂,以及对药物/酒精戒断采取预防措施。

- 创伤病人发生的并发症往往与特定的损伤(如:胆瘘)有关,不过,也可能是因为预防措施不力或未

---

① 了断性(definitive)也可以翻译为"确定性",在外科领域,它的目标与"损害控制"截然相反,有"彻底解决"或"一步到位"的意思。

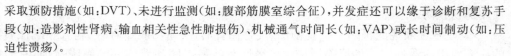

采取预防措施(如：DVT)、未进行监测(如：腹部筋膜室综合征)，并发症还可以缘于诊断和复苏手段(如：造影剂性肾病、输血相关性急性肺损伤)、机械通气时间长(如：VAP)或长时间制动(如：压迫性溃疡)。

（五）预防并发症

创伤病人的并发症往往与病人的特定损伤性质有关(如：胰瘘、腹内脓肿)。体液复苏、机械通气时间长或制动时间长也会出现并发症。也就是说，并发症的性质也可以是医源性的。

1. 预防血栓　重大创伤病人是静脉血栓形成的高风险人群，部分原因是有一定数量的病人具有抗血栓预防措施的禁忌证。在接受血栓预防措施后，创伤病人的下肢 DVT 发生率为 12%~65%。由于所研究的人群不同，估计 PE 发生率约在 0.7%~20% 之间。

肺栓塞(pulmonary embolus，PE)依旧是住院创伤病人的头号可预防性死因。创伤病人的血栓栓塞因素有脊髓损伤、下肢和骨盆骨折、需要手术干预、年迈、股静脉通道插入、外科手术修复静脉损伤、长时间制动、住院时间长和 ISS 高分。

一篇多中心文献复习评估了 1 822 例严重钝性创伤病人的 DVT 和 PE 的临床风险因素，结果发现 DVT 与 PE 的风险因素存在差异。与 DVT 有关的独立风险因素是创伤后血栓预防措施的使用迟(＞ 48 小时)[优势比(odds ratio，OR)= 0.57；95% CI 0.36~0.90]和胸部 AIS ≥ 3 分(OR 1.82；95% CI 1.12~2.95)。PE 的独立风险因素是血乳酸盐 ＞ 5(OR 2.33；95% CI 1.43~3.79)和男性(OR 2.12；95% CI 1.17~3.84)。一篇小样本研究纳入了 110 例创伤后 PE 病例，结果发现长骨骨折、入院(不是入 ICU)和女性是增加早期(＜ 4 天)PE 风险因素，而严重颅脑外伤、严重胸壁损伤和入院后 48 小时内大手术是后期 PE 的风险因素。

血栓栓塞并发症的预防策略有多种，包括抗栓塞长筒袜、序贯压迫装置、抗血栓治疗和预防性下腔静脉滤器的放置。重要的是要牢记下腔静脉滤器的放置并不能预防 DVT，或许还会增加 DVT 发生率；然而这种滤器确实能预防 PE，因此人们对预防性放置这种滤器(一般是可回收滤器)尚存在争议。可回收滤器的留置时间应该尽可能缩短，在可以使用药物预防 DVT 或病人能下床活动时马上取出。

一篇系统评价和 meta 分析研究了创伤病人血栓预防的随机临床研究，结果发现接受预防措施的病人与未接受预防措施的病人相比 DVT 风险显著降低[相对风险(relative risk，RR)= 0.52；95% CI 0.32~0.84]。但是，PE 风险或死亡在采取预防措施与不采取预防措施两组之间无显著差异(RR = 0.65；95% CI 0.29~1.43)，机械预防或药物预防与其他方法相比也没有差异。

- 机械性预防措施的 DVT 风险比不做预防少(RR = 0.43；95% CI 0.25~0.73)。
- 药物预防在减少 DVT 风险方面比机械预防更有效(RR = 0.48；95% CI 0.25~0.95)。
- 低分子肝素在减少 DVT 风险方面似乎比普通肝素有效(RR = 0.68；95% CI 0.50~0.94)。
- 既接受机械预防又接受药物预防的病人能使 DVT 风险有最大程度的降低(RR = 0.34，95% CI 0.19~0.60)。

特定创伤病人的最佳预防措施还不十分明确。对某一特定的病人来讲，究竟选择哪种预防方法，在很大程度上取决于创伤的特点和严重程度，以及是否存在这些预防措施的禁忌证(如：创伤性脑损伤)。如果有可能，所有因创伤住院的病人都应该至少接受一种模式的预防。一般情况下，我们是联合使用气压装置、低分子肝素和双功超声监视，一切取决于意识到的风险。对没有抗血栓治疗禁忌证的高风险病人来讲，无论他们是否能下床活动，最好能使用药物预防。

2. 应激性溃疡的预防 严重创伤(气管插管的、凝血功能障碍的)病人和既往有溃疡病的病人发生应激性溃疡的风险增加。应激性溃疡是胃底和胃体部的黏膜侵蚀,有时也可以发生于胃窦部、十二指肠或食管下段。这种溃疡一般比较表浅,可以引起浅表毛细血管床的渗血,深一些的溃疡会侵蚀黏膜下层引起大出血,偶尔会引起穿孔。对需要收住 ICU 的高危病人人们推荐采用应激性溃疡的预防。许多药物是通过提升胃液 pH 值来预防应激性溃疡的,这些药物往往会增加医院内肺炎的发生率。

3. 急性呼吸窘迫综合征 严重创伤容易发生急性肺损伤(acute lung injury,ALI)/急性呼吸窘迫综合征(acute respiratory distress syndrome,ARDS),可能与受伤机制(如:肺挫伤、长骨骨折导致脂肪栓塞)或体液复苏(如:输血)有关。至于 ALI/ARDS 的定义、临床特点、诊断和处理我们会另作详述。

一篇文章研究了严重创伤后呼吸窘迫的早期临床预测因子,在验证队列的 1 762 个病例中,ARDS 的发生率是 24%。创伤后 ARDS 的预测因子是病人的年龄、急性生理和慢性健康评估Ⅱ(APACHE Ⅱ)评分高分、ISS 评分高分和钝性伤、肺挫伤、大量输血、连枷胸。

4. 输血相关并发症 输入浓缩红细胞后(更常见的是输入血浆后),机体的反应会出现急性肺损伤和非心源性肺水肿。至于输血相关并发症的诊断、输血相关并发症与输血相关性循环超载的区别和输血相关并发症的处理我们会另作详述。

5. 呼吸机相关并发症 与非创伤病人相比,创伤病人似乎容易发生呼吸机相关肺炎(ventilator associated pneumonia,VAP)。一篇研究纳入了单中心的 2 591 个病例,其中创伤病人 511 例,创伤人群中的 VAP 发生率显著高于非创伤病人(18%与 3.4%);但死亡率显著低于非创伤人群(11%与 31%)。创伤病人在住院过程中,VAP 的发生比较早。对创伤组的 VAP 做多变量回归分析发现具有显著意义的独立风险因子是气管切开、气管镜检查/支气管肺泡灌洗和机械通气的总天数(可能是一种混杂因素)。ISS 这项因子没有显著性。VAP 病例与无 VAP 病例两组间的死亡率并无显著差异。几项其他研究同样发现在有VAP 的创伤病人与无 VAP 的创伤病人之间死亡率无显著差异。至于 VAP 的诊断和一般处理我们会另作详述。

6. 导管相关性血源性感染 创伤病人的导管相关性感染发生率比较高,其原因可能是置管时的无菌条件欠理想。与导管相关性血源性感染有关的内容我们会另作详述。

7. 造影剂性肾病 在创伤病人的诊断中,人们常常会在 CT 检查、血管造影和静脉肾盂造影中使用造影剂。在这组人群中中毒性肾损害的真实发生率并不明了,或许低于 1%。静脉用造影剂引起中毒性肾损害的机制是造影剂对肾小管上皮细胞的直接毒性效应和引起肾血流动力学变化。临界肾功能不全(baseline renal insufficiency)、多发性骨髓瘤、心衰竭、容量丢失、缺水和低血压等病人发生造影剂性肾病的风险增加。造影剂性肾病一旦诊断成立,其治疗以支持为主。

8. 控制血糖 血糖高于或低于正常值范围的病人就应该在静脉输液内加入胰岛素或葡萄糖来处理。

越来越多的研究对创伤病人的高糖血症性应激反应的不良影响进行了评估。对无糖尿病的创伤病人做前瞻性研究发现,入院时高血糖[定义是血糖 > 200 mg/dL(11.1 mmol/L)]伤员的感染风险增大(如:尿路感染、肺炎、伤口感染)、住院和住 ICU 的时间长、死亡率高。一篇含 6 852 例创伤病人的研究发现应激性高糖血症病人的死亡风险比血糖正常伤员高两倍（RR = 2.41，95％ CI 1.81～3.23），虽然糖尿病病人的死亡率稍高，但是，差异并无显著性（RR 1.47，95％ CI 0.92～2.36）。

9. **糖皮质激素** 在受伤前服用糖皮质激素的病人可能需要采用额外措施来处理创伤应激反应。

人们的研究发现感染性休克病人使用皮质类固醇激素能缩短休克的逆转时间，但是，在严重创伤病人治疗中皮质类固醇激素的地位究竟如何目前尚在研究中。

- 在一篇观察性研究中，23 例创伤病人在使用皮质类固醇激素（氢化可的松 50 mg）前后测定了去氧肾上腺素的剂量-效应关系（dose - response）。在那些出血性休克需要复苏的病人，使用皮质类固醇激素可以使去氧肾上腺素的有效剂量减少 37％。
- 一篇对多发伤病人的随机临床研究把病人分为连续静脉输入氢化可的松（每日 200 mg，连续用 5 天，然后在第 6 天用 100 mg，第 7 天用 50 mg）和安慰剂两组。结果发现医院获得性肺炎的发生率在氢化可的松组显著低于安慰剂组（36％与 51％，危险比 = 0.51，95％ CI 0.30～0.83），结果，呼吸机通气的时间也有缩短。

10. **压疮的预防** 伤员（包括那些需要长时间呼吸机支持的病人，那些颅脑、脊柱或四肢损伤的病人，以及那些因为实质性脏器钝性损伤被要求卧床休息的病人）都容易发生压迫性溃疡。对这些病人要采取恰如其分的预防措施，预防措施的选择取决于创伤的特性和严重程度。至于压迫性溃疡高发人群的预防策略我们会另作详述。

11. **低体温** 创伤后低体温的原因有受伤时和初期评估时处于寒冷环境中和采用未加温的静脉输液。低体温也可能是晚期休克的征象，在创伤病人，低体温最常见的原因是出血。需要采取手术处理的病人更容易发生低体温，因为这些病人还需要在手术室进一步暴露身体、额外输液以及全身麻醉效应。与低体温的非创伤病人相比，低体温伤员的结局通常更糟；然而，单一低体温仅仅是死亡率的一种微弱的独立预测因子。

病人一入院，就应注意其体温，如果病人的体温低，就应该采取保温措施。必须持续做体温监测，以确保轻度低体温未进一步恶化。纠正低体温的特殊措施包括减少身体的暴露、给输液加温、用保温毯和鼓风装置被动复温。中度或重度低体温以及凝血功能障碍病例就可能需要中心复温。

12. **酒精/药物戒断** 如果已知某创伤病人容易发生酒精或药物戒断，就应该采用恰如其分的预防性治疗。如果病人有谵妄或意识模糊表现，并且其原因可能与酒精或药物戒断有关，就应该采取相应的处理措施。

13. **心理支持** 被殴打致伤的病人和肉体遭受严重损伤的病人，尤其是那些需要入住重症医疗病房进行监测的病人，容易发生急性应激障碍和创伤后应激障碍（post - traumatic stress disorder，PTSD）。这两种疾病的特点是无法控制的思念、出现受伤事件的噩梦和幻觉重现、不愿提及受伤情况、警觉过度和睡眠障碍。如果病人的症状持续（＞ 2 周），就应该请心理科会诊或治疗。与此同时可能需要服用抗焦虑药。如果病人的病情更重，就应该尽早请心理科或精神科医生会诊。

对需要手术处理的严重创伤病人来讲，很容易发生麻醉过浅的情况，原因往往与手术的急诊特点有关或与在麻醉诱导前病人存在低血压有关。在可能的情况下，要询问病人是否回忆起术中的情况。对术中意识清楚、术后有心理障碍征象（如：无法控制的思念、幻觉重现、睡眠障碍）的病人，应该请心理学专家会诊评估。

（六）结局

罹患一种或多种慢性病的创伤病人其死亡率会大幅度地上升。一篇研究纳入了住院的创伤病人约 7 800 例，结果发现尽管两组的昏迷评分和 ISS 评分相仿，但是，至少有一种夹杂症的伤员组的死亡率显著高于无内科夹杂症的伤员组（9％与 3％）。尤其是肾脏疾病、恶性肿瘤或心脏疾病，它们都是创伤病人预后的不祥之兆。在 APACHE 和其他疾病严重程度模型也可见到类似的相关关系。

肥胖也不利于创伤病人的结局。一篇系统评价纳入了 18 项研究，对 7 751 例 BMI ≥ 30 的病例与 BMI < 30 的病例做了比较，这两组病人的 ISS 评分相同，采用随机效应模型（random effects model）对效应进行汇总评估，结果表明肥胖病人的死亡风险、并发症（急性肾衰竭、多器官衰竭、急性呼吸窘迫综合征）发生风险以及在 ICU 的住院时间显著增加。

（七）器官捐献

如果病人因创伤处于濒死状态，不论该病人的年龄大小、损伤情况如何、是否有内科夹杂症，都应该向当地的器官获取组织（organ procurement organization，OPO）禀报。怎样对待这些可能成为器官供体的伤员，其中可能有许多难题，我们会另作详述。

创伤中心与当地 OPO 的通力协作至关重要。重要的是创伤治疗团队的成员不应该与伤员的家属讨论有关器官捐献方面的事宜。由训练有素的人员来与伤员家属讨论这些问题会增加器官的获取率，因此，所有这些事宜都应该移交给 OPO 去办。

经验之谈：
　　凡不能放入眼睛里的东西都不宜放入伤口内。

第二节　小儿创伤

儿童的喉部更靠颅侧、靠前，气管相对较短，因此，呼吸道支持首选的方法是口气管导管，而不是鼻气管导管。此外，鼻气管插管有鼻咽部损伤和穿破颅骨之虞。儿童可用无气囊的气管导管，因为儿童环状软骨处是呼吸道最狭窄部位，自然可将导管周围封闭。导管的粗细可根据儿童小指的直径或鼻孔直径估算。

同成人一样，儿童血容量不足的第一反应是心动过速。然而，恐惧或疼痛也可引起心动过速，因此还要监测其他脏器灌注情况，如：尿量。儿童的生理储备量很大，**通常失血超过 45％的血容量才会出现低血压**。此时，心动过速会很快转变为心动过缓，若未能迅速复苏，循环衰竭将接踵而至。儿童正常收缩压（mmHg）约为：80＋儿童岁数×2，舒张压为收缩压的三分之二（67％）。因此，10 岁儿童的收缩压应该是 80＋2×10 = 100 mmHg，舒张压是 100×0.67 = 67 mmHg。

对 6 岁以下儿童，若 2 次经皮静脉穿刺失败，可改用骨髓腔穿刺针穿入胫骨骨髓（图 8-2），输晶体液。对 6 岁以上儿童，如果经皮静脉穿刺失败则行静脉切开。**婴儿和儿童要尽量避免用股静脉**，因为静脉栓塞的发生率较高，且有损伤动脉、造成下肢缺血之虞。

儿童的体表面积/体重之比值相对较大，散热快，因此保温措施很重要。

复苏要用加温的乳酸钠林格液，首次量为 20 mL/kg。如果没有改善，可再给 1 次剂量；2 个剂量后仍无明显改善，再给第三个剂量。此后病人血流动力学仍不稳定，应迅速输入 10 mL/kg 的浓缩红细胞。必须记住儿童血容量约为体重的 8％或 80 mL/kg。

如果儿童有反复多次外伤史、就医迟、父母反应异常或创伤严重程度不等,应怀疑毒瘾或虐童。特点:多个陈旧瘢痕或骨折,瘢痕酷似烟蒂灼伤。医护人员应依法向当局上报可疑毒品成瘾虐待儿童。

第三节　孕妇创伤

创伤孕妇治疗的主要原则是挽救孕妇,以及挽救胎儿。一旦孕妇出现明显的休克,胎儿存活的可能性为 20%。

创伤孕妇的检查包括采集生产史和体格检查,重要的病史还应包括末次月经、预产期、既往妊娠次数及结果、最近胎儿活动情况。胎盘早期剥离与子宫触痛和收缩有关,可伴有或无阴道出血。羊膜破裂可表现为阴道流出液体,pH 7~7.5。

白细胞计数常达 10 000~12 000/mm^3,妊娠晚期可达 20 000/mm^3。

正常胎儿心率为 120~160 次/min,低于 100 次/min 提示心动过缓。Doppler 心脏超声是监测胎儿心率和心律的最佳方法。

由于生理性血容量扩大,孕妇可能丢失 30%~35% 的血容量才出现低血压。孕妇低血压时最好积极用乳酸钠林格液复苏。忌用血管收缩剂维持血压,因为这类药物会进一步减少子宫灌注,加速胎儿窘迫。

在妊娠的最后 3 个月,子宫压迫下腔静脉,可使心排出量减少 30%~40%。因此,除了可能有脊柱损伤的禁忌外,孕妇创伤病人应取左侧卧位。如果病人不能侧卧,可抬高右侧臀部、屈髋,减轻对腔静脉压迫。在处理这些的同时,要注意脊柱的情况。

尽量不让孕妇接触 X 线和麻醉剂,降低致畸风险。当怀疑有腹内损伤时,可用超声或 DPL 做进一步检查。超声是最佳选择,除了可以提供有关腹腔积液或积血情况外,还可提供胎儿、胎盘和子宫的情况。孕妇 DPL 的指征同非孕伤员,但切口宜选择在子宫底的顶部。

第四节　损害控制外科

手术处理外伤,传统强调实施一期治疗原则,这种处理在多数情况下,可获得满意的治疗效果,但若将一期治疗原则应用于**严重创伤**,尽管手术很成功,但病人会死于**严重生理功能紊乱**。1983 年,Stone 首先指出,外伤病人伴凝血机制障碍是严重生理紊乱的征兆,此时的处理不能沿用传统的原则,应采用损害控制外科(damage control surgery,DCS)原则进行救治。

普外科医生必须深谙损害控制外科以及现代复苏实施的一些原则。在重大创伤病人的处理中,常见的严重过错是像择期外科手术那样按部就班地使用双手——把时间花在确保技术上的绝对完美、力求达到解剖学恢复的至上准则方面。如果病人的情况不稳定,你唯一需要遵循的一条铁律就是确保你所实施的外科手术仅仅满足止血和控制污染两大目标,确保病人体内正在缩减的储备不会因为外科手术耗时过长而耗竭。像外科临床的其他领域一样,创伤病人的成功处理取决于外科决策和技术娴熟程度两方面。在重大创伤,外科决策往往需要"分秒必争"。第一步是判断该病人是否存在生理学层面的不稳定。下面任何一点都提示病人存在持续出血：血压低于预期、心动过速、呼吸急促或酸中毒（通过动脉血气测定碱剩余或乳酸盐来判断）。**第二步**是判断出血的可能部位——来自骨盆、腹腔、胸腹交界区域抑或四肢——在创伤复苏室通过病史、受伤机制和相关体格检查所见以及特殊检查做出这一判断，特殊检查包括 X 线平片、创伤超声重点评估（focused assessment by sonography for trauma，FAST）或诊断性腹腔灌洗（diagnostic peritoneal lavage，DPL）。**CT 检查仅适用于生理学层面稳定之病人**。"识别出受伤体腔"后才能为处理该损伤的最佳方法做决定，还需要兼顾其他伴随损伤和你们医院的综合实力。例如：在预案和设备条件许可的情况下，有些创伤可能适合用介入放射技术（如：血管栓塞）处理。

本节撰写的指导思想是假定：病人的病情已经得到了全面评估、正在进行体液复苏并且你已经决定实施外科手术。我们不会对初期复苏的相关技术（高级创伤生命支持©）进行赘述，如：胸腔引流、环甲膜切开和心包穿刺，而会强调和详细讨论那些与损害控制有关的外科技术。

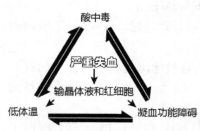

图 7-2 致死三联征：大出血病人死亡前的生理紊乱

【病理生理与临床】 对严重躯干损伤和出血，手术或复苏中"尽力"常常会招来死亡瀑布的降临——代谢性酸中毒、低体温及凝血障碍，又称为致死三联征（lethal triad）（图 7-2）。损害控制就是要求外科医生在病人出现这 3 种情况前采取相应对策。

严重创伤病人，特别是存在休克的病人，很容易发生创伤性急性凝血功能障碍（acute coagulopathy of trauma，ACoT）。低灌注及其组织损害都可以因低体温和酸中毒而加重，还会对正常的凝血过程造成不良影响，导致持续出血（往往是多个部位出血）和致命性结局。选择损害控制处理，就可以迅速降低 ACoT 发生的可能性，如果 ACoT 已经存在，也可以减轻其程度。一项最近发展起来的重要的损害控制辅助手段是在初期体液复苏和持续体液复苏过程中按比例使用浓缩红细胞和血浆。伊拉克和阿富汗战争发表的文献，结合民事创伤（civilian trauma）医疗中心的数据，都支持早期使用等比例或近乎等比例［(1∶1)～(1∶2)］的浓缩红细胞和血浆能降低死亡率、器官衰竭发生率和持续输血之需，如果能在早期同时积极输注血小板则效果更佳。损害控制复苏（damage control resuscitation，DCR）是一种含义广泛的术语，就是采用上述止血性输血策略加损害控制外科（表 3-6），目标是对重大创伤病人采取最佳处理。

经验之谈：
　　静脉出血通过手指或填塞压迫一般都会奏效。
　　手指压迫止血的要诀是持续压迫 15 分钟以上（Ivy 法出血时间的正常值是 2～9.5 分钟）。
　　填塞止血的要诀：第一尽早使用（不要等到凝血因子耗竭）；第二确切理解内外两种填塞方法（如肝破裂出血的填塞）；第三避免过度填塞（特别要注意病人的血压）；第四要以偏执的精神对待填塞止血（绝不能依靠病人的凝血机制来弥补填塞的不充分）。

（一）损害控制概述

1. DCS 是一门众所周知的用于严重创伤病人处理的技术套路。其精髓是对外科干预的程度"量体裁衣"，目的是最迅速地恢复病人的生理状态。**重中之重是控制出血**，完成失活肢体的外科血运重建,尽可能减少外科手术带来的生理负担。要求缩短第一次手术(DCS第一期)的时间,将手术时间控制在 60～90 分钟之内,必要时可以推迟对体腔做了断性缝闭。经过一段时间的重症医疗(DCS 第二期——可以是数小时,也可以是数日,完全取决于病人生理情况恢复的快慢),将病人送回手术室做再次探查,完成手术,如果允许的话做了断性体腔缝闭(DCS 第三期)。

在明确了哪个体腔或机体哪个部位需要优先处理后,下一步就是判断该病人能否耐受对这些损伤做了断性修复手术,也就是说,是否需要选择损害控制模式来处理。这需要综合分析创伤救治团队其他成员(尤其是麻醉师)的信息(表 7-3)。切记,**这种生理状态信息是动态变化的**,一定要随时准备依据你看到的新情况做"过程修正"。

表 7-3 是否采用损害控制外科

损伤机制:	从多个楼层高空坠落 高能量转换的撞车交通事故 骨盆严重粉碎性损伤(骑自行车者被货车碾压) 高能量武器系统(狩猎来复枪、军用来复枪) 爆炸
损伤类型:	横贯躯干的穿入性/穿透性损伤 躯干多发性穿入性/穿透性损伤 同时有多个系统损伤
生理状态:	对容量复苏不能很快发生反应的休克 酸中毒 低体温 凝血功能障碍

2. 术前准备

(1) 万勿无故推迟手术:确保已经获得了足够的体格检查和相关检查信息、能对所需要做的这个手术负责。同时,全面的体格检查(一定要检查背部)是必须的,尤其当你怀疑存在出血时,但是,这并不等于做面面俱到的特殊检查。在创伤,尤其在面对预期可能在一个不熟悉的临床场合做一个不熟悉的外科干预手术的情况下,通过加做额外检查来推迟(或拖延)决策的手段是冒险之举。因此,在初期筛查的早期阶段〔有时是作为 C(circulation,循环)的一部分〕,转而将重点放在外科止血上偶尔是明智的选择——在做其他评估之前,请先对付出血这个问题。

(2) 与手术室、麻醉、血库、兄弟科室取得良好沟通:确保所有相关的设备、器械和缝线都到位,包括两套负压吸引器和若干块大纱垫。请在一开始就请同道来帮忙,尤其当你需要兄弟专科医生帮助时。请 ICU 医生做好准备,确保他们对该病人的病情进展随时跟进。在伤情存在竞争的病例(如:腹腔出血伴开放性股骨骨折;骨盆骨折伴膝关节脱位和小腿缺血),要在手术开始前与相关兄弟科室的同行协商优先处理哪处损伤。

(3) 正确摆放体位:确保病人的体位适合做切口。躯干创伤病人的标准体位是仰卧位,上臂外展呈 90°(十字形体位)。确保 ECG 导线和所有管道(通气、导尿管、胸管)不妨碍手术野皮肤的消毒。四肢和头部覆盖保温毯;上调室温以缓解低体温。

(4) 皮肤消毒与铺巾:皮肤消毒的区域应该从锁骨至大腿中段水平。铺无菌单,腹股沟区另外用一块小方巾覆盖。在消毒准备期间,可以按需用海绵钳夹纱球控制(来自颈部或腹股沟部伤口)的活动性出血。

（5）切口设计：在创伤病人，所有外科**切口都应该够长**，要求能充分显露相关体腔或损伤脏器。要求切口具有可延性，也就是允许沿恰当的轴线延长切口。腹部和盆部创伤病人首选全长的正中剖腹切口，胸部创伤采用左/右前外侧剖胸切口——必要时做蚌壳状剖胸切口，以及胸骨正中切口（控制胸主动脉弓）。上述几种切口任何一种都可以与其他切口联合使用，例如：在严重肝脏损伤病人，如果需要快速有效显露和控制出血，就可以联合使用剖腹切口和右前外侧剖胸切口。

3. **正确评估伤情和明确出血源头**　关键前提是：①迅速清空所有游离积血；②找到出血最猛的部位（找出"担惊受怕"的出血源）；③在主要出血点得到控制后，马上对所有部位和所有内脏做全面系统检查寻找是否存在次要伤情。

注意第二出血源头。如果出血的程度与病人生理不稳的程度不成比例，你就必须确保其他体腔不存在休克的主要源头。例如：如果你做了一个剖腹术，但是，你所见到的出血程度难以解释其休克程度，请检查一下膈肌是否有膨出以及胸管的引流情况，对胸腔做再次评估。

4. **暂时控制出血，为谋划创造时间**　在找到出血的脏器或血管后，首先是控制出血。起初，你应该用你的手指控制出血，可以是直接压迫止血（如：针对出血的血管），可以是捏住组织（如：针对脾门或肝门部血管的出血），也可以是在出血结构周围填塞纱垫（如：针对肝脏出血），目的都是减少血液的丢失，为你自己和你那团队的卷土重来赢得时间。

（1）在此期间，你需要考虑："*我的切口对我希望完成的手术来讲是否够长？我的拉钩是否合适？我安排的助手是否正确、恰到好处？无影灯照射的角度是否正确、达到了最佳照明？我需要哪种镊子/钳子/缝线/持针器？洗手团队的成员是否为我张罗好了所需的器械？*"你可以在用手法控制出血的同时，轻松地把这些事情正确办妥，争取一招取胜。

与麻醉师取得沟通，告诉他出血的来源、你准备如何处理，给他一点时间让他准备，然后才挪开你的手开始了断性止血。

（2）**高瞻远瞩，谨防顾此失彼**　了断性止血一般都要求清晰显露，往往需要先做一些分离，然后上止血钳或缝合止血，和/或切除组织或切除器官。大出血、血肿造成的正常解剖改变以及对术式或解剖情况不熟悉可能会使得止血的这几个步骤变得步履维艰。由于你知道这种手术的特点是分秒必争，因此，这些困难还会加重你那与生俱来的紧张情绪。在这种情况下，外科医生可能会把精力和注意力都放在某项特定任务上（"*我一定要万无一失地夹住胸主动脉*"），忽视了对整体局势的警觉（"*剖胸切口伤及的胸廓内动脉在出血，需要结扎处理*"）。此外，过度紧张会妨碍你的创造性思维，你的手术技术和动作也会变得笨拙（"*缝一针未能把出血止住，再缝一针依旧未能止住，你还会按照同样的手法重新再缝直至病情陡然直下*"）——深陷泥潭，Mattox 和 Hirschberg 称之为"连枷"现象。一定要保持对局势的警觉心。

5. **结束手术时的考量**　凡 DCS 剖腹术都需要用到暂时性腹腔关闭手法，目的是降低（但不能杜绝）腹部筋膜室综合征（参见本章第五节）之风险，也简化了 DCS 第 3 阶段的再次剖腹探查术。四肢损伤的手术也同样如此，正确的筋膜切开术可以显著降低骨间膜室综合征的发生率。无论如何都**不要将手术过的体腔敞开**。

在手术临近结束时，思考并谋划下一步需要采取的措施，以便最终能将该病人推出手术室完成手术（表 7-4）。

表 7-4 损害控制外科手术完毕时的通用核查清单

- 对纱球和器械做一次清点记录,要特别注明留在体腔内的纱球的数目是多少。
- 是否需要追加额外的止血手段(如:将重大骨盆创伤病人转给介入放射科做髂内动脉栓塞)?
- 初次筛查和二次筛查是否完成了?
- 所有的 X 线检查(平片、CT)都做了?此时完成这些筛查对这位病人有好处吗?把这位病人送去放射科适合吗?
- 还有其他损伤(如:骨折)发现吗?与多学科团队的其他成员讨论过这些损伤的处置方案了吗?
- 手术记录中记载了再次重返手术室的处理计划了吗?
- 你有没有将该病人的损伤特点、这段时间可能出现的并发症以及在病情恶化情况下拟采取的行动计划扼要地向接手的外科和重症医疗团队做了介绍?

（二）颈部和胸廓出口创伤

1. **首先关注气道** 在病情不稳定的病人,必须确保气道得到了确切控制。在病情稳定的病人,如果有足够的信息预计该病人需要外科手术处理,抢先一步早期插入气管导管通气也是明智之举。

2. **病人分拣** 与颈部钝性损伤相比,穿入性损伤往往更需要外科干预处理。需要做出的关键决策是:该病人是否需要马上送入手术室?**需要马上做外科探查的三种病人**:有活动性动脉出血、有膨胀性血肿以及存在休克且止血性复苏处理效果不佳。如果病人不属于上述三种情况,请检查伤口,判断一下颈阔肌是否有破损。不需要做正规的伤口探查,就应该能做出该判断。如果伤口在颈阔肌浅面,只需要缝合皮肤即可。如果颈阔肌有破损,应该申请增强 CT 检查,目的是排除血管或内脏结构损伤,勾勒出穿入伤的伤道。将这些结构信息与临床特征(如:咯血、呕血、神经损伤表现和显著漏气)联系起来,就能得出伤道所有结构的完整性,做出更为明确的诊断。

位于颈外侧区的与胸廓出口有关的损伤,可能会伴有上肢血管的损伤(伤及锁骨下血管或腋血管),并可能伤及臂丛神经。对这些血管损伤可以考虑放置血管内支架来取代传统的开放手术。

3. **依据颈部损伤分区选择切口** 在颈部受伤结构的手术处理中,一定要注意该损伤所处的分区,并据此做准备。Ⅰ区损伤(环状软骨以下)往往需要做胸骨正中切口显露近侧主动脉的分支。在Ⅲ区损伤(下颌角以上),颈内动脉远断端出血的控制极为困难,可能需要采用下颌关节脱位手法才能显露。

确保皮肤消毒和铺巾考虑到了这些问题。一般来讲,让病人的头转向健侧能更好地显露颈动脉鞘。

（1）颈血管的探查:先沿胸锁乳突肌前缘做一个全长切口(从乳突至颈静脉切迹)。随着切口的深入,向外侧牵开胸锁乳突肌,你遇到的第一个结构是**颈内静脉**。离断横在颈动脉表面的面静脉和肩胛舌骨肌,显露颈动脉及其分叉部。在切口的上段离断茎突舌骨肌显露颈内动脉的上段。小心Ⅻ颅神经,该神经跨过颈内动脉。

（2）Ⅰ区损伤的探查:需要做胸骨正中切口,尤其对病情不稳定的病人。切开心包找到主动脉根部,然后循主动脉的弧形走向向上向后,分出头臂干、左颈总动脉和左锁骨下动脉。横断无名静脉可以使这些结构获得更好显露;在手术结束时如果情况允许可以再将离断的无名静脉接起来。

（3）锁骨下动脉的探查:采用锁骨上切口(就是紧靠锁骨内 2/3 的上方做切口)探查锁骨下动脉的第 2 段。切开颈阔肌,切断胸锁乳突肌的锁骨头。向外侧推开斜角肌脂肪垫,触摸前斜角肌,该肌为上-下走向。离断该肌,保护位于该肌腹侧面的膈神经,显露伤口底部的锁骨下动脉。

4. 血管损伤的处理 在出血血管的近端和远端都得到控制后考虑你的选项。静脉损伤可以直接结扎。动脉损伤在可能的情况下可以修补。颈总动脉和颈内动脉损伤一定要做修补。修剪掉损伤的动脉组织,如果动脉内膜有形成活瓣的风险,请把内膜瓣缝住。血管的单纯撕裂伤最好用横向缝合法修补以免发生管腔狭窄。一般都需要用一片静脉或 Dacron 补片进行修补。一段血管缺损最好采用原位血管移植做修补。对不能耐受了断性修补手术的病人,可以用商品化的转流管,也可以用一段直径匹配的静脉导管做血液转流。颈外动脉损伤完全可以采用结扎法进行处理。椎动脉出血的处理通常比较困难。你可以将颈动脉鞘向内侧牵开并切开椎前组织来显露。小心椎前静脉丛!一旦损伤椎前静脉丛,出血会进一步增多。你可以用骨蜡和压迫法来达到止血目的,也可以采用咬骨钳咬除相应颈椎的横突控制损伤血管的上下方。这种血管损伤的修复在技术上存在难度,最实用的方法是结扎或用血管夹夹闭。

5. 气管的探查 采用皮肤横纹切口显露气管上的破口,在伴有颈动脉损伤的病人可以采用标准的胸锁乳突肌前缘切口向中线解剖显露气管。通常你可以用可吸收线单层缝合法在气管插管的情况下修补气管。检查是否伴随喉损伤,用两层缝合法修补喉损伤。确保气管修补口与喉修补口相互隔开,以免形成瘘,游离颈前带状肌可以达到隔开之目的。

(三)胸部创伤

在民事创伤,胸外伤(钝性或穿入性)的主要处理手段是做有效的肋间引流(对气胸或血胸而言)、止痛(有助于正常呼吸)和吸氧。开胸术虽然不太常用,不过,相对来讲,开胸术并不难。开胸本身仅仅是一种显露胸腔脏器的手段,目的是控制出血或漏气,或解除心脏压塞。

1. 急诊创伤开胸术与急迫创伤开胸术的适应证(表 7-5) 急诊(emergent)开胸术适用于丧失循环体征的临终状态。这种病人通常已经没有时间送往手术室,往往只能在急诊室内实施。与钝性创伤相比,**穿入伤伤员的急诊开胸术结局要好得多**。急诊开胸术的幸存者一般都是心前区的小戳伤、在创伤救治人员抵达时循环已经消失。有碍急诊开胸术成功的因素包括没有心脏压塞证据的钝性创伤、大量失血所致的低血容量性休克和入院前的循环消失时间。**心脏压塞是最适合做急诊开胸术的损伤类型。**对临终状态或病情不稳定的胸部创伤病人一定要查找是否存在心脏压塞。尤其当创伤位于前胸壁"心盒"区域时。"心盒"的上界和下界分别是通过胸骨上切迹和剑突的水平线,两侧边界是通过乳头的垂直面。急诊室内的超声检查是探测是否存在心脏压塞最有效工具。

急迫(urgent)开胸术一般都在手术室实施,适用于病情不稳定但有自主循环表现已经处于失代偿状态的伤员。病人通常是大量血胸或心脏压塞,没有时间考虑手术入路。除急诊开胸术外,其他情况下都一定要确保你已经遵循了高级创伤生命支持©规约中的现代创伤处理基本原则,包括恰如其分的影像检查和位置正确的胸腔引流。

表 7-5 急诊创伤开胸术与急迫创伤开胸术的适应证

急诊开胸:	■ 穿入性胸外伤,心排量消失发生在前 10 分钟内;在整个"循环消失时间"都有心肺复苏维持
	■ 钝性胸外伤,心排量消失发生在前 10 分钟内;在整个"循环消失时间"都有心肺复苏维持,**并且** FAST 检查有心脏压塞证据

续表 7-5

急迫开胸：	■ 钝性或穿入性胸部损伤伴心脏压塞证据 ■ 钝性或穿入性胸部损伤伴大量血胸(初始胸管引流量＞1.5 L)、持续性出血(＞200 mL/h,持续 4 小时或以上)以及生理状态进行性恶化的证据 ■ 钝性或穿入性胸部损伤伴大量漏气以及无法为病人做通气的证据

2. 术前准备　这类病人一般不需要使用双腔气管导管。不要因为寻找双腔气管导管或熟悉双腔气管导管使用方法而耽搁外科手术。

病人放置于上臂外展的"十字"体位,按标准的创伤要求做皮肤消毒范围和铺巾。在急诊情况下,皮肤消毒的方法是将皮肤消毒液倾倒在胸壁上。

3. 剖胸切口　如果怀疑心脏压塞,请采用左前外侧剖胸切口。第 5 肋间在男性是紧靠乳头尾侧的一个肋间,也可以从胸骨角(第 2 肋软骨在此与胸骨相连)向尾侧数。从胸骨中线开始沿第 5 肋间做一个长长的横切口,向后上略呈弧形,向后方切至腋中线与腋前线之间。向深部切开。向头侧牵开胸大肌的最下部,也可以将这些下部肌纤维切开,用刀或剪刀迅速切开肋间肌。沿下位肋骨的上缘切开肋间肌,避开肋间血管神经束。

在切开胸膜前,请麻醉师断开呼吸机,目的是让肺塌陷远离手术刀。用剪刀向内外方向延长胸膜的切口,然后再重新通气。

4. 显露　将 Finnecetto 胸腔牵开器的两翼放入伤口内将切口撑开,显露胸腔内容。尽可能获得最佳显露。只要时间允许,就应该一边撑开牵开器一边注视切口的内侧(胸骨)端,夹住并结扎头侧的胸廓内动脉。

5. 优先检查心包内有无出血

(1) 切开心包,寻找出血来源:快速清空胸腔内的血凝块。通过有效机敏的牵开和吸引保持手术野的干净。轻轻向下推开左肺,找到心包和头-尾方向走行的膈神经。心脏压塞的标志是心包膨出、呈紫色。正确切开心包的方法是用长柄血管钳距离膈神经前缘至少 2 cm 夹住心包,然后用剪刀剪开心包的提起部分。如果心包的张力很大,血管钳很难将心包提起,可以小心翼翼地用 11 号刀片在心包上挑一个破口,但要避开心脏。按头-尾方向将该破口延长扩大,以便排出血凝块,将心脏移出心包。

即使是大量血胸或漏气的开胸术,也要切开心包以确保没有遗漏心脏压塞。

(2) 暂时止血,扩大显露:出血的部位大多位于心脏的前部。先用手指压住出血点,与此同时优化你的显露。如果你在心脏修补方面没有什么经验,最好能将这种左前外侧开胸术变为蚌壳式开胸切口(clamshell thoracotomy)(图 7-3)。在右侧胸壁上做一个与左侧对称的(镜像)切口,也就是右前外侧开胸术。迅速用 Gigli 锯离断胸骨,也可以用一套骨刀、一把 Lebske 刀或一把急救人员用的"硬物剪"。重新放置 Finnecetto 胸腔牵开器,或再插入一把牵开器,改善显露。在整个这些操作过程中,要确保你或你助手的手指控制住了心肌伤口的出血。

(3) 心脏止血:用血管钳侧壁夹闭法暂时控制位于心耳的心肌伤口。在钳子的下方用 3/0 聚丙烯缝线按"缝纫机"式连续止血缝合法做缝合,然后移去血管钳。用剩余的聚丙烯缝线做第二层单纯连续缝合。对心房的破口,可以用一根 Foley 导尿管来抵挡一下(赢得时间)。在确认导尿管口已经被夹闭后,将这根瘪的 Foley 导尿管插入心房的破口。膨胀球囊,轻轻拽住导尿管使球囊卡在心肌破口缘。在破口周围预置一根荷包线,注意缝合时不要无意中扎破球囊而造成出血。收紧荷包缝线,球囊放开,撤除 Foley 导尿管。对心室撕裂,

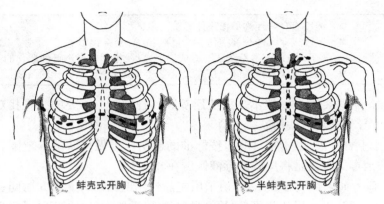

蚌壳式开胸   半蚌壳式开胸

图 7-3　蚌壳式开胸切口

蚌壳式切口可以显露两侧胸腔和纵隔，半蚌壳式切口可以显露锁骨下动脉。
一种常见错误是胸骨的横断位置太靠近剑突，这会增加后续的关胸难度

可以用衬垫法间断深缝，在预置缝线期间保持手指的压迫止血作用。在缝合冠状血管附近的损伤时要避开冠状血管。缝合心肌最好选用大号弯形圆针和 2/0 或 3/0 的 prolene 缝线，尤其当处理冠状动脉左前降支附近的损伤时。

如果冠状血管被横断，手边没有体外循环条件，**宁愿选择结扎而非拙劣的修补**。

6. **检查胸腔的其他结构**　包括肺、膈肌、胸壁和纵隔。

（1）如果是因为大出血做开胸术，就应该清空胸腔的血凝块和积血，确定出血来源。在穿入性胸外伤，要核查胸壁（肋间动脉、胸廓内动脉）、肺（肺实质、肺门血管）、纵隔（上腔静脉、下腔静脉、奇静脉、主动脉弓的血管、主动脉）和膈肌（来自腹腔内的出血就需要做开腹手术）是否有出血点。如果肺出血来自创道，或冒气泡，以及来自主支气管损伤的出血，你都需要通过**离断下肺韧带**（它包裹肺根，是纵隔胸膜与脏胸膜的移行部形成的皱襞）**来翻动肺脏**。如果漏气和出血很严重，就需要采用控制肺门的手法，可以用手捏法控制肺门，也可以用无创弯血管钳钳夹，甚至用无创肠钳钳夹。另一种方法是将伤肺扭转 180 度（使肺尖朝下，下肺叶位于胸膜腔上部），把肺门锁住。这些手法都使得该病人处于单肺状态，大大增加了右心负荷。确保麻醉师完全知晓你的设想。

（2）绝对不要对肺部出血伤道做简单缝合。要采用"**伤道切开**"法开放肺部伤道，方法是将线性切割缝合器的一条臂插入伤道直至伤道的自然长度。此时，用另一条臂夹住位于其间的肺实质。击发切割缝合器，敞开伤道看清伤道内出血的血管。如果手头没有切割缝合器，可以用两把直血管钳达到同样的目的（图 7-4）。用刀切开两把血管钳之间的组织桥，敞开伤道看清出血的血管。在伤道的止血完成和血管钳撤除后，确保伤道的切开缘做了缝合，以免切开缘发生出血。

（3）在钝性损伤，大多见不到手法容易控制的单个出血点，所能见到的往往是与肺挫伤有关的多处肋骨骨折或胸壁损伤。采用缝合法或许很难将**出血的肋间血管控制**住，尤其当出血的血管位于后部时。此时应该切开伤口，分开覆盖在肋间隙上的壁胸膜，看到损伤的血管后施以血管钛夹止血。在严重胸壁创伤，用卵圆钳夹着大号纱球用力压迫出血点至少 20 分钟，等待麻醉医生按 1 : 1 做体液复苏促进止血。用线性切割缝合器将无法挽回的正在出血的肺损伤区域切除之，不做肺段切除，尽可能多地保留肺组织。请麻醉师暂停通气。用双手将受伤的肺组织压瘪。用切割缝合器架在伤肺你拟定的切除线上。在肺的受伤部分切除

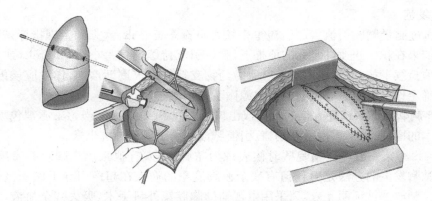

图 7-4 用线性切割缝合器做肺的创道切开

后再恢复通气。偶尔,肺的损伤很严重,或者因肺门血管撕裂大出血,唯一的救命措施是做肺切除术。如前文所述用血管钳夹住肺门,在肺门部上一把线性切割缝合器然后击发,用一把长柄手术刀离断缝合器肺侧的组织,然后才松开缝合器。再用 3/0 聚丙烯缝线连续缝合法缝合对钉合线做加固缝合,确保万无一失。

(4)在没有心排出量的病人,在开胸术后迅速使用了前述手法之一(迅速控制心肌出血,上肺门钳)控制出血后,一定要对心脏的收缩功能再次评估,在需要时增加心排量。**增加心排量的最好办法是用你的双手**,两手掌相对,将心脏放在你手掌和伸展手指的平坦部位实施有节奏地挤压,确保血液从心室尖部流向流出道。挤压的频率取决于每次挤压后心脏的充盈速度,但不能低于每分钟 60 次。注意是否有心律失常,用恰当的除颤方式处理心室颤动——两块胸内电极板的放置要求跨越心脏,用 10～30 J 直流电。如果不能放置胸内电极板,两块胸外电极板的放置要求按常规跨越胸壁,充标准电量。处理无脉性电活动的主要办法是不断想方设法给循环添加容量负荷,通过你的观察感知心脏的充盈程度来指导容量扩充。在你实施胸内心脏按压时评估心脏的充盈程度。气管内二氧化碳(endotracheal carbon - dioxide,$ETCO_2$)读数＞3.0 提示心脏按压有效。

(5)在做上述努力的同时,**手法压迫胸主动脉远段**(在左后纵隔、紧靠椎体前方)尽可能提升心脏前负荷,使血液向脑循环和冠状循环重分布。如果使用了这种手法,并且给病人输血已经达到了"心脏充满"程度,病人还不能恢复自身的心排量,继续在体液复苏方面花费精力将是徒劳的。

(6)在你确信所有大出血都得到了控制、病人的生理指标逐渐恢复正常之前,请不要缝闭胸腔。

正规的胸廓切口缝闭法在创伤病人与择期手术病人并没有什么不同。**一定要将心包敞开**。每侧胸腔留两根粗口径的多孔胸腔引流管。

有少数情况(转给另一家医疗机构,在尝试胸壁缝闭时病人不稳定的病情进一步恶化)需要将胸腔暂时开放。胸腔暂时开放的处理办法是将 Bogota 袋订在皮肤切口边缘;也可以直接将湿纱布盖在伤口上,再在胸壁上覆盖一张大尺寸有黏性的无菌塑料薄膜。

7. 确保病人在 ICU 得到仔细监测 必须预估到肺不张和胸部感染等并发症,并通过积极理疗、定时吸痰、正确的抗生素使用和允许情况下的早期拔管来预防。心肌损伤病人要申请超声心动图检查,排除瓣膜损伤或功能障碍。

8. 并发症

（1）通过测量胸腔引流管的引流量来核查**出血是否停止**，病人的生理指标是否趋向于正常化。如果在积极止血性复苏的前提下，胸管引流持续超过每小时 250 mL，或者病人的血红蛋白值持续下挫，或者病人对正性肌力药物支持的需求逐渐增加，你就应该再次开胸。通过视诊确定你已经对所有可能的出血源做了处理。

（2）**开胸切口感染**或穿入伤的入口或出口感染并不少见，尤其当感染源被包裹起来时。运用最基本的原则，包括再次敞开伤口、引流脓液和给予适当的抗生素。

（3）**胸内感染**一般都在稍晚些时候表现为脓胸，病人有弛张热和胸膜腔渗出的证据。预防这种脓胸发生的办法是对任何有残余血胸迹象的病人在超声引导下做积极的穿刺放液。如果穿刺放液被证明无效，请采用电视辅助胸腔镜外科手术，吸去残余血液，重新放置胸腔引流管。已经形成的脓胸其处理方法最好是采用后外侧胸部切口，剥去胸膜腔内包裹积聚脓液的纤维膜，然后引流。

（4）**持续漏气**是肺实质损伤后的常见现象。在 24～48 小时后肺完全膨胀，这种漏气会自行停止。超过这个时间点的漏气往往提示存在先前未能发现的支气管甚至气管损伤。如果在 2 根粗引流管和负压吸引情况下肺依旧未膨开，就应该考虑这个问题。

（四）腹部创伤

1. **开腹手术适应证**　可以依据病人情况是否稳定进行分类，稳定是指生理指标正常或接近正常，病人对静脉体液复苏持续存在反应；不稳定是指生理指标异常，对静脉体液复苏仅有一过性反应或毫无反应。病情稳定病人的开腹门槛比不稳定病人高，你可以抓住时机进一步明确损伤的性质，判断是否有可能免去开腹术（表 7-6）。

表 7-6　成功使用保守疗法处理腹部创伤的前提条件

- 生理指标稳定
- 神志清，合作
- 有过渡病房对病人做细致监测的条件
- 有经验丰富的外科团队以及定时核查病人的条件
- 没有进行性出血的 CT 证据（没有活动性造影剂外溢，在出血脏器周围没有造影剂分层/沉积）

（1）在病情稳定的病人，开腹术的确切标准取决于工作环境。这里有两条大致处置策略和补充处置策略。第一条是做一次全身增强 CT 扫描。在穿入性损伤，CT 有助于你对伤道轨迹做出判断，从而判断腹膜有无破损。如果发现伤道通至实质性脏器（如：肝脏），但是没有从该脏器出来，也没有进行性出血的证据（造影剂染色），往往就可以采用保守治疗。相反，如果有造影剂染色，该病人就需要做血管造影加栓塞术或外科手术止血。如果腹膜破口不位于实质性脏器表面，那么，空腔脏器破裂的可能性就很大，就应该据此下调开腹术的门槛。在钝性创伤，CT 有助于你对腹腔内积液的存在与否做出判断，从而核实实质性脏器是否存在损伤。再强调一次：实质性脏器损伤只要没有活动性出血就可以采取保守治疗，但是，有持续出血证据就需要你动手。如果有腹内积液但没有实质性脏器损伤，你就必须解释积液的原因。是膀胱破裂、是肠系膜撕裂（有肠缺血风险）还是肠穿孔（有肠内容外溢风险）？腹腔内存在游离气体提示肠穿孔。排除这些损伤最万无一失的办法就是做开腹术。

（2）处理病情稳定的腹部创伤病人的第二条策略是将伤员送入 ICU，确保每 6 小时复查一次（表 7-2）。如果病人没有腹膜炎征象，病情依旧保持稳定（基本不需要做持续液体治疗），血红蛋白也没有下降，就继续保守治疗。如果未能达到这些标准，该病人就需要行开腹术。不要把这类情况看作保守治疗失败，而应该看作需要外科手术来做宣判。

（3）在急诊室用手指探查腹部伤口几乎毫无用武之地，因为手指探查未发现腹膜破口并不意味着不存在破口。腹壁由多块可移动的"挡板"构成，这些"挡板"是伤道轨迹上的障碍物，从而使得探查获得的信息不可信。

2. 术前准备 在开腹前，一定会有时间做恰当的皮肤消毒和铺巾。如果病人的病情不稳定，可以在手术结束时才插入导尿管和鼻-胃管。

3. 切口选择与腹内伤情评估 最常用的是一条长正中切口，确保你能对腹内每个脏器都做彻底检查。必要时，应该毫不犹豫地将腹壁从剑突至耻骨切开。

系统地检查所有内脏，探查小网膜囊，找到所有出血点，一定要评判所有脏器的状态。

4. 暂时止血 进腹后优先需要处理的问题是控制出血。打开腹膜后，马上用大块的纱垫填满腹腔，先从左上腹开始填塞，按顺时针方向填塞腹腔。然后撤除填塞的纱垫，从出血可能性最小的部位开始撤，凶猛出血的部位最后撤。

5. 脾脏损伤的处理 脾切除术是处理脾破裂最安全的术式。术者将手插入膈肌与脾脏之间，掐断其间的所有粘连，将脾脏向中线向前（腹侧）搬动直至切口中。钳夹并离断脾胃韧带和脾肾韧带，避免损伤胰尾和胃大弯。切除脾脏，用粗的可吸收线缝扎脾蒂。采用纱垫填塞法控制粘连索带断裂处的渗血。大多数情况下这种出血会自行停止，不必做进一步处理；如果出血未停止，可以用电凝止血。

保脾外科就是在损伤的部位用止血剂（如：微原纤维胶原）或 Vicryl 网袋，外加电凝和破损处缝合。另一种办法是填塞压迫脾脏，48 小时内撤除填塞纱垫。在血流动力学稳定的小儿，要设法采用保守治疗或保留脾脏的外科处理，因为小儿比成人容易发生暴发性脾切除后感染。切记，如果受伤的脾脏必须切除，请一定要安排针对有荚膜球菌的免疫预防和长期的抗生素治疗。

6. 肝脏损伤的处理 肝脏撕裂伤大多轻微。在你做开腹术时出血已经停止。比较大的肝撕裂伤一般可以采用恰当的填塞法止血。先了解撕裂的部位和裂口的走向，然后判断拟采取的压迫方向，目的是让破裂的肝实质面对合。在严重肝脏撕裂伤，可以用双手按这种方向直接压迫肝脏，使破裂缘对合（图 7-5）。评估如何放置你的纱垫才能达到持续足够的压迫。该评估还决定了你是否需要离断三角韧带以适合纱垫的塞入。大多数病人都不需要做大范围的肝脏游离。将折叠的开腹纱垫塞入肝脏周围的各个腔隙（外侧、头侧、尾侧）使裂开的肝面对合。如果是肝脏实质出血，先采用 Pringle 手法阻断肝门三联。将一把无创肠钳夹住肝门三联（肠钳的一翼经 Winslow 孔插入小网膜囊）。这种方法可以夹住肝动脉和门静脉，你可以腾出手来对肝损伤进行评估和修复。如果在钳夹后出血依旧，提示出血来自肝静脉或下腔静脉。肝门三联的夹闭时间不要超过 45 分钟。用大号钝头针缝合肝脏裂伤，在运针时要注意避免使裂口进一步增大。要注意裂口的深部可能未被缝线兜住，留下的间隙有利于血肿形成，最终成为肝脓肿形成的条件。缝线线结打得过紧会造成肝实质缺血坏死，也会导致肝脓肿形成。

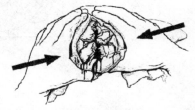

图 7-5 肝脏裂伤的暂时止血手法

肝后下腔静脉损伤的处理难度颇大，因为当你设法显露该部位将肝脏抬起或旋转时大多会出现凶猛的大出血。确保你已经使用了 Pringle 手法。设法按前后方向压迫肝脏，积极使用填塞法维持压迫。用这种方法你或许能成功控制肝后下腔静脉的小裂伤,其代价是心排出量显著下降,原因是静脉回心血量减少。如果你准备采用这种手法,请事先将你的设想通报麻醉师。前后方向的压迫为你完成止血性复苏和寻找上级医生支援赢得了时间。如果填塞方法失败,你就应该准备探查肝后下腔静脉区域。先做右侧内脏中线翻转,用 Kocher 手法游离十二指肠显露肾上下腔静脉,夹闭之。这是从肝脏尾侧阻断下腔静脉,可以使下腔静脉的出血足以减少至允许对肝脏做全方位游离的程度,离断肝脏的腹膜附着点后将肝脏"向中线"翻转,显露肝静脉和肝后下腔静脉。然而,从尾侧控制下腔静脉只有在少数情况下能满意控制出血,让你正确看清楚出血点。此时,往往需要从肝脏头侧控制出血对肝脏做"全肝血流阻断"。你可以将腹部切口延长使之成为右前外侧开胸术来做到这一点。切开心包,从心包内找到下腔静脉将其控制住。注意,此时心脏的充盈和排出量会显著下降。需要用到这种手法的损伤大多是致死性损伤。

7. **膈肌损伤的处理**　用不可吸收缝线间断褥式缝合法修补膈肌损伤。用长柄血管钳夹住膈肌缺损的边缘,将膈肌拽至比较表浅的位置可以使你的修补术更为易行。

8. **腹膜后血肿的处理**　腹膜后血肿通常可以分为中央区血肿、外侧区血肿和盆腔血肿三类(图 7-6)。腹膜后血肿有两条绝对探查指征:第一是肉眼观进行性增大的血肿伴生理指标不稳定(无论血肿位于什么部位、损伤的机制是什么);第二是穿入伤导致的中央区血肿(此时腹主动脉主要分支或下腔静脉损伤的可能性较大)。穿入性损伤提示后腹膜已经无法起压迫作用,也就是说应该早期寻求实施了断性止血。

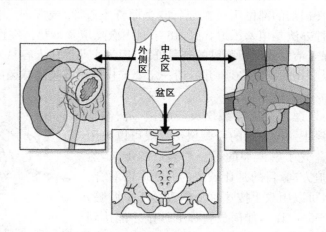

图 7-6　腹膜后血肿的分类

(1) 注意中央区血肿是偏左还是偏右。右侧中央区血肿以下腔静脉损伤的可能性较大。其处理方法是通过腹部右侧入路显露下腔静脉,切开右侧结肠旁沟的先天性粘连,将整个右侧结肠连同十二指肠一并向左侧掀起,此称拓展 Kocher 手法(右侧内脏中线翻转法,见图 7-7)。此时你就能用夹着纱球的卵圆钳分别在下腔静脉破口的近侧和远侧控制出血,用 3/0 聚丙烯缝线缝合破口。在下腔静脉贯通伤病人,你可以先把前壁的破口剪大至你需要看清的程度,从腔内修补后壁的破口。**千万不要试图通过翻转下腔静脉来修补后壁的裂口**,否则,你会撕裂腰静脉,造成"鸡飞蛋打"的局面。对中线左侧的中央区血肿,最好能通过"左侧腹内脏中线翻转法"来显露。切开左侧结肠旁沟的先天性粘连,将整个左侧结肠向右侧掀起,必要时连同脾脏和左肾一并向右侧翻转(见图 7-8)。如此,你就能显露、控制和处理肾上至腹腔动脉干水平的腹主动脉损伤。位于横结肠系膜以上的结肠上区高位的张力大的中央区血肿需要先控制肾上主动脉，然后才开始采用翻转手法。肾上主动脉的控制方法是将肝脏向病人的右肩方向牵开，向左髋方向反向牵开胃。在肝脏与胃之间钝性扯开小网膜，显露遮盖在膈肌联合脚（正中弓状韧带）表面的腹膜。触摸腹主动脉搏动，纵行切开遮盖的腹膜显露膈肌脚纤维，紧靠腹腔动脉干水平的上方套扎腹主动脉，该处是胸腔与腹腔的分界平面。用长柄解剖剪按肌纤维走向分开这些肌纤维，显露珠白色的腹主动脉外膜。在腹主动脉两侧稍加分离，向深面直至椎前筋膜，以便插入直血管钳的钳翼，然后才能利用翻转手法从左侧打开血肿。除了肠系膜上动脉外，主动脉的所有出血分支都能结扎处理。如果是肠系膜上动脉出血，应该尽可能修补之，因为肠系膜上动脉损伤会导致中肠梗死。

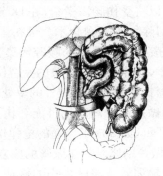 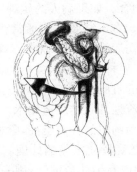

图 7-7　右侧内脏中线翻转法　　　　图 7-8　左侧内脏中线翻转法

（2）结肠上中央区血肿的探查也可能显露胰-十二指肠复合部损伤。在十二指区有胆汁染色通常提示十二指肠或肝外胆管破裂。采用 Kocher 手法翻动十二指肠检查其后面。只要有可能，就做修补而不是切除。大多数十二指肠损伤都可以行一期修补或空肠襻补片修补。如果修补口过大，可以用可吸收缝线腔内荷包缝合法关闭幽门加转流性胃-空肠吻合术保护之。胆管广泛损伤的处理方法是将 T 管的横臂加长，让横臂跨过损伤区，你可以在损伤胆管的远侧（在邻近的正常胆管部位）另作一个切口，也可以对损伤区域做广泛引流。胰头部损伤的处理同样是缝合止血加广泛引流。胰体尾部浅表损伤的处理是清创加引流加审慎的缝合修补。远侧胰腺更广泛的损伤可以采用线性切割缝合器做远侧胰腺切除术。

（3）外侧区血肿最常见的问题是肾损伤。一般情况下不要打开这种血肿，除非病人情况不稳定，或血肿在你的眼皮底下进行性增大。用恰当的左侧内脏翻转手法或右侧内脏翻转手法显露肾脏，然后纵向切开 Gerota 筋膜，切除血肿内的血凝块，搬出肾脏。如果出血凶猛，先用手捏住控制肾门，然后上血管钳，同时评估伤情。用衬垫法可吸收单股缝线修补肾裂伤。位于肾脏一极的损伤可以将该极剪成"鱼嘴"状，然后缝合。注意：肾脏对温缺血的耐受性差，肾门部任何血管的夹闭时间都不能超过 15 分钟。严重肾损伤需要行肾切除术，最好用聚丙烯缝线对肾蒂血管分别缝扎处理，如果时间不允许你"精工细作"，请采用一并缝扎。虽然人们认为，对不能耐受长时间保肾尝试的病人，对侧肾脏的先天性缺失并不会改变肾切除的适应证，但此时最好还是用手摸一下对侧肾脏是否存在，因为，在休克病人，不可能做手术台上的术中静脉尿路造影。

9. 胃损伤的处理　胃的血供超佳，也就是说绝大多数的胃损伤都可以采用修补术来处理，用可吸收线双层缝合法修补胃撕裂伤。小肠损伤的处理一般不难。一次戳伤伤及多个小肠襻的情况并不少见。用可吸收缝线黏膜外①单层缝合法仔细缝合所有戳伤伤口或撕裂伤伤口。如果在一小段肠襻上有多个撕裂部位，或者你对该段肠襻的活力存在疑问时，应该考虑将该段小肠切除之。如果你准备实施损害控制外科模式，只需要用一把线性切割缝合器将损伤的小肠襻离断即可。等 DCS 第 3 期再做吻合。

10. 大肠损伤的处理 大肠对修补口的品质要求比较高，休克病人尤其如此。一定要将受伤的大肠段完全游离，目的是排除贯通伤。要注意肝曲和脾曲是否存在遗漏伤。小的穿入性损伤可以采用修补法处理，尤其是右半结肠的损伤，先对撕裂口进行修剪，然后用间断缝合法缝合裂口。对大的缺损和组织严重缺失的区域，其标准处理方法是将损伤的肠段切除（右半结肠切除术、扩大右半结肠切除术、左半结肠切除术）。如果病人的生理状态正常，就做一期吻合。如果病人的生理状态不正常，可以将受伤肠襻横断，等 DCS 第 3 期再做吻合或做造瘘。右半结肠损伤通常都做右半结肠切除加一期吻合术。最初采用保守治疗（被遗漏）的损伤后来出现了临床表现，这类损伤一般都伴有严重的腹腔污染，在这种情况下，千万不要鬼使神差地对这类损伤做了断性修补术，除非这是最简单的撕裂伤。

对腹腔内的直肠损伤，其处理方法与左侧结肠损伤相同。对腹腔外的单处直肠损伤，其处理方法是转流性乙状结肠造瘘术。沿腹膜外直肠做广泛分离解剖可能会伤及直肠血供。还要避免损伤括约肌的神经支配，除非直肠裂伤很严重，如高能量传递的枪弹伤。

11. 输尿管和膀胱损伤的处理 采用可吸收线做一期修复。输尿管的修复方法是插入一根双"J"支架或新生儿喂饲管，用一层缝合法缝合输尿管。膀胱损伤的修补是双层缝合。小的膀胱撕裂伤如果能插入一根大口径导尿管，一般都不需要做耻骨上插管。比较大的膀胱撕裂容易发生尿漏，最好是联合采用耻骨上膀胱造瘘加经尿道导尿管插入。

12. 准备关腹 核查所有的止血都万无一失，并且你已经按要求捋了全部肠襻排除了所有肠襻损伤。确保腹腔做了充分冲洗，所有内脏在还纳腹腔时血供都良好。如果准备对腹部用局部负压敷料处理，一般都不需要留置特殊引流。如果你准备缝闭腹腔，胆管或胰腺损伤留置引流管是明智之举。

（1）如果你采用的是 DCS 模式，请将腹腔开放（具体处理见表 7-7）。DCS 开腹术强制要求将术后病人送入 ICU 继续做止血性复苏。在 ICU 期间一般都需要维持用镇静剂，并继续使用机械通气，直至生理指标达到正常，然后再按计划将病人送入手术室做了断性手术。

（2）如果病人不需要采用 DCS，可以采用整块缝合法缝闭腹部切口，通常采用 1 号尼龙襻线一层缝合法。对污染很严重者，可以将伤口浅层组织和皮肤敞开，待延期一期缝合时再做缝合。

---

① 注：黏膜外（extra - mucosal）缝合法，就是在做缝合时缝针只勾住浆膜、肌层和黏膜下层。与全层缝合的区别就是不缝黏膜层。不过，我不同意采用浆膜-黏膜下的一层缝合法，而主张采用全层（浆膜-黏膜）缝合的一层缝合法，也就是说浆膜面或黏膜面的进针（或出针）点的边距都是 5～7 mm。理由之一是全层缝合法简单易学；其二（更重要）是浆膜-黏膜下一层缝合法很难保证黏膜下层的缝合满意。众所周知，黏膜下层的满意对合是保证吻合口质量的最重要的环节。其三，我不明白为什么有人会畏惧黏膜的缝合，是顾忌黏膜外翻？我从外科临床实践中发现，即使有黏膜外翻，吻合口的愈合也不会出现任何问题，前提是吻合口的血供满意、没有张力、缝合的针距符合要求，因此，根本不必顾忌吻合口黏膜的外翻问题。我们在外科临床上经常用闭合器闭合胃肠的残端（这是黏膜完全外翻的闭合），从来不加浆肌层包埋，什么时候发生过吻合口漏了？没有。

表 7-7 开放腹腔的处理

技术	方法	点评
Bogota 袋	将一个 1 L 的无菌晶体液塑料袋剪开。覆盖在肠襻上,周边用尼龙线连续缝合法与腹壁切口周围的皮肤缝合。	这种材质的口袋到处都能找到,缝合方法简单易行。漏液++。
局部负压伤口敷料(如:Opsite© - 三明治)	在两层自粘无菌透明塑料薄膜之间放一块大的摊开的开腹纱垫(或无菌敷料)。用手术刀在上面戳几个孔,然后将这块开窗"三明治"铺在肠襻上(要求完全塞入切口缘的下方)。在"三明治"的外面放一根负压引流管,从腹部切口头侧的腹壁另戳孔引出体外。用蓬松纱布(如:Kerlix©)遮盖"三明治"和引流管,然后,在腹壁伤口上覆盖一张大的自黏薄膜封住 Opsite"三明治",引流管和纱布。引流管与 100 mmHg 的负压相连,再用自粘薄膜封住所有漏气部位。	这种材质到处都有,价廉。与 Bogota 袋相比,漏液显著减少。与各种商品化的真空敷料相比,塑形速度比较慢;负压的量不太好控制。"三明治"纱垫的数目可能会与开腹纱垫混淆不清。
商品化的真空辅助闭合(VAC©)敷料	打开 VAC 消耗品包装;将多孔塑料薄膜插入腹腔内;修剪 VAC 海绵使之与腹壁开口大小相匹配;将海绵与伤口缘钉合一圈;覆盖自粘敷料;戳孔,连接负压系统。	安装快捷;负压控制简便。价格比因地制宜制作的负压敷料昂贵。有些医院可能没有这种备用品。

13. 术后处理 在病人体质足以耐受、同时你已经具备了所需的腾空的手术间、设备和专业知识的情况下,做了断性手术(又称再次剖腹探查),确保结局满意。必须确保术中你可能请教的专家能随请随到,并且兼顾了同一次手术中可能需要实施的其他术式(如:骨科或整形外科手术)。此时由于存在内脏水肿,不太可能按正规方式将腹壁缝合起来,在这种情况下,你就应该筹划再次将腹腔开放,直至做有效缝合。确切覆盖肠襻的方法包括补片(复合材料或同种异体材料)覆盖法加后继断层皮片移植、腹直肌鞘逐步推进(通过增加张力缝线的力量)或组织结构分离技术。

14. 并发症

(1) 最重要的术后并发症是出血,这需要做再次剖腹术。

(2) 偶尔,腹腔开放覆盖的敷料密封程度不满意,需要再加一层透明的自粘薄膜。肠襻脱出要求我们揭去原先的敷料,重新覆盖一层敷料——这在 ICU 是手到擒来的事。

(3) 即使做了腹腔开放,依旧会发生腹部筋膜室综合征的并发症,其原因是自粘敷料或 Bogota 袋的束缚效应。避免发生这种情况的办法是通过导尿管定时测定腹内压。如果腹内压大于 25 mmHg 就应该做再次剖腹术。

(4) 脓毒症是术后 48~72 小时病人衰竭的主要原因。术后即刻发热几乎全部是呼吸道问题。对这种病人要采取积极理疗和恰如其分的抗生素治疗,对使用呼吸机的病人要勤吸痰。脓毒症的腹内病因往往与腹腔缝闭后 2~7 天腹内积液有关。增强 CT 是腹腔积液的主要辅助检查手段。在脓毒症以及在可能存在的吻合口漏、附近有可识别脓腔的情况下,可能需要做再次剖腹术。包裹性盆腔或膈下积液可以在影像导引下做经皮穿刺引流,不必做再次剖腹术。

(五) 盆部创伤

1. 骨盆骨折 有些多发性创伤病人其休克的原因是严重骨盆骨折所致的腹膜后出血。骨盆环可以因为力的矢量发生断裂,前后(antero - posterior,AP)方向的作用力导致"开书"型骨盆环断裂;侧方力导致挤压(lateral compression,LC)骨折;与其他方向的力相比,上下方向的轴向力(纵向剪切骨折)导致半侧骨盆纵向移位。每一种损伤机制都会导致贴附于骨盆侧壁的静脉丛和静脉分支破裂,这些静脉均回流入髂内静脉。根据损伤的类型,可以有髂内动脉的分支损伤,纵向剪切力所致的骨折往往并发动静脉同时损伤。

骨盆骨折往往伴有严重合并伤,在骨盆骨折早期救治中这些合并伤常较骨折本身更为严重。急诊抢救原则可按 McMurtry(1980)提出的 ABCDEF 救治方案顺序进行,即 A(air-way 气道)——通畅呼吸道,注意胸部损伤,气管插管,闭式引流等;B(bleeding 出血)——失血性休克是造成骨盆骨折早期死亡的主要原因,应快速补充血容量,同时要控制出血;C(centeral nervous system 中枢神经系统)——过度通气,保持 $PaCO_2$ 在 $30\sim35$ mmHg,应用肾上腺皮质激素;D(digest 消化)——消化系损伤的处理;E(excretion 排泄)——泌尿生殖系损伤的处理;F(fracture 骨折)——骨折的处理。**在休克复苏或于抗休克的同时进行骨折脱位的整复与骨外固定,以利于控制出血、减轻疼痛及促进全身情况的稳定。**急诊时用骨盆外固定器固定有助于控制骨折端的弥漫出血,亦便于搬移病人。

对于骨盆骨折病人,DPL 一般在脐上切开,而不同于常规的脐下切开,如此可避免穿入骨盆骨折的血肿内。从外科角度看,手术很难控制骨盆出血,最佳的止血方法是用外固定器(C 金属型夹或钳形骨盆外固定装置)固定骨盆和保护完整的后腹膜以祈压迫止血。因为,大多数骨盆血肿的出血来源于骨折部位、静脉丛及邻近组织的血压低的部位,**严重骨盆挤压伤病人的腹膜后出血量可达 5 L。因此,一定要避免穿入骨盆血肿。**如果没有外固定器,可行动脉造影加血管栓塞。

2. **固定**　你应该确保所有在创伤机制上可能有骨盆创伤的病人两腿并拢处于中立位,正确使用骨盆兜或床单(要求骨盆兜的中纬线与两侧股骨大转子横断面重合)。如果该病人体液复苏有效,情况依旧良好,你就可以让病人去做一次多排增强 CT 检查,了解躯干和骨盆有无骨折。任何程度的造影剂染色加骨盆血肿都提示进行性出血,需要采用介入放射手段做急诊栓塞治疗。

3. **首选介入科止血**　严重骨盆环骨折病情不稳定的休克病人[依靠轻柔临床触诊(只能做一次!)或(最好能摄一张)X 线平片做出诊断]要求你当机立断做出处理。你需要把来自骨盆的出血止住,并兼顾同时受伤的其他出血部位。如果胸部 X 线和 FAST 显然没有问题,并且你能找到介入放射科医生帮忙,有马上可以使用的血管内介入手术室,创伤团队的全部成员就可以将该病人送去做选择性髂内动脉造影加栓塞。如果没有介入放射条件,或者病人处于失代偿状态,或者你想采用其他迅速的外科处理(例如:对 FAST 阳性病人做剖腹术),就最好将病人送入手术室,采用腹膜外填塞(extraperitoneal packing,EPP)法处理盆腔出血。

4. **术前准备**　确保剖腹手术器械包已经打开,准备了血管外科器械。只要骨盆兜的位置正确、松紧适度(不要太紧),就不需要做骨盆外固定。

5. **体位摆放**　按创伤病人的标准要求摆放十字体位、做皮肤消毒。确保麻醉团队成员遵从 DCR 原则,提前将准备做 EPP 的想法告知洗手护士。让介入放射科医生处于待命状态,要求他们在手术结束时能集结到位。

6. **切口选择与探查**　EPP 一般都是在病人的病情进行性恶化的情况下实施的,这种病人对出血点的遗漏很难耐受。有鉴于此,即使 FAST 扫描阴性,也应该按标准方法做正中剖腹切口。在该切口的最下端或许可以见到因骨盆骨折正在向上向周围扩展的血肿,不过,这不是主要问题。

如果腹腔内有大出血，请迅速处理之，除了必需的操作（填塞、器官切除）外，不要"画蛇添足"。把注意力转向盆腔。主要血肿总是位于骨盆损伤最严重的一侧，可以向头侧扩展至肾周围组织，并将结肠推向腹侧。

7. EPP的实施　在腹壁切口下端，用两把血管钳夹住血肿一侧的腹膜切开缘。用剪刀在腹膜外快速分开创建一个间隙。随着分离工作进展（起初是向侧方分离，然后是向后方分离进入真骨盆），你会很快遇到更显著的血肿。由于血肿的膨胀已经创建了间隙，你的分离工作会越来越容易，此时，你可以将腹膜拉向中线，尽可能去除血肿。然后在后方创建间隙直至骶髂关节，如果手指触到骨碎片，提示你遇到了骨折线（图7-9）。

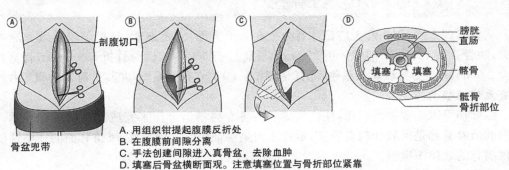

A. 用组织钳提起腹膜反折处
B. 在腹膜前间隙分离
C. 手法创建间隙进入真骨盆，去除血肿
D. 填塞后骨盆横断面观。注意填塞位置与骨折部位紧靠

图7-9　盆腔的腹膜外填塞

取一块大号的剖腹纱球，用非优势手将腹膜和内脏牵开的同时，用一把长镊将该纱球送至该间隙的最底部。确保第一块纱球位于骨折线附近，尽可能地靠后方和深面。将手术台调低，或者要一张脚凳，以方便操作。然后再紧靠第一块纱球顺序塞入第二、第三块纱球。然后，将对侧的腹膜外间隙分开，重复这种填塞。这两套纱球在后方应该相互"顶着"，就像一副拳击手套在指关节处相互推挤。

现在把目光放在剖腹切口下段的浅部。用可吸收缝线将腹膜切开处的内侧缘（你在起初做腹膜外分离时曾经用血管钳夹住该处）与腹直肌的内侧缘缝合。如此可以将腹膜外间隙"缝闭"，有效防止纱球移位。

8. 关腹　如果你采用的是DCS模式，或者病人发生腹部筋膜室综合征的风险比较高时，可以将腹腔敞开。然而，在腹直肌鞘下段做几针间断缝合会有助于维持盆腔血肿的填塞效应。

9. EPP的术后处理　这是一种填塞止血法——"栓塞止血的过渡手法"。除非病人存在其他需要优先处置的伤情，一定要将这种病人转至介入放射手术室做血管栓塞术。

按计划的再次剖腹探查加填塞物撤除应该请骨科同道参与，最好能在24小时内进行。确保手术室有C臂X线机条件。拆除缝线，再次将腹膜向下推开，在大量温盐水浸泡情况下撤除填塞的纱球。倘若没有继续出血，你的骨科同道就能判断是适合采用内固定还是外固定。关腹，撤除骨盆兜带，对骨盆环做固定。如果病人有继续出血，就重新填塞，计划在48小时内做再次剖腹探查、尝试撤除填塞物。

10. EPP的术后并发症　EPP病人都属于最重的创伤病人之列，这类损伤往往包括与体内多个部位严重损伤相关的大出血。预计需要长时间ICU和住院医疗，以及长时间的康复治疗。

病人大多需要卧床不起数周时间。要在填塞取出后 24 小时之内启用抗栓措施。

（六）四肢创伤

经验之谈：

四肢损伤诊治要点：

- 检查四肢末端的脉搏和神经功能很重要。
- 固定四肢的骨折和脱位，尤其在骨折的移位纠正后。
- 股骨骨折和骨盆骨折可无明显外出血表现，但可发生失血性休克。
- 肱骨髁上骨折、股骨髁上骨折以及膝关节脱位容易合并血管神经损伤，在这些病人，要常规做预防性筋膜室切开术。

从骨科观点看，创伤病人应该注意力放在 3 个方面：①出血量：骨折可以导致血液大量丢失，肋骨骨折 125 mL，前臂骨折 250 mL，肱骨骨折 500 mL，股骨骨折 1 000 mL，骨盆骨折至少 2 000 mL。②脊柱有无损伤，尤其是颈椎。③关节有无损伤，尤其是肘窝和腘窝内的动脉有无伴随损伤。

四肢伤可以是毁损性损伤，往往需要外科各专科精诚合作来完成复杂的重建手术。四肢伤的**治疗目标**是保肢和功能恢复，**治疗原则**是保证血管的延续性、维持骨骼的完整性以及提供满意的软组织覆盖。

1. **穿入伤**　典型四肢穿入伤多见于 40 岁以下的年轻男性，并且往往有多处伤。保持高度的警惕性是及时诊断和处理这类损伤的关键。

（1）血管损伤：创伤的四肢可以耐受 6 小时的缺血才会出现不可逆性功能丧失，因此，及时识别并修复血管损伤在四肢伤的处理中至关重要。对不伴骨骼损伤的枪弹伤或戳伤伤员来讲，**四肢血管探查的主征**（hard signs）是：无脉搏、搏动性出血、血管杂音、血管震颤和血肿进行性增大。对有骨骼损伤（骨折、脱位）或枪弹伤的伤员来讲，具备上述血管探查主征者还需要行动脉造影进一步证实。**四肢血管探查的次征**（soft signs）是：神经功能丧失、非进行性增大性血肿、伴有骨折、软组织损伤严重和出血/低血压史。有一个实用的流程是先测定踝肱指数（AAI）。如果伤肢 AAI＞0.9，则无需进一步做放射性检查；如果伤肢 AAI＜0.9 提示可能存在血管损伤，需要进一步行超声 Doppler 检查。如果超声 Doppler 检查也不能明确诊断，则需要行动脉造影；如果超声 Doppler 检查阳性，你可以直接手术探查，也可以行动脉造影（取决于各医院）。没有血管探查主征，也没有次征的伤员，不需要行动脉造影检查来排除血管损伤。隐匿性血管损伤可以先行非手术处理，以后依据具体情况考虑是否行修补术，并发症发生率不会增加。动脉损伤最好能在 6 小时内修补以获得最大救肢率。手术方法与择期血管手术相同，先将受伤血管的近侧和远侧阻断，如果动脉的撕裂口不大，可以用单股缝线行一期修补。如果损伤复杂（大段缺损或环形缺损），则需要行切除-吻合术、补片血管成形术或血管移植间置术。只要有可能，应该尽量利用自身静脉来完成补片成形术或血管移植术，尽量不要用 PTEF 材料，因为自身静脉的通畅率更高。在前臂或小腿损伤，可以结扎一根动脉（只要另一根动脉正常）。在复合伤病人，应该优先恢复血流（通过临时转流或正规修补），然后再考虑骨骼重建。血管修补术后都应该通过血管造影证实。如果病人的血流动力学稳定，静脉损伤修复的常用方法是侧方缝合或切除后端-端吻合。其他病人可以考虑将受损静脉结扎，术后抬高患肢，并穿戴长筒弹力袜（目的是减轻水肿）。**应该放宽多个筋膜室切开的适应证**，特别当缺血时间长或有伴随损伤的病人。

- 出血和缺血是血管损伤的两大表现,处理重点不同。对创伤病人,出血是救治工作的重点之一,而缺血不是。
- 穿入性损伤可以尝试将球囊导管插入创道,压迫止血。
- 血运重建前应先进行骨折复位、固定。
- 血流动力学稳定的病人,血管造影不但可以了解血管损伤情况,还可以治疗(栓塞或内置架植入)。
- 在血肿外控制损伤血管近侧血运。损伤血管远断端的反流性出血可以通过 Fogarty 球囊阻断。
- 动脉游离的安全层次是沿动脉外膜进行,其标志是见到略微发白的动脉壁(壁上可见细小滋养血管)。
- 简单血运重建是指通过单纯的血管缝合就能完成的血管重建。
- 复杂血运重建是指通过血管吻合(包括补片和人造血管移植)能完成的血管重建。这种手术不仅耗时,还可能用抗凝剂。这就要求您在复杂血运重建与损害控制之间做出抉择。切记:有一种智慧是"低调"(会放弃)。如果你准备在修补动脉的同时修补静脉,请先修补静脉,因为静脉一旦形成血栓后,内膜就不光整,并且一定要在动、静脉修补口之间间置一块有活力的软组织,以免形成动-静脉瘘。动脉横断伤的最佳处理选择不是端-端吻合,而是间置一段人造血管,以免广泛游离进一步损伤血管的分支。但是,膝关节以下或肩关节以远的动脉太细,用 4 mm 的人造血管无法保证通畅。
- 放聪明些,在血运重建前做预防性筋膜室切开减压!下肢筋膜室切开时要注意避免损伤近侧腓骨头外侧的腓总神经。
- **显露腋动脉**的切口是三角肌与胸大肌的肌间沟,向下牵开头静脉,显露腋窝的解剖标志——腋静脉,腋动脉位于腋静脉的背侧、头侧。此切口可以向远侧沿肱二头肌与肱三头肌的肌间沟延伸,切开动脉鞘显露正中神经和肱动脉近段。腋动脉损伤的损害控制方法是插入暂时性转流管或结扎加预防性筋膜室切开;了断性治疗是取自体大隐静脉血运重建。肱动脉损伤的损害控制方法是结扎加预防性筋膜室切开;了断性治疗是取自体踝上大隐静脉血运重建。
- 在腹股沟区,先找到腹股沟韧带,然后找到股鞘切开之。**股总动脉和股浅动脉**就不难认定。在股总动脉突然变细的部位就是股深动脉的起始部。在股深动脉与股浅动脉之间有一根旋股外侧静脉。股动脉损伤的损害控制方法是暂时性转流加预防性筋膜室切开术或结扎加预防性筋膜室切开术。股静脉损伤的损害控制方法是单纯缝合修补或结扎术。
- 缝匠肌是**股浅动脉**的"门卫"。可以在大腿内侧缝匠肌前缘切开,在大腿中上部向前牵开缝匠肌,在大腿中下部前后牵开缝匠肌,寻找该动脉,股浅动脉与隐神经关系密切。股浅动脉损伤的损害控制方法同股总动脉。
- 在所有肢体血管损伤中,**腘动脉损伤所造成的截肢率最高**。因此,对腘动脉损伤应常规做预防性筋膜室切开术,并根据情况使用全身肝素化。腘动脉也是下肢最难显露的动脉。在大腿下段的股内侧肌与缝匠肌之间的肌间沟切开。扪到股骨后缘,在其后方切开深筋膜进入腘窝。无论是膝上还是膝下,股骨后缘都是显露腘血管的主要解剖标志。此处的三大陷阱是损伤毗邻的腘静脉、误切隐神经(在切口后方)和误将腘静脉认作腘动脉。腘动脉旁路手术是取健腿的大隐静脉倒置后间置移植。小腿的 3 根动脉中只要有 1 根通畅就可以满足需要(术中造影可以证实),如果需要血运重建,应选择胫后动脉。

(2)骨骼损伤:X 线平片就可以做出诊断。骨骼完整性的修复可以用内固定,也可以用外固定。在复合伤病人,应该先做临时转流术,然后才对不稳定性骨折进行固定。如果污染重或组织缺损多,最好选择外固定术。

(3)软组织损伤:在四肢损伤的第一次手术中,一般不会对大块软组织缺损创面做了断性闭合。复杂的创面往往需要做彻底清洗和修剪后用敷料覆盖,以后每天到手术室观察创面情况。然后行延期闭合,有时还需要用软组织皮瓣(带蒂皮瓣或游离皮瓣)。对少数毁损性的四肢伤,如果软组织缺损严重者、主要骨干受损者或周围神经损伤无法重建肢体功能丧失者,应该考虑一期截肢术。

2. 钝性伤 四肢钝性损伤可以导致肢体毁损性挤压或肢体近乎撕脱的损伤。四肢钝性损伤的处理同四肢穿入伤,但是由于损伤的范围广泛,救肢和保肢困难。四肢钝性损伤的创面处理往往需要外科多个专科精诚合作。

- 肩关节脱位或肱骨头骨折应检查腋神经有无损伤,腋神经损伤表现为三角肌无收缩运动、三角肌区皮肤感觉障碍。
- 肱骨干或肱骨髁上骨折或肘关节脱位应检查桡神经有无损伤(10%～15%)。桡神经损伤表现为"垂腕"畸形。
- 肘关节脱位和肱骨髁上或肱骨髁骨折应检查尺神经有无损伤(10%～15%)。尺神经损伤表现为不能握拳。
- 膝关节脱位和股骨髁上骨折应该在复位后检查腘动脉有无损伤。"5P"体征往往会在数小时后才出现,因此,对这类损伤你的处理措施应该是留院观察或动脉造影。
- 胫骨骨折应该在伤后 36 小时密切监测是否有骨筋膜室综合征出现(远端脉搏减弱),不要盲目开具镇痛剂或麻醉剂。

3. 四肢筋膜室综合征 常见于四肢远段(前臂和小腿)的创伤。典型病人多有长时间的伤肢缺血或外来压迫、有骨折、有挤压伤或血管损伤(尤其当同时有动脉和静脉受损)以及有烧伤(环形焦痂压迫)。原本无弹性的筋膜室内组织压增高(超过 30 mmHg)就使得毛细血管血流断流和缺血,结果使骨筋膜室内肌肉和神经缺血。早期征象是骨筋膜室内神经缺血引起足部感觉减退。典型临床表现是"6Ps"(见本章第一节中二之(三))。诊断依靠高度的警惕性和反复监测(要求在伤后 36 小时内每 6 小时监测 1 次筋膜室压力)受累骨筋膜室的压力,骨筋膜室压力超过 30 mmHg 或低于 30 mmHg 但存在缺血证据时可以确诊。

骨筋膜室综合征的治疗是及时筋膜切开。随着毛细管血流恢复,产生的大量酸性血液、钾、肌红蛋白和其他细胞代谢产物会进入全身循环。要保持正常的肾功能,应清除血液循环中的这些缺血代谢产物。肌红蛋白在酸性尿中可直接损伤肾小管细胞,并可以沉积导致肾小管堵塞。治疗原则是保持足够尿量[100 mL/h 或 1 mL(kg·h)]并碱化尿液(pH > 7.0)。

(七)软组织创伤

一般来讲,手枪所致的伤口不需要做正规的外科切除,但需要清洗和用敷料包扎。预防用广谱抗生素和破伤风预防,判断枪弹的弹道是否伤及体腔、关节、血管和腱鞘。

对军用突击步枪枪弹所致的伤口需要全面探查,因为这种枪弹与组织之间有比较高的能量交换,可能造成远离伤道的组织结构损伤。这类伤口应该敞开,几乎没有例外。4～7 天后考虑做延期一期缝合。

伴有长骨骨折的软组织伤口要特别注意,因为这类伤口往往会危及伤肢的存活。请参考 BOAST4 指南来指导你的处理。

1. 术前准备 对伤口区域做皮肤消毒,范围要足够大,以便对皮肤切口做必要的非计划性延长。

2. 切口选择与探查 为了能满意显露损伤结构,一般都需要将伤口扩大。在后继的了断性修复术中有时还需要再次扩大伤口。

(1)手指探查可以了解创道走向,但是并不能可靠地显露其深度或最终范围。了解伤道深度或最终范围最直接的方法一般是在创道表面直接切开覆盖创道的组织。请一定要考虑到伤口最终的位置和范围,尤其当后继的了断性手术切口需要延长时或者切口需要跨越大的皮肤皱褶时。不过,在救命性外科手术中,美容(将来的外观)并不是令人担忧的主要问题。在可能的情况下,沿肢体长轴切开。有些情况下也可以做对口切开。

(2)逐层探查伤口。循戳伤伤口经过的组织层次进行探查,逐层切开直至你所见到的组织无穿透伤。切记:组织与组织之间的关系可能与受伤时的关系不同,穿入性伤口可能与预想的情况大相径庭。组织层次形成了一系列阻挡,如前文所述的腹壁。

(3)识别伤道内的神经血管束,注意是否存在神经血管损伤,不过你不需要将神经分离出来。大多数神经损伤为神经失用症(neuropraxias),Seddon 将其描述为一种不伴神经变性的暂时性麻痹,能自行康复。如果神经外观有损伤,就可能需要在后期做神经探查,请用不可吸收缝线标记其损伤部位。

3. **暂时止血**　用纱球暂时压迫出血点,用吊带或动脉夹分别控制大血管的近端和远端。不要用血管钳盲目钳夹,不过,如果遇到小的出血血管,可以在直视下夹住并结扎。

4. **清创**　出血得到控制后,就开始着手清洁伤口。用大量生理盐水反复冲洗伤口,然后用消毒液清洗伤口。这可以去除大多数表面异物,改善伤口的外观。随着探查的深入,去除位于深部的污染物。

(1)不一定要将 X 线片上见到的每块金属片或玻璃片都取出。运用你的临床判断力。植物碎片或木片都是慢性感染的重要病源,都应该清除。

(2)找出坏死的肌肉,毫不犹豫地切除之,坏死肌肉的特点是苍白、无收缩性、糊状、切割时不出血。检查肌腱是否有损伤。肌腱损伤不必立即修复。对"破布条样"的断端做修剪,像标记神经断端一样(参见上文)用不可吸收缝线标记肌腱断端。

(3)对粉碎性骨折要特别注意。对污染的骨端要做清洗,只要它依旧与有血供的骨膜或健康的肌肉相连,就不要去除。弃去脱落下来的细小碎骨片,否则,这些骨片会造成术后伤口感染。先恢复肢体血运,后做骨折固定。先用血管转流法暂时恢复肢体血供,然后做外固定或确切固定,最后完成确切的血管修复。

(4)找出是否存在关节损伤,彻底清洁之。外露的软骨至少需要有一层健康组织覆盖,最理想的覆盖物是滑膜。

5. **修补手术结束时再次冲洗伤口**　确保止血彻底,然后对开放的污染伤口进行包扎,或对清洁伤口进行缝合。

6. **修补手术结束前的核查**　确保所有失活组织都已切除,敞开的伤口敞得足够大以利于引流,止血牢靠。

在离开手术室前,一定要察看远侧肢体的活力,尤其对使用紧缩敷料的病人。

7. **伤口敞开**　用抖松的纱布轻轻将敞开的伤口包起来,允许渗液自行外渗。不要包得太紧。

8. **缝合伤口**　**不要缝闭伤口**,除非你确信这是一个新鲜、干净、组织健康的伤口。如果你心存疑虑,请采用延期一期缝合。在缝合时,请将组织松松对合,绝对不能缝紧,按其自然层次对合。一般不需要对肌肉做缝合,但是,皮下组织需要用可吸收线缝合,最好是间断缝合,目的是降低组织液在死腔内积聚的风险。

用不可吸收缝线间断缝合法缝合皮肤,修剪创缘的倒角。

除了缝外,在延期一期缝合时,尤其当存在组织缺失时,可以考虑采用一期断层皮片移植。

9. 术后处理　用脱脂棉固定受伤的软组织,用绷带固定敷料,必要时用小夹板(即使在没有骨损伤的情况下)。

观察伤肢在术后是否有缺血、出血和感染(发热、伤肢疼痛加重、肿胀)征象,确保连续使用抗生素直至伤口得到确定性覆盖,或在 72 小时后停用,以先到指标为准。

第五节　腹部筋膜室综合征

腹部筋膜室综合征(abdominal compartment syndrome,ACS)是由于腹腔内压力增高所引起的一系列全身性的病理生理变化,并以循环、呼吸系统以及肾等脏器功能紊乱为主要表现。临床上并不少见,预后不良,虽经腹腔减压等处理,其死亡率仍然很高(60%)。

【定义】　ACS 的相关定义描述见表 7-8。

表 7-8　ACS 的相关定义描述

序号	描　　述
1	IAP 是存在于腹腔内的稳定压力
2	APP = MAP − IAP(从脑灌注压的计算演变而来)
3	FG = GFP − PTP = MAP − 2 × IAP(腹腔高压时,PTP ≈ IAP,GFP = MAP − IAP)
4	IAP 要求用 mmHg 表示,传感器在腋中线水平为零参照点,在完全仰卧平躺时呼气末测定,以免腹肌收缩影响
5	间断 IAP 测定的参照标准是在膀胱内注入 25mL 无菌生理盐水后测定
6	成年重症病人 IAP 的正常值约为 5～7 mmHg
7	IAH 是指持续测定或反复多次测定 IAP ≥ 12 mmHg,即病态 IAP 增高
8	IAH 的分级:Ⅰ级,IAP 12～15 mmHg;Ⅱ级,IAP 16～20 mmHg;Ⅲ级,IAP 21～25 mmHg;Ⅳ级,IAP > 25 mmHg
9	ACS 是指持续 IAP > 20 mmHg,伴有新器官功能障碍/衰竭,APP < 60 mmHg 不是必备条件
10	原发性 ACS 是指腹腔盆腔损伤或疾病导致的 ACS,这种情况一般应该尽早手术或介入放射干预
11	继发性 ACS 是指起初的损伤或疾病不在腹腔盆腔所造成的 ACS
12	再发性 ACS 是指原发性或继发性 ACS 经过外科或内科治疗后再次出现

ACS=abdominal compartment syndrome(腹部筋膜室综合征),APP=abdominal perfusion pressure(腹腔灌注压),FG=filtration gradient(肾滤过梯度),GFP=glomerular filtration pressure(肾小球滤过压),IAH=intra - abdominal hypertension(腹腔内高压),IAP=intra - abdominal pressure(腹内压),MAP mean arterial pressure(平均动脉压),PTP=proximal tubular pressure(近曲小管压)。

引自:Malbrain M L N G, Cheatham M L, Kirkpatricket A. *et al*. Results from the International Conference of Experts on Intra - abdominal Hypertension and Abdominal Compartment Syndrome. I. Definitions. *Intensive Care Med*. 2006, 32(11):1722-1732. doi: 10.1007/s00134-006-0349-5.

【病因和分类】　在外科,腹内压升高的常见原因:严重腹部外伤或采用损害控制或填塞压迫止血处理;大量腹水或严重肠麻痹或复苏时输入大量液体致肠壁水肿或腹壁顺应性下降;在明显张力下缝合腹壁切口;急性重症胰腺炎合并肠麻痹和全身炎症反应综合征。

世界腹部筋膜室综合征学会将 ACS 分为原发性(primary)、继发性(secondary)和三发性(tertiary)三种:

■ **原发性** ACS 又称"外科"ACS,是一类原发于腹-盆腔内的、需要外科手术或血管内介入干预的损伤或疾病。这种 ACS 被认为是"经典的"ACS。原发性 ACS 病人通常都有腹内或腹膜后出血、实质性脏器损伤、损害控制外科(如:填塞法控制肝脏出血)或移植。原发性 ACS 还包括骨盆骨折出血。

■ **继发性** ACS 又称"内科"ACS。这是一类继发于腹腔外疾病(脓毒症、毛细血管渗漏)的 ACS。这一术语与用于腹膜炎的继发性含义大相径庭、格格不入。

■ **三发性** ACS 又称复发性 ACS,见于原发性或继发性 ACS 在预防或治疗情况下的复发。例如:外科减压后持续存在的 ACS,或在暂时腹腔关闭二次筋膜缝合后出现了全新的 ACS。

【病理生理】 正常时腹内压接近大气压,腹内压力升高对腹部脏器及全身脏器都有不利的影响(图 7-10)。

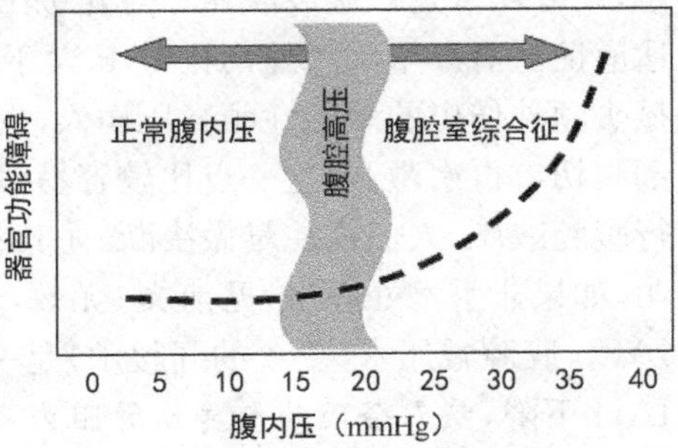

循环系统:心排出量下降,血压降低等。这是由于腹压升高,下腔静脉受压,回心血量减少,加之外周血管阻力升高所引起。

肾功能:主要表现少尿或无尿,BUN、肌酐升高,这与心排出量下降、肾动脉灌注不足、肾脏受压、肾静脉回流受阻、输尿管受压等因素相关。

图 7-10 腹腔高压与腹部筋膜室综合征

呼吸系统:腹内压升高、膈肌升高压迫肺脏,气道峰值压升高,肺顺应性下降影响气体交换,呈现持久的碳酸血症、低氧血症。

颅内压、脑灌注:腹内压升高,导致颅内压升高、脑灌注下降,CVP 上升影响脑静脉回流致颅内压升高,脑灌注量下降会加重神经系统损害。所以对伴颅脑损伤的伤员要谨慎采用腹腔镜诊断和治疗腹部外伤。

【诊断】 在多系统损伤,颅脑伴腹内脏器损伤,应监测腹内压。ACS 诊断的主要依据是:

1. **腹压升高** 存在腹压升高的原因见前述。

2. **临床表现** 腹部明显膨胀,腹壁浅静脉怒张;心血管系统受损,可出现心动过速、CVP 升高、血压下降等;肾功能受损,可有少尿或无尿,血 BUN、Cr 升高等;呼吸系统受损,可有气道峰值压升高(>8.33 kPa)、肺顺应性下降、低氧血症、酸中毒等。

3. **膀胱测压** 是较常用的辅助诊断方法,也可用胃测压或下腔静脉测压来估计腹内压。病人仰卧位,导尿管置入膀胱,外露端连接三通接头,其一端接尿袋,另一端接测压管。测压时,关闭接尿袋侧开关,向膀胱内注入无菌生理盐水 25 mL,将测压管充满无菌生理盐水后开放膀胱侧开关与其相通,0 点在腋中线水平。于呼气末期测压管水柱稳定后其高度即为膀胱内压力(1 mmHg=1.33 cmH$_2$O),测出值基本上与腹内压相符合。该方法简便易行,随时可于床边测出。通常以 25~35 cmH$_2$O 为诊断 ACS 的标准。Kron 对腹部手术后病人测腹内压为 4~17.7 cmH$_2$O,临床上无 ACS 表现,可认为是术后腹内压的正常值。腹内压在 15~25 cmH$_2$O 时,也需结合临床征象判断是否需要处理。Burch 认为腹内压为 20~25 cmH$_2$O 时需考虑减压处理;达 25~35 cmH$_2$O 时,多数病人需要治疗;腹内压>35 cmH$_2$O 则需立即减压处理。将腹内压分为四级更有助于判断。应指出:**ACS 的诊断需以临床征象为主,测压是一种辅助诊断的较客观的方法。**

在 ICU 复苏期间,尚需注意观察初次手术中可能遗漏的隐匿性损伤,必要时可酌情重复行 X 线、B 超、CT 等检查协助诊断。

【治疗】 ACS预后不良。Schein 收集文献 45 例,19 例(42%)死亡,其中末行腹腔减压处理者均死亡。因此,及时行腹腔减压处理是有效治疗的关键措施。

对有可能从腹腔减压手术中获益的 IAH-ACS 病人,如何优化对这种病人的处置和识别是一项极具挑战性的任务。外科干预决策的拟定不能单凭 IAH,要依据病人是否存在与 IAH 相关的脏器功能障碍。IAP 在 12 mmHg 的病人几乎不会有任何脏器功能障碍,而当 IAP 大于 15~20 mmHg 时几乎每个病人都会有明显的脏器功能障碍。**对Ⅲ级 IAH(参见表 7-3 中"IAH 的分级"),如果病人有腹部存在张力、出现了严重通气功能障碍和少尿迹象,就可以考虑做腹腔减压。对Ⅳ级 IAH,如果病人有呼吸和肾衰竭迹象,就是腹腔减压的适应证。** 对严重头颅外伤且 IAP 大于 20 mmHg 的病人(即使没有明显的 ACS)或没有明显头颅外伤史的顽固性颅高压病人,也必须考虑做腹腔减压。原发性 ACS 一般是将先前的剖腹切口再次敞开,这一点比较容易做到,而继发性 ACS 一般需要做一个正规的剖腹术进行腹腔减压,人们往往难做决断,尤其在病人没有腹腔原发病变的情况下。动物实验已经证明,如果非手术处理(参见前文)无效,可以采用微创手段做不显露腹腔的筋膜松解来缓解 IAP。腹腔减压术(正规的开腹术)是一种急诊手术,需要在手术室内实施。腹腔减压术使 IAH 下降,**病人会因为全身血管阻力突然下降出现严重低血压,潮气量突然增加,来自膈下的无氧代谢产物被血流洗出。呼吸性碱中毒、有效前负荷减少以及酸性产物、钾和其他产物瞬间大量涌入心脏,造成心律失常或心脏停搏。要在容量补充、前负荷满意后做腹腔减压。** 大多数病人腹腔减压有效,并得以存活。待病情稳定后,再把病人送回手术室做了断性关腹。如果病人的情况不能做一期关腹,可以选择下列方法关腹:仅缝合切口皮肤、复合补片、生物补片、在切口两侧做皮肤肌筋膜松弛切口将双侧腹直肌及其筋膜向中线推进、组织扩张器、肌皮瓣。

【预防】 原发性 ACS 的预防方法是对有 IAH 风险的病人以及在高风险外科手术后让腹腔敞开不缝。对采用晶体液复苏、存在继发性 ACS 风险的病人必须密切监视,如果病人在 6 小时内输液超过 6 L,请一定测定 IAP。除了监测血压和尿量外,腹腔灌注压是一项复苏终点的有用指标,在整个复苏过程中还要通过连续测定 IAP 来监测腹腔灌注压(腹腔灌注压=平均动脉压-IAP)。在重症病人还必须考虑常规测定 IAP,因为,IAH 是 ARDS 病人胸壁损害的首要病因。病人入 ICU 后,监测胃 pH 可以早期发现继发性 ACS 病例。高度的警惕性至关重要,尤其对继发性 ACS,因为继发性 ACS 发病隐匿,临床表现轻微。在病人出现 ACS 前驱表现时及时干预解除 IAH、避免发展成 ACS,对病人是有益的(表 7-9)。预防病人发展成 ACS 的措施包括:保守的体液复苏,使用镇痛剂、镇静剂和肌松剂,调整病人体位,引流腹腔液,焦痂切开,肾替代治疗,以及利尿剂。

表 7-9 腹部筋膜室综合征的预防

找出有 IAH-ACS 风险的病人(如:严重创伤、复杂腹部手术)
脏器功能的监测与评估:
- 肺脏:高碳酸血症、低氧血症、困难通气、肺动脉压高、PaO_2/FIO_2 比值下降、肺顺应性下降、肺内分流、死腔增加
- 心脏:CO 和心脏指数下降,以及需要使用升压药
- 肾脏:液体治疗无效的少尿
- 中枢神经系统:Glasgow 昏迷评分 < 10 分,或在没有神经创伤的病人出现神经学情况恶化
- 腹部:腹胀、CT 检查是否有腹腔积液、下腔静脉变窄、肾脏受压、测量腹围
用导尿管或胃管测量监测腹内压

续表 7-9

检查病人是否存在脏器功能障碍的其他试验：

- 胃黏膜 pH
- 近红外光谱测定肌肉和胃组织的氧合情况
- 腹灌注压 = 平均动脉压 − 腹内压
- 肾滤过梯度 = 平均动脉压 − 2×腹内压
- CT 扫描

降低 IAH 的措施：

- 腹腔积液的引流
- 肌肉松弛

避免一期缝合切口——腹腔开放或补片、3 L 输液袋、生物补片或真空辅助闭合装置（vacuum - assisted closure，VAC,真空辅助闭合）

CO = cardiac output(心排出量)，CT = computed tomography(计算机断层)，FIO$_2$ = fraction of inspired oxygen(吸入氧浓度)，PaO$_2$ = partial arterial oxygen pressure(动脉血氧分压)。

第六节 其他损伤

（一）蜜蜂和黄蜂蜇伤

当蜜蜂蜇人后,螫刺即被两根逆刺固定,无法退出,而蜜蜂在挣扎中因蜇器撕脱而死亡。被蜜蜂蜇后,应该用尖利的刀剔出毒囊,企图挤出毒囊的任何尝试都只会将更多的毒液挤入组织中。蜂刺一旦刺入体,将滞留在体内。眼睑被蜜蜂蜇伤后,对眼球的刺激作用可长达数月。

黄蜂的蜇刺不带逆刺,因此黄蜂在刺人后很容易退出蜇刺逃脱并再次蜇人。因而,在黄蜂蜇过的地方不会发现蜇刺残留。有一种变种雌黄蜂,称为黄茄克黄蜂,具有很强的侵袭力。

蜜蜂和黄蜂的毒素均含有组织胺、高分子的基本蛋白成分、游离氨基酸、透明质酸酶和乙酰胆碱。抗原蛋白具有种族特异性,不同种族蜂之间的抗原蛋白有交叉反应。节肢动物蜇后的症状轻重不一,轻者为轻微红斑,重者有明显局部反应,**多处蜇伤后甚至发生严重全身中毒,也可发生感染。全身的过敏反应与血清过敏类似。**

早期可用冰袋外敷以减轻水肿,抬高患肢体,口服抗组织胺药可减轻荨麻疹,静脉用皮质类固醇可减轻迟发性炎症。若有感染出现,应进行清创并应用抗生素。稍重的反应表现为晕厥或全身荨麻疹。若过敏反应严重,可用 1∶1 000 肾上腺素水溶液 0.5～1 mL 肌内注射,5～10 分钟后可重复给药一次,随后静脉缓推苯海拉明 5～20 mg。在休克时,需用皮质类固醇和全面支持措施,包括吸氧、扩容、升压药等。

（二）人咬伤

人咬伤的伤口细菌都来自口腔和牙齿,包括需氧的非溶血性链球菌、厌氧的链球菌、产黑色素类杆菌、螺旋杆菌和葡萄球菌。人的每毫升唾液含需氧和厌氧、革兰阳性和阴性细菌数量约为 10^8,因此,所有的人咬伤伤口必须视为细菌污染创口。令人奇怪的是动物咬伤创口含细菌量较少。治疗:彻底清创,冲洗创口,制动,大剂量青霉素 250 万单位静脉滴注,每 6 小时 1 次;或青霉素 VK 口服。青霉素过敏者可用头孢西丁或喹诺酮类。破伤风预防。

经验之谈:

千万不要缝合人咬伤的伤口,尤其是手部的伤口,这类伤口的感染率极高,包括拳击者伤口(第3～5掌指关节背侧的刺伤样创口)。其处理要点是清创(修剪坏死或污染严重的组织)。

不要随意丢弃断离的手指、舌、耳或唇,应请整形外科医生会诊。即使断离的组织无法再植,其皮肤、软骨或许还能利用。断离组织的正确保存方法是低温保存:用生理盐水湿润的(不是水淋淋的)纱布包裹离断组织后,将该纱布包放入干净的塑料袋内封存,然后将装有组织块的塑料袋放在含冰的容器内运送至目的地。切忌将组织直接浸泡在冷盐水中或直接放在冰上。

重视足背Ⅱ度烧伤的处理。足部伸肌腱对维持正常步态不可或缺,一旦创面加深,伸肌腱的腱鞘被破坏,就无法在肌腱上完成皮肤移植,逼迫做大手术。

(三) 狗猫咬伤

狗猫咬伤的伤口细菌多为多杀性巴氏杆菌,其他细菌同人咬伤。狗咬伤的伤口感染率比人咬伤稍低,但是要注意狂犬病问题。治疗:彻底清创,冲洗创口,制动,大剂量青霉素250万单位静脉滴注,每6小时1次;或口服阿莫西林-克拉维酸或头孢呋辛。

(胡浩霖)

第八章
外科管道

外科管道的作用主要用于引出液体或输入液体。管子的内端可以放在体腔、空腔器官内(如:胆道或泌尿道)或血管内,不同的管子有各自不同的放置方法和维护要求。许多管子外端的外观很相似,为了避免识别错误,必须在放置后立即对每个管子贴注标签,同时在手术记录中予以描述,并在术后医嘱中给出要求。

第一节 术后引流管

Robert Lawson Tait(1845—1899)认为:"只要心存疑虑,就留置引流!"相反,Yates(1905)认为:"无论从物理上讲还是从生理上讲,全腹腔引流都是不可能的事。"我们的意见是:引流管不是百利无害之物,不过,在外科确实有其"用武之地",它也是一把双刃剑,关键在于术者如何凭经验和直觉把握它(表 8-1、表 8-2)。术后引流管形式多样,主要用于引流人体无法排出的正常体液或异常物质(如:脓)。引流管可分为必须放置(如:胰腺手术区域留置的引流管)和选择性放置(如:肠襻吻合口旁引流管)两种。

表 8-1 腹腔引流的并发症

● 引流"热"	● 压迫侵蚀血管(压破血管)
● 引流口感染	● 拔管困难(引流管被缝住、引流管撕裂、成结)
● 引流口疝	● 引流"失效":滑入腹腔或断裂
● 引流口出血	● 无菌组织污染
● 粘连或压迫致肠梗阻	● 妨碍瘘管愈合
● 压迫侵蚀肠管(压破伤管)	

表 8-2 引流管的放置和管理

放置
- 选择一根与你的要求相适应的引流管,尽可能地细和软
- 仔细思考引流管的放置位置,剪去过长的部分,保留部分应该"够长"
- 不要紧靠肠管或血管放置
- 把大网膜放在引流管与重要结构之间防止压迫侵蚀
- 另戳孔将引流管引出腹壁,不要从主切口中引出,减少切口感染率
- 引流管在腹腔内的走行路线应尽可能短,根据指征放置引流和选择引流管的种类,引流管从低位出口
- 主切口缝闭中,在缝合筋膜时注意勿缝住邻近的引流管
- 用缝线和带子将引流管与皮肤固定

管理
- 尽可能用"闭式"引流系统
- 用低负压吸引,以免邻近组织被吸入引流管的侧孔内
- 保持细引流管的通畅,可以用少量生理盐水在无菌操作下每天冲洗2次
- 明确存在瘘(如:胆瘘)时,应该停止负压,将引流管接引流袋,依靠重力进行引流
- 引流管的头部不要紧靠拟引流的内脏缺损口,以免妨碍该内脏缺损口的愈合;可以通过窦道造影了解引流管的位置

拔管
- 引流量减少后或引流管的使命完成后应该及时拔除引流管。
- 放置时间长的引流管应该分期拔除,以免瘘道深部脓肿形成
- 可以在窦道造影或 CT 引导下(选择性地)拔除引流管或逐步拔出引流管
- 引流管部分拔出后应该重新与皮肤固定以免滑脱

（一）引流的种类

1. 闭式引流 引流管一端与体腔相连,另一端接密闭容器。

（1）**重力引流**指积液经引流管向下流入引流瓶内。

（2）**水封瓶引流**的作用是防止气体或液体反流入体内。这种引流是将一盛水的封闭瓶置于地板,将引流管的一端插入引流瓶的水中。如此,借助液体的重力作用阻止空气或水经引流管逆流。这种装置主要用于胸腔引流。

（3）**负压引流**:引流管接低负压可吸出大量积液(如:大量的胃肠道积液)。这种引流管有利于"死腔"闭合和组织相互对合,如:多孔扁形引流管(Jackson - Pratt 引流管)又称负压球引流装置。

2. **开放式引流** 引流管两端都不封闭。这种引流为细菌及其他物质进入体内引流区提供了通道,因而深部创面感染发生率高。尽管开放式引流在临床上是一种古老的引流方法,但有些医院仍在沿用。

3. **坑式引流** 又称双套管引流。其中一根管子用于进气或滴注冲洗液,另一个管子接负压吸引。在进气管中最好加用滤菌器。坑式引流主要适用于一些特殊情况,如:脓肿中絮状坏死物的吸出或需要持续灌洗来闭合腔隙的情况(如腹腔深部脓肿)。

经验之谈：

尽可能选用闭式引流,尽早拔出引流管,最大限度地减少逆行感染。

引流管要靠近吻合口,又不能与吻合口接触,防止压迫吻合口造成坏死,引起吻合口漏。腹腔内引流管要避免与血管或空腔脏器直接接触,避免引流管压迫所致坏死。

（二）引流的指征

1. **各种气胸(单纯性、张力性)** 用胸腔引流。

2. **胃肠功能未能及时恢复** 持续超过1~2天者,应留置鼻-胃管做胃肠减压。

（1）胃肠减压可缓解腹胀、肠胀气、恶心及呕吐。

（2）胃肠引流有助于了解引流液丢失量及引流液色质,可为液体补充提供参考。

3. **手术广泛剥离后所遗留之密闭腔隙(创腔)** 如:肝、肾等实质性脏器手术后应置引流;术中止血困难,术后可能发生血肿者,应置引流;此外,对乳房切除或皮片移植,由于创面

大，没有周围组织填充压迫止血，也应置引流。

引流量不多时，不要被误导，因为引流管可以被邻近组织堵塞。

4. 深部的、不能直接经局部伤口处理的脓肿　这里主要指位置深在、周围包裹完好的脓腔(如：膈下、肝下或阑尾周围脓肿)需要引流。弥漫性感染，如蜂窝织炎或化脓性腹膜炎，不必引流。

5. 通常应该放置引流的手术

(1) 胆囊切除后的胆囊床处。

(2) 胰腺手术区。

(3) 胃切除毕Ⅱ式重建后的十二指肠残端附近或残端内。

(4) 结肠前切除术(Dixon)的盆腔内。

(5) 脾切除后的脾床(详见第三十章)。

(6) 开胸术后的胸腔(肺切除例外)。

(三) 引流的注意事项及并发症

(1) 引流管是异物，容易被周围组织包裹后与血腔、脓腔隔开，从而影响血、脓及其他液体进入引流管，因此放置引流并不能保证不发生脓肿或其他液体积聚。

(2) 引流管及其经过的组织间隙都可以成为外界入侵细菌的集居地。引流使感染的危险性大增，开放式引流尤其如此。加强引流管皮肤出口处的护理，可减少细菌侵入。

(3) 引流不能代替止血，如止血不当，无论是否放置引流都可能形成血肿。

(4) 硬质引流管可压迫邻近的血管壁或肠管壁使之坏死。选用软质管或早期拔管可减少这些并发症(见表 8-1)。

(5) 引流管所接负压太大可造成邻近结构坏死，以间歇低负压吸引为宜。负压引流拔除时，应该先打开气孔的封盖，然后拔管。不要在负压状态下拔管。

(6) 引流管置于瘘管内可使瘘管经久不愈。应该随着瘘管的愈合，逐步将引流管向外拔出。

(7) 引流管未与皮肤固定会缩入体内，尤其会缩入腹腔。必须将引流管固定于体壁，并且引流管应带有不透 X 线之标记。也可用安全别针将引流管固定于体外。

(8) 引流管在游离腹腔内会很快被网膜或肠襻"封隔"，起不到引流作用。因此，弥漫性腹膜炎往往不易保持引流通畅，而局限性积液可引流。

(四) 拔管

引流管的使命完成后，应拔管。

1. 漏的可能性已不存在时可拔管。

(1) 胆囊切除后，若有胆管损伤，一般在术后 1~2 天可从引流管中看到胆汁漏，无胆汁漏或出血时，第二天可拔去引流管。

(2) 膀胱手术后拔导尿管会发生尿漏，因此引流管应比导尿管多留一天。

2. 术后引流积液(血、血浆或淋巴等)的引流管在无引流物时拔除。

3. 消化道重建术后的引流，在修补处愈合后拔除。

(1) 胆总管探查后的 T 管引流，在 Oddi 括约肌痉挛解除、胆道造影示造影剂顺利进入十二指肠、胆管内无结石影、T 管窦道形成后拔除。

(2) 全胃切除或食管切除后，食管吻合口内常留置胃管引流。吻合口漏多发生在术后一周内。在拔管前口服造影剂检查，视吻合口完好无漏时拔管。

（3）胃切除 Billroth Ⅱ式重建后的并发症之一是十二指肠残端破裂,形成十二指肠瘘。①十二指肠腔内置引流管(十二指肠造瘘),可防止十二指肠过度扩张和残端缝闭处破裂;②术后病人恢复良好,无十二指肠漏体征,可在术后 2～4 周拔除造瘘管。

第二节　胃肠道的各种内置管

胃肠引流管:鼻胃管和鼻肠管主要用于胃肠道的减压,如:胃排空延迟、肠麻痹或梗阻,引出摄入的有毒物质,提取胃内容标本进行分析(量、酸量、血)以及肠内营养支持。如果胃肠道功能满意,但口服营养低于每日需求量的 2/3 时,就应该进行肠内营养。

一、胃肠引流管

（一）鼻-胃管和口-胃管

鼻-胃管(NG)和口-胃管(OG)分别经过鼻腔或口腔插入,经食管入胃内。

【适应证】　胃和/或小肠减压;肠内营养;胃灌洗。

【禁忌证】　①面部骨折或疑有面部骨折的病人应该插口胃管,以免导管误入颅内;②严重的未纠正的凝血功能障碍(其他凝血功能障碍也应该视为相对禁忌证);③食管狭窄或有吞服强碱史,以免造成食管穿孔。

【种类】

（1）单腔胃管(Levin 管):Levin 管的特点是内径粗,可以用于诊断性抽取胃内容或治疗性用药。连接吸引器进行间断低负压吸引,可以避免胃黏膜被吸入造成管腔堵塞和胃黏膜损伤。

（2）Argyle Salem 坑式胃减压管:这是一种双腔管,粗腔用于吸引,细腔用于进气,允许持续负压或间断负压吸引,避免了负压造成的管腔堵塞和胃黏膜损伤。

（3）Ewald 管:也是一种双腔管,36 F 的腔用于抽吸血液、毒物和药物等物质,18 F 的腔用于冲洗。

【放置方法】　NG 管和 OG 管的放置都可以在床边进行。①成人至少需要 40～50 cm 管长才能到达胃内。②插管时最好取直立位,或卧位头部抬高 45°。③用少量水性润滑剂(Surgilube)涂在导管外面。④外用局部麻醉胶(利多卡因)可以减轻胃管插入时病人的不适感。如果能在咽后壁喷一些局部麻醉剂(Cetacaine)可以使病人插管时的不适感进一步减轻。⑤当导管插过喉咽部和食管上括约肌时,嘱病人吞咽。如果病人清醒并且合作的话,可以嘱病人饮少量水,吞咽动作有助于导管进入胃内。⑥病人出现气喘、呛咳或不能言语时,提示胃管误入气管。⑦抽取胃液测 pH 可以判断胃管尖端的位置,pH 小于 4 者有 95% 的把握提示胃管的尖端在胃内。也可以向胃管内注入 30～60 mL 空气,听诊左上腹的咕噜音,来判断胃管尖端的位置。

【导管位置的确认】　导管不透光条中断处是导管最近的侧孔位置所在,很容易在透视下识别。手术中放置的 NG 管应该在关腹前通过触诊确认其位置是否正确。

【导管的维护】　①每隔 4～8 小时用 30 mL 盐水冲洗导管 1 次,保证导管通畅;②坑式导管的进气孔也应该同时用 30 mL 空气通 1 次;③导管堵塞后可以用数毫升苏打水("雪碧"、5%碳酸氢钠溶液)或嫩肉剂冲洗管腔;④药片和胶囊应该碾成粉末,在水中混悬后从

NG 管或 OG 管内注入。

【并发症】 ①鼻咽部创伤病人或疑有前颅窝骨折的病人插 NG 管时,导管可能会经损伤的筛板进入颅内。②神志不清的病人和咽反射(gag reflex)受损的病人,NG 管容易被误插入气管或肺内,干扰呼吸,导致肺部并发症。③NG 管和 OG 管常常会影响下食管括约肌的功能,导致胃食管反流和胃内容物误吸、反流性食管炎以及食管狭窄。④侵蚀食管、胃或十二指肠导致穿孔很罕见,但是一旦发生可危及生命;NG 管长期压迫或牵扯鼻孔可引起鼻部皮肤坏死。⑤副鼻窦的引流受阻和细菌过度生长可导致鼻窦炎。⑥对需要长期肠内营养的病人,可以插入单腔 Dobhoff 管。

(二) 鼻-肠管

【适应证】 经胃营养比肠营养更符合生理,但是,在重危病人小肠营养更可靠,尤其在胃食管反流的病人和胃排空延迟的病人。但是,现有的资料并不支持小肠营养能明显减少误吸的发生率。然而,许多专家仍然认为十二指肠远端或空肠营养从理论上讲具有明显优势,尤其当用胃减压时。

【禁忌证】 肠梗阻、肠功能严重受损、腹膜炎、顽固性呕吐、麻痹性肠梗阻以及严重腹泻的病人都不宜用肠内营养支持。相对禁忌证包括重症胰腺炎、肠皮瘘以及胃肠缺血性疾病,需要依据临床情况考虑。

【放置方法】 鼻肠管的放置方法包括床边盲插、透视下插入、内镜引导下插入以及手术引导下插入。

盲插方法如下:①插管前 10 分钟静脉缓慢(1~2 分钟)推入甲氧氯普胺注射液。②如果已经有鼻胃管或口胃管,抽取胃内容观察其颜色和 pH,夹管。③把导丝插入营养管的主孔道,盖紧药物孔道的盖帽。④用 10 mL 自来水冲洗管道,了解管道是否通畅,激活管外面的亲水层。⑤将病人的头部抬至能耐受的高度。⑥像插鼻胃管一样,将营养管插入鼻腔,经鼻咽部向食管插入。屈颈部加吞咽有利于导管进入食管。⑦插至 55~60 cm 刻度时,注气,听诊胃部。抽胃内容,与之前的抽取物比较。胃液一般都含胆汁,pH 在 1~7,取决于是否用止酸剂。⑧继续轻轻地缓慢地推进小肠营养管,至 70~75 cm 时,缓慢注气 60 mL,使幽门开放。插管不要用力,遇阻力时,可以拔出少许,继续插入,直至 100 cm 标志处。⑨插管至 100 cm 后,抽取液体了解其 pH 和色泽,小肠液通常为黄色,pH 为 7+。⑩导管到位后,拔出内芯,用胶布固定。

【导管的维护】 ①每次使用前后都用 20~30 mL 生理盐水或自来水冲洗管腔;不用时,每 4 小时冲洗 1 次。②肠内营养液是高渗的,不宜快速一次性灌入,必须缓慢持续输入,避免体液发生渗透性转移或腹泻。③管腔堵塞后通常可以用一个小注射器(1~3 mL)抽取数毫升苏打水或嫩(软)肉剂来冲通管腔。

【并发症】 并发症同鼻胃管和口胃管,还包括:①位置不当:进入气管、肺或胸膜腔导致气胸、肺或胸膜腔积液。②移位:在转送病人、理疗或护理时,鼻肠管会向内或向外移位,甚至完全拖出。③失灵:包括裂缝、断裂或扭曲。堵管的原因很多,导管过长、管腔过窄、冲洗不当、连续灌注(不同于快速一次性灌注)以及给药和输液的方法。

(三) 胃食管气囊压迫管

胃食管气囊压迫管又称三腔二囊管或 Sengstaken - Blakemore 管。这种管带有 2 个可充气气囊(食管囊和胃囊)和 1 个引流孔。三腔二囊管压迫后咽部分泌物无法咽下,容易发生肺炎。Minnesota 管在食管囊近侧有侧孔供吸引,可防止这种并发症。

【适应证】　主要用于硬化法和药物治疗无效的食管静脉曲张出血(见第二十七章),具有救命作用,为经颈静脉肝内门体分流(TIPS)或手术分流争取时间。但是,不能用于 Mallory-Weiss 撕裂症,以免加重食管下端的撕裂。由于三腔二囊管的胃囊仅能压迫胃底贲门区,因此,对胃静脉曲张出血(门脉高压性胃病)无效。

【放置方法】　①插管前,病人最好先进行气管插管和洗胃;②可以选择经鼻插入,也可以经口插入;③插入后从胃囊注入 100 mL 空气,轻轻提拉导管,有阻力提示导管已经进入胃内;④用便携式 X 光机确认导管尖端的位置;⑤在胃囊内追加 100～150 mL 空气压迫曲张之静脉;⑥通过滑轮系统用 500～1 000 g 重力牵引导管;⑦食管囊注入空气至 24～45 mmHg;⑧再插入一枚鼻胃管至食管囊近侧,用于吸去唾液、观察出血情况;⑨摄全部平片了解导管的位置;⑩24 小时后,松开重力牵引,抽出囊内的气体(病人有胸部或腹部不适体征时,应该立即解除压迫)。再观察 24 小时,没有出血则拔除三腔二囊管。

【并发症】　球囊放气后再出血、食管穿孔、误吸和食管缺血性坏死。

(四)超(加)长肠减压管

超长肠减压管经鼻插入小肠。

【适应证】　主要用于术后粘连性小肠梗阻,然而,Levin 管一般就能满足需要。

(1)适用于复发性肠梗阻,但不适用于首次发病的小肠梗阻,首次发作者应选用剖腹解除粘连。

(2)适用于多处的不全性梗阻,如放射性小肠炎。

(3)对术后晚期粘连及恶性肿瘤所致梗阻无效。

【种类】

(1)Gowen 减压管是一种坑式引流管,需要借助内镜放到十二指肠远端或空肠近端。

(2)Cantor 管是一种单腔管,头端带一个球囊。导管进入胃后,向囊内注入 3 mL 水银,借助肠蠕动引流管被推向小肠远端。

(3)Miller-Abbott 管是一种双腔管,一个腔用于间断负压吸引,另一个腔有重力锤,不需要注入水银。

【放置方法】　①可以在手术中放置,在透视下或内镜下放置,也可以在床边放置。②导管进入胃内后,留 10～15 cm 的长度,将导管固定于前额;待导管随肠蠕动前移后,再留一定长度,重新固定之;如此反复,直至透视导管达到要求的位置。③导管一旦到位,将导管连通负压吸引。注入水溶性造影剂有助于了解梗阻部位。

【拔除方法】　把球囊抽空,每 3～4 小时轻轻向外拔 10～15 cm,直至导管退入胃内,目的是避免快速拔管引起的小肠套叠。

(五)鼻-胆管

鼻-胆管是一种单腔管,由硅橡胶材料(Silastic)制成。

【适应证】　①胆管炎:鼻胆管是通过 Oddi 括约肌插入总胆管或总肝管,将胆汁引流至体外,用于胆管减压。由于压力梯度的存在,因此,减压效果比内引流效果好。②胆道造影。

【放置方法】　在内镜导引下放置,导管接重力引流。

【并发症】　主要并发症是置管损伤、位置不正和脱位。

(六)经肛门减压管(肛管)

这是一种经肛门插入直肠的大口径管,用于结肠排气、排液减压。

【适应证】　主要用于结肠梗阻结肠扩张。可用于治疗乙状结肠扭转。

【放置方法】　在乙状结肠镜直视下将肛管经肛门插过扭转区。

【并发症】　由于直肠壁薄,受压后可发生坏死,肛管留置时间不宜超过 2～3 天,最多不超过 1 周。

（七）Baker 空肠造瘘管

是在术中将一根超长肠引流管直接插入肠腔内,其中最常用的是 Baker 空肠造瘘管。术中将空肠切一小口(空肠造瘘),将导管经该口插入空肠,用手将其推向小肠远端,目的是让肠襻在拟定的情况下形成粘连不致发生梗阻(又称"小肠内排列术"),其次是对扩张肠襻进行减压。

（八）盲肠造瘘管

术中将一根大口径管插入扩张之盲肠中,用于排气、排液减压。

(1) 主要用于结肠梗阻结肠极度扩张、盲肠直径大于 11 cm、有穿破之虞的病人。

(2) 恶性肿瘤所致结肠梗阻不宜作盲肠造瘘,应在肿瘤近侧行结肠造瘘。

【适应证】　过去的适应证是对未做肠道准备的结肠梗阻病人在梗阻病灶切除和一期吻合前做结肠减压;对不适合做手术的大肠梗阻病人做粪便转流;偶尔也用于穿孔性阑尾炎病人。也可以用于大肠运动功能障碍或排粪失禁综合征的儿童,以及经过选择的患有脊柱裂、脊髓损伤、肛门直肠畸形和严重神经功能障碍的病人。

【放置方法】　可以通过外科手术,也可以通过介入放射方法经前腹壁做盲肠减压引流。

二、营养性胃肠造瘘管

【适应证】　①胃肠道功能正常的小儿或成人,口服营养不能满足代谢需要者;②神经疾病伴有吞咽困难者,如:脑血管意外康复期的病人以及颌面部或颈部大手术后或创伤后的病人;③肿瘤引起口咽部、喉及食管阻塞;④各种分解代谢状态需要增加营养者,如:烧伤、消耗综合征(wasting syndrome)以及囊纤维化;⑤用于输液、输入药物以及胃减压;⑥恶性肿瘤造成的胃流出道阻塞,内镜下无法放入内支架管;⑦胃食管反流或胃排空延迟病人存在胃内容物误吸风险者,此时,PEG 管既可以用于胃减压,又可以用于持续空肠内营养。

【种类】

1. **颈部食管造瘘管**　管的一端在食管内,另一端从颈部皮肤切口引出,用于管饲喂养。

2. **外科胃造瘘管**　Kader 手术是在剖腹手术中,将大口径的胃造瘘管经腹部戳孔插入胃腔内,主要用于管饲喂养,也可用于长期胃减压。该管在不需要时可以拔除,拔管后若不重新插管,皮肤和胃之间的瘘道在6～24 小时后会自行闭合。

■ 术后 6～12 小时就可给予流质饮食。只要排除术后胃十二指肠排空异常,就可以尽早给予绞碎的正常食物。

■ 术后并发症:因造瘘口水肿造成梗阻;胃造瘘缝合口不愈、裂开;伤口愈合缺陷;腹膜炎;胃内和腹腔内出血;胃壁或造瘘口坏死。

■ 小诀窍:在折叠缝合胃包裹造瘘管时不要过度扭曲胃造瘘管,以免伤害胃造瘘口来自胃网膜左血管的血供。

3. **经皮内镜胃造瘘术(PEG)**　PEG 管的材质一般是硅酮或聚氨酯,粗细有 18～28 F 不同型号。PEG 管有一个内垫用于防止脱位。PEG 管的放置经典方法是 1980 年出现的拽拉法,又称 Ponsky - Gauderer 法(图 8-1)。先插入胃镜,在胃镜光源透照引导下经腹壁穿刺胃,并经腹壁向胃内插入导丝;胃镜抓住导丝后引出口腔;将营养管沿导丝从口腔插入胃内,再通过腹壁将营养管拖出体外。之后,又出现了"推进法"置管,即穿刺胃腔后,沿导丝将营养管通过腹壁插入胃内[不一定用 T 形锚紧线(T-fastener)做胃固定术]。与外科胃造瘘相比,PEG 具有价廉和操作时间短等优势。总的并发症发生率两者基本相当。

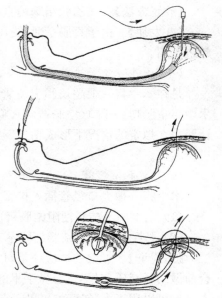

- PEG 的绝对禁忌证:预期寿命短暂者、胃前壁不能与腹前壁相贴者、间位结肠者、高位胃(胸内胃)、咽或食管完全性梗阻、腹膜炎、无法纠正的凝血功能障碍。
- PEG 的相对禁忌证:高位小肠瘘、大量腹水、门静脉高压症、腹膜透析、肝肿大、巨大食管裂孔疝以及胃次全切除者;胃的肿瘤、炎症和浸润性疾病以及腹壁疾病。
- 术后观察:每天检查胃壁与腹壁是否紧贴,避免营养管脱位和腹膜炎。还要避免"蘑菇头"牵拉过紧,造成胃壁坏死。
- 术后并发症:食管、胃和结肠穿孔;出血;脓毒症(一般见于术后 2～3 天);营养管脱位;胃-皮瘘;胃溃疡;腹膜炎;蘑菇头造瘘管包埋综合征[①];营养管向远侧脱位造成胃流出道阻塞;情绪激动的病人拔出营养管。

图 8-1　拽拉法内镜胃造瘘术

4. **经皮内镜胃空肠造瘘术(PEG-J)**　PEG-J 是通过腹壁上的 PEG 孔插入一根空肠延长管。理论上,PEG-J 既可以用于胃减压,又可以用于肠内营养,主要适用于不能耐受胃灌食或胃灌食后有误吸之虞的病人。PEG-J 长期维持有困难,导管常因呕吐退入胃内,也容易发生扭曲或阻塞而失去作用。

5. **放射线下经皮胃造瘘术(RPG)**　胃造瘘管还可以在透视引导下放置,资料表明这种胃造瘘管的放置方法比手术放置和内镜放置都便宜。这种 RPG 在局部麻醉下放入,病人安全、舒适。对高位的心肺疾病病人来说,RPG 管的放置比手术放置和内镜放置更具优势,因为后两种方法分别需要强镇静剂和全身麻醉剂。RPG 管的放置方法与 PEG 管相似,先经 NG 管注入空气,在透视下将导针穿刺入胃,然后放入导丝,将造瘘管拖出或推入。

6. **营养性空肠造瘘管(Witzel 隧道式空肠造瘘)**　手术中插入空肠,经腹壁引出体外,用于管饲(见第六章第六节)。

> 经验之谈:
>
> 　　一般在距 Treitz 韧带 30 cm 处空肠的对系膜缘切开,插入营养管,以免肠襻在与前腹壁固定后发生成角,造成肠梗阻。荷包缝线不要收得过紧,以免肠壁坏死。缝 Witzel 隧道时,涉及的肠壁越少越好,以保证最宽敞的肠腔。

(1)适应证:主要用于肠内营养,适用于不能耐受胃营养或胃营养有严重误吸风险的病人。包括严重胃-食管反流、胃瘫、反复误吸、胃手术后残胃不足伴胃流出道梗阻以及小肠大手术后的病人。

---

　　① 蘑菇头造瘘管埋入综合征(buried bumper syndrome):见于用胃壁包埋造瘘管后,由于牵拉造瘘管造成胃壁被侵蚀发生的并发症(出血、漏、滑出、堵塞)。

（2）放置方法：

- 手术放置：切开前腹壁，找到空肠，在对系膜缘切开，插入营养管，用荷包缝合法或 Witzel 隧道法固定之。
- 直接经皮内镜空肠造瘘术（DPEJ）：DPEJ 与 PEG 很相似，但难度更大，成功率为 72%～88%。需要将超长内镜插入空肠，利用内镜在肠腔内透照，经前腹壁直接将一枚 trocar 插入空肠。trocar 进入空肠后，通过拽拉法置入造瘘管。
- 放射线下经皮空肠造瘘术：原理同 RPG。既往有腹部手术史的病人肠襻因粘连而固定，穿刺容易成功。可以利用 T 形锚紧线（T-fastener）做肠襻固定，以便于做瘘道扩张和导管放入。

【并发症】　营养性胃肠造瘘管的并发症如下：

1. 小并发症　管腔堵塞、胃内容外漏浸渍管周皮肤和管周疼痛。小并发症的发生率在外科胃造瘘者为 14%～43%，PEG 为 6%～43%，RPG 为 0.7%～12%。

2. 大并发症　创口感染、坏死性筋膜炎、误吸、出血、穿孔、腹膜炎、麻痹性肠梗阻、内脏损伤和胃结肠瘘。大并发症的发生率在 PEG 为 3%～8.4%，RPG 为 0.5%～6%。死亡率在外科胃造瘘、PEG 和 RPG 分别为 3%～16%、0%～2% 和 0.8%。

PEG-J 可以因为球囊移位发生幽门梗阻、小肠梗阻、空肠管缩回入十二指肠或胃，以及胃或十二指肠损伤和溃疡。

外科手术空肠造瘘的并发症包括瘘道未形成前发生导管脱位、导管所致的肠穿孔以及技术问题所导致的损伤和导管不在位。肠梗阻的原因有浓缩食品、肠襻环绕营养管形成肠扭转、肠套叠以及球囊造成的肠腔不全梗阻。

DPEJ 并发症的常见原因是肠管不透光或肠腔阻塞使得内镜无法通过。出血、腹壁脓肿和结肠穿孔等严重并发症需要手术处理，约占病人数的 2%；造瘘口周围感染约占 7%；肠溃疡约占 5%；漏占 8%。

【护理】

1. 肠内营养　胃造瘘管通常允许一次性大量注入；空肠造瘘管就需要持续性灌食，以免腹泻。肠内营养管要求在灌食前后分别用 20～30 mL 自来水或生理盐水冲洗管道 1 次，不用时也应该每隔 4～6 小时冲洗 1 次。管道只要没有与肠管或腹壁做永久固定，在瘘道形成后就可以依据病情需要拔除。

2. 换管　硅酮管和乳胶管瘘道的形成需要 1～2 周，聚氨酯管则需要 6 周。换管最好在透视下通过导丝进行，避免位置不当或假道。

3. 拔管　胃造瘘管和空肠造瘘管都可以在换药室或床边进行。拔管后大多数胃造瘘口在 1～2 天内自行愈合，罕有需手术缝合筋膜层。

第三节　静脉导管

（一）骨髓腔插管

对需要立即进行体液复苏且没有静脉通路的病人，骨髓腔插管可能具有救命作用，尤其在小儿。

骨髓腔插管最常用的穿刺部位是胫骨前面、胫骨结节下方 2～3 cm 处（图 8-2）。在皮肤消毒后，将穿刺针连同 trocar 一并扎入直至突破骨皮质。撤除 trocar，用注射器抽吸穿刺针。液体的输注不应该有任何阻力。

骨髓腔插管可以用作体液复苏和药物输注。可能发生的并发症包括骨髓炎和筋膜室综合征（compartment syndrome）。一旦满意的静脉通路建立，就应该尽早撤除该装置。

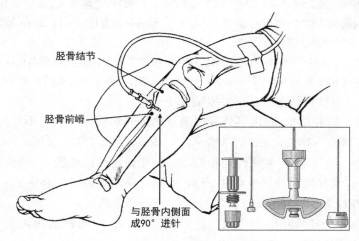

胫骨结节

胫骨前嵴

与胫骨内侧面
成90°进针

图 8-2　骨髓腔插管的进针方式和器械

（二）外周静脉导管

液体的流量与导管的长度成反比，与管道半径的 4 次方呈正比（Poiseuille 定律），因此，经典的外周静脉通道（口径小）只适用于维持输液和/或静脉用药，不适合做大容量体液复苏。容量复苏应该采用大口径（14 G 或 16 G）的短管。如果病人对容量的潜在需求量超过大口径外周静脉导管所能提供的量，可以用特殊的快速输液泵。

1. 选择一根适当粗细的导管。

2. 选择恰当的插管位置　一般都选择上肢，最方便的是手背静脉或前臂桡侧的静脉（头静脉）。最好不要在腕关节和肘关节部位穿刺。

一般不主张做下肢静脉穿刺，因为**下肢静脉穿刺加上制动容易发生下肢静脉血栓形成**。

3. 严格遵守无菌操作要求　用 2% 氯己定消毒皮肤。当穿刺导管的粗细大于 20 G 时，要常规用 1%～2% 利多卡因（用 25 G 针头）做局部麻醉，以减轻病人的痛苦。

4. 周围静脉置管　成功要诀见表 8-3。

表 8-3　周围静脉置管要诀

- 万勿急躁：耐心等待止血带远侧的静脉充分充盈，这会提升你置管成功的概率。
- 用非优势手固定拟穿刺静脉的远侧。
- 穿刺针与皮肤的夹角要小（穿刺针要基本与静脉平行），从而降低刺破静脉后壁的概率。
- 如今的经皮外周静脉穿刺一般也采用 Seldinger 法插入一根细短的软管。便携式超声诊断仪有助于穿刺。切记：穿刺针比导管长数毫米，因此，当见到针头有回血时不要马上固定穿刺针，而应该胸有成竹地将穿刺针/导管复合体一并向前推进直至两者都进入静脉腔，然后才能稍稍退出穿刺针，并轻松地将导管继续推到位。

5. 术后处理　将一块透明的半透膜粘贴覆盖置管部位，每日观察一次，注意是否有炎症迹象。要在病历记录中记载置管的日期。一般每 48～72 小时更换一次导管部位的敷料，以减少感染风险。

尽可能避免从外周静脉输入含钾溶液，因为这容易导致血栓性静脉炎。导管在不需要使用时应尽早拔除。

（三）中心静脉导管

除了能测定中心静脉压外，中心静脉导管的优点是可以同时输多种药物和液体。有时人们用单腔导管来实施全肠外营养，与多腔导管相比，单腔导管的导管相关性脓毒症风险较低。

【适应证】 ①输液、输血制品以及有刺激性的药品，如：万古霉素、氯化钾和肿瘤化疗药；②监测血容量；③营养不良需长期肠外营养者；④血液透析；⑤经静脉临时心脏起搏；⑥取血样。

经验之谈：

仅当病人处于平卧位或 Trendelenberg 体位时，才允许进行上腔静脉的置管、拔管或更换输液袋等操作。

右侧上腔静脉的置管失败，尝试左侧穿刺前，最好摄 X 线胸片以排除右侧气胸或血胸。

【中心静脉选择】 中心静脉置管的常用入路有 3 条：颈内静脉、锁骨下静脉和股静脉。

1. 颈内静脉 一般选用右侧，因为右侧颈内静脉位置表浅、管径大、气胸发生率低、直通上腔静脉以及导管位置不当的发生率低。与锁骨下静脉插管相比，颈内静脉插管引起的静脉狭窄不容易发生并发症，穿刺误入毗邻的颈动脉后，只要压迫片刻即可止血。严重低氧血症病人难以耐受气胸，应尽可能避免做锁骨下静脉插管。**透析病人最好选择右侧颈内静脉插管**，因为锁骨下静脉插管会影响该侧的透析通路。

2. 锁骨下静脉 2002 年美国 CDC 指南推荐 ICU 病人使用锁骨下静脉插管，因为这些病人颈内静脉插管后导管感染发生率高。低血容量情况下一般主张从右颈内静脉途径测 CVP，锁骨下静脉穿刺不容易成功，并且出血和气胸等并发症的发生率陡然增多。

3. 股静脉 主要用于紧急情况下。缺点：腹股沟区细菌多，导管感染发生率高；导管易扭曲，影响通畅；DVT 发生率高；影响下肢活动。股静脉穿刺时，针头应该在腹股沟韧带下方 3 cm 刺入，不要从腹股沟韧带上方刺入，以免发生腹膜后血肿、假性动脉瘤或肠穿孔，尤其在肥胖病人。

【插管前评估和准备】

1. 病史和体检 中心静脉插管前应该了解病人既往有无中心静脉插管史，有无经静脉放置的起搏器，有无中心静脉回流受阻表现（头颈部见侧枝静脉），有无对侧胸腔疾病（如：气胸或血胸，否则，穿刺所造成的并发症就会导致**双侧病变**，有严重心肺功能损害之虞）。头颈部感染灶、开放创口、气管切开以及肿瘤都影响置管途径的选择。如：因乳癌行腋下淋巴结清扫术后的女性，就应该选择对侧中心静脉插管，减少导管相关中心静脉血栓形成。

纠正业已存在的凝血功能异常，尤其当选择锁骨下穿刺时，因为该部位无法做直接压迫止血。

2. 实验室指标 凝血指标、Hct 以及血小板数。从最大安全考虑，如果做隧道式插管，血小板应 $\geqslant 50 \times 10^9/L$，INR < 2.25；如果做外周静脉非隧道式插管，血小板应 $\geqslant 25 \times 10^9/L$，INR < 4.25，因为此时的出血容易发现，并且可以压迫止血。

3. 知情同意书和监测 要签署知情同意书，采用全方位监测（三导联 ECG、脉氧和无创血压监测）。在 **Swan - Ganz** 导管所致的心律失常中最危险的是有束支传导阻滞

（0.1％～4.3％），因此，插管前最好用心电图排除左束支传导阻滞，并备好 Zoll 起搏器。所有 Swan‐Ganz 导管的球囊都是乳胶制品，病人必须没有乳胶过敏史。

【导管选择】 导管的种类很多，特性也各异。依据管腔的多少可以分为单腔、双腔和三腔；根据放置血管的不同可以分为动脉导管和静脉导管；根据导管放置时间分为短期导管、中期导管和长期导管；根据插管部位不同分为锁骨下静脉、股静脉、颈内静脉和外周静脉；根据皮下有无隧道分为隧道型和非隧道型；根据导管的长度分为臂长、至上腔静脉和至腔静脉心房交界处；根据导管的材质分为涤纶、抗生素套、包被肝素或包被抗生素；根据头端结构分为有活瓣和无活瓣。

1. 短期无隧道静脉导管 单腔和多腔无隧道静脉导管的优点是：价廉，可以在床边进行插管或拔除，通过导丝换管方便。缺点是：放置时间短（导管容易移位或感染），因为在设计时就是用于短期放置。如三腔导管、Quinton 透析管（现在为 Mahurkar 管）和 Hemo‐Cath 透析管。

2. 中期导管——外周静脉插入（Peripherally inserted central catheters，PICC） 材质是硅胶或聚氨酯，可以在体内放置达 6 个月，适用于家庭肠外营养或长期（4～12 周）静脉用抗生素病人，如：万古霉素治疗心内膜炎或骨髓炎。PICC 一般由经过训练的护士在床边局部麻醉下操作，常选用头静脉、贵要静脉或肘正中静脉。PICC 的优点是穿刺并发症少，穿刺价廉，由于上臂皮肤的细菌数比胸部少（低于 $10^5/cm^2$），因此感染率低。缺点是导管长（40～60 cm）和管腔细，容易堵塞，血栓性静脉炎发生率高。

3. 中期导管——非隧道型中心静脉导管 Hohn 导管是这类导管的典型代表，可以在床边插入。当然，在影像（超声、透视和/或静脉造影）引导下插管更好。虽然未建立隧道，如能在穿刺点的皮下用含银明胶袖套（Vitacuff）可以对感染起到暂时阻挡作用。明胶很快就溶解，不会与组织融合，因此很容易拔除。这种导管可以用于肠外营养以及细菌性心内膜炎或肿瘤诱导化疗等治疗，但是最多保留 6 个月。拔管的方法同其他非隧道型静脉导管，先拆除缝线，然后拔出导管，在穿刺静脉上加压片刻。

4. 长期导管（隧道型中心静脉导管） 隧道型中心静脉导管主要用于营养支持、肿瘤化疗和血液透析。皮下隧道一般放在胸壁，穿刺入锁骨下静脉或颈内静脉，导管插入上腔静脉。与 Tenckhoff 导管一样，这类导管的皮下部分也有两个涤纶外套（bicuff），有利于组织长入形成瘢痕固定导管，并能防止细菌从皮肤迁入。包被抗菌剂（氯己定）的双层袖套可以降低导管相关性血源性感染的发生率。常用的隧道型中心静脉导管是硅胶材质，与其他塑料导管相比，这种导管具有柔软、耐用的特性。如：Hickman 导管和 Broviac 导管，后者比较细，主要用于儿科。Groshong 导管（三向瓣膜式导管）的特点是头端有一个狭缝活瓣（头端有三向瓣膜，可有效防止回血、进气，使用安全，操作快捷），从而有效防止回血。多数静脉导管都需要每天或每周用肝素盐水冲洗，Groshong 导管仅需用生理盐水冲洗，因此更适用于对肝素过敏的病人以及肝素性血小板减少性紫癜的病人。血液透析管的材质一般应该是聚氨酯，聚氨酯允许管壁做得很薄，使得血流量更大。上肢静脉塌陷的病人可以经其他途径插管，如：经腰部、经肝脏、肋间和下肢静脉插管。

5. 埋入式静脉泵（输液港） 静脉泵于 20 世纪 80 年代用于临床，主要用于 6 个月以上的长期治疗，尤其是间歇性治疗。常见适应证是肿瘤化疗和反复住院的疾病，如：镰刀细胞病或囊纤维病，也用于整形外科扩张皮肤。埋入式静脉泵由导管和贮液泵两部分组成，导管与贮液泵相连。导管的插入方式同隧道型中心静脉导管，一般选择颈内静脉插管，将贮液泵放在锁骨下窝处皮下。导管的材质是硅胶的或聚氨酯的,贮液泵是金属的或塑料的,贮液泵表面有一层致密的硅胶膜供穿刺用。与中心静脉插管相比,泵的优点是感染率低,维护简单(不用时,仅需每月用肝素盐水冲洗一次)。塑料泵不影响磁共振检查,耐用性与金属泵无差异。穿刺泵应该用特制的无切割针头(noncoring needle)(Huber 针头),避免损坏硅胶膜。因此,需要每天穿刺的病人不适用泵,此外,在肥胖病人泵和硅胶膜的定位困难,尤其当泵埋得深或埋在夹角处时,注入的药液容易在皮下聚集。静脉泵 DVT 发生率约在2%～6.5%,但是颈内静脉入路者一般无症状。

【放置方法】　中心静脉导管绝对不是一项无风险的操作,因此,要持有一定的审慎心态。

1. **消毒**　中心静脉导管依旧是医院获得性血源性感染最常见的来源,必须采用无菌置管技术(手术衣、手套口罩、无菌巾单和2%氯己定消毒皮肤)。最好用装有手术衣、无菌巾单、注射器等物品的一次性无菌包。

2. **麻醉**　清醒病人需要用1%～2%利多卡因做局部浸润麻醉,在整个操作过程中,病人必须能平卧。

3. **体位**　为了让血管充分扩张和减少空气栓塞风险,可以将病人摆放于头高足低位(用于股静脉穿刺)或头低足高位(用于锁骨下静脉或颈内静脉穿刺)。

4. **穿刺技术**　中心静脉导管的插入都采用 Seldinger 技术(穿刺针、导丝、扩张管、导管)。皮肤切口宜浅不宜深,但要足够大,能让扩张管轻松通过即可,绝对不允许用力强行插入。**强烈建议在超声引导下做颈内静脉置管,这能减少穿刺所致的并发症发生率。**

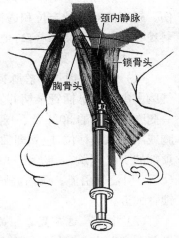

图 8-3　颈内静脉穿刺进针点

(1)颈内静脉的体表标志是胸锁乳突肌两个头(内侧边和外侧边)与锁骨(下边)所形成的三角内。如果没有超声诊断仪,针头就应该与皮肤呈 30°角向同侧乳头方向进针(图 8-3)。高位穿刺的好处是气胸发生率减少,缺点是误入动脉的风险增加;低位穿刺恰好相反。

(2)锁骨下静脉穿刺对病人来讲比颈内静脉穿刺更舒服,缺点是气胸和血胸的风险更大。与颈内静脉相比,超声对锁骨下静脉的定位也不太可靠,若不慎刺破锁骨下动脉也无法通过直接压迫进行止血。穿刺针应该在锁骨下一横指、在锁骨中外交界处、对准胸骨上切迹(即:与人体的矢状面相垂直)进针。**要点之一是进针点要距离锁骨有足够的距离,这样穿刺针才能在锁骨后方几乎呈水平位前行,从而减少气胸的风险。**

(3)在颈内静脉或锁骨下静脉置管结束后,应该摄一张 CXR:要求导管尖端位于心包反折上方、上腔静脉内(不是在右心房内)——这在 CXR 上相当于气管隆突水平。

(4)在超声导引下,股静脉的穿刺置管也会更方便,当病人存在凝血功能障碍时,最好采用股静脉置管。

【静脉导管的维护】　为了保持导管长期有效,导管插入部位和导管本身的护理十分重要。短期的和隧道型的中心静脉导管应该由训练有素的专业人员护理,用无菌的密封透明敷料粘贴固定,每周更换一次。免疫功能差的病人应该增加敷料的更换次数。不要在密封敷料下面放外用抗生素,以免细菌在湿润环境下生长。导管腔应该按下列要求定期冲洗避免血栓形成。

静脉导管的护理常规是：①吸出导管的内容物；②用生理盐水 10 mL 冲洗；③注入药物、液体和其他溶液；④用生理盐水 10 mL 冲洗；⑤按下列量进行肝素封管（最后 0.5 mL 缓慢推入后封管）：

- Hickman 管（管腔 2.5 mL）：肝素盐水（100 U/mL）
- 埋入式静脉泵（管腔 5.0 mL）：肝素盐水（100 U/mL）
- Hohn 管（管腔 2.0 mL）：肝素盐水（100 U/mL）
- 血浆置换管或透析管（管腔 1.5 mL）：肝素盐水（1 000 U/mL）
- PICC 管（管腔 2.5 mL）：肝素盐水（100 U/mL）
- Groshong 管（管腔 10 mL）：生理盐水

【并发症】 与并发症有关的因素是：①导管特性，如：材质、抗菌物和抗生素包被；②病人因素，如：夹杂症、解剖、用药情况以及免疫状态；③中心静脉插管部位；④医护人员对导管的使用和维护。

中心静脉插管的早期并发症大多系盲目进针以及导丝或导管插入造成的解剖结构损伤。超声波对静脉定位和透视对导管定位使得气胸和导管尖端不在位的情况大为减少。**穿刺过程中一定要抓住导丝，绝对不能将导丝"丢失"在血管内，因为胸膜腔是负压**。

1. 机械性并发症

（1）气胸 锁骨下静脉插管时气胸的发生率为 1%～4%，主要与操作者的经验有关。气胸占中心静脉插管早期并发症的 1/4～1/2，需要放置胸管者不到 1/2。无症状的气胸（占一侧胸腔容量的 30% 以下）通常仅需要观察和 CXR 复查。若呼吸逐渐急促、发展成大量气胸或出现纵隔移位，应立即插入胸管引流。血胸需要从患侧胸腔插入大口径胸管引流。对顶部的少量气胸，可以用 Heimlich 翼瓣引流管接普通静脉留置针（Angiocath）或小口径（8 Fr）引流管引流。颈内静脉插管时气胸的发生率为 0.2%～0.5%，多数是因为进针点距锁骨太近。

（2）出血 **这是置管相关死亡的最主要原因**，不过极为少见。插管时，导丝、扩张管或导管会穿破中心静脉或心脏导致纵隔血肿、血胸或心包压塞，病人表现为骤然虚脱。此外，扩张管的主要作用是扩张皮肤，**切勿将扩张管全长插入**，造成静脉壁损伤，甚至穿破对侧静脉壁（当导丝插入深度不够时）。

（3）动脉穿破 众所周知，颈内静脉与颈动脉相互间的解剖变异很大。Troianos 的研究提示大多数人的颈动脉位于颈内静脉后方，仅当颈内静脉的前后壁都穿透时才会穿入颈动脉。在颈内静脉插管时，颈动脉穿破的发生率为 3%～10%，占总并发症发生率的 80%～90%。误入颈动脉一般不会有大碍，但也可能危及生命，如导管不经意置入动脉，造成卒中、血胸、颈动脉-颈内静脉瘘形成或颈部血肿压迫呼吸道。锁骨下动脉穿破的发生率为 0.5%～1%，占总并发症发生率的 1/4～1/3。股静脉插管时，股动脉穿破的发生率为 5%～10%，大血肿的发生率为 1%。即使在凝血功能障碍的病人，危及生命的大腿血肿或后腹膜血肿也很罕见。实时超声引导可以大大减少动脉穿破的发生率，尤其在婴幼儿。容易发生动脉损伤的其他因素还有静脉细和头的位置，头的位置对颈内静脉插管的影响很大。引导针有搏动性鲜红色回血提示穿刺针误入动脉。在低氧血症或低血压病人，可以将三路开关与导管连接，以便测定 CVP 等参数。注意：当将导管直立高于心脏水平时，液面搏动并不表明导管误入动脉。严重充血性心衰竭的病人和/或严重三尖瓣反流的病人，导管即使误入动脉也完全可能不出现搏动性回血,但是,血液会反流至导管末端。当导管误入动脉后,应该立即退出并压迫动脉穿刺点片刻,但是,要避免刺激颈动脉窦引起迷走反射。**误入颈动脉后,若继续用扩张管扩张隧道,很容易发生脑血管事件。**如果在扩张管进入后才发现误入颈动脉,此时,最好的处理方法是不退出扩张管,请血管外科医生会诊。

(4)导管尖端不在位 导管尖端的理想位置是腔静脉心房交界处,大概在右侧气管支气管角下方 5 cm,透视下该角是一个可靠标志,该距离也较为恒定,与病人的性别、体型无关。导管尖端深入右心房或右心室则容易引起心律失常、心室内血栓形成、心脏穿破、心包压塞和死亡。反之,导管位置太高,在上腔静脉或头臂静脉,则不能起到应有作用,这种情况容易发生在左侧插管时。从下肢静脉插中心静脉导管时,导管尖端的理想位置是两侧髂静脉汇合处。导管尖端不在位的最佳处理方法是在透视下调整导管位置。

(5)气栓栓塞 气栓栓塞很少见,但是有生命危险,主要见于中心静脉插管、操作或拔管时。即使在 5 cmH$_2$O 的梯度压力下,每秒钟也可以有 100 mL 气体通过 14 G 针进入中心静脉。气栓栓塞最常见于导管经穿刺针鞘置入的情况。把病人置于 Trendelenburg 体位和 Valsalva 法增加胸内压,都有助于减少气栓栓塞发生率。在导管出皮处贴封闭式透明敷料可以防止气体经导管隧道进入静脉系统。有中心静脉导管的病人以及刚拔除中心静脉导管的病人突然发生无法解释的低氧血症或心血管衰竭,首先应该怀疑气栓栓塞。大量气体快速进入静脉可以造成右心腔或肺动脉"气栓",血液流出受阻,心血管系统迅速衰竭。心前区听诊可以闻到特征性的水磨轮杂音(mill wheel murmur)。如果病人存在卵圆孔未闭或其他右向左分流,则可以发生动脉系统的"反常"气栓栓塞。处理方法是:将病人置于 Trendelenburg 体位,右侧向上,设法用注射器从导管中抽出气体,供氧。

(6)导管栓塞、断裂和折断综合征 中心静脉导管断裂常见于插管困难、需要反复试插的病例。锁骨下静脉导管可以受肋锁韧带及锁骨下肌(靠近第一肋和锁骨交界处)压迫,反复压迫造成导管劳损和折裂,此称折断综合征(pinch-off syndrome)。导管的断片可以造成右心栓塞。中心静脉导管突然不通,特别当有疼痛、肿胀或新出现心律失常时,应该怀疑导管折断。断离的导管断片都应该取出,一般可以在放射科进行。

(7)外溢 中心静脉导管脱出、静脉泵穿刺针位置错误或导管与泵的连接处脱落都可能使输液溢入皮下。导管周围形成的纤维蛋白鞘也使得输液沿导管外溢。外溢可以引起疼痛和肿胀,组织损伤则取决于输液的种类和量。肿瘤化疗药的刺激性很大,可以引起组织坏死,需要广泛清创,偶尔还需要做重建手术。

(8)血栓形成和狭窄 美国每年的 DVT 达 50 000 例次,30%~40% 与中心静脉导管有关。导管不全或完全闭塞的表现是无法抽出血液,也无法输入液体。导管闭塞的原因有导管扭曲、导管尖端贴静脉壁和管腔内血凝块。虽然仅 3%~5% 中心静脉导管会发生有临床表现的血栓形成,但是,超声和彩色 Doppler 影像研究发现中心静脉插管 1 周以上的病人在置管期间有 33%~67% 可以探到静脉血栓形成。有临床症状 Doppler 超声检查阴性时,可以通过血管造影诊断,血管造影对上腔静脉系统血栓形成的诊断更可靠。血栓形成的好发因素是:

- 病人因素:遗传性凝血功能障碍、恶性肿瘤、慢性病、容量状态、营养状态以及既往中心静脉插管情况。
- 输液因素:溶液的成分、渗透压和 pH。
- 导管因素:粗细、位置、感染以及留置时间长短。与血栓形成有关的导管因素是插入位置,股静脉为 21.5%，锁骨下静脉仅为 1.9%。锁骨下静脉或无名静脉插管的有症状中心静脉狭窄发生率高于颈内静脉。柔软光滑的导管（硅胶）与稍硬的导管（聚氨酯）相比，不太容易形成血栓。感染的发生率与血栓形成有显著的相关性。定时冲洗可以降低血栓性并发症的发生率。尿激酶或纤溶酶原激活剂阿替普酶（alteplase）的溶栓治疗安全有效，并能维持中心静脉导管通畅。如果溶栓治疗无效或上肢出现血栓栓塞症状，则应该全身用抗凝剂。恶性肿瘤病人常伴有高凝综合征，因此，可以预防性地使用小剂量华法令防止导管相关性静脉血栓形成。

2. **感染性并发症**　导管相关性血源性感染的发生率为 3‰～7‰，死亡率为 15%。中心静脉导管有细菌定殖，即导管尖端有细菌生长，发生率为 20%。

（1）流行病学：导管相关性血源性感染最常见的致病菌是凝固酶阴性葡萄球菌（37%），其次是肠球菌（13.5%）、凝固酶阳性金黄色葡萄球菌（12.6%）和白色念珠菌（8%）。如今，这些细菌的治疗变得越来越困难，50% 以上分离出的金黄色葡萄球菌和 80% 以上分离出的凝固酶阴性葡萄球菌对苯唑西林耐药。对万古霉素耐药的肠球菌已经从 1989 年的 0.5% 上升至 1999 年的 25.9%。从下肢插入的中心静脉导管，最常见的细菌是 G^- 杆菌和肠球菌。68% 的导管感染是单一菌种，其余 32% 是多种细菌感染。

（2）发病机制：静脉内留置管感染的途径有两种：第一种是穿刺部位的内源性皮肤菌群沿导管的外表面向内迁移，定殖于导管尖端；第二种是注射器芯污染的细菌定殖于导管的内表面，在输液时又被冲入血流。偶尔，其他部位感染灶的细菌进入血流后可以在导管上定殖。更少见的情况是输液污染导致中心静脉导管感染。依对导管相关感染的致病性的大小有：

- 导管材质：研究表明聚氯乙烯或聚乙烯导管的抗细菌黏附作用不如聚四氟乙烯树脂、硅酮弹性体或聚氨酯。此外，有些材质的导管容易形成血栓，细菌也就容易定殖。白细胞对附着在纤维蛋白缝隙间的细菌无法吞噬。
- 细菌的致病力：细菌的黏附特性是中心静脉导管感染的重要因素。金黄色葡萄球菌能黏附在病人的蛋白（纤维链接蛋白）上，这些蛋白也常沉积于导管上。此外，凝固酶阴性葡萄球菌更容易在聚合物表面黏附，也比其他细菌更具有黏附性。有些凝固酶阴性葡萄球菌还能产生一层细胞外多糖，称为"生物膜"或"黏质膜"。

（3）定义和诊断：菌落形成单位 > 15，称为导管定殖。距导管皮肤出口 2 cm 范围内的感染迹象：红、触痛、硬结或脓液。中心静脉导管感染的定义是中心静脉置管病人有菌血症或真菌血症，并满足下列指标：①SIRS 征象；②除了中心静脉导管外，找不到其他血源性感染灶；③导管半定量培养分离出的细菌与外周血培养分离出的细菌相同（两个检查相距小于 48 小时）；④凝固酶阴性葡萄球菌中心静脉导管感染的诊断要求 2 次血培养阳性。

（4）临床表现：可以是局部的、区域的，也可以是全身性的。

- 局部感染：导管出口处感染可以表现为局部红和分泌物。没有全身体征，血培养阴性。治疗用针对皮肤菌群的抗生素，勤更换局部敷料，加强护理。仅 10% 的病例需要拔除导管。
- 区域感染：隧道感染表现为沿导管隧道表面皮肤的红、硬结和触痛，一般界限清楚。常有菌血症的全身表现和实验室依据。区域感染的诊断一旦成立，就应该拔除中心静脉导管，有时还需要对隧道进行清创。但用抗生素罕有奏效。
- 脓毒症：脓毒症是导管相关性感染最严重的表现形式。此时，应该拔除中心静脉导管，但是对静脉穿刺困难的病人以及有其他潜在感染灶的病人，可以用广谱抗生素 10～14 天。如果体温减退，导管可以继续保留，除非存在隧道感染证据。如果体温不退或加重，应拔除导管。但是，真菌血症应该拔除导管，并启用抗真菌治疗。导管拔除 48 小时后，脓毒症表现未明显解除者，应该行心脏超声检查，排除感染性心内膜炎。

（5）危险因素：中心静脉导管感染的相关因素很多，包括中性粒细胞减少症、恶性肿瘤、肠外营养、入住 ICU、机械通气、高营养、导管数多以及血栓形成。插管部位不同,感染的风险也不同。股静脉插管的感染率就比锁骨下静脉高(19.8% VS 4.5%),颈内静脉插管的感染率居中。感染的发生率与导管的保留时间关系密切,导管保留 3 天和 7 天,累积感染率从5%增至 10%。血栓和纤维蛋白鞘的形成有利于细菌(主要是金黄色葡萄球菌和表皮葡萄球菌)和真菌(主要是白色念珠菌)黏附。

(6) 抗菌导管:包括抗菌剂涂层的导管、银离子袖导管、抗生素活塞注射器和腔内抗生素封管,在危重病人中使用后都可以减少中心静脉导管感染的发生率。随机多中心研究发现,内外表面涂米诺环素/利福平的中心静脉导管感染发生率低于第一代氯己定/磺胺嘧啶银涂层导管。由抗菌导管的使用所引起的耐药菌株的增加也日益受到关注。

(7) 治疗:如果病人发热找不到其他原因,用抗生素也无效,此时,应拔除静脉留置导管,并送细菌培养和药物敏感试验。拔管时导管外壁的附壁血栓会脱落引起肺栓塞,对留置时间长的导管,可以在拔管前常规用超声检查导管。

常规(选择性)换管:由于导管留置时间与感染发生率相关,因此人们开始考虑常规换管的问题,然而,研究发现每 3～7 天换管一次并未降低导管感染的发生率,却增加了导管机械性并发症的发生率。迄今为止还没有资料表明 7 天换管的益处。菌血症的原因通常是细菌在隧道内定殖,因此,通过导丝进行换管只会加重污染。唯一的办法是换部位重新插管。

第四节　透　析　管

(一) Tenckhoff 腹膜透析管

这是插入腹腔内的导管,主要用于长期透析治疗和恶性病慢性腹水的治疗。这种导管可通过穿刺也可通过手术置入腹腔,只要无菌处理得当,可维持数年。导管为硅胶材料,在硅胶管入腹膜处和皮肤出口之间均粘有涤纶外套。涤纶外套与周围组织的相容性好,结合紧密,形成一道机械屏障防止外来细菌侵入。

(二) 动静脉分流管

动静脉分流(Scribner 分流)管是一种外分流管,偶尔应用,主要用于血液透析。这是一种 U 形插管装置,通过手术插入动脉和静脉中。

1. 一般选用桡动脉及其相邻的静脉。

2. 确保尺动脉通畅　在确保尺动脉通畅后才能行桡动脉插管。尺动脉的通畅性可通过 Doppler 试验或 Allen 试验证实。

(1) 同时压迫桡动脉和尺动脉,病人活动手部至手部变白色。

(2) 放开尺动脉,观察有无血液流向手部。

(3) 如手变红色,提示有双重血供。

(孙井军)

第九章 外科感染

第一节 基本概念

【定义】 外科感染是指需要外科治疗的感染,包括创伤、手术、烧伤等并发的感染。感染是由病原体的入侵、滞留和繁殖而引起,外科感染的病原体主要是细菌和霉菌,并且多数是多种细菌混合感染。

【特点】 外科感染的共同特点:①组织坏死,坏死原因是机械性损伤和细菌释放的组织分解酶。②有伤口(如:创伤、切口、穿孔)或梗阻存在。③病变集中于局部,局部症状明显,感染灶内存在高压(图9-1)。

【分类】

1. 根据细菌的致病特点区分

(1) 非特异性感染:又称化脓性感染或一般感染。常见致病菌为葡萄球菌、链球菌和大肠杆菌。特点是:①一种菌可引起多种病;②不同菌可引起一种病;③症状相似(局部——红、肿、热、痛、功能障碍,全身——SIRS);④防治上共性(手术引流和全身用抗生素)。

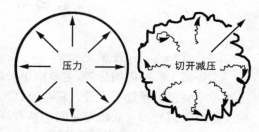

图9-1 外科感染灶内压力与引流

(2) 特异性感染:常见的有结核、破伤风、气性坏疽等。特点是:①不同的致病菌各引起不同疾病;②病理变化各有其特点;③临床表现各异;④防治上各具特点。

2. 根据原发病区分 原发性感染(自发性感染)和继发性感染(继发于损伤后)。

3. 按病程区分 ①病程在3周以内的称为急性感染;②感染持续达2个月或更久的称为慢性感染;③病程介于急性与慢性感染之间的称为亚急性感染。

4. 其他 病原体由体表或外环境侵入造成的为外源性感染;病原体经空腔脏器,如肠道、胆道、肺或阑尾侵入体内造成的为内源性感染。感染亦可按发生条件归类,如条件性(机会性)感染、二重感染(菌群交替症)、医院内感染(HAI)、社区获得性感染(CAI)等。最常见的医院内感染是尿路感染。

【发生机理】 外科感染形成的基本条件是细菌侵入和梗阻存在。外科感染的发生取决于病原微生物的致病能力与机体免疫力的相互作用:①细菌的种类(毒力或侵袭力)和量;②局部组织损伤情况(伤口内的血红蛋白、坏死组织、异物、组织缺氧);③全身抗感染能力降低(休克、低血容量、乏氧、糖尿病、肥胖、饥饿、酒精性肝病、全身用皮质激素或抗肿瘤药等)。

人体对损伤和感染的反应方式相仿。机体对感染的抵抗能力与创伤的程度呈负相关。这就要求外科医生应用无损伤操作技术把损伤降到最低。清除创口的坏死组织也有利于吞噬细胞集中精力去清除入侵的细菌。

【诊断】

1. **临床检查**　非特异性感染的临床特点是：①局部——红、肿、热、痛、功能障碍，继而进展为局部化脓；②全身——SIRS、营养不良、休克。通过观察渗液和分泌液（伤口引流液、尿、痰等）的气味、色泽和黏稠度往往能做出初步判断。烂葡萄味（musty，grape - like odors）提示假单胞菌感染，尿素味提示变形杆菌感染，粪臭味提示厌氧菌感染（类杆菌、梭形杆菌、梭状芽孢杆菌和消化链球菌）。

2. **Gram 染色**　可以为病原菌的确定提供最早的依据，尤其当单一细菌感染时。

3. **培养和药物敏感试验**　对诊断和治疗有帮助，但是往往在结果出来前就应该着手治疗。可以将伤口深部的脓性物送细菌培养、厌氧培养和药物敏感试验。无论如何都不要将标本储存在冰箱中。对药物敏感试验的解读应该注意几个问题，药物敏感报告通常是依据平板扩散试验，这种试验对技术-环境的细小变化很敏感，但是，与最小抑菌浓度（MIC）或杀菌浓度的相关性很差。因此，对重症感染最好测定 MIC，然后给予相应的抗生素使组织浓度达到 4 倍 MIC。

4. **活组织检查**　皮损组织和淋巴结的活组织检查对诊断也很有帮助。不要取腹股沟淋巴结活检。标本应该送常规细菌学培养、抗酸杆菌培养和真菌培养，并送病理科做组织学检查。

5. **其他检查**　除结核外，皮肤试验的价值有限。血清学试验对真菌和病毒感染有较好的诊断价值。

【治疗】　外科感染处理的 5"D"原则：①Drainage（引流）；②Débridement（清创术）；③Diversion（转流）；④Diet（饮食、营养，增强人体抵抗力）；⑤Drugs（药物治疗）。

1. **局部治疗**

（1）物理疗法（局部湿热敷）或外用药可以缓解疼痛，增加血流和淋巴回流。湿热敷最好是间断进行并稍加压，这有利于感染局限和吸收，持续性湿热敷反而会引起局部水肿和卫星感染灶。

（2）制动是对机体防御机制支持。未制动的伤口的基质形成和新生血管容易受损，造成细微的出血和坏死，有利于细菌生长。

（3）手术引流：这是外科感染的基本治疗措施。①切开引流的指征是感染局限。就大多数体表脓肿来说，切开引流的指征是波动感。深部感染判断困难时，可以先做诊断性穿刺。②切口要够大，做在低位，保持切口敞开直至愈合。③小切口加拔火罐对体表脓肿可以达到大切口相同的效果，但是，要先控制出血，也可先用纱条填塞一天后再拔火罐，主要适用于乳房、会阴等部位的脓肿（图 9-2）。④在超声、X 线等引导下穿刺置管引流或小切口加拔火罐（在拔火罐前要注意确切止血）。⑤切开引流后，体表脓肿要用纱布疏松填塞，深部脓肿要放置引流物。如果病人在引流后感染症状持续，首先要考虑

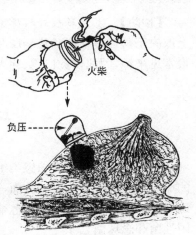

火柴

负压----

图 9-2　小切口加拔火罐治疗体表脓肿

引流是否通畅,是否还有感染灶未引流。

(4) 清创的时机(8 小时规律):在未灭菌的环境下任何伤口都会有污染,但是,细菌需要一定的时间才能进入繁殖期、产生毒素,然后才具备毒力侵入组织。在污染后的最初 6～8 小时,可以对伤口的坏死组织进行清创后一期闭合伤口,感染的风险很小。如果在损伤 6～8 小时后才一期闭合伤口,则伤口有可能发生感染。

2. 全身治疗

(1) 支持疗法:①严重的贫血、低蛋白血症或白细胞减少者,需适当输血或补充血液成分;②体温过高时可用物理降温或适当使用解热药,体温过低时需保暖;③纠正脱水、电解质、酸碱平衡紊乱,补充体内消耗过多的蛋白质与能量;④对糖尿病人的血糖和酮症进行纠正;⑤并发感染性休克或多器官功能障碍综合征时,参阅第三章第三节。

(2) 抗生素治疗:就外科感染来说抗生素仅仅是外科治疗的辅助手段,一般来讲,**有全身症状才需要全身使用抗生素**。开始是经验性用药,可根据感染的部位、可能的致病菌及本病区常驻菌与耐药的流行情况来选择。然后,根据细菌培养结果调整抗生素使用。

抗生素的应用要慎重,没有并发症的感染伤口不必全身用抗生素,仅在免疫功能差的病人或血流有细菌的病人(SIRS 表现)才主张加用抗生素。除氨基糖甙类抗生素和万古霉素外,现代抗生素都有较广的治疗谱,且几乎无毒性。但是,它们对伤口愈合早期的炎症和免疫有干扰作用,此外,人类对抗生素可发生过敏反应。

经验之谈:

不要对抗生素治疗**外科感染**抱有太多奢望,它不能弥补外科技术与判断力的缺陷。其实,多数外科感染病人并不需要抗生素。也就是说,对绝大多数外科感染病人而言,应用抗生素毫无意义,仅少数病人(严重外科感染或内科感染)才需要和使用抗生素。

外科感染的特点之一是感染灶内存在高压,它是细菌或毒素得以向全身扩散的原动力。因此,**设法降低感染灶内的压力是治疗外科感染的关键措施**(图 9-1),就这一点来看,任何抗生素都无法取代切开引流。

【预防】 ①大多数外科感染来自病人自身的微生物菌群,这种感染的形成在很大程度上取决于局部污染的程度和肠黏膜屏障的完整性;②手术室工作人员也是外科细菌污染的最常见来源,因此要戴口罩、穿无菌手术衣、戴手套,手术室空气要过滤。

第二节　社区获得性感染

自发性皮肤和软组织感染绝大多数是厌氧菌为主的混合性感染。有些专性厌氧菌少见的原因是分离困难。另一方面,葡萄球菌容易分离,单菌种感染一般见于轻微创伤。疖、疖病和痈的致病菌通常是金黄色葡萄球菌;在接受抗生素治疗的病人,致病菌也可以是 Gram 阴性菌和念珠菌。

1. **皮肤或皮下感染**　常见菌为链球菌和葡萄球菌,细菌经皮肤的小伤口或擦伤进入组织,在蜂窝组织中扩散。

2. **肛门直肠周围脓肿**　是最常见的肛周皮下脓肿,原因是肛周腺体阻塞所致,致病菌为多种肠菌丛,切开引流后要用广谱抗生素。

（一）疖

疖是单个汗腺或毛囊及其所属皮脂腺的急性化脓性感染。致病菌多为凝固酶阳性金黄色葡萄球菌。常与痤疮和其他皮肤病伴发。细菌开始侵入毛囊中,引起局部蜂窝织炎并形成脓肿。脓栓形成是疖的一个特征。治疗方法参见本章第一节。

（二）痈

痈是多个相邻毛囊及其所属皮脂腺或汗腺的急性化脓性感染,或由多个疖融合而成。大多由一个疖在皮下组织中蔓延形成,范围可以很大,SIRS症状较重,甚至发展为感染性休克。老人、营养不良和糖尿病病人易患痈。致病菌同疖。好发于皮肤较厚的部位,如项部或背部(俗称"对口疗"或"搭背")。**痈的治疗原则是在全身用抗生素**(青霉素、红霉素或克林霉素)的基础上切开引流。早期局部外敷鱼石脂软膏,有脓液后应尽早在静脉麻醉下行切开引流。一般用"＋""＋＋"或"∥∥"形切口,切口要够长,达病变边缘皮肤,剪去坏死组织后填塞止血。

（三）脓肿

急性感染后,组织或器官内病变组织坏死、液化后,形成局限性脓液积聚,并有一完整脓肿壁者,称为脓肿。在炎症初期渗出的纤维蛋白在感染灶周围形成了脓肿壁,脓肿内濒死的吞噬细胞释放的酶和细菌释放出毒素使坏死组织分解液化,结果脓腔内呈高渗状态,**水分的进入使得脓腔内的压力剧增**。由于氧和营养物很难透过脓肿壁,出现无氧酵解,结果,脓肿内呈高压、低pH和低氧状态,有利于厌氧菌生长。低pH还使得氨基糖苷类抗生素难以奏效。皮肤脓肿以表皮葡萄球菌和金黄色葡萄球菌常见。腹股沟和会阴部皮肤脓肿以大肠杆菌多见。

经验之谈:

对肘窝、腹股沟或颈部等部位的脓肿,要注意与真菌性动脉瘤(其表面常有蜂窝织炎,使动脉瘤的征象被掩盖)鉴别,本病常见于静脉毒品使用者。切开引流前必须先行超声Doppler或穿刺排除动脉瘤,并注意避开周围的大血管。

（四）脓疱病

由金黄色葡萄球菌或溶血性链球菌引起的一种急性接触传染性皮肤病,其特点是不断出现上皮内脓肿,这些脓肿可相互融合成大片脓疱,表面为脓痂,痂下为溃疡。

（五）丹毒

丹毒是皮内网状淋巴管受β-溶血性链球菌侵袭引起的急性炎症。病人常先有皮肤或黏膜的某种病损,如足癣、口腔溃疡、鼻窦炎等。其特点是多见于小腿和面部,蔓延快,很少坏死和化脓。**病变区片状鲜红、中央处红色稍淡、境界清、压之褪色**,病变范围扩展较快,时有水疱。抗生素首选青霉素。

（六）蜂窝织炎

急性蜂窝织炎是疏松结缔组织的急性感染。一般系A组链球菌感染,细菌从刺伤或其他皮肤破口侵入。蜂窝织炎水肿明显,脓液极少,除病变中央有缺血坏死外没有大量脓液。由于病菌释放毒性强的溶血素、透明质酸酶、链激酶等,加以受侵组织质地较疏松,故病变扩展较快。细菌可侵入区域淋巴管和淋巴结,可有明显的毒血症(SIRS)。由于病人机体条

件、感染原因和病菌毒性的差异,临床上有以下几类:

1. **一般性皮下蜂窝织炎**　病人可先有皮肤损伤。开始时患处肿胀、疼痛、表皮发红,指压后可稍褪色,**红肿边缘界限不清晰**。病变部位近侧的淋巴结常有肿痛。进一步加重时,皮肤可起水疱,一部分变成褐色,或破溃出脓。常有畏寒发热和全身不适,严重时可有意识改变。

2. **新生儿皮下坏疽**　病变多在背、臀等容易受压部位。初起皮肤发红、质地稍变硬。继而病变范围扩大,中心部分变暗变软,触之有浮动感,有的可起水疱;皮肤坏死时呈灰褐色或黑色,并可破溃。患儿发热、不进乳、不安或昏睡,全身情况不良。

3. **颌下急性蜂窝织炎**　口腔起病者多为小儿,会迅速波及咽喉造成气道不畅(类似Ludwig咽峡炎,参见第十七章第十一节),甚为危急。**全身表现同新生儿皮下坏疽**。对有喘鸣或呼吸窘迫感受者应尽早气管插管。

4. **老年人皮下坏疽**　男性多见。长时间热水浸浴擦身后易发。背部或侧卧时肢体着床部分有大片皮肤红、肿、疼痛。继而皮肤变为暗灰色,知觉迟钝,触之有波动感,穿刺可吸出脓性物。病人寒战发热,全身乏力不适。严重者可有气急、心悸、头痛、烦躁、谵妄、昏睡等。

5. **产气菌性软组织感染**　并非所有产气菌性感染都由梭状芽孢杆菌所致,即使很重,也不一定会像气性坏疽那样恶劣。因此,**需要将肌肉感染与局限于脂肪和筋膜层的感染区分开来**。累及肌肉的感染应该考虑为气性坏疽,需要立即做广泛的清创或截肢。局限于脂肪(皮下或腹膜后)层的感染大多系大肠杆菌或链球菌所致,做切开引流即可,仅当有明显坏死组织出现时才需要做清创术。所有产气菌感染都应该做 Gram 染色和细菌培养明确细菌种类指导治疗。经验用药可以选择克林霉素 0.6 g,肌内注射,每 12 小时 1 次。然后依据细菌学诊断调整抗生素的使用。

(七)急性淋巴管炎

急性淋巴管炎是管状淋巴管及其周围组织的急性炎症,系细菌从皮肤或黏膜的破口侵入,或从局部的感染灶侵入,经组织间隙进入淋巴管引起。蜂窝织炎和丹毒往往伴有急性淋巴管炎。常见致病菌是溶血性链球菌和金黄色葡萄球菌。A 组链球菌的感染往往很重,因为链球菌的毒素能破坏机体的防御屏障。浅层管状淋巴管炎表现为伤口近心侧一条或多条"红线"(**红丝疗**),触诊有索条状硬结、触痛。深层管状淋巴管炎表现为患肢肿、痛,可扪及条形触痛区。两种淋巴管炎均有不同程度的全身症状。治疗:青霉素 125 万单位静脉滴注,每6 小时 1 次,A 组链球菌对青霉素不耐药。

> **经验之谈:**
> 　软组织中有气,并不一定是气性坏疽,不过往往是不祥之兆。对有严重 SIRS 表现者,无论如何都应该刻不容缓地在容量复苏的同时将病人送入手术室清创至有血供的组织。切记:还应该送组织液进行细菌学检查和应用抗生素。

(八)坏死性筋膜炎

坏死性筋膜炎(necrotizing fasciitis)又称协同性坏疽。一般是多种肠道厌氧菌(大肠杆菌、类杆菌、厌氧链球菌、梭状芽孢杆菌)与需氧菌(链球菌、葡萄球菌)造成的混合性感染。厌氧链球菌(消化链球菌)产生的外毒素中含胶原酶。感染沿筋膜面迅速蔓延,造成血管栓塞和组织坏死,但其表面皮肤外观正常,致使医生常常对病情的严重程度估计不足。小的戳伤、外科手术或开放性损伤均可引起坏死性筋膜炎。

【分型】 按病原菌可以分为 3 型:

Ⅰ 型是 A 组链球菌与其他 Gram 阳性球菌、Gram 阴性杆菌以及 Gram 阳性、阴性厌氧菌造成的混合性感染。

Ⅱ 型系 A 组乙型链球菌感染,伴或不伴葡萄球菌感染。

Ⅲ 型系海水中弧菌属的 Gram 阴性杆菌造成的感染。

【诊断】 真正的坏死性筋膜炎很少见,其确诊要求胶原酶阳性。

(1) 除伤口局部疼痛和红肿外,**本病的特征是皮下脂肪与其下方的坏死筋膜被一层"洗碗水样"液体隔开**,肌肉不受累。外观也可正常,也可以有血性大水疱或捻发音。有 SIRS 表现[术后早期(24 小时内)高热(39℃)往往是坏死性筋膜炎的首要体征],发展快。坏死的伤口及组织常有浆液性渗液、恶臭。

(2) 坏死性筋膜炎的创口感染可以一开始就呈暴发性,也可以在静止 6 天或更长时间后才迅速发展。**该病以迅速扩散和破坏为特点**,Gram 染色示多种细菌同步感染。常见细菌有:①微厌氧链球菌;②葡萄球菌;③Gram 阴性需氧菌和厌氧菌。

(3) 坏死性筋膜炎确诊的主要手段:①活检送冰冻切片;②细针穿刺检查;③CT 和 MRI 有助于明确病变范围。

(4) 术后进行性细菌性协同性坏疽(progressive postoperative bacterial synergistic gangrene):这是剖腹手术后的一种罕见并发症,主要见于内脏穿孔(最常见的是穿孔性阑尾炎)手术后。也可见于胆囊手术、溃疡性结肠炎结肠切除术后,以及脓胸引流术后。本病最常见的情况是微厌氧菌非溶血性链球菌与葡萄球菌协同作用所致。紧邻伤口的皮肤表现为蜂窝织炎征象。数小时内,出现特征性的中央紫色区和外围艳红区,整个区域都有明显触痛。本病的进展速度各异。坏疽的皮肤液化后露出深面的肉芽组织。如果病情没有好转,重症脓毒症和多脏器功能障碍就会接踵而至。

(5) Meleney 坏疽又称 Meleney 溃疡,是腹部切口感染后的一种慢性进行性浅表坏死,起初是局部的红、肿、痛,之后出现溃疡,周围有皮肤坏疽。与坏死性筋膜炎的最大区别在于进展缓慢。

(6) Fournier 坏疽是指男性会阴部的坏死性筋膜炎,其首发感染体征是阴囊黑色坏死痂。死亡率高达 9%~43%。

【治疗】 这种感染可危及生命,唯手术能治愈。早期诊断、尽早手术清创至关重要。此外,可用大剂量克林霉素及氨基糖苷类抗生素。手术要点:①首次清创时必须切除所有感染和失活的组织,因为坏死组织的残留会不断地使周围正常组织发生迅速的进行性坏死;②由于毒素导致血栓形成使得筋膜上组织的血供中断,皮下和筋膜坏死,皮肤呈广泛的潜掘状,最终皮肤坏疽,切除大片皮肤及其周围组织,必要时可行截肢术;③必要时每日行清创。

经验之谈:

就像需要通过测量腹围来评价腹胀的进展一样,对这类进展迅速的感染,应立即用标记笔在皮肤上勾勒出红肿的境界,以便间隔一定时间评价感染进展和治疗效果,为下一步治疗提供疾病进展的确凿证据。

（九）化脓性大汗腺炎

化脓性大汗腺炎（suppurative hydrosadenitis）是腋下、腹股沟和会阴区顶泌汗腺的感染。多见于青年和中年妇女，可能与女性汗腺较发达有关，常造成慢性感染和瘢痕。治疗需切除顶泌腺，以防复发。常见致病菌是葡萄球菌或厌氧菌（尤其是消化链球菌）。本症与聚合性痤疮、脓肿性穿掘性毛囊炎可同时存在，称为毛囊闭锁三联症，为常染色体显性遗传。

腋窝汗腺炎初起为一个或多个小的硬性皮下结节，以后有新疹陆续成批出现，排列成条索状，或群集融合成大片斑块。其结节表面可无明显的化脓现象，偶尔其顶端出现一小脓疱，自觉疼痛及压痛，全身症状轻微。约经几周或数月后结节深部化脓，向表面破溃，形成广泛的瘘道。如不治疗，可时好时发，呈慢性过程。两侧腋窝同时受累者约占 20%。

女性乳晕亦可受累，在腋窝、肛门或生殖器部位可见多个黑头粉刺，有助于诊断。其病程比腋窝汗腺炎更顽固，可持续多年。

【诊断】 根据其发生硬性结节、潜行性溃疡、交通性瘘道以及好发于腋窝、腹股沟等部位，典型病例不难诊断。切开脓肿作细菌学诊断，脓液送培养并作 Gram 染色。染色一般为 G^+ 球菌，培养可了解细菌类型并做药敏。多数葡萄球菌耐青霉素，可选用半合成青霉素、红霉素或头孢霉素。四环素或米诺环素，共 10 天。

需与皮肤瘰疬性结核、腹股沟肉芽肿、性病淋巴肉芽肿以及梅毒性淋巴结肿大等进行鉴别，可做细菌学及血清学检查，必要时可做活检。

【治疗】 起初用热压治疗、小脓肿切开引流和足量抗生素。很容易复发。治愈性治疗的方法是彻底切除感染组织直达深筋膜加植皮术，或延期缝合。

（1）切开引流脓液或穿刺抽吸脓液。

（2）抗生素。

（3）伤口处理，冲洗，必要时清创。

（4）对局部多发性小脓肿、窦道或坏死形成，可行局部切除术。

（十）狐巢病

狐巢病（fox den disease）又称皮肤化脓性瘘管窦道病（pyoderma fistulans sinifica, PFS），是一种慢性感染，特点是在皮下脂肪内有多个瘘管或窦道形成，瘘管或窦道上皮化，皮肤上有多个排脓的瘘口，状如狐狸的巢穴。仅男性患病，好发于会阴部、臀部和腹股沟区，因此，要与化脓性大汗腺炎、藏毛窦、肛管直肠瘘相鉴别。狐巢病瘘管的内面衬有复层鳞状上皮。与大汗腺炎不同，狐巢病穿入皮下脂肪层可以在筋膜表面延伸很长距离，皮肤附件不受累。绝大多数为兼性或专性厌氧菌感染。治疗原则是整块切除全部瘘管病灶达筋膜表面，等肉芽组织生长二期愈合。瘘管切开的复发率很高。抗生素或许能暂时控制感染，不可能根治。

经验之谈：
炎性窦道切除要诀：先用亚甲蓝注入窦道使之着色，距窦道口一定距离切开皮肤一圈，达皮下组织。此时，术者用手扪触可以发现炎性的窦道组织硬，而正常组织软。以非优势手的食指导向，用电刀紧贴硬的炎性组织边扪边切，直至将窦道完整切除。切勿切入硬的炎性组织中。

（十一）药物注射后脓肿

药物注射后脓肿可以在药品注射后发生，也可以在吸毒注射后发生。致病菌主要为厌氧菌。表现为注射部位疼痛、触痛、红、波动、白细胞升高、淋巴结肿大和发热。治疗：抗生素加切开引流。

（十二）甲沟炎

【临床表现】 甲沟炎是甲沟及其周围组织的感染。起初是指甲一侧红、肿、热、痛，继之蔓延至指甲对侧（半环形脓肿）和甲床下（甲下脓肿）。红肿区内有波动感，出现白色脓点，但不易破溃出脓。治疗延误或不当可形成慢性甲沟炎或骨髓炎。

【治疗】 参见本章第一节。局部变软或有波动感是切开引流的指征，甲下脓肿应拔甲。

（十三）脓性指头炎

【临床表现】 脓性指头炎是手指爪节掌侧皮下组织的化脓性感染。甲沟炎加重后，以及指尖或指末节皮肤受伤后均可致病。起初为针刺样疼痛、肿胀。继之发展为剧烈的跳痛，患肢下垂时加重，夜不能眠，局部红肿不明显，并有恶寒发热、全身不适等症状。感染进一步加重时，指头疼痛反而减轻，皮色由红转白，反映局部组织趋于坏死。治疗延误或不当可形成慢性骨髓炎，迁延不愈。

避免在"无人区"做切口（远侧手掌和近侧指骨）。用湿热敷，并勤换。**不要缝合戳伤的伤口或咬伤的伤口。不要缝合被洗碗水或其他脏液体污染的伤口。**

跳痛提示局部张力高，是切开引流的指征。过去主张做侧方切口或鱼口状切口，但容易伤及指血管和神经，造成指端坏疽或感觉丧失。如今主张在波动最明显处做切口，深在的脓肿必须从正中切开（图 9-3）。

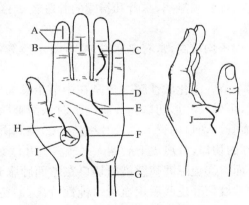

图 9-3 手部感染的切口

A—脓性指头炎和指腹脓肿的切口；B—远侧腱鞘感染的切口；C—腱鞘感染范围较大时的切口，注意避免切口的拐角跨越指横纹；D—指蹼部脓肿的切口，背部可能需另加切口；E—近侧腱鞘感染的切口；F—桡侧和尺侧滑液囊的显露；G—Parona间隙（位于屈肌腱鞘深面）感染的切口；H—鱼际间隙感染的切口，注意正中神经鱼际支；I—正中神经鱼际支和拇指的掌侧固有指神经跨越屈拇长腱；J—"虎口"部感染时背侧的切口。手背感染时，一般以感染区为中心，用纵形切口

（十四）掌侧化脓性腱鞘炎、滑囊炎和深间隙感染

拇指和小指的屈指肌腱腱鞘炎，可分别蔓延到桡侧和尺侧的滑液囊；两侧滑液囊在腕部相通，感染可互相传播。食指、中指和无名指的屈指肌腱腱鞘炎则可分别向鱼际间隙和掌中间隙蔓延（图 9-4）。滑囊炎或深间隙感染也可能在掌部受伤后直接发生。

【临床表现】

1. **化脓性腱鞘炎** 化脓性腱鞘炎的临床特点是 Kanavel 四联征（图 9-5）。若不及时治疗，病变可向掌深部蔓延，肌腱也可能因坏死导致手指功能丧失。

2. **化脓性滑囊炎** 桡侧滑囊炎都伴拇指腱鞘炎，拇指肿胀、微屈，不能伸直和外展，触痛主要位于拇指基节和大鱼际处。尺侧滑囊炎多伴小指腱鞘炎，小指肿胀，连同无名指呈半屈状，触痛位于小指中基节和小鱼际处，炎症加剧时肿胀向腕部扩展。

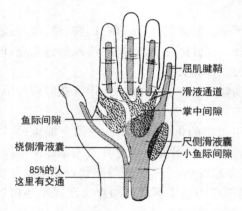

图 9-4　手掌侧的腱鞘、滑液囊和深间隙

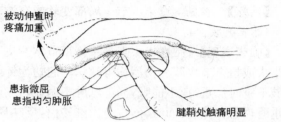

图 9-5　化脓性腱鞘炎的 Kanavel 四联征
(a)患指微屈；(b)呈梭形肿胀；(c)触压肌腱处疼痛加剧；
(d)患指被动伸直时疼痛加重

3. 掌深间隙感染　鱼际间隙感染可因食指腱鞘炎加重或局部掌面受伤后感染所致。大鱼际和"虎口"(拇指与食指间指蹼)有肿胀、疼痛和触痛，食指与拇指微屈、伸直时剧痛。掌中间隙感染可因中指、无名指腱鞘炎加重或局部掌面受伤后感染所致。掌心肿胀使原有的凹陷变平，并有皮色发白、疼痛和触痛，掌背和指蹼的肿胀较掌心更为明显。中指、无名指和小指屈曲、伸直时均剧痛。

以上三种感染的组织内压均较高，常有恶寒发热、全身不适等症状，还可能继发肘内或腋窝的淋巴结肿大、触痛。

【治疗】　参见本章第一节。①化脓性腱鞘炎是在中节指掌面中线切口(图 9-2)，不跨越指横纹。感染范围广时，可做"＞"形切口。分离皮下时认清腱鞘，避免伤及肌腱；不做侧方切口，以免伤及神经和血管。切口内置入乳胶片引流。②桡侧滑囊炎在拇指基节掌面以及大鱼际掌面各做约 1 cm 的切口，分离皮下后插入细塑料管并做对口引流。尺侧滑囊炎切口在小鱼际掌面和小指掌面。③鱼际间隙感染的切口在掌面肿胀和波动最明显处(一般在屈拇肌与掌腱膜之间)，按掌纹切开皮肤后用血管钳钝性分离，避免血管神经损伤。掌中间隙感染的切口在中指、无名指的指蹼掌面，不超过掌横纹(以免损伤掌浅动脉弓)。切开后置入乳胶片引流。

（十五）嵌趾甲症

嵌趾甲症很常见。主要见于青春期，以踇指最多见。原因是畸形、行走姿势不良、足多汗、剪趾甲过深过短造成损伤、鞋太紧。

【诊断】　趾甲向邻近的软组织中长入，其表面的软组织发生感染，表现为蜂窝织炎和炎性肉芽组织增生。

【治疗】

（1）嵌趾甲症单纯拔甲术的失败率是 64％～74％。

（2）Zadik 手术是切去全部趾甲和甲床，失败率是 16％～28％；趾甲边缘切除的失败率是 25％；甲沟治疗的失败率是 48％。我们建议切除患甲患侧的 1/4 边缘部分，要点是同时切除相应的甲下生发层基质(图 9-6)。

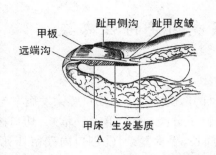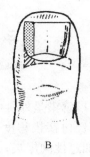

图 9-6 趾甲解剖和嵌甲手术

A—趾甲断面解剖所见；B—为了避免嵌甲的复发，要切去病侧的趾甲及其相应的生发基质（甲根）

（3）石碳酸烧灼法：麻醉后，上止血带，切除患甲 1/4 边缘部分，用凡士林保护周围皮肤后，以 88% 的石碳酸涂于暴露部分，尤其是甲沟和趾甲的上皮下，3 分钟后用酒精中和之。包扎伤口，复发率为 7%。术中要注意在甲沟和甲上皮下勿遗留甲刺、绝对止血、防止血液将石碳酸稀释。不必行全甲拔除术。

【预防】 简单的方法是平剪趾甲，使成方形；不要剪趾甲的两角，便于趾甲萌出，不向邻近的软组织长入。剪趾甲时应注意勿过深、过短，防止造成损伤；同时注意足部卫生，保持足部干燥——穿宽松鞋或赤脚。

（十六）放线菌病

放线菌是 Gram 阳性、非抗酸的丝状微生物，通常有分支且可分解为短小菌形式。**放线菌绝对厌氧**，是人口咽部及扁桃腺部正常菌群的一部分。

【临床表现和诊断】 放线菌的炎性结节、脓肿及窦道**以头颈部最为多见**。1/5 病例的原发病灶在胸部，1/5 病例的原发病灶在腹部，最常受累的是阑尾和盲肠。常形成多个窦道，其排出的脓液中有"硫黄颗粒"（缠绕的丝状黄色颗粒）。炎症处硬，无疼痛，无触痛。全身症状，包括发热，变化较大。窦道及瘘管常继发其他细菌感染。

腹部放线菌病（Actinomycosis）可引起阑尾炎，早期阑尾切除可治愈该病。若阑尾穿孔，则形成多个病灶和腹壁窦道。胸部放线菌病可引起咳嗽、胸痛、发热及消瘦，酷似分枝杆菌感染或真菌感染。本病的后期，窦道可穿透胸腔和胸壁，并累及肋骨或椎体。

【治疗】 **放线菌对青霉素敏感**，可用青霉素（500 万～2 000 万 U/d）治疗数周。此外，为了达到治愈目的，也可通过手术方法清除病灶、引流病变或修补缺损。

（十七）诺卡菌病

诺卡菌是 Gram 阳性、分支的丝状微生物，可能抗酸，其菌丝常分裂为杆菌形式。**诺卡菌是需氧菌**，在呼吸道的正常菌群中罕见诺卡菌。

【临床表现和诊断】 **诺卡菌病（Nocardiosis）有两种**。一种是局限性慢性肉芽肿，可以像放线菌病那样化脓、形成脓肿和窦道，外观如同 Madura 足（足分枝菌病）。该型很特殊，仅见于四肢，有广泛的骨破坏，身体其他部位几乎不受累。另一种类型是全身性感染，起初是化脓性肺炎，感染经血行扩散至脑膜等其他器官。全身性诺卡菌病有发热、咳嗽、消瘦，酷似分枝杆菌感染或真菌感染。**淋巴瘤免疫缺陷或药物诱导免疫抑制时尤其容易并发本病**。

【治疗】 诺卡菌对青霉素不敏感。**诺卡菌病首选磺胺类药口服**（磺胺甲基异噁唑 6～8 g/d）数周，同时加用米诺四环素口服（200～400 mg/d）效果更好。

第三节　医院内获得性感染

（一）切口感染

【病因】　切口感染是外科病人最常见的医院内感染。切口感染发病率与手术性质直接相关。人们根据切口污染程度对切口进行了分类（参见第十一章）。切口感染的原因有：①感染性手术，如急性阑尾炎；②手术时间长，手术复杂；③创口内残留坏死组织、异物、污物、血凝块或大团线结；④手术造成组织坏死；⑤一期缝合的伤口。

如果清洁伤口的感染率超过了5％，一定是无菌术或手术技巧（上述③、④和⑤三点）存在问题，并非用或不用预防用抗生素的问题。

【诊断】　典型切口感染都发生于术后3～4日。**最初的体征是切口触痛，最早的症状是切口疼痛加重**，或减轻后又加重，可伴有 SIRS 征象。体格检查时，可见切口局部红、肿、热和压痛，或有捻发音及波动感。局部穿刺，或拆除部分缝线后用血管钳撑开切口有助于诊断。分泌液应做 Gram 染色排除梭状芽孢菌感染和细菌培养。累及筋膜和体腔的感染，需尽早切开引流，加用负压吸引装置（参见第十一章第五节）。

【治疗】　切口感染后脓液会在皮下沿整个伤口扩展（图9-1），处理原则是尽早拆除全部缝线，将伤口敞开，送细菌培养，待肉芽长出后再做二期缝合。对切口深部感染、广泛坏死或切口裂开还需要敞开清创，清除坏死组织和异物，全身用抗生素。

（1）清洁-污染伤口和污染伤口的预防用抗生素：①在术前1～2小时用，保证术中组织中抗生素的浓度。术后使用不超过24小时。②术前备皮不必常规进行。③择期结肠手术术前常规行机械肠道准备，全身用抗生素或口服肠道不易吸收的抗生素，减少结肠内的细菌数。④有些清洁手术也应预防用抗生素，如有假体植入的手术（心瓣膜置换、骨科手术、无张力疝修补或血管置换）。

（2）由于污染伤口和污秽伤口的伤口感染率在15％～20％以上，治疗用抗生素应在术前进行，直至感染已控制。此外，伤口的皮肤皮下应敞开不缝，仅缝筋膜，分别用湿纱布和干纱布包扎伤口。对感染区应作引流。

（3）控制手术部位感染（surgical - site infection，SSI）的"5D"原则：Discipline（遵循无菌原则），Defense mechanisms（提高病人的防御机制），Drugs（抗生素），Design（建筑设计、工程），Devices（衣、手套、器械、电器）。

（二）假体感染

假体感染是指疝补片、人造血管、人工心瓣膜、人工关节、人造筋膜、金属骨支撑器等人造置入物的感染。

【诊断】　假体感染可表现为局部症状，也可表现为全身化脓性感染，最常见的病菌是葡萄球菌，这种感染可危及生命。

【治疗】　假体植入后应常规预防用抗生素，但大多数假体感染用抗生素无效，通常需要取出假体。

（三）腹腔内感染

腹腔内手术后可发生腹内脓肿，其发生与腹腔手术的种类有关。常见部位有：①膈下间隙；②肝下间隙；③两侧结肠外侧沟；④盆腔；⑤阑尾周围或结肠周围。15％的病例为多发性脓肿。

原发性腹膜炎:自发性细菌性腹膜炎,其致病菌来自腹腔外。Gram 染色和细菌培养通常提示单一的细菌。

继发性腹膜炎:空腔脏器破裂或透壁性坏死造成的腹膜炎,其特点是**多种胃肠道需氧菌和厌氧菌**。

三发性腹膜炎(tertiary peritonitis):又译为第三期或第三类腹膜炎,伴有多器官衰竭(参见第三章第三节),其实质是炎症反应亢进后的免疫抑制。**致病菌主要是一些低致病性的耐药微生物**,如:白色念珠菌和葡萄球菌。多见于全身情况差、免疫功能低下或已经有脏器功能障碍的病人,如:高龄、慢性肾衰、糖尿病及皮质激素应用者。这类腹腔感染的病因、致病菌、临床表现、诊断和治疗均有别于原发和继发性腹膜炎。

【诊断】　腹腔脓肿的典型体征是持续 SIRS。其特点是随着腹内原发疾病的好转病人体温未降至正常,反而逐渐上升。此外,还有疼痛和白细胞增多等。**高度怀疑是及时诊断的关键。**

(1)病人多在术后 5～7 天表现高热,为高耸的热峰。全身症状重(心率速、出汗、畏食、乏力等)。

(2)就医迟、诊断延误时,病情可以从 SIRS 向重症脓毒症和 MODS 过渡(见第三章第五节),比较重要的器官功能障碍有肺、肾和肝功能障碍以及应激性溃疡出血。至少有半数的腹腔脓肿病人有上述一个或多个器官或系统的功能障碍。

(3)腹部有触痛或扪及肿物,盆腔脓肿尤其如此。但体检也可无所发现。超声、CT、镓[67]或铟[111]核素扫描及磁共振显像对诊断腹内脓肿很有价值,并可为脓肿引流导向。也可用[67]镓扫描或标记的 WBC 扫描。对腹部手术后腹部压痛伴 SIRS 的病人来说,剖腹探查是明确诊断的唯一方法。CT 查出的脓肿可行经皮置管引流。

【治疗】　原则是感染灶控制和清理腹腔。

(1)源头控制:源头控制一般需要做一个简单的手术(切除病灶、修补肠管的破口、将裂开的吻合口外置或转流、在超声和 CT 的精确定位导引下经皮穿刺引流或切开引流),阻断细菌和炎症佐剂(胆汁、异物)不断进入腹腔。**成功的关键在于及时外科干预。**

(2)腹腔清理:目的是最大限度地减少腹腔内的细菌量:①吸尽污秽的液体,清除颗粒物、血块、坏死物;②腹腔冲洗,但要严格限制冲洗的范围,**冲洗后用纱布将冲洗液吸尽。**

(3)引流感染灶:**理想的引流应不污染大腹腔。**①盆腔脓肿可经直肠或阴道上段切开引流;②膈下脓肿可从后方经十二肋切开引流。切开引流后全身感染表现未能改善者,多为脓肿引流不畅或多发性脓肿,此时应选择腹部正中切口探查,结肠憩室炎穿孔等未包裹的弥漫性腹膜炎也常选用这种切口。

(四)血管留置物伴脓毒症

血管内置管可发生静脉导管相关性脓毒症(参见第八章第三节)。

第四节　抗生素的应用

抗生素在外科界有两种用途:其一是治疗已经明确的感染;其二是仅在特定的情况下,并且按特定要求使用,用于预防术后感染。

（一）预防用抗生素的一般原则

必须再次强调的是：在预防术后感染方面，预防用抗生素在外科学的地位还不如下列几点重要：①严格的无菌操作规则；②彻底的清创；③延迟一期缝合；④确保不在伤口内留异物、坏死组织、过多的血凝块或粪渣。人们希望预防性抗生素能在"酝酿期"①起作用。预防用抗生素是在术前即刻、术中和术后短时间（围手术期）给予抗生素，目的是降低围手术期手术部位感染率。在预防感染方面，绝对不能因为用了抗生素就忽视良好的外科操作的传统，尤其在糖尿病、年迈或健康状态极差的病人，以及那些对进入机体的细菌不太有抵抗力的病人。**务请：轻柔操作组织；勿将大块无生机的组织留在伤口内（如：大块结扎的组织）；必要时采用暂时性结肠造瘘转流粪便。**

1. **适应证** 预防用抗生素的适应证是污染伤口和某些清洁-污染伤口。**清洁手术不必预防用抗生素，下列情况除外**：①发生手术后切口感染的可能性大时；②一旦发生感染，后果很严重（潜在致命性），如人造血管植入、骨科手术、心脏瓣膜置换术等。

（1）结直肠手术（口服肠道不吸收的抗生素加静脉用抗生素）。

（2）植入假体的手术（如：补片法疝修补，血管外科）。

（3）显露阴道的妇科手术。

（4）手术野明显污染的手术。

（5）营养不良、用激素或抗癌药物的病人。

2. **抗生素的选择原则** 主要应针对该手术过程中可能遇到的致病菌，如皮肤和毛囊内存在的金黄色葡萄球菌等 Gram 阳性菌，尽可能用窄谱抗生素。

针对不同手术的不同建议：经腹、经阴道子宫切除术，首选头孢替坦，其次为头孢唑林和头孢西丁，β-内酰胺酶类过敏者可选用克林霉素加庆大霉素或环丙沙星；髋或膝关节置换术、心胸或血管外科手术，可选用头孢唑林或头孢呋辛，β-内酰胺酶类过敏者可选用万古霉素或克林霉素；结肠手术，静脉给药可选用头孢替坦或类似药物加甲硝唑，β-内酰胺酶类过敏者可选用克林霉素加甲硝唑，术前 1 天口服可选用新霉素加红霉素或甲硝唑。

3. **用药时机和时限** 预防性抗生素的应用应在手术开始前 1 小时以内开始，在术后 24 小时内终止。手术开始时，药物必须已经在组织内达到有效杀菌浓度。术后持续应用不应超过 24 小时，长期应用非但无益，反而会造成二重感染。如果手术时间超过 2 个半衰期，则追加一个剂用量。

4. **预防用抗生素** 应满足利大于弊，如：变态反应或由 Gram 阴性菌及念珠菌等引起的二重感染。

（二）治疗用抗生素

1. 治疗用抗生素的指征 有感染存在并且有全身症状。

2. 治疗用抗生素的使用方法

（1）经验用药（推断性选用）：根据感染的情况、症状、脓液的性质及流行病学资料估计感染菌的种类，选用抗生素。经验用药参见第三章第三节。

---

① 酝酿期（decisive phase）是指致病菌突破机体防御屏障与机体抗感染能力动员之间的时间间隔。

经验之谈：

　　抗生素可能会把一位三流外科医生提高至二流，但永远不会使他具有一流的外科医师的水平。

——Owen H. Wangensteen

（2）病因治疗（针对性使用）：根据药敏结果和 MIC 选用抗生素。

创口局部的 pH 常不适合于局部使用的抗生素起作用。

使用氨基糖苷类抗生素和万古霉素时最好能监测血中药物的峰谷浓度，一方面是为了满足疗效，另一方面是避免谷浓度过高而造成肾损害。

第五节　破　伤　风

　　破伤风是破伤风杆菌经由伤口侵入人体，在局部缺氧环境下生长繁殖，产生外毒素进入血流而引起阵发性肌肉痉挛的一种特异性感染。破伤风是一种特殊的毒血症。病菌是 Gram 阳性的破伤风梭状芽孢杆菌，这是一种有芽孢的专性厌氧菌，存在于任何动物的粪便中，在土壤中能长期存活。泥土中所含的氯化钙会引起组织坏死，有利于厌氧菌繁殖。发病条件为伤口和组织缺氧。只要早期处理，75％的病人能存活，存活的病人不会残留神经系统损害。

【临床表现】

1. 潜伏期　2～56 天，平均 10 天，故又称"七日风"。潜伏期越短，症状越重，预后越差，死亡率越高。偶见病人在伤后数年因清除病灶或异物而发病。

2. 前驱期　持续 24～72 小时。表现为乏力，咀嚼肌、腹肌或背部肌肉酸胀、紧张，呵欠，张口不便，吞咽困难。

3. 痉挛期　持续 10 天。典型症状是在肌紧张性收缩的基础上发生阵发性强烈痉挛。①通常最先受影响的肌群是咀嚼肌（张口困难、**牙关紧闭**），随后顺序为面肌（苦笑）、项肌（强直、后仰、不能点头）、背腹肌（**角弓反张**）、四肢肌（屈膝、肘、半握拳）、膈肌和肋间肌、膀胱肌**依次受累**。②体温正常或低热，发绀、流涎、吐白沫、大汗和心动过速。**该期最大的风险是窒息**。③发作间期肌肉不完全松弛，神志始终清醒警觉。

4. 缓解期（持续 20 天）　肌肉仍紧张、反射亢进。恢复期间还可出现一些精神症状，如幻觉，言语、行动错乱等，多能自行恢复。

5. 并发症　缺氧、误吸、静脉血栓形成、高血压、心动过速、心律失常、呼吸骤停、肺部感染、脊柱骨折、急性消化性溃疡、麻痹性肠梗阻、便秘、尿潴留。**病人死亡原因多为窒息、心衰竭或肺部并发症**。

【并发症】　骨折、尿潴留、窒息（呼吸机痉挛或误吸所致）、呼吸停止、肺部感染、酸中毒、循环衰竭。

【预防】　措施包括伤口的正确处理，注射破伤风类毒素主动免疫，以及在伤后采用被动免疫。破伤风杆菌侵入人体是在局部缺氧环境下生长繁殖，因此**伤口的正确处理是预防破伤风最重要的环节**。

1. 伤前主动免疫预防　按时注射破伤风类毒素，30 天内可达到保护滴度。一般在婴儿(百白破疫苗,DPT shots)或参军时肌内注射破伤风类毒素 0.5 mL。每 10 年强化注射一次。强化注射 3～7 天内形成有效的免疫抗体,不需注射破伤风抗毒素。**患过破伤风的人不具有永久免疫力**。

2. 伤后预防

(1) 清创:**必须彻底清创**,去除坏死组织和异物。

(2) 免疫预防措施:对既往免疫史不详的穿入伤病人,应进行破伤风预防处理。

- 对既往免疫过的人,但近 5 年未作强化注射者,伤后只需注射破伤风类毒素 0.5 mL 即可。
- 对既往未免疫过的人,伤口清洁,应给予第一次免疫剂量破伤风类毒素,但必须让病人继续完成以后 2 次免疫剂量。
- 被动免疫:适用于既往未接受主动免疫和伤口污染重的伤员。方法是立即肌内注射破伤风抗毒素(TAT)1 500～3 000 U 或人体破伤风免疫球蛋白(TIG, Hyper - Tet)1 000 U(250～500 U)。①破伤风的发病有潜伏期,尽早注射有预防作用,但 TAT 作用有效期仅为 10 天左右,因此,对深部创伤,潜在厌氧菌感染可能的病人,可在 1 周后追加注射一次量;人体破伤风免疫球蛋白的保护期(半衰期)为 1 个月,免疫效能 10 倍于 TAT。②抗毒素易发生过敏反应,注射前必须进行皮内敏感试验。如过敏,应按脱敏法注射。③同时给予首次剂量破伤风类毒素,但不宜在同一部位肌注。

(3) 抗生素:对于易发生破伤风的创口,抗生素(尤其是青霉素)的预防作用不肯定,但对疑有破伤风梭状杆菌感染或有广泛坏死时,仍应该用**大剂量青霉素**预防。

【治疗】

(1) 清除毒素来源:局部清创引流;静脉滴注甲硝唑 7～14 天。许多地方仍然强调用青霉素 500 万～1 000 万单位静脉滴注,每 6 小时 1 次,但是,由于青霉素与中枢 γ-氨基丁酸拮抗效应,或许会加重破伤风毒素的作用。

(2) 中和游离毒素:破伤风抗毒素只能中和血液中的痉挛毒素,对已经与神经细胞结合的毒素无效,因此,对已经出现症状的病人效果很差。强调早用,TAT 2 万～5 万 U 加 5% 葡萄糖 500 mL,静脉滴注;或肌肉注射 TIG 3 000 U 的同时在伤口近侧注射 1 000 U,以后每天肌肉注射 1 000 U,如症状持续,再次注射 TIG 1 000～3 000 U。

(3) 控制和解除痉挛:单人室、安静、避光。①轻度:地西泮或鲁米那钠或水合氯醛;②中度:冬眠 1 号(氯丙嗪 50 mg,异丙嗪 50 mg,哌替啶 100 mg);③重度:硫喷妥钠、肌松剂。

(4) 呼吸支持:保持呼吸道通畅,吸氧,尽早气管切开,用镇静剂控制肌肉痉挛。

(5) 其他:留置导尿、肠内或肠外营养(高热量、高蛋白、高维生素),调整水与电解质平衡。**在康复后启用破伤风主动免疫**。

第六节　梭状芽孢菌性肌炎和蜂窝织炎

气性坏疽又称梭状芽孢杆菌性肌炎,属非破伤风梭状芽孢杆菌感染,主要见于严重污染的战伤,创伤和择期手术(尤其是胆道和结肠手术)后梭状芽孢杆菌感染并不少见。梭状芽孢杆菌感染主要有两种类型:一种是梭状芽孢杆菌性蜂窝织炎(参见本章第二节);另一种是以大量肌肉坏死和严重毒血症为特征的梭状芽孢杆菌性肌炎。梭状芽孢杆菌是 Gram 阳性厌氧菌,广泛存在于土壤及粪便中。缺血、无灌注、乏氧(肌肉毁损、石膏压迫、异物、严重组织水肿)的组织很容易发生梭状芽孢杆菌感染。在 Gram 阴性需氧菌存在的情况下,梭状芽孢杆菌感染更易发生。癌症病人也容易发生梭状芽孢杆菌感染。气性坏疽病例中,80%有产气荚膜(魏氏)梭状芽孢杆菌,40%有诺维(水肿)梭状芽孢杆菌,20%为腐败梭状芽孢杆菌。

【诊断】　本病贵在早期诊断,局部出乎想象的剧痛、与发热不相符的心动过速以及捻发音强烈提示气性坏疽三联征。及时治疗对挽救生命、保存伤肢有重要意义。

(1) 一般在伤后 48 小时出现暴发性进展,严重者可在伤后 6 小时即出现症状。皮肤很快变暗呈青铜色,出现水疱或血疱。

(2) 临床特点是伤口"胀裂样"剧痛,进行性加重。疼痛可为镇痛剂所掩盖,因此当外科病人镇痛剂用量大时,要考虑气性坏疽之可能——复查伤口。气性坏疽常见于石膏内,若伤后 3~4 天内病人的病情突然恶化,出现疼痛、腐肉臭味和棕色浆液性分泌物,应立即拆除石膏或在石膏上开窗检查。

(3) 全身中毒症状重:主要表现为低血压和肾衰竭。一般有脉搏细弱、速、多汗、面色苍白和精神萎靡,甚至出现精神症状,如:谵妄和精神错乱。常有发热,但不一定发热。

(4) 与一般术后创口相比,这种伤口触痛明显。早期皮肤外观正常之后表现为淤斑和血疱,甚至变黑,而深部的肌肉坏死严重。伤口内常有棕色浆液溢出、恶臭,伤口周围皮肤水肿、紧张,局部肿胀程度与创伤严重程度不成比例。伤口周围组织可有捻发音,但这是晚期体征。诺维(水肿性)梭状芽孢杆菌引起气性坏疽很特殊,创口无气体产生,肌肉水肿显著。

(5) 由于溶血,实验室检查常表现红细胞比容降低,血红蛋白下降显著,胆红素增高。白细胞不超过 $(12 \sim 15) \times 10^9/L$,但不可靠。

(6) 伤口溢液 Gram 染色可见大量有极体的 Gram 阳性粗短杆菌,且白细胞很少,这些是诊断气性坏疽的重要依据。

(7) 伤口 X 线平片、CT、MRI 检查示伤口肌群中有气体存在。

(8) 组织学检查以广泛肌肉坏死为特征性改变。血中肌酸磷酸激酶(CPK)水平升高,部分病人可出现肌红蛋白尿。如 CPK 测定正常,可以排除肌坏死。

【预防】　气性坏疽多发生在创伤后,伤后及时彻底清创是预防气性坏疽最有效的方法。青霉素和甲硝唑大剂量使用可抑制梭状杆菌繁殖,但不能替代清创术。

【治疗】　治疗中必须强调外科清创的重要性。抗生素和高压氧的作用固然重要,但是若存在无血供的感染组织,任何非手术手段都无济于事。治疗越早越好,可以挽救病人的生命,减少组织坏死或截肢率。

(1) 气性坏疽确诊后,应立即在病变组织间隙内行广泛清创,切除所有受累的肌肉。如病变在四肢,剩余的肌肉无济于功能,可行截肢术,截肢应在健康组织中进行,开放残端,以氧化剂冲洗或湿敷。判断组织存活的最低标准是组织切开时有出血,用镊子轻夹肌肉时有收缩。清创后应监测血 CPK 水平,若感染未控制,CPK 增高,提示肌坏死仍在进展,应在 24 小时内再次清创。

(2) 全身用大剂量青霉素,500 万~1 000 万单位静脉滴注,每 6 小时 1 次,对控制梭状芽孢杆菌有效。青霉素过敏者可用克林霉素。甲硝唑对厌氧菌有效,可用 500 mg 静脉滴注,每 6~8 小时 1 次。氨苄青霉素-克拉维酸或的卡西林-克拉维酸等加 β 内酰胺酶抑制剂的抗生素以及亚胺培南也可选用。

(3) 高压氧治疗:在 3 个大气压纯氧下,每次 1~2 小时,每 6~12 小时重复,通常需要

3～5次治疗。若有大的高压氧舱,可在高压氧舱内进行手术清创。**早用高压氧可减少组织失活**。高压氧治疗梭状芽孢杆菌感染有效,但它不能代替外科治疗,因为动脉无法将高饱和度氧合血送入坏死组织,更不能使感染灶消失。

（4）人体破伤风免疫球蛋白对气性坏疽无预防或治疗作用。

（5）气性坏疽一旦确诊,应立即积极治疗。不要因为检查和观察而延误治疗。诊断延误,即使数小时,也会大幅度增加死亡率。气性坏疽不治疗就是死亡;在治疗的病人中,死亡率为25％～70％,主要取决于致病菌的种类和早期处理的效果。

（孙井军）

第十章
外科病人合并内科夹杂症时的手术风险

虽然辅助检查的日新月异可以在术前为外科病人的病情提供更多、更准确的信息，但是，外科医生绝对不能忽视病人的临床评估。时至今日，正确细致的病史采集和体格检查在外科临床上的地位依旧至高无上、无可替代，也是临床医生成熟和精明程度的品质标签，据此可以凝练诊断意向，开具更少但目的性更强的辅助检查项目。外科病人的术前检查重点可以概括为下列三大方向：

1. 一般检查（general medical examination）　这些检查每个病人都必须做，也是本章拟叙述的主要内容。目的是排除内科病，看病人是否适合麻醉或手术。如果有异常，保证其在术前得到满意控制。

2. 外科检查（surgery‐specific examination）　进一步明确外科病的诊断、严重程度（对病人生命的影响程度）和范围（局部区域的受累程度，及其对手术方案的影响）。

还应该注意的是病人之前是否存在与本次手术相关的疾病，如：既往髋关节手术后遗留坐骨神经损伤足下垂，就应该在术前和术后分别记录踝关节的活动情况。

3. 内科病检查（patient‐specific examination）　对已知的内科合并症做进一步诊断，确保其在术前得到满意控制。如：对结肠癌合并糖尿病的病人在手术前应该进一步检查是否存在感染灶、神经损害或微血管病变。

第一节　基本概念

手术风险是由多种因素综合决定的。它不但取决于外科病的病情、麻醉以及手术本身的复杂程度，还取决于病人的基础状况，如：年龄、发育、营养以及是否合并内科夹杂症。外科手术本身的风险与手术部位和类型有关。内科疾病的种类多、范围广，本章拟对手术风险影响较大的几种内科常见疾病进行讨论。详细询问病史对于了解有无内科夹杂症及其严重程度极为重要。病史应包括：①家族史，如：出血性疾病和麻醉并发症史；②既往手术或麻醉中遇到的困难；③过敏史或哮喘史；④入院前用药情况，如：甾体激素、利尿剂、抗凝剂或阿司匹林（有些病人并不认为阿司匹林是药物）等非处方用药（OTC）。

第二节　心血管疾病

（一）手术危险因素

心血管疾病是引起术后严重并发症或死亡的最主要原因。对一个既往健康的病人来说，术前手术风险评估最重要的是病史采集和体格检查。最早应用于临床的是美国麻醉学会（ASA）分级（表 10-1），该分级系统看似主观，然而，长期应用证实了其独立的死亡预测性。以后多因素统计被用来筛选风险因子。先驱为 Goldman 心脏风险指数（cardiac risk index system，CRIS）。CRIS 的特点是包含了心功能状态、临床症状和体征以及手术风险评估。

表 10-1　美国麻醉协会（ASA）健康状态分级及其麻醉相关死亡率

分级	描　　述	麻醉相关死亡率
Ⅰ类	重要脏器功能正常能耐受麻醉与手术	0%
Ⅱ类	重要脏器虽有轻度病变，但功能代偿健全，对麻醉和手术的耐受无大碍	0.17%
Ⅲ类	重要脏器病变严重，功能减退，虽在代偿范围，手术麻醉有顾虑	0.6%
Ⅳ类	重要脏器病变严重，功能代偿不全，手术麻醉均有危险	4.3%
Ⅴ类	生命垂危，随时有死亡可能，麻醉手术异常危险，无论是否做手术，估计存活不超过 24 小时	10.0%

注：急诊病人注明"E"或"急"，风险比择期手术增大。

　　如今在术前评估风险的还有一种辅助方法，这就是美国外科医生学会国家外科品质提升项目（National Surgical Quality Improvement Program，NSQIP）风险计算器。这是一种在线计算工具，可以用来判断病人的风险状况。该计算器收集了参与该项目的所有医院的医疗结果数据，目的是采用统计方法通过病人的特征情况预测各种结果的概率（如：手术部位感染、肠麻痹、呼吸道感染、住院天数和死亡）。**该计算工具的网址**：www. riskcalculator. facs. org。把这个链接下载到手机桌面上——你就可以在床边为病人计算了。

　　1. **体能状态评估**　常用的方法有 3 种：①ASA 分类（表 10-1）。②日常活动情况（ADLs）（表 13-1，表 10-2）。诚然，详细的病史采集就能为病人的运动耐量提供一些蛛丝马迹，但不够精确。比较客观的方法包括结构化的调查问卷，如：Duke 活动状态指数[①]，该调查表根据病人完成任务的能力（从洗漱穿着到打网球等比较剧烈的活动）对运动耐量进行分级。③运动代谢当量[②]。

表 10-2　简单术前评估手段

体能
　ASA 分类
　日常生活活动（Activities of daily living，ADLs）
　运动耐量（用代谢当量表示）
认知
　3 组词汇记忆（如：皮球、国旗、树木；香蕉、太阳、椅子）
　如果 3 组词汇记忆阳性，检查 Folstein 简易精神状态量表
营养
　风险因子评估
　主观总评估
　迷你型营养评估
　血白蛋白

---

　　①　Duke 活动状态指数（Duke Activity Status Index，DASI）是一种病人自我体能评估的问卷，由 12 条问题构成。用于病人代谢当量（metabolic equivalents，METs）或氧耗量峰值的粗略评估。

　　②　运动代谢当量（metabolic equivalents，METs）：1：生活自理，如吃饭、穿衣、如厕等；4：能在平地上走 3.2～4.8 km/h，或做轻家务（打扫卫生、洗碗）；5：能爬一层楼或走上小坡，或在平地上走 6.4 km/h；10：剧烈的活动。

(1) **起立行走**(Timed Up and Go, TUG)试验是计算病人从椅子上起立、走 3 m、折返、回到椅子上坐下的总共耗时(图 10-1)。在年龄 > 70 岁的病人,如果 TUG > 20 秒,重大并发症的风险 > 50%,TUG ≤ 20 秒者为 14%。

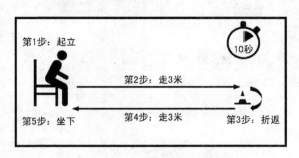

图 10-1 起立行走试验

引自:Townsend CM, Jr, R. Beauchamp RD, Evers BM, Mattox KL. eds. Sabiston textbook of surgery: the biological basis of modern surgical practice. 21th edition. Elsevier Inc. 2022:193.

评估心肺功能最简单有效的指标是登楼试验和屏气试验。爬 2 个楼段至少需要 4 个代谢当量。普外科手术一般要求病人能屏气 30 秒,至少 20 秒。若在平坦的路面上行走不超过 4 个街区,或上不了 2 个楼段,提示术后心脏病的风险增加 2 倍。还要询问活动后有无胸痛和气喘,以及咳嗽史。

(2) **心肺运动**(cardiopulmonary exercise, CPEX)试验越来越被看作术前运动试验的金标准,会产生大量氧摄取和氧利用方面的数据。CPEX 试验价廉、相对无创,目标是判断病人的乏氧阈值。由于这项试验能同时评估心血管和呼吸系统,因此,是劳累性呼吸困难病人的理想辅助检查项目。病人在蹬车测力器上做运动,同时测定口腔气体交换和监测 ECG。CPEX 能识别出有氧代谢向不全性乏氧代谢转化,乏氧阈值(anaerobic threshold, AT)是指:相对 O_2 耗来讲,CO_2 的产量增加。AT 小于 11 mL/(min·kg)者围手术期心血管死亡率较高。

如果病人能负重上楼,CRIS 小 (≤ 12),既往无心脏病史,则围手术期心脏病的发病率很低。有心衰竭的病人,心脏储备功能很有限,在麻醉和创伤增加心脏负荷的情况下极易发生严重后果,不宜行择期手术。美国纽约心脏协会的心功能分级可参考表 10-3。

表 10-3 美国纽约心脏学会(NYHA)的心功能分级

级别	功能状况
Ⅰ级	活动不受限制,预期死亡率最低
Ⅱ级	能无困难地走 3 个街区和爬楼梯,死亡率较低
Ⅲ级	不能中途不停止地爬楼梯和走 3 个街区
Ⅳ级	休息时亦有症状,手术危险性较大

2. **心脏风险指数** Goldman 用多因素分析法研究了心脏风险指数。该指数由许多风险因子组成(表 10-4),根据评分将病人分成轻重不等的四级,称 Goldman 分级,分级越高,围手术期心脏并发症发生率越多,死亡率越高。一般来说,CRIS 与 ASA 分级(表 10-1)间有一定相关性,但 CRIS 对手术前预测心脏死亡较为正确,而 ASA 则在手术前预测非心脏死亡较为正确。

表 10-4　心脏危险指数

Goldman 心脏危险指数(1977)	评分	说明
第 3 心音奔马律、颈静脉怒张或充血性心力衰竭(CXR 示心脏增大或肺水肿)	11	心脏并发症发生率和死亡率
近 6 个月内有心肌梗死病史	10	Ⅰ 级 = 0～5 分 = 1%,死亡 0.2%
ECG 提示存在非窦性或房性期前收缩节律	7	Ⅱ 级 = 6～12 分 = 7%,死亡 2%
术前有过室性期前收缩>5 次/min	7	Ⅲ 级 = 13～25 分 = 14%,死亡 2%
年龄>70 岁	5	Ⅳ 级 => 26 分 = 78%,死亡 26%
急诊手术	4	
严重主动脉瓣狭窄	3	
剖腹、剖胸或主动脉的手术	3	
全身情况差： $PaO_2 < 8\ kPa(60\ mmHg)$ 或 $PaCO_2 > 6.7\ kPa(50\ mmHg)$ $K^+ < 3.0\ mmol/L$ 或 $HCO_3^- < 20\ mmol/L$ $BUN > 18.85\ mmol/L(50\ mg/dL)$ 或肌酐 $> 265.2\ \mu mol/L$ $(3.0\ mg/dL)$ AST 异常,慢性肝病体征或非心脏原因性卧床不起	3	
Detsky 修正多变量指数(1986)		心脏并发症发生率 >15 分 = 高风险
4 级心绞痛	20	
临界性主动脉瓣狭窄	20	
近 6 个月内有心肌梗死病史	10	
近 1 周内肺泡性肺水肿病史	10	
近 3 个月内不稳定性心绞痛病史	10	
3 级心绞痛	10	
急诊手术	10	
6 个月前有心肌梗死病史	5	
1 周前肺泡性肺水肿病史	5	
ECG 存在窦性或房性期前收缩以外的异常节律	5	
术前有过室性期前收缩 > 5 次/min	5	
全身情况差(见 Goldman 心脏危险指数)：	5	
年龄 > 70 岁	5	
Eagle 心脏风险评估标准(1989)		
年龄 > 70 岁	1	
糖尿病	1	<1 分 = 不需要做试验
心绞痛	1	1～2 分 = 做无创试验
ECG 存在 Q 波	1	≥3 分 = 做冠状动脉造影
室性期前心律失常	1	

续表 10-4

Goldman 心脏危险指数(1977)	评分	说明
修正心脏风险指数(revised cardiac risk index，RCRI)		
缺血性心脏病史(心肌梗死、运动试验阳性、心绞痛、硝酸盐治疗、ECG 异常 Q 波)	1	心性死亡、非死亡性心肌梗死和非死亡性心脏骤停的风险
充血性心衰竭史(充血性心衰竭、肺水肿、阵发性夜间呼吸困难、双肺啰音、S_3 奔马律、CXR 示肺血液重分布)	1	0 项 = 0.4%
脑血管病史(短暂性缺血发作或卒中)	1	1 项 = 0.9%
		2 项 = 6.6%
术前需要用胰岛素控制的糖尿病史	1	≥3 项 >11%
术前慢性肾病血肌酐≥177 μmol/L(2.0 mg/dL)	1	
高风险手术(腹内手术、胸内手术和腹股沟以上的大血管手术等)	1	

引自：Townsend CM，Jr，R. Beauchamp RD，Evers BM，Mattox KL. eds. Sabiston textbook of surgery：the biological basis of modern surgical practice. 20th edition. Elsevier Inc. 2017：211.

3. **其他因素**　使围手术期心脏并发症发生率增高的其他因素还有 3 级和 4 级心绞痛(表 10-5)、不稳定性心绞痛以及肺水肿病史。

表 10-5　加拿大心血管协会心绞痛分级[*]

分级	临床表现
Ⅰ	日常活动无症状，如：行走、上楼梯。急剧的或持久的体力活动可诱发心绞痛，如：平地小跑步、快速或持重物上 3 楼、上陡坡等
Ⅱ	日常活动稍受限制。一般体力活动，如：快速行走、快速上楼或爬坡、在寒冷气候中或风中行走或心情激动。餐后行走或常速行走>1.5~2 km 或上 3 楼(常高和常速)可诱发心绞痛
Ⅲ	日常活动明显受限，较日常活动轻的体力活动如：步行 0.5~1 km、上二楼、上小坡等可诱发心绞痛
Ⅳ	轻微体力活动(如：室内缓行)即可引起心绞痛。严重者休息时也可能发生心绞痛

[*] 见：Campeau L. Circulation 1976，54：522.

4. **麻醉**　吸入麻醉剂均有一定的心脏抑制作用。脊髓麻醉和全身麻醉都有一定的心脏病发生率和死亡率。脊髓麻醉时由于血管扩张，血压会下降，若心脏不能相应增加心排出量(如：主动脉瓣狭窄或左心衰竭)，则死亡率会增加。全身麻醉与硬膜外麻醉术后心肺并发症的发生率，长期以来一直存在争议。大宗临床随机对照的 meta 分析提示硬膜外麻醉的静脉血栓栓塞、肺炎、呼吸抑制、心肌梗死和死亡率比全身麻醉低 30%~55%。因此，对术后并发症发生率大的病人来说，应该尽可能选用硬膜外麻醉或脊柱麻醉。

5. **不会使心脏病发生率增加的因素**　已控制的糖尿病、有第四心音、舒张压低于14.7 kPa(110 mmHg)的高血压以及高脂血症。

6. **手术风险预测因子分类**(表 10-6)。

表 10-6　依据手术种类的风险评估（术后 30 天内心脏事件死亡风险）

低危（<1%）	中危（1%～5%）	高危（>5%）
● 体表手术 ● 乳房手术 ● 牙科手术 ● 内分泌手术：甲状腺 ● 眼科手术 ● 整形/重建科手术 ● 无症状的颈动脉手术（CEA 或 CAS） ● 妇科小手术 ● 骨科小手术（半月板切除） ● 泌尿科小手术（TURP）	● 腹腔手术：脾切除、膈疝修补、胆囊切除 ● 有症状的颈动脉手术（CEA 或 CAS） ● 外周动脉血管成形 ● 血管腔内动脉瘤修复术 ● 头颈部手术 ● 神经或骨科大手术（髋关节或脊柱手术） ● 泌尿科或妇科大手术 ● 肾移植 ● 胸腔手术（非大手术）	● 主动脉和大血管手术 ● 开放性下肢血管血运重建或截肢或取栓手术 ● 胰十二指肠切除术 ● 肝切除术、胆道手术 ● 食管手术 ● 肠穿孔修补术 ● 肾上腺切除术 ● 全膀胱切除术 ● 肺切除术 ● 肺移植或肝移植

引自：Townsend CM, Jr, R. Beauchamp RD, Evers BM, Mattox KL. eds. Sabiston textbook of surgery: the biological basis of modern surgical practice. 21th edition. Elsevier Inc. 2022：189.

CAS = Carotid artery stenting = 颈动脉支架植入；CEA = carotid endarterectomy = 颈动脉斑块切除术；TURP = transurethral resection of the prostate = 经尿道前列腺切除术。

（二）手术前的心脏检查

由于对大血管手术的病人不加选择地做检查，其预测值很低，因此临床医生设想出多种方法，将小风险病人和高风险病人剔除，将中等风险病人找出来，使之从无创检查中获得预测。**目前最常用的是 Eagle 标准**（表 10-4），该标准含 5 项因子，达 1～2 项的病人做无创检查，3 项或 3 项以上的病人为高风险病人，需要做冠脉造影。

1. **心电图（ECG）**　静息 ECG 有心肌缺血改变者容易发生心脏并发症。但是，运动耐受比 ECG 更具预测价值。因此，如病人的心功能状态良好（CRIS I 级或 II 级），则不必做分级运动试验（GXT）。GXT 主要适用于近期有胸痛发作者和心功能状态不详者。

2. **超声心动图**　超声心动图主要适用于有心脏杂音但以往未进一步检查者，以及原因不明的 CHF 病人。负荷超声心动图（stress echocardiography）可用来替代 GXT。正常成人静息状态下，心室舒张期的容积左心室为 145 mL，右心室为 137 mL。搏出量为 60～80 mL。即射血完毕时心室尚有一定量的余血，把搏出量占心室舒张期容积的百分比称为**射血分数（EF）**。一般认为静态 LVEF>50% 属于正常范围，<0.35% 提示心脏风险极大。本法的优点是稳定可靠。LVEF 值比心排出量（CO）更灵敏地反映左心功能。

多巴酚丁胺负荷超声心动图和潘生丁-铊成像的特点基本相同，两者的阴性预测值都分别在 95%～100%，对大血管手术后心脏并发症的阳性预测值仅 10%～20%。鉴于两个试验的预测功效相仿，建议二选一。

低危病人（CRIS I 级）拟做非血管手术者可以不必进一步检查；中危病人（CRIS II 级）拟行血管手术者需进一步做无创心脏检查；高危病人（CRIS III 级和 IV 级）都应该在术前控制病情，以降低手术风险（详见下文）。

3. **放射性核素心室造影测定心脏射血分数**　虽然该法对围手术期心肌梗死风险的预测作用还未证实，但其数据可以与 CRIS 中的临床指标（S_3 奔马律或颈静脉怒张）和心功能状态分级综合分析使用。

4. **铊扫描**　对术后心脏并发症预测的敏感性很高，但特异性不理想（53%～80%），除非仅用于高危组。铊扫描仅适用于不能做运动（因此，心功能状态无法判断）的人以及心脏风险不能通过临床指标判断的人。

（三）原有的心血管疾病

1. **高血压** 择期手术前，应该将血压控制在接近 160/90 mmHg。对新启用的抗高血压药物，要求病人血压稳定至少 2 周。

在围手术期，有 25％ 的病人会出现低血压或血压进一步升高。**术中任何时候血压下跌 50％ 或下跌 33％ 持续 10 分钟以上，心肌梗死发生率上升。**

2. **心肌梗死** 心肌梗死 < 3 周者，手术病死率为 25％，仅在迫不得已的情况下才手术。3 个月者病死率为 10％，只行亚急诊手术（semiurgent procedures 限期手术）。6 个月者病死率为 5％，可做择期手术。1 年者手术风险同无症状的心脏病人。冠脉搭桥者可耐受一般非心脏手术，围手术期再梗死发生率低。

（1）围手术期心肌梗死多发生于术后 4～5 天，以术后 2～3 天最多见，死亡率达 40％。

（2）术后心肌梗死的典型临床表现为充血性心衰竭、心律不齐或精神状态改变，大多无心绞痛。

（3）围手术期心肌梗死的最大危险因素是既往有心肌梗死史。心肌梗死后 3 个月内手术者，再梗死率为 25％～35％，3～6 个月手术者为 10％～15％，6 个月后为 5％。因此，**急性心肌梗死 6 个月内的病人不宜施行择期手术**，6 个月以上且无心绞痛发作者，可考虑在良好的监护条件下施行手术。

3. **心绞痛** 对控制不满意的心绞痛，要请心内科做进一步检查，这种病人很可能在非心脏手术前需要做溶栓、经皮冠状动脉球囊成形、他汀类药物或冠状动脉旁路治疗。

（1）加拿大心血管协会的 1 级和 2 级心绞痛（表 10-5）不构成心脏危险因素。

（2）3 级心绞痛属心脏危险因素之列，其风险与术前 6 个月内患心肌梗死者相同。

（3）4 级心绞痛的风险比 3 级心绞痛大 1 倍。

（4）抗心绞痛药维持治疗的病人，围手术期应该保证有效的抗心绞痛药物治疗。

（5）β 受体阻滞剂能降低冠心病病人或冠心病高危个体（有 2 个及以上风险因素）行非心脏手术时围手术期的心肌缺血发生率。术前开始用阿替洛尔，一直用至病人出院，可以降低术后 2 年死亡率。绝大多数的死亡率降低与术后 6～8 周内的心脏死亡率降低有关。比索洛尔的效果也相仿（*N Engl J Med* 335：1713-1720，1996；*Anesthesiology* 1：7-17，1998；and *N Engl J Med* 341：1789-94，1999）。有依据表明，**冠心病病人围手术期用 β 受体阻断剂可以使心肌梗死和心性死亡发生率减少 55％～93％。**并且可以肯定的是，**已经服用 β 受体阻滞剂的病人停止服药是危险之举。**

对缺血性心脏病采用冠状动脉支架置入者，要询问支架置入后的效果、是否在用抗血小板制剂，是单抗（阿司匹林）抑或双抗（氯吡格雷＋阿司匹林）。**择期手术最好能推迟至抗血小板制剂停用**（裸支架为 6 周，药物洗脱支架为 12 个月），以降低支架血栓形成造成心肌梗死甚至死亡的风险。如果手术无法推迟，围手术期继续使用双抗治疗者发生大出血的发现也不高。对忌讳大出血的手术（脊柱、颅内、心脏、眼后房和前列腺），可以继续用阿司匹林，停用氯吡格雷，不过最好听取心内科医生的意见。

4. **充血性心衰竭** 心衰竭病人最好能在控制 3～4 周后施行手术。

（1）既往有心衰竭史、术前无心衰竭临床表现者围手术期肺水肿发生率为 6％；术前有心衰竭临床表现或 X 线依据者，心衰竭发生率为 16％。

（2）70％的围手术期肺水肿发生于术后 1 小时内，以术后 30 分钟发生率最高，主要原因有容量超负荷、正压通气停止后心脏前负荷增加、麻醉剂的心脏抑制作用和术后高血压。

（3）联合使用血管紧张素转换酶抑制剂（ACEI）和 β 受体阻滞（BB）是目前治疗慢性心衰竭的金标准。

经验之谈：

心血管疾病，临床上很重要的一点就是早期发现心衰竭。

——Sir Thomas Lewis

5. 心瓣膜病　虽然在中度心瓣膜病病人，人们可以通过改变麻醉处理维持血流动力学稳定，但是，对严重主动脉瓣和二尖瓣狭窄病人，在做择期非心脏手术前，最好先做心瓣膜成形手术。

（1）严重主动脉瓣狭窄：独立围手术期死亡率为 13％。

（2）主动脉瓣或二尖瓣关闭不全：手术风险与**左心室功能**有关，与血液反流程度关系不大。

（3）二尖瓣狭窄：手术风险主要取决于围手术期血容量状态和心率。心动过速使心舒张期充盈时间缩短，可引起肺水肿。轻微的容量改变即可导致血液动力学显著变化。

（4）人造心瓣膜：人造心瓣膜植入者手术前要停用抗凝剂，因而术后易发生**瓣膜血栓形成及血栓脱落造成的栓塞**。①一般在术前 3 天开始停用抗凝剂。若无血栓栓塞并发症出现，可于术后 2～3 天重新启用。②蝶瓣容易形成瓣膜血栓。对这类病人，可于术前 3 天停止口服华法令（苯丙酮香豆素），静脉用全量肝素替代，于术前 12 小时停用肝素。术后出血一旦停止（通常在术后 12～24 小时），随即启用肝素。能进食后，改华法令口服。

机械瓣病人要在术前停用华法令 5 天，在 INR≤1.5 时开始静脉滴注普通肝素。同时要监测 APTT，维持 APTT 在正常值的 1.5 倍，在手术前 2 小时停止普通肝素的滴注。术后再启用肝素和华法令，在华法令完全起效后停用肝素。

6. 心律失常　手术病人中有心律失常者达 84％，但是，有临床意义者不足 5％。

（1）房颤病人要在手术前启用 β 受体阻滞剂、地高辛或钙通道阻滞剂，如果病人以前就用这些药，就继续用，目的是控制心室率，或许能纠正心律失常。恢复窦性心律后，心排出量会增加 15％。降低围手术期心肌缺血和梗死的风险。房颤病人服用华法令者要在术前停用 5 天，对大多数外科手术来讲，INR≤1.5 就安全了；这种病人在围手术期不需要用替代抗凝处理。有心脏起搏器置入的病人，要在手术前对设置的程序做调整。因为起搏器对双极电凝很敏感，会发生室颤。因此，要在手术前关闭心脏复律和超起搏（overpace）模式（在术后再重新开启）或者程控为 VOO 起搏模式，尤其当无法使用双极电凝时。外科电刀术可能引起起搏器按需工作的抑制。

有症状的心脏传导阻滞以及无症状的二度（Mobitz Ⅱ）和三度心脏传导阻滞应该在术前请心内科会诊，安装临时起搏器。

（2）容易发生心律失常的手术有：手术时间超过 3 小时、神经外科手术、胸外科手术以及气管插管的手术。

（3）**心律失常的主要原因**：氧供不足、高碳酸血症、低钾血症和高钾血症等，治疗要点是纠正这些异常。

（4）术中用抗心律失常药时应注意：①全麻中利多卡因的半衰期延长；②肾功能不佳者

对普鲁卡因酰胺的排泄减慢；③有 10％的病人在用 1 型抗心律失常药(奎尼丁和普鲁卡因酰胺)后，室性心律失常反而加重。

7. 细菌性心内膜炎的预防　在胃肠道、泌尿生殖道手术 2007 版指南不再推荐采用针对细菌性心内膜炎的预防用抗生素(Wilson W，Taubert KA，Gewitz M，et al. Circulation. 2007，116：1736-1754)。

第三节　慢性肺脏疾病

术后肺部并发症和相关的死亡率仅次于心血管系统，居第二位。肺功能的评估同样应该以病史和体格检查为主。体能状态差不仅增加心脏并发症风险，也增加术后肺部并发症风险。

（一）手术危险因素

1. 全身因素　增加术后肺部并发症的因素以及术后肺部并发症风险分级参见表10-7、表 10-8。

表 10-7　术后肺部并发症的风险因素

病人相关因素	手术相关因素
年龄 > 60 岁	手术时间 > 3 小时
COPD	手术位置
ASA ≥ Ⅱ级	急诊手术
体能依赖	全身麻醉
充血性心衰竭	围手术期输血
阻塞性睡眠呼吸暂停综合征	术后残余神经肌肉阻断剂
肺动脉高压	
现行吸烟者	非风险因素
感觉中枢受损	肥胖
术前有脓毒症	控制良好的哮喘
6 个月内体重下降 > 10％	糖尿病
血白蛋白值 < 3.5 g/L	
血尿素氮 ≥ 7.5 mmol/L(≥ 21 mg/dL)	
血肌酐 > 133 μmol/L(> 1.5 mg/dL)	

表 10-8　术后发生肺炎和呼吸衰竭的风险因素 ARISCAT 风险评分系统(上部)及
不同分值的术后肺部并发症发生率(下部)

风险因素	多因素分析 OR (95％CI)n=1 624[*]	β系数	风险分值[†]
年龄(岁)			
≤50	1	—	—
50~80	1.4(0.6~3.3)	0.331	3
>80	5.1(1.9~13.3)	1.619	16

续表 10-8

风险因素	多因素分析 OR (95%CI)n=1 624[*]	β 系数	风险分值[†]
术前 SpO₂(%)			
≥96	1	—	—
91～95	2.2(1.2～4.2)	0.802	8
≤90	10.7(4.1～28.1)	2.375	24
1 个月内呼吸道感染史	5.5(2.6～11.5)	1.698	17
术前贫血(≤100/L)	3.0(1.4～6.5)	1.105	11
切口位置			
四肢	1		
上腹部	4.4(2.3～8.5)	1.480	15
胸部	11.4(4.9～26.0)	2.431	24
手术持续时间(h)			
≤2	1		
>2～3	4.9(2.4～10.1)	1.593	16
>3	9.7(4.7～19.9)	2.268	23
急诊手术	2.2(1.0～4.5)	0.768	8

	风险区间[**]		
	低风险(<26 分)	中风险(26～44 分)	高风险(≥45 分)
开发样本,病人数(%)	1 238(76.2)	288(17.7)	98(6.0)
验证样本,病人数(%)	645(77.1)	135(16.1)	57(6.8)
开发样本 PPC 发生率,% (95% CI)	0.7(0.2～1.2)	6.3(3.5～9.1)	44.9(35.1～54.7)
验证样本 PPC 发生率,% (95%CI)	1.6(0.6～2.6)	13.3(7.6～19.0)	42.1(29.3～54.9)

引自:Townsend CM, Jr, R. Beauchamp RD, Evers BM, Mattox KL. eds. Sabiston textbook of surgery: the biological basis of modern surgical practice. 21th edition. Elsevier Inc. 2022:197.

ARISCAT = Assess Respiratory Risk in Surgical Patients in Catalonia = Catalonia 外科病人肺部并发症风险评估; CI = confidence interval = 置信区间;OR = odds ratio = 优势比;PPC = postoperative pulmonary complications = 术后肺部并发症;SpO₂ = oxyhemoglobin saturation by pulse oximetry breathing air in supine position = 病人仰卧位呼吸情况下的指脉氧氧合血红蛋白饱和度。

* 由于某些数据缺失,剔除了 3 个病例。用开发样本(development subsample)构建 Logistic 回归模型,c 指数=0.90;Hosmer-Lemeshow 卡方检验=7.862;P=0.447。

† 简化风险评分=βlogistic 回归系数之和×10,4 舍 5 入后。

* * 风险区间是在简化风险评分、采用最小描述长度原理基础上,将开发样本划分为最佳风险区间。

2. **肺部因素** 慢性阻塞性肺病、吸烟、术前多痰、肺炎、呼吸困难以及阻塞性睡眠呼吸暂停。

(1)慢性阻塞性肺病(COPD)病人术后易发生肺部并发症。

(2)吸烟史达 20 包年者(每日 1 包,持续 20 年者),术后肺部并发症发生率增加 1.5～4 倍。若病人术前每日吸烟超过 10 支,停止吸烟极重要。戒烟 1～2 周,黏膜纤毛功能可恢复,痰量减少;戒烟6周,可改善肺活量。但是,也有研究发现,在手术前2个月减少吸烟或完全戒烟的病人,其肺部并发症的风险比现行吸烟者更高,可能的原因是戒烟后起初数周至数月咳嗽和排痰增多。**体格检查方面**,呼吸音降低、呼气延长、湿啰音、喘鸣音和干啰音,每一项都使术后肺部并发症的发生率增加6倍。

（3）哮喘:哮喘者易发生支气管痉挛。

（4）支气管炎:对处于支气管炎发作期的病人应先用抗生素,待炎症缓解后再考虑手术。

（5）限制性肺病、神经肌肉病变或胸壁异常等疾病:患这些病时由于呼吸肌收缩力弱或通气机制异常,通气储备常不足。

（6）肺血管病变。

（7）肥胖:体重＞20％ IBW为肥胖,体重＞100％ IBW为极度肥胖。肥胖使通气功增加,肺的容量降低,并损害胸壁功能,结果使功能残气量(FRC)增加,术后易发生肺不张。术后早期活动、站立非常重要。

（8）年龄:肺功能随年龄增长而逐渐下降,但高龄本身并不一定是肺部并发症的危险因素。

（9）住院前的体力活动情况。

3. **手术本身的特点**　手术对肺功能的影响:①肺功能障碍的程度与手术种类、术前肺功能状态有关;②上腹和胸部手术后肺总容量减少;③肺不张是肺泡萎陷,与气体交换的表面积减少,导致动脉低氧血症。

（1）切口部位:切口离膈肌越近,风险越大。**影响术后肺部并发症的因素依次为**:切口位置(上腹部纵切口最容易发生肺部并发症;其次是胸部切口、下腹部切口和胸骨正中切口,20％～40％;腹腔镜约1％)、吸烟、慢性呼吸系统疾病。四肢、下腹部和神经科手术对呼吸几乎没有影响。开胸和上腹部手术后肺容量的变化很大,术后肺部并发症发生率可达70％。原因是:①胸壁和膈的机械运动发生变化,结果肺总量(TLC)、FRC和潮气量(TV)均减少;②术后疼痛使通气减弱、咳嗽反射减弱,结果分泌物潴留、通气血流比值失调。

（2）切口方向:纵形正中切口比横切口和肌肉分离切口容易发生肺部并发症。

（3）手术时间:手术时间持续超过3小时者,肺部并发症发生率增加。

（4）麻醉:①机械通气使纤毛功能和黏液转运等呼吸道的许多防御机制受损,还可造成肺泡破裂和气胸等并发症;②全身麻醉后,FRC的降低可达1周;③脊柱麻醉后肺部并发症的发生率与全身麻醉相仿;④区域麻醉后FRC无变化,这与全身麻醉不同;⑤吸入麻醉剂可使支气管痉挛加重。

（二）术后肺部并发症的发生率

手术后肺部并发症很常见,占普外手术病人的12％～46％;在有慢性肺病的病人中高达50％,在肺功能检测异常的病人中高达70％。在术后死亡病人中,由肺部并发症引起的占25％。由于FRC减少和疼痛限制呼吸使肺通气减少,结果肺内分泌物积聚。①**最常见的肺部并发症是肺不张,其次是肺部感染**,这两种并发症都可引起肺功能衰竭。引起这两种并发症的原因是气管支气管内分泌物潴留。②其他重要的肺部并发症还有:支气管痉挛、肺水肿、胃内容物误吸和气胸。

（三）术前检查

1. **病史**　呼吸困难、慢性咳嗽、反复发作的支气管炎或肺炎、肺气肿、接触环境中毒性物质以及肺部手术等呼吸道病史,均提示有慢性肺病之可能。慢性肺病最常见的原因是吸烟,吸烟对呼吸道上皮及纤毛有毒性作用,可破坏黏膜的转运机能,从而降低其抗感染机能。

要将病人目前的呼吸状态与其"正常状态"相比较。记录病人的通常治疗、呼气流速峰值、皮质激素使用、居家吸氧以及持续正压气道通气;核查病人是否存在右心衰竭。鼓励病人配合用药、做锻炼、平衡饮食、戒烟。

2. 体检 异常体征有:

(1) 解剖异常:脊柱侧凸或胸壁畸形,如肥胖所致胸壁畸形。

(2) 胸壁听诊呼吸音低、哮鸣音、干啰音或湿啰音。

(3) 乏氧体征:如发绀、杵状指、呼吸困难(需用呼吸机)。

(4) 深吸气与深呼气时胸廓周径小于 4 cm 者,提示有肺部疾病。

3. 胸部 X 线异常表现 肺大疱、肺炎和膈肌低平。

4. 实验室检查 动脉血气可以了解通气和氧合是否充分,有无高碳酸血症和低氧血症。红细胞是否增多。术前动脉血气分析,若 $PaCO_2 > 6.7$ kPa(50 mmHg),术后发生肺部并发症的危险很高。动脉血气分析与肺功能的关系见表 10-9。

表 10-9 动脉血血气分析与肺功能的关系

血气指标	呼 吸 功 能		
	正 常	轻度不全	重度不全
氧分压	9.3 kPa(70 mmHg)	8.0 kPa(60 mmHg)	6.6 kPa(50 mmHg)
氧饱和度	90%	90%	84%
二氧化碳分压	5.1~5.34 kPa (38~43 mmHg)	6.4 kPa(48 mmHg)	7.1 kPa(54 mmHg)

(四) 肺功能检查

术前肺功能检查的意义存在争论,提倡者认为这些试验可以为临床医生的决策和术式选择提供依据,但是,多数学者认为临床指标对高危病人的识别比这些数据更有帮助。动脉血气分析也一样。

1. 下列情况应做肺功能和血气分析检查 ①呼吸道病情严重,或者与往常情况相比明显恶化。②有临床表现的呼吸道合并症病人拟行大手术。③有右心衰竭表现:呼吸困难、疲乏、三尖瓣反流、肝脏肿大和足踝水肿。④年轻的 COPD 病人(表明是一种罕见的有生命威胁的疾病)。⑤吸烟史 > 20 包年。⑥年龄 > 60 岁。⑦病态肥胖。⑧择期胸科手术(无论是否行肺切除)或上腹部手术,尤其是腹主动脉瘤切除术。

2. 非胸科手术时高危病人的识别

(1) 1 秒钟内用力呼气量(FEV_1) < 1.0 L。①FEV_1 > 2 L,腹部手术后肺部并发症的风险很小;②FEV_1 在 1~2 L 时,术后肺部并发症的风险增加;③FEV_1 < 0.8 L 或 FEV_1/FVC < 预计值的 30% 时,术后无法撤机的风险在中至重程度,应该选择非手术治疗。

(2) 用力肺活量(FVC) < 预计值的 70%~75%。

(3) FEV_1/FVC < 预计值的 70%。

(4) 终末潮气 CO_2 > 45。

(5) 最大自主通气量(MVV) < 预计值的 50% 者也提示手术风险大。

(6) 最大呼气流速(MEFR) < 200 L/min。

3. 支气管扩张剂试验 在应用支气管扩张剂后复查肺功能,肺功能无改善者,提示高危。

4. 运动试验 步行少于 250 m，爬楼梯试验少于 1 个楼段或去氧饱和度大于 40%，都提示围手术期死亡率和心肺并发症的发生率很高。（Mazzone PJ, Arroliga AC. Lung cancer: preoperative pulmonary evaluation of lung resection candidate. *Am J Med*. 2005，118：578-83）

5. 其他 必要时可作通气血流扫描、一氧化碳弥散量测定和肺动脉压测定。在拟行肺切除术的病人，可测单侧肺的肺功能，因为拟切除之肺段往往已有严重病变，对肺功能不起作用。

（五）术前和术后的正确处理

术前和术后的正确处理可改善肺功能，使高危病人的术后肺部并发症减少。

1. 术前处理

（1）停止吸烟：择期手术前戒烟 8 周以上，可使术后肺部并发症的发生率减少，戒烟时间短反而增加肺部并发症发生率。戒烟会降低血一氧化碳水平，有助于排痰。

（2）肺功能不佳者，术前可用深呼吸训练器（incentive spirometry，鼓励性气量计，激励性）来改善肺功能，减少术后肺不张的发生率。

（3）胸部理疗有利于排痰，但是可加重支气管痉挛，主要适用于肺叶功能丧失和多痰的病人。

（4）COPD：用皮质类固醇治疗或氧治疗的病人，或 FEV1 小于预计值 30% 的病人都属于严重 COPD，在围手术期容易发生呼吸衰竭。在已知有肺气肿大疱、肺癌、肺部转移癌或胸腔积液的病人，术前要做 CXR 或 CT 检查。有显著 COPD、拟行大手术的病人可能需要先请呼吸科医生会诊，对肺部疾病进行优化。动脉血气分析能显示二氧化碳潴留情况。二氧化碳潴留病人围手术期发生呼吸系统并发症的风险增加。围手术期应用支气管扩张药（氨茶碱）、β_2-兴奋剂和黏痰溶解剂（乙酰半胱氨酸），最大程度地改善气流阻塞。仅下呼吸道细菌性感染才主张用抗生素，择期手术应推迟至治愈后 1～2 周；急症手术应尽量避免吸入麻醉。高危病人应尽可能选择硬膜外麻醉，避免使用泮库溴铵（pancuronium），缩短手术时间或用腹腔镜手术。

（5）哮喘：确定哮喘的严重程度、诱发因素、支气管扩张剂和皮质激素的使用频度、呼气流速峰值以及既往 ICU 入住情况。日常使用的吸入剂要让病人继续使用至麻醉前。脆性哮喘（brittle asthmatics）可能还需要加用皮质激素。

（6）在急性支气管炎或有脓痰的病人，择期手术应该推迟。先采用抗生素和理疗处理，4～6 周后重新安排手术。

（7）甾体激素不仅影响伤口愈合，还易导致全身性感染，因此该药不宜在术前常规应用，仅在必要时于术前用之（如有支气管哮喘）。

在日常用药的基础上，在手术前再加用一次支气管扩张药的剂量，以减少麻烦事件的发生。对泼尼松龙用量大于 10 mg 应该要考虑选择区域麻醉和侵入性较小的外科术式。择期手术应该推迟至急性发作得到处理后。

（8）做好术前宣教，教会病人咳痰的方式、深呼吸、用深呼吸训练器以及其他呼吸治疗。

2. 术后处理 包括肺复张（lung expansion maneuvers）和止痛。肺复张的目的是保证肺的容积，从而降低肺部并发症，方法有深呼吸、深呼吸训练器和连续正压通气（CPAP），深呼吸和深呼吸训练器都可以使并发症减少一半。止痛有利于病人做深呼吸锻炼，方法有硬膜外止痛和肋间神经阻滞。

（1）气管拔管：仅当病人清醒、呼吸肌张力完全恢复后才能拔管。

1）拔管的指征：①负吸气力（NIF）$\geqslant$ 20 cm H_2O；②肺活量（VC）$\geqslant$ 15 mL/kg 体重；

③TV≥5 mL/kg 体重;④呼吸频率≤30/min。

2)拔管后,要仔细检查呼吸是否满意,可测动脉血气并摄 X 线胸片。但最为重要的仍然是体格检查。

(2)必要时应吸氧,但 COPD 者给氧应谨慎。氧气要预热、预湿后吸入。

(3)病人应尽早下床活动,早期活动可使 FRC 改善 10%～20%,因为重力的作用有利于呼吸,且可减少分泌物潴留。

(4)胃管:肠梗阻时应置胃管,防止胃内容物误吸入肺内。一旦胃的排空满意,即可拔去胃管,这样对咳嗽有利。

(5)术前用氨茶碱者,术后应继续,腹部手术后尤其如此,实践证明这有利于术后膈肌功能的及时恢复。

(6)安静镇痛药的应用要适量,既有止痛效果,又不过量,也不引起呼吸抑制,从而保证术后有效地咳嗽。硬膜外镇痛可用于术后止痛,小有中枢镇静作用。

(7)突然发生呼吸功能不全时,应考虑气胸之可能。

第四节　慢性肾脏疾病

肾疾病本身并不构成手术禁忌证,但慢性肾衰竭病人常有糖尿病和高血压等原发病,多合并有心血管疾病、水和电解质紊乱、营养不良、某些药物的代谢和排泄障碍(抗生素、肌松剂)、免疫功能减弱和凝血功能异常。慢性肾疾病所致的肾功能改变在肾小球滤过率(GRF)、尿液浓缩能力、内环境稳定自身调节能力三个方面与外科手术关系密切。此外,术中、术后用的药,主要通过肾脏排泄。慢性肾脏疾病时的肾功能取决于残存肾小球的滤过率,GFR 必须在正常值的 25% 以上才能维持内环境的稳定。

(一)手术风险

慢性肾脏疾病病人的术后并发症很常见。大手术后的总死亡率为 0%～6%。

1. 高血钾症　8% 的病人有高血钾症,其原因是输血、手术创伤、血肿和分解代谢增强。

2. 血压不稳　可高可低,很难控制,对肾衰者要严格控制液体。

3. 伤口并发症　40% 的病人发生伤口并发症,胃肠道手术者伤口感染率可达 33%。

4. 术后血肿　发生率约 15%,并且常继发感染。

5. 术后胃肠道并发症　比较常见,如:恶心、呕吐、食欲不振、呃逆或肠麻痹持续时间长。也可发生上消化道出血、食管炎和胃炎。

6. 动静脉瘘口血栓形成　术后,尤其在有低血压的病人,可发生动静脉瘘口血栓形成。

7. 术后透析　如有可能,术后 24 小时内不宜进行透析,因为透析需用肝素,使血小板急剧下降,并且透析时还可引起短暂低血压和乏氧。必须透析时,可用无肝素透析。急诊透析的指征:①严重容量超负荷;②酸中毒,由于容量超负荷不能用碳酸氢钠;③高钾血症,药物治疗无效;④出现心包炎、精神状态改变或扑翼样震颤等尿毒症表现。

(二)术前肾功能的评估

首先在病史中注意排尿频率、尿量,有无血尿、夜尿多、排尿困难;注意过去史中的肾病史、结石、糖尿病、高血压、心脏病,是否过利尿剂和肾毒性药物。体检注意有无水肿或脱水。应重视下列实验室检查:

1. **尿常规** 尿比重如固定于 1.010～1.014 提示肾浓缩功能障碍；注意是否含有蛋白、葡萄糖、酮体、隐血。

2. **血液生化检查** 检测尿素氮、肌酐了解肾小球的滤过功能；检测钙、磷、尿酸的含量了解肾小管功能。

3. **血肌酐清除率(Ccr)测定** 目前推荐留置短时间(1～4 小时)尿液。

$$Ccr(mL/min) = Ucr \times V/Pcr$$

上式中 Ucr ＝ 尿肌酐浓度(mg/dL)；V ＝ 单位时间尿量(mL/min)；Pcr ＝ 血肌酐浓度(mg/dL)

Ccr 反映肾小球滤过率，以 Ccr 为标准可以将肾功能障碍分为以下 4 期：

第 1 期：储备功能减少期，Ccr 在 80～50 mL/min，无临床症状，血生化检查正常。

第 2 期：肾功能障碍代偿期，Ccr 在 80～50 mL/min，夜尿多，轻度贫血，尿浓度障碍，BUN 轻度升高。

第 3 期：肾功能障碍失代偿期，Ccr 在 20～10 mL/min，少尿，贫血，高 BUN 血症，高钾血症，代谢性酸中毒。

第 4 期：尿毒症期，Ccr＜10 mL/min，在第 3 期表现的基础上，伴代谢性中毒症状，需要透析治疗。

4. **血肌酐清除率(Ccr)概测**

(1) Cockcroft - Gault 公式概测：

$$Ccr(mL/min) = \frac{[140-年龄(岁)] \times 体重(kg) \times 1.2}{血肌酐(\mu mol/L)}$$

(2) MDRD(Modification of Diet in Renal Disease)研究公式：

$$GFR = 175 \times 标准血肌酐(mg/dL)^{-1.154} \times 年龄(岁)^{-0.203}$$

若概测 GRF ＜ 40 mL/min，有必要行前述血肌酐清除率的测定。

5. 其他还有尿浓缩试验、超声检查、放射性核素扫描、肾盂造影等，根据情况选择。

（三）肾功能与手术风险的关系

对检查发现有肾脏病的病人，在估计手术危险时，**重要的是考虑肾功能减退程度，而不是肾脏病的类型**。根据肌酐清除率和血尿素氮测定值判断，肾功能的损害程度可分轻、中、重 3 类(表 10-10)。中度肾功能损害者，手术前后可能进一步恶化，可能并发肾以外的并发症，包括感染、出血、切口愈合不良等；重度损害者，术后并发症发生率高达 60%，手术死亡率为 2%～4%。对轻、中度损害者，经适当的处理，一般都能耐受手术；对重度损害者，只要在有效的透析处理下，仍能安全地耐受手术。

表 10-10 肾功能损害程度

指标	肾功能损害		
	轻度	中度	重度
24 小时肌酐清除率(mL/min)	51～80	21～50	＜20
血尿素氮(mmol/L)	7.5～14.3	14.6～25.0	25.3～35.7

（四）慢性肾衰竭病人常见的并发症

1. 当 GFR 为正常值的 25% 时，就可能发生一些并发症：

(1) 水和电解质紊乱：水中毒、高血钾、高血磷、低血钠、低血钙以及代谢性酸中毒。某些肾脏疾病,如:慢性肾盂肾炎、肾髓质囊性病变以及实质性病变,均可发生钠丢失,最终导致脱水。

（2）营养不良:①蛋白尿可高达 25 g/d;②在体内氮储备减少的情况下,随着尿毒症的加重,氮进一步分解;③由于病人进食减少(食欲差、恶心、吸收不良或遵医嘱控制饮食)。

（3）某些药物的代谢和排泄障碍,尤其是抗生素和碘造影剂。**造影剂性肾病**①的机制可能与氧化损伤和造影剂的利尿作用有关。对糖尿病病人或肾损害病人,在使用碘造影剂前要测定血肌酐水平。对在服用二甲双胍的病人,尤其是肾功能有损害的病人,使用造影剂要谨慎,以防乳酸酸中毒。

既往有肾功能障碍的病人在做磁共振影像检查时使用含钆造影剂有可能发生**肾源性全身纤维化**(nephrogenic systemic fibrosis,NSF)。NSF 是一种严重威胁生命的皮肤结缔组织疾病,还可以累及关节、肌肉、肝脏和心脏。因此,对严重肾衰竭、新生儿、肝移植的围手术阶段以及妊娠病人禁止使用含钆造影剂。

（4）免疫功能减弱

1）非特异性免疫功能减弱:①由于少尿,易发生尿路感染;②皮肤和黏膜的屏障功能受损,其原因可能与瘙痒即上皮萎缩有关;③肺部感染率增加,其原因与肺的清除机制减弱有关;④恶性肿瘤发生率增加;⑤细胞吞噬功能减弱。

2）对疫苗反应正常或轻度减弱。

3）对乙型肝炎病毒等病毒的清除能力减弱,对透析病人来说这一点极重要,因为这些病人一旦接触这类病毒后,60%的人即成为慢性抗原携带者。

（5）血液学改变:①随着 GRF 的下降,贫血越来越重;②由于血小板的黏附和聚集功能改变使凝血级联过程异常,特别是当肌酐>530 μmol/L(6 mg/dL)时,可出现凝血功能异常。

（6）心血管系统的异常有:①动脉粥样硬化发生率增加;②心包炎和心包积液。

（7）钙代谢和甲状旁腺代谢异常,从而发生继发性甲状旁腺功能亢进和骨病,出现低钙血症和高磷血症。

2. 当 GFR 低于正常值的 5%时,需要通过透析来维持人体功能。

（1）纠正或改善尿毒症所致的许多异常表现,诸如:水电解质紊乱、高血压以及与进食有关的营养不良。

（2）透析的并发症:①腹膜透析者易发生腹膜炎;②血液透析需要将全身血肝素化,这可能使慢性肾衰时的凝血病进一步加重。此外,透析所用之血管通路易发生血源性感染,尤其是葡萄球菌感染。

3. 肾衰病人易患阑尾炎、胆囊炎、憩室炎和消化性溃疡。此外,这类病人常常需要手术来治疗一些疾病,如:静脉切开或泌尿道手术。

---

① 注:静脉用造影剂引起中毒性肾损害的机制是造影剂对肾小管上皮细胞的直接毒性效应和引起肾血流动力学变化。临界肾功能不全、多发性骨髓瘤、心衰竭、容量不足、缺水和低血压等病人更容易发生造影剂性肾病。这些病人在静脉注射造影剂后,要每天查一次肾功能(血尿素氮、肌酐)。如果在注射造影剂后 24～48 小时血肌酐浓度开始上升(病人不一定有少尿),可能就是造影剂性肾病。血肌酐浓度一般在 3～5 天后达到顶峰,然后在 1～3 周的时间恢复至基线水平。造影剂性肾病的治疗主要是支持治疗;罕有需要透析。肌酐清除率 < 50 mL/min 的糖尿病血管疾病病人用 100 mL 造影剂即可发生严重肾小管损害,需要透析。

（五）围手术期处理

1. 残余肾功能可因手术进一步受损,保护残肾功能的方法：

（1）用药物或透析法纠正水过多、脱水或合并的电解质失调（酸中毒、低钙血症和 6 mmol/L 以上的高钾血症）。

（2）积极治疗感染,尤其是尿路感染。单纯尿路感染多见于女性,而流出道尿路疾病伴慢性尿路感染多见于男性。**对那些感染会造成悲惨结局的手术来讲**（如：有异物植入的手术）,**要求在择期手术前控制这些感染**。如果病人是急诊手术,就应该启用抗生素,确保病人在术前、术中和术后尿量满意。

（3）避免用肾毒性药物：造影前后保证病人的容量充足（输入乳酸钠林格液）。预防性使用 N-乙酰半胱氨酸（造影前口服 600 mg,2 次,间隔 4 小时；造影后再口服 2 次,间隔 12 小时）,N-乙酰半胱氨酸的气味和口味都令人不快,服用时可以与强烈口味的饮料同服；急诊病人可以按 N-乙酰半胱氨酸 150 mg/kg 溶于生理盐水 500 mL 中维持静脉滴注大于 30 分钟,造影后按 N-乙酰半胱氨酸 50 mg/kg 溶于生理盐水 500 mL 中维持静脉滴注大于 4 小时,N-乙酰半胱氨酸静脉滴注的缺点是不良反应多。比静脉应用 N-乙酰半胱氨酸更好的选择是按碳酸氢钠 3 mg/(kg·h)（将碳酸氢钠溶于 D5W 中）维持 1 小时,造影后按 1 mg/(kg·h) 维持 6 小时。

2. 对肾功能已丢失,靠透析生存的病人：①可以用一些肾毒性药物,但用后必须对药物的血浓度进行监测,注意有无耳聋等不良反应；②不宜插导尿管。

3. 一般准备

（1）**肾衰竭病人对贫血有良好的耐受性**；可以在围手术期用红细胞生成素。①对 GFR >15 mL/min、Cr < 530 μmol/L（6 mg/dL）者,术前应尽可能通过输血输液使 Hct 升至 32%,术中术后密切注意水电解质平衡,防止缺水触发 ARF。一般来说,红细胞比容在 20%～25%（约 70～80 g/L）对绝大多数大手术者来说已足够。②对 GFR < 5 mL/min,需要经常透析者,术前要维持 Hct 至 32%。这些病人大多有严重营养不良,易发生感染,且水电解质平衡的维持极为困难。同时注意营养不良、凝血异常、高钾血症及酸中毒的纠正。对透析的病人,术前应输血,减少高钾血症发生率。③尿毒症时血小板的数可以正常,但功能差,可以事先与麻醉医师联系,以便术中有备。此外,还有高钾、低钙和高磷的处理。血碳酸氢盐低于 15 mmol/L,排除低灌注状态后,应该静脉补碳酸氢钠。低钠血症的治疗是限制输液量或透析。

（2）对于需要常规透析的择期手术病人来说,**应该在手术前数小时安排做腹膜透析或血液透析**,使病人在治疗后有时间稳定。在术前最后一次透析,要取血标本做血常规、血尿素和电解质检查。还应特别注意下列几点：①对高钾血症要及时纠正,入手术室前应再查血钾一次,高于 5.0 mmol/L 就应该处理。用聚苯乙烯磺酸钠（Kayexalate）等离子交换树脂灌肠可治疗高钾血症,但不能替代透析。②纠正酸中毒,可用碳酸氢钠,也可用透析法。③慢性肾衰的凝血病最好能在术前通过透析得到控制,术中或术后的出血倾向可用冷沉淀血浆治疗。④心包炎和心包积液可影响心排出量,并有心包压塞之虞,在全身麻醉前应予以纠正。⑤对扑翼样震颤、出血病和癫痫发作等尿毒症的其他症状与体征,都应在术前通过透析纠正之。⑥术前最后一次的透析时机、液体清除量和术前体重是评估病人容量状态的重要指标。体格检查中,**颈静脉搏动和肺部啰音都提示容量超负荷**。慢性肾衰竭病人对高容量和低容量的耐受性都很差,**最常见的死亡原因是合并的冠心病**。容量不足和造影都容易导致急性肾衰竭,因此,保证容量和用低渗造影剂是预防肾衰竭的方法。

（3）对长期用甾体激素治疗的病人，围手术期应给予甾体激素。

（4）营养不良：①择期手术应推迟到病人营养状态改善后进行；②急诊手术应在术后行静脉营养，直至进食满意后为止。

（5）糖尿病或甲状腺疾病等其他全身性疾病都应加以控制。

（六）手术处理

此类病人的手术处理原则与其他手术病人相同，但对尿毒症病人和胃肠道有病变的病人要特别重视，因为这些病人的浆膜面愈合延迟，吻合口漏发生率很高。

1. 输液要严密监测。

2. 麻醉　慢性肾脏疾病时，机体对药物的代谢和排泄减慢，药物作用时间过长可导致高钾血症以及术后再箭毒化（再次肌松）等不良后果。因此麻醉时，尤其在用肌松剂后要注意。

3. 对有残存肾功能的病人，可用利尿剂或渗透性利尿剂维持，保护肾脏免受进一步损害。

第五节　肝脏疾病

肝功能不全者术后并发症发生率和死亡率均增加，若能在术前发现并处理这些肝脏疾病，术后并发症发生率及死亡率均可下降。

（一）手术危险因素

对于以往有肝脏疾病的病人来说，手术有哪些危险因素、术前应如何处理，目前还未完全定论，但一般的通则是：

1. 急性肝炎　对需要择期手术的患急性肝炎的病人来说，应将手术推迟至肝炎好转后进行。

（1）急性酒精性肝炎：①全麻手术死亡率为50%，门脉分流手术死亡率更高；②最好先戒酒6～12周，待血胆红素正常后再考虑择期手术。

（2）急性药物性肝炎：手术并发症和死亡率在0%～20%不等。

（3）急性病毒性肝炎：一般主张将择期手术推迟1个月，待急性期过后进行。

2. 肝硬化慢性肝功能障碍　这些病人可伴有凝血功能障碍、营养不良和黄疸等。术前肝功能处于相对代偿期的病人，对大多数腹部手术都具有良好的耐受性。若病人需要行肝切除或门脉分流手术，则需要对肝功能和手术危险性进行评价。常用方法有 Child - Pugh 评分法、Paul Brousse 医院分类法和肝功能定量检查判断肝储备功能。遗憾的是，Child - Pugh 评分对肝切除的预测各家报道差异甚大。

3. 阻塞性黄疸　术后易发生肾衰、凝血功能障碍、消化道出血以及伤口愈合迟缓。推测这些并发症与胆道感染内毒素血症有关。其处理措施是术前输液量应充足，纠正凝血功能障碍，并注意术后肾功能。手术风险预测常用 Pitt(1981)胆道手术危险因素（参见第二十八章）。

4. 凝血功能障碍　特别是对由维生素 K 缺乏或血小板减少引起的凝血功能障碍应积极纠正。

5. 营养不良　易发生感染和切口并发症，应补充足够的营养并治疗感染。

6. 麻醉镇静药　可促发肝性脑病，应避免使用。

7. 水、电解质紊乱　对低钾血症和酸中毒必须予以纠正。

8. 麻醉　所有吸入麻醉剂都在一定程度上减少肝血流，但其中以异氟烷对肝的代谢扰乱最小,在吸入麻醉剂中为首选。

（二）术前检查及肝功能的评估

肝病的诊断依靠病史、体检和实验室检查。肝功能的评估需综合考虑病史、体检结果和多种肝功能试验的结果。

1. 病史

（1）黄疸、胰腺炎、胆石病、恶性肿瘤（如：消化道癌或乳癌）或酶缺乏（如：α_1-抗胰蛋白酶缺乏症）。

（2）溶血性疾病或寄生虫病。

（3）药瘾、吸毒或酗酒。

（4）上消化道出血、震颤性谵妄或脑病。

（5）传染性肝炎接触史（如：纹身或输血）。

（6）肝毒性药物接触史,尤其是对肝脏有毒性的麻醉剂。

2. 体格检查

（1）黄疸、腹水、周围性水肿、肌肉萎缩、睾丸萎缩、肝掌或男性乳房发育症。

（2）脐周静脉怒张及门静脉高压表现。

（3）出血、脑病、扑翼样震颤和蜘蛛痣等表现。

（4）肝脏肿大或缩小,触诊时边缘钝,表面呈结节状,肝区叩痛。

3. 实验室检查　对肝病诊断有确诊价值,但是某些肝病即使发展至中度,实验室检查仍可正常。

（1）筛选实验:目的是明确有无肝病。项目有血胆红素、血胆汁酸、谷丙转氨酶（ALT）、谷草转氨酶（AST）、碱性磷酸酶（ALP）、γ-谷氨酸转肽酶、凝血酶原时间和白蛋白。

（2）诊断实验:目的是病因诊断。甲肝 Ig M（急性甲型肝炎）、乙肝表面抗原、表面抗体、核心抗体（乙型肝炎）、丙肝抗体（丙型肝炎）、抗线粒体抗体（原发性胆汁性肝硬化）、抗中性粒细胞抗体（原发性硬化性胆管炎）。疑为血色病者,查血清铁、总铁结合力和铁蛋白。

（3）定量试验:目的是了解肝功能储备,并且有助于估计预后,但仍然有待于临床作进一步前瞻性研究证实。目前应用最多的肝脏功能储备检测方法是靛氰绿（ICG）有机阴离子染料清除试验（表 10-11）,它与 Child-Pugh 评分有良好的相关性,但是,不能用来预测手术的后果。目前的肝功能定量试验对肝硬化后果的预测与 Child-Pugh 评分相比都不具备优势。

表 10-11　肝功能定量试验及其意义

试验名称	意　义
氨基比林呼吸试验（ABT）	微粒体功能
有机阴离子染料清除试验（ICG,BSP）	肝血流灌注和分泌功能
MEGX 试验	微粒体功能
糖清除试验	胞浆体功能
氧化还原耐受指数（redox tolerance index,RTI）	线粒体功能
山梨醇清除试验	肝血流灌注功能

1）ICG 是一种无毒色素,注入静脉后迅速与血浆蛋白结合,2 分钟左右即在血中形成均匀分布,很少与其他组织结合,绝大多数经肝细胞摄取随胆汁排入肠道,不经肝脏代谢,静

脉注入 ICG 后无肠肝循环,亦不经肾排泄。许多肝切除后死亡病人术前 ICG 滞留增加,但是,也有许多术前 ICG 滞留增加的病人在肝切除后并未死亡。因此,本试验与肝切除的死亡无相关关系,不能用来预测手术后的死亡。ICG 清除试验反映的是肝血流灌注情况,但是影响肝血流的因素很多。①缺点是高胆红素血症($>51\ \mu mol/L$)影响 ICG 排泄,从而降低其意义。②快速静脉注入(10 秒钟内)ICG 0.5 mg/kg,5 分钟后从对侧静脉抽血 3 mL,加肝素测定血滞留值,或用脉冲分光光度计测定滞留百分比。常用的是 15 分钟时 ICG 的滞留率(ICG_{15})和 ICG 最大清除率($ICG-R_{max}$)两个指标。③正常 $ICG_{15}<10\%$。如 $ICG_{15}<10\%$,$ICG-R_{max}>0.8\ \mu g/(kg \cdot min \cdot cm^3)$,可做各类肝切除术;如 $ICG_{15}\geqslant15\%$,提示肝功能受损,即使 Child-Pugh A 级也提示肝脏储备功能不良。Child-Pugh A 级,同时 $ICG_{15}<14\%$ 是半肝(4 个肝段)切除的适应证,也是分界线。Child-Pugh B 级一般不宜行肝段切除术,除非术前行门静脉栓塞,为保留侧肝脏再生提供机遇。

Shimada 认为血 AST、尿素氮、糖尿病情况也是很好的预测因子。Noun 认为 ALT 是很好的预测因子。当 ALT 为正常值的 200% 时并发症(腹水、肾衰、上消化道出血)增加,死亡率为 4%;当 ALT 为 400% 时,死亡率将增至 38%。

2) 利多卡因清除率:利多卡因经静脉注射后全部经肝细胞色素 P450 系统去乙基化生成单乙基甘氨酸二甲基苯胺(MEGX)。MEGX 的生成和利多卡因清除密切相关,可反映肝脏的储备功能。

经验之谈:

不要为肝硬化病人施行择期疝修补术,因为这种病人的愈合能力差,伤口感染发生率高,疝复发率高,其手术死亡率与 Child 报道的因门腔分流术(1954)以及 Pugh 报道的因食管静脉断流术(1973)的死亡率很相似。同样也不要对肝硬化病人实施痔切除术,这种手术的风险(特别是出血风险)很高。

(4) 肝切除量与残肝功能:如今 CT 和超声扫描为器官和肿瘤体积的测定提供了一种可靠方法,因为肝切除量是关系到术后是否发生肝功能衰竭至关重要的因素。临床用肝切除的百分率(拟切除正常肝组织的体积占整个肝脏的百分比)来反映手术对肝实质的损伤程度。

(5) Child-Pugh 肝功能评分及其他因素:Child-Pugh 评分是目前应用最广的评估肝硬化严重程度的方法(见表 27-1)。在中国 80% 的 HCC 有肝硬化,术后肝功能衰竭是肝切除术后的主要死因。5 年无病生存率:在 0~1 分者为 54%,2~4 分者为 12%,>5 分者为 7%。在合并有肝硬化的病人中,Child-Pugh A 不论生存率和死亡率均无变化,但其分类中未考虑到年龄因素,在同组中年龄越大风险越大。

第六节　糖　尿　病

糖尿病(DM)在人群中的发病率为 2%~5%,半数病人平素无症状,为隐性 DM,仅当手术、全身性感染等应激状态时才有高糖血症。空腹血糖测定对糖尿病的检出率仅 37%,餐后 2 小时血糖测定对糖尿病的检出率可达 100%,最好再加糖耐量测定。饮食控制的

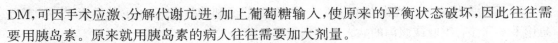

DM,可因手术应激、分解代谢亢进,加上葡萄糖输入,使原来的平衡状态破坏,因此往往需要用胰岛素。原来就用胰岛素的病人往往需要加大剂量。

（一）手术风险

DM病人手术的原因有两种:DM并发症和非糖尿病的外科疾患。DM不是手术禁忌证,但病人对手术的耐受力低,血糖若控制不好,明显增加手术风险:**对感染的易感性增加、免疫功能受损和愈合能力差**。

1. **年龄** 一般来说,DM病人的生理年龄比其实际年龄大,因此,在治疗中应将DM病人看成老年病人。

2. **死亡率** DM病人的手术死亡率约2%。①其中将近30%死于**心血管并发症**。因此,**糖尿病病人术前评估的重点应该是心脏和肾风险**;②接近16%死于全身性感染,尤其是葡萄球菌感染;③DM病人急诊手术的死亡率比择期手术高许多倍,例如:DM病人因急性胆囊炎行急诊胆囊切除术的死亡率为22%,而择期胆囊切除术的死亡率不足1%;④易出现水、电解质紊乱。

3. **感染问题** DM病人是否易发生感染尚有争论。一般认为DM病人易感染毛霉菌病,并且一旦发生感染后果严重。DM病人的多形核细胞具有正常吞噬功能,但杀菌功能低下。此外,DM病人多合并有血管病变和神经病变,局部组织的血供差,抗感染能力也相应低下。糖尿病病人的切口感染率也高;创口愈合可能延迟。

4. **其他** 由于糖尿病神经损害,胃排空延迟发病率高,麻醉中误吸的风险也大;由于自主神经损害,血压不稳定;麻醉和手术应激会使血糖急剧攀升。糖尿病病人对镇痛剂和麻醉剂的敏感性增加,易发生高碳酸血症和低氧血症,老人尤其如此,因而术前用药要减量。除手术因素外,硬膜外麻醉基本不刺激血糖升高,氧化亚氮、三氯乙烯很少对糖类的代谢起作用。

（二）术前检查

重点询问有无DM史以及治疗情况,体格检查应对手术危险性进行估计。

1. **病史**

（1）了解所用降糖药的种类、剂量和方法以及疗效。

（2）了解有无酮症、酮症酸中毒、高糖血症或低糖血症以及血糖水平大幅度波动变幻莫测等情况发生。

2. **体格检查** 着重检查有无糖尿病并发症,如:糖尿病性肾病、神经病变、周围血管病变、冠状动脉病变和视网膜病变。仔细听诊**颈动脉**,如果有血管杂音,则加做**颈动脉超声双功检查**,了解狭窄情况。

（1）视网膜病变与肾病及弥漫性微血管病变有关。

（2）植物神经病变:其原因是植物神经系统的糖尿病性退变,其表现有:①体位性低血压;②膀胱排空障碍;③肠运动障碍;④胃排空延迟(胃无力);⑤阳痿;⑥植物神经性心功能不全。

（3）躯体神经病变:表现为手套或袜套状感觉缺失。由于感觉障碍,这些部位容易受伤。

（4）DM未控制者易发生感染,尤其要注意病人目前有无感染存在。

（5）DM可合并心血管疾病和高脂蛋白血症。

3. 实验室检查 常规检查血电解质、尿素氮、肌酐和动脉血气,了解基本情况。对需要急诊手术和伴有呕吐或腹泻的病人应特别注意检查。

世界卫生组织(WHO)将空腹血糖浓度范围定为 6.1~7.0 mmol/L,餐后 8.1~11 mmol/L,超越此上限者为糖尿病性高血糖。但是,对应激性高血糖水平仍没有一个明确的限定。一般认为凡入院后随机测定 2 次以上,其空腹血糖 ≥ 126 mg/dL(6.9 mmol/L)或随机血糖 ≥ 200 mg/dL(11.1 mmol/L)者,即可诊断为应激性高血糖。但根据 van den Berghe 的胰岛素强化治疗试验结果,当血糖浓度 ≥ 110 mg/dL(6.1 mmol/L)时即可诊断为应激性高血糖。在 van den Berghe 的研究中,12% 的病人的基础血糖浓度在 200 mg/dL(11.1 mmol/L)以上,74.5% 的病人基础血糖浓度在 110 mg/dL(6.1 mmol/L)以上,在 ICU 住院期间 97.5% 的病人有血糖浓度在 110 mg/dL(6.1 mmol/L)以上的记载。

(三)术前准备

DM 病人术前血糖控制的策略是**防止手术麻醉应激造成的高糖血症和酮症酸中毒,又要避免禁食带来的低糖血症**(表 10-14)。诀窍之一就是**反复监测血糖和用短效胰岛素**,最好将血糖控制在稍高于正常值状态(6.7~11.1 mmol/L)、尿糖以 ＋~＋＋ 为度。**不要依据尿糖来计算胰岛素的用量。**此外,还要监测血丙酮、电解质、HCO_3^-、阴离子隙以及血 pH。手术最好安排在当日的第一台,术中也应该监测血糖,避免血糖过高或过低。

1. 能以饮食和运动控制血糖者

(1)上午手术的病人:手术当天禁食;虽然不需要对血糖做严格控制,也需要每 2 小时查一次血糖。

(2)下午手术的病人:手术当天上午可以照常用早餐,加用平常半量的胰岛素(或者全量的口服降糖药),每 2 小时查一次血糖。

2. 口服降糖药控制病情者

(1)一般降糖药服至术晨;二甲双胍应在术前一日或静脉用碘造影剂前一日停用,目的是减少乳酸酸中毒的风险,二甲双胍相关性乳酸酸中毒不多见,但是死亡率高达 50%;氯磺丙脲和格列本脲等长效口服降糖药则应在术前 2~3 日停用。

(2)手术前 2~3 天开始皮下注射胰岛素,每日 3 次。正常体重者胰岛素维持量为每日 12~16 U,肥胖者每日 20~24 U。

(3)手术后按下述方案给予胰岛素。

3. 需胰岛素控制血糖或拟行大手术的胰岛素依赖性糖尿病病人 应该启用静脉胰岛素滑动量表(intravenous insulin sliding scale)。

(1)手术前 3 天开始,用平素量 1/3~1/2 的短效胰岛素缓慢泵入,同时将 5% 葡萄糖溶液(D5W)按 100~125 mL/h 的速度输入。然后根据血糖监测计算胰岛素用量。要恪守的一点是,严格持续控制血糖,才能降低并发症。

(2)纠正酸碱平衡紊乱及电解质紊乱。

(3)手术尽可能安排在上午,缩短禁食时间。

(4)手术当日停用胰岛素,改用 GIK 疗法(D10W 500 mL ＋ 10% KCl 20 mmol ＋ RI 10 U),按 2 mL/(kg·h)静脉滴入直至术后 12 小时。每小时检测血糖和血钾值,目标是将血糖维持在 6.9~11.1 mmol/L。

(5)手术开始前检测血糖和血钾值,按以下标准调节胰岛素用量:①血糖 < 5 mmol/L:RI 5 U/500 mL;②血糖 > 10 mmol/L:RI 15 U/500 mL;③血糖 > 20 mmol/L:RI 20 U/500 mL。

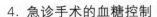

4. 急诊手术的血糖控制

（1）血糖＞14 mmol/L：用生理盐水 500 mL＋RI 20 U＋10％氯化钾 10 mL，按 5 U/h 滴入，2 小时后复查血糖调整之。

（2）血糖＜14 mmol/L：用 5％葡萄糖 500 mL＋RI 8～12 U，2 小时后复查血糖调整之。

5. 糖尿病酮症酸中毒病人急诊手术的血糖控制

（1）处理原则：静脉输液、用胰岛素、碳酸氢钠和钾，手术应推迟至酮症酸中毒部分纠正，pH、水、电解质和糖等指标好转后进行。

（2）先在 30 分钟内输入低渗盐水 1 L，然后，每小时输入 500～1 000 mL。有休克或低钠血症时可以输入生理盐水或乳酸钠林格液至容量满意（尿量＞30 mL/h，血流动力学稳定），胰岛素 10 U 静脉推注，然后根据酮症酸中毒程度按 2～10 U/h 的速度静脉滴入（**休克时皮下吸收差**），使血糖达到 11.1～16.7 mmol/L，血糖降至 14 mmol/L（250 mg/dL）时应开始输入 5％葡萄糖溶液继续体液复苏，防止低糖血症。

（四）术后处理

用正规胰岛素滴入，根据血糖水平不时调整胰岛素用量，直至病人能正常进食，并恢复术前之用药情况。

胰岛素抵抗（insulinre sistance，IR）是指胰岛素的外周靶组织（主要是骨骼肌、肝脏和脂肪组织）对内源性或外源性胰岛素的敏感性和反应性降低，导致生理剂量的胰岛素产生低于正常的生理效应。研究证实，胰岛素抵抗在危重病人中往往很明显，脓毒症病人的胰岛素抵抗与应激反应的严重程度密切相关。

> 经验之谈：
>
> 　　像其他许多疾病的处理一样，对应激性（危重病人）高糖血症的控制要慎重。目标是将血糖控制在 7.8～10.0 mmol/L 即可，不宜把血糖完全降至正常。van den Berghe 对 ICU 病人的胰岛素强化治疗方案已经被证实失败。

（五）大手术的糖尿病病人胰岛素使用方案

严重创伤病人由于应激激素的分泌，往往容易发生胰岛素抵抗，因此对大手术病人要注意血糖的监测和管理（表 10-12）。**血糖既不能过高，更不能过低。**

表 10-12　大手术的糖尿病病人胰岛素使用方案

时间	用　　法
术前 1 日	1. 5：00 pm 测血糖。 2. 5％葡萄糖溶液静脉滴入，50 mL/h 维持，直至术后能进固体饮食。 3. 用输液泵把正规胰岛素液加到葡萄糖输液中去。正规胰岛素液的制备：胰岛素 50 U 加 0.9％生理盐水 250 mL。用 60 mL 液体冲洗输液系统后弃去，然后连接输液泵。 4. 按下列公式调节输液速度： 　　胰岛素（U/h）＝ 血糖（mg/dL）/100 　　对瘦的病人或未服用皮质类固醇的病人不是除以 100，而是除以 150。 5. 根据情况每 3 小时测一次血糖，据此调节胰岛素的输入速率，直至血糖稳定在 5.5～11 mmol/L（100～200 mg/dL）。
手术当日	1. 继续按上述方案输入葡萄糖。 2. 在围手术期和术后的补液和补电解质中，只能输无葡萄糖的液体。 3. 术中每 2 小时测血糖 1 次，术后 24 小时内，每 6 小时测血糖 1 次，据此调整胰岛素的输入速度。

续表 10-12

时间	用　　法
术后数日	1. 葡萄糖及其他液体的输入同手术当日。 2. 每日测 1 次空腹血糖和 1 次午后血糖,了解胰岛素情况,并随时调整之。 3. 低血糖(血糖 < 2.8 mmol/L)的处理:测血糖,减慢胰岛素输入速度,口服葡萄糖。若病人不能口服葡萄糖,则静脉快速推入 50% 葡萄糖溶液 15 mL。15 分钟后若症状不缓解或症状复发可重复静脉推注 1~2 次。 4. 病人能进固体食物后,则停止输液。胰岛素不停,输液就不能停。

第二种方法是将每日所需葡萄糖分 4 份。用 5%~10% 葡萄糖溶液,每 6 小时 1 次静脉输入,其胰岛素也分 4 次皮下注入。定时查尿糖,调整胰岛素量。尿糖按每个"＋"加 4~10 U 胰岛素。

第三种方案是对用长效胰岛素控制良好的糖尿病病人,手术当时可输 5% 葡萄糖溶液 1 000 mL,在输液开始时,将既往每日胰岛素用量的半量皮下注射;术毕,将剩余的半量皮下注入,并根据血糖或尿糖调整。

(六)急诊处理

1. 对急诊手术,可输入生理盐水,根据酮症酸中毒程度用胰岛素 50~300 U,其中一半静脉输入,一半皮下注射。对休克病人,全量静脉输入,因为休克时皮下吸收差。然后根据电解质、尿量、生化结果来调整。

2. 高糖血症　糖尿病病人在合并内脏穿孔或急性胆囊炎等急性外科疾患时,由于应激感染存在,血糖可升至很高,对这种病人应首先治疗急性外科疾患,才有可能最终控制血糖。

3. 糖尿病酮症酸中毒　这种病人兼有高糖血症、酮症和酸中毒,还有缺水、缺钾和缺钠,表现为 Kussmaul 呼吸(一种深而快的呼吸)。

(1)糖尿病酮症酸中毒(DKA)的诊断标准:血糖 > 38.8 mmol/L(700 mg/dL)、血浆渗透压 > 340 mOsm/L、动脉 pH < 7.3 同时动脉血二氧化碳张力 ≤ 40 mmHg 以及酮血症和酮尿症。鉴别诊断包括乳酸酸中毒、尿毒症、各种中毒(包括乙醇中毒)、脓毒综合征、脑血管意外以及腹腔内疾患。高血糖高渗性非酮症昏迷(HHNC)按定义不应该有酮血症,但是 HHNC 与 DKA 可以合并存在。

(2)DKA 有效处理是代谢处理和查找诱发病因。血糖每升高 5.5 mmol/L(100 mg/dL),血钠约下降 1.7 mmol/L。由于糖尿造成的渗透性利尿,机体发生严重缺水(游离水缺乏)。DKA 病人的体液丢失量可达 10 L,因此,要积极补液。ECG 检查可以发现"隐匿性"心肌梗死,这在糖尿病病人很常见。

(3)酮症酸中毒的治疗方法是静脉输液、用胰岛素、碳酸氢钠和钾。先在 30 分钟内输入低渗盐水 1 L,然后,每小时输入 500~1 000 mL。有休克或低钠血症时可以输入等渗盐水。当血糖降至 14 mmol/L(250 mg/dL)以下时,用 5% 葡萄糖溶液继续体液复苏,防止低糖血症。

(4)手术推迟,至少应等到酮症酸中毒部分纠正,pH、水、电解质和糖等指标测定有好转。

4. 高渗性非酮症状态　成年型糖尿病病人可因手术应激、感染或因高价营养大量输入高糖而发生非酮症性、高糖血症性、高渗性昏迷。

(1)这种病人无酸中毒,但其他方面酷似糖尿病酮症酸中毒。

(2)处理原则是按需输入水、胰岛素和钾。

第七节 其他疾病

（一）水和电解质代谢紊乱

术前纠正水、电代谢异常可降低手术危险性。

1. **了解病史** 病史中有恶心、呕吐、腹泻、长时间畏食或肠梗阻者提示可能伴有缺水和电解质紊乱。

2. **体格检查** 注意下列几点：

（1）过去的体重和目前的体重。

（2）皮肤弹性、黏膜湿润度和腋下有无汗液。

（3）颈静脉有无怒张，肺部有无啰音。

（4）血压和心率等生命体征有无变化。

3. **容量不足** 对急性病，有容量不足者应立即处理。

（1）分别测卧位和立位血压，了解有无直立性低血压。

（2）若时间允许，测每小时尿量。在肾功能正常或近乎正常的病人，缺水的表现是高渗性少尿，血尿素氮与血肌酐比值升高（参见第 16 页）。补液（口服或肠外补充）使尿比重、尿量和血生化值改善可以证实该诊断。

（3）长时间的缺水，尤其在围手术期，会触发急性肾衰。在肾灌注不足情况下，庆大霉素等药物的肾毒性作用大增。因此，在术前稳定血容量（机体"水化"）很有裨益，即使病情很急（如：内脏穿孔）也是如此。

（4）急性病时，血电解质不能反映体内水和代谢的真实状况，此时应注意根据临床表现进行判断。

（二）贫血

1. **病因诊断** 尽可能查清贫血的病因，有利于某些疾病手术计划的拟定。例如：镰形细胞性贫血病人常罹患胆石症，对这种病人行胆囊切除术时，要注意输液和供氧，以免促发镰形细胞病危象。

2. **红细胞比容** 慢性贫血病人一般都有血浆容量代偿增加。急性失血在 24 小时之内，外周血的红细胞比容改变不大，对这些病人是否需要输红细胞要根据出血量等其他指标来判断。

3. **术前输血** 可以用铁剂加维生素处理。慢性贫血在围手术期有良好的耐受性，不过，如果病人的血红蛋白低于 8 g/dL 且准备做大手术，可以考虑术前输血。如果预计出血量大，术前就应该做"血型＋备血"。但是，输血可引起一些疾病，因此目前这主要适用于急性失血。下列情况可考虑输血：

（1）血红蛋白 $\leqslant 80$ g/L，估计术中有失血。

（2）在 12 小时内有持续失血，且有低血容量临床表现。

（3）疑有慢性血容量不足。

（4）有潜在心肺疾患的病人以及氧输送不足的病人。

（三）营养不良

营养不良（参见第六章）使手术危险性大为增加，例如：择期手术病人对迟发性超敏皮试无反应,同时营养未能及时补充,其术后全身性感染的死亡率将增加。

（四）感染

要求在术前能控制感染(参见第九章第四节)。

（1）择期手术应推迟到感染控制后进行,如:在疝修补术前先治疗泌尿道感染或皮肤痈。

（2）预防用抗生素可减少感染性并发症的发生率。

（3）对有污染的急诊手术,如:内脏穿孔或穿透伤,应尽早用足量抗生素。

（五）皮质激素

长期用皮质激素治疗的病人,在围手术期需要增加剂量继续使用。如果原来每日用糖皮质激素 100 mg 分 4 次口服,可以在术前停止口服,在围手术期改用与口服双倍剂量的皮质激素。不过外科医生和麻醉师需要兼顾用药适应证与伤口愈合和/或重症感染之间的矛盾。

（六）麻醉

具体见表 10-1。

（七）使用长效抗凝药或抗血小板药治疗的外科病人的处理[①]

使用抗凝或抗血小板治疗的病人在逐年增多。当这些病人需要做外科手术时,就必须对风险进行权衡:停用抗凝或抗血小板治疗会增加血栓栓塞事件风险,继续使用抗凝或抗血小板治疗会有出血风险。

服用维生素 K 拮抗剂(vitamin K antagonist, VKA)的病人或许需要在手术前停用抗凝剂。一般用 LMWH 或普通肝素(unfractionated heparin, UFH)来做桥接治疗度过这段时间。

1. 不需要停用华法令的手术 可以在不停药的情况下做拔牙、皮肤科和眼科(如:白内障摘除术)等小手术,前提是病人的 INR 在治疗范围内,并用了氨甲环酸漱口液。

2. 血栓栓塞风险分级 见表 10-13。

表 10-13 长期服用抗凝剂病人的围手术期处理推荐方案

长期服用抗凝剂的适应证	病人的特征	围手术期处理
人工心瓣膜	高危 　近期(6 个月内)卒中或短暂性脑缺血发作 　各种人工二尖瓣 　主动脉球瓣或单叶机械瓣	强烈推荐用桥接治疗
	中危——双叶主动脉瓣伴脑卒中危险因子[¶]≥2 项	根据病人的具体情况考虑桥接治疗
	低危——双叶主动脉瓣伴脑卒中危险因子[¶]<2 项	无需桥接治疗
慢性心房颤动	高危 　近期(6 个月内)卒中或短暂性 　风湿性心瓣膜病	强烈推荐用桥接治疗
	中危——慢性心房颤动伴脑卒中危险因子[¶]≥2 项	根据病人的具体情况考虑桥接治疗
	低危——慢性心房颤动伴脑卒中危险因子[¶]<2 项	无需桥接治疗

① 引自:Prout J, Mallett S, Miltsios K. Anaesthesia - related techniques. In: Novell R, Baker DM, Goddard N. (Eds.), *KIRK's General Surgical Operations*. 6th Ed. Edinburgh, UK: Elsevier, 2013:7-22.

续表 10-13

长期服用抗凝剂的适应证	病人的特征	围手术期处理
静脉血栓栓塞	**高危** 近期(3 个月内)静脉血栓栓塞史 严重血栓形成倾向(如:蛋白 C、蛋白 S 或抗凝血酶缺乏;抗磷脂抗体[†]) 严重合并症(心脏或肺)	强烈推荐用桥接治疗
	中危 3～12 个月内的静脉血栓栓塞史 复发性静脉血栓栓塞史 非严重血栓形成倾向(如:杂合因子 V Leiden 或凝血酶原基因突变) 癌症活动期(治疗 6 个月内或姑息治疗)	考虑桥接治疗
	低危——12 个月前的静脉血栓栓塞史且没有其他风险因素	无需桥接治疗

引自:Townsend CM，Jr，R．Beauchamp RD，Evers BM，Mattox KL．eds．Sabiston textbook of surgery：the biological basis of modern surgical practice．20th edition．Elsevier Inc．2017；221．

¶脑卒中风险因子:心房颤动、既往脑卒中史、短暂性脑缺血发作史、年龄＞75 岁、高血压、糖尿病、左心室功能障碍。

†抗磷脂抗体，又称抗心磷脂抗体、狼疮抗凝物。

(1) 心房颤动:在用华法令治疗的病人中，约 50% 是心房颤动病人，这是需要采用桥接治疗决策的最常见的临床情况。根据 CHADS 评分(充血性心衰竭、高血压、年龄＞75 岁和糖尿病各 1 分，卒中病史或短暂性脑缺血发作 2 分)对风险等级做进一步划分。美国内科医师学会推荐对 0～2 分的病人用小剂量 LMWH 或不用桥接治疗，对 CHADS 评分≥4 分的病人采用治疗剂量的 LMWH 或 UFH 做桥接治疗。中度风险可以用比较高预防剂量的 LMWH 处理。

(2) 心脏机械瓣:心脏机械瓣的血栓栓塞风险使得桥接治疗必不可少。该风险因瓣膜的种类和位置(二尖瓣＞主动脉瓣)而异。如果病人的目标 INR 是 3，就需要用治疗剂量/全量 LMWH 做桥接治疗。如果目标 INR 是 2.5，小剂量 LMWH 桥接就足够。无论何时，只要准备做手术，就必须权衡术式相关性出血风险和血栓栓塞事件的可能风险。

(3) 静脉血栓栓塞性疾病(venous thromboembolic disease，VTE):高风险病人推荐使用治疗剂量的桥接。这类病人包括近 3 个月内发生 VTE 的病人，或已知血栓形成倾向(如:蛋白 S、蛋白 C 或抗凝血酶Ⅲ缺乏，或存在抗磷脂酶抗体)的病人。中等风险病人(如:近 3～12 个月内发生 VTE 的病人或因子 V Leiden 突变病人)也需要全量的桥接治疗。低风险病人不需要桥接治疗或者仅需要用预防剂量的 LMWH。

(4) 桥接治疗的出血风险:就全量桥接治疗的病人来讲，其手术风险随手术种类而异，差异甚大。对腹股沟疝修补等小手术来讲，大出血的风险很小;但是，对大手术(如:膝关节和髋关节置换)来讲，大出血的风险就明显增大。LMWH 桥接治疗应该在术前 24 小时停用，在术后 24～48 小时再恢复治疗剂量。在大手术后恢复使用抗凝桥接时，可以考虑将小剂量的 LMWH 作为一种替代选项。LMWH 的清除对良好的肾功能有很强的依赖性，如果病人存在肾功能损害或者病人年迈，就需要减小剂量。一般不需要对 LMWH 活性进行监测，不过，必要时可以测定血因子 Xa 水平。

3. 新型口服抗凝药 华法令是一种量效关系不恒定、治疗指数①比较窄、与多种药物和食物有交互作用的药物，因此，需要经常监测。近年来，已经开发出了几种用于预防和治疗血栓栓塞性疾病的新型口服抗凝药，也可以用于心房颤动病人脑卒中的预防。这些药物的给药方式是每日 1 次，具有比较宽的治疗指数，不需要经常监测。

（1）利伐沙班：是一种因子 Xa 的直接抑制剂。它已经获准用于大关节置换手术术后的 VTE 预防。该药尚无特效的逆转药物。人们推荐在术前 24 小时停用该药。如果该药是用于术后 VTE 预防，应该在服用利伐沙班 24 小时后拔除硬脊膜外导管。

（2）达比加群：是一种凝血酶的直接抑制剂。达比加群可以使 INR 和 aPTT 延长，但不是剂量依赖性的。凝血酶时间（thrombin clotting time，TT）对达比加群抗凝效应的定量具有很高的敏感性。达比加群几乎完全靠肾脏排出。迄今尚无达比加群的逆转药物。

4. 使用抗凝治疗病人的急诊手术 服用华法令的病人需要急诊手术时或者存在危及生命的出血时（如：颅内出血），可以静脉给予凝血酶原复合物浓缩剂（prothrombin complex concentrate，PCC）20～50 单位/kg 加维生素 K 5 mg。PCC 含因子 II、VII、IX 和 X，并能产生快速有效的逆转。不再推荐用鲜冻血浆来逆转华法令的治疗效应。UFH 可以用精蛋白（50 mg）来逆转，但是，精蛋白在逆转 LMWH 的抗凝效应方面远不如 UFH。迄今，针对新型口服抗凝药的逆转药物还未面世，不过，对这种情况有人建议用重组人凝血因子 VIIa（诺其™）90 mg/kg，或许能起到逆转作用。明智之举还是请血液科专家会诊，征求他们的意见。

5. 抗血小板治疗 两种最常用的抗血小板药物是阿司匹林[血小板环氧化酶-1（cyclo-oxygenase-1，COX-1）的不可逆性抑制剂]和氯吡格雷（与血小板 ADP P2Y12 受体不可逆性结合）。众所周知，双药抗凝治疗对血小板的抑制效果更好，因为，这两种药有协同作用，常规用于放置了药物洗脱内支架（drug eluting stents，DES）的病人。这两种药物本身会使出血风险增加，但是，停用这些药物在许多病人又会导致血栓栓塞风险增加。

（1）对出血风险进行分层：人体对阿司匹林，尤其对氯吡格雷治疗的反应个体差异很大，就出血这一不良结果来讲，有些病人的风险可能比另一些病人大。如今，逐渐明朗的现象是，在采用相同抗血小板治疗方案的病人中，血小板抑制的程度差异甚大，在标准治疗情况下高达 30% 的病人可能显示不出血小板抑制。这一方面意味着"低反应病人"存在再次发生缺血事件的风险，另一方面提示"高反应病人"有出血风险。就抗血小板治疗而言，一定会有一个理想的治疗窗口。然而，在确定监测血小板功能的最佳手段和寻找缺血事件风险或出血风险明显增大的"临界"值方面还有许多困难需要我们去克服。不断积累的证据表明，随着不可逆性血小板抑制程度的增加，出血风险增加。普拉格雷属于第三代噻吩并吡啶药物，是一种比氯吡格雷强 4～5 倍的 ADP P2Y12 受体阻断剂。TRITON-TIMI 临床试验表明普拉格雷能显著减少缺血事件，但是，严重出血的发生率也显著增加。普拉格雷在冠状动脉支架植入、对普通抗血小板治疗反应差的病人中的使用逐渐增多。血小板功能床边监测作为评估这些药物效能的一种手段依旧处于观察研究阶段，不过，就评估出血风险来讲，最有前景的方法是血小板图检测（platelet mapping™），它是一种改良血栓弹力法加 Multiplate© 自动分析仪。

---

① 治疗指数（therapeutic index）是指药物的 LD_{50}/ED_{50}（半数致死量/半数有效量）之比值，用以表示药物的安全性。

（2）围手术期管理：如今，人们的推荐意见是：对服用阿司匹林作为一级预防的病人应该继续服药直至手术当日，服用氯吡格雷的病人则应该至少在术前5天停服。不过，如果这些病人服用这些药物的目的是作为血管性疾病二级预防或者是冠状动脉血运重建后，停用这些药物后病人就会有严重的停药相关性血栓栓塞风险。人们公认的观点是阿司匹林在手术前绝对不应该停用，除非认为这种出血风险不可接受，如：颅内外科手术。氯吡格雷单药抗血小板的病人其出血风险比阿司匹林单药抗血小板的病人高。"双抗"治疗病人的相对出血风险升高了50%，绝对风险增加了1%。氯吡格雷术前停用时间少于5天的病人其出血风险依旧是增加的。

（3）难点在于如何处理以下这些病人：因为冠状动脉支架置入必须持续服用抗血小板治疗的病人（另参见前文"抗血小板药治疗"栏目下），正在使用抗血小板治疗又出现急诊疾病的病人，在择期手术前被要求停用抗血小板治疗但忘记停药的病人。这个问题必须由病人的心脏科医生、外科医生和麻醉师组成的多学科团队共同讨论解决。采用"双抗"治疗的病人应该在手术前持续服用阿司匹林直至手术当日。为了谨慎起见，可以停用氯吡格雷，必要时可以用UFH或LMWH做桥接治疗。

使用抗血小板治疗的病人需要急诊手术时，要申请浓缩血小板，以备需要时输用。未对血小板抑制的程度进行评估，就无法确定围手术期出血风险的大小，预防性输注浓缩血小板通常是不合理的。正在服用普拉格雷的病人几乎肯定存在显著血小板抑制，如果能在高出血风险的外科手术前输注血小板，病人很可能从中获益。

（八）静脉血栓栓塞的预防

Caprini普通外科病人静脉血栓栓塞（VTE）风险评估模型见表10-14。美国胸部医生学会颁布的指南将VTE风险分为极低（0~1分）、低（2分）、中（3~4分）和高（≥5分）。该模型的特点是使用方便，对病人的VTE风险做了合理分类和推荐处理（表10-15）。

表10-14　Caprini普通外科病人静脉血栓栓塞风险评估模型

1分	2分	3分	4分
年龄41~60岁	年龄61~74岁	年龄>75岁	脑卒中<1个月
BMI>25 kg/m²	关节镜手术	既往静脉血栓栓塞病史	髋、骨盆或小腿骨折
小手术	腹腔镜手术>45分钟	家族性静脉血栓栓塞病史	择期关节成形术
下肢水肿	开放大手术>45分钟	凝血酶原20210A阳性	急性脊髓损伤<1个月
静脉曲张	癌症	因子V Leiden阳性	
怀孕或产后	管型石膏固定	狼疮抗凝物阳性	
口服避孕药	卧床>72小时	血同型半胱氨酸升高	
激素治疗	中心静脉导管	肝素所致的血小板减少	
无法解释的或反复流产		其他先天性或后天性血栓形成倾向	
脓毒症（1个月内）			
严重肺部疾病，如1个月内肺炎			
肺功能异常			

续表 10-14

1分	2分	3分	4分
充血性心衰竭（1 个月内）			
卧床			
炎性肠病			

表 10-15　依据 Caprini 评分的静脉血栓栓塞预防方案

危险因素总分	DVT 发生风险	风险等级	预防措施
0～1 分	＜10%	极低危	尽早下床活动
2 分	10%～20%	低危	药物预防或物理预防
3～4 分	20%～40%	中危	药物预防和/或物理预防
≥5 分	40%～80% 死亡风险 1%～5%	高危	药物预防和物理预防

凡外科手术的病人都应该用序贯气压装置（sequential compression device，SCD）预防静脉血栓栓塞事件（venous thromboembolic event，VTE）。人们对是否需要加用药物预防存在不同意见，可以由手术者酌情决定。一般来讲，病人数量多、手术耗时短（＜90 分钟）的外科医生可以不常规使用药物预防。其他外科医生应该常规使用药物预防，最常用的药物是低分子肝素。药物预防应该在麻醉开始前使用，也就是在 VTE 形成开始前使用。除了恰如其分的抗凝措施外，下腔静脉（inferior vena cava，IVC）滤器在减重外科病人并无用武之地，除非病人既往有 VTE 病史。

（九）术前准备

术前除了一般要求外（表 10-16），主刀医生还要如实向病人及其家属详细解释和交代手术的结局和可能不测（表 10-17），以取得病人及其家属的理解和支持（参见第一章）。

表 10-16　普外科术前准备要览

目次	项　　目
1	**手术审批单**——各级签字，甚至公证
2	**饮食**
	腹部手术——流质加泻剂、清洁肠道、排空肠道
	术前 6 小时禁食、禁饮
3	**重要器官功能复核**
	● 生命体征的记录是否在正常范围
	○ 术前 2 日戒烟恢复气管纤毛运动，术前 1～2 周戒烟减少咳痰量，症状及呼吸功能改善 4～6 周；希望术前 8 周开始戒烟
	● 心脏——心电图，必要时加其他检查
	● 肺部——胸片，必要时加其他检查
	○ 缺血性心脏病人，PTCA 后 1 个月内手术，CABG 后间隔 6 周以上手术
	○ 降压药原则上应用至手术当日，尤其 β 阻滞剂，术后恢复使用
	● 肾脏——尿常规、BUN、Cr

续表 10-16

目次		项　目
	○	肾功能不良的病人宜检测肌酐清除率
	●	其他
	○	糖尿病病人术前应控制空腹血糖 4.4～8.3 mmol/L(80～150 mg/dL)，餐后 2 小时血糖8.3～14 mmol/L(150～250 mg/dL)，每日尿糖<10 g，尿酮体阴性
	○	需要继续抗凝的病例，依据 PT、INR 及 APTT 值调节肝素用量
	○	三环类抗抑郁药易产生心律不齐及血压波动，需要停药 1 周以上
	○	内镜检查时应留置标记夹并取分段活检，以决定病变范围或切除部位
4		在手术前适当输液，补充因导泻和禁食所致的体液不足
5		手术区用杀菌去污剂清洗、剃毛、剪短毛发或用去毛剂去毛
6		备血
7		术前排空膀胱
8		术前用药——抗胆碱药和镇静药
9		术前特殊用药——洋地黄、胰岛素等

经验之谈：

在任何非紧急情况下，对大量服用精神病治疗药物的人，以及有精神病、痴呆或脑外伤史的病人，或在不能明确病人是否具备签署知情同意书能力时，应该请精神科医生会诊以评估病人对手术接受的能力。

表 10-17　手术知情同意书的签署流程

准备	
地点	选择安静的场所，保护隐私。语气恰当，要"热情"，又不能"太热情"
向病人介绍	你的姓名。 核实病人的姓名。解释你准备做什么，受何人的委托
了解背景	了解他/她已经知道了哪些情况 了解他/她想知道些什么
解释	
病在何处	用简短的语言解释诊断
你采取的措施	打算采取什么措施？你采取的措施与国家或相关的指南有无出入？如有出入，说明理由
后果	解释近期和远期可能发生的后果。有些病人认为"手术后一切都会好了"，其实能达到这种理想的病例很少。**病人的期望值越高，术后失望的可能性越大**
术中可能发生的变数	解释术中所有可能发生的变化及术式选择，包括"什么都干不成"
并发症	用清晰的语言说明所有严重并发症(危及生命的、危机肢体或器官的)以及发生概率>1%的小并发症 叙述你对每种并发症拟采取的预防应对措施 叙述一旦发生这些并发症，你拟采取的处理对策
拒绝权	明确告知最终的决定权在病人本人 给病人做决定的思考时间

续表 10-17

民事行为胜任核实	
签署知情同意书的能力	了解病人对你所述内容的接受能力、记忆能力、思考能力以及决策能力。并把病人对你的提问("我刚才讲的您能听懂吗?")的回答记录下来,以体现他/她在这方面的能力
结束	
随意提问	让病人随意提问,如:"您还有其他问题吗?"
记录	记录讨论的问题和达成的共识

（十）预防并发症

急性阑尾炎和小肠梗阻等急性病的预后,与这些疾病自然病程中的并发症有关。因此,要力求在并发症出现前明确诊断并进行处理,甚至可以通过手术进行诊断。例如:未穿孔的阑尾炎的总死亡率在 1% 以下,而穿孔后则上升至 3%～15%,为了降低阑尾炎的穿孔发生率,许多学者认为对腹痛超过 24 小时、疑诊为急性阑尾炎的病例,应该行腹腔镜检查或剖腹探查。

（十一）健康宣教

让病人了解手术的预后情况和预期结果,取得病人对手术及术后的配合,降低手术风险。

（孙井军）

第十一章
创口和创口愈合

因损伤或疾病导致的正常解剖结构破坏称创口。创口愈合是正常人体对损伤、各种疾病状态或细胞衰老的反应。**现代创口处理的目标是及时恢复机体伤前的正常结构和功能。**急性创口可能的结局有 6 种，其中 5 种不是我们所期望的，如：切口裂开、切口疝、切口感染、切口愈合延迟以及过度瘢痕形成，我们唯一期望的结局是及时的、无并发症的创口愈合，然而，这一小小的奢望并不总能得到。急性创口一旦出现并发症（如：腹部切口裂开、切口疝、胃肠吻合口瘘、胰瘘、假性动脉瘤、植皮失败、截肢残端不愈以及骨不连接），治疗费用就会增加。这就要求外科医生熟悉急性创口愈合的基本病理生理过程。

第一节　创口分类

（一）按感染风险分类

Cruse 报告了 4 万例，下列四类切口的感染率分别为 1.8%、9.1%、18.4%、41.8%。

1. 清洁切口　见于无污染的经过皮肤消毒后的择期手术，未进入呼吸道、消化道或泌尿生殖道，如：疝修补术、甲状腺手术、乳房手术，术后 30 天切口感染率不应高于 3%。由于感染率低，切口一期缝合。

2. 清洁-污染切口　见于有潜在污染结构的手术，这些结构已事先进行过清洁处理，还包括一些腹腔内，但内脏未打开的手术。呼吸道或消化道手术，内容物无明显外溢，或无感染的泌尿生殖道或胆道手术，包括急性单纯性阑尾炎、子宫切除、胆囊切除，术后 30 天切口感染率 $5\%\sim15\%$，切口一期缝合。

3. 污染切口　如：急性化脓性及坏疽性阑尾炎、结肠切除、溃疡病出血胃切除、有感染胆汁的胆囊切除，术后 30 天切口感染率 $15\%\sim40\%$，切口大多一期缝合。

4. 脏切口或污秽切口　见于敞开时间很长的伤口、有大量内容物外溢的伤口以及脓腔切开的伤口，或在手术前因脓肿或穿透伤已有细菌进入，污染该手术区。如：腹腔脓肿引流、坏疽小肠切除。切口感染率在 40% 以上，切口一般敞开待二期愈合。

（二）按伤口形状分类

1. 裂伤　表皮、真皮和皮下各层有清洁的切缘。

2. 挤压伤　可同时伴有裂伤，但皮下组织有挤压伤。

3. 挫伤　一般仅累及表皮和真皮的一部分，主要是摩擦造成的损伤。

4. 星形裂伤　常伴有挤压伤和裂伤，伤口有多条，呈放射状，常由暴力重击所致。

第二节　创口愈合

（一）创口自然愈合分类

创口自然愈合分为急性创口愈合（acute wound healing）和慢性创口愈合（chronic wound healing）两类。

1. **急性创口愈合**　又称"正常愈合"，它有多个过程参与：凝血、炎症、基质合成和基质沉积、血管生成、纤维组织增生（fibroplasia）、上皮化、创面收缩以及创面重塑。这种愈合是一个复杂而有序的动态过程，犹如一场经过精心编排的交响乐，一般不需要采取任何干预措施。

2. **慢性创口愈合**　又称"异常愈合"，是创口不能够按一定次序和时间完成愈合程序，这种创口需要医生采取措施来纠正异常愈合，使创口回归正常愈合轨道。此外，动脉缺血性溃疡、静脉淤滞性溃疡、淋巴水肿性溃疡、压疮以及神经病变性溃疡（糖尿病）等创口的起病原因就是难愈合因素，属于慢性创口。

（二）创口修复的三个基本过程

1. **产生胶原**　成纤维细胞（纤维母细胞）产生胶原（结缔组织），胶原的作用是使组织相互联结，最终成为维持伤口张力的主要因素。

（1）胶原由成纤维细胞合成，开始为原胶原（一种含大量脯氨酸的胶原前体），然后羟化形成胶原（一种含甘氨酸、脯氨酸和羟脯氨酸的蛋白）。

（2）胶原由 3 条多肽链按左手螺旋缠绕构成，整个分子又按右手螺旋缠绕，分子间有广泛交联，使抗破裂强度大幅提升。

（3）胶原合成需要亚铁、氧、维生素 C 和 α-酮戊二酸参与，维生素 C 缺乏会影响胶原的合成和交联。

2. **上皮覆盖伤口**　新形成的上皮细胞从伤口边缘向创面长入，一旦覆盖完毕，伤口即具有了一道抵抗外来细菌的完整屏障。

（1）新鲜清洁伤口在最初 6 小时对创面污染之感染无抵抗力（酝酿期，见第九章第四节）。5 天时若伤口无并发症，其抗感染能力与完整皮肤相同。

（2）皮肤缺损面积大的伤口，上皮覆盖缓慢时，可用皮片移植促使伤口闭合。

3. **伤口收缩**　可使创面缩小，有利于伤口闭合。伤口收缩见于皮肤缺损的伤口，在一期愈合的伤口并不重要（见本章第三节）。伤口收缩力来自肌成纤维细胞。

（三）急性创口愈合的分期

创口愈合可以分为 4 个相互交错的阶段——止血、炎症、增生和成熟（图 11-1），最终使组织强度得到恢复。伤口愈合犹如一台交响乐，由许多细胞和细胞因子参与，巨噬细胞在其中起"指挥"作用。不管创口愈合的类型如何，创口愈合的第三期和第四期是相当恒定的，它们只在创口被上皮覆盖时才启动。

1. **止血期**　伤后第 1 天。特点是微血管损伤和血液外溢。结构完整性的破坏启动了血管壁收缩和凝血级联反应，数分钟内血小板积聚和血块形成，从而使出血停止。血小板脱颗粒释放出 α 颗粒，通过趋化和激活纤维母细胞、内皮细胞和巨噬细胞，从而启动创口愈合级联。

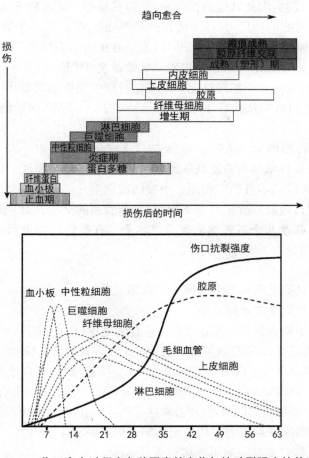

图 11-1　伤口愈合过程中各种因素的变化与抗破裂强度的关系

在 48 小时上皮化(伤口封闭);在第 7 天胶原形成达高峰;在 3 周末伤口抗破裂强度达正常强度的 20%;在 4 个月末伤口抗破裂强度达正常强度的 60%;伤口抗破裂强度永远不会超过正常强度的 80%;6～12 个月时成熟瘢痕形成

2. **炎症期**　又称底物期、滞后期或渗出期,发生在伤后最初 1～4 天。**此期内创口强度不增加。** 损伤使肥大细胞黏附于内皮表面,释放组胺和 5-羟色胺,使血管通透性增加。补体的经典途径和替代途径激活标志着炎症期的开始。**特点是细胞进入创口**,呈现急性炎症反应。起初 24～48 小时以中性白细胞为主,第 3 天起单核细胞开始进入创口,转化为巨噬细胞。除了清除失活组织和吞噬杀灭细菌外,巨噬细胞还分泌 100 多种不同的细胞因子和生长因子,为成纤维细胞的迁移增殖和毛细血管长入做准备外,**巨噬细胞是产生酶和生长因子的重要细胞,很可能是创口修复的关键调控细胞。异物或细菌可以影响炎症期,使得原来能正常愈合的创口变成慢性创口。** 12 小时后上皮开始生长,在一期愈合伤口,该期约持续 4 天,上皮化可在数小时内完成。

3. **增生期**　特征是成纤维细胞和毛细血管长入创口,形成肉芽组织,创口内出现胶原物质。增生期从炎症期末(48～72 小时)直至完全上皮化(被上皮覆盖),持续 4～5 周。该期的特点是创口周围的肌原纤维使创口收缩。从第 4 天起成纤维细胞出现于创口中,并产生胶原,创口中仍有大量中性粒细胞和巨噬细胞。创口边缘的小静脉开始长出毛细血管芽,并向创口内长入,为创口内的细胞(尤其是成纤维细胞)提供氧和营养物。由于此时的毛细血管芽生长迅速、未成熟,因此其通透性很高,且容易受损。**从此期开始创口强度逐渐增加:**①第1个月后,无并发症的创口,其强度可达到最终强度的50%。②第2个月后,张力为最终强度75%。③第6个月后,最终强度95%,但只有正常组织抗破裂强度的80%。12~18个月时进入平台期,永远达不到正常组织的抗破裂强度(图11-1)。

胶原的合成中需要特异酶的羟基化。羟基化过程中重要的辅助因子是铁离子、α-酮戊二酸和维生素C。创口收缩从伤后4~5天开始持续12~15天,如果创口仍然未闭合,还会继续收缩。

4. **成熟期** 又称塑形期。从第5~7天创口上皮化开始至40~45天,**创口内的胶原纤维网要重新调整,使其纤维方向与皮肤张力方向一致,**保证创口强度。此期创口内细胞的活跃程度降低,在42天以后不再产生胶原。瘢痕的成熟则还需9~12个月,最终使瘢痕平整、色白、柔软。此期创口内胶原含量几乎不变,但由于胶原的交联、创口塑形以及收缩,创口强度不断增加,但创口强度几乎不可能达到伤前水平。有些创口强度可达到原强度的80%,但往往需要数年时间。

(四)异常愈合

1. **伤口感染** 见第九章第三节和第十二章第三节。

2. **伤口裂开** 见第十二章第三节。

3. **慢性创口或不愈合创口** 系正常创口愈合的过程(止血、炎症、增生或塑性)中某一环节或多个环节出现紊乱,创口不能按时按序愈合。绝大多数慢性创口迟滞在炎症期或增生期,慢性创口的渗液中基质金属蛋白酶(2型和9型)含量明显增高,可以破坏各种细胞因子和生长因子。慢性创口的处理要求医生探讨其病因、改善病人不利于创口愈合的全身或局部因素。好在大多数慢性创口都能找到原因,只要去除这些病因,创口愈合就可以回归正常。

4. **瘢痕** 伤口瘢痕变异很大。伤口塑形期一般多持续1年以上,一个在术后数周看上去"丑陋"的伤口,在数月或数年后可能达到美容水准。

(1)**瘢痕挛缩是一种异常情况**,它使正常组织的伸展发生障碍。**收缩**是伤口愈合过程中炎症期和增生期的正常组成部分,它使伤口面积缩小。

(2)**过度增生瘢痕**是伤口真皮层内含致密纤维组织。其原因是愈合过程中某些步骤的偏差可以造成过度愈合,表现为胶原合成过度,结果瘢痕凸出于体表、很丑陋。过度愈合仅见于人类,创口的发生率为5%~15%,白种人发生率最低。①瘢痕紧张,呈红色伴瘙痒,感觉过敏和触痛;②这种瘢痕多见于黑人、东方人及皮色暗的白种人,年轻人相对多见,可能有遗传因素存在;③过度增生瘢痕可分为两大类:增生性瘢痕(hypertrophic scars)和瘢痕疙瘩(keloids)。

1)**普通型过度增生瘢痕**:瘢痕完全陷于伤口之内,组织学上可见大量外观正常的胶原和大量成熟的成纤维细胞,缺少基质。这种瘢痕一般在3个月后稳定,甚至会消退变软。增生性瘢痕多见于下列几种创口:①与张力线垂直的创口;②有张力的部位和皮肤活动的部位;③深达真皮层的烧伤;④二期愈合的创口(>3周)。此外,加重局部炎症的因素(慢性刺激、血肿、感染、创口裂开和异物)也容易造成增生性瘢痕。

2)**瘢痕疙瘩**:这种瘢痕侵犯至伤口周围未曾受伤的正常组织。即使在6个月后仍在不断增大,一般不会消退变软。系愈合过程中各种成分(成纤维细胞、胶原、弹力蛋白和蛋白聚糖)过度生成所致。瘢痕疙瘩的损伤往往很轻微,损伤的严重程度与瘢痕疙瘩的大小没有明确相关性。研究发现,瘢痕疙瘩的胶原合成比增生性瘢痕高3倍,比正常皮肤高 20 倍。瘢痕疙瘩与成熟瘢痕相比,胶原量多,但交联少。瘢痕疙瘩胶原酶的活性比正常瘢痕高 14 倍,比增生性瘢痕高 4 倍。组织学上可见大量肿胀的嗜酸性胶原,基质丰富,成纤维细胞少。

3) 治疗:这两种瘢痕的治疗都很困难,手术切除可能复发。在切除后局部注射皮质类固醇激素或局部放疗可防止复发。目前常用复方倍他米松注射液(规格:1 mL/支)局部注射入瘢痕内,每月 1 次,一般注射 2 次即可。

（五）不利于创口愈合的因素

凡是有抑制创伤性炎症、破坏或抑制细胞增生、干扰胶原纤维形成或抑制创口收缩等因素,都将影响创伤的修复过程。临床上处理创伤时,必须重视上述各项不利因素,采取相应积极的有效措施,促进早日修复。

1. 内因和局部因素

（1）**组织缺血和氧供**:血供丰富的区域(如面部)比血供差的区域(如胫前)愈合快。创口局部组织中充足的氧含量对于创口的顺利愈合必不可少。①成纤维细胞合成胶原需要氧,巨噬细胞吞噬和杀灭细菌需要氧;②一切阻碍氧和营养物进入的状况都会影响创口愈合,如低氧血症、低血压、动脉性缺血、血管功能不佳或缝合太紧所致的局部缺血;③放疗可造成真皮内小血管闭塞,使局部缺血、创口愈合延迟。

（2）**缝合技术不当**:关键是缝合后组织要对合好、血供好、**张力小**、缝线位置好。间断缝合、连续缝合均可。对张力大的组织,如腹直肌前鞘和后鞘,目前趋向于用单股可吸收 PDS 缝线连续缝合,如此,因为"滑轮组机制"使得缝线间受力均匀分布。

（3）**组织缘相距远**(创面大)、切口下血肿和切口感染:结果使切口愈合障碍。血块的存在不利于创口内坏死组织的清除及胶原的重建。此外,血肿还有利于细菌增殖。

（4）**异物或坏死组织的存在**:异物或失活组织过多不但容易继发感染,而且使炎症期延长。用不可吸收编织线(如丝线)缝合的伤口,一旦发生感染,必须将缝线清除,伤口才会愈合。因为,编织缝线的纤维间隙易藏匿细菌,且白细胞不易进入其间杀灭细菌。

一定要意识到梭状芽孢杆菌属在许多创口内都可能存在。破伤风预防在所有的创伤病人中应是一项重要考量,最佳方法是主动免疫加创口清洗和清创(详见第九章第五节)。

（5）静脉性淤滞导致静脉压增高和慢性水肿。水肿的组织容易感染,愈合能力差。

（6）电离辐射的远期效应是微血管闭塞、萎缩和纤维化。

（7）慢性创口的微环境不同于急性创口,此种伤口内某些生长因子减少,细胞外基质蛋白的合成不足,降解酶增多。

> 经验之谈:
>
> 伤口愈合主要靠病人自身的愈合能力,不是靠医生更换敷料。医生的责任是去除不利于伤口愈合的因素,如异物或坏死组织。
>
> "无为而治"——不换敷料的伤口照常愈合得又快又好,勤换敷料的伤口反而愈合缓慢。其实,负压吸引装置依据的就是这个原理:除了负压使创面紧贴消灭了"死腔"外,它还避开了外科医生的"骚扰"。

2. 外因和全身因素

（1）年龄:年轻者比年长者愈合快。

（2）严重营养不良：①蛋白营养不良；②维生素 C 缺乏（胶原交联缺陷）；③锌缺乏；④其他维生素或矿物质缺乏；⑤癌症恶病质；⑥暴发性感染，都妨碍创口愈合，但一般来讲，创口可以比其他器官优先获取营养。

（3）糖尿病和 Cushing 综合征：可以影响创口愈合的各期，还可以通过神经病变和血管病变影响创口愈合。

（4）巨噬细胞功能差（炎症期受抑制）——抗炎药（如：皮质类固醇激素）和抗肿瘤药：在伤后最初几天应用都会妨碍创口愈合，但若在此时间之后应用，对伤口愈合几乎无影响。糖皮质激素妨碍创口愈合的机制还不清楚，化疗药是通过减少间质细胞增生和降低白细胞。

（5）吸烟：可以减少血红蛋白的携氧能力，导致皮肤血管收缩和动脉粥样硬化。

（6）胶原血管病：常伴有血管炎，其治疗药物又可以妨碍细胞游出。

（7）创口清洗液：包括 0.5% 氯己定、聚维酮碘和 3% 过氧化氢，都妨碍细胞游出。

（8）反复损伤：会影响创口愈合，应该适当固定。

（9）肾病和肝病：尿毒症和黄疸。

（10）造血系统疾病：镰刀细胞病常有踝部溃疡和肉芽肿病，愈合缓慢。

第三节　创口愈合的分类

1. **一期愈合**（primary healing，healing by first intention）　又称一期闭合或一期缝合，指伤后将创缘立即相互分层对合的方法，无死腔残留。偶尔也用负压闭式引流帮助消除积血和积液，消灭死腔。在 48～72 小时即有上皮覆盖，其愈合过程见本章第一节。创口经过清创后缝合或本身裂隙很小，其边缘对合良好，上皮迅速再生连接，愈合时间在 1 周左右，组织修复以本来的细胞为主，修复处仅含少量纤维组织，愈后功能良好。较大缺陷的创口，通过带蒂皮瓣或皮肤移植来封闭达到的愈合也属一期愈合。

一期愈合见于受伤后 12～24 小时内缝合的创口（如：清洁手术切口和清洁的撕裂伤）。手术创口仅造成局部上皮基底膜的连续性中断，几乎没有上皮以及其下结缔组织细胞的坏死。因此，上皮的再生超过了纤维化过程。此外，由于愈合过程的各期维持良好的平衡状态（包括细胞增生、胶原代谢、基质金属蛋白酶的活性以及细胞外基质的降解），因此，创口愈合良好，很快达到完全愈合。

当每克组织的细菌量超过 10^5 个时，这种创口缝合后就会发生临床创口感染。唯一例外是链球菌，*在创口内存在任何数量的链球菌，都不宜闭合创口*。

2. **二期愈合**（secondary healing，healing by second intention）　又称二期闭合或瘢痕愈合，是指伤后未对合而敞开的、待其自行愈合的伤口。这种愈合方式的优点是有利于日后逐渐对感染组织中的异物做清除，并可防止感染的扩散；缺点是愈合时间较长，因缺少皮肤，加之瘢痕收缩，外观及功能（出汗、感觉、弹性等）均不及一期愈合，而且可能因瘢痕牵缩或增生引起畸形（其在关节区域）、管道狭窄或骨不连等。它适用于创口较大、明显污染或已经感染的伤口，将创口敞开，待其自行愈合，组织修复主要通过肉芽组织增生、纤维组织形成、创口收缩和上皮化达到愈合。**创口收缩和上皮化是二期愈合的两个重点**。正常创口收缩是来自创口边缘向心力的作用，这种收缩动力来自肌成纤维细胞，6 周的创口收缩可以使创口缩至原大小的 5%～10%。创口在无感染的情况下，上皮可以以每天 1 mm 的速度从创缘向中心生长。肉芽组织生长的创口有 3 种处理办法：①直接缝合（三期愈合）；②切除部分肉芽组织后缝合；③皮肤移植闭合创口。

3. 延迟一期愈合（delayed primary healing） 又称三期愈合（tertiary healing），是先将伤口敞开用纱布填塞，观察数天，如伤口无感染，再缝闭伤口。适用于污染严重的创口（如：咬伤、腹腔严重污染后的腹壁创口）、不适合一期缝合但二期闭合又不必要的病例。此时，为了避免切口感染，有意将皮肤和皮下组织敞开不缝（可以预置缝线但不打结），当机体局部的防御能力足以清除创口内细菌时（创口内细菌量少于 10^5）再缝闭创口。一般在伤后 3～4 天，巨噬细胞就进入创口并开始杀灭污染的细菌，此时就可以将创口缝合。只要及时缝合胶原的代谢和创口的抗断裂强度一般不会受到影响。这样处理常可达到近似一期愈合，称为"三期"愈合。虽然瘢痕组织稍多些，但比二期愈合时间要缩短些，且功能亦较好些。如：急性阑尾炎穿孔腹膜炎病人手术后，伤口就可以采用延期缝合。延迟一期缝合是先在伤口两侧预置缝线，不打结，伤口敞开用纱布填塞 3～5 天，如伤口无感染，再打结缝闭伤口。

4. 皮片移植 可用于覆盖面积较大的长有健康肉芽组织的创面。皮片是一种用手术方式从身体另一部位取下的一块表皮及真皮，植于创面后从其基部的组织获取血供而成活。常用的皮片有两种厚度。

（1）断层皮片：又称中厚皮片，由表皮和部分真皮构成，一般厚 0.25～0.4 mm。这种厚度的皮片容易获取血供，可用于覆盖大片的表皮和真皮缺损创面。缺点是瘢痕收缩，色泽与周边皮肤不同，此外皮肤也比周边的正常皮肤薄。

（2）全厚皮片：含表皮和全部真皮，厚 0.5～0.6 mm，常用于对美容要求比较高的部位的真皮缺损，直径一般不大于 1 cm 或 2 cm，因为这种皮片很难获得血供。这种皮片的优点是收缩性小，色泽与周围组织差异不大。

皮片与创面之间的相对移动会使长入的毛细血管受损，影响皮片成活，因此移植后应妥善固定，数周后才能长牢靠。

5. 皮瓣移植

（1）局部带蒂皮瓣：是用一段皮肤和皮下组织通过局部旋转来覆盖缺损区。

（2）肌瓣：是用一块带血管的肌肉去填塞大的组织缺损区，其表面通常用断层皮片覆盖。

（3）游离皮瓣：从供区切取一块肌肉或其他软组织，通过血管吻合的方法与受区的血管吻合建立血供，填充局部的组织缺损，其表面用断层皮片覆盖。

6. 其他 在浅二度烧伤、断层皮片的供皮区创面以及累及表皮和真皮乳头层的擦伤，由于基底层细胞和真皮附件（毛囊和皮脂腺）未受损，可以增生覆盖裸露的真皮创面，通过上皮化达到愈合，使解剖和生理功能得以完全恢复。

第四节　创口的处理

创口处理的目标是营造一个理想的创口愈合环境（良好的血供、稳定的创面、渗液少）。

（一）常见清洁创口的处理

清洁创口是指相对新鲜的创口（小于 12 小时），污染轻。清洁创口依据表现和损伤类型有下列几种：

1. 清洁创口的分类

（1）擦伤：是指表皮结构丧失，真皮层大部及深部结构完整。这种创口的清洗非常重要，否则黏附于真皮层的有色尘粒会发生创伤性文身。这种创面在湿润环境中上皮生长很快。

（2）挫伤：是皮肤浅层结构未破裂，但皮下软组织肿胀、出血。

（3）撕裂伤：是钝器打击后造成的软组织破裂。对参差不齐的创缘要做修剪，去除失活组织和异物，然后缝闭创口。

（4）撕脱伤：是钝性损伤造成的皮下广泛损伤而形成皮瓣，典型的撕脱伤又称为脱套伤或套状撕脱伤（degloving injury），比撕裂伤更难处理。部分撕脱伤可在清创后缝回原处。脱套伤如能够找到直径大于 0.5 mm 的动脉和静脉，条件允许下，可以用显微外科技术重新回植，否则只能剔除皮下脂肪后做皮肤移植。

（5）刺伤：应先判断伤口内有无主要结构损伤、有无异物存在。预防感染，包括破伤风和气性坏疽。

（6）撞击伤：常伴有大量组织失活。判断组织活力是处理这种损伤的难点之一，荧光素法有助于组织活力的判断，将荧光素注入血管后，在紫外灯下组织的荧光。有荧光提示该区域有血供，组织能存活。

2. 创口的清创和闭合　参见第七章第一节。

（二）污染创口、感染创口和慢性创口的处理

根据细菌是否有复制、细菌载量、细菌的毒力以及宿主的反应，分为污染、定殖和感染。定殖是三维的，感染常累及深部间隙，有细菌复制。

1. 污染　污染是指组织中存在微生物，但还没有"定居下来"，更没有引起局部或全身炎症反应。在阑尾切除术过程中，有几滴粪水滴入盆腔，这就是污染——不是感染。外伤创口或多或少都有污染，即便是清洁创口也有一些细菌接种。合理的创口处理是冲洗和彻底清创，使每克组织中细菌数低于 10^5 个，从而保证创口一期愈合。污染创口的缝合应该尽量用单股缝线。对污染严重的创口，延迟缝合是明智之举，除非有血管、神经或肌腱外露。

2. 定殖　定殖是指一种新的微生物在体内或组织中"找到定居点"存活了下来，但未引起局部或全身疾病。定殖具有三维性。

3. 感染　感染是污染的继续——受累组织除了有微生物存在，还有细菌复制，产生毒素，导致局部或全身炎症反应（如：SIRS、脓液形成）。显然，避免污染就能预防感染。但是判断创口有无感染有时并不容易，就像掷硬币一样似是而非。创口感染加重的主要表现是渗液多、疼痛、异味、出血或组织脆弱，以及全身反应。清创是减少创口内细菌载量最重要的措施。

感染的创面多用湿-干敷料方式（详见本章第五节），待健康肉芽长出后用凡士林纱布保持创面湿润，有利于创口愈合。

4. 慢性创口　慢性创口的处理包括全身处理和局部处理。

（1）全身治疗：主要包括营养支持（热卡、蛋白、维生素、矿物质和水）和改善不利于创口愈合的因素（化疗、类固醇药物、饮酒、吸烟和血糖水平）。

（2）局部处理：降低细菌载量、清除坏死组织和渗液处理是局部处理的三大要点。

慢性创口的重要标志是存在坏死组织，坏死组织是细菌的滋生地，是创口愈合的障碍。Falanga 强调初期清创与维持性清创相结合的重要性，因为：①除了用手术方式将慢性创口

切除外,清创一般不可能一次完成;②有些创口在初期清创后创面仍然不愈合,又有坏死出现,只有当新形成的脓痂去除后,愈合才会开始。

渗液的处理方法有覆盖吸湿性敷料或使用负压吸引装置。有静脉淤滞的下肢创口常需要控制水肿,方法有抬高患肢、弹力绑带包扎或穿长筒弹力袜、Unna 靴(见第三十三章)或穿 Jobst 紧身弹力衣以及气压疗法(pneumatic compression devices),目的是减轻水肿和降低静脉压(详见第三十三章第二节)。

除了清创外,外科治疗手段还有植皮和血供重建手术,可以根据具体情况选用。

第五节　常用敷料及其选择

更换敷料的目的:降低创面/伤口内的微生物载量;为细胞修复营造良好的环境(温度、湿度、生长因子)。

控制伤口内微生物载量的手段:清创、引流、抗菌剂(碘、汞、银、化学物质),用于全身的抗生素不主张用于局部,以免耐药菌株滋生。新霉素等非全身用抗生素可局部用。一千年前人们已经用银作为消毒剂来做水净化。常态银无抗菌作用,仅离子银有杀菌作用。

(一)常用敷料的种类和特性

理想敷料在现实世界并不存在,目前市场上有防粘、防水、吸湿、保湿、供湿等不同特性的敷料,外科医生应该依据创面情况选择敷料。

> 经验之谈:
> 凡不适合放入眼睛里的东西最好都不要放入伤口内。

1. 凡士林纱布(tulle dressings)　其特点是防粘,但是凡士林的疏水性阻碍了渗液的吸收,敷料需要勤更换。主要用作清洁浅表创面的内层,外面通常需要加盖纱布作为外层敷料。

2. 纱布和纱条　主要用作伤口和伤口的引流,且有清创作用。无渗液的伤口直接用干纱布覆盖后,这种内外层敷料都是干的,称之为干-干敷料方式(dry - to - dry dressing)。在干-干敷料方式,内层纱布吸收了创面的水分并蒸发,纱布就与干的创面紧密粘着,揭纱布会同时扯下创底表层组织(清创)。干-干敷料方式不但疼痛,而且有违创面湿润原则,故很少用。较大的清创一般都用锐性。在湿-干敷料方式(wet - to - dry dressing or moist - to - dry dressing),内层敷料通常浸灭菌生理盐水,这种敷料方式在揭敷料时提供的清创比较温和,也不太痛。在感染伤口,内层敷料可以浸 Dakin 溶液[整张(0.5%次氯酸钠)、半张或1/4张]或醋酸溶液,有抗菌作用。

3. 低粘敷料　由针织的粘胶或聚酯纤维制成。这种敷料不容易粘住创口,很易揭除,不损伤创面,但不吸湿,主要用于渗液少的浅表创口。

4. 水胶体敷料(hydrocolloids)　是由明胶、果胶和纤维素混合交织而成的,敷料的防水的周边有自粘性。该敷料吸收创面渗液后形成凝胶,其保湿作用有利于坏死组织和脓苔自溶,促进肉芽组织形成。水胶体敷料可用于少至中等渗液的创面,其外不必加盖敷料,且防水。

5. **水纤维敷料**(hydrofibres) 应用的材质同水胶体敷料,与创口接触后也能形成凝胶。不同的是外观更软,更具纤维状,吸湿能力更强。凝胶提供的湿润环境也有利于坏死组织自溶,揭敷料也不损伤创口。

6. **水凝胶敷料**(hydrogels) 由含大量内水的淀粉聚合体(starch polymers with a very high intrinsic content of water)构成。凝胶特性使得该种敷料能很好地贴附在各种创口表面。与水纤维敷料不同,水凝胶敷料具有供湿作用,能为干结的坏死组织创面和脓苔创面提供水分,但吸湿能力差,一般都需要加盖外层敷料。

7. **膜状敷料**(films) 由聚氨基甲酸酯薄膜涂以自粘材料制成。该敷料具有舒适、防水和透明等优点,不揭敷料就可以观察创面。透气薄膜具有透气和透水汽的作用,缺点是无吸湿作用。因此主要适用于浅表的渗液少的创面或长上皮的创面。若用于渗液多的创面,则渗液会在薄膜下聚积浸渍创面和创周组织。

8. **泡沫敷料**(foam dressings) 由聚氨基甲酸酯制成,该敷料不粘创口,可吸收少至中量的渗液。该敷料为半透性,水分可以蒸发。泡沫敷料外不需要加盖敷料,也可用作水凝胶敷料的外层敷料。

9. **藻酸盐敷料**(alginates) 由藻酸钙制成,吸湿性强,适用于渗液多的创面。有些藻酸盐还具有止血作用。藻酸盐敷料吸湿后柔软的纤维就变成凝胶,很容易揭下,不会在创口中残留纤维。藻酸盐敷料一般制成片状或绳索状,可用于填塞创腔。

10. **去臭敷料**(odour - reducing dressings) 主要用于真菌感染和坏疽等恶臭的创面。这种敷料一般含有活性炭,敷料剪裁后活性炭纤维会撒落在创口内,因此不要剪裁。

11. **含碘敷料**(dressings containing iodine) 有两种,一种是浸有聚维酮碘的低粘敷料,另一种是含浓缩卡地姆(cadexomer)碘糊的敷料。这些敷料具有广谱抗菌活性,适用于感染创口或大量细菌定殖的创口,碘敷料由棕色变为白色时提示应该更换敷料。大创面长期用含碘敷料,会有大量碘吸收,甲状腺疾病者应该注意。

12. **含银敷料**(dressings containing silver) 有许多种,都有广谱抗菌活性,适用于烧伤创面、感染创口或大量细菌定殖的创口。偶尔会出现过敏者,要注意。

13. **负压吸引**(vacuum - assisted closure)**装置** 能明显加速愈合速度。这种装置使局部产生 50～125 mmHg 的负压,能非常有效地吸除渗液和减轻创口周围水肿,保持创口湿润,改善局部血供,促使肉芽组织形成。一般每 2 天更换一次负压吸引装置。由于创口与外环境完全隔开,细菌随渗液被吸除,也减少了创口感染的风险。负压吸引主要适用于渗液多、大而深、普通敷料很容易湿透的伤口。有干脓痂或坏死组织的创口则需要先清创。下列情况禁用负压吸引:①有血管或内脏外露的创口;②原因不明的瘘口(unexplored fistulas);③未处理的骨髓炎;④恶性病灶。

14. **"皮肤-替代"敷料**('Skin - substitute' dressings) 其应用目前还限于某些专科医院,但在临床上的应用正日益受到重视。

15. **蛆** 最常用的是绿蝇在无菌条件下孵化出的蛆。这种蛆仅食坏死的腐物,不食健康组织,因此,处理创面的脓苔或坏死组织效率很高。蛆通过体外消化来获取营养,它先把各种消化酶分泌出来分解无活力的组织。蛆也有直接的抗菌功能,但确切机制还不清楚。蛆的用量取决于创面的大小,一般放在创面上三天。除了有些心理感觉不舒服、短暂的发热和出血外,蛆疗几乎没有不良作用。与体腔相通的创口是蛆疗的禁忌证。

（二）敷料的选择和应用

创口的敷料选择应该考虑三个因素：①病人的全身情况；②创口的局部情况；③敷料的特性。

1. **病人的全身情况** 必须了解病人是否存在创口愈合延迟的因素，保证：①摄入充足的营养；②纠正贫血和电解质紊乱；③将糖尿病控制在理想状态；④提供解压装置；⑤治疗全身感染；⑥取出异物；⑦缓解周围性水肿；⑧戒烟。有些因素是难以去除的，如：恶性肿瘤和放疗史。

2. **创口的局部情况** 根据创口的外观（红、黄、黑）和愈合情况可以将创口分为 4 类，每一类都有各自的特点，二期愈合的创口在愈合过程中都会经历这 4 个期。由于不存在"万能敷料"，所以医生应该经常观察创口，根据创口的情况选择最合适的敷料。

（1）黑色坏死创面：坏死创面通常为黑色或深绿色伴有失活组织。坏死创面伴感染时，为了防止全身性脓毒症，应该用锐性的方法清创直至有活力的组织。如果坏死组织没有感染，坏死组织会通过自溶与创底分离。坏死创面很容易脱水，妨碍自溶，此时就应该选择湿敷料。

> 经验之谈：
>
> 黑色坏死创面需要通过清除坏死组织来促进愈合这一原则没有错，但是若病人体质虚弱卧床不起，就不必对他/她没有蜂窝织炎依据的、表明干燥的黑色焦痂性压疮进行清创。等待其自行愈合可能会需要一定时间，但是可以减少工作量和病人的痛苦。

（2）黄色脓苔创面：脓苔是覆盖在创面表面的一层由白细胞、创面渗液、死菌和纤维蛋白构成的混合物，为一层黄色糊状物。这层物质中含有丰富的细菌生长所需要的营养，因此容易发生感染，其愈合比清洁创口缓慢。理想的敷料要能清除这层脓苔，保持创口清洁。

（3）红色肉芽生长的创面：肉芽创面血管丰富，外观呈深粉红色或红色，渗液多，因此要选择能够吸收渗液的敷料。创面大时，热量丢失多，因此又要求敷料的热传导差。

（4）粉色上皮生长的创面：上皮生长创面由于有新生的上皮组织（由创缘的角质化细胞迁移形成）或岛状组织（由创面的皮肤残留附件形成）。此时要求敷料能保暖、湿润和低粘性，以免敷料更换时造成损伤。除了创口的类型外，创口的部位、大小和深度也影响敷料的选择。

（孙井军）

第十二章
术后并发症

　　1. 术后并发症可分为三大类　公共（general）并发症为所有手术所共有；手术专有（operation - specific）并发症为某些手术所特有；病人专有（patient - specific）并发症与病人的术前夹杂症有关。本章节重点讨论公共并发症，其中许多并发症与病人在手术室内的过程有关，要注意预防。常见术后并发症一般发生于术后特定几天内，多数有发热，掌握术后查房的要点即可在早期作出诊断（表 12-1、表 12-2）。

　　为了防止发生术后并发症或对术后并发症作出早期诊断，应遵循下列原则：每日对病人及其伤口检查至少 1 次；尽早拔除各种引流管；早期下床活动；密切监察体液平衡和电解质情况；适量用镇痛剂，但不宜过量；良好的护理。

表 12-1　术后病程记录的基本要素（SOAP 结构）

- 日期和时间
- 下病房的种类：
- ○ 常规查病房（由高年资医生实施）；
- ○ 常规视诊（经管医生）；
- ○ 靶向/紧急约见（被护士或低年制医生叫去看病人）。
- **主观情况（S**ubjective**）**：病人的主观感受（"感觉如何？"）。
- ○ 最好请病人自己叙述感觉如何，尽可能用病人自己的语言记录其感觉。
- **客观情况（O**bjective**）**：医生观察所见。应该包括的内容是：
- ○ 术后一般（general）观察内容：意识状态、心血管和呼吸功能、体液平衡、疼痛情况、感染迹象、创口愈合情况以及活动情况。
- ○ 手术特异性（operation - specific）观察内容：如甲状腺腺叶切除后的呼吸困难、发音嘶哑、饮水呛咳和手足搐搦；腹部手术后的引流、肠鸣音等；皮瓣活力、肢体远端的神经血管状态、放射学检查结果等。
- ○ 病人特异性（patient - specific）观察内容：术前合并存在的夹杂症的控制情况，如：心绞痛、高血压、糖尿病等。
- ○ 相关检查结果（如果能用上）：血常规、CXR、微生物检查。
- **新现问题（A**ctive problems**）**：根据上述主观和客观情况分析眼下有哪些问题需要处理。
- **计划（P**lan**）**：针对分析结果，拟定处理决策或下一步检查方案。
- 签名和你的工号［如果你的签字辨认困难（大多数医生的签字都难以辨认）］。

表 12-2 术后每日应该检查的项目及其意义

检查项目	意　义
问候病人和握手	了解意识状态和心情,了解外周灌注
一般情况	判断有无发绀、疼痛、休克、呼吸困难
嘱病人咳痰	了解有无疼痛、痰液潴留、胸部感染
体温单	了解有无发热
脉搏和血压记录	了解有无休克
皮肤弹性和尿量	了解有无缺水
足跟和骶尾部	了解有无压疮
伤口	了解感染和分泌物情况

2. 并发症的分级　有多种方法,其中最实用的是 Clavien 术后并发症分类(详见《Schein 外科并发症的预防与处理》第 1 版,东南大学出版社 2014 年版,表 1-1)。

Ⅰ级:正常的术后恢复过程出现任何偏差,但不需要使用任何药物,也不需要手术、内镜或放射介入处理。允许的治疗方案有止吐剂、解热药、镇痛剂、电解质和理疗。伤口感染在床边切开者属于此类。

Ⅱ级:需要药物治疗(不包括Ⅰ级并发症允许应用的药物)。输血和全肠外营养也属于此类。

Ⅲ级:需要手术、内镜或放射介入处理。

Ⅳ级:危及生命,需要重症医疗的并发症(单个器官或多个器官功能障碍)。

Ⅴ级:死亡。

第一节　肺部并发症

肺部并发症是术后最初几天发热的主要原因,多数是因机械通气时间太长或通气不当、咳嗽无力所致。镇静剂过量、以往有慢性肺病史以及腹胀均可使病情恶化。

为预防减少术后肺部并发症的发生,保持顺畅的呼吸活动是关键:①术前锻炼深呼吸。②减少肺泡和支气管内的分泌液。病人若有吸烟史,术前 6 周应停止吸烟。③术后避免限制呼吸的固定或绑扎。④鼓励病人咳痰,利用体位或药物帮助支气管内的分泌液排出。⑤防止呕吐物或口腔分泌物误吸,尤其在全身麻醉诱导期或麻醉变浅时要注意;肠梗阻病人必须在术前留置胃肠减压。

一、肺不张

肺不张是一种常见术后并发症,多在全麻术后 48 小时内突然发病,伴呼吸困难、发热和心动过速,严重者有发绀,心脏向病侧移位,叩诊病侧肺呈浊音或实音,X 线胸片有助于诊断。用气管吸引或气管镜除去气管内分泌物使不张肺充气,可解除肺不张。应鼓励病人做深呼吸、咳痰。帮助病人咳痰的方法是:双手按住病人季肋部或切口两侧,限制腹部或胸部活动的幅度,在深吸气后用力咳痰,并间断深呼吸。痰液黏稠不易咳出时,可予超声雾化、静脉或口服黏痰溶解剂;若痰液持续较多而不易咳出时,可经支气管镜吸痰,必要时作气管切开。

二、肺炎

肺炎多发生于术后 4～5 天,此前可能有支气管炎或肺不张。主要见于重症病人,与应用呼吸机有关,常见菌是 Gram 阴性菌(假单胞菌和沙雷菌)。有感染证据时用抗生素。术后肺炎的处理方法是吸痰、清洁呼吸道、大剂量抗生素和全身营养支持。

三、吸入性肺炎、肺水肿

吸入性肺炎、肺水肿又称 Mendelsons 综合征,是呕吐物被吸入肺内,肺对胃酸发生反应所致,表现为呼吸困难、心动过速,X 线平片示全肺模糊不清,无肺不张。在手术后这是一种很凶险的情况,胃液可造成肺的化学性损害并带入细菌,应加强预防。误吸发生后要立即在气管镜下做呼吸道冲洗。

> **经验之谈:**
> 永远不要一次放出体腔内的液体超过 500 mL,如:胸水、胃液或尿。

第二节　尿路感染

留置 Foley 尿管者常发生膀胱或尿道感染,尤其是 Gram 阴性菌感染(如大肠杆菌)。

【**病因**】　常见原因是留置尿管或既往有膀胱流出道梗阻。术后疼痛使膀胱不易排空,有残余尿,易继发感染。

【**诊断**】　典型者在术后 3～6 天开始发热,尿道口疼痛,血尿。拔去尿管行细菌培养可明确诊断,但需要全身用抗生素。

【**治疗**】　尿路感染的最佳治疗:①适量抗生素;②解除梗阻;③尽可能拔除导尿管。若小便仍不能自解,可予耻骨上膀胱穿刺造瘘。

第三节　切口并发症

> **经验之谈:**
> 高明的棋手都能领先一着,战争和外科手术也一样——防患于未然,总比救火简单。监测有利于将并发症消灭在萌芽状态。保持对罕见并发症的警惕性,有利于这些并发症的处理。

一、出血

伤口浅层出血诊断容易。深层出血所形成之血肿需要数天后才表现出来,病人可有低

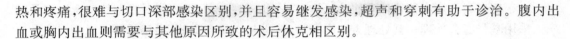

热和疼痛,很难与切口深部感染区别,并且容易继发感染,超声和穿刺有助于诊治。腹内出血或胸内出血则需要与其他原因所致的术后休克相区别。

二、切口感染

参见第九章第三节。

三、腹部切口裂开

腹部切口裂开指腹部切口的任何一层或全层裂开,也可指切口一段或全段裂开。发生率占腹部手术的1%,切口裂开病人的死亡率为20%左右。

【解剖基础】　上腹切口比下腹切口易裂开。直切口比横切口易裂开。腹前壁扁阔肌收缩时,其力的矢量方向为横向。吸气时腹肌松弛,上腹随吸气动作向两侧扩张,呕吐和咳嗽时,腹部肌肉收缩,将强大的横向力施加于腹白线或纵切口上,因此上腹部纵向切口很容易被横向拉开。当腹部肌肉收缩时,横切口的张力方向与切口的方向一致,使伤口边缘相互靠拢,不易裂开。70%~90%的切口裂开是缝线切割撕裂筋膜,10%~30%是缝线断裂(见于单股缝线损伤)。

【病因】　分为局部因素和全身因素。伤口裂开一般见于术后早期(常在术后7~10天),此时伤口的抗破裂强度差,加上腹内压增高等因素,容易发生伤口裂开。

1. 局部因素

(1)切口裂开往往与缝合技术缺陷有关,如边距过小、针距过宽或缝线张力过大,一般与缝线的质地(可吸收或不可吸收)无关。关键是缝合后组织要对合好、血供好、张力小、缝线位置好。间断缝合、连续缝合均可,目前趋向于用可吸收单股缝线连续缝合,如此,缝线间受力均匀分配,其受力机制犹如"滑轮组"。

(2)影响切口愈合的因素:切口下血肿和切口感染。

(3)腹内压增加的因素:肠梗阻、腹膜炎、腹水、咳嗽或呼吸困难、呕吐等。

2. 全身因素

(1)年龄和性别:切口裂开多见于60岁以上男性,男:女发病率之比为2.6:1。

(2)组织愈合能力差:切口裂开多见于肥胖、消瘦衰弱、老年、感染、黄疸、糖尿病、AIDS、贫血、酒精中毒、低蛋白血症、维生素C缺乏或长期用皮质激素的病人。上述问题常2项或2项以上并存。

(3)尿毒症和黄疸:尿毒症者的血清和黄疸者的胆红素均可抑制纤维母细胞生长,使伤口愈合能力明显下降。

(4)恶性肿瘤。

【诊断】　典型表现是在术后1周左右切口中有较多浆液血性液外溢或内脏脱出。多数病人在切口裂开前常有咳嗽或呕吐等增加腹压动作并有切口崩开之感觉。当切口深层裂开而皮肤切口未裂开时,触诊可发现切口下缺乏张力,呈"空虚感"。需要与切口下积脓或积血相鉴别。

【治疗】　切口全层裂开伴内脏脱出者传统的处理方法是立即用无菌湿纱布遮盖内脏,在全身麻醉下用盐水清洗污染之肠襻和伤口,拆除缝线,重新用22号金属丝、单股PDS襻式缝线或10号粗丝线对伤口做全层减张缝合。所有切口减张缝线都应该在缝合14天后才能拆除。

由于切口裂开病人往往伴有腹内压增高,因此,如今人们不主张对腹壁切口全层裂开的病人采用减张缝合处理。其处理方法有两种:一种是**仅缝合皮肤**,半年后再考虑切口疝的修补问题;另一种是**腹腔开放术**。腹腔开放术带来的问题是伤口闭合困难,处理方法参见第十四章第五节中(七)之4。

【预防】 对发生此并发症可能性很大的病人,可用以下方法预防:①在依层缝合腹壁切口的基础上,加用全层腹壁减张缝线;②在麻醉良好、肌肉松弛条件下缝合切口,避免因强行缝合造成腹膜等组织撕裂;③尽可能用单股 PDS 缝线连续缝合切口;④病人咳嗽时,最好平卧,以减轻咳嗽时横膈突然大幅度下降,骤然增加腹内压力;⑤适当的腹部加压包扎。

第四节　术后心动过速

术后心动过速常伴有低血压,原因有下列多种,应注意鉴别。

1. **缺水** 缺水是术后常见情况,原因是液体聚积于手术区域的第三间隙内。表现为口渴、少尿、心动过速和直立性低血压(平卧位见不到颈静脉)。治疗是补等渗晶体液和胶体液。

2. **水过多** 水过多见于输液过多,同时病人伴心、肾功能不良时。表现为充血性心衰竭(坐位颈静脉充盈)、肺充血或氧合障碍。术后 3～4 天机体第三间隙的液体开始回吸收,此时血容量增加,要预先估计到这一点。若注意每日液体平衡(进出量)、每日称体重,可防止这种并发症。

3. **潜在出血** 病人有休克体征(出冷汗、烦躁不安、吸气困难、皮肤苍白或呈蜡黄色),或有黑便、呕血、腹腔或胸腔出血体征。

术后出血包括切口、空腔脏器和体腔内出血。术中止血不完善,组织创面广泛渗血并未得到完全控制,术中小动脉断端处于痉挛状态,术后血管舒张,结扎线脱落,凝血障碍等,均是造成术后出血的原因。因此,术中要求严格止血,术后病人应该常规监测生命体征和引流管的引流情况,了解有无低血容量性休克的迹象。经快速补液、输血后,若休克的各种临床表现不见好转或一度好转后又有恶化,应果断再次手术止血。

4. **腹膜炎** 术后数小时内的腹膜炎,其体征多不明显,多数是技术原因所致的胆瘘或肠瘘,剖腹探查可诊断又可治疗。

经验之谈:

　　腹腔感染(吻合口漏或肠管坏死)的早期临床表现是**心动过速**和**呼吸急促**,尽管特异性很差,但敏感性很高。

　　病态肥胖病人出现腹腔脓毒症(如吻合口漏)后腹部体征往往不明显,原因是这种病人对炎症的反应减弱、肥胖使得腹部体征不容易被发觉并且影响超声和 CT 检查的正确性,甚至无法做 CT 扫描。这些病人的典型表现是呼吸急促、心动过速和乏氧,必须与肺不张、肺炎或肺栓塞相鉴别。此时的确定性检查是胃肠泛影葡铵造影,若还不能明确诊断,应该考虑剖腹探查术。

5. **Gram 阴性菌脓毒症** 除原发病外,病人可有严重休克体征,诊断靠血培养,要尽早对外科感染进行手术处理,应用抗生素。

6. **暴发性伤口感染**　如:链球菌性蜂窝织炎、气性坏疽、协同性皮肤坏疽(见第九章相关内容)。

7. **急性胃扩张**　见于无胃肠减压的病人,可无呕吐,治疗是胃肠减压。

8. **急性心肌梗死**　糖尿病病人由于神经损害发生心肌梗死时往往无胸痛症状,主要表现为心衰竭、肺水肿和呼吸困难、持续低血压、晕厥和心律失常。合并其他并发症(如胃肠出血)时更易漏诊,诊断靠心电图。对表现为心绞痛者,应该立即舌下含服硝酸甘油,每3分钟1次,共含服3次。同时用吗啡4 mg,静脉推注,5分钟后再重复1次,直至疼痛缓解。要注意的是应用吗啡后病人会有低血压,要加快输液速度。还可以用阿司匹林和β受体阻断剂(美托洛尔5 mg静脉注射)。要注意下列病人不能用β受体阻断剂:慢性阻塞性肺病或哮喘,脉率低于50/min或收缩压低于100 mg,血流动力学不稳定者,心脏传导阻滞或严重心衰竭者。

9. **肺不张和肺水肿**　参见本章第一节。

10. **Addison病**　这些病人的表现是无法解释的低血压、心动过速、呼吸衰竭无法脱机、发热、腹痛或虚弱。只要怀疑**肾上腺危象**(看上去就是脓毒症,但是找不到病因,任何经验性治疗都无效),就可以给予氢化可的松或地塞米松,同时等待实验室报告证实(低钠血症、高钾血症、低糖血症、氮质血症、皮质醇 $< 20\ \mu g/dL$,嗜酸细胞和淋巴细胞增多)。地塞米松不会干扰血皮质醇的测定,氢化可的松则会影响其检测结果。如果肾上腺功能不全已经确定,可以按氢化可的松 $200\sim300$ mg/d,分三次输入。持续48小时,之后 $5\sim10$ 天逐渐减量。

11. **高血压**

(1) 硝酸甘油的成人常用量:①舌下含服,首次 $0.25\sim0.5$ mg;按需要5分钟后可再用,1日不超过2 mg。②静脉滴注:硝酸甘油 15 mg＋生理盐水 50 mL($300\ \mu g/mL$);初始剂量为 $5\ \mu g/min$(＝1 mL/hr),用输液泵恒速输入。每隔 $3\sim5$ 分钟增加 $5\ \mu g/min$ 以达到满意效果。若剂量达 $20\ \mu g/min$ 时仍无效,可以按 $10\ \mu g/min$ 递增,以后按 $20\ \mu g/min$ 递增。总之,硝酸甘油注射液小剂量静脉滴注(可加用利尿剂)治疗各种原因引起的急慢性心衰竭疗效满意。由于本药的个体差异很大,静脉滴注无固定适合剂量,因此须监测血压、心率、其他血流动力学参数(如:肺动脉楔嵌压)等。由于许多塑料输液器可吸附硝酸甘油,因此应采用非吸附本品的输液装置如玻璃输液瓶等。

(2) 硝普钠的成人常用量:静滴:硝普钠 50 mg＋5％葡萄糖注射液 1 000 mL(避光)静滴。开始时速度可略快,一般为 $10\sim30$ 滴[$1\sim3\ \mu g/(kg \cdot min)$],以后再酌情加快速度。血压下降后可渐减慢。但用于心衰竭、心源性休克时开始宜缓慢,以每分钟10滴为宜,以后再酌情加快速度。用药不宜超过72小时。配制时间超过4小时的溶液不宜使用。

12. **心律失常**　可达龙(乙碘酮)静脉滴注:300 mg加入5％葡萄糖注射液 250 mL 中,30分钟内滴完。24小时内可重复 $2\sim3$ 次,滴注速度应根据疗效和病人的反应作调整。负荷量为 5 mg/kg 体重(600 mg/日),连续 $8\sim10$ 日。维持量为 $10\sim20$ mg/kg 体重,通常给予 $600\sim800$ mg/24 h,最大量 1.2 g/24 h,加入5％葡萄糖溶液 250 mL 中静脉滴注,并维持数日,从静脉滴注的第1天开始给予口服片剂。静脉注射:5 mg/kg 体重,加入5％葡萄糖注射液中缓慢推注(不短于3分钟),且于15分钟内不得重复注射。

第五节　术后发热

术后发热常见于"5W"：wind（呼吸道）、water（尿路）、wound（手术部位）、walk（下肢静脉）和 wonder drug（药物热）。

发热病人的检查：①血培养，尿和痰的 Gram 染色及培养；②检查伤口；③检查静脉穿刺部位（新、旧）有无化脓性血栓性静脉炎；④听诊肺部，或摄胸部 X 线片。

1. **肺部并发症**　术后 2 天内的发热多为肺不张，2 天后的发热多为肺炎。肺脓肿、脓胸和肺栓塞也可发热。

2. **伤口深部血肿或脓肿**　伤口深部血肿或脓肿的发热一般都在术后第 3～7 天，其中包括吻合口漏。

3. **腹腔脓肿**　参见第九章第三节。盆腔或膈下脓肿的发热多发生于术后第 5 天。

4. **泌尿系感染**　如：肾盂炎、肾盂积脓、肾周脓肿、膀胱炎，都发生在术后 1 周。

5. **血栓性静脉炎或 DVT**　一般都发生在术后 2 周（见本章后文）。

6. **药物热**　青霉素、磺胺药、砷剂、碘剂、巴比妥制剂、硫氧嘧啶制剂，一般都发生在术后 1 周以后。

7. **恶性高热**　原因是吸入麻醉剂或肌松剂导致骨骼肌的钙代谢失常所致，是一种罕见的、危及生命的危象。表现为中心体温 > 40℃、酸中毒、低钾血症、肌肉僵直、凝血障碍和循环衰竭。治疗要点：①停用麻醉剂；②碳酸氢钠 2 mmol/kg，静脉滴注；③Dantrolene（丹曲林，钙通道阻断剂）2.5 mg/kg 静脉滴注，以后 1 mg/kg 静脉滴注，每 6 小时 1 次，直至 48 小时；④物理降温。

8. **其他感染**　如：心内膜炎、心包炎、结核。有些药物会引起白细胞增多，如：皮质类固醇激素、NSAIDs、支气管扩张剂或升压药。

9. **贫血**。

10. **人造假体或织物植入手术**。

11. **低体温（hypothermia）**　轻度低体温在术后也常见，多因麻醉药阻断了机体的体温调节过程，开腹或开胸手术热量丢失，术中以大量低温的液体冲洗体腔，输注冷的液体或库存血。轻度低体温一般对机体无大妨碍，然而明显的低体温会引起周围血管阻力明显增加，心脏收缩力减弱，心排出量减少，神经系统受抑制，凝血系统酶功能失常可致凝血障碍。深度低体温通常与大手术，特别是多处创伤的手术、输注大量冷的液体或库存血有关。

术中应监测体温，输注大量冷的液体或库存血时应通过加温装置，冲洗体腔的液体亦应加温，必要时以温盐水反复冲洗体腔。术后需注意保暖。

第六节　术后少尿

【病因】　①肾前性容量不足，包括：心衰竭、肝硬化和肾病综合征等机体水过多而血管内容量不足状态；②肾性；③肾后性。

【诊断】 ①导尿管是否通畅？②颈外静脉有无显现,输液量是否充足？ 必要时可以做补液试验,既往健康的成人可以在 30～60 分钟输液 500 mL,老年人和心脏有疾病的病人输 250 mL(见表 3-2)。若尿量增多,CVP 稳步上升,提示补液量不足,需要继续输液;若尿量和 CVP 都不上升,提示血容量严重不足,需要积极大量输液;尿量不增多,CVP 上升,提示肾性少尿,需要请肾内科医生会诊。③测定尿电解质是判断少尿原因最常用的实验室检查(参见第三章第七节"急性肾衰竭")。④对尿量不足的外科病人不要盲目用呋塞米等强效利尿剂,除非病人已经明确诊断为心衰竭或肺水肿,此时病人应该有颈外静脉怒张。

> 经验之谈:
> 不要对术后少尿的病人随意用利尿剂。
> 不要对术后谵妄的病人随意用镇静剂。
> 病人自控镇痛(PCA)药物(吗啡、氢吗啡酮或芬太尼)过量时会发生呼吸抑制或呼吸停止。纳洛酮是所有麻醉剂过量的解毒剂,因此,应该常规在每位应用 PCA 的病人的床边备一支纳洛酮,并开列"必要时"医嘱,以便在场的医护人员能及时应用。然后考虑机械通气问题。

第七节 术后腹痛

腹部手术后的病人都会有一定程度的腹部疼痛,尤其在活动或咳嗽时加剧。但是,对突然发生的剧烈腹痛还是应该予以注意,了解是否发生了吻合口裂开、溃疡或憩室穿孔以及腹主动脉瘤破裂出血。切记:剖腹手术后数周,腹腔镜手术后数日(二氧化碳的吸收较快),膈下见游离气体是正常现象。

在把病人推入手术室前,一定要排除硬膜外导管滑脱、导尿管堵塞(膀胱胀大引起的腹痛)、出血体质和急性胰腺炎。

第八节 术后意识错乱

千万不能轻视病人术后的意识变化。意识障碍分兴奋型(兴奋、幻觉、妄想、不睡觉)和抑制型(无表情、无力、嗜睡、答非所问、便失禁),也有混合型,抑制型容易被疏忽、漏诊。术后急性意识变化常见于术后 2 天,多在 1 周内好转,常见原因是脑灌注不足(容量过多或容量不足),脑组织乏氧。这种病人主要的问题是明确诊断,请不要盲目使用镇静剂。可以给病人吸氧的同时对病人进行检查,对可能的原因逐一排除(表 12-3)。不要随意地把术后意识错乱归咎于某种药物或酒精,也不要盲目地否认。脓毒症也可以因为周围血管扩张而表现为有效循环血量不足。切记:输液不足可以造成容量不足,输液过多也容易引起容量过多,导致心衰竭和水中毒。还有一小部分术后短暂意识错乱的病人找不到原因。

表 12-3 急性意识变化的常见原因

有即刻致命可能的病因

疼痛——寻找导致疼痛的原因,予以处理

灌注不足

    出血/贫血

    低容量血症

    循环衰竭(心肌梗死、慢性心脏衰竭)

    感染性休克(包括胰腺炎)

    脑血管事件

低氧血症

    肺不张

    肺栓塞

    呼吸抑制(阿片制剂)

低糖血症

有潜在致命可能的病因

尿潴留

肾衰竭(尿毒症)

癫痫

脑病/酒精戒断

其他值得注意的病因

所有药物的毒副作用

电解质紊乱

定向障碍(常见于老年人)

第九节 血栓性并发症

一、深静脉血栓形成

详见第三十三章。

二、肺栓塞

详见第三十三章。

三、血栓性静脉炎

详见第三十三章。

第十节 消化道漏与瘘

【定义】

(1)漏是指东西从孔或缝中滴下、透出或掉落。消化道漏就是在消化道这个"容器"上存在孔洞或缝隙,最常见的病因是创伤、吻合口、疾病(溃疡、憩室炎)。显而易见,消化道漏很容易导致腹腔内大范围的感染。

（2）瘘是指 2 个以上空腔脏器之间或空腔脏器与体表之间的异常通道（有 2 个或 2 个以上相互交通的开口）。由于消化道瘘通常有一个纤维化的通道，因此，瘘往往是消化道漏的后期阶段，没有全身感染表现或很轻。可发生瘘的器官和部位很多，因此瘘的种类也很多。瘘的命名与瘘管相连的部位有关，如：支气管-胆瘘是指支气管与胆管之间的交通，而胃-皮肤瘘是指胃与皮肤之间的交通。

【病因】

（1）先天性疾患：远端气管-食管瘘伴食管闭锁是一种极重要的先天性瘘（参见第三十一章第三节）。

（2）外伤或手术伤：外伤、术中不慎损伤或吻合口裂开均可引起瘘，如：因吻合口瘘所致的结肠-皮肤瘘或脾切除后发生的胃-皮肤瘘。

（3）炎症：Crohn 病可引起小肠-膀胱瘘、回肠-乙状结肠瘘等多种瘘。

（4）恶性肿瘤：肿瘤破坏器官后可形成瘘，如：乙状结肠癌可侵蚀膀胱造成结肠-膀胱瘘。

（5）放射性损伤：宫颈癌行盆腔照射后会发生小肠-阴道瘘。

【并发症】

1. **营养不良**　由于短路形成（如：胃-结肠瘘）或摄入物经瘘口流出体外（如：流失量较大的小肠-皮肤瘘）使营养物的吸收障碍造成营养不良，也可因感染或应激使热卡消耗增多而发生营养不良。

2. **水和电解质紊乱**　是瘘的常见并发症，尤其多见于高位小肠瘘或胰瘘。表 12-4 是各种消化液中的电解质含量。直接测定瘘口流出液中的电解质可更精确地计算电解质的丢失。如：胰体尾切除后所形成之胰瘘，引流液可达 700 mL/d，其中含大量碳酸氢盐，这种病人易发生脱水和代谢性酸中毒。

表 12-4　消化道分泌液中的电解质含量

来源	电解质（mmol/L）			
	Na^+	K^+	Cl^-	HCO_3^-
胃液	60	10	50～150	0～20
十二指肠液	120	5	100	20
胆汁	145	5	100	40
胰液	140	5	75	100
回肠液	100	5	65	30

3. **脓毒症**　是漏的常见并发症，原因是脏器的内容物溢漏，污染了腹腔、胸腔等无菌腔隙。

（1）形成腹腔脓肿或发生切口感染。

（2）由于皮肤广泛污染或菌血症，可引起远离瘘口部位的感染，如：中心静脉导管感染。

4. **皮肤糜烂**　常很严重，是消化性肠液溢于腹壁皮肤上所致，这种皮肤破损疼痛剧烈，况且可引起感染。

5. **出血**　较少见，是肠瘘炎症或腐蚀性消化液侵蚀血管所致，是一种可危及生命的并发症。

【诊断】 肠瘘的处理要求医生熟悉这种病理情况下的解剖、病因、生理方面的知识。

1. 病史和体检

（1）病史可为病因诊断提供线索。

（2）检查可了解外瘘的部位、引流物的特征、病人有无脱水及营养不良。

（3）了解引流量。

2. 实验室检查　可测定引流液中的电解质含量，对疑有脓毒症的病人还应作细菌培养。

3. 放射线检查　极为重要，用口服、灌肠或经瘘口直接注入造影剂（瘘管造影或窦道造影）的方法可了解瘘管大小并了解瘘管所连通的器官，同时保护你自己免于法律诉讼（这个瘘是以前就存在，还是在你清创或更换敷料后出现？）。

（1）超声、CT 和 MRI 可对漏出液积聚的区域进行精确定位（如：脓肿），这种体液积聚常与瘘的形成有关。

（2）X 线检查还可以排除瘘管远侧是否存在肠梗阻，详见本章本节下文。

4. 内镜检查　排除恶性肿瘤和炎性肠病、结核等特殊疾病所造成的瘘。

【处理】 原则上肠外瘘早期应在感染控制的基础上，用 TPN（见第六章第六节）加生长抑素，不用肠内营养，使肠道充分休息。以后，根据具体情况向肠内营养（见第六章第六节）过渡，或手术切除瘘段肠管加肠吻合。外科治疗适应证是脓毒症、腹膜炎和腐蚀性大出血。

（1）立即重视水和电解质紊乱的纠正。

（2）同时注意控制感染，要立即应用抗生素并手术引流脓肿，直至病情改善。引流不畅的瘘口不会愈合。

（3）外引流加持续冲洗可进一步减少并发症，吸引管、引流、引流液收集袋或手术分流均可减少消化液对体表的刺激。让病人长期禁食，使肠道充分休息常可减少胃肠液丢失。

（4）在一定情况下可用药物抑制器官特异性分泌。①质子泵抑制剂及 H_2 受体阻滞剂可抑制胃分泌；②生长抑素（Octreotide，奥曲肽）可抑制胰液和肠液分泌。

（5）纠正营养不良：在病情稳定后立即进行，多数病人需要肠外营养，偶尔可用少渣流质进行管饲，对低位肠瘘引流量少者可口服进食。

（6）"瘘口自行闭合"：许多病人经保守治疗和营养支持，引流量会逐渐减少，2～8 周后瘘口即自行闭合。下列情况瘘口不可能自闭，需要手术处理：①在瘘的远侧有梗阻；②在瘘内有脓性坏死物或异物；③肠道严重病损，如：肠道放射性损伤或广泛炎性病变；④癌性瘘；⑤瘘管内上皮形成。

（7）瘘管切除术，一般在病人营养状态良好无感染的情况下择期进行，手术步骤包括：①寻找瘘管；②切除瘘管和病损肠段；③吻合恢复肠道延续性。

经验之谈：

消化道漏滋生出来的一对孪生兄弟分别是**出血（消化液腐蚀）和感染**！

发生吻合口漏后，病人死亡的主要原因是腹腔内感染未得到应有的处理，以及因感染或消化液腐蚀造成的腹内大出血！

大多数术后小肠瘘会在 6 周内自行闭合。消化道漏保守治疗的前提是既无显著腹膜炎或腹腔出血，也无脓毒症表现。

在逼不得已需要早期手术干预的消化道漏病人，再手术的目标不应该是缝合修补，而是把"漏"变成"瘘"。手术的原则是尽量做"局部小手术"，不做"大手术"——尽量减少对周围早期粘连的分离（包括手指钝性分离），因为这种周围的早期纤维素性粘连对于局限肠内容外溢极其宝贵。常用术式有：漏口外置、转流手术（把"侧漏"变成"端漏"）、向漏口内"插管引流"以及在漏口外留置引流管四种选择，目的都是把漏变成"控制性瘘"。这四种术式的治疗效果递减。

尽可能把了断性手术（瘘段肠襻切除后吻合）往后拖延至炎症消退 3 个月后，最好是 6 个月后。

【预后】 近 20 年来瘘的治疗有很大进展，存活率明显增加。

1. 过去 在 20 世纪 60 年代中期之前，胃瘘、十二指肠瘘和小肠瘘的死亡率都在 50% 以上。

（1）过去人们主张在病人发生营养不良之前，对瘘作早期手术修补。

（2）死亡的主要原因是水电紊乱、营养不良和腹膜炎。

2. 现在 由于瘘的病因不同，目前的处理方法已使死亡率降至 2%～10%。

（1）感染和肾衰竭仍然是死亡的主要原因。

（2）由于静脉通道技术改进、血生化监测的改进和长期肠外营养的改进，营养不良和电解质紊乱已不再是死亡的主要原因。

【决策】 以胃切除术后十二指肠残端漏为例，其处置选择如下：

1. 外科适应证 脓毒症、腹膜炎和腐蚀性出血这 3 项只要出现一项，就应该考虑做十二指肠造瘘＋漏口外留置腹腔引流＋腹腔持续冲洗，目的是把"漏"变成"控制性瘘"，用大量生理盐水稀释消化液和消化酶，减轻其腐蚀，减少消化液的自身消化腐蚀作用。同时全身营养支持和抗感染。

2. 保守适应证 如果上述 3 种情况都不存在，就可以考虑保守治疗加密切观察。

3. 举棋不定 临床情况往往处于上述两者之间。在此时，我一定选择早期外科干预——主动做十二指肠造瘘。理由如下：

（1）尽管这需要做一次"非计划再手术"，同时给病人的身心带来伤害，住院时间和医疗花费增加。当然，受伤害的还有你的声誉。但是，主动手术可以使病情 under your control，而非 out of your control。也就是说，主动手术是"把错误犯在安全一侧"，是"正道"。保守观望是"赌徒心理"作祟（成功概率小），是"歪门邪道"。

（2）延迟手术还增加手术难度和风险。就全身情况来看，由于肠内营养难以实施，加之存在感染，病人会逐渐出现营养不良和水电紊乱。就局部情况来看，因为肠襻水肿、腹腔粘连逐渐加重，容易误伤临近肠襻，此时手术容易出现"鸡飞蛋打"的局面——产生新的肠漏。

（孙井军）

第十三章
外科肿瘤学

第一节　基本概念

新生物又称肿瘤,是指任何在正常细胞不应该生长的条件下新长成的细胞团。良性新生物会长大,可以通过肿块效应破坏毗邻组织,但不会转移。恶性新生物又统称为**癌**,由具有侵入毗邻组织和扩散能力的细胞组成。癌可以通过淋巴管或通过血运扩散。

【分类】

1. 恶性肿瘤

(1) 起源于上皮的恶性肿瘤称**癌**。

(2) 起源于上皮具有腺体成分的恶性肿瘤称**腺癌**。

(3) 起源于中胚叶组织的恶性肿瘤称**肉瘤**。

(4) 胚胎性肿瘤常称"**母细胞瘤**"。

(5) 有些称为"瘤"或"病"的疾病也是恶性肿瘤,如:白血病、精原细胞瘤、Hodgkin病。

2. 良性肿瘤一般称为"**瘤**"。

3. "交界性"或"临界性"肿瘤是指生物学上处于良性与恶性之间的肿瘤。有些内分泌腺的恶性肿瘤(如恶性嗜铬细胞瘤、恶性胃泌素瘤)很难从组织学上作出诊断,主要根据肿瘤的生物学行为(肿瘤大小或术后局部复发)进行诊断。

【病因】　瘤变是瘤细胞"逃脱"了正常内稳机制对细胞增殖的抑制(即调节)作用。以人类肿瘤为例,瘤变原因有下列几种。目前人们认为大多数肿瘤是多因素共同作用所致,而非单因素的结果。

1. 外因

(1) 化学致癌:烟囱中的黑烟灰引起扫烟囱工人患阴囊癌;染料工人患膀胱癌;煤焦油引起兔耳鳞癌;吸烟引起肺的鳞状细胞癌。

(2) 物理致癌:紫外线引起皮肤鳞癌;离子射线使镭-罗盘工人易患骨癌;铀矿工人易患肺癌;原子弹爆炸后的幸存者(广岛)易患白血病;颈部放疗后的病人易发生甲状腺乳头状癌;石棉引起胸膜间皮瘤。

(3) 生物因素:①致瘤病毒:Epstein - Barr病毒与Burkitt淋巴瘤和鼻咽癌有关;单纯疱疹病毒-2与宫颈癌有关;人类T-细胞白血病病毒1型(HTLV-1)与T-细胞白血病有关;乙型肝炎病毒与肝细胞肝癌有关。②埃及血吸虫与膀胱癌有关。

(4) 地理因素:有些地区某些肿瘤特别多见(如:胃癌在日本,食管癌在中国东南部),是难以解释的流行病学现象。

2. 内因

(1) 遗传因素：一般是间接因素，如：母亲在绝经前患乳腺癌，其女儿乳腺癌的发生率为常人的3倍。少数癌与遗传有直接关系，如：视网膜母细胞瘤、结肠息肉病和多发性内分泌瘤综合征（如：嗜铬细胞瘤、甲状腺髓样癌和其他内分泌肿瘤）。

(2) 内分泌：如：乳腺癌。1713年，意大利医生 Bernardino Ramazzini 写了第一本关于职业医学的大作——《De Morbis Artificum Diatriba》（职业病）。他在书中指出修女患乳癌的风险远远高于已婚妇女，当时，他把病因归咎于禁欲对乳腺组织的不利影响。

(3) 免疫：先天性免疫缺陷或后天用免疫抑制剂的病人易发生网状淋巴系及皮肤肿瘤。

第二节　流行病学

在美国，癌症在众死因中处于第二位，占总死亡率的20%。生活在美国的人中，每4人中就有1人在其一生患癌症，癌症病人的总5年生存率为40%。

【病死率】

(1) 总的看来，肺癌死亡率最高（发病率仍在上升），其次是结直肠癌、乳癌（发病率稳定）和胰腺癌（发病率在上升）。目前肺癌在男女性中都是最高的癌症死因（在女性已超过乳腺癌）。

(2) 胃癌和子宫/宫颈癌的死亡率在下降。胃癌发病率下降的原因不详。子宫/宫颈癌的预后如此乐观主要原因是早期诊断（脱落细胞检查）和治疗方法改进。

【发病率】　总的情况与死亡率相似，但对妇女来说最常见的肿瘤仍是乳腺癌。

第三节　瘤细胞生物学

一、生物学特征

(1) 瘤细胞增殖比正常细胞快。

(2) 瘤细胞分化异常的两种学说：①去分化或反分化：成熟细胞在致癌因子作用下变为"原始"的幼稚细胞；②未分化或分化受阻：干细胞在致癌因子作用下不能分化为成熟细胞。

(3) 瘤细胞染色体数目增多（非整倍体或多倍体）。

(4) 分化等级：由于恶性肿瘤的分化与去分化程度不同，按恶性程度的递增，人们将恶性肿瘤分为高分化、中分化与低（未）分化三类，或称分化良好、分化中等、分化低（差），或称Ⅰ级、Ⅱ级、Ⅲ级。分化不仅表现在形态上的程度不一，而且也表现出功能上的不同，如鳞状细胞Ⅰ级可见到大量角化珠，而未分化者则无。

(5) 此外，细胞排列紊乱、核分裂多、细胞大小不一、染色不均、不规则巨核等都与瘤的恶性程度相关。肿瘤的异质性和易变性（受体状态阳性变阴性，阴性变阳性——是否与免疫组化技术不精确抑或与治疗有关，不得而知）。

二、生长速率

(1) 从单个癌细胞长至 10 亿个癌细胞(1 cm 大之结节),需要经过 30 次倍增。

(2) 临床上,肿瘤的倍增时间一般为 20～100 天。

(3) 人体多数肿瘤需经 1～10 年才出现临床表现。

(4) 恶性肿瘤生长快,中央部分易发生坏死、出血、感染。

(5) 良性肿瘤的增长速度以年计,恶性肿瘤以月计,急性炎症以日计。

(6) 炎症微环境促癌,是癌症的第 7 个特征。癌症可以影响机体的免疫和对治疗的反应,如:阿司匹林和非甾体类抗炎药可以抑制癌症的转移。

三、转移方式

(1) 直接蔓延(extension)。

(2) 淋巴道转移,可以呈跳跃式。

(3) 血运转移:①腹内消化脏器的恶性肿瘤常转移至肝;②躯干和四肢的恶性肿瘤常转移至肺;③肺的恶性肿瘤常转移至骨、脑;④椎静脉压力低、无瓣膜,脱落的瘤细胞易进入该静脉系统发生转移。

(4) 种植转移(implantation,deposit):胃癌和胰腺癌可以转移形成脐周肿物(Sister Mary Joseph 结节[①])、盆腔腹膜肿块(Blumer's shelf[②])和左锁骨上淋巴结(Virchow 淋巴结);肾盂癌的输尿管或膀胱转移。

第四节　癌症的临床表现

一、癌症的共同特点

(1) 局部:①肿块:生长速率见本章第三节二。肿块可伴有压迫症状、梗阻症状、破坏(病理性骨折)、神经功能障碍或转移癌块;②疼痛:压迫或感染刺激神经所致,夜间尤甚;③溃疡(烂):原因是血供不足或继发感染,造成发热;④出血症状;⑤梗阻症状;⑥转移症状见本章第三节三。

(2) 全身症状:早期无全身症状。①有些肿瘤有血栓性静脉炎(Trousseau 综合征),肿瘤分泌激素引起的内分泌症状(肿瘤性高凝状态),是一种旁肿瘤现象;②晚期有贫血、低热、消瘦、乏力和恶液质(明显消瘦、衰弱、畏食、脱水或水肿、皮肤干燥、弹性差及色素沉着)。

---

①　注:肝脏或肝门部癌等消化道恶性肿瘤在晚期可以沿圆韧带转移至脐部,最早注意到这一征象的是 William J. Mayo 的一位外科护士 Mary Joseph Dempsey(1856—1939)——一位极富洞察力的修女,1890—1915 年她在明尼苏达州罗切斯特 St. Mary 医院工作。她的发现引起了 Mayo 对这一现象的关注,他于 1928 年发表了一篇文章。1949 年,外科大家兼作家 Hamilton Bailey(1894—1961)把这一现象称之为修女 Mary Joseph 结节或修女 Mary Joseph 征,让她流芳百世。

②　George Blumer(1858—1940)是美国医生。

经验之谈:

C反应蛋白等炎症因子高表达的恶性肿瘤往往有较强的侵袭性——疯长、转移早,外观有红肿热等(如:炎性乳癌)酷似急性炎症的表现,需要外科医生在临床上注意识别,以免误诊误治。

二、肿瘤病人的体力状态评分

见表 13-1、表 13-2 和表 13-3。

表 13-1 Karnofsky 体力状态评分(KPS)

评分	体质状况	活动能力
100	健康状况正常,无症状和体征,无疾病依据	
90	能正常活动,有轻微症状和体征	能正常活动和工作,无需特殊治疗
80	勉强能正常活动,有一些症状或体征	
70	生活能自理,但不能胜任正常活动或工作	
60	生活基本能自理,偶尔需要他人帮助,不能胜任正常工作	不能工作,能自己在家活动,生活能部分或全部自理
50	生活基本不能自理,需要他人帮助和医疗护理	
40	生活不能自理,需专人护理	
30	生活完全不能自理,需住院支持治疗,但并不会立即死亡	生活不能自理
20	病重,必须积极支持治疗	
10	濒死状态	
0	死亡	死亡

表 13-2 改良 Lansky 玩耍-体力状态评分(用于 1~16 岁的儿童)

评分	体质状况
100%	完全正常
100%	完全正常
90%	剧烈活动轻微受限
80%	顽皮,但容易疲惫
70%	日常活动量和时间都有比较大的受限
60%	能起床活动,极少能做体力玩耍,能一直专注于平静玩耍项目
50%	能起床穿衣,但日间卧床时间很长;不能体力玩耍;能参与所有平静玩耍项目
40%	大多数时间卧床;能参与平静玩耍项目
30%	完全卧床;甚至平静玩耍项目也需要人帮助
20%	嗜睡,只能做完全被动的玩耍
10%	不能玩耍,不能下床
5%	无反应
0%	死亡

表 13-3　肿瘤病人 VTE 风险的 Khorana 评分

评分	体质状况
2	胃癌或胰腺癌
1	肺癌、淋巴瘤、妇科肿瘤、膀胱癌、睾丸癌
1	体重指数 $\geqslant 35/m^2$
1	白细胞计数 $> 11 \times 10^9/L$
1	血小板计数 $\geqslant 350 \times 10^9/L$
1	血红蛋白 $< 100\,g/L$ 或接受红细胞生长因子治疗

低位组：0 分；中危组：1~2 分；高危组：≥3 分。

第五节　肿瘤分期

大多数肿瘤可根据肿瘤(T)、淋巴结(N)和转移(M)分类系统进行分期。不同的 TNM 等级组合形成不同的期，如乳癌的 TNM 分期系统见表 18-2、表 18-3；胃癌的 TNM 分期系统见表 22-2、表 22-3。

第六节　诊断方法

一、实验室检查

(1) 常规检查：①血：血红蛋白、红细胞沉降率、血细胞计数；②尿：血尿、Bence - Jones 蛋白；③粪：隐血。

(2) 生化检查：①酶学：碱性磷酸酶升高提示肝或骨肿瘤；酸性磷酸酶升高提示前列腺癌；乳酸脱氢酶升高提示肝肿瘤、恶性淋巴瘤。②糖蛋白：血清 α 酸性糖蛋白升高提示肺癌。③激素：HCG 升高提示绒毛膜上皮癌；胰岛素升高提示胰岛细胞瘤。④血 C-反应蛋白绝对值能够预测某些癌症(胰腺癌、肾透明细胞癌)的手术预后以及术后 1 年的转移或死亡率，也就是说，炎症越显著，癌症的进展越迅速。

(3) 血肿瘤标志物检查：CEA 升高提示肠、胃、肺、乳腺癌；AFP 升高提示肝癌、恶性畸胎瘤；CA19-9 升高提示胰腺癌；CA125 升高提示卵巢癌；CA153 升高提示乳腺癌。

二、影像检查

影像检查阳性时可了解病变范围，但阴性时不能排除显微镜检查有扩散的可能性。

(1) 胸、腹、盆腔 CT 扫描或磁共振成像(MRI)能检出局部和远处的淋巴结肿大，以及远处转移灶，但对胃肠道原发灶的评估困难。

(2) 超声检查的可靠程度随操作者差异甚大，取决于操作者的可靠程度。内镜超声能够对肿瘤和淋巴结做准确分期，确定肿瘤远侧和近侧的浸润范围，但对肛门肿瘤用处不大。

(3) 放射性核素显像(PET-CT)可提高受累淋巴结和转移灶的检出率，但对黏液性肿瘤很难提供有价值的信息；还可以用于肿瘤新辅助治疗的疗效评价。

三、内镜

内镜分两种：①空腔器官（消化、呼吸、泌尿、生殖）内镜检查；②胸腔镜、腹腔镜、纵隔镜。腹腔镜能排除腹膜面受累和横膈膜转移，但是该项检查为有创。

四、活检

在肿瘤的诊疗中，必须设法取一些肿瘤组织做显微镜检查，确定是否为恶性，活检的方法有：

（1）病核针切活检（core biopsy）：用 14 G 特制穿刺针（Tru‐Cut 或 Vim‐Silverman）刺入肿瘤中央，钩切或夹切一小圆柱形组织送病检。这是术前判断肿块性质准确度最高的方法。该针较粗，因而**不适用于小结节的活检**。穿刺后出血和针道转移等并发症的发生率也较高（图 13-1）。

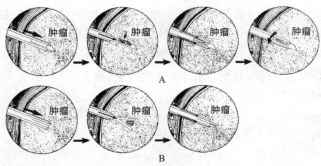

图 13-1 病核针切活检
A：Tru‐Cut 活检；B：Vim‐Silverman 活检

（2）粗针穿刺活检：用 18 G 或 20 G 针，后接一注射器，负压状态下刺入肿瘤中，吸出组织碎块送组织病理或细胞病理检查。该法的优点与病核针切活检相仿，但获取组织少，术后并发症低于病核针切活检。

（3）细针吸取细胞学检查（FNAC）：本法是用细针在负压状态下刺入肿瘤中，吸取组织细胞，再推到玻片上，做细胞病理检查。这种样品与脱落细胞涂片相似。它对肿瘤的诊断有良好的准确性和特异性，但要求病理诊断医师具有丰富的肿瘤病理诊断经验。由于是细针穿刺，因而并发症少，主要缺点是仅能提供细胞，不能提供组织做病理检查。

（4）钻取活检（punch biopsy）：是用锐利的粗圆形空心针（直径 1.5 mm～1 cm）钻取圆柱形组织条送检。

（5）削取活检（shave biopsy）：是用手术刀或取皮刀削取肿瘤浅层的组织送检。

（6）切取活检（incisional biopsy）：切取部分肿瘤组织送病理诊断，以便选择适当治疗。适用于手术中快速病检。对胃镜或肠镜所夹取组织的活检病理报告要慎重，报告为良性并不一定为良性，报告为早期并不一定是早期；更不能作为分期的依据。

经验之谈：
    对活检标本，一定要在标本离体之前对标本的各个面进行标记。一般需要用缝线或钛夹标记浅、深、头、尾、左、右 6 个面［如左侧用双长线标记，基底（深面）用双短线标记，头侧用长短线标记］。养成习惯，并在病理申请单上注明。一旦有肿瘤残留时，为再次手术方案提供依据。

（7）切除活检（excisional biopsy）：这是肿瘤分期最重要的活检类型，是将小的孤立的肿瘤全部切除，但不切除周围正常组织。这种切除的目的不是治疗恶性肿瘤而是诊断，在不影响最后局部治疗的情况下选用。

（8）剖腹分期法：一般只用于 Hodgkin 病（见第三十章第七节），目的是明确疾病处于哪一期。

（9）哨兵淋巴结活检：参见本章第九节。

第七节　癌症的综合治疗

如今，肿瘤的治疗有手术、放射线、抗癌药、生物治疗等多种方法。**良性肿瘤及临界性肿瘤以手术切除为主**，尤其是临界性肿瘤必须彻底切除，否则极易复发或恶性变。恶性肿瘤是全身性疾病，容易发生浸润与转移，必须从整体考虑拟订综合治疗方案，特别是第一次治疗的正确与否与预后有密切关系。综合治疗是利用每种疗法的优点，避开另一些疗法之缺点。选用何种方法治疗取决于病变、分期、组织学分化等级、病人年龄、有无其他夹杂病以及治疗计划（治愈性抑或姑息性）。

> 经验之谈：
>
> 　　长久以来，每年国际肿瘤学大会都会给肿瘤学科医生和病人带来振奋和希冀——突破某种肿瘤治疗的瓶颈指日可待了。然而，人们在临床上年复一年遇到的是一而再、再而三的失望与沮丧。我们不得不对那些"极为规范的"大宗病例多中心随机对照临床研究（RCT）提出疑问——是研究的科学性存在问题？抑或有人在幕后操纵研究结果？……我在这里只想提醒诸位：就像抗生素在外科感染治疗中的角色一样，请不要对化疗在消化道或乳腺恶性肿瘤治疗中的效果（淋巴瘤等少数恶性肿瘤除外）抱太高奢望。不要受某些"指南"或"专家""忽悠"。请问：倘若化疗果真能治愈这些肿瘤，还需要开刀吗？！请跟着你的临床经验和直觉走，永远铭记"Surgery first"！

一、一般原则

Ⅰ期肿瘤以手术治疗为主；

Ⅱ期者以原发肿瘤切除或放疗为主，并包括转移灶的治疗及辅以有效的全身化疗；

Ⅲ期者以综合治疗为主，辅以术前、术中及术后化疗或放疗；

Ⅳ期者以全身治疗为主，辅以局部治疗或对症治疗。

肿瘤治疗的目标是力求治愈、延长生存时间、改善生存质量，无论是手术治疗还是辅助治疗都是如此。这就要求外科医师在手术切除范围与手术风险之间、在辅助治疗的利弊之间寻找平衡点，避免采用无助于肿瘤病人的术式或治疗方案。迄今为止，在所有对人实体瘤的研究中，都未发现淋巴结清扫能延长生存期，理智的外科医师不应该盲目追求广泛淋巴结清扫。此外，新辅助化疗和放疗在延长实体瘤病人生存方面也未显示出优势。

肿瘤的治疗已经有诸多"指南"供遵循，也是低中年资外科医生治疗肿瘤时的重要参考依据。高年资外科医生则不能完全依赖或拘泥于"指南"，而应该在"指南"的基础上个体化、有所发展、有所前进。

二、手术和放射治疗

手术和放疗仅能控制局部病灶(原发灶和区域淋巴结),对远处转移灶都无作用。手术应尽可能做到无瘤(no touch)、无菌、无血和微创。无瘤的方法是先扎血管、保护浸润的浆膜、避免挤压、减少接触(少触、短触和晚触)以及标本床冲洗。

对绝大多数实体肿瘤来讲,外科手术仍然是确切有效的治疗手段,并且是唯一有可能治愈的手段。手术治疗肿瘤的基本原理:①肿瘤局部切除;②区域淋巴结清扫;③局部或区域复发灶的处理;④远处转移灶手术切除的可能性。然而,外科在癌症的治疗中扮演了多种角色,如:诊断、原发灶切除、转移灶切除、姑息手术、预防手术和重建手术。

头颈部放疗会造成口腔干燥综合征,保护对侧下颌下腺又不遗漏淋巴结的照射就显得很重要。

在局部病灶控制(如:切除)后,对病理证实有淋巴结转移或有远处转移的病人应该进行全身辅助治疗(放疗、化疗或免疫治疗),因为这些部位复发的可能性极大,辅助治疗的目的是消灭这些病灶。

三、化学治疗

(一)化疗的分类

1. 依据化疗药的分布范围分

(1)全身化疗:对远处转移灶也有作用。化疗能独立治愈恶性淋巴瘤、绒毛膜上皮癌和精原细胞瘤等恶性肿瘤。

(2)区域化疗:方法是通过介入技术将化疗药直接注入肿瘤滋养血管。

(3)导向化疗:是通过单克隆抗体、磁场或脂质体将药物带入肿瘤组织。

2. 依据化疗在肿瘤治疗中的地位和对象分

(1)诱导化疗(induction chemotherapy):是用于可治愈性肿瘤的化疗,或用于晚期播散性肿瘤,此时化疗是首选或唯一可选的治疗手段。

(2)辅助化疗(adjuvant chemotherapy):是在局部肿瘤满意控制(治愈性切除或治愈性放疗)后,针对可能残留的微小病灶进行的治疗。

(3)初始化疗(primary chemotherapy):又称新辅助化疗(neoadjuvant chemotherapy),是在Ⅲ期或局部晚期癌肿手术前应用化疗,目的是杀灭循环中的瘤细胞,控制亚临床转移灶,减少术中肿瘤细胞播散,使肿瘤缩小并降期(downstage),变不可能切除为可切除。但是,并非所有肿瘤对新辅助化疗都有反应。为了避免新辅助化疗无反应病人耽误宝贵的手术时机,建议在第一个化疗疗程后2周复查一次PET-CT,了解该肿瘤对化疗的反应情况,若PET-CT提示化疗无反应(SUV下降≤35%),就立即考虑其他措施。

直肠癌术前化疗的病理学评分评价TRG(tumor regression grading):TRG1——无残留肿瘤细胞,且明显纤维化;TRG2——散见残留肿瘤细胞,充分纤维化;TRG3——更多肿瘤细胞,以纤维化为主;TRG4——残留肿瘤细胞多余纤维化;TRG5——无缓解征象。BLAZER评价:完全缓解——病灶中无肿瘤残留;明显缓解——1%～49%肿瘤细胞残留;轻度缓解——≥50%肿瘤细胞残留。

（二）化疗的不良反应

肿瘤化疗的不良反应是对生长增殖的正常细胞有抑制作用，如：骨髓抑制（白细胞减少、血小板减少）、消化道反应（恶心、呕吐、腹泻、口腔黏膜炎）、毛发脱落（多柔比星）、免疫低下。

1. 白细胞减少和血小板减少　这种情况很常见。一旦发生了白细胞减少和血小板减少，就应该实施积极的血液学支持，如输浓缩血小板，同时用抗生素预防感染。在严重免疫抑制的病人，还必须应用反向隔离护理（reverse barrier nursing），即环境洁净。极少数病人还需要输入白细胞。

2. 化疗相关性恶心和呕吐（chemotherapy - induced nausea and vomiting，CINV）

（1）急性 CINV 是指化疗后前 24 小时内发生的恶心和呕吐。

（2）迟发性 CINV 是指化疗开始 24 小时后发生并持续达 5 天的恶心和呕吐。

（3）暴发性 CINV 是指给予预防性治疗后仍然发生的恶心和呕吐。其处理方法是奥氮平（10 mg/d×3 天，口服）或甲氧氯普胺（10 mg，3 次/d×3 天，口服）。

（4）难治性 CINV 是指在化疗早期预防性止吐治疗和挽救治疗都不能控制的 CINV，而在后继的化疗中继续发生的恶心和呕吐。如果其原因是过度焦虑，可以在预防方案中加用苯二氮䓬类；如果是高致吐性化疗，可以用奥氮平（10 mg/d×3 天，口服）替代阿瑞吡坦或福沙吡坦；如果是中致吐性化疗，可以在预防方案中加用阿瑞吡坦或福沙吡坦。

3. 化疗相关性腹泻　美国国立癌症研究所常见毒性反应诊断标准（2.0 版）的腹泻分级：

0 级：无腹泻或排便频数增加。

1 级：与治疗前相比，排便次数增加，但 < 4 次/日；治疗可以用洛哌丁胺（阿片类制剂）2 mg，每日 2 小时 1 次。

2 级：排便次数增加，4～6 次/日，或夜间排便；治疗可以用洛哌丁胺 2 mg，每日 2 小时 1 次。

3 级：排便次数增加，> 7 次/日，或大便失禁或因脱水需静脉补液支持；治疗可以用奥曲肽 100～150 μg，皮下注射，每日 3 次。

4 级：导致生理学改变而需要重症监护，或出现血流动力学恶化；治疗可以用奥曲肽 100～150 μg，皮下注射，每日 3 次。

4. 内分泌改变　化疗也可以引起内分泌的改变，需要特别注意的是对生殖器官的作用。轻者月经停止，重者可以出现不育症。人们最担心的是接受过化疗的病人其子代出现遗传异常或出生缺陷的概率是否会增大，但是，迄今还没有证据支持这一观点。化疗对内分泌系统的影响尤其见于儿童病人，包括不育症和性功能障碍。

5. 第二癌症　化疗病人还有一个小风险，那就是容易发生第二癌症。采用长疗程化疗时应该常规告知病人的一个问题，对期望生存时间长的辅助化疗病人尤其如此。

除了非特异性毒性外，还有一些特异性毒性。如多柔比星的心脏毒性，博来霉素和白消安的肺毒性，顺铂和氨甲蝶呤的肾毒性，以及环磷酰胺的膀胱毒性。

四、免疫治疗

免疫治疗也是全身疗法，对远处转移灶也有作用。

1. 非特异性免疫疗法　①接种卡介苗、短棒状杆菌；②生物应答调节剂（BRM）：α-干扰素（主要用于毛细胞白血病、Kaposi 瘤、某些淋巴瘤、黑色素瘤等）、TNF。

2. 特异性免疫疗法

（1）肿瘤疫苗。

（2）肿瘤免疫核糖核酸。

（3）肿瘤过继免疫治疗（AIT）：①IL-2/LAK疗法：从病人血中提取淋巴细胞，在体外经IL-2活化后再回输；②IL-2/TIL疗法：从病人肿瘤组织中提取肿瘤浸润淋巴细胞（TIL），在体外经IL-2活化后再回输。

五、生物调节治疗

生物调节治疗又称分子靶向治疗（molecular target/targeted therapy），一般按照药物分子的大小分为大分子的单克隆抗体和小分子化合物两大类。

靶向治疗并不意味着药物作用的靶点完全与正常细胞无关，许多靶点广泛地分布于正常组织中。例如，表皮生长因子受体-酪氨酸激酶是吉非替尼和埃罗替尼等的作用靶点，同样也分布于正常组织中。长期使用后机体的免疫系统反应是否会出现异常，对其他抗原或感染原的反应降低。大部分病人是部分缓解，而非完全缓解，还带来了费用问题。

1. **单克隆抗体类** 属于免疫治疗机制范畴，作用机理是抗体在癌细胞膜外与生长因子竞争性地结合受体，阻断信号传递，从而阻断癌细胞的生长和扩散。

（1）抗表皮生长因子受体（epidermal growth factor receptor，EGFR）的单抗：如曲妥珠单抗（trastuzumab，Herceptin©）和西妥昔单抗（cetuximab，Erbitux©）。EGFR是一种跨膜受体蛋白，胞外部分能够与多种生长因子结合，其胞内部分具有酪氨酸激酶活性，激活后能够将下游靶蛋白磷酸化，从而将配体的信号传导至胞内，引发与细胞生长、繁殖、凋亡、分化相关的一系列变化。曲妥珠单抗是一种抗EGFR的单克隆抗体，主要用于治疗HER-2/neu高表达的乳腺癌。仅20%～30%的乳腺癌过度表达HER-2。曲妥珠单抗与多种化疗药物有相加或协同作用。西妥昔单抗是HER-1的单抗，属人-鼠嵌合的抗EGFR的IgG1型单克隆抗体，主要用于转移性结直肠癌。西妥昔单抗联合放疗用于局部晚期头颈部鳞状细胞癌（SCCHN）病人的疗效确切，安全性亦很理想，并且其单药有望作为铂类治疗失败的复发/转移性SCCHN病人的二线治疗方案。

（2）血管内皮生长因子受体抑制剂：如贝伐单抗（bevacizumab，Avastin©）。它是一种重组的人源化抗VEGF单克隆抗体，具有抗血管生成作用，用于治疗非小细胞肺癌等恶性肿瘤。贝伐单抗很常见的毒性反应之一是出血。

（3）抗CD20的单抗：如利妥昔单抗（rituximab，Rituxan©）。利妥昔单抗与过度表达于靶肿瘤细胞表面受体的CD20结合，产生直接治疗效果，或是诱导细胞凋亡，用于非霍奇金淋巴瘤的治疗。请高度警惕感染乙型或丙型肝炎病毒或同时感染这两种病毒并接受利妥昔单抗治疗的淋巴瘤病人发生严重肝脏事件的风险。**病毒复燃不仅见于利妥昔单抗治疗，也见于全身化疗。**

2. **小分子化合物类** 属于化学生物学和化学遗传学的应用范畴，多数是酶抑制剂，间接地抑制癌细胞的生长和扩散。

（1）EGFR酪氨酸激酶（tyrosine kinases，TK）抑制剂：EGFR家族有4个成员，分别为HER-1、HER-2、HER-3和HER-4。EGFR调控细胞的生长、分化、血管生成及凋亡抑制，其信号通路与恶性肿瘤的生长、侵袭及转移关系密切。目前用于临床的、以TK为治疗靶点的小分子药物有吉非替尼（gefitinib，Iressa©）、埃罗替尼（erlotinib，Tarceva©）等，它们都是苯胺喹啉化合物，可以竞争性地结合EGFR酪氨酸激酶区域的ATP结合位点，阻断EGFR介导的细胞信号传导，从而抑制肿瘤的生长与存活。

（2）Bcr－Abl 酪氨酸激酶抑制剂：如伊马替尼（imatinib），属苯胺嘧唑啉类化合物，是根据结构-活性关系设计的、针对酪氨酸激酶 Bcr－Abl 的一种特异性抑制剂。伊马替尼与 Abl 蛋白的晶体模型有很好的契合性，伊马替尼占据了 Abl 蛋白激酶区的 ATP"口袋"，阻遏 ATP 与 Abl 的结合，从而抑制其激酶活性，阻断其下游信号的传导。伊马替尼对 Abl、PDGFR、c－Kit 的酪氨酸激酶有很强的选择性抑制作用，能选择性地抑制 Bcr－Abl 阳性的慢性骨髓性白血病（CML）细胞的增殖，它对 CML 及 CD117 阳性的胃肠道间质瘤（GIST）有良好疗效。伊马替尼术后辅助治疗可以显著降低 GIST 病人 R0 切除术后的复发率，使 GIST 延迟复发 1.5 年。

对 GIST 局限的病变，如果手术不能达到完全切除，或者是为了减少肿瘤负荷、降低手术损伤，最后达到 R0 切除，推荐对这类病人进行**伊马替尼新辅助治疗 6～12 个月，要求在肿瘤达到最大反应时进行手术，**避免延误病人的治疗。建议通过 PET、PET－CT 或 MRI 早期判断疗效。新辅助治疗前要求通过活检明确诊断，一般可以在超声内镜或 CT 导引下做穿刺。没有活检证据者，不主张做试验性治疗。

（3）蛋白酶体抑制剂，如硼替佐米（bortezomib，Velcade®）——作为三线用药治疗化疗无效的多发性骨髓瘤。

（4）基质金属蛋白酶（matrix metalloproteinases，MMP）抑制剂：MMP 能够降解细胞外基质，促进肿瘤进展、血管生成和肿瘤转移，已经证实 MMP 抑制剂单独应用对动物模型和实体瘤有效。

（5）其他的靶向治疗策略：细胞周期靶向药物 CDK 抑制剂 Flavoperidol 治疗肾细胞癌、前列腺癌、结肠癌和非霍奇金淋巴瘤有一定疗效。

第八节　癌症的手术治疗

手术切除实体肿瘤仍然是当今最有效的治疗方法，但是**手术和放疗仅能控制局部病灶（原发灶和区域淋巴结），对远处转移灶都不起作用。**

1. 手术治疗肿瘤的基本原理

（1）肿瘤局部切除：切除了肿瘤，既解除了临床症状，又去除了可能引起的并发症，还可对病人的预后进行估计。局部切除还可防止局部复发和潜在的远处转移，但对业已转移的**肿瘤细胞无能为力。**也就是说，局部切除时有无肿瘤细胞转移决定了病人的命运。

（2）区域淋巴结清扫：其目的是分期、预后预测、局部控制和潜在的生存获益。Z0011 试验将乳房癌哨兵淋巴结阳性的病人分为腋结清扫与不清扫两组，两组间总生存率没有差异。接受腋结清扫的病人中有 27.4% 为腋结阳性，也就是说，将活的癌细胞留在腋窝里不做任何处理似乎并不影响生存率。因而，人们提出"淋巴结切除术的目标是分期和预后预测、局部控制以及可能存在生存获益"。

（3）局部或区域复发灶的处理：对局部或区域复发灶进行手术切除是改善病人生存质量（解除症状和防止并发症），并为预后提供信息。为了防止局部或区域复发行广泛的局部切除和广泛的区域淋巴结清扫，都未能改善肿瘤病人的生存率。局部辅助放疗降低了局部复发率，但未能增加生存率。

（4）远处转移灶的手术切除：对肿瘤的总生存率无影响。在个别病例，当远处转移灶为

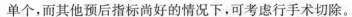

单个,而其他预后指标尚好的情况下,可考虑行手术切除。

2. 治愈性切除　就是 R0 切除。有多种方法,依据肿瘤大小和生物学行为而定。

(1) 广泛性局部切除:适用于恶性度低、无区域淋巴结转移,周围组织侵犯不严重的肿瘤,如皮肤基底细胞癌和腮腺混合瘤。

(2) 根治性局部切除:适用于周围组织侵犯严重的肿瘤,要求达到"三维"安全切缘。如四肢的肉瘤,切除范围应包括活检的切口及肿瘤所在的整个肌间隙。直肠癌除了对肿瘤上下切端有要求外,还要求环周切缘(circumferential margin,radial margin)阴性,其中环周切缘更为重要,它是以毫米计的。

(3) 连同淋巴引流的整块根治性切除:适用于刚开始有区域淋巴结转移的肿瘤,如:结肠癌连同该段结肠及局部的肠系膜淋巴管道一并切除。区域淋巴结清扫可为病人预后提供很重要的信息,可防止区域复发。

(4) 扩大根治切除:需要切除较多组织和器官,适用于局部病变广泛但转移可能性小的肿瘤。例如对局限的晚期直肠癌、宫颈癌、子宫癌和膀胱癌可行盆腔广泛清扫术[切除直肠、膀胱、子宫(女性)、全部淋巴管和软组织]。

> 经验之谈:
> 　　成熟的外科医生不应该一味追求淋巴结清扫,事实上,淋巴结清扫的范围与生存的关系还没有循证医学的结论。术中淋巴结清扫应适"度",这个"度"是由病人的全身情况、肿瘤的局部情况和手术室的条件(手术组成员的情况、麻醉和血源等)决定的,并非一成不变。此称"balanced surgery"——一定要权衡切除范围的利弊。
> 　　外科医生要重视手术并发症和病人的生活品质,不应该以增加术后并发症或牺牲病人的生活质量为代价去追求渺茫的生存时间方面的微小得益。请现实一些,我的同道们!

3. 其他手术切除方式

(1) 复发癌肿的切除:对局部或区域复发灶进行手术切除可改善病人生存质量(解除症状和防止并发症),并为预后提供信息。对于局限的、低度恶性的复发癌肿可用这种方法切除。如结肠癌的区域淋巴结复发,胃肠道癌的吻合口复发或皮肤癌局部复发。

(2) 远处转移灶的切除:适应证较多,最常见的两种情况是结肠癌孤立性肝转移以及肿瘤的肺转移灶(主要指对化疗敏感的肉瘤所致的转移灶)。

(3) 姑息切除:目的是缓解或防止癌症病人发生某些症状,而不是治愈该病例,如:在结肠癌肝转移时,切除梗阻或出血的结肠肿瘤。

总而言之,对姑息治疗兴趣的增加可归因于人口结构和社会的共同影响,以及私立机构的投资。进入 80 岁和 90 岁的老人大都患有慢性心脏病、肺病、肾病、老年痴呆或其他疾病;大多数前来就医的病人是老年人,身患多种疾病,常年忍受疾病的痛苦。姑息治疗是对这部分病人需求的满足。

(4) 肿瘤细胞减灭术(Debuking):又称肿瘤减量或减负荷治疗。切除大部分肿瘤,残留一些病灶。理由是残留的少量癌细胞对化疗或放疗更敏感,初步看来,对晚期卵巢癌有效,此时要求残余肿瘤最大直径小于 1 cm。

目前已经非常明确,对于结直肠癌、胃癌、乳腺癌和黑色素瘤病人,肿瘤切除会提高生存率,即使该病人在诊断时已经证实发生了肿瘤转移,因为这些肿瘤细胞中有一定比例的耐药细胞。在这类肿瘤转移的病人中,切缘阴性可以带来重要的生存获益。

4. 肿瘤手术的"无瘤"原则 无瘤(no-touch)、无菌、无血、微创。无瘤要求先结扎血管、保护浸润的浆膜、少挤压、少接触(少触、短触和晚触)、切除后及时创面冲洗。要求在标本切下后(不是关腹前)立即用43℃双蒸水冲洗腹腔,此时容易将脱落的瘤细胞洗掉。术中分离肿瘤时应离开肿瘤在未受累的组织内进行,防止瘤细胞种植。此外,还应该将引流区域之淋巴结与肿瘤一并切除。

经验之谈:

治愈性手术就是斩草除根,贵在"早"字。如果这棵草已经成熟并且已经有"种子"落入周边的土壤内,或者被风吹至远处,再广泛的根治也无济于事。因此,治愈性手术"根治"第一,姑息性手术"安全"第一。也就是说,只要有残留,就不必冒险做大范围的手术。

延长生存时间是硬道理,然而,改善生存品质更重要。

除非你能以迅雷不及掩耳之势将这个"马蜂窝"一举端掉,否则,请不要随意招惹它,恶性肿瘤的外科处理也一样。

肿瘤的临床治疗并非"多多益善"("越多越好")那么简单,有时应该停止治疗,尤其对终末期病人。有道是:"学会在什么情况下应该做手术只需要5年,学会在什么情况下不做手术或缩小手术范围则需要20年。"前者是(着眼于)对局部的了解和判断,后者是(放眼)对全局的洞察和掌控。万勿舍本逐末……

Always err on the safe side. [1]

第九节 哨兵淋巴结活检(SLNB)

一、基本概念

早在1908年,Moynihan就指出:"癌症手术不仅是器官的手术,还要加淋巴结清扫。"自此以后,在肿瘤外科一直处于主导地位的观念是:区域淋巴结清扫是防止癌症局部区域复发的唯一手段,实体癌症手术一律做区域淋巴结清扫。一般来讲,原发癌瘤越大,区域淋巴结转移的可能性越大。但是,有一部分原发癌瘤很大,淋巴结并无转移;更有少数原发癌瘤很小,却已发生淋巴结转移。因此,对癌症病人一概加做淋巴结清扫带有一定盲目性。

1977年,Cabanas通过阴茎背淋巴管造影研究了10例正常人、10例阴茎炎性疾病病人和80例阴茎癌病人,发现在大隐静脉与股静脉交汇点内上方有一个淋巴结,是阴茎淋巴回流首先抵达的淋巴结,称之为"哨兵淋巴结"(sentinel lymph nodes,SLN)。SLN是指在原发瘤与其相应的淋巴群之间有个第一引流淋巴结,即肿瘤细胞转移时首先抵达的淋巴结,该

---

[1] 注:这句话的直接含义是"请永远把错误犯在安全一侧"、"两害相权取其轻"或"安全第一"。因为要把外科治疗做在"正中线上"不偏不倚、恰到好处几乎是不可能的。以胃癌根治术为例,可以选择D3广泛清扫,问题是必然伴随并发症甚至死亡率的上升——错在"治疗过度";也可以选择D1或D2手术,问题是局部复发率增加——错在"治疗不足"。每当你左右为难之时,一定选择"更稳妥的术式",时刻铭记。

淋巴结就称 SLN。肿瘤必须先经过 SLN 才能到达该淋巴结群的其他淋巴结。SLN 概念的提出，阐明了淋巴的功能及区域淋巴结群的内在联系，奠定了淋巴解剖生理的现代概念。SLN 的重要性在于为病人提供治疗选择，是否需要采取防止区域复发的措施，提示预后。根据 SLN 阳性情况行淋巴结清扫不可能改变病人的生存。随着对 SLN 研究的深入，有些医疗中心已经将 SLNB 列为黑色素瘤及乳癌的常规，癌症手术中切取 SLN 送检，若 SLN 阳性，立即行区域淋巴结清扫，此称选择性淋巴结清扫术（elective lymph node dissection，ELND）。ELND 既省时、省钱，又免去了不必要的区域淋巴结清扫，减少了手术风险。SLN 概念的提出，具有划时代意义。

二、SLN 的标记定位

1. 染料标记定位法

（1）异舒泛蓝（isosulfan blue）是目前最佳的淋巴染料，注入机体后 24 小时，10％经尿排出，90％经胆汁排出。

（2）将 1％异舒泛蓝 0.5～1.0 mL 注入肿瘤周围的真皮内或活检区的瘢痕周围，然后根据解剖规律在最可能发生转移的区域淋巴结群区作切口，在皮下脂肪层进行分离，寻找染成蓝色的淋巴管，沿蓝色淋巴管追踪蓝色的淋巴结或淋巴结群，切取染有蓝色的淋巴结送检。Morton 称之为术中淋巴结定位（intraoperative lymphatic mapping，ILM）。ILM 使以往的盲目淋巴结清扫变得定位极精确。ILM 术中必须注意勿损伤输入淋巴管，因为异舒泛蓝通过淋巴管的速度很快，输入淋巴管一旦损伤，则无法找到蓝染淋巴结。正是因为这一原因，应用异舒泛蓝寻找 SLN 的成功率仅在 82％左右，很大程度上依赖经验。

（3）缺点：①染色是动态的，染料经输入淋巴管进入 SLN 的阶段是手术最佳时机，外科医师要善于把握这一时机；②对乳腺癌来说，染料不能显示胸廓内淋巴结、锁骨上淋巴结及锁骨下淋巴结，除非扩展切口；③分离范围一般较大；④1.5％的病人有过敏。

2. 放射性核素标记定位法　鉴于 ILM 在技术上的困难，人们开始用皮下淋巴管闪烁显像法来追踪 SLN。

（1）常用的放射性核素追踪剂是 ^{99m}Tc 硫胶体或 ^{99m}Tc 人血白蛋白（HSA）。一般用滤过的（< 80 nm）^{99m}Tc 硫胶体 0.2 μCi，也有人主张用不滤过的颗粒较大的 ^{99m}Tc 硫胶体。

（2）皮肤黑色素瘤要求在术前 1.5～2 小时注射，乳腺癌则要求在术前 3 小时注射。γ 照相比 γ 计数器更能精确显示 SLN，但手术室一般不具备 γ 照相设施，因此，多数外科医师主张在术前行 γ 照相确定 SLN 的位置，然后在术中用 γ 计数器的"热区"寻找 SLN，当在体的 SLN 计数与本底计数之比 ≥3 时，可切取该淋巴结送检，切除后的检查见后文。体外 SLN 计数与切除床计数之比应≥10。若切除床计数仍很高，应继续寻找其他 SLN。

（3）放射性核素标记定位法的优点是 SLN 可聚集核素 4～7 小时不泄漏，因而成功率高达 94％。缺点是价格贵、有放射污染，因此，要求提前通知手术室和病理科，并在标本上标明放射性核素。

3. 双标记定位法　成功率高达 98％。所有高放射线计数淋巴结和蓝色淋巴结都应切除。

三、禁忌证和假阴性

（1）既往肿瘤区域淋巴群区有手术史，肿瘤的淋巴引流被破坏的病人，以及引流区已扪及淋巴结，细针穿刺已证实诊断的病人都不适应做 SLNB。

（2）SLNB 的假阴性率仍在 11％上下，因此还不能作为常规临床应用。用冰冻和印片细胞学检查（imprint cytology）进行术中 SLNB，假阴性甚至达 36％。切下后的 SLN 同时做常规苏木精-伊红染色和免疫组织化学染色（IHC）可降低假阴性率。快速 IHC 和深切（deeper level section）有利于减少假阴性率，但在许多实验室很难做到。SLNB 所要求的深切是每隔 50～100 μm 切三张 3～5 μm 的片。

（3）优势：SLNB 具有生命力的理由至少有两方面：其一是通过对 SLN 的定位可防止阳性引流淋巴结的遗漏。以乳癌为例，外科医师在手术中可能遗漏某个阳性腋淋巴结的清扫，此外，15％乳癌病例的 SLN 不在腋下，而在锁骨上、锁骨下、胸肌间或胸廓内。病理科医师也可能将阳性淋巴结遗漏在标本的脂肪组织中，未做检查。其二是经济高效。病理科医师可藉此对重点淋巴结仔细检查，减少工作量。因为一个正规的乳房根治标本常含数十枚淋巴结，若要求对每个淋巴结仔细检查，则至少需要检查上百张病理片。

第十节　实体瘤疗效评估

一、测量标准

1. WHO 标准　细胞毒化疗药的抗肿瘤效果是通过肿瘤缩小程度来评价的。1979 年 WHO 确定用实体瘤双径测量（肿瘤径线的乘积）作为实体肿瘤疗效评估标准，但 WHO 标准存在如下问题：①将可评价的和可测量大小的病灶混为一体来判断疗效，造成各研究组间结果无法比较；②对最小病灶的大小及病灶的数量无明确规定；③PD 的定义是指某单个病灶还是全部肿瘤（可测量肿瘤病灶的总和）不明确；④新的影像手段（CT 和 MRI）的广泛应用，从而使得单药化疗、联合化疗方案及治疗方法各研究组之间疗效评价存在差异，难以相互比较，难以得出正确结论。

2. RECIST 标准　1994 年，欧美的肿瘤研究组织（European Organization for Research and Treatment of Cancer，EORTC）、美国 NCI（National Cancer Institute）和加拿大 NCI] 成立了专门的工作组规定用单径测量（计算各病灶的最长径之和）法作为实体肿瘤疗效评估标准（Response Evaluation Criteria in Solid Tumors，RECIST）。

表 13-4　WHO 与 RECIST 疗效评价标准比较

疗效	WHO（两个最大垂直之径的乘积变化）	RECIST（最长径总和变化）
CR	全部病灶消失维持 4 周	全部病灶消失维持 4 周
PR	缩小 50％维持 4 周	缩小 30％维持 4 周
SD	非 PR/PD	非 PR/PD
PD	增加 25％，病灶增加前非 CR/PR/SD	增加 20％，病灶增加前非 CR/PR/SD

3. 肿瘤病灶的测量

（1）肿瘤病灶基线的定义：肿瘤病灶基线分为：①可测量病灶（至少有 1 个可测量病灶）：用常规技术，病灶直径长度 ≥20 mm 或螺旋 CT ≥10 mm 的可以精确测量的病灶；②不可测量病灶：所有其他病变（包括小病灶即常规技术长径 < 20 mm 或螺旋 CT < 10 mm）包括骨病

灶、脑膜病变、腹水、胸水、心包积液、炎性乳腺癌、皮肤或肺的癌性淋巴管炎、影像学不能确诊和随诊的腹部肿块和囊性病灶。

（2）测量方法：基线和随诊应该用同样的技术和方法评估病灶。①临床表浅病灶，如可扪及的淋巴结或皮肤结节可作为可测量病灶，皮肤病灶应该用有标尺的彩色照片；②胸部 X 片：有清晰明确的病灶可作为可测量病灶，但最好用 CT 扫描；③CT 和 MRI：对于判断可测量的目标病灶评价疗效，CT 和 MRI 是目前最好的并可重复随诊的方法；④超声波不能用于测量肿瘤病灶；⑤内窥镜和腹腔镜尚未广泛用于客观肿瘤疗效评价；⑥肿瘤标志物不能单独用于判断疗效；⑦细胞学和病理组织学：在少数病例，细胞学和病理组织学可用于鉴别 CR 和 PR，区分治疗后的良性病变还是残存的恶性病变。

4. 肿瘤缓解的评价

（1）肿瘤病灶基线的评价：要确立基线的全部肿瘤负荷，在其后的测量中对此进行比较，可测量的目标病灶至少有 1 个，如是有限的孤立的病灶需组织病理学证实。可测量的目标病灶：应代表所有累及的器官，**每个脏器最多 5 个病灶，全部病灶总数最多 10 个作为目标病灶**，并在基线时测量并记录。目标病灶应根据病灶长径大小和可准确重复测量性来选择。所有目标病灶的长度总和作为有效缓解记录的参考基线。所有其他病灶应作为非目标病灶并在基线上记录，不需测量的病灶在随诊期间要注意其存在或消失。

（2）缓解的标准：

■　完全缓解或完全有效（complete response，CR）：指所有目标病灶消失，持续至少 4 周。此时，病人虽可被认为"痊愈"，但仍可能有肿瘤细胞存活，届时也可复发。

■　部分缓解或部分有效（partial response，PR）：指肿瘤基线病灶长径总和缩小≥30%，持续至少 4 周，无疾病进展，无新发病灶。

■　病变稳定（stable disease，SD）：肿瘤基线病灶长径总和有缩小但未达 PR 或有增加但未达 PD。

■　总有效率或总缓解率（overall response rates，ORR，overall response，OR）：OR＝CR＋PR。

■　疾病控制率（disease control rate，DCR）：又称临床受益率（clinical benefit rate，CBR）。DCR＝CBR＝CR＋PR＋SD。

■　总生存率或总生存时间（overall survival，OS）：指从诊断到死亡之间的时间。

■　病变进展（progressive disease，PD）：指治疗期间肿瘤基线病灶长径总和增加≥20%或出现新病灶。在此之前没有 CR、PR 或 SD 的证据。

■　无病生存或无瘤生存（disease free survival，DFS）：指从肿瘤消失到复发之间这一段时间。

5. 总的疗效评价　见表 13-5。

表 13-5　总疗效评价

目标病灶	非目标病灶	新病灶	总疗效
CR	CR	无	CR
CR	未达 CR/SD	无	PR
PR	无 PD	无	PR
SD	无 PD	无	SD
PD	任何	有/无	PD
任何	PD	有/无	PD
任何	任何	有	PD

（1）最佳缓解评估：最佳缓解评估是指治疗开始后最小的测量记录直到疾病进展/复发（最小测量记录作为进展的参考）；虽然没有 PD 证据，但因全身情况恶化而停止治疗者应为"症状恶化"，并在停止治疗后详细记录肿瘤客观进展情况。要明确早期进展、早期死亡及不能评价的病人。在某些情况下，很难辨别残存肿瘤病灶和正常组织，评价 CR 时，在 4 周后确认前，应使用细针穿刺或活检检查残存病灶。

（2）肿瘤再评价的频率：肿瘤重新评价的频率取决于治疗方案，因为治疗的获益时间是不定的，一般可以每 2 个周期（6～8 周）1 次，在特殊情况下应缩短或延长。治疗结束后，肿瘤再评价的频率取决于临床试验的观察点，是缓解率还是至出现事件时间（time to event，TTE）即到进展/死亡时间（time to progression，TTP/time to death，TTD）。如果是 TTP/TTD，那就需要定期再评估，2 次评估间隔时间没有严格的规定。

（3）确认客观疗效：确认的目的是避免 RR 偏高。CR、PR 肿瘤测量的变化必须反复核实，要在首次评价至少 4 周后复核确认；也可以根据试验方案的要求，做更长时间的确认。对 SD 为观察点的病人在治疗后至少间隔 6～8 周测量 1 次 SD。对无进展生存（progression-free survival，PFS）和总生存（overall survival，OS）为观察点的临床研究并不需要多次确认肿瘤大小的变化。

（4）缓解期：是从首次测量 CR 或 PR 时直到首次疾病复发或进展时。

（5）稳定期：是从治疗开始到疾病进展的时间，SD 期与临床的相关性因不同的肿瘤类型、不同的分化程度而变化。缓解期、稳定期以及 PFS 受基线评价后随诊频率的影响，由于受到疾病的类型、分期、治疗周期及临床实践等多种因素的影响，至今尚不能确定基本的随诊频率，这在一定程度上影响了试验观察点的准确度。

（6）PFS/TTP 在一些情况下（如脑肿瘤或非细胞毒药物的研究）可考虑作为研究的观察点，尤其是非细胞毒作用机制的生物药物的初步评估。

（7）独立的专家委员会对于 CR、PR 是主要的研究观察点，强调所有缓解都必须被研究外的独立专家委员会检查。

6. 结果报告　对试验中的所有病人包括偏离了治疗方案或不合格的病人必须判断对治疗的疗效（intend to treatment，ITT），每个病人都必须按如下分类：CR、PR、SD、PD、死于肿瘤、死于毒性、死于其他肿瘤、不明（没有足够的资料评估）。所有符合标准的病人都应包括在 RR 的分析中，所有 PD 和死亡都应考虑为治疗失败。结论是基于符合标准的病人，其后的进一步分析可在病人的不同亚群中，并提供 95% 的可信限间隔。

二、Choi 标准

尽管 RECIST 在实际工作中得到广泛应用，但是，肿瘤大小的变化不能直接反映肿瘤内部所发生的生物学改变，特别是随着伊马替尼等分子靶向治疗研究的深入，人们发现，以肿瘤形态为基础的 RECIST 明显低估了接受伊马替尼治疗的转移性胃肠道间质瘤（GIST）病人的早期疗效。

FDG-PET 疗效标准：[18F]氟脱氧葡萄糖（FDG）正电子发射断层扫描（PET）以检测肿瘤的代谢改变为基础，是目前为止评估肿瘤疗效最敏感的方法之一。研究显示，FDG-PET 检测对判定伊马替尼治疗转移性 GIST 的早期疗效具有高度的敏感性，而且与 GIST 病人的远期疗效明显相关。最近的研究发现，伊马替尼疗效良好的病人，SUVmax 的绝对值下降至 2.5 以下，平均下降幅度超过 90%。但是，FDG-PET 费用昂贵，而且 20% 的病人治疗前肿瘤病灶的葡萄糖摄入水平不能进行测量。

M. D. Anderson 癌症中心放射科医生 Choi 等首先报道了在接受伊马替尼治疗的 GIST 病人中，CT 观察到的治疗后肿瘤密度的降低与 FDG-PET SUVmax 值的下降有显著的相关性，并由此提出了 GIST 疗效评估的 Choi 标准（表 13-6）。研究显示，Choi 标准作为伊马替尼临床疗效判断标准的敏感性与 FDG-PET 类似，而且 Choi 标准与至疾病进展时间（TTP）和疾病特异生存时间（DSS）有明确的相关性。肿瘤密度由 CT 检测中的衰减系数来确定，采用 Hounsfield 单位（HU）。

Choi 标准的特点是同时考虑到肿瘤的形态（长径）和内部结构（CT 值）双重因素，更加符合靶向治疗药物的起效特点，同时考虑了 GIST 治疗过程中独特的"囊中结"、"块中结"现象。与传统 RECIST 标准相比，Choi 标准对伊马替尼早期疗效判断更为敏感、准确。

表 13-6　Choi 疗效评估标准

疗　效	定　义
完全缓解（CR）	所有病灶完全消失 没有新病灶
部分缓解（PR）	CT 检查肿瘤长径之和* 缩小 ≥10％或肿瘤密度（HU）下降 ≥15％ 没有新病灶 不可测量的病灶没有明显进展
疾病稳定（SD）	未达到 CR、PR 或 PD 标准 没有因肿瘤进展导致的临床症状恶化
疾病进展（PD）	CT 提示肿瘤可测量长径之和增大 ≥10％且肿瘤密度（HU）改变不符合 PR 标准 出现新病灶 新出现的肿瘤内结节或已有的肿瘤内结节增大

* 根据 RECIST 标准定义的目标病灶的最长径之和。

第十一节　常见体表肿瘤与肿块

体表肿瘤是指来源于皮肤、皮下附件、皮下组织等浅表肿瘤。在临床上要与非真性肿瘤的肿瘤样肿块相鉴别。

（一）皮肤乳头状瘤

皮肤乳头状瘤是因表皮乳头样结构的上皮组织增生所致，而且向表皮下乳头状伸延，易恶变为皮肤癌。临床上常见的有：

1. 乳头状疣　又名蕈状疣，大多由病毒所致。临床上可见皮肤表面有乳头样点状突出，多为多发性，有时微痒，亦可自行脱落。治疗方法可用激光、电灼、冷冻治疗或加咪喹莫特乳膏涂抹。

2. 老年性色素疣　又名老年斑，多见于头面部或躯干部，尤以头额发际处最多见，呈灰黑色，斑块状，大小不一，高出皮肤，表面干燥，光滑或呈粗糙感，基底平整，不向表皮下伸延。若局部扩大增高、出血、破溃时，则有恶变可能。老年性色素疣一般不做处理，若恶变时则行手术切除治疗。

（二）皮肤癌

最常见的皮肤恶性病是鳞状细胞癌（SCC）和基底细胞癌（BCC）。皮肤病变好发于头面部及下肢，容易被早期发现，早期诊断有助于治疗和预后。尽管皮肤癌性病灶的增长并不影响其可治愈性，但是会给切除术后的外形修复和功能重建带来极大的困难。

大多数皮肤恶性肿瘤病人的年龄大于 65 岁，男女发病率之比为 3：1。有确切的证据表明，**皮肤癌和日晒之间存在相关性。**手术仍然是治疗皮肤恶性疾病的主要方法，局限性切除和摘除后局部的复发率高达 65%～90%，要求切除肿瘤周围 2～3 cm 的正常组织使复发率降至 30%。

1. **皮肤基底细胞癌（BCC）** 人类最常见的皮肤恶性肿瘤是 BCC。BCC 来源于皮肤或附件基底细胞，发展缓慢，呈浸润性生长，很少有血道或淋巴道转移。好发于头面部，如鼻梁旁、眼睑等处。病灶因伴色素增多呈黑色，称色素性基底细胞癌，临床上易误诊为恶性黑色素瘤。由于病灶质地偏硬，表面呈蜡状，故破溃后呈鼠咬状溃疡边缘。**皮肤基底细胞癌对放射线敏感**，故可施行放疗，早期亦可手术治疗。

2. **鳞状细胞癌（SCC）** 常继发于慢性溃疡、慢性窦道的开口，或瘢痕溃破久治不愈等发生癌变。病灶表面呈菜花状，边缘隆起且不规则，底部高低不平，易出血，伴感染时有恶臭，亦可发生局部浸润及区域淋巴结转移，病灶在下肢者常伴有骨髓炎或骨膜炎。**鳞状细胞癌的治疗以手术切除病灶为主**，并做区域淋巴结清扫。对放疗亦敏感，可作为辅助治疗。

（三）皮角

皮角是老年角化病的一种，类似于兽角，故名。**可转变为低度恶性的鳞状细胞癌。**多发生于 40 岁以上的人，好发于面部。形状为圆锥或圆柱形，大者似羊角。基底部往往有潮红及隆起。可自行脱落，生长缓慢，无痛。可行局部切除，常规送病理，怀疑有恶变时应行局部广泛切除术。

（四）脂肪瘤

脂肪瘤为局限性脂肪组织增生的瘤状物，好发于四肢、躯干。**脂肪瘤大多为单发性，发展缓慢，局部隆起呈分叶状，境界清楚，质软**，可有假囊性感、无痛。深部脂肪瘤有恶变可能，应及时切除。多发性脂肪瘤一般体积较小，直径为 1～2 cm，常呈对称性，有家族史，有的病人伴有疼痛（称痛性脂肪瘤）。对单发脂肪瘤可施行手术切除。若无症状可不做切除。

（五）脂肪垫

脂肪垫是由于局部长期受压或摩擦而产生的皮下脂肪组织增生，形成的皮下肿物。多见于青壮年。好发于双肩及项背部，常为受压及着力点处。主要症状为局部肿物，无压痛，质地柔韧，有弹性。本病一般不需治疗。如考虑美观原因，可做手术切除。

（六）纤维瘤及纤维瘤样病变

纤维瘤由纤维结缔组织组成，全身各处都可以发生，大多见于皮下；瘤体不大，质硬，生长缓慢，边缘清楚，表面光滑，与周围组织无粘连，可以推动，很少引起压迫和功能障碍症状。常见的有以下几种：

1. **纤维黄色瘤** 位于真皮层及皮下，多见于躯干、上臂近端，大多由不明的外伤或瘙痒后小丘疹发展而成。因伴有内出血、含铁血黄素，故呈褐色或深咖啡色。肿块质硬，边界不清，易误为恶性。瘤体直径大多在 1 cm 以内，若有增大趋势应疑有纤维肉瘤变。

2. **隆起性皮纤维肉瘤** 大多好发于躯干，来源于皮肤真皮层，故表面皮肤光薄。似菲薄的瘢痕疙瘩样隆突于表面,**属低度恶性**,且具有假包膜。手术切除后局部易复发,多次复发恶性度增高,还可发生血道转移。因此,临床上对该肿瘤手术切除必须包括足够的正常皮肤、足够的深度及相应筋膜。

3. **带状纤维瘤** 为腹肌外伤或产后修复性纤维瘤,常夹有增生的横纹肌纤维。带状纤维瘤虽属**非真性肿瘤**,但无明显包膜,故临床上要求完整切除瘤体。

（七）神经纤维瘤

神经纤维瘤大多从皮肤神经鞘膜的纤维组织所发生,神经纤维包括神经纤维索内的神经轴及轴外的神经鞘细胞和纤维细胞,故神经纤维瘤包括神经鞘瘤和神经纤维瘤。

1. **神经鞘瘤** 多见于四肢神经干的分布部位。临床上分为:

(1)中央型:源于神经干的中央,其包膜即为神经纤维,瘤体呈梭形,手术不慎易切断神经,应沿神经轴向切开包膜,分离出肿瘤。

(2)边缘型:源于神经边缘,神经索沿肿瘤侧面而行,易于手术摘除瘤体,较少损伤神经干。

2. **神经纤维瘤** 可夹杂脂肪、毛细血管等,肿瘤大多为多发性,沿神经干分布,瘤体呈对称性,大小不一,与皮肤和周围组织不粘连,上肢多汇集于正中神经和尺神经区,下肢多见于大腿和小腿后侧。本病大多无症状,但也可伴明显疼痛,皮肤常伴咖啡样色素斑,肿块可如乳头状。本病亦可伴智力低下,或原因不明头痛、头晕,亦可有**家族聚集倾向**。

（八）囊性肿瘤及囊肿

1. **皮样囊肿** 为囊性畸胎瘤。临床上有两个特点:①系先天性,出生时即存在;②囊壁由皮肤和皮肤附属器(皮脂腺和汗腺)所构成,囊腔内有脱落的上皮细胞、皮脂腺和毛发等物。浅表者好发于眉梢、眼睑、鼻根和枕部,或在颅骨骨缝处,可与颅内交通呈哑铃状。由于皮样囊肿所处位置深,贴于筋膜或骨膜上,粘连较紧,因此形成的肿块外表不明显,也不容易推动。临床上所见大多为单发性,呈圆形,质硬,似有弹性感。治疗可手术摘除,但术前应充分准备。

2. **皮脂腺囊肿** 又称粉瘤,系皮脂腺管被堵塞、皮脂潴留而形成。人体中凡有汗毛分布的地方都可发生皮脂囊肿,以头面部和背部多见。瘤体一般不大,质柔韧,呈圆形,与表面皮肤粘连,中央部可见被堵塞的腺口呈一小蓝黑点。囊内为皮脂与表皮角化物集聚的油脂样"豆渣物",易继发感染伴奇臭。治疗措施是**采用锐性手法将囊壁完全切除干净**,以免复发。已感染者先切开引流,待炎症消退后2~3个月再行彻底切除。

3. **表皮样囊肿** 因外伤所致表皮进入皮下组织生长而成的囊肿。囊肿壁由表皮组织组成,囊内为角化鳞屑与液体。好发于受伤部位或磨损处,或者发生在注射部位。临床表现为囊肿约指头大小,呈圆形,与皮肤和皮下组织无粘连。治疗措施为手术切除。

4. **腱鞘或滑液囊肿** 由浅表滑囊经慢性劳损而诱发,多见于手腕、足背肌腱或关节附近。瘤体呈坚硬感,境界清楚,表面光滑,滑动度差。临床上可加压击破或抽吸出囊液后注入醋酸氢化可的松,也可手术切除。但治疗后易复发。

（九）黑痣与黑色素瘤

1. **黑痣** 为色素性斑块。来源于神经外胚叶,位于真皮内,称"皮内痣";位于表皮和真皮交界处,称"交界痣";皮内痣与交界痣同时存在,称"混合痣"。黑痣表面光滑,存有汗毛(称毛痣)者很少有恶变。Mackie认为恶性黑色素瘤有七大危险征象,三大主要征象是皮肤痣的大小、形状和颜色,四大次要征象是痣的颜色变红呈炎性外观、结痂或出血、感觉改变和直径大于 7 mm。有 1 项主要征象或 2 项次要征象就应该做完整的切除活检(要求切缘 2 mm,深达脂肪组织)。

2. 黑色素瘤 由制造黑色素细胞组成,为高度恶性肿瘤,发展迅速,好发于下肢、头颈部、上肢、眼、指甲下和阴唇处,呈浸润性生长,**早期即可由淋巴和血行转移至肺、肝、脑、骨等处**。可喜的是,绝大多数黑色素瘤都可在早期得到诊断,早期采取根治性切除(要求切缘至少 2 cm),并辅以化疗和免疫治疗。

(1) 临床表现:黑色素瘤可分为浅表扩展型、结节型、肢端黑痣型、雀斑痣型等 11 种类型。**特点是 A**(asymmmmetry,不对称)、**B**(border irregularity,边界不规则)、**C**(color variation,颜色不一)、**D**(diameter,7 mm,直径大于 7 mm)和 **E**(elevation,高出皮肤)。

(2) 预后:总的来讲,恶性黑色素瘤的预后极差,**其转移风险和预后与病变厚度及侵犯皮肤的层次密切相关**(表 13-7)。病灶厚度和淋巴结转移都是影响预后的重要因素,但淋巴结转移与否似乎对预后的影响更大。

女性病人的预后明显优于男性,雌激素虽然不一定有保护作用,但雄激素可能会促进恶性黑色素瘤进展。罕见的幼年型恶性黑色素瘤预后较好,45 岁以下恶性黑色素瘤病人的预后较年老病人好。

(3) 外科治疗:对疑为恶性黑色素瘤者,应将病灶连同周围 0.5～1 cm 的正常皮肤及皮下脂肪整块切除后做病理检查;如证实为恶性黑色素瘤,则根据其浸润深度,再决定是否需行补充广泛切除。大多数肿瘤外科学者认为:对薄病变(厚度≤1 mm),要求距病灶缘1 cm切除病灶;对厚度 1～2 mm 的病灶,应距病灶缘 1～2 cm 切除病灶。位于肢端的恶性黑色素瘤,常需行截指(趾)术。在有些部位的黑色素瘤切除后需要用植皮或皮瓣转移等方法来覆盖创面。**区域淋巴结清扫不能改善黑色素瘤病人的生存率**。对转移病人可用干扰素或 LAK 免疫治疗,偶尔有效。

表 13-7 Clark 肿瘤侵犯水平

水平	描 述
1	肿瘤细胞均在基底膜水平以上,未侵达基底膜
2	肿瘤细胞侵入乳头状真皮的疏松结缔组织
3	肿瘤细胞侵达乳头状真皮和网状真皮交界处
4	肿瘤细胞侵入网状真皮
5	肿瘤细胞侵入皮下脂肪

(4) 放射治疗:除了某些极早期的雀斑型恶性黑色素瘤对放疗有效外,其他的原发灶一般疗效不佳。因此**对原发灶一般不采用放疗,而对转移性病灶用放疗**。目前常用放射剂量为:对浅表淋巴结、软组织及胸腔、腹腔、盆腔内的转移灶,每次照射量≥500 cCy,每周2 次,总量 2 000～4 000 cCy;对骨转移灶每次 200～400 cCy,总量在 3 000 cCy 以上。

(5) 化学治疗:恶性黑色素瘤对化疗不甚敏感,单用氮烯咪胺及亚硝脲类药物有一定疗效。联合用药可提高有效率,降低毒性反应,常用的联合化疗方案有 DAV、DDBT、CBD 等。

(6) 免疫治疗:Palucka 等在体外实验中证实,用灭活的同种异体恶性黑色素瘤刺激的树突状细胞(DC)可交叉致敏肿瘤特异性的 CD8+ T 细胞。这个成果将克服肽类疫苗本身具有的 HLA 限制性,从而可以允许包括致敏 CD8+ 和 CD4+ T 细胞在内的免疫反应多样性。Banchereau 等发现,用 MART - 1、酪氨酸激酶、MAGE - 3、gp100 肽刺激的源自 CD34+ 祖细胞的 DC,治疗有转移的病人可以导致广泛的黑色素瘤特异性的 CD8+ T 细胞免疫反应,延长相当数量病人的生存期。

先用环磷酰胺和氟达拉滨消减体内的淋巴细胞数,然后进行自体肿瘤浸润淋巴细胞

(TIL)过继免疫治疗,可以使70%以上的转移性恶性黑色素瘤病人获得临床客观缓解。关键问题是肿瘤必须足够大,已获得足够的TIL。

干扰素-α2b　东部癌症协作组(ECOG)1 684例临床研究计划对高危病人(淋巴结阳性或T4N0肿瘤)用大剂量IFN-α2b。初始剂量为20 MU/m²,iv,每周5天,共4周。以后用维持量10 MU/m²,sc,每周3天,共48周。提示生存明显改变。但其他3个调查未能显示其疗效。大剂量IFN-α2b的缺点是毒性反应重,甚至死亡,生活质量差,费用高昂(药费约9万美元)。

其他疫苗,如:BCC、短小棒状杆菌以及黑色素瘤细胞碎片免疫的疗效均未得到公认。

（十）血管瘤

1. 毛细血管瘤　分下列两种,常见于女性婴幼儿,许多婴幼儿的毛细血管瘤能自行消退。

(1)草莓血管瘤:是内衬胚胎内皮的毛细血管肿块。生长极快,4~6周就可以长至数厘米大。鲜红,高出皮肤表面,瘤体境界清楚。快速生长者首选手术切除。放疗和硬化剂(聚桂醇)注射也有效,但是,外阴和生殖腺、眼球和骨骺生长中心应该避免照射。

(2)葡萄酒色斑:内衬成人性内皮。多沿三叉神经分布,不会越过中线,但本质上与三叉神经无关。出生时就存在,粉色至紫色不一,扁平,不高出皮肤表面,压之褪色。色斑本身不会增大。治疗属于美容手术。

2. 海绵状血管瘤　由小静脉和脂肪组织构成,多数生长在皮下组织内,也可生长在肌肉组织内,少数可在骨或内脏等部位。皮下海绵状血管瘤可见局部轻微隆起,但皮肤正常,或可见毛细血管扩张,或呈青紫色。肿块质地软而境界不甚清楚,按之有压缩性,或有钙化结节感;有的病人有局部发胀感或触痛。肌肉海绵状血管瘤常使患处肌肉肥大、局部下垂,在下肢者久站或多走时有发胀感。由于被覆的上皮甚薄,容易破溃,加上缺乏支持基质,破口的血管不会回缩,因此出血难止。

治疗措施以手术切除血管瘤为主。术前必须充分估计病灶范围,必要时行X线血管造影。术中注意控制出血和尽可能切除血管瘤组织,必要时辅以局部注射血管硬化剂(如5%鱼肝油酸钠或40%尿素等)。

（十一）淋巴管瘤

淋巴管瘤是由扩张的及内皮组织增生的淋巴管和结缔组织共同构成的先天性良性肿物。按瘤组织淋巴管腔和腔隙的大小,可以分为毛细淋巴管瘤、海绵状淋巴管瘤、囊性淋巴管瘤。

1. 毛细淋巴管瘤　由扩张的微小淋巴管构成,多发生在皮肤真皮深层或皮下组织内。常见于股部、上臂和腹部,也可见于面颊部。为疣状或小结节状,表面不平,柔软,稍有压缩性,病变浅表者为透明淡黄色小水泡。如果表浅,面积小,无需治疗。面积大或影响容貌时,可行冷冻或电灼疗法。

2. 海绵状淋巴管瘤　此型最常见。由显著扩张屈曲和成为小囊腔的淋巴管、结缔组织、弹力纤维、平滑肌等组织构成。结构似海绵,故名。部位较深,多见于颈、颊、唇、舌、上胸,也可见于四肢。因肿瘤生长,可致局部组织明显增大,形成巨舌、巨唇、巨肢、巨手等。瘤体表面皮肤正常,或浅黄、淡红色,偶见毛细血管扩张。触之稍韧。穿刺时可抽出黄色液体。治疗以完整切除为原则,不能完整切除时可行部分切除缝合术。

3. 囊性淋巴管瘤　又称囊状水瘤,由高度扩张的淋巴管组织构成,可为多发性。一般位于颈部,其次见于腋、腹股沟等处。多数出生时即存在弥漫性肿物,表面皮肤正常,肿物柔软,有波动感,不能压缩,不能被推移。穿刺可抽出黄色液体。应尽早手术,力求彻底。解剖层次不清,关系复杂,应予重视。

（十二）Kaposi 肉瘤

过去,Kaposi 肉瘤仅见于地中海老年犹太人后裔,以及撒哈拉非洲地区居民。随着AIDS 病的流行,Kaposi 肉瘤的发病率升高,是 AIDS 最常见的并发肿瘤。同性以及双性恋男性 AIDS 病病人,较其他的 AIDS 病人更易罹患此病。

Kaposi 肉瘤早期表现为平坦的蓝色皮损,外形像血管瘤。随后,病变开始隆起,呈现橡皮状结节。非 AIDS 并发的 Kaposi 肉瘤常见于下肢,AIDS 并发的 Kaposi 肉瘤常发于口周黏膜,以上腭最常见。AIDS 并发的 Kaposi 肉瘤为多灶性病变,快速转移至淋巴结。若累及胃肠道,活检显示内皮细胞、纤维细胞、纺锤形细胞增生,毛细血管增多,因此此病又被看作血管肉瘤。

对于局限性小的病变,彻底的外科手术以及局部放疗是有效的,在晚期病人,长春新碱、博来霉素、阿霉素有一定的疗效。AIDS 病并发的 Kaposi 肉瘤病人预后较差,因为存在免疫缺陷、合并机会感染,而且无法使用联合性化疗。

局部放疗可以使病变皱缩,从而缓解病情发展。化疗可使用单药方案,如长春新碱或VP-16。也有人用 γ-干扰素治疗此病。

（孙井军）

第十四章
剖腹与关腹

剖腹术是一门技艺,普外科医生必须深谙其道,方能"临危不惧"、胸有成竹。由于诊断手段和治疗选择的进步,腹腔疾病的手术入路今非昔比。内镜和影像技术的迅速发展使得腹腔疾病在术前能比以往任何时候更好地得到评估,确保外科医生能精准地把握剖腹术的必要性和时机。微创外科(腹腔镜)的面世,也给急腹症的诊断和治疗带来了福音,其结局是诊断性剖腹术越来越少。随着人们对许多疾病(如:溃疡病和胰腺炎)特性了解的深入,以及这些疾病药物治疗的进展,因这些疾病做剖腹手术的病人已经显著减少。

第一节　剖　腹　术

(一) 术前准备

1. **术前公关**　最好能在病人推入手术室前去病房看他一眼。解释手术方案和可供选项以及相关风险。清晰阐明额外术式的可能性,确保知情同意。复习病历记录并把相关影像资料带入手术室在观片灯上插好。

2. **WHO 的外科安全核查清单**　对每个病人都要不厌其烦地遵循这种制度,目的是预防人为错误造成的过失。**询问乳胶过敏史**。

3. **预防用抗生素**　根据当地卫生管理部门的要求在麻醉开始时给予预防用抗生素(如果还未使用的话)。

4. **再次腹部触诊**　在全身麻醉开始后给病人再做一次腹部触诊。既往未触及的或不甚清晰的肿块此时会更加凸显(如:阑尾肿块或胆囊积脓),或者更不清楚(如:肌肉松弛后自行还纳的切口疝)。

5. **病人体位**　在手术开始前考虑病人在手术台上的体位摆放。如果术中需要采用向一侧倾斜的体位,请将病人妥善固定。所有涉及盆腔脏器或左半结肠的手术都应该取 Lloyd - Davies 体位,以便需要时从会阴部操作。

6. **皮肤消毒**　用消毒剂做皮肤消毒,如:10%聚维酮碘①、1:5 000 氯己定或 1%西

---

① 译者注:聚维酮-碘(povidone - iodine,PVP - I,Betadine)和碘伏(iodophor)严格来讲都是络合碘,主要是络合剂的成分不同。碘伏是一个大的名称,聚维酮碘是碘伏中最常用的一个品种,所以成分不同,浓度不同,使用对象不同:安尔碘(anerdian)是皮肤消毒剂,聚维酮-碘是皮肤黏膜消毒剂。在市场上,聚维酮-碘的浓度是 7.5%~10%,碘伏的浓度 1:1 000~1:100。泊洛沙姆-碘 poloxamer - iodine 脂肪醇聚氧乙烯醚碘。

曲溴铵,前提是病人既往没有对这些消毒剂的过敏史。如果是剖腹术,皮肤消毒的范围是乳头连线至大腿中部。以酒精为主的消毒剂其杀菌效果更佳,但是,消毒后应该将剩余的消毒剂擦除(消毒剂往往会在两侧腰部聚集),以防在皮肤或皮下组织层使用电刀时造成明火。

7. 铺巾　给病人铺无菌巾单,适当暴露腹部相关区域。在无菌巾单铺完后,可以在暴露的皮肤上贴一张自黏性塑料薄膜(如:Opsite™或 Steridrape™)。直接在自粘性塑料薄膜上做皮肤切口。

(二)切口选择

1. 切口选择的原则

(1)易达性:显露满意、最小的深部结构损伤。造瘘口的位置以及是否需要快速进腹也对切口选择构成影响:腹部创伤和大出血一律都采用正中切口。

(2)可延性:必要时可以延长。

(3)牢固性:要求愈合牢靠,不容易发生切口裂开和切口疝,对呼吸影响小,尽最大可能满足美容对瘢痕的要求。除腹直肌外,腹壁的肌纤维主要呈横向走行,将腹白线向两侧牵拉,因此,直切口比横切口术后疼痛重,对呼吸影响大,瘢痕也更明显。

2. 切口的位置　取决于拟行术式:肝脏手术的理想切口是屋顶样切口,择期脾切除术常取左肋缘下切口,阑尾切除术采用 McBurney 切口。美容问题固然重要,但绝不能以放弃有关脏器结构的满意和安全显露为代价。此时还要考虑到手术结束时能做满意的切口缝合。

(1)正中切口(图 14-1):这是大多数腹部外科手术的常规切口,根据显露的要求取不同的长度。该切口切开的是相对无血管区域(腹白线)。术毕用 1 号尼龙线、聚丙烯线或 PDS 线一层整块缝合法缝合中线切口。腹部中下三分之一缺乏腹直肌后鞘:在该部分切口的缝合时要确保合适的组织边距。

(2)旁正中切口(图 14-1):该切口的显露可以与正中切口相媲美,缺点是开腹和关腹的时间比较长,瘢痕不如正中切口美观,术后切口裂开的风险更大,因此,在可能的情况下应该尽量采用正中切口。旁正中切口是在正中线外侧 2~3 cm 处做一个皮肤切口,沿皮肤切口方向切开腹直肌前鞘。将腹直肌牵向外侧,沿切口走向切开腹直肌后鞘和腹膜。分层缝合关腹:用薇乔、PDS、聚丙烯或尼龙线缝合腹膜和腹直肌后鞘;让腹直肌回归原位,缝合腹直肌前鞘;按常规缝合皮肤。

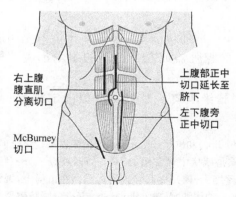

图 14-1　剖腹术常用的纵切口

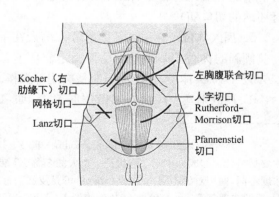

图 14-2　剖腹术常用的横切口和斜切口

（3）肋缘下斜切口（图 14-2） 用于上腹部手术的显露，如：右侧的肝脏和胆囊［Kocher 切口，用诺贝尔奖得主 Theodore Kocher(1841—1917)的名字命名］和左侧的脾脏。这种切口可以根据需要（如：肝脏和胰腺的手术）越过中线向对侧肋缘下延长呈屋顶状。在病灶表面、肋缘下两横指处、向剑突方向做这种切口。将该切口向深部切开显露腹外斜肌和腹直肌前鞘。切断这几层组织和腹直肌，用电刀切开腹内斜肌。用血管钳将肌肉挑起有助于肌肉的离断。切开腹直肌后鞘和腹横筋膜显露腹膜外脂肪，按切口方向切开腹膜。此时可以见到第 9 肋间神经，注意保护之。根据需要，可以将该切口通过腹白线在正中线上向上做延长使该切口变成一个"梅赛德斯-奔驰"切口，提供更好的显露。

（4）Rutherford - Morrison 切口（图 14-2） 切口从髂前上棘头侧 2 cm 开始，向内向尾侧延长切开皮肤和皮下组织，沿纤维走向切开腹外斜肌，切断其深面的腹内斜肌和腹横肌，沿皮肤切口方向切开腹膜。常用于髂动脉的显露，如：肾移植。其实，开放阑尾切除术的栅栏（网格）切口就是一个缩短的 Rutherford - Morrison 切口，该切口是将切口中心放在 McBurney 点，沿肌纤维方向撕开腹外斜肌、腹内斜肌和腹横肌。

（5）横切口（图 14-2） 这种切口的瘢痕最美观，可以根据需要做在脐上或脐下。脐上横切口可以做 Ramstedt 幽门肌切开术和横结肠造瘘术。Lanz 切口用于阑尾切除术。Pfannenstiel 切口用于子宫、膀胱和前列腺手术。Pfannenstiel 切口是在耻骨联合上方 2～3 cm 处做一个水平方向略呈弧形的切口。沿皮肤切口方向切开腹直肌前鞘，将腹直肌和锥状肌牵向外侧。垂直切开腹膜。用聚糖乳酸（薇乔）缝线在中线缝合腹膜，用聚丙烯、PDS 或尼龙线缝合腹直肌鞘。Lanz 切口是从右侧髂前上棘内下方 2 cm 处向内侧做长 5～7 cm 的切口。该切口的其余操作同网格切口。

（6）胸腹联合切口 一般是沿一根肋骨做切口，斜行延长至上腹部，需要在肋缘处离断保护上腹部脏器的肋软骨。也可以在上腹部纵切口的基础上沿一根肋骨做延长切口切断肋弓使之变成胸腹联合切口。向食管裂孔（左侧）或下腔静脉裂孔（右侧）放射状切开膈肌，使腹腔和胸腔合为一个腔，可以为食管-胃切除术或右半肝切除术提供上佳的显露。胸腹联合切口还适用于肾脏、肾上腺或脾脏巨大肿瘤的切除术。

（三）切口制作

1. 柳叶刀切开 用 20/22 号手术刀的刀腹做切口，持刀姿势如同持西餐刀，采用有控的动作操作。皮肤切开后就将手术刀放回洗手护士的腰盘中。

2. 电刀切开 也可以用电刀切开皮肤。虽然早年人们对用电刀切开皮肤和皮下组织是否会影响伤口愈合存在担忧，但是电刀切开具有良好的止血效果，在伤口感染和美容角度看似乎并无负面影响。

3. 向深部切开 用血管钳加电凝（单极或双极电凝）或缝扎控制接踵而来的来自皮下组织或肌内血管的出血，注意勿烧伤毗邻皮肤。用可吸收线结扎 2 mm 以上的血管。

4. 保护伤口 伤口缘铺无菌方巾，用 Dunhill 钳夹住方巾尾部防止方巾移位或脱落。如果这些方巾被感染的腹腔内容污染要及时更换。

5. 进腹 按你的需要和要求切断、撕开或牵开腹壁肌肉。用血管钳夹住腹膜提起使之呈帐篷状，确保肠襻未被夹住。切开帐篷状的腹膜顶部进入腹腔。肠梗阻病人的肠襻可能就紧贴切口下，而既往有剖腹手术史的病人肠襻可能与切口下有粘连。此时要倍加小心，避免在腹膜切开时错误地切开了肠襻，因为即使及时发现并做了修补，也可能发生后继的并发症。

第二节　再次剖腹术

（一）切口选择

1. **老切口抑或新切口**　如果原先的切口符合你眼下的手术入路要求，就采用原切口。如果不符合要求，就另做新切口。虽然重新做切口起初可能比较容易，不过，在先前的切口位置，内脏与壁腹膜的粘连依旧可能存在。如果新切口与老切口相互平行，有可能会导致两条瘢痕之间的皮桥神经支配丧失，甚至可能发生缺血。

2. **采用老切口的要诀**　切口要稍超过原切口瘢痕上方或下方 2 cm（参见下文）。

> 经验之谈：
>
> 　　再次腹部手术，如果情况许可，应该尽可能选择原切口。
>
> 　　把困难留给自己，把方便留给下一位外科医生，把美丽留给病人。
>
> ——张圣道

（二）经老切口瘢痕做切口

1. **是否切除瘢痕**　如果老瘢痕符合本次手术的要求，就直接沿瘢痕切开，不需要切除瘢痕。如果瘢痕实在丑陋，可以在该瘢痕的两侧各做一个切口将瘢痕切除。

2. **旁正中切口瘢痕**　可以沿皮肤切开线向深部切开，不必剖腹直肌鞘。

3. **进腹问题**　谨慎小心地切开腹膜，粘连是常事，肠襻往往与老切口有粘连。**明智之举是从"处女地"先切开**（这就是新切口应该长于原切口的缘由），然后再向瘢痕区域进发。另一种办法是在老瘢痕的一侧切开腹膜，然后在直视下解剖瘢痕区域。在这里多花点时间绝不会后悔。

4. **未雨绸缪**　像第一次剖腹术一样，在做切口时就应该策划保证切口安全缝合。一定要保留足够的腹壁和腹膜，并且其下没有粘连的内脏。

一旦进入腹腔，轻轻牵开腹壁，利用你的手指和双眼，采用钝性加锐性分离手法分离粘连。必要时，术者可以变换站位以获得更好的视野看清粘连的结构，然后心安理得地分离粘连。随时准备调整手术台的倾斜度。

> 经验之谈：
>
> 　　如果脏器与切口下粘连固定，游离有困难，可以绕过这些脏器切开，留着这些脏器与切口一侧粘着；也可以从切口的另一端切开，从另一个方向处理这些粘连的脏器。
>
> 　　所有锐性和钝性分离都应该在直视下进行。
>
> 　　如果不经意损伤了肠管，要尽可能立即修补。修补后要再次对损伤做一次评估。

第三节　腹腔粘连

1. **粘连的结局**　在做过腹腔侵入性手术的病人中，无论采用哪种手术入路，90%～

95％存在腹腔粘连。粘连是许多并发症的根源:既往有剖腹手术史的病人中有 35％会因为粘连相关并发症再次住院,平均住院次数是 2 次。1988 年,美国有 950 000 例病人做肠粘连松解术,总花费达 11.8 亿美元。

2. **粘连的原因**　其实,粘连是人体的防御和愈合机制之一。腹内脏器损伤或侵入性手术、感染、出血和异物(手套粉、外科纱布脱落的纤维、缝线等)以及腹腔内化疗药物都被炎性纤维蛋白包裹,这就形成了粘连。

3. **粘连最常见的部位**　大网膜(68％)、小肠(67％)、腹壁(45％)和结肠(41％)。

（一）粘连的预防

为了预防粘连,人们提出了许多方法:仔细止血、避免肠内容物外溢、尽可能轻地骚扰肠襻、戴无粉手套、用无毒去污剂稀释的 10％碘伏溶液清洗手套,以及**不缝合腹膜**。

市场上防粘连材料很多,但是迄今没有一种被人们广泛认同。一种价廉物美的方法是用大量乳酸钠林格液冲洗腹腔,有动物实验表明这种方法能减少粘连发生率。

（二）粘连的分离

1. **分离策略**　手术中试图将所有粘连都分开来是徒劳的,因为在分开来后,它们即刻就会再粘在一起,因此,只需要把引起麻烦的粘连分下来即可。粘连性小肠梗阻反复发作的病人会从粘连松解、恢复肠道解剖手术中获益。不过,如果粘连致密但是肠内容依旧能自由通过,最好还是留着这些粘连不去惹它。分离粘连的要诀之一是剪刀或电刀要与解剖面垂直(呈 90°)操作,其实,所有外科手术都是如此。

2. **肠襻损伤**　如果在粘连松解的过程中损伤了肠襻,应该及时仔细修补。然后用大量乳酸钠林格液冲洗并吸去,尽可能减少腹腔污染。

3. **分离粘连的目标**　①做满意的探查;②以便做安全的关腹,不会损伤内脏;③避免今后发生肠襻扭曲或疝形成;④尽可能减少医源性损伤和并发症。

第四节　探查性剖腹术

1. **剖腹探查在腹部急诊病人依旧占有重要地位**　原因是这类病人病情急,无法做彻底的辅助检查,诊断不甚明确。因此说探查性剖腹术方面的知识对外科医生,尤其是那些规范化培训阶段的外科医生,依旧很重要。

2. **新式武器**　我们很乐见术中超声、术中内镜超声以及某些中心在手术台上的 CT 检查和血管造影等新技术的面世,它们改善了人们对深部脏器和腔内病灶的评估。但遗憾的是这些手段尚未普及。

3. **由腹壁情况造成的症状会给诊断带来混淆**　在腹壁松弛情况下和尝试局部麻醉的情况下仔细检查腹部可能有助于疾病的诊断。要当心脊柱疾病和带状疱疹感染所引起腹壁牵涉痛。

4. **怀疑肠系膜缺血或腹腔内化脓性感染者**　要在早期做出手术决策。诊断性腹腔镜检查对前者、CT 检查对后者有帮助。

（一）手术入路

1. **切口选择的原则**　见本章前文。如果诊断存在疑问,请选择正中切口,正中切口的优点是:进腹快捷,适合多种脏器的手术,允许对腹内所有脏器进行操作和处理,切口可以从胸腔延长至盆腔(几乎不受任何限制,尽享奢华)。在特定场合,也可以采用前文提到过的其他切口(图 14-1)。

2. **最好能利用原手术瘢痕进腹** 但不能以丢失易达性、可延性、牢固性为代价。尽量避开拟行造瘘的位置。

3. **按需要延长切口** 为了应对意料之外的探查所见或术中窘境,图 14-3 显示了各种不同的切口延长方法,甚至需要将切口缝起来另做切口。例如:在阑尾切除手术(Lanz 切口)术中发现十二指肠溃疡穿孔,就可能需要缝闭原切口,另取正中切口便于手术操作并对腹腔做恰如其分的冲洗。

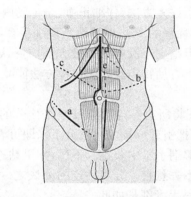

图 14-3 腹部切口的延长方法
a—网格切口向外延长和(长度还不够时)向内延长;b—正中切口 T 形延长至左上腹处理脾脏大出血;c—正中切口 T 形延长至右胸部处理肝破裂;d—Kocher 切口向左肋缘下延长应对肝脏大手术;e—左下腹旁正中切口向上延长用于游离结肠脾曲

4. **备好牵开器** 确保这些牵开器可以在手术台上做固定,物尽其用,让助手的双手腾出来用于其他重要步骤。

5. **按需要调整病人体位** 改善显露。让病人的体位向一侧倾斜使肠襻离开你的兴趣部位,提升显露的满意度。这在腹腔镜外科尤为重要,将病人的体位向一侧倾斜 20°,显露会截然不同。

(二)术中评估

1. **全面探查** 确保光线满意,用双手和双眼对腹部和腹腔内容做全面检查。建议按序做腹内脏器检查以免遗漏(图 14-4)。

腹内脏器的全面探查并不是在每个病人都可以办到的。在通过右下腹切口做过阑尾切除术的病人和通过上腹部横切口做过 Ramstedt 幽门环肌切开术的病人,探查可能仅限制于显露的区域。在有些情况下,进一步的腹腔探查是徒劳的,如:腹膜种植癌,轻轻地寻找原发瘤,并对可见到的转移灶取活检。

2. **无瘤原则** 在肿瘤手术,人们一般都认同"不接触"或"少接触"技术,尽管没有确凿的证据证明这样做能提高生存率。

3. **轻重缓急** 在急诊剖腹手术,可能需要对急诊病情立即采取行动,如:止血或修补穿孔。然后才能对其他内脏做有序的检查,除非病人的全身情况不允许。

4. **详细记录探查所见** 包括病灶的描述、游离液的特点和量的记录(并留取标本送化学、细胞学和细菌学检查),甚至一些重要阴性探查所见的描述。如:老年人做阑尾切除术时,记录"盲肠和升结肠未扪及肿块"。

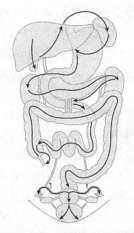

图 14-4　在探查性剖腹术中腹腔内脏的检查次序

(1)肝右叶、胆囊、肝左叶、脾脏;(2)膈肌裂孔、腹段食管和胃;贲门、胃体、小弯、胃窦、幽门和十二指肠球部;(3)胆管、右肾、十二指肠襻、胰头,将横结肠从切口内拽出来翻向头侧;(4)胰体和胰尾、左肾;(5)肠系膜根部、肠系膜上动脉和中结肠血管、腹主动脉、肠系膜下动静脉,从 Treitz 韧带至回盲瓣的小肠及其系膜;(6)阑尾、盲肠、结肠、直肠;(7)盆腔腹膜,女性病人的子宫、输卵管和卵巢,膀胱;(8)疝环口和两侧髂血管主干;在消瘦的病人或者在输尿管扩张时有时可以见到输尿管

（三）实施要点

1. **确定手术方案**　在术中决定做了断性手术时,一定要兼顾术前诊断、术中所见和病人情况。在老年病人和体质虚弱的病人,应该优先控制急诊病情,而不是全面去除其他疾病。手术方案决定后,立即与麻醉师取得沟通。

2. **急诊手术不可"任性"**　术中偶然所见(如:胆囊结石、憩室、纤维瘤或卵巢囊肿)都不是擅自变更行动方案的依据,除非这些新出现的情况马上会对病人的健康状况构成威胁,或者与最初的诊断相比,这些新出现的情况能更好地解释病人的术前症状。同样,在因其他疾病行剖腹术的手术中,也不要在没有适应证的情况下做阑尾切除术。这就无法在事先获得病人的知情同意,一旦出现任何不良结局,就很难做辩护。相反,切除一枚意料之外的肿瘤就无可厚非,必要时可以另做一个切口做手术,只要病人的全身情况允许,但需要在手术记录上详细记录术中所见。

> **经验之谈:**
>
> 　**避免不必要的操作**。如果这是一例诊断不明的急慢性症状的探查手术,预先判断的诊断并未得到证实,没有找到病因,也就只能如此了。一定要摆脱"做点事"的欲望。"做点事"所提供的是一种虚假的安全感,或许会导致更多的并发症,或者导致诊断方面的混淆不清。确保没有忽略任何事情后关腹,清晰记录你的术中所见。

3. **恪守无菌原则**　远段小肠和全部大肠的内容都不是无菌的,一般情况下无菌的内脏内容(如:胆汁、尿液和胃液)也可以因为炎症或梗阻变得有菌。因此,在切开肠襻或其他可能有污染的内脏之前,要用湿纱布把这些区域与伤口和其他器官隔开。用非压榨性钳子夹闭肠腔,确保吸引器能有效吸去肠腔的溢出物。在内脏缝合后,弃去所有肠腔敞开时所用的器械和纱布,并更换手套。

(1)感染风险取决于污染程度。一般来讲,正常组织具有应对少量细菌污染的能力,但无法应对严重污染或再次感染。合理的推断是：减轻细菌污染的程度就能减少感染率。

（2）机体防御机制受损的病人（如：使用免疫抑制剂或皮质类固醇激素的病人，糖尿病病人）对多种细菌（包括真菌）易感，尤其在既往用过抗生素的病人。如果有肉眼可见的感染（腹膜炎）或有肠内容溢入腹腔，就应该用大量温盐水或稀释的聚维酮-碘冲洗以降低细菌量。

4. 预防腹腔异物残留　我们对器械和纱布遗忘在腹腔内的故事都不陌生，这是外科医生最糟糕的噩梦之一，迄今还没有哪项常规可以完全预防这种差错的发生。用最基本数量的器械和最大的纱布，每块纱布都应该夹一把血管钳或大号夹子留在腹腔外。不要在腹腔深处使用小纱布。对需要长时间夹持的组织和结构，在可能的情况下，采用长柄器械夹持。腹腔内遗留纱布或器械的主要责任在主刀医生。如果洗手护士在关腹时报告纱布或器械数不对，就应该对腹腔和邻近区域做一次彻底搜查。如果到处都找不到丢失的纱布或器械，就应该在麻醉苏醒前对病人做一次腹部 X 线检查。

（四）腹腔冲洗

腹膜腔有很强的抵御感染能力。但是，污染肠内容（如：粪便、感染胆汁）外溢在早期就可以导致全身性感染，后期可以导致腹腔脓肿。

在局限性腹膜炎很显著的病人，用温盐水做腹腔冲洗，然后吸尽冲洗液，留置引流管。理论上讲，冲洗有可能造成感染在全腹腔播散，然而在实践中这似乎并不成立。

在手术结束时对弥漫性腹膜炎用温盐水（1～2 L 或更多）冲洗腹腔。在极其严重的腹膜炎病例（如：胰腺坏死、粪水性腹膜炎），要留置 1～2 根引流管用于术后灌洗。在脓腔和盆腔内各留 1 根引流管：最好是大口径的软硅胶管或坑式引流管（双套管）。用温的（37℃）腹膜透析液（Dialaflex 6 L）另加钾做腹腔灌洗，速度是 50～200 mL/小时，取决于感染的程度。

第五节　关　腹

（一）关腹前准备

1. 清点纱布、器械和缝针的数目　核实数目是否正确。

2. 是否留置引流管　人们往往对腹腔大手术后是否应该常规在腹腔内留一根引流管有不同意见，因为引流管会导致许多相关并发症。选择性采用策略似乎比较合乎情理，腹腔引流的适应证如下：

（1）胆管或胰腺手术可能发生胆汁或胰液漏的病人。

（2）局限性脓肿病人。

（3）内脏穿孔修补后，局部组织脆弱的病人，或指望形成控制性肠瘘①的病人。

（4）存在大片裸露创面可能出现渗血的病人。这类病人最好还是细致止血。

（5）在其他所有病人，引流管毫无用处，细菌反而可能从外界通过开放式引流管进入体内，尤其当护理不妥时，引流管（尤其在引流管留置时间长的病人）还可以腐蚀血管或吻合口。如果一定要留置引流管，就应该留置一根闭式引流管，如果留置的是负压引流管，请采

---

① 控制性肠瘘（controlled fistula）的意思是：将瘘直接引流至体外，引流管周围可能已经有纤维素缝闭，从而避免腹腔其他部位被瘘口流出的液体所刺激或污染，但是瘘道还未完全形成。

用低负压。

3. **妥善将内脏放回腹腔** 注意肠襻勿扭曲。

4. **腹壁缝合的方法** 缝合方法的选择取决于切口类型、手术范围、病人的全身情况和手术者的偏好,尚无共识表明哪种缝合方法最佳。规范化培训阶段外科医生的**常见错误是腹壁缝合过紧**。在术后最初 3～4 天伤口会肿胀,水肿使得缝线更紧,组织就容易发生坏死,最终导致切口裂开。

经验之谈:

不要随便把关腹的任务全部交给下级医生。不要小瞧"关腹",其中的小技巧不少,否则,许多并发症会因此发生:血肿、感染、切口裂开、切口下粘连造成肠梗阻、不慎钩住下面的肠襻造成肠破裂肠漏……哇,不胜枚举! 加之腹腔内的不测——止血、吻合口、引流管问题,简直是如履薄冰。

"腹腔打开后,它受制于你;腹腔缝合后,你受制于它!"

——Moshe Schein

"腹腔的缝合:如果看上去松紧适度,那就太紧了;如果看上去稍松,那才是恰到好处。"

——Matt Oliver

---

(1) 当下,**大多数外科医生都采用整块缝合技术**,有证据表明这种缝合法的切口裂开率最低。

(2) 用 1 号尼龙线、聚丙烯线或 PDS 线缝合腹壁切口。有证据表明与不吸收缝线相比,PDS 缝线基本不会造成缝线性感染窦道。

(3) 连续缝合关腹比间断缝合更可靠。要求缝合的边距和针距都是 1 cm。所用缝线的长度应该是伤口长度的 4 倍。

(4) 人们对减张缝合存在不同意见。如果病人存在愈合不良的风险因素(如:腹胀或肥胖),如果伤口被感染或者很可能被感染,如果病人有营养不良、黄疸或患有晚期癌症,就应该考虑采用减张缝合。不过,减张缝合会造成组织缺血和坏死,导致延迟愈合和严重疼痛,还可能影响呼吸并导致腹腔室综合征。多数外科医生在腹部切口完全裂开("腹部爆裂")后才采用减张缝合修补。

(5) 一般不需要做皮下缝合。没有证据表明这一层的缝合能提供任何好处。

(二) 大块(整块)关腹

一般来讲,整块缝合法最常用于正中切口或经陈旧瘢痕剖腹手术的伤口缝合,也可以用于腹部斜切口或横切口的缝合。

1. **腹膜不需要缝合** 因为缝合线的松紧难以掌握。如果缝合紧,切口缘组织和腹膜就会发生缺血,从而造成切口下粘连形成。**倘若你一定要缝,可以将腹膜的边距缝少一些,如1～2 mm。**

2. **缝合要点** 用一把 Kocher 钳或 Lane 钳夹住腹白线提起,确定切口下端的顶点。用 1 号尼龙/聚丙烯/PDS 缝线(伤口长度与缝线长度之比约 1:4)钝圆缝针连续缝合法做整块缝合,确保没有腹腔内脏被缝针钩住。在切口缝至一半时,重新用一针缝线开始缝切口的另一端,两针缝线在切口中间汇合打结,把结打牢。将线结埋入筋膜深面,不要让这枚线结放在皮下造成不适。用单股缝线连续缝合,边距要大,关键是避免张力。这正是避免切口裂开和切口疝的秘笈所在。

4. 皮下层的处理　用电刀或结扎对皮下组织做妥善止血。皮下组织一般不必缝合,但是,如果皮下组织很厚,可以用 2/0 或 3/0 聚糖乳酸(薇乔)缝线间断缝合法缝闭潜在的死腔。用倒转缝合法(进针和出针都在伤口深部)将线结埋入,效果更佳。

5. 皮肤的处理　用 3/0 或 4/0 未染色的聚糖乳酸(薇乔)或聚卡普隆(单乔)皮内缝合法缝合皮肤。污染伤口用皮钉或不可吸收缝线(3/0 尼龙或聚丙烯)间断缝合法缝合。污秽伤口的皮肤和皮下组织可以敞开,5 天后做延期一期缝合。

（三）分层关腹

1. 腹膜不缝　任其通过间皮增生愈合,藉此减少切口下粘连的机会。

2. 肌后筋膜的缝合　在旁正中切口、斜切口和横切口,腹直肌后鞘/腹横筋膜/腹内斜肌可以用 1 号聚糖乳酸、PDS、尼龙或聚丙烯缝线缝合。

3. 肌肉层可以不缝　尤其在撕开的、未切断的肌肉。

4. 肌前筋膜的缝合　用 1 号 PDS、尼龙或聚丙烯缝线连续缝合法缝合腹直肌前鞘/腹外斜肌腱膜。

5. 皮下和皮肤　按上文所述的方法处理皮下组织和皮肤。

（四）减张缝合

1. 适应证　对有切口裂开风险(参见上文)的病人和已经发生切口全层裂开("腹部爆裂")的病人用减张缝合。

2. 缝合方法　用 1 号或 2 号尼龙或聚丙烯缝线全层间断缝合法缝合腹壁全层,包括皮肤。可以用简单缝合法,也可以用垂直褥式缝合法。不要用水平褥式缝合法,因为水平褥式缝合法容易造成所缝的组织坏死。缝线穿过一小段长 4～5 cm 的塑料或橡胶管,留着准备打结。最后,对腹壁组织做整块缝合的缝线逐一打结。

3. 皮肤　对清洁伤口或相对清洁伤口,用 3/0 尼龙或聚丙烯缝线间断缝合法缝合皮肤。

（五）腹壁拆线

一般来讲,健康人腹壁切口拆线的时间是术后 7～10 天。在虚弱的病人,拆线时间最好能延迟至 2 周后。如果此时伤口依旧没有愈合,再不拆线就没有意义。寻找导致延迟愈合的原因:最常见的罪魁祸首是伤口深部积液。

（六）困难关腹

1. 关腹可以很困难　关腹可以成为腹部手术中难度最大的环节,甚至对外科老手也是如此。关腹不恰当会招来横祸,千万确保下面的肠襻未受伤。

2. 与麻醉师维持良好沟通　腹壁松弛在腹腔手术自始至终都至关重要,这一点同样适用于关腹。

3. 先把一层大网膜铺在切口处外露的肠襻表面　这是一种好习惯。

4. 在肠襻和大网膜表面垫一块剖腹纱布　目的是在关腹过程中防止缝针钩住这些组织。在剩最后几针时撤除这块纱布。

5. 先缝两端后缝中央　如果腹部正中切口的张力太大,比较简单易行的关腹方法是分别从伤口两端缝合,慢慢向中部推进。可以用间断缝合法,也可以用连续缝合法。

6. 采用补片　如果采用上述几种简单步骤,腹壁切口依旧无法缝闭,你可以选一种补片(包括生物补片),做无张力缝合。

在急诊等生物补片无法获得的情况下,也可以用一块 Bogota 袋暂时关腹。把一个大号塑料口袋内的无菌生理盐水倒掉,剪开该口袋,将口袋缘与腹直肌鞘缝合关腹;也可以用 Opsite"三明治"真空敷料。这些办法常用于明显感染的腹腔,目的是允许脓液流出,然后做延迟性关腹。VAC[①] 系统是用一张透气薄膜加多孔泡沫构成的敷料与一个密闭的低负压引流系统相结合,吸除伤口的渗液,同时避免伤口缘向两侧牵拉。研究表明,与普通治疗方法相比,VAC 系统降低了死亡率。据报道,在 VAC 治疗后病人有比较高的吻合口漏发生率,如果有新建的吻合口,使用时要谨慎。

(七)延期关腹

1. 适应证 如果像粪水性腹膜炎一样腹腔有明显污染,某种程度的伤口感染几乎不可避免。一种办法是在引流管周围松松地缝合浅层组织;另一种选择是做延迟一期缝合,让皮肤和皮下组织敞开。这两种情况都要静脉用抗生素和留置腹腔引流管。

2. 实施方法 用单股尼龙缝线连续缝合法缝合腹壁的肌肉层和筋膜层,注意不要将创缘两侧拉得太紧,因为显著的肿胀一定会发生。在这层连续缝合的浅面,用挤干盐水的纱布松松地填塞伤口。术后每天都要更换这些填塞的纱布,观察伤口。一般在术后 5 天左右,在伤口情况改善时做延迟缝合。

3. 腹腔开放问题 如果腹膜炎特别严重(如:结肠大穿孔或感染性胰腺坏死手术后),有些外科医生倾向于让腹部切口完全敞开,所谓"腹腔开放术",用 Bogota 袋(有时用拉链),每天做腹腔灌洗。腹腔开放术的缺点是腹直肌鞘被肌肉向侧方牵拉、小肠与切口缘粘连融合、高代谢需求(营养不良和体液丢失)和肠瘘风险增加。如果该病人能活下来,后期一般都会形成巨大切口疝,需要做修补术,这种修补术对外科医生来讲往往是巨大的挑战。我们的意见是:只要有可能,就尽量不做腹腔开放术。

4. 真空加补片中介筋膜牵拉 这是一种暂时性关腹(temporary abdominal closure,TAC),它结合了真空效应与补片的机械性牵拉效应。先在肠襻与腹壁之间铺一张带孔的聚丙烯薄膜(中央区有一薄层聚氨基甲酸乙酯海绵),要求两侧抵达结肠外侧沟;再取一张大小合适的椭圆形聚丙烯补片,用 2.0 Prolene 缝线将这张补片与腹壁切口两侧筋膜做连续缝合(针距密一些,保证牵拉有力,又不撕裂筋膜),边距窄一些(防止因筋膜损伤造成最终关闭困难),一方面是防止内脏脱出,另一方面是给腹壁筋膜施加一些拉力,防止其回缩;在补片表面放一块厚的聚氨酯海绵;最后将一张不透气的自粘聚丙烯薄膜粘贴在腹壁皮肤上。将聚氨酯海绵与负压装置连接,从而创建持续局部负压环境(通常为负 125 mmHg)。通过膀胱导尿管观察腹内压(维持在 <20 mmHg,呼吸和循环稳定)。每 2~3 天去手术室或在 ICU 床边更换一次 TAC。在第一次更换时,从补片中线剪开,以便更换下面的聚乙烯薄膜。在 TAC 更换时,要收紧补片,将两侧筋膜缘拉紧靠拢,在中线处重新缝合补片。当两侧筋膜缘之间的间隙缩小至约 5 cm 时,将补片去除,用缝线缝合筋膜和皮肤。使用这种方法,延迟筋膜缝合的成功率约为 80%~90%,高于任何其他文章介绍的 TAC 方法。此外,肠瘘发生率也是几种 TAC 方法中最低的。

---

① 译者注:VAC 是 vacuum‐assisted closure(真空辅助闭合)装置的英文首字母缩略词。

第六节　腹部筋膜室综合征

（一）常识

1. **分类**　腹部筋膜室综合征可以分为原发性（病因在腹腔内，如：腹膜炎、肠系膜缺血、肠梗阻或腹腔内出血）和继发性（病因在腹腔外，如：其他部位的脓毒症、腹外原因所致的麻痹性肠梗阻或结肠假性梗阻）。

2. **生理改变**　腹内压升高的结局是：①呼吸衰竭和机械通气病人需要使用比较高的呼吸机压力；②由于下腔静脉受压使静脉血回心减少；③肾脏灌注减少导致急性肾衰竭；④内脏灌注减少导致肠缺血。

3. **测压**　一般向膀胱内插一根 Foley 导尿管并预充 50 mL 液体测定腹内压。然而，人们担心膀胱压的测得值可能会高估腹内压，因此其结果需要结合其他指标（如：呼吸道压力和氧饱和度、肾功能和尿量、血乳酸盐值和腹胀程度）综合分析。

（二）预防措施

如果病人有肠襻显著扩张，勉强缝合腹壁预计切口会承受太大张力，可以用 Bogota 袋或"三明治"敷料按"腹腔开放术"那样让腹腔敞开。只要可能，就应该避免做腹腔开放（参见上文），在内脏表面铺一层大网膜，然后仅缝合皮肤。

（三）处理方法

1. **内科处理**
- 纠正电解质失衡或肠麻痹的其他病因；
- 新斯的明——存在机械性肠梗阻或存在肠吻合口的病人禁用；
- 对大肠扩张者采用结肠镜减压。

2. **外科处理**
- 引流腹腔积血，控制腹内出血点；
- 引流腹水；
- 腹腔开放，延迟关腹（参见上文）。

第七节　腹壁切口裂开

（一）常识

这里指的是剖腹切口的全厚层裂开（腹部爆裂）。腹部爆裂的发生率为 0.6%～6%，死亡率约 10%～40%。切口裂开的风险因素是贫血、低白蛋白血症、营养不良、恶性肿瘤、黄疸、肥胖和糖尿病、男性、年迈和急诊腹部手术。

（1）腹壁切口裂开好发于术后 6～15 天。此前病人可以有低热，肠鸣音可以延迟恢复。

（2）85% 的病人全厚层裂开前有淡红色浆液血性液从切口流出。

（3）切口裂开可以没有任何前兆表现，在用力或拆线后发生。切口裂开可以伴有腹腔内脏脱出，虽然有时没有肠襻脱出，但可以在裂开的腹部切口深部见到粘连的肠襻。

（二）处理方法

（1）消除病人的恐惧心理，给予适当的镇痛剂和镇静剂。腹部爆裂（尤其伴肠襻脱出者)对病人及其家属来说是极其恐怖的场面。如果是相对清洁的伤口,肠襻脱出,就应该立即缝合伤口,防止肠襻损伤或绞窄。

(2) 体液复苏很重要,因为外露的肠襻会很快丢失大量体液。如果之前没有开列抗生素医嘱的话,请用广谱抗生素。

(3) 尽量将外露的肠襻还纳入腹腔,用非自黏性敷料覆盖伤口。如果肠襻还纳无望,用一个空的无菌 3 L 盐水袋覆盖之,尽快安排把该病人送入手术室。

(4) 在腹部爆裂的缝合术中,要用棉签取标本送细菌学检查,用大量温生理盐水冲洗腹腔。不要试图分离致密粘连的肠襻,因为此时做这种分离很容易造成肠襻损伤。如果有吻合口裂开,可以将吻合口外置或重新做吻合(最理想的方法是做近侧肠襻转流性造瘘)。用 1 号聚丙烯或尼龙线间断缝合法关腹,外加深缝的减张缝合。如果是清洁伤口,就缝合皮肤;如果伤口已经明显污染,就让伤口敞开。如果腹壁切口无法缝合,腹白线向两侧回缩太多,可以用上文所述的方法做暂时关腹,等待伤口二期愈合。对随之而来的切口疝做择期修补。腹部爆裂还有许多其他缝合方法,包括生物补片和人工合成补片、组织分离技术或上述技术联合使用。

(5) 在腹壁切口缝合时,打结请勿过度用力,以免缝线割开水肿的炎症组织。

第八节　术后早期并发症的剖腹术

(一) 决策问题

1. **临床表现第一**　如果病人的术后病程不像预期的那样,就需要在全身和腹腔内寻找原因。看看伤口是否有红肿,是否有轻触痛。如果情况似是而非,用注射器和针头通过切口瘢痕做一次穿刺抽吸看看有无血肿、浆液肿或脓肿。

2. **辅助检查第二**　超声、CT 和内镜在病变定位和病变排除方面都很有价值。但是,当临床所见与辅助检查结果有矛盾时,请相信你的临床判断。

> 经验之谈:
>
> 　不要祈求幸运之神降临。如果你预感大祸临头,请勿通过申请一些不必要的辅助检查来推迟再次剖腹术。**腹腔脓毒症或肠襻缺血**病人的病情会迅速恶化。在这些病人,请记住这样一句外科格言:与"等着瞧"相比,"打开瞧"永远是上策。

3. **有些并发症不需要立即手术**　如果病人的其他各方面都很好,肠-皮瘘就可以暂时保守治疗,为寻找瘘的原因和改善病人的营养状态争取时间。只要瘘口的排出量持续减少,就不必急于手术处理。

4. **不要自以为是**　在再次做探查手术时,最好能请一位经验比自己丰富的高人来帮忙。你可能会认为该病人的第一次手术是你所为,你有责任纠正任何过错。**你的主要责任是确保该病人获得最好的康复机会。**

5. **出血的种类**　需要早期再次手术处理的最常见的并发症是持续出血,可以是**原发性出血**,也可以是反应性出血或继发性出血。反应性出血是指病人的血压上升后堵塞的血凝块脱落,或者切断的动脉停止了痉挛。**继发性出血**一般发生在术后 7~10 天,原因是血凝块被感染性细菌产生的蛋白水解酶降解所致。早期发现由原发性或反应性出血导致的持续性出血可能并不容易，因为在术后早期病人的生命体征可以因为多方面的原因（包括疼痛、镇痛和病人温暖后的血管扩张）差异甚大。

经验之谈：
    就是否有出血来讲，不要轻信留置于腹内或肠腔内的引流管。

（二）术前准备

（1）在再次手术之前，一般都能花几分钟来改善病人的全身情况，几分钟都不允许花的情况十分少见。

（2）启用广谱抗生素，一定要做交叉配血。

（3）留置一根鼻-胃管，排空胃腔。

（4）告诉手术室人员可能的术中所见、手术术式和器械需求。

（三）手术入路

（1）揭去敷料，拆除切口缝线。另一种方法是戴两副无菌手套，在拆除皮肤缝线后脱去外层手套。

（2）皮肤消毒后用血管钳尖轻轻分开伤口，拆除深部缝线。

（3）用指尖轻轻划开尚未完全愈合的腹膜，小心地打开腹腔。

（四）术中评估

（1）注意有无气体、血液或其他液体，采取标本送显微镜检查和细菌培养。

（2）显露先前的手术区域，注意有无出血、吻合口裂开、感染或缺血。

（3）切记，你的目标是做最简单的手术，只要有效、能让病人康复就行，不要因为其他问题节外生枝而搞错手术走向。

（4）如果病人的恢复不满意，你会后悔当初没有选择另一种术式吗？如果答案是肯定的，何不现在就考虑做这种术式呢？

（五）实施要点

（1）如果再手术的原因是出血，用手捞出血凝块，用大量温生理盐水灌洗腹腔。找到出血的血管，用 2/0 Prolene、薇乔或 PDS 缝线做兜底缝合。如果出血的原因是脾脏损伤（例如：在胃切除或左半结肠切除后），可以用大网膜当衬垫用 2/0 PDS 缝线修补，或者用可吸收聚糖乳酸网兜包裹脾脏。如果还不放心，就切除脾脏（参见第三十章第八节）。

（2）如果再手术的原因是**弥漫性腹膜炎**，用大量温生理盐水灌洗腹腔，寻找感染源，并将其控制。胃或十二指肠的破口用带蒂大网膜瓣修补；小肠或大肠的破口可以外置或做转流性造瘘。如果发现了局限性脓肿，且符合病人的临床病象，就直接引流脓肿，停止进一步探查，以免感染范围变大。如果吻合口看上去长得不错，就不要骚扰吻合口。

（3）**吻合口漏**的原因可以是吻合口存在张力、血供欠佳、缝合技术差、愈合机制受损或远侧梗阻，或上述多种因素同时存在。就有限漏来讲，有时可以做修补，不过，大多数情况下需要将失活组织切除，进一步做游离（避免吻合口张力）后重新做吻合。在重新做消化道吻合时，一定要确保吻合口远侧没有梗阻（如：粘连性梗阻）。

（4）如果**腹腔内**已经有广泛污染，再仔细的再吻合其结果也注定是失败，你的所作所为或许就是"弊大于利"。最好是小漏，不过，小漏也必须做"到位"的引流和转流性造瘘。如果不能做肠外置，就将漏口切除或者为漏口做旁路手术，通过近侧的吸引或旁路吻合减少漏口的流入量，在破口附近留置一根坑式引流，并启用低负压持续吸引。可能的话，通过营养性空肠造瘘对远侧肠襻做肠内营养。旁路手术或许对重新做的吻合口（如：十二指肠漏修补术后的胃-空肠吻合口）能起保护作用。

（5）输尿管吻合口漏要在插入双 J 支架管的基础上修补。胆管吻合口漏要在插入 T 管的基础上处理。

（6）吸尽残余的血液、脓液或其他腹内液体，在手术区域留置适当的引流。

（六）核查清单

（1）你对该并发症的处理满意吗？

（2）全面检查手术区域，确保事事如意。

（3）将内脏放回其解剖位置。

（七）缝合关闭

（1）采用最简单、最有效的方法关腹。像腹部爆裂一样，再次打开过的伤口很少会完全裂开，不过，表层的裂开可能会并发感染。

（2）手术后请马上在手术记录上记载手术细节。

（曹欣华）

第十五章 腹腔镜外科原则

第一节　腹腔镜的通用原则

　　微创外科的宗旨是给病人造成最小的解剖、生理和心理创伤。病人的期望值因这一新技术的面世发生了改变——"能不能给我用微创手术？"，也带来了病人选择、知情同意和管理层面的巨变。几乎所有普外科手术都可以通过微创手段来实施，包括胸腔和盆腔外科手术。这类细节我们会在本书相应章节细述，本章的目的是叙述腹腔镜的基本原则。

　　腹腔镜外科影响了医院的预算——固定设备的价格高昂，还需要不时更新。更昂贵的是耗材，管理部门不主张对一次性器材重复使用。起初，手术耗时会增加，但随着外科医生经验的积累，手术耗时会降下来。快速周转的短期住院能降低住院费用，缓解住院床位紧张，也缓解了住院病人等待排队。

　　腹腔镜外科的成功在很大程度上建立在团队协作基础之上。做复杂手术就需要高端设备，高端设备就需要持续保养和维护。此外，手术中可能需要对设备（摄像头、监视器）做多次调整，这些调整都要求有一个技术娴熟通力协作的手术室团队，以协调的方式开展工作，目的是确保病人的安全和上佳的结局。要与病人共同讨论表15-1的内容，告之腹腔镜外科的优点与缺点。

表 15-1　腹腔镜外科的优点与缺点

优点

- 切口小，术后疼痛轻，康复快
- 瘢痕小，美容效果好
- 减少了伤口相关性疾病，如：伤口感染和切口疝
- 减少了组织创伤
- 降低了生理扰乱
- 恢复全体力活动早
- 住院时间显著缩短，提升了成本-效率比
- 大大改善了整个手术团队（包括培训人员和学生）对手术野的可见度
- 减少了手术团队人员与病原（如：人免疫缺陷病毒和乙型肝炎病毒）接触的机会
- 使用录像有助于与病人及其家属交流

续表 15-1

缺点

- 缺乏来自组织和器械的触觉反馈
- 对大出血的控制可能存在难度,因为大出血会很快使手术野一片红色
- 手术耗时比较长,尤其在外科学习曲线的初始斜坡期
- 对设备使用和外科技巧有特殊要求
- 由于手术操作的方向感丧失(如:胆管损伤)或内脏损伤未能及时发现(如:遗漏肠穿孔),医源性损伤的风险增高

随着人们对腹腔镜的熟悉程度增加,已经使得腹腔镜可以用于既往认为属于禁忌证的许多情况。表 15-2 罗列了腹腔镜常见的绝对禁忌证和相对禁忌证。

表 15-2　腹腔镜手术的禁忌证

绝对禁忌证	相对禁忌证
弥漫性腹膜炎	显著肥胖。单纯性超重并不是腹腔镜手术的禁忌证;与开放手术相比,这种病人在腹腔镜手术后发生呼吸道并发症的风险更低
肠梗阻	妊娠
严重凝血异常	腹内多处粘连。在中等程度腹腔粘连病人(如:既往有腹腔手术史的病人),只要能用开放法建立第一个器械通道,就能安全地实施腹腔镜手术
肝硬化/门静脉高压症	器官肿大(肝脏或脾脏增大)
不能耐受全身麻醉	腹主动脉瘤
未能控制的休克	
病人拒绝	

第二节　腹腔镜基本设备(不包括器械)

1. **腹腔镜手术室**　现代腹腔镜手术室在可移动式天花板吊臂上安装有腹腔镜的核心设备(监视器、气腹机、腔镜显示屏)(图 15-1),在手术过程中这些设备可以被很快挪动确保迅速对设备进行调制,方便手术室人员的走动,改善人体工程学和有效操作空间。

2. **监视器**(显示屏)　如果没有集成的手术室,请采用高清显示屏的大监视器。可以将光源、气腹机和摄像头叠在框架型腔镜台车上。

3. **光源**　视像照明依靠光缆和光源。光缆中的光纤损坏后光线就暗淡。常用的高亮度光源是氙灯和卤素灯,问题是这类光源会产生高热,直接接触光源或光缆的头部可能会对病人和外科医生造成热灼伤。**血液具有吸光作用**,因此,在出血情况下,视像可以很快变暗。

4. **气腹机**　高压钢瓶以高流速(不过是精确控制

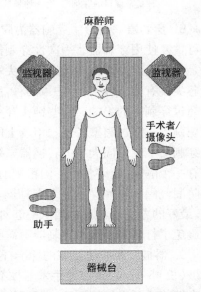

图 15-1　腹腔镜胆囊切除术时病人、手术者、助手和监视器的位置摆放示意图

的低压)输出二氧化碳建立气腹。要确保气腹机放置的位置在你的视野内以便你能随时观察流速和压力。洞悉钢瓶的变化很重要,因为钢瓶可能在手术的关键时刻用空,造成气腹消失。

5. 摄像系统 摄像头(可以是简单的单晶片,也可以是高级的三晶片)与主镜相连,形成电-光界面。摄像机通过光缆与视频处理器相连,对信号进行翻译和修饰,并传输给监视器。大多数摄像系统都有"白平衡"功能,可以用白色校准使得所显示的色彩正确无误。有些新型摄像系统将微晶片直接装在 10 mm 镜杆的头端(杆头晶片),省去了腹腔镜主镜。

6. 腹腔镜主镜 标准主镜长 24 cm,内含一连串石英光杆和聚焦透镜,主镜将图像传给目镜。主镜的头端可以是平头直视(0°镜),也可以是成角的斜视(30°镜或 45°镜)。与 0°镜相比,30°镜能提供更大的视野。主镜的直径可以是 5 mm 或 10 mm,10 mm 的主镜能提供更亮的图像和更佳的视觉灵敏度。绝大多数外科手术都采用 10 mm 直径的 30°主镜。

7. 冲洗吸引装置 一般是一次性或可重复使用的 5 mm 直径器械。手柄部有 2 个接头,分别与温盐水冲洗泵(的充压罐)和吸引器相连接。吸引和冲洗功能都可以通过手柄按钮控制。一次性冲洗吸引器似乎更符合人体工程学原理,并且大多带有机械冲洗装置。

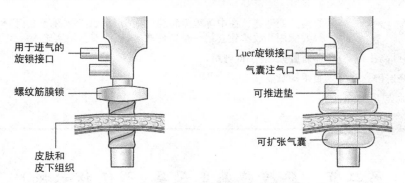

图 15-2 两种常用腹腔镜穿刺器示意图
一种是带螺口的穿刺器,另一种是带气囊的穿刺器。这两种穿刺器的好处是都能防止套管周围漏气

8. 穿刺器(套管) 穿刺器为腹腔镜器械出入体腔提供了管道,可以分为一次性穿刺器和可重复使用穿刺器。一次性穿刺器的优点是更符合人体工程学原理、不透 X 线、无菌;缺点是价格贵。穿刺器还可以分为尖端无刃内芯(钝头穿刺针,用于开放法创建气腹)和弹簧内芯尖端有刃、带塑料保护罩两种,后一种穿刺器的好处是一旦刺入腹腔其塑料保护罩会弹出超过穿刺锥的尖端。有些钝头穿刺器的设计理念是通过扩张方式穿过腹壁各层,不是通过切割方式穿过腹壁各层。市场上的穿刺器有不同尺寸以适合各种器械的插入;也有在大号穿刺器上装不同大小的转换器来缩小套管的孔道;还有些一次性使用的大号穿刺器中间装有一个隔膜,允许各种不同粗细的器械插入,且能避免漏气。所有穿刺器都带有进气接口和防漏气阀。有些穿刺器带有袖圈,有助于将穿刺器维持在位(图 15-2)。如果是特殊手术,最好的办法是与手术团队一起对穿刺器的使用做一次排练,确保所需要的穿刺器有货,也避免了打开的一次性穿刺器不需要使用所造成的浪费。

9. 器械 腹腔镜器械的标准杆长是 30 cm,但是,肥胖外科手术往往需要用加长的手术器械(长 45 cm)。大多数手术器械都有不同的手柄和不同的锁扣。腹腔镜器械可以全部是一次性的或可重复使用的,也可以是可重复使用的手柄(器械杆)与一次性使用的头端相组合。许多可重复使用的器械采用的是模块化设计,手柄和器械杆是通用的。特殊手术可能会用到不同的器械。器械的选择往往取决于多种因素,包括特定手术的需求、个人的偏好以及价格。大多数外科都配备有多套相同的非一次性使用的腹腔镜手术基本器械盘。如何对这些基本器械盘进行规范,主要取决于外科医生和洗手护士组成的多学科团队的意见。由于一次性器械价格高昂,因此最好能事先提出需要哪种特定器械,仅当确实需要用时才打开包装。可重复使用和一次性使用相结合的器械(穿刺器和器械)一般都需要用到。

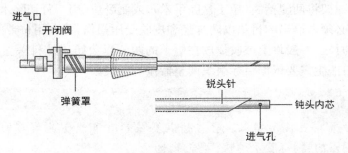

图 15-3　Veress 气腹针全貌及其弹性头端

就消耗性器械(如:剪刀和电钩)来讲,最好采用完全一次性的或头部一次性的。所有与电凝器相连的器械在使用前一定要检查其绝缘的完全性。

谋划在先,确保腹腔镜镜头清晰。给镜头加温避免雾气:采用无菌温水或其他特定系统加温。不要将冷二氧化碳气体与主镜在同一套管泵入。与扶镜者共同排练一次如何常规对污染的镜头做有效清洁,如:先用温水洗涤,然后用干纱球擦干。

10. **麻醉**　全身麻醉通常需要加肌肉松弛、插管和通气,目的是在创建气腹时不影响心肺功能。腹胀会对静脉回流和心率构成影响,最终影响血压。即使在健壮人,严重心动过缓也不少见,尤其在创建气腹时。如果病人需要做机械通气,腹胀还会影响到胸壁的顺应性和做功大小。目标是采用最低预定腹内压,只要手术显露满意就行。

第三节　腹腔镜手术

(一) 术前准备

1. **入院**　最好能在所需的检查完善后安排病人在手术当天入院。对病人进行评估,看看是否适合按日间外科病例处理。

2. **知情同意**　获取病人的知情同意,包括同意在必要时中转开腹,并告知中转开腹的百分率。告诫病人术后可以出现肩部疼痛和皮下气肿。一定要向病人交代常见风险、常见风险的表现以及如何处理。说明腹腔镜外科手术的优点(瘢痕小、康复快和术后疼痛轻)。

3. **预防措施**　评估血栓栓塞的风险并据此安排预防措施(一般用小剂量的肝素和穿戴长筒弹力袜)。有适应证时(如:胆道外科手术和肠道外科手术),开具预防用抗生素。一般不必做肠道准备,除非某些结直肠手术。

4. **镇痛**　评估术后的可能镇痛需求。大多数麻醉师不会给手术当日入院的病人开具麻醉前用药。腹腔镜大手术后病人可能依旧需要用阿片类制剂镇痛,不过可减少用量。采用腹腔内局部麻醉或腹壁神经阻滞可以进一步减少对镇痛剂的需求。大手术后使用病人自控镇痛无可非议,然而,如果是小手术,一些简单的镇痛药(如:静脉用对乙酰氨基酚、口服非甾体类抗炎药和弱镇痛药)一般就能起作用。

5. **设备** 确保外科团队的每一位成员都充分熟悉前述腹腔镜的基本设备。

（二）建立气腹

1. **病人体位** 病人取仰卧位,两腿外展(允许外科医生在病人的两腿之间操作,如:肝切除术),或用托腿架将两腿抬高(用于盆腔手术),或侧卧位(用于肾切除术等腹膜后手术)。所有受压部位都必须做恰当的衬垫以防神经和皮肤受压损伤,可以用布带固定病人(尤其当手术台需要倾斜时)。一般将上肢收拢放在躯干的两侧以免妨碍外科医生在手术操作中移动身躯,因为外科医生需要依据目标组织调整器械的轴线。

经验之谈:

所有器械必须在直视下插入。盲目插入器械就有可能伤及下方的内脏(肠襻、膀胱),甚至位置更深的结构(腹主动脉、下腔静脉)。

2. **套管的位置** 一般将主镜套管放在脐部,或直接放在"兴趣区"目标组织对面的位置。在气腹创建后再顺序在直视下插入后继的几个套管。这有助于将穿刺器插入所造成的医源性损伤发生率降至最低。最理想的套管位置分布是等边三角形(在外科医生的左手和右手之间,主镜套管位于该三角的尖部)(图15-4)。外科医生的左手套管和右手套管之间最好能相距10～15 cm。

3. **扶镜者** 手术者站在镜子的后方。这就要求扶镜者在手术者两手之间握镜,根据"兴趣区"调整镜子。从人体工程学角度来看,这种情况下扶镜者最好能坐在位于手术者旁的凳子上。

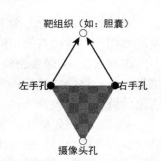

图15-4 最理想的套管位置布局
(呈等边三角形)

4. **创建气腹** 在腹腔镜外科,创建气腹的第一个戳孔是一项冒风险的操作。一旦建立了第一个戳孔,其他戳孔就可以在直视下相对安全地创建。气腹的创建分为开放法和闭合法:

（1）开放法(Hasson)插入套管**比闭合法更安全**,尤其在既往有腹部外科手术史的病人。在脐下做一个1～2 cm的切口,向深部进一步切开至白线。见到脐韧带根部腹白线的横向纤维。缝上下两针牵引线将腹白线提起来,在两根线之间切开腹白线,在直视下切开腹膜。两根牵引线不剪,在手术结束时分别收紧两根牵引线打结,闭合戳孔部位。在肥胖病人,显露腹白线可能有困难,可以用一把巾钳将脐韧带根部向上外翻。如此,使腹白线变表浅(图15-5)。先插入手指将戳孔区周围的粘连分开,然后插入钝头穿刺器。连通气源,创建气腹。开放法的主要缺点是容易发生套管周围漏气。为了避免漏气,人们发明了带密封气囊的特制套管。

（2）闭合法(Veress气腹针)也是常用的方法。如前文所述,做一个脐下皮肤切口。病人取20°～30°的Trendelenburg体位。你和助手分别夹住腹前壁的组织将腹壁提起。与腹壁垂直将一根Veress气腹针插入(图15-6),直至穿过腹白线和腹膜。当针头进入腹腔时你手上会有"突破"感,进针时针头方向要斜向盆腔以免刺伤大血管。在腹部完全膨胀、叩诊

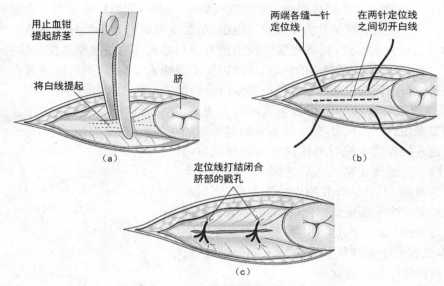

图 15-5　Hasson 法紧靠脐下插入穿刺器

(a)按图示紧靠脐下做一个小的纵切口,向深部切开至腹白线;(b)用上下两针牵引线(薇乔线)将腹白线提起来,在两根线之间切开腹白线,通过该切口插入穿刺器;(c)手术结束时,拔除穿刺器,缝线打结闭合戳孔缺损处

呈鼓音时,拔出 Veress 针,扩大该切口的表层以便插入套管。与主动脉平行插入 10 mm 的穿刺器和套管,将穿刺器的头部对准骶骨岬前方进行穿刺。在将穿刺点尾侧的腹壁上提的同时运用腕部的旋转动作做穿刺。

表 15-3　核实 Veress 气腹针头端的位置

- 气腹针头端能否随意摆动
- 将一滴生理盐水放在 Veress 气腹针的接口处,看它是否能自动进入腹腔(在腹内压低于大气压时)
- 抽吸一次看看是否有肠内容或血液被吸出
- 注入生理盐水 5 mL;生理盐水应该能很容易地通过针头
- 在注气创建气腹的过程中,外科医生一定要注视流量和压力,这有助于核实气腹针是否确实位于腹腔内

表 15-4　创建气腹的难点

- 压力快速上升至预设水平
- 腹部叩诊没有鼓音,腹部不是对称性膨胀
- 叩诊肝浊音界未消失
  在这种情况下,请:
  1. 停止充气
  2. 核查套管/气腹针位置
  3. 核查进气管未堵塞,控制阀处于开启状态
  4. 如果已经泵入腹腔的气体太多,通过其中一个套管放出一部分气体
  5. 如果肌肉不够松弛,请与麻醉师沟通

（3）另一些替代方法虽然不太常用,但是在一些特定情况下可以考虑采用。对既往有腹部手术史的病人,尤其是正中线纵切口的病人,要避免从脐部创建气腹。采用改良 Hasson 法创建气腹——在侧腹部做一小切口,切开腹壁各层。另一种方法是通过侧腹壁小切

口插入 Veress 气腹针。此时你必须注意侧腹壁插入 Veress 气腹针需经历 2 次突破感才会进入腹腔。第一次突破感是针尖穿破肌层组织,第二次突破感是针尖穿破腹膜。如果你估计腹腔内有比较多的粘连,可以用腹腔镜主镜为穿刺器头部通过腹壁各层提供视觉通道。要做到这一点,可以拔除穿刺器的内芯,将腹腔镜主镜插入穿刺器套管,这就可以看到穿刺器套管塑料钝头的前端。市场上其他一些专门装置无非也是达到相同目的。

5. 观察腹腔　在第一个套管与气腹机接通后,等待片刻直至达到预定压力,然后插入预温过的腹腔镜主镜。插入腹腔镜主镜时要注意观察确保没有内脏损伤风险。腹腔镜主镜插入后立即看一眼第一个戳孔下方的腹腔,了解是否有腹内结构损伤;再用腹腔镜对腹腔做一次全面观察,对预料之中或意料之外的病灶进行评估(参见下文)。这种观察有助于总方向的把控,也有助于后继套管安全插入部位的确定。用螺纹口或固定线保持套管在位。

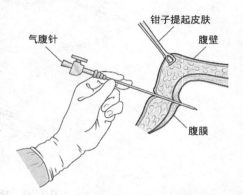

图 15-6　**Veress 气腹针穿刺腹壁方法和穿刺针经过腹壁层次的示意图**

6. 后继套管的插入　在直视下插入这些后继套管。在做切口之前,请先用局部麻醉剂对皮肤做浸润麻醉,后继套管插入的位置、套管的大小以及插几个套管取决于拟行的术式。让助手一定要仔细盯着每个穿刺器的尖端看,以便及时发现可能发生的内脏损伤。在稍胖的病人,往往需要将这些后继套管斜向穿过腹壁各层,以便在手术过程中这些器械的摆放位置最便于操作。

（三）术中评估

1. 上腹部　在按计划实施手术前,先对腹腔做一次检查。要系统地识别标志,对相关区域进行视诊。确定肝圆韧带和镰状韧带的位置。在右上腹,要看一眼肝脏、胆囊和右侧膈下。然后,在肝圆韧带下方移动腹腔镜主镜观察肝左叶和脾脏。通过调整手术台的倾斜度改变病人体位使肠襻随重力发生移动帮助显露。观察两侧结肠旁沟,必要时可以插入无创抓钳翻动肠襻以帮助显露。

2. 下腹部和盆腔　将病人放置于 Trendelenburg 体位,找到盲肠和阑尾。插入无创抓钳翻动肠襻,与此同时由远及近对腹腔做视诊检查。在病人处于头低足高位时检查盆腔,这在原因不明的下腹部疼痛妇女尤其重要,可以直接对卵巢、子宫和阑尾进行视诊。

3. 其他　若要看清胰腺等器官,就需要采用额外的手法分离解剖。

（四）安全使用电器械

1. 灼伤　随着超声刀等热凝器械的发展,腹腔镜几乎达到了"无所不能"的程度,但是,由热损失造成的**动脉瘤迟发性破裂**、肠穿孔、输尿管狭窄和胆管狭窄也与日俱增。其原因是热凝器械造成了动脉壁或其他管壁透壁性灼伤,但未破裂,由于动脉压力高,术后形成了动脉瘤,继而破裂。

预防方法是仔细识别解剖结构的准确无误,并始终将超声刀的工作翼放在视野内。电刀灼伤(单极和双极)最常见的原因是识别有误(误判),从而导致其他解剖结构被灼伤。在沿血管壁或脏器做解剖分离时,请用超声刀头的钳夹翼(保护翼)贴靠血管壁等脏器操作,热源翼(工作翼)要远离这些重要结构。通过旋转法使工作翼离开这些重要结构,确保其在工作时未与重要结构(如:血管、神经)触碰。超声刀的工作翼产生的高温达 1 000℃。

2. **意外启动**　意外启动电踏板就可能伤及腹腔内的其他结构,尤其当器械头端不在视野范围内时。

3. **绝缘瑕疵**　磨损(主要是旧器械)会导致绝缘瑕疵,毗邻脏器就可能与瑕疵面接触并产生电弧而不是与电极接触处产生电弧。如果灼伤未直接造成穿孔,也可能会在此后的几天中发生坏死或穿孔。

4. **直接耦合**　来自单极电热器主电极的电流流向紧靠着的另一导电器械,这就是直接耦合的实例。其结果是主电极不能发挥正常功能,而由第二导电器械造成的灼伤未被察觉。

5. **残余热量**　电热器的电极在使用后,依旧可能残留足够的热量造成灼伤。因此,电热器在使用后要将电极撤回或将电极置于视野中。

6. **电流集聚**　像开放手术一样,单极电凝器的电流密度会在细茎处集聚,从而导致意料之外的茎部其他组织结构受热,例如:腹腔镜胆囊切除术的热损伤会导致后期胆总管狭窄。

7. **电容耦合**　像电容器中发生的现象一样,交流电可以通过绝缘材料。在腹腔镜手术中,电容可以在不经意间形成,结果由金属套管诱生出的电流就会流向毗邻的肠管造成灼伤。采用绝缘的电极有助于避免电容耦合。如果使用的是金属套管,请确保金属套管与腹壁有良好的接触。避免空载启动,避免高压电热(如:电火花)。

（五）分离技巧

1. **难点**　像开放手术一样,安全有效的组织分离法对病人的结局来讲至关重要。然而,腹腔镜外科手术还有额外的难点。最主要的难点是:来自组织和器械的触觉反馈丧失、显露/牵开以及保持手术野无血困难。**大出血会迅速影响影像的质量。**由于血液具有光吸收特性,因此出血会使手术野模糊不清,影像变暗。

2. **触觉反馈**　腹腔镜器械不能提供触觉反馈,你需要在模拟训练器上花时间,或在上级医生的指导下实践,从而获得触觉以及操控组织、缝针和缝线方面的感觉。记住,体壁所起的作用是支点,你施加在手柄上的力与传递至器械头端组织上的力并不一致。

3. **设备**　外科手法和腹腔镜设备的发展已经达到了一定的水平,可以减少因解剖分离操作带来的相关问题。建造设备的目的有一连串,主要是一次性使用器械,如今,这些设备有助于术者在不出血、没有明显时间耽搁的情况下创建组织间隙、离断结构。

4. **有效组合**　某些类型的器械组合已经被证实在手术分离中是可靠的、有效的。具体选择下列哪种组合取决于特定的术式、个人的偏好、现有的器械和成本:

（1）优势手抓一把单极电钩,非优势手抓一把无创抓钳相互协调。在腹腔镜胆囊切除术中这是一种经典组合,偶尔可以把电钩换成其他分离器械。

（2）优势手抓一把单极电剪,非优势手抓一把无创抓钳,是一种低成本组合,这种组合在一些比较简单的术式十分有效,如:阑尾切除术和粘连松解术。

（3）优势手抓一把单极电剪,非优势手抓一把双极电凝钳,是一种有效组合。双极电凝钳既能起到无创抓钳的作用,对小血管又能起到电凝的作用。这是一种高要求的组合,因为它要求术者具备一定程度的"左右手开弓"能力。

（4）优势手抓一把超声剪,非优势手抓一把无创抓钳相互协调。这种组合在比较复杂的手术非常有用。超声剪需要一台单独的超声发生器,许多公司生产的超声剪是一次性使用的。所有超声剪都具有"切"和"凝"两种模式。超声剪可以安全横断直径达 4～5 mm 的血管。人们自然而然地会对超声剪产生过分的自信,因为超声剪能非常有效地对组织做迅速切开，建立无血层面。

（5）优势手抓一把 LigaSure™（双极电凝钳），非优势手抓一把无创抓钳相互协调。LigaSure™的组织敏感控制系统能对组织阻抗的差异做出调整，它具有"切"和"凝"两种模式。像超声器械一样，LigaSure™可以处理直径 4～5 mm 的血管。残余热量不构成问题，不过，LigaSure™的切割速度比超声剪稍慢。

（6）机器人辅助外科有许多优势：动作精准（三维高清术野、手臂无抖动、镜头固定），活动范围广，器械移动度大。机械臂还能模拟某些手工动作，这是普通腹腔镜器械无法达到的。各种器械可以结合使用。机器人辅助外科难以推广的最大障碍在于成本和培训。

（六）显露

1. 利用重力　人们可以利用重力来帮助腹腔镜手术中的显露。先注意病人体位的摆放，然后对手术台做恰当倾斜。每一种常见术式都有病人体位放置、手术台倾斜和外科医生站位的标准。对那些需要长时间将病人放置大倾斜度 Trendelenburg 体位的手术，必须注意避免视网膜静脉血栓形成的风险。

2. 利用拉钩　市场上有许许多多为特定腹腔镜术式设计的一次性拉钩和可重复使用拉钩。大多数拉钩的粗细是 5 mm 或 10 mm 的，其腹腔内部分可以在插入后展开。拉钩不允许有锐利的边缘。最好能将拉钩固定在手术台的框架上，以便在手术过程中能长时间保持拉钩的位置。

（七）止血

1. 小血管　像开放手术一样，采用热凝法（可以是电凝法，也可以是超声法）使组织干焦，从而使大多数小血管不出血。请遵循前文提到过的各种器械的适用范围，利用其最大优势。所有这些器械都要求有一定的操作熟练程度。要特别提出的是，在使用超声剪和 LigaSure™时不要急躁，因为这两种器械对组织的效应具有时间依赖性。此外还必须注意练习选择正确的模式（即：对相对无血的结构采用**切割模式**，对特定血管采用**凝固模式**）。

2. 大血管和蒂血管　大血管和蒂血管的止血方法有多种，举例如下：

（1）虽然结扎依旧是最廉价的选项，但是，与开放手术相比，腹腔镜下的打结很难打牢。打结可以分为体外打结和体内打结两种。两种打结方法都需要灵巧熟练的手法才能达到快捷有效的水准。装在一次性推结器头端的预成形 Roeder 结依旧是一种解决打结的简单方法，只要线结能把有问题的组织（如：阑尾残端或水肿的胆囊管）扎进去就行。

（2）现有的腹腔镜夹子分为不可吸收材质和可吸收材质。不可吸收夹一般都是钛金属的，大多为 5 mm 或 10 mm 的。钛夹又分不同的形状和大小，其持夹钳又分为单次击发和多次击发以及一次性使用和可重复使用的。最好能选择金属夹，因为金属夹不容易滑脱。为了提增安全系数，对特殊结构一定要上 2 枚夹子而不是 1 枚。可吸收夹也分不同大小，最常用的是装在可重复使用的施夹钳上单次击发。许多夹子做了锁扣设计，以增加其安全系数。锁扣夹主要用于输尿管和中等粗细的血管。在活体供肾的肾切除术中用血管夹夹闭肾动脉，已经有因血管夹滑脱造成死亡的报道。

（3）腹腔镜机械缝合器和机械切割缝合器都是比较昂贵的一次性使用器械，但是，在比较复杂的外科手术中横断粗的蒂血管和大血管时这些器械往往是唯一的安全选项。这类器械大多分为 10 mm、12 mm 和 15 mm 几种规格，制造商会用心确保这些器械的安全性和可靠性，许多器械都有安全锁定装置以免发生意外击发。所有这些器械都要求操作者必须遵守一定的操作程序，从钉仓的安装到最终的击发。仔细选择正确的钉仓（如：离断血管需要装血管钉仓）。

机械切割缝合器故障的常见原因是试图横断严重钙化或粥样硬化的血管、未注意到机械缝合器的两条钉叉之间夹有金属血管夹、选择了不合适的钉仓以及钉仓装载不当。

（4）腹腔镜下的缝合在技术上是有难度的，然而，你还是需要把血管缝住，尤其当其他止血尝试不成功时。按照通常的原则，如果打算开始做需要用到大血管控制技术的复杂腹腔镜外科手术，最好能掌握腹腔镜下的缝合技巧。千万不要低估胜任这项操作所需的训练强度。诚然，配备有缝合训练模块的高端腹腔镜模拟器是这项任务的理想训练平台，但是，用比较简单的模型也能达到这项操作的基本要求。

3. 处理出血 处理大出血的能力是所有外科手术的基本功。腹腔镜手术中出血的处理难度更大，要处变不惊、泰然处之，尽最大可能避免出血。虽然如此，出血还是防不胜防，尤其在复杂手术。常见情况是单个出血点出血。像开放手术一样，正确的止血程序：用小纱球暂时压迫止血→用吸引器头顶着纱球吸引/冲洗改善手术野的可见度→确切控制出血点（参见第四章第四节术中出血）。还可以追加穿刺器，让助手独自操控吸引和冲洗，术者就可以将双手腾出来进行止血。出血也可以是因为撤除套管时损伤了腹壁下血管。用 Johann 或其他腹腔镜器械直接压迫止血比较耗时。连同腹壁一起将该血管缝住应该足以将这种出血止住。在灾难性出血病例，还有一种方法，就是从该戳孔部位插入一根 Foley 尿管，充满球囊后拽紧使球囊起到压迫止血的效果。

4. 控制表面出血 偶尔，鲜露创面表面出血的止血也会有难度，典型情况就是易碎器官的出血（如：肝脏的胆囊床或脾包膜撕裂后的脾脏）。用单极电凝可以有效地造就一个干焦的不出血区域，但是这种焦痂会粘在电凝器头端，在撤回电凝器时，焦痂会被撕破。偶尔，双极电凝在这种情况下效果更好，但是，当需要止血的范围比较大时效果就比较差。将单极电凝的模式调至"电火花"模式（也就是在似接触未接触组织的情况下产生电火花弧）对这种情况的表面出血进行处理。请注意**在安全范围内设定电凝设备**。如果有条件，可以采用氩气束电凝来控制大面积的表面出血。在使用这种器械时要注意，因为这是在高压情况下将大量氩气注入气腹。要通过套管排出氩气，以免压力过高和发生氩气气栓。

（八）中转开腹

1. 适应证 千万别把中转开腹看作是腹腔镜手术的败笔，请把它看作为病人谋取最大福祉而采取的行动。中转开腹的适应证众多，包括手术迟滞不前、意料之外的病变、无法控制的出血、技术层面的困难以及设备故障。

2. 时机 无法控制的出血是迅速中转最常见的单一原因。未能在适当时间紧急中转造成病人死亡已经有报道，尤其在第一个穿刺器插入时造成的腹主动脉或下腔静脉损伤后。

经验之谈：
　　千万不要遗漏腹膜后大出血。由于腹腔内的出血非常细微，你可能全然未意识到。腹膜后大出血的表现是血压急剧下降，并感觉到腹膜后间隙进行性膨隆。

其他中转原因大多是半选择性的，也就是说，你完全有时间谋划下一步的切口和显露。在设计切口时最好能将戳孔口包含在内，以提升美容效果。手术后，一定要设法向病人解释决定中转开腹的缘由，把录像的片段放给他看（如果录像片段对你的解释有所裨益）。

（九）缝合伤口

1. 在撤除穿刺器之前的核查 一定要确保所有出血都已经完全控制，确保腹腔内没有遗留任何异物(如:撒落的胆囊结石、小纱球、缝针),洗去腹腔内残留的血迹。在直视下撤除所有腹腔镜器械和穿刺器,同时检查戳孔部位是否有出血,确保腹腔内容没有卡入穿刺器内或戳孔内。切记,最后一个穿刺器的撤除要缓慢,此时腹腔镜依旧留在腹腔内以便能对腹腔内是否有出血做最后观察。

2. 缝合 用吸引器吸去腹腔内的气体,也可以通过腹部按压驱除腹腔内气体。正中线上的 10 mm 穿刺器戳孔应该用 J 形针 2.0 薇乔线或 PDS 线缝合。也可以用钩针法缝闭戳孔。确保每一针都钩住了筋膜,使戳孔缺损处呈"下小上大"的三角形。在缝合时要注意勿钩住下方的肠襻。这种缝合法允许对腹壁做整块缝合,免得今后发生戳孔疝,甚至可能的嵌顿。

(十)术后处理

像开放腹部手术一样,对所有腹腔镜手术的病人做监测和常规观察。提醒病人气腹后会发生肩部牵涉痛。让病人早期下床活动,鼓励他们进食和饮水。

大多数腹腔镜手术的病人都可以在 24 小时内出院,手术操作的范围越广,住院时间越长。

(十一)并发症

由于腹腔镜外科手术一般都需要采用全身麻醉,因此,病人也容易发生与全身麻醉有关的一些常见并发症。表 15-5 列举了腹腔镜和气腹的几种常见并发症。特别令人担忧的是腹腔镜手术后出现了术中未能识别出的肠襻损伤,因此,任何腹腔镜手术后第一天或第二天的病人,只要出现了无法解释的康复延迟或缓慢,都应该怀疑术中未能识别出的肠襻损伤。

表 15-5 常见于腹腔镜和气腹的几种并发症

气腹建立时的并发症	套管插入相关的并发症	术中并发症	病人相关并发症
内脏或血管损伤	伤及下面的结构	电刀相关并发症	肥胖:肥胖病人会增加操作难度,增加操作耗时,并且可能需要特殊器械
充气的位置不正确	套管的位置不正确	下意识地结扎或离断了器官	腹水会从套管部位向外渗出,使套管部位伤害风险增加
气体充入肠腔	出血	未意识到的出血	脏器肿大增加了脏器损伤的风险
气腹可以并发二氧化碳气栓和代谢性酸中毒			
腹腔充气过度会影响心脏和呼吸	疝形成	凝血问题的病因可以是出血,也可以相反,是深静脉血栓形成	在恶性疾病手术后,癌细胞可以在戳孔处种植,导致转移灶形成

(吕建鑫)

第十六章
消化道吻合术与造瘘术[①]

理想的肠吻合要求不漏,又不引起梗阻。漏在临床上虽然很少见,但是这种并发症可以导致病人死亡。梗阻同样会影响术后胃肠道的功能,延缓病人的康复,严重者也可能致命。

第一节 吻合的方法

吻合的方法有端-端吻合、端-侧吻合或侧-侧吻合之分,还有单层吻合与双层吻合之分,间断缝合与连续缝合之分,可吸收线缝合与不吸收线缝合之分,以及单股缝线与编织线之分。在临床上,甚至还可能见到有外科医生仔细地用间断三层吻合法进行消化道的吻合。在今天,也有外科医生在吻合器吻合的基础上再加手工缝合包埋。吻合的方法如此之多,究竟应该如何选择胃肠吻合法呢?

1. 孰优孰劣 有经验的外科医生从前辈或上级医生那里学习各种吻合技巧时,无疑都会接受"最佳"吻合技巧。然而,这种"最佳"都在一定程度上带有个人的眼光或偏见。许多实验研究和临床研究对下列指标进行了研究:

(1)吻合口漏:无论选择哪种方法做吻合,吻合口漏的发生率不会有显著差异,前提是严格遵循了胃肠吻合的三大原则——吻合口血供好、吻合口无张力、吻合口有良好的密封性。诚然,过硬的吻合技术(医学生的手工吻合质量自然不如吻合器吻合,但是,经验丰富的外科医生的吻合质量等同于或高于吻合器,尤其在肠襻水肿情况下)并非可以忽略不计。最好不要在同一段肠襻上做两条平行的纵向切口(图16-1),以免形成缺血的"桥"瓣。

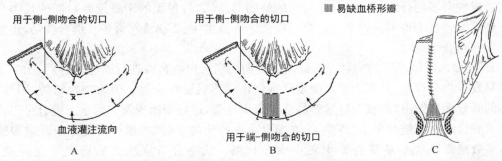

图 16-1 在同一段肠襻上做两条平行的纵向切口形成缺血性"桥"的机制(以贮袋式低位直肠吻合为例)

① 本章的许多理念引自:Rosin D, Rogers PN, Mark Cheetham M, Moshe Schein M. (Eds.), Schein's Common Sense Emergency Abdominal Surgery. 5th Ed. Shrewsbury, UK: tfm publishing, 2021: 129-150.

经验之谈：

与胃肠吻合的三大原则相比，形形色色的吻合方法或手法仅仅是雕虫小技而已。

（2）吻合口狭窄：单层吻合的吻合口狭窄发生率比多层吻合低。管形吻合器吻合也是吻合口狭窄比较常见的原因（图16-9）。

（3）意外失败：吻合器吻合失败的常见原因是"误击发"。

（4）完成吻合所需时间：一般来讲，吻合器吻合比手工吻合稍快。吻合的层数越少，手术越迅速；连续缝合快于间断缝合。其实，管形吻合器吻合需要预置2个荷包缝线，与完全手工单层连续吻合所需的时间几乎相仿。

（5）缝合材料：丝线或薇乔等编织缝线通过组织时对组织造成"拉锯样"切割损伤。而PDS或Prolene等单股缝线由于摩擦系数小，通过组织时，对组织损伤很小；用单股缝线进行连续缝合时，张力容易沿缝线均匀分布——犹如滑轮组效应。实验研究发现，与单股缝线相比，编织线的炎症反应和胶原酶激活也比较明显。"铬制肠线"的吸收太快，难以单独支撑吻合口，此外，其异种蛋白造成的局部免疫反应也比较严重。

（6）价格：吻合器的价格比缝线贵得多，成本高。单层连续缝合所需缝线少，比间断缝合更经济。

2. 吻合技巧的选择　如前文所述，各种缝合法，只要掌握得当，都很安全，因此，每个外科医生应该使用他/她熟练掌握、运用自如的缝合法。

（1）手工缝合法：在胃肠道吻合，我们大多选择PDS单股缝线单层（全层）间断缝合，偶尔也用相同材质缝线做连续缝合，这种缝合法不但成本低，而且安全，应该成为胃肠吻合的"金标准"。原因是单层吻合法具有同样的安全性，没有必要画蛇添足追加一层浆肌层内翻缝合，以免加重组织缺血和肠腔狭窄。

（2）吻合器法：在普外科，吻合器的优势主要体现在盆腔低位直肠手术（保肛手术）以及膈下的食管手术。在这些手工吻合困难的部位，吻合器不仅比手工吻合便捷，而且吻合质量高。

（3）手工缝合和器械吻合同样重要：对规范化培训阶段的年轻外科医生来说，良好的手工缝合基本功更为重要，要练习高难度的手工吻合基本功。因为，在吻合器误击发时（使用不当造成吻合器吻合失败），在一些特殊的解剖部位（如后腹膜的十二指肠），即使是吻合器的狂热推崇者也不得不采用手工缝合。现代外科医生，既要熟练掌握手工缝合技巧，也要掌握吻合器吻合。

3. 肠襻水肿情况下的吻合　有证据表明创伤病人用吻合器进行肠道吻合后，比手工吻合容易发生吻合口漏，其原因很可能是严重创伤复苏后肠壁水肿。因为吻合钉的"刚性"对水肿的肠壁无法做出"调整"，过紧容易造成组织碎裂，过松则出现漏。而手工缝合可以依据肠壁水肿情况在打结时做出"调整"。在肠壁水肿的情况下（如大量体液复苏或严重腹膜炎后），单股缝线连续单层缝合更少发生吻合口漏。从吻合口漏病人的再次剖腹探查中，Moshe Schein发现吻合口漏的原因是随着肠壁水肿的消退，缝线开始变松，因此，针对水肿肠壁的吻合，他不主张采用吻合器，也不主张用手工单层连续缝合法，推荐采用单层间断缝合法。打结"不过紧"又"不太松"，既要避免缝线切割水肿的肠壁，又要防止水肿消退后缝线变松。对结肠-结肠吻合，单层间断缝合法还有一个理论上的优势，就是避免了连续缝合造成的组织缺血效应——结肠的血供本身比较差，相应的并发症发生率自然比较高。此外，在生理情况下,结肠的直径变化很大,连续缝合的"荷包效应"限制了结肠的扩张,单层间断缝合法不会有这种效应。不过,这些假设目前尚缺乏有力的科学证据,我们期待这一天的到来。

4. **两端肠襻直径悬殊下的吻合**　可以采用侧-侧吻合或端-侧吻合法。必须做端-端吻合时可以用 Cheatle 法将细小肠襻的对系膜缘切开,扩大其开口(图 16-2)。

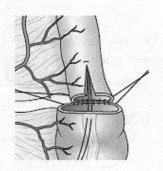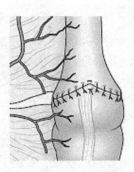

图 16-2　Cheatle 回肠对系膜缘切开法适用于回肠口径与结肠口径差异悬殊情况的吻合

5. **缝合技巧**

(1) 规范化培养阶段的外科医生往往不清楚到底应该优先选择连续缝合抑或间断缝合。

连续缝合适用于胃、小肠和结肠的吻合。其优点是完成缝合快捷、止血效果好、张力均匀分布;缺点是需要一定的缝合经验,要求拟行吻合的两侧口径基本相仿,缝线牵拉过紧(张力大)容易发生缺血。

间断缝合的优点是对合比较精确,初学者比较容易掌握,尤其当拟行吻合的两侧肠管断端口径差异显著或者吻合有困难时。在显露有限的部位(如:盆腔深部的结-直肠吻合或膈肌穹隆深部的肝管-空肠吻合),比较明智的手工吻合方法是"降落伞"法——先将后壁的间断缝线——预置完毕,最后逐一打结,然后再缝合前壁。

(2) 单层连续缝合法:不用肠钳,目的是观察吻口肠壁血供。**不剥离吻合口肠壁系膜缘的脂肪组织,也不要去除吻合口肠壁附近的脂肪垂**。采用单股缝线。先从后壁(或肠壁系膜缘)开始缝合,连续向两侧缝,直至两根缝线在前壁(或对系膜缘)会合、打结。**缝合的要点是浆膜面边距宽、黏膜面边距窄**(目的是打结后黏膜内翻),浆膜面的进针或出针点的边距是 5~7 mm,针距要求不能插入 Debakey 钳尖(3~4 mm)。帮助"提线"的助手应该保持缝线有适当的张力,既要保证组织对合,又要避免组织缺血。这种缝合法适用于肠道的端-端吻合和端-侧吻合。

(3) 单层全层间断缝合法:1983 年,黄懋魁和高乃荣在临床上最早提出"胆-肠单层间断吻合",这是一种安全简便的吻合方法。近 20 年来,东南大学附属中大医院普外科又将这种吻合法常规用于整个消化道(从食管至直肠)吻合。

可以用 3-0 或 4-0 薇乔、单乔或 PDS 缝线在两个肠襻相应的系膜缘和对系膜缘各缝一针全层吻合,之后每次从前两针的中间进针,我们称之为"中点进针缝合法",这种缝合法有助于组织的对合。边距和针距都是 5~7 mm。后壁吻合的进针是内—外—外—内,线结打在肠腔内;前壁吻合的进针是外—内—内—外,线结打在肠腔外。我们认为吻合的要诀之一是:拟缝组织的厚度＝针距＝边距(图 16-3)。其实,几乎所有的吻合都应该遵循这一原则,无论是血管吻合、胃肠吻合抑或腹壁切口缝合；也无论是连续缝合抑或间断缝合。

只要满足上文"胃肠吻合三原则"，黏膜是否内翻无关紧要。我们在外科临床上经常用闭合器闭合胃肠的残端（这是黏膜完全外翻的闭合），从来不加浆肌层包埋，什么时候发生过吻合口漏了？没有。此外，连续缝合有"荷包收拢"效应，容易发生吻合口狭窄，尤其在胆-肠吻合口。

经验之谈：

手工吻合绝对是一门手艺活！它需要依据具体情况把握缝合边距和针距的"分寸"，以及缝线的松紧度（张力），要求一切恰到好处。针距过疏就谈不上"密封性"，显然容易发生吻合口漏或出血。容易被人们忽视的是针距过密、缝线张力过大，要为术后的局部肿胀留出合适余地，针距过密或张力过大吻合口组织就会发生缺血[1]（尤其在端-端吻合，这是由肠襻血管的走向决定的），造成严重局部炎症和粘连（缝合过密或张力过大是腹腔粘连的主要原因之一，其他原因还有感染和损伤），甚至**吻合口梗阻**。同理，边距过短容易发生漏，过宽容易造成缺血。此外，由于大肠和胆管的血供比小肠差得多，容易发生缺血，对缝合技艺的要求自然更高。这门技艺需要花时间在临床磨炼、体会和深究，逐渐提高，不可能一蹴而就。

如今"倒刺线"在消化道或泌尿道吻合中的应用犹如一场瘟疫，殊不知，吻合后的肠壁会水肿，结果"倒刺"的锯割效应导致吻合口破裂。因此，绝对不要用这种缝线做胃肠道吻合！

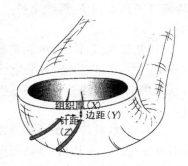

图 16-3　吻合的要诀之一
组织厚度与针距和边距的关系，要求：$X=Y=Z$

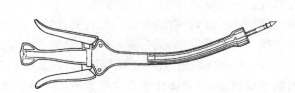

图 16-4　管形吻合器

（4）器械吻合法：①管形吻合器端-端吻合法（图 16-5）需要预置 2 个荷包线，荷包线的预置推荐用 whip stitch 法（图 16-6）；②闭合器完成端-端吻合需要 3 次（图 16-7），由于存

---

①　我曾遇到过一个病例：该病人为降结肠慢性粪石性肠梗阻，术中按要求排尽肠腔内积粪，做手术台上的结肠灌洗后，切除粪石嵌顿部位黏膜不健康的降结肠 10 cm。由于近侧结肠扩张、肠壁增厚显著，因此肠襻有缩短，游离脾曲后勉强允许在无张力情况下与远侧肠襻做端-端吻合。采用 4-0 单乔缝线间断单层缝合法做对端吻合，未采用 Cheatle 切开法（图 16-2）。由于远侧肠襻很细，因此针距缝得较密。术后病人体温一直正常，全身情况良好，一直至术后第 11 天才有肛门排气，此时腹腔引流管一直无引流物，故拔除之。第 12 天有一过性发热至 38.7℃，之后体温和全身情况一直良好，唯独出现机械性肠梗阻表现。最后发现吻合口与空肠中段存在内瘘。其病理机制：缝合针距过密→吻合口局部血供差→吻合口周围粘连形成和局部小脓肿形成→穿破后内瘘形成。

在交叉,尤其是非直角交叉(见本章下文),吻合口质量不如管形吻合器可靠;③线形切割缝合器也可以完成侧-侧吻合(图 16-8)。

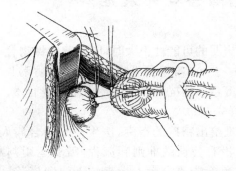
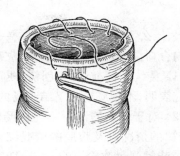

图 16-5　管形吻合器端-端吻合法(预置 2 个荷包线)　　**图 16-6　whip stitch 法预置荷包线**

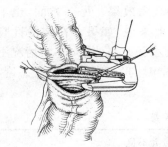
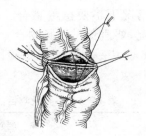
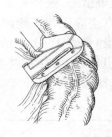

图 16-7　闭合器端-端吻合法

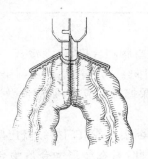
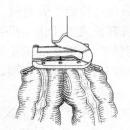

图 16-8　线形切割缝合器和闭合器完成侧-侧吻合

经验之谈:

　　钛夹与血管阻断钳和吻合器都"不共戴天",请不要在同一手术野使用钛夹和血管阻断钳和/或吻合器。血管钳会使钛夹松脱,钛夹会妨碍血管钳的确切止血。在钛夹存在的情况下使用机械缝合器也存在同样的问题,容易造成闭合不全,为日后的吻合口漏埋下祸根。

第二节 避免吻合口并发症

1. **什么情况下不能做吻合** 一般来讲,当漏的可能性很大时,应该避免做吻合术,因为任何吻合口漏都可能给病人带来灾难性后果。然而,准确预见吻合口漏谈何容易!

(1) 传统的标准认为,创伤、梗阻或穿孔等急诊情况下应该避免做结肠缝合术。多篇临床研究表明,不做肠道准备结直肠的缝合同样安全。

(2) 对于什么情况下不能做肠吻合,实难给出精确的指南,医生需要结合病人全身情况、肠襻的情况以及腹腔的情况综合分析。没有公认的准则和流程,需要运用判断能力,不要一味勉强做吻合。自然,一期吻合可以免除造瘘给病人带来的不便和痛苦,但是,不要忘记病人会因此而死亡!不要惧怕高位小肠造瘘,以往认为高位小肠瘘很难处理,如今,我们拥有全肠外营养(TPN)、远侧肠内营养和回输(re-infusion)技术、生长抑素和造瘘口护理等措施,这种短暂的高位小肠造瘘可以起到救命效果。另一方面,也不要畏缩不前,在有适应证和可能的情况下不要拒绝吻合。一般来说,如果存在弥漫性腹腔感染(不是污染)和表 16-1 的情况,要避免做结肠吻合。就小肠来说,绝大多数情况下都可以做吻合,但是,如果存在表 16-1 中一项以上的危险因素时,我们宁愿取保守态度,根据技术条件选择肠外置或转流。

表 16-1 不宜做吻合的因素

■ 弥漫性腹膜炎	■ 严重营养不良
■ 术后腹膜炎	■ 长期服用类固醇激素
■ 吻合口漏	■ 病情不稳定(属损害控制情况)
■ 肠系膜缺血	■ 放射性肠炎
■ 肠襻严重水肿或扩张	

2. **吻合前后注意检查下列问题**

(1) 密封性:容易发生"问题的"吻合口,如低位直肠吻合口,应该检查,方法是在吻合口头侧用肠钳夹闭肠腔,盆腔内充满生理盐水,从肛门向直肠内注气或注射染料,如果见到盆腔内有气泡或染料外溢,提示存在漏,需要修补,如果修补不成功,则应该做近侧肠襻转流性造瘘。

(2) 出血:在外科临床上,术后发现胃管源源不断引出或肛门持续流出鲜红色血性物的情况不少见,此时术者会像一只热锅上的蚂蚁。因此,请在管形吻合器吻合结束时一定用 Allis 钳夹个干棉球插入肠襻检查吻合口有无出血。如果有出血,请一定用小号牵开器牵开肠襻切口或者用无创钳将吻合口从肠襻切口中"拖出来"寻找出血点,确切缝合止血。如果吻合口无法拖出(如:食管-空肠吻合口或低位直肠吻合口),请一定用胃镜或直肠镜找到吻合口出血点后做"8"字缝合止血,并注入空气判断吻合口的密封性。在手术台上多花些时间,以便回去睡个安稳觉!

(3) 缺血:①一定要看到吻合口边缘的肠系膜有动脉搏动,或者吻合口切缘有活动性动脉出血(静脉出血不算数),或者剪开吻合口邻近的肠脂垂后见到动脉性出血;②吻合口的缝针不太密,缝线张力也不太大;③肠系膜没有张力。

(4) 梗阻:手工吻合只要采用 Carrel 3 点或 4 点吻合法,一般不造成吻合口梗阻。但是,吻合器吻合可能发生这种情况(参见下文)。

3. 吻合器吻合时应该注意的几种情况

(1)用管形吻合器做端-端吻合不会存在交叉(图16-9),然而,当需要用多把器械完成吻合时就可能存在交叉(图16-10),有交叉就可能出现吻合钉的钉脚相互撞击的情况,多枚吻合钉钉脚撞击时,就容易发生吻合口漏。因此,原则是避免交叉,尽可能减少交叉,尽量采用直角交叉,因为直角交叉吻合钉撞击的概率最小。

(2)用管形吻合器做端-侧吻合或侧-侧吻合时,尤其当较大型号的吻合器勉强插入肠腔时,要注意避免发生吻合口梗阻或狭窄(图16-9),吻合完毕后要仔细检查吻合口的通畅情况。

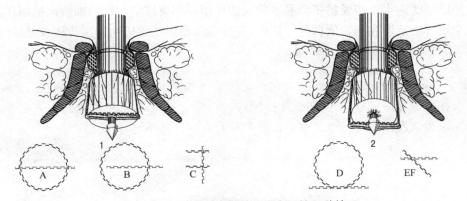

图16-9　双吻合器吻合时可能出现的两种情况
1:吻合后形成直角交叉;2:吻合后形成切线交叉,很容易发生吻合口漏

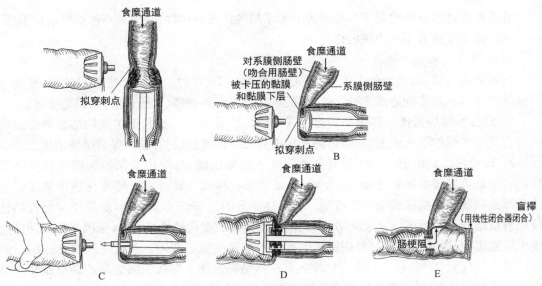

图16-10　用管形吻合器做端-侧吻合时造成吻合口梗阻或狭窄的机制
A:由于吻合器过大,勉强能插入肠腔,使得黏膜和黏膜下层被推挤,冗聚在吻合器头端;
B:旋转90°准备进行端-侧吻合时,冗聚在吻合器头端的黏膜和黏膜下层被推向拟做吻合的侧壁;C:端侧吻合示意图;D:吻合器击发后吻合器头端的黏膜和黏膜下层与肠管的侧壁一并形成吻合口;E:吻合完毕后形成吻合口梗阻

（3）避免吻合口出血和缺血：吻合时应将管形吻合器的旋钮旋紧使吻合钉卡紧,吻合钉过松容易发生吻合口出血。不要过多地剔除浆膜面的脂肪组织,以免吻合口缺血,笔者的意见是不剔除浆膜面的脂肪组织。

（4）缺血、坏死、明显水肿或炎症的部位不要用吻合器。**在水肿情况下如果一定要用吻合器,应该将吻合器慢慢地逐步扭紧（就像嵌顿疝复位一样,把组织中的水分慢慢挤出去）,以免快速挤压造成组织碎裂。**

（5）避免周围组织或胃管夹入吻合器中。

4. **预防胃排空障碍**　胃排空障碍发生的机制至今不清楚,有一点是肯定的,那就是主要见于上消化道重建手术后。

人们已经明确十二指肠扩张会通过负反馈作用抑制胃排空。我们推测该机制在某些人的近段空肠可能依旧存在。依据这一原理,胃排空障碍形成的机制和预防请参见《肿瘤防治研究》2022 年 49 卷 8 期 760-763 页。

> 吻合口就像你的孩子:在创造它的时候你会有欢快感,不过之后它会极大地影响你的生活;你会为它的安全性和完整性担忧,并且,常常会在深夜把你搞醒。一旦它成熟了,既健康又能发挥作用……你会有无尽的自豪感和满足感。
>
> ——Danny

第三节　肠造瘘术

肠造瘘在许多复杂情况下具有改善手术结局的作用,有时可以作为一种姑息治疗手段,在手术决策中发挥着不可或缺的作用。

（一）造瘘的种类与选择

依据创建方式,肠造瘘分为端式、襻式和"漏水口"式三种。依据创建的目的,肠造瘘分为减压性造瘘和转流性造瘘 2 种。依据部位,又分为回肠造瘘、盲肠造瘘、结肠造瘘等。

1. **减压性结肠造瘘**　常用襻式造瘘或"漏水口"式造瘘。就是把扩张的结肠襻拖出来或者直接在扩张的结肠壁上戳孔,目的是排出造瘘近远侧肠段的内容,保留结肠的连续性。

2. **转流性结肠造瘘**　目的是避免粪便进入远侧结肠腔,常用来保护远侧结肠的吻合口。一般认为距离肛缘 < 6 cm 吻合口,应该常规行转流性肠造瘘。转流性造瘘常用的方法是襻式回肠造瘘或襻式横结肠造瘘。转流性造瘘的适应证千差万别,最常用于结直肠低位吻合或结肠低位梗阻。**一般来讲,襻式回肠造瘘优于襻式横结肠造瘘**,原因是襻式回肠造瘘术后脓毒症、脱垂和造瘘口旁疝的发生率低于襻式横结肠造瘘。襻式回肠造瘘还纳后的伤口感染（8% 对 27%）和切口疝发生率也低于横结肠造瘘。襻式回肠造瘘的缺点是缺水发生率较高（15% 对 0%）,毕竟缺水比脓毒症或脱垂容易处理[1]。

研究表明,转流性造瘘并不能降低吻合口漏的发生率,但是,它能降低盆腔脓毒症相关并发症和死亡。吻合口漏的其他后果包括功能不良、狭窄、需要进一步再手术和瘘管形成。

---

[1]　Plasencia A, et al. Clin Colon Rectal Surg, 2019, 32(3): 171-175.

（二）造瘘口位置确定

（1）病人穿上衣,避开腹壁瘢痕、皮肤皱褶和骨性凸起。标记腹直肌外缘。标记拟行的皮肤切口,距离该切口 5 cm 选取 5～7 cm 直径的平坦区域。

（2）分别取卧位、坐位、站立位和弯腰位观察所标记的造瘘口位置能否被病人直视。

（3）通常把造瘘口放在造瘘口三角（脐、髂前上棘和肋缘中点 3 个点构成的三角形）内。更为细致入微的造瘘口位置标记应该根据临床情况对造瘘口三角的高低进行调整。对一位罹患 Crohn 病、骨瘦如柴的妙龄女孩来讲,造瘘口应该放在皮带水平之下,以适合她们的衣着。然而,对一位体重 120 kg 需要行 Hartmann 手术的啤酒爱好者来说,这种造瘘口简直是一场灾难。对这种肥胖病人来说,应该把造瘘口放在腹部高位——放在啤酒肚的头侧,以便病人能在直视下更换造瘘袋。**如果病人存在内脏水肿和肠襻扩张,你可能就需要将造瘘口放在任何没有张力就能拖出来与皮肤缝合的地方,而不是理想部位。**

（4）在肥胖病人,再次造瘘口位置的选择是"北上"。因为,脐上的腹壁稍薄、病人容易直视。

（三）造瘘口创建的通用原则

1. 成功秘诀　尽可能不做造瘘。**把造瘘看作肠襻与皮肤之间的吻合**,采用肠吻合的相同原则做肠造瘘:无张力、血供良好、所选肠襻正确且方位没有扭转、操作细致轻柔。切除炎症等不健康的肠襻,造瘘用的肠襻必须健康。

必须兼顾还纳手术时的肠吻合,并为之提供方便。例如:在做端式肠造瘘时把远断端肠襻缝合固定在腹壁戳孔附近（图 16-11）,以便于还纳手术中找寻。

2. 游离满意长度的肠襻　要求在关闭腹部切口前,一定要确保拖出来的肠襻能毫无张力地"躺在"腹壁皮肤表面不回缩。如果你担心造瘘口肠襻张力太大,就应该在关腹前,对肠襻做进一步游离。**降结肠造瘘时**,长度不够的解决办法依次是:自下而上完全切开降结肠外侧腹膜,将降结肠翻向内侧直

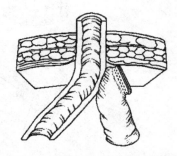

图 16-11　肠襻近断端拖出来做端式造瘘,远断端缝闭后固定在腹壁戳孔附近

至降结肠内侧的系膜;游离脾曲;必要时离断 IMA/IMV;在左结肠系膜上做多个横切口剪开血管表面的浆膜（当心,勿伤及造瘘口肠襻的血供）。

3. 腹壁戳孔　应该是不大不小,目的是在不影响肠襻血供的情况下将肠襻拖出来,又不会形成造瘘口旁疝。

原则是"扩张"腹壁筋膜开孔和皮肤开孔,切除皮下脂肪;"瘦身结肠"（切除脂肪垂,裁剪肠系膜,**在肠管旁保留 1 cm 宽的系膜以保留边缘动脉弓**）;肠腔减压。

腹壁戳孔的制作方法是用血管钳将皮肤夹起来,用手术刀切去一块 3 cm 直径的圆盘状皮肤。另一种方法是在造瘘部位做一个十字切口,切除角部,使戳孔呈圆柱形。在腹外斜腱膜上做十字形切开,按其肌纤维方向分开下面的腹直肌。要求分离口能比较松地通过两横指。术者非优势手衬垫纱布伸入腹腔内将腹直肌后鞘和腹膜顶起,在食指与中指之间切开进入腹腔。此时要注意勿伤及腹壁下动脉。

4. 拖出肠襻　用一把无创伤钳通过腹壁戳孔插入腹腔夹住拟行造瘘的肠襻拖出来。如果你准备做襻式造瘘,可以将一根尼龙带穿过肠系膜上的戳孔,用来帮助将肠襻拖出。要

求造瘘所用的结肠血供良好,一般不必与腹膜和腹外斜肌腱膜缝合固定,因为这容易导致肠系膜的血管被缝入,造成造瘘口结肠缺血、坏死。腹壁口不宜太紧,肠襻不能扭曲。术后防止腹胀。

5. 一期敞开   在腹部其他伤口都缝合并包扎后,造瘘口一期敞开的方法如下:

(1) Brooke 回肠造瘘术就是就回肠造瘘口做成壶嘴状,要求拖出的肠襻能高出皮肤6～8 cm;最终使 Brooke 回肠造瘘的"壶口"高出皮肤 > 20 mm,目的是减少稀薄粪水对皮肤的浸渍、方便液态排出物的收集。壶嘴的创建方法是将一把 Babcock 钳插入肠腔夹住黏膜后拖出形成壶嘴。另一种方法是先预置 3～4 针外翻缝合线(图 16-12),最后一并收紧打结,形成壶嘴状回肠造瘘。这 4 针外翻缝线在缝制时要小心,缝得太深会在皮肤黏膜交界水平形成一种难处理的瘘管。这 4 针外翻缝线的高度应该错落有致,使回肠造瘘口的壶嘴轻微向下倾斜,目的是便于造瘘口护理。

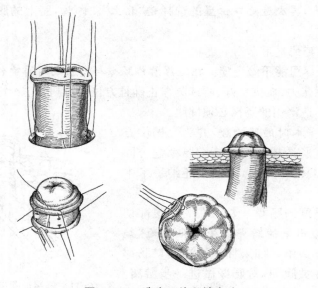

图 16-12   造瘘口外翻缝合法

造瘘口外翻缝合法是用可吸收线先穿过结肠壁全层(内进外出),
再穿过与皮肤相对处的肠壁浆肌层,最后再穿过相应的真皮层,暂不
打结。同法围绕造瘘口缝合 4 针,同时收紧缝线打结,使肠管外翻

如果病人肥胖或小肠系膜短,要在没有张力的情况下做一个壶嘴状回肠造瘘可能极为困难。此时,可以用线性切割缝合器闭合回肠远断端,将其近侧的回肠拖出来做襻式造瘘(此称端-襻式回肠造瘘,图 16-13)。很关键的一点是,外翻的肠襻一定要正确(一定是近侧肠襻);另一种方法是将近侧和远侧肠襻都做成壶嘴状。襻式回肠造瘘一般不需要用造瘘支撑棒。

(2) 结肠造瘘术不需要做成壶嘴状,只需将肠襻拖出高出皮肤 2～4 cm,最终使结肠造瘘高出皮肤>5 mm。这种"略高出皮肤表面"的造瘘口有几个优点,它能减少溏薄粪便的泄漏和平淌(半固体粪便在造瘘用具下方聚集)。同样,在切口缝合后,应该用细的可吸收线将肠襻全层(包括黏膜)与皮肤做缝合(图 16-12)。

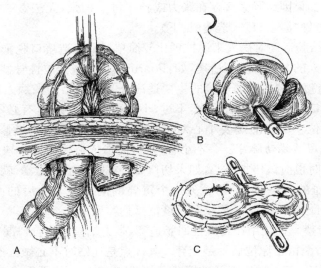

图 16-13　端-襻式肠造瘘法

（四）几种常用的肠造瘘口创建

1. **端式结肠造瘘**　最常用的 Hartmann 手术就是做端式结肠造瘘，造瘘口通常放在左下腹。该术式的难点是游离足够长度的健康结肠襻来创建一个无张力的结肠造瘘，解决办法详见上文。

2. **襻式结肠造瘘**　常用的襻式结肠造瘘有两种类型——横结肠造瘘和乙状结肠造瘘（图 16-14）。

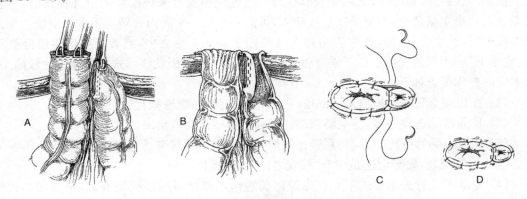

图 16-14　襻式结肠造瘘示意图

A：两断端缝闭后拖出；B：近断端开放造瘘，远断端剪去一个角做一个"小口"造瘘（黏液瘘）；
C：两个开口的缝合方法；D：造瘘结束时的场面

（1）襻式结肠造瘘是将一段结肠襻提出腹壁，悬挂在造瘘支撑棒上。它可用于结肠梗阻病人的减压，主要适用于不适合做大范围切除的病人，少数情况下也可以作为结肠梗阻的分期手术之一（稍后，再做一次计划性切除术）。襻式横结肠造瘘可以在右上腹做一个"盗洞"切口完成，不需要做正规的剖腹手术。襻式横结肠造瘘的创建方法是通常需要紧靠横结肠把大网膜无血管区分开一个"窗"，通过大网膜"窗"将一根鞋带或乳胶引流管穿过系膜孔，将结肠从腹壁戳孔处拖出来。襻式横结肠造瘘的缺点是远侧结肠襻脱垂十分常见。

襻式造瘘的优点是可以作为永久性造瘘使用；缺点是容易发生脱垂、造瘘口旁疝以及贮粪袋不容易佩戴。如果因结肠系膜存在张力或肠襻过度扩张,无法做一个安全的襻式结肠造瘘时,就只能逼迫做"漏水口"式造瘘(见下)。

(2) 襻式乙状结肠造瘘对病人来说护理比较简单,而且,造瘘口脱垂比较少。主要是作为会阴部大创面病人的"去功能性"造瘘,如:Fournier 坏疽或开放性骨盆骨折等急诊情况。

3. 端式回肠造瘘 端式回肠造瘘的主要适应证是作为结肠炎病人次全结肠切除术的一部分使用。造瘘口一般都放在右下腹,不过,小肠系膜活动度大,有必要时,造瘘口几乎可以放在腹壁任何部位。端式造瘘要小心对拟造瘘肠襻的小肠系膜做修剪,**在肠管旁保留1 cm宽的系膜以保留边缘动脉弓**。一不小心,就可能造成造瘘口完全缺血。将造瘘肠襻从腹壁戳孔口拖出来时也应该倍加小心,如果切口太小或拖拽组织粗暴,就可以在拖拽时撕裂肠系膜(造瘘口缺血的另一种原因)。另一个重要的问题是为今后的回肠贮袋术保留血供——不但要求保证肠襻活力,还要求其长度能抵达盆底。

4. 襻式回肠造瘘 往往用作转流性回肠造瘘,是为结直肠吻合口漏"高风险"病人做近侧肠造瘘,把吻合口漏留在原位而不是废弃。其优点是还纳时不必做正规剖腹切口。

5. 回-结肠双筒造瘘 适用于两种情况:回结肠吻合口漏的再手术,以及初次手术中回肠结肠吻合口漏风险很高时(典型例子是骨瘦如柴的类固醇依赖性 Crohn 病病人或盲肠穿孔所致的粪性腹膜炎病人)。此时,肠襻的两端(回肠末端和结肠)都从同一个腹壁戳孔拖出。回结肠双筒造瘘的优点:对病人来说,只需要罩一个造瘘口用具;对于外科医生来说,以后可以直接还纳造瘘口,不需要另做正规的剖腹手术。

6. 空肠造瘘 需要创建空肠造瘘的情况罕见。由于空肠造瘘存在高流量风险,因此,外科医生一般不愿意做这种造瘘,然而在某些情况下,需要在高流量风险与吻合口漏风险或无法控制的腹腔脓毒症风险之间做利弊权衡。当近侧小肠有未被察觉的意外损伤时,可能就需要做一个空肠造瘘;在复杂肠皮瘘病人,可能需要做一个肠内容转流手术。空肠造瘘都是终极的"权宜之计"造瘘,通常表明病人已经处于腹部灾难之中,或者外科医生已经处于"骑虎难下"一团糟的局面。由于需要做这种手术情况很少,因此该术式相对来说比较陌生。该术式的制作要点如下:

(1) 在相应空肠襻能拖出来的部位(一般在左上腹)做腹壁戳孔。

(2) 像通常的造瘘一样,将空肠末端或襻通过腹壁戳孔拖出来。

(3) 由于空肠管壁比较厚、肠系膜比较短,因此,做壶嘴状空肠造瘘比回肠困难,不要太在意这些枝节问题,要牢记这是一个"权宜之计"的造瘘!

(4) 空肠的血管分布模式不允许你像回肠造瘘术那样对肠系膜做剪裁,不要费心去尝试,如果你这样做,很可能会造成部分空肠缺血。

(5) 像通常的造瘘一样,用可吸收细线间断缝合法一期开放造瘘口。

(6) 与通常的造瘘口相比,这种造瘘可能看上去很糟糕,但这就是生活!

7. "漏水孔"式结肠造瘘与盲肠造瘘 "漏水孔"式肠造瘘是指仅采用肠襻的前壁做造瘘——将肠襻前壁切开后与皮肤缝合,不游离肠襻,也不需要把肠襻拖出来。这种造瘘法的唯一目的是减压,不能将肠内容完全转流,**主要优点是简单易行,可以在局部麻醉下创建**。很显然,该术式的适应证是当病人全身情况不允许做更复杂的术式的、体质虚弱的高风险老年结肠梗阻病人。

典型的"漏水孔"式肠造瘘是外科盲肠造瘘——与管式盲肠造瘘不同,管式盲肠造瘘往往事与愿违(容易堵塞、引流管周围容易渗漏)。例如:一位 90 岁的病人患有严重心力衰竭,其结肠脾曲处有一个肿瘤造成了肠梗阻。能让这种病人出院的最好办法是做一个最小的肠襻减压手术，以免发生肠穿孔，而不是试图采用一个勇敢的结肠切除术"治愈"这个病人。对这种病人，即使是横结肠造瘘（这种手术必须全身麻醉）也可能是太过了。因此，做一个右下腹 McBurney 切口（像做阑尾切除那样），把盲肠拖出来，再将拖出来的盲肠浆肌层分别与腹壁伤口的腹膜和筋膜各缝合固定一圈。然后，切开盲肠，吸去粪便，再将肠襻开口与皮肤缝合一圈一期开放。

8. **肥胖病人的肠造瘘** 病态肥胖病人太多了，在这种病人，造瘘口的制作难度不容低估，这种病人肠造瘘口制作要点如下：

（1）与通常的造瘘口位置相比，肥胖病人的造瘘口位置应该做得更高一些——"向北"！若把造瘘口位置放在脂肪裙下方，病人就无法直视造瘘口。

（2）把腹壁造瘘口的戳孔做得大一些（这种病人的结肠系膜比较厚且易碎，如果你把戳孔做得像通常那样大小，肠襻就无法拖出来）。

（3）在做结肠造瘘之前，一定要确保你对结肠做了全方位游离（在站立位，赘肉及其与赘肉附着的结肠造瘘口会因为重力下坠数英寸）。

（4）如果你还在为肠襻的长度发愁，请考虑采用端襻式造瘘。端襻式造瘘的做法是用一把机械线形切割缝合器离断肠襻，然后在离断处的近侧做一个襻式造瘘。

（五）常见造瘘口并发症及其处理

早期并发症：心理问题、造瘘口缺血、高流量造瘘口（缺水、电解质紊乱）、黏膜-皮肤分离（不愈合）。

后期并发症：造瘘口旁疝、造瘘口脱垂、皮肤刺激、身体意象和性功能、造瘘口狭窄、造瘘口肉芽颗粒、造瘘口回缩。

1. **造瘘口缺血** 在术后第 1 天要注意仔细观察。

原因：全身低血压状态，更常见的原因是造瘘制作过程中的技巧问题。

临床表现：差异很大，从黏膜微黑至完全乌黑。

观察方法：通过透明的造瘘口用具通常能一清二楚地看到造瘘口黏膜，但是，如果你无法看清，请揭去造瘘用粪袋，确保你已经看清楚。如果病房里的光线灰暗，就拿一个手电筒观察！如果表面黏膜发黑，可以将一枚肛门镜或一根玻璃试管插入瘘口深部，了解筋膜以下肠管黏膜色泽。

处理：如果紧贴筋膜下方的肠管黏膜为粉红色，可以保守治疗（后期会形成造瘘口狭窄，至多是再次造瘘）；反之，需要急诊手术重新造瘘。

2. **造瘘口狭窄** 原因是造瘘口缺血。术后 12 天才能用手指插入做造瘘口扩张。轻度狭窄可以用戴手套的手指进行扩张处理，也可以用大小合适的 Hegar 扩张器或 St Mark 扩张器扩张；严重狭窄可能需要在全身麻醉或静脉镇静剂下做一次扩张；更严重的狭窄则需要重新做手术造瘘，可以沿瘘口周围切开做一个局部手术，但是，要获取足够长度的肠管往往需要做一次剖腹术，游离脾曲后重新制作造瘘口。

3. **高流量造瘘口的处理** 端式回肠造瘘口每日的流量在 500 mL 左右。术后早期往往 $> 1\ 000$ mL，此时，应该通过静脉输乳酸钠林格液补充丢失的水分和电解质。限制低渗液的口服有助于降低造瘘口排出量。要密切监测血电解质，因为这类病人往往有缺钠、缺镁和缺钾。实施口服饮食后，造瘘口流出物就会变得稠厚，流量就会大幅度减少。

减少造瘘口高流量的其他辅助措施：低纤维膳食，质子泵抑制剂（每天用奥美拉唑

40 mg)，抗胃肠动力药：洛哌丁胺（用量可能需要高达 8 mg，每日 4 次）或磷酸可待因（60 mg，每日 4 次）。

持续高流量偶尔会被迫早期关闭襻式回肠造瘘，术前要注意吻合口的愈合情况和通畅性。

4. 黏膜-皮肤分离　在急诊手术创建造瘘口后，皮肤黏膜分离比较常见。皮肤黏膜分离的程度通常轻微，大多数病人通过仔细的造瘘口管理会自行愈合。重新缝合一般都于事无补，一定要抵制早期做造瘘口翻修的冲动，因为早期翻修既困难，还有潜在风险。

5. 造瘘口回缩　常见于肥胖病人，原因是肠管和肠系膜张力大。这在许多方面与造瘘口脱垂刚好相反。**通常都需要重新制作造瘘口**。在肥胖病人，重新制作造瘘口谈何容易。一般都需要做一个剖腹术才能获得足够长度的肠管或系膜以纠正其回缩。可能需要充分游离脾曲。在这种情况下，可以用闭合器将端式回肠造瘘口缝闭，紧贴闭合口的近侧做一个襻式回肠造瘘，此称端-襻式回肠造瘘（end - loop ileostomy），或许能解决问题。

6. 造瘘口脱垂　常见于襻式造瘘，最常见于横结肠襻式造瘘。急性造瘘口脱垂一般都能通过手法还纳；冰袋或局部用糖（或蜂蜜）有助于减轻造瘘口脱垂的水肿，使得还纳时的损伤更小。如果造瘘口脱垂反复发生，就是手术适应证，做一个端式造瘘。端式造瘘反复脱垂更难纠正。

7. 造瘘口肉芽颗粒　这是瘘口上的炎性小息肉，通常表现是出血。组织学上由肉芽组织构成。常见原因是局部损伤（造瘘用具太小）或造瘘口脱垂。小肉芽颗粒的处理方法是用硝酸银腐蚀、注意造瘘口的护理。大息肉则应该切除后送病理检查，排除腺瘤，偶尔是腺癌。

8. 造瘘口旁疝　估计发生率为 20%～80%，取决于手术技巧、病人体态、疾病情况（COPD、糖尿病）、生活方式（运动、体力劳动）。结肠造瘘比回肠造瘘多见。

处理：造瘘治疗师通常会采用一个凸形造瘘用具或让病人戴一条造瘘腰带。对永久性造瘘，疝所致的症状又很重，就需要考虑手术修补。

造瘘口旁疝的修补结果令人悲观，因此，我们会把手术修补的门槛提得很高。开放法复发率高于腹腔镜修补法。组织修补复发率 100%，腹腔镜锁孔法补片修补复发率 50%，腹腔镜 Surgarbaker 法复发率 15%。

（六）造瘘口还纳手术

1. 预防性造瘘病人　先做一次水溶性造影剂灌肠检查确定造瘘口远侧的吻合口已经愈合并且畅通无阻——尤其当病人的初次手术不是在你手上做的（你不清楚吻合口血供、张力），然后在麻醉后先用指检加硬质乙状结肠镜检查一下远侧的吻合口。

2. 其他原因造瘘病人　造瘘口还纳手术前，必须对该病人的解剖情况有所了解。术前通过**结肠镜和钡灌肠**了解远侧肠襻是否存在瘘、窦道、梗阻或其他病灶。

3. 还纳手术要点　还纳的时机是在造瘘术后 3～6 个月，最好是 6 个月。请勿伤及肠管壁和肠系膜血管，尤其在襻式结肠造瘘，因为远侧吻合口的血供可能就来自该边缘动脉！襻式回肠造瘘口还纳时，仅当分离过程中损伤造瘘口时，才做切除/吻合。

（石　欣）

下篇 各论

第十七章
颈部疾病

第一节　甲状腺的解剖生理概要

一、胚胎

1. **甲状腺**　胚胎 24 天,甲状腺是位于咽底部(舌根部盲孔处)的增厚组织,此后逐渐向尾端迁移。在胚胎 7 周时抵达甲状腺的正常位置,即气管两侧和第 1~3 气管环的前方。迁移过程中与舌盲孔相连的组织形成甲状舌管。甲状舌管在胚胎 10 周时萎缩、闭合、吸收。因此,甲状腺属内胚层。甲状腺下降异常可在舌根部(声门甲状腺)、颈部中线或纵隔内见到甲状腺组织。

2. **滤泡旁细胞(C 细胞)**　来自第 4 腮囊的神经嵴细胞,不是源于内胚层,分布于甲状腺上中 1/3 背侧,C 细胞属胺前体摄取脱羧(APUD)细胞系统。

二、动脉

1. **甲状腺上动脉**　系颈外动脉的第一支,供应甲状腺上极。

2. **甲状腺下动脉**　源于锁骨下动脉的分支甲状颈干,在 Berry 韧带尾侧进入甲状腺背面,供应甲状腺下极。甲状旁腺的血供来自甲状腺下动脉的细小分支,术中粗暴操作和钳夹不当很容易损伤这些分支,进而影响甲状旁腺血供和功能。

3. **甲状腺最下动脉**　源于主动脉弓,从下方进入甲状腺峡部,该动脉常缺如。

三、静脉

甲状腺静脉无静脉瓣。

1. **甲状腺上静脉**　与甲状腺上动脉伴行,汇入颈内静脉。

2. **甲状腺中静脉**　直接汇入颈内静脉。

3. **甲状腺下静脉**　起自甲状腺下极和峡部,汇入无名静脉或颈内静脉。

四、淋巴回流

纪念 Sloan-Kettering 癌症中心将颈部淋巴结分区划分为 7 个区(图 17-1)。甲状腺淋巴均流入同侧Ⅲ、Ⅳ、Ⅵ和Ⅱ区,Ⅴ区很少。中央区淋巴结(这些淋巴结主要沿喉返神经、甲状腺上下动脉以及锥体叶分布),包括位于喉前(Delphian 淋巴结或环甲膜淋巴结)和气管食管沟淋巴结,在甲状腺癌的转移中有重要地位,这些淋巴结的受累会侵犯喉返神经、气管

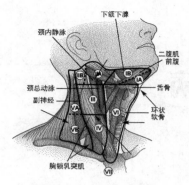

图 17-1　颈部淋巴结分区

Ⅰ组是颏下组和颌下组淋巴结；Ⅱ组是颈内静脉淋巴结上组，即二腹肌下，相当于颅底至舌骨水平，前界为胸骨舌骨肌侧缘，后界为胸锁乳突肌后缘，为该肌所覆盖；Ⅲ组是颈内静脉淋巴结中组，从舌骨水平至肩胛舌骨肌下腹与颈内静脉交叉处；Ⅳ组是颈内静脉淋巴结下组，从肩胛舌骨肌下腹到锁骨上；Ⅴ组颈后三角组或称副神经淋巴结，包括锁骨上淋巴结，后界为斜方肌，前界为胸锁乳突肌后缘，下界为锁骨；Ⅵ组或称中央区淋巴结，是内脏周围淋巴结（上起舌骨，下至胸骨上切迹，两侧为双侧的颈动脉鞘），包括位于喉前（Delphian 淋巴结或环甲膜淋巴结）、气管前、气管旁、气管食管沟内的淋巴结和位于甲状腺附近的甲状腺周围淋巴结。Ⅶ组是上纵隔淋巴结，位于前上纵隔和气管食管沟的淋巴结，上起胸骨上切迹下至头臂干

或食管。甲状腺癌淋巴转移时，首先是转移至中央区淋巴结。

五、毗邻神经和甲状旁腺

1. 喉返神经

（1）行程：喉返神经行于气管食管沟内，与甲状腺背面内侧的关系密切。①右侧喉返神经向后勾绕锁骨下动脉，由外向内斜行，一般在甲状腺下动脉深面越过甲状腺下动脉后进入气管食管沟，然后，紧贴 Berry 韧带（甲状腺悬韧带）背侧上行，在环甲肌下缘环甲关节水平入喉。喉返神经在入喉前 2.5 cm 的范围内容易显露。不返的喉返神经的发生率约 1%，主要见于右侧，此时的喉返神经在环状软骨水平呈直角从迷走神经发出进入甲状腺，很容易被误认为甲状腺下动脉而切断。**右侧不返喉返神经一般都伴右锁骨下动脉起始异常。**②左侧喉返神经在纵隔内向后勾绕主动脉弓，进入气管食管沟。在整个颈段，左侧喉返神经都在气管食管沟内平行上升。

Beahrs 三角的内侧边为喉返神经，底边为甲状腺下动脉，外侧边为颈总动脉。傅培彬把内侧边改为气管，称为喉返神经三角，因为气管在手术中容易识别，**喉返神经位于三角的内侧，一般在甲状腺下动脉深面。**

（2）分支：喉返神经分成内外两支。内支是感觉支，分布于声门下区喉黏膜；外支是运动支，支配喉内肌。偶尔，喉返神经在出胸廓口后即分支（正常情况下是距入喉 2 cm 之内分叉），此时的分支容易损伤。若遇到喉返神经过细（正常约 0.8～1 mm 直径），应引起注意。

2. 喉上神经　Cernea 发现 50% 以上的喉上神经外支与甲状腺上极的距离短于 1 cm。

（1）行程：喉上神经与甲状腺上动脉的分支伴行，其外支在甲状腺上极的深面、在 Joll 三角内进入环甲肌。Joll 三角又称胸甲喉三角（sternothyrolaryngeal triangle），外侧边是甲状腺上极，内侧边为正中线，上边是颈前带肌。

（2）分支：喉上神经分成内外两支。内支是感觉支，分布于声门上区喉黏膜上；外支是运动支，司环甲肌运动。

3. 甲状旁腺　见本章第九节。

六、生理

甲状腺有两组不同的激素分泌细胞。

1. 滤泡细胞 甲状腺的滤泡细胞最初起源于前肠底。甲状腺的腺泡细胞可分泌、储存和释放三碘甲腺原氨酸(T_3)和甲状腺素(T_4,四碘甲腺原氨酸)。

（1）甲状腺激素的合成与释放：①摄碘：滤泡细胞摄碘是甲状腺激素合成的限速步骤,是逆化学电梯度的过程；②碘活化：在滤泡细胞顶端膜过氧化酶的催化氧化下使碘有机化（活化）；③碘化：活化碘与酪氨酸残基结合成 T_3 和 T_4；④储存和释放：T_3 和 T_4 与甲状腺球蛋白结合,被泌出滤泡细胞,储存于滤泡内,在需要时以 T_3 和 T_4 的形式释入血流；⑤调节：T_3 和 T_4 的合成释放受垂体的 TSH 以及下丘脑的促甲状腺素释放激素（TRH）的调节,受循环中 T_3 和 T_4 水平的负反馈调节。

（2）甲状腺激素的功能：主要调节基础代谢率。①激活产能呼吸过程,使代谢率增加、耗氧增加；②增强糖原分解,使血糖上升；③增加儿茶酚胺对机体神经肌肉代谢及循环的作用。结果表现为兴奋、易怒、肌肉震颤、乏力,以及脉率快、心排出量多和血流加快。这些作用可被普萘洛尔等 β-受体阻滞剂阻断。

（3）碘缺乏与碘过多对机体的影响：缺碘与结节性甲状腺肿和滤泡状甲状腺癌的发生有关,碘过多与 Graves 病和 Hashimoto 甲状腺炎的发生有关。大剂量碘对人体的效应比较复杂,起初是碘的有机化增加,随后的效应为抑制甲状腺素释放,称为 Wolff-Chaikoff 效应,该效应是暂时的。

2. 腺泡旁细胞（C 细胞） 这些细胞源于后腮体,属胺前体摄取脱羧（APUD）细胞系统。C 细胞分泌降钙素,抑制破骨细胞活性从而降低血钙浓度。降钙素对血清钙水平的调节并不起主要作用,甲状腺全切术后降钙素缺乏似乎无不良生理影响。

第二节 甲状腺结节的诊断和处理原则

甲状腺单发结节在临床上很常见,并且其发生率在不断攀升,可能的原因是影像检查条件发展和普及。无论是可触及的和不可触及的甲状腺结节,其发生率都随年龄而上升。1%的男性和 5% 的女性可以触及有甲状腺结节,超声波可以发现 19%～67% 的人有甲状腺结节。绝大多数甲状腺结节是良性结节,约 5% 为恶性。甲状腺结节诊断的目标是防止遗漏恶性病灶,防止误诊。

【易患因素】 绝大多数病人的临床表现无特征性。对男性、小儿、头颈部既往有放射线接触史的人、年龄<25 岁或>60 岁者、肿物生长快、发音嘶哑、气管移位、甲状旁腺功能亢进者、冷结节者、家族中有 MEN 史者、Gardner 综合征者应考虑到甲状腺癌之可能。

【年龄差】 小儿甲状腺结节中 50% 为恶性；育龄期妇女的甲状腺结节大多为良性；40岁后的甲状腺结节,癌的发生率约每十年递增 10%。

【性别差】 甲状腺癌多见于女性；良性甲状腺结节多见于女性；男性甲状腺结节恶性的可能性比女性大。

【甲状腺癌家族史】 5%～10% 的甲状腺髓样癌有明显的家族史,往往合并有嗜铬细胞瘤等病。其他甲状腺癌无家族遗传倾向。

【放射线接触史】 头颈区有 X 线辐射史者甲状腺癌的发病率增加 5～10 倍,放射剂量可以低至 50 rad,高至 6 000 rad。常用放射治疗的疾病有:婴幼儿期胸腺肿大、儿童期扁桃体肿大、淋巴腺样增殖、先天性头颈部血管瘤、寻常痤疮和 Hodgkin 病。**接受放射治疗的儿童易发生甲状腺癌**。放射线接触后所致的甲状腺癌其潜伏时间与接触放射线时病人的年龄有明确关系。婴幼儿时接触放射线,甲状腺癌的平均隐伏时间是 10～12 年;青春期接触放射线,平均隐伏时间是 20～25 年;成人为 30 年。放射线接触后所致的甲状腺癌与无放射线接触史的甲状腺癌在组织学上无明显差别。

【结节的特点】 重点注意结节的硬度、表面光滑度和活动度。

1. 质地 硬结节表面高低不平提示恶性,软结节表面光滑多提示良性;但恶性结节囊性变后触诊软,良性结节钙化后触诊硬。

2. 浸润情况 ①结节侵入颈前肌群或气管提示恶性,但恶性结节并不都有浸润体征,此时与良性结节鉴别困难。②甲状腺手术前应常规检查声带。病侧声带麻痹多提示甲状腺癌侵犯喉返神经。声带麻痹不一定伴发音改变,必须通过喉镜证实。

3. 结节数目与囊实性 20％的单发结节为恶性;5％～10％的多发性甲状腺结节为恶性;4％的甲状腺囊性结节为恶性。40％的甲状腺癌表现为多发结节。

(1) 孤立性甲状腺结节硬、固定、伴有声带麻痹者或扪及颈淋巴结肿大者,结节为恶性的可能性极大,单凭体检即有手术指征。男性孤立性甲状腺结节和 20 岁以下的女性孤立性甲状腺结节,都应考虑甲状腺癌之可能。

(2) 多发性甲状腺结节多为良性,一般无需手术治疗。例外:扪及可疑的硬结节、有压迫症状影响呼吸或吞咽。多发结节经皮细针穿刺诊断困难,为明确诊断须行手术切除。

4. 生长方式 突然出现的结节应考虑甲状腺癌或良性甲状腺结节瘤内出血。良性甲状腺结节瘤内出血的特点是局部原来有肿块、结节突然增大时伴有疼痛、结节表面光滑、颈淋巴结不大,超声检查可发现结节为囊性。

【淋巴结情况】 同侧淋巴结肿大提示甲状腺癌。在儿童,50％的甲状腺癌是因颈淋巴结肿大就医而发现的。

【特殊检查】 甲状腺肿块的辅助检查(表 17-1)要求先排除甲状腺功能亢进和癌症。

表 17-1 甲状腺肿块的辅助检查

必查项目
- 血清:TSH(如果低于正常,需加查 T_3、T_4 和核素扫描)、甲状腺自身抗体
- 超声检查了解结节是囊性抑或实质性
- 对可触及肿块行细针穿刺细胞学检查(FNA);超声导引下的 FNA 能降低 Bethesda I(表 17-3)发生率

选查项目
- 校正血清钙浓度
- 血降钙素值(就髓样癌来讲,也可以用癌胚抗原筛查代之)
- 影像检查:胸部 X 线了解胸廓入口处是否有气管移位或是否存在胸骨后甲状腺肿;已经诊断为甲状腺癌的病人、某些再手术的病人以及某些胸骨后甲状腺肿的病人应该做超声、CT 和 MRI 扫描;如果甲状腺肿块伴有毒性症状就应该做放射性核素扫描

1. 甲状腺功能试验 几乎所有的癌性甲状腺组织都没有功能,高功能甲状腺癌在甲状腺癌中占不足 1％,多数甲状腺腺瘤样增生性结节也都无功能。

2. **抗甲状腺抗体** 桥本甲状腺炎病人血清抗甲状腺抗体升高。要注意的是,甲状腺癌可以与桥本甲状腺炎并存,因此该抗体升高不能排除甲状腺癌。

3. **降钙素** 髓样癌病人血清降钙素水平升高。

4. **超声显像** 有证据表明,超声显像在确定甲状腺结节的位置和特性(囊性抑或实质性)方面极为有效(表 17-2)。纯囊性结节均为良性(纯囊性结节仅占甲状腺结节总数的1%～5%),混合性结节 4% 为恶性,实质性结节 20% 为恶性。甲状腺结节的高危特征按其重要性排序为:微钙化、低回声、边缘不规则,高度≥宽度(呈圆形提示生长快张力大,又称站立性生长结节)。结节的血供主要对滤泡状甲状腺癌的预测有意义。

表 17-2　ATA 甲状腺结节的超声类型、恶性风险以及细针穿刺指南

超声类型	超声特征	恶性风险	依据长径的 FNA 指南
高危	实性低回声结节或囊实混合结节内有实性低回声成分,同时有下列一种或多种表现:边缘不规则(浸润或微分叶)、微钙化、高≥宽、间断环状钙化伴少量软组织外凸、腺体外侵犯证据	＞70%～90%	对 ≥ 1.0 cm 的结节推荐 FNA
中危	边缘光滑的实性低回声结节,没有微钙化、甲状腺外侵犯证据或高＞宽	10%～20%	对 ≥ 1.0 cm 的结节推荐 FNA
低危	等回声或高回声结节,或实性成分偏心的囊实混合结节,并且无微钙化、边缘不规则或甲状腺外侵犯证据,或高 ≥ 宽	5%～10%	对 ≥ 1.5 cm 的结节推荐 FNA
极低危	海绵状结节或囊实混合结节,且无上述低危、中危、高危的超声特征	＜3%	对 ≥ 2 cm 的结节推荐 FNA,也可以考虑观察
良性	纯囊性结节(无实性成分)	＜1%	不考虑 FNA,有症状或影响外观者可以考虑穿刺抽吸

引自:Townsend CM, Jr, R. Beauchamp RD, Evers BM, Mattox KL. eds. Sabiston textbook of surgery: the biological basis of modern surgical practice. 21th edition. Elsevier Inc. 2022:894.

ATA ＝ American Thyroid Association ＝ 美国甲状腺协会。

良性反应增生性淋巴结的超声特征:呈椭圆形,长径与短径之比 ＞ 2。皮髓质结构清晰,结门居中,基本无淋巴结融合。肿大的淋巴结对周围组织及大血管无挤压征象。血流信号呈现向结门部集中的放射状分布或沿髓质走行。峰值血流速度和阻力指数较低。

淋巴结转移癌的超声特征:呈圆形或分叶状,长径与短径之比 ＜ 2。内部回声结构失常,髓质回声消失或变窄呈细线状,皮质呈不均质的低回声,并可有非均匀增宽结门偏心,淋巴结之间多有融合。肿大的淋巴结对周围组织及大血管有挤压和浸润等征象。结内血流信号分布不规则,无一定排列方向。峰值血流速度和阻力指数一般偏高。

5. **穿刺活检** 目的是获取肿物组织进行组织病理或细胞病理学检查,明确诊断,拟定治疗方案。除手术外,穿刺活检是判断甲状腺结节良恶性的最佳诊断手段。说到底,所有≥1 cm 的甲状腺结节和有些＜1 cm 的高度怀疑病灶,如果暂时不考虑手术处理,都应该用FNA 活检做评估。病人最好取半坐位头后仰(Fowler position,理发剃须体位),小病灶可以采用超声导引下的细针穿刺细胞学检查(UG－FNA)。囊液不能提供有价值信息,要求穿刺实质部分,采用超声显像引导,可以减少"无法诊断"和"标本不满意"的发生率。

表 17-3　2017 版甲状腺细胞病理学 Bethesda 报告系统（TBSRTC）

诊断类别 （Bethesda 数）	在 NIFTP≠癌时的 恶性风险	在 NIFTP＝癌时的 恶性风险	一般处理措施
标本无法诊断或不满意（Ⅰ）	5%～10%	5%～10%	再次在超声引导下做 FNA
良性（Ⅱ）	0%～3%	0%～3%	临床和超声随访
AUS/FLUS（Ⅲ）	6%～18%	說 10%～30%	再次做 FNA、分子检测或腺叶切除
FN/SFN（Ⅳ）	10%～40%	25%～40%	分子检测或腺叶切除
可疑恶性肿瘤（Ⅴ）	45%～60%	50%～75%	近-全甲状腺切除或腺叶切除
恶性肿瘤（Ⅵ）	94%～96%	97%～99%	近-全甲状腺切除或腺叶切除

引自：Townsend CM，Jr，R. Beauchamp RD，Evers BM，Mattox KL．eds. Sabiston textbook of surgery：the biological basis of modern surgical practice. 21th edition. Elsevier Inc. 2022：897.

AUS/FLUS ＝ atypia of undetermined significance or follicular lesion of undetermined significance ＝ 意义不明确的非典型病变/意义不明确的滤泡性病变；FN/SFN ＝ follicular neoplasm or suspicious forfollicular neoplasm ＝ 滤泡性肿瘤/可疑滤泡性肿瘤；FNA ＝ fine－needle aspiration ＝ 细针穿刺细胞学检查；NIFTP ＝ noninvasive follicular thyroid neoplasm with papillary－like nuclear features ＝ 乳头状核特征的非浸润性滤泡性甲状腺肿瘤。

FNA 的缺点是不能区别滤泡性癌或瘤。滤泡状癌的诊断依据是见到包膜或血管有滤泡细胞侵犯，仅依据细胞学无法做出诊断。如果 FNA 见到的是滤泡细胞，确诊和排除滤泡状癌最终还取决于切除标本的全面组织学检查。如果 FNA 显示的是滤泡性肿瘤，应该考虑腺叶切除或全甲状腺切除，除非[123]I 摄取扫描所见符合自主功能性结节。如果 FNA 结果怀疑为恶性，但不能确诊，这种 FNA 结果似乎 50% 以上为恶性。如果 FNA 结果为"不能确定"，建议选择再次穿刺、切除或对结节密切随访。

抽吸物中存在胶质和巨噬细胞，高度提示为良性病灶。医生必须懂得该诊断仅仅是依据抽吸物做出，毗邻的组织或该结节中的另一部分组织可能就有癌细胞。据报道，FNA 的假阴性率为 1%～6%。因此，对 FNA 诊断的良性结节应该在初次 FNA 后 6～18 个月做动态超声复查。如果超声复查所见无变化，就每隔 3～5 年复查一次。如果超声显像提示肿块的体积增大超过 50%，或长径和短径都增加了 20%，就应该再次做UG－FNA。

与单发性甲状腺结节相比，多发性甲状腺结节的病人恶性风险相同，但是就每个结节来看，其恶性风险比单发性结节低。因此，对大于 1 cm 的多发性甲状腺结节病人来讲，一种合理的处置方法就是对那些超声检查有怀疑的结节做 FNA 活检。如果多发性结节病人的放射性核素扫描显示为低功能结节，就应该对这些冷结节做 FNA。

6. 放射性核素甲状腺扫描　如今已经很少应用。它对低水平的 TSH 病人可了解是否有"热"结节。20% 的冷结节为恶性肿瘤，40% 的甲状腺癌有一定的放射性示踪剂摄取能力，因此[131]I 扫描"热"结节，基本可排除甲状腺癌；"冷"结节则需要进一步鉴别结节的良恶性，因为它很难对良性"冷"结节和恶性"冷"结节进行鉴别。

与放射性碘不同，[99m]Tc 过锝酸盐尽管可被甲状腺摄取，但这种摄取不具有器官特异性。放射性碘扫描的"冷"结节在[99m]Tc 扫描时也应为"冷"结节。血供增加的甲状腺肿瘤在[99m]Tc 过锝酸盐扫描时也可表现为"热"结节，因此对[99m]Tc 扫描的甲状腺"热"结节应加做放射性碘扫描来判断结节的功能。也就是说，[99m]Tc 甲状腺扫描不能取代放射性碘扫描，[99m]Tc

甲状腺扫描对良恶性甲状腺结节的鉴别也不如[131]I。

【治疗决策】　甲状腺结节的治疗决策制定取决于采用前文所述的结构化处置(见表 17-1)，所有患甲状腺结节的病人都应该做甲状腺功能检查(至少应该查血 TSH)。

1. **如果甲状腺结节病人有甲状腺功能亢进**　就应该做放射性核素摄取扫描来证实是否为热结节。如果是热结节，就应该对病人采用甲状腺抑制治疗，观察 6 个月评价抑制治疗是否有效。如果抑制治疗失败，一般就应该采取手术治疗(通常是腺叶切除术)。

2. **如果甲状腺结节病人甲状腺功能正常**　下一步就是做超声检查。超声下的囊性病灶一般都是良性病灶，不过也可能是囊性乳头状癌(尽管罕见)。

(1) 囊性病灶的处理方法是穿刺抽吸；如果抽出物为血性或可疑血性，应该将抽出物送细胞学检查。于抽吸后 6 个月复查。如果囊肿复发就应该考虑手术切除。

(2) 如果超声发现结节为实质性或囊实混合性，决策制定就需要依据其他信息——病史、体格检查和影像检查是否有恶性肿瘤的风险因素，有些病人无论进一步的检查结果如何都应该选择切除术。在大多数病人，如果暂时不考虑手术切除，就应该选择 FNA。FNA 可以用于诊断乳头状癌，对髓样癌和未分化癌也有很好的提示作用。但是，FNA 无法诊断滤泡状癌，也不能对良性诊断下肯定意见。因此，风险评估至关重要，一定要告诫实质性结节的病人"FNA 的诊断正确率是无法保证的"。

■ 最大瘤径大于 1 cm，原则上选择手术治疗。
■ 最大瘤径大于 0.5 cm，小于 1 cm，原则上建议临床随访观察，下列情况可以考虑 UG-FNA：①肿块浸润邻近结构；②Berry 韧带附近的肿块，因为该韧带与喉返神经毗邻；③FNA 异形性明显，怀疑未分化癌；④伴明显淋巴结转移者；⑤随访中增大的肿块。
■ 最大瘤径不足 0.5 cm，原则上不建议 UG-FNA。

3. **其他**　超声检查的普及提升了微小甲状腺癌的发生率。这些病人大多是小于 1 cm 的无症状的乳头状癌。这些病灶的治愈率很高，外科手术死亡率几乎为零。

用外源性甲状腺激素替代来抑制内源性 TSH 从而抑制甲状腺结节的方案正在失宠，因为该方法既不敏感，也缺乏特异性。人们发现，仅 20%～30% 的结节在用抑制治疗后会缩小。

与成人相比，儿童甲状腺结节的恶性频率更高，但一般来讲，其评估流程与成人并无不同。

【手术原则】

1. **切除范围**　取决于癌瘤的组织类型、肿瘤的生物学行为、肿瘤的范围和术中所见。对局限于一叶的单发结节，至少应切除病侧全叶。不要做单纯结节摘除，因为腺叶切除有利于病理医师对结节与被膜的关系以及周围甲状腺组织的关系进行评估。

2. **术中快速病理**　①若术中肉眼观为良性，快速病检为良性，而常规病理报告为乳头状腺癌或滤泡状腺癌，可根据肿瘤的生物学行为考虑是否再次手术。②若术中肉眼观为恶性，肿瘤局限于一叶，周围组织未受累，宜行病侧腺叶、峡部和对侧腺叶次全切除术。③全甲状腺切除术的适应证是存在高危因素[癌灶 ≥ 4 cm；肉眼甲状腺外侵犯；远处转移证据；辐射所致的分化型甲状腺癌(DTC)；甲状腺非髓样甲状腺癌；双侧多灶 DTC]。

3. **肉眼淋巴结转移**　宜行颈淋巴结清除术。颌下区和颏下区淋巴结可不清除，保留颈内静脉和胸锁乳突肌。预防性颈淋巴结清除术有害无益。

4. **仔细操作**　保护甲状旁腺和喉返神经，甲状旁腺的血供破坏后应立即将甲状旁腺种

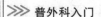

植于骨骼肌内。

5. 双侧全甲状腺切除　这种术式的并发症发生率远比次全甲状腺切除高,尤其容易发生甲状旁腺功能减退。要尽量避免全甲状腺切除术,实践证明广泛切除并未提高疗效。

第三节　甲状腺的先天性疾病

胚胎早期甲状腺在正中舌隆突(tuberculum impar)与鳃下隆起(hypobranchial eminence)之间形成,然后从舌根部盲孔处向尾侧下降(参见本章第一节)。

一、甲状腺下降异常

下降异常的甲状腺可以位于舌根部盲孔处、颈部中线或纵隔内,甚至可以在横隔、胆囊、胆总管、阴道、腹股沟和后腹膜见到异位甲状腺组织。

（一）声门甲状腺

声门甲状腺是指甲状腺未下降至颈部,仍然位于舌根部。

【临床表现】　该部位的甲状腺肿可造成梗阻或发音困难。

【诊断】　方法有间接喉镜和放射性碘甲状腺扫描。一定要注意与甲状舌管囊肿鉴别,一般可以做超声检查,特异性检查是放射性碘甲状腺扫描。

【治疗】　声门甲状腺的功能多不足,因此首选甲状腺素片口服,抑制促甲状腺素(TSH)。若病人有梗阻症状,尤其当甲状腺素片口服效果不佳时,可考虑手术治疗。

（二）颈部中线区的异位甲状腺

对舌根水平以下颈前中线区的肿物应考虑到异位甲状腺的可能性并常规行放射性碘甲状腺扫描检查,明确甲状腺的存在与否,防止肿块切除后发生甲状腺功能不足。

（三）纵隔甲状腺

又称胸骨后甲状腺,绝大多数位于前上纵隔。可分为两种情况:①正常位甲状腺肿大后向胸骨后扩展形成胸骨后甲状腺肿;②胚胎期甲状腺异常下降进入纵隔。

【诊断】

（1）正常甲状腺组织具有摄取放射性碘的功能,因此纵隔甲状腺可通过放射性碘甲状腺扫描来诊断。

（2）胸骨后甲状腺肿是甲状腺的腺瘤性增生,摄碘功能差。①胸骨后甲状腺肿多见于老年人;②常伴有气管食管压迫症状;③口服甲状腺素片抑制 TSH 等非手术治疗措施常不能解除压迫症状。

【治疗】　有压迫症状时或纵隔肿物诊断不明时应手术治疗。胸骨后甲状腺肿手术多不必切开胸骨,绝大多数可通过颈部切口切除,因为这种甲状腺的血供来自颈部。

二、甲状舌管囊肿或窦道

若甲状腺舌管退化不全,则可在正中线舌盲孔与甲状腺峡部之间的任何部位形成囊性肿物。最常见于颈前中线舌骨水平。该肿物跨过舌骨中部,与舌根部相连。肿物可以因上呼吸道感染而增大,或发生感染,或破溃形成瘘。瘘管大都直行向下,管道长短不一,可为完全性瘘或为内、外盲管。重要的是在手术切除甲状舌管囊肿前,必须确认该囊性肿物不是该病人体内唯一的甲状腺组织。确认的手段有触诊、超声和甲状腺核素显像。

【临床表现】　①肿物可为实质性也可为囊性,可与皮肤相通形成窦道;②可见于任何年龄,儿童多见;③三分之一的病人有囊肿感染炎症史。

【治疗】　甲状舌管囊肿的治疗方法是手术切除。一般采用 Sistrunk 手术,将囊肿、舌骨中段和一小段舌根部组织一并切除。

【手术要点】

(1) 一定要检查病人的口腔,了解盲孔周围有无甲状舌管的开口。

(2) 以囊肿为中心,顺皮纹方向切开皮肤和颈阔肌。在颈阔肌深面解剖皮瓣,向下越过囊肿的下缘,向上至舌骨上缘约 1 厘米。

(3) 在正中线切开颈深筋膜,向两侧牵开胸骨舌骨肌,显露囊肿。沿囊肿朝舌骨方向分离囊肿。

(4) 囊肿经常紧贴在舌骨后面向上走行,必须将舌骨中段切除,才能获得良好显露。先在舌骨中段下缘分离和切断两侧胸骨舌骨肌,再分离和切断其上缘的下颌舌骨肌和颏舌骨肌,然后用骨剪将舌骨中段剪除,被剪除的舌骨仍与囊肿壁相连。

(5) 用组织钳轻轻地提起被剪除的舌骨,仔细剥离囊肿,向上追踪至舌盲孔处。囊肿切除后,间断缝合舌骨,若缝合有困难,亦可不缝。切口内留一根橡胶皮片引流。实质性肿物要送病理检查。

三、鳃裂异常

【病理特征】　鳃裂的任何部分持续存在会导致囊肿(最常见)、窦道或瘘。

1. **第 1 鳃裂异常**　常见表现是腮腺、胸锁乳突肌上端和耳周的无痛性肿块。依据组织类型、管道的位置和方向以及与面神经的关系,第 1 鳃裂异常又有 I 型和 II 型之分。

第 1 鳃裂窦道或囊肿经过面神经的上方或下方,耳前下方囊肿可能会取代神经的位置,将神经向上或向下推挤。在切除囊肿时,外科医生必须小心保护神经。

2. **第 2 鳃裂异常最常见**　该畸形自扁桃体窝行向尾侧,经茎突舌骨肌深面,舌咽神经和舌下神经浅面,在颈外和颈内动脉之间下行,在胸锁乳突肌前缘开口于皮肤(图 17-2)。在第 2 鳃裂或第 2 鳃囊瘘管路径的上方会发现几支神经:

- 面神经的下颌支和颈支。
- 副神经:当从胸锁乳突肌上游离囊肿或瘘管时,常常会被损伤。
- 舌下神经襻:可能会被随意切断。
- 舌下神经(瘘管会在颈总动脉分叉的上方穿过该神经)。
- 喉上神经。
- 迷走神经:走行同颈动脉(瘘管在颈动脉分叉水平附近经过该神经)。

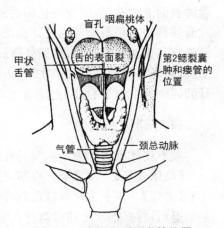

图 17-2　常见腮裂异常的位置

颈总动脉分叉上方的颈内、外动脉特别易受损伤,因为第 2 裂囊肿或第 2 瘘管的路径恰位于分叉处。

3. **第 3 鳃裂瘘**　其瘘道位于颈外动脉和颈内动脉深面,舌咽神经深面,舌下神经浅面,在喉上神经内支上方穿甲状舌骨膜开口于梨状窝。

【临床表现】

1. **瘘管** 瘘管是明显的管状结构,有内外两个口,既与皮肤相通,也与上消化道相通。

颈耳瘘管从下颌角的皮肤延伸并开口在外耳道,这些瘘管位于面神经的前方,偶尔位于面神经的后方,它们是第 1 鳃裂的腹侧残迹。

颈部外侧的瘘管几乎总是来自第 2 鳃裂和鳃囊。它们起始自第 3 颈椎的下方、胸锁乳突肌的前缘,向上经过颈阔肌和深筋膜,在舌骨上方转向内侧,经过茎突舌骨肌和二腹肌后腹的下方、舌下神经前方、颈内外动脉之间,在咽峡后脚上半部的前面进入咽部。它可能开口在扁桃体上窝,甚至是扁桃体自身。

2. **窦道** 窦道通过一条管道与内脏或外界相通。外窦道开口于皮肤,以胸锁乳突肌前缘最常见;内窦道开口于咽,常常不典型,因此很难觉察。

3. **囊肿** 囊肿位于鳃囊或鳃裂的路径上,内衬鳞状上皮或纤毛上皮,既不与外界相通,也不与内脏相通。表浅的囊肿位于胸锁乳突肌的前缘,较深的囊肿位于颈静脉处或颈动脉分叉处。位于咽壁深至颈动脉的囊肿的分层与纤毛上皮一致。

【手术要点】 鳃囊肿多发生在下颌角稍下方的舌骨水平附近;鳃瘘则常见于胸锁乳突肌的前缘,管道长短不一,长者可由颈内、外动脉之间上行,开口于颚扁桃体附近,管道狭窄、弯曲,不易用探针探测。

1. **急性感染期** 宜先行抗感染或行脓肿切开引流,待急性感染完全消失后,再择期手术切除囊肿或瘘管。

2. **术前准备** 手术前一日用圆针头向瘘管内注入亚甲蓝溶液染色,有助于手术时辨认管道的走径。诊断有困难时或为了明确瘘管的长度和走向,手术前可行瘘管 X 线造影。长的瘘管往往需要在高位另做一个横切口,以便将瘘管分离至高位,防止复发。

3. **手术操作** 以囊肿为中心,沿皮纹方向做一切口,切开颈阔肌,在其深面向上、下解剖皮瓣,范围以充分显露囊肿为准则。切开颈深筋膜,将胸锁乳突肌拉向后侧。切开覆被在囊肿表面上的筋膜,沿囊肿包膜的外面进行分离。剥离至颈内、外动脉分叉部位时,必须注意囊肿是否有蒂与咽部相连。在切口的外侧端操作时,应注意勿损伤**耳大神经**(该神经位于颈阔肌与颈深筋膜之间,贴颈外静脉后侧)。解剖至下颌骨下缘时须妥善保护面神经下颌缘**支**(该神经与面动静脉关系密切)。注意:切口的外侧端颈阔肌的深面有颈外静脉,在颈外静脉的后侧自上而下有耳大、颈前和锁骨上皮神经,应该尽可能保护之。

四、颏下皮样囊肿

颏下皮样囊肿是第 1 鳃裂的外胚层遗留在颏下组织中而发生的。

【临床表现】 多见于青春期,位于颈中线舌骨与下颌骨之间。可以发生感染。

【治疗】 颏下皮样囊肿在急性感染期,应先予以抗感染或脓肿切开引流,待急性炎症完全消退后,再择期手术切除囊肿。

【手术要点】 一般选用局部浸润麻醉,儿童以气管插管全身麻醉为宜。

以肿瘤为中心,顺皮纹方向做一弧形切口。切开皮肤、皮下组织及颈阔肌,在颈阔肌的深面向上、下解剖皮瓣,上至下颌骨下缘,下至舌骨上缘。在正中线切开颈深筋膜及两侧下颌舌骨肌在中间的连接线,将二腹肌的前腹与下颌舌骨肌一起从中线向两旁拉开,显露囊肿壁。沿囊肿壁向两旁及其深面进行分离。将囊肿翻向上方,继续从囊肿的深面进行剥离至舌基底部,然后切除之。切口内置一橡皮片引流,分层间断缝合下颌舌骨肌、颈阔肌和皮肤。

五、囊性淋巴管瘤

由于淋巴管增生和扩张而成的淋巴管瘤(lymph - vessel tumor)是一种良性肿瘤,主要由内皮细胞排列的管腔构成,而其中充满淋巴液。因组织结构不同,临床上又分为毛细淋巴管瘤、海绵状淋巴管瘤和囊性淋巴管瘤三种类型。儿童发病多见,成人也可发病,肿瘤生长缓慢,自行消退罕见。

囊性淋巴管瘤又名囊状水瘤(cystic hygroma),是一种充满淋巴液的先天囊肿。与周围正常淋巴管不相连,主要来源于胚胎的迷走淋巴组织。

胚胎时,颈内静脉与锁骨下静脉交界处膨大成囊称为颈囊,即胚胎淋巴系的原基,部分淋巴系统由颈囊发育而成。囊性淋巴管瘤发生自颈囊的残留体,往往为多房性。

【临床表现】 常见于婴儿,好发于胸锁乳突肌的后侧、锁骨上方的皮下组织内。也可生长在锁骨下方向腋窝伸展。位于颈深筋膜下的囊状水瘤,可向纵隔内扩展。腹股沟及腘窝也可发生。常似拳头般大,缓慢生长,由于与皮肤无粘连,肿物表面皮肤无变化。肿块柔软,囊性,分叶状结构,能透光,具有轻微可压缩性。用针穿刺可抽出草黄色胆固醇结晶液性、透明,很快凝固,与淋巴液性质相似。无压迫时临床上没有任何自觉症状,体积过大时视囊性淋巴瘤生长部位而产生相关的症状。继发感染,弥漫性肿可加剧压迫症状。一般没有疼痛,除非合并有感染或出血。

首选影像检查手段是 MRI。

【治疗】 治疗原则是彻底切除囊状水瘤,即便是很小块的囊壁残留,也可引起复发或并发淋巴漏或继发感染。术中应该注意保护重要的神经和血管。抽吸后,用聚桂醇局部注射**硬化治疗**。

(1)小的局限性淋巴管瘤可以全部切除后直接缝合,范围较大者可做部分切除或分期切除,以改善功能与外形。囊性水瘤要尽可能彻底摘除。

(2)淋巴管瘤继发感染时遵循外科感染的治疗原则。炎症每发作一次,就可增大瘤体体积及硬度,因此保持口腔卫生,避免创伤都很重要。

(3)冷冻或激光治疗,适用于小的舌、唇、颊部的淋巴管瘤,可以控制及缩小肿瘤。

【手术要点】 以肿瘤为中心,顺皮纹方向切开。切口的两端应超出肿瘤边缘少许。在颈阔肌的深面向上、下解剖皮瓣,范围以越过肿瘤边缘为准。必要时,可将颈外静脉结扎、切断。囊状水瘤的囊壁甚薄,要求操作手法轻柔。

六、畸胎瘤和皮样囊肿

畸胎瘤(teratomas)和皮样囊肿(dermoid cysts):畸胎瘤由外胚层、中胚层和内胚层组成,每种组织的分化程度不一。皮样囊肿仅含外胚层和中胚层,比畸胎瘤更常见。畸胎瘤和皮样囊肿都可以表现为颈部肿块,有些可以在产前超声检查时发现。

第四节　甲状腺功能亢进症

　　原发性甲状腺功能亢进症又称 Graves 病或弥漫性毒性非结节性甲状腺肿。

　　继发性甲状腺功能亢进症常见的有 Plummer 病和高功能腺瘤。Plummer 病又称毒性结节性甲状腺肿,其甲状腺内有单个或多个功能亢进的结节,其余甲状腺组织功能正常。

　　甲状腺功能亢进症的男女发病率之比为 1∶4;Graves 病男女发病率之比为 1∶8,70% 的 Graves 病发生在 20～40 岁,Plummer 病多发生在 40 岁以上。

一、原发性甲状腺功能亢进症

　　【发病机理】　Graves 病的确切机制还不清楚,遗传易感性的作用不可忽视。以往认为 Graves 病病人循环中存在长效甲状腺刺激球蛋白(LATS),从而刺激甲状腺素分泌。其实,许多抗体都可以与滤泡细胞膜上的 TSH 受体结合,从而刺激甲状腺产生和分泌甲状腺激素,同时调节正常甲状腺功能的负反馈系统的敏感性丧失,并发展为甲状腺功能亢进。Graves 病有自限性,成人为 1～2 年,儿童为 3～6 个月。

　　【诊断】　甲状腺功能亢进症的诊断偶尔很困难,没有哪项指标能取代其他指标作出诊断,需要综合分析临床和实验室检查。

　　1. 高代谢症群

　　(1) 症状:心悸、多汗、怕热、急躁、失眠、兴奋、消瘦和乏力。

　　(2) 体征:脉快有力,脉压增大,甲状腺血管杂音、手和舌震颤、心律不齐和睑裂增宽。

　　2. 黏多糖异常沉积和圆细胞浸润　许多病人有眼征(凝视时瞬目延迟、眼睑水肿和球结膜水肿、突眼、眶周组织畸形、视神经受累及失明);少数病人有胫前水肿。眼球突出和胫前黏液性水肿的发病机理尚未明确。

　　3. 基础代谢率(BMR)概测

　　(1) 计算公式:BMR ＝ 脉率＋脉压(mmHg)－111

　　(2) 正常值为±10%;＋20%～＋30% 为轻度甲状腺功能亢进;＋30%～＋60% 为中度甲状腺功能亢进;＞＋60% 为重度甲状腺功能亢进。

　　4. 放射免疫分析测定血清总 T_4、T_3 和 T_3 树脂摄取(T_3RU)　T_3RU 值与血清总 T_4 的乘积称为游离甲状腺素指数。在 Graves 病,该指数和摄[131]I 率均增加,这有助于与甲状腺炎、口服甲状腺素过量以及卵巢甲状腺肿等非亢性毒性甲状腺肿相区别。判断甲状腺功能主要是依据 FT_4,而不是 FT_3,因为后者容易受营养状态影响,除非是诊断 T_3 型甲亢。

　　5. 血清 TSH 水平　血清 TSH 水平有助于判断甲状腺功能亢进是否为垂体依赖性。由甲状腺病变引起的甲状腺功能亢进,其血清 TSH 水平降低;而垂体病变引起的,血清 TSH 水平则升高。

　　6. 甲状腺结合球蛋白(TBG)　T4 的升高反映血清 TBG 的升高(例如妊娠期)。相反,游离 T3 和 T4 的测定并不受 TBG 水平变化影响。

　　7. 甲状腺摄[131]碘率测定　正常人 24 小时内摄[131]I 量为入体总量的 30%～40%。若 2 小时内摄[131]I 量 ＞ 25% 或 24 小时内摄[131]I 量 ＞50%,且摄[131]I 高峰提前,表示甲状腺功能亢进。

8. **放射性核素甲状腺扫描** 甲状腺肿大,摄碘均一。

9. **其他** 血清胆固醇降低,血糖和碱性磷酸酶水平增高。

【鉴别诊断】 继发性甲状腺功能亢进症包括毒性结节性甲状腺肿(Plummer 病)和高功能腺瘤(毒性腺瘤),Plummer 病为多结节,高功能腺瘤为单结节。罕见的还有甲状腺激素摄入过多以及卵巢畸胎瘤或皮样囊肿中含高活性的甲状腺组织(甲状腺肿样卵巢瘤)。

【治疗】 Graves 病有三种治疗方法:①药物干扰甲状腺素的合成和释放;②放射性碘破坏甲状腺组织;③手术切除。迄今,Graves 病相关的眼球突出和胫前黏液性水肿还无法治疗。

1. **药物治疗** Graves 病有自限性,因此首选药物治疗。

(1) 抗甲状腺药物:作用于碘代谢的不同环节。竞争性地抑制过氧化酶,阻止碘的活化。PTU 还阻止循环中的 T_4 向 T_3 转化。①优点:对 50% 左右的病人有效,尤其适用于症状持续时间短、甲状腺肿大不明显者。这些药物[丙基硫氧嘧啶(PTU)、甲巯咪唑(他巴唑)、普萘洛尔(心得安)]起效快,可在短时间内控制症状。②缺点:停药后复发率高,因此,症状控制后要维持治疗一段时间;此外,有发热、皮疹、关节痛、狼疮样症候群和粒细胞缺乏等中毒症状时,应及时停药。

(2) 大剂量碘剂:可抑制蛋白水解,阻止甲状腺激素释放,但碘剂的这种抑制作用仅持续 10~15 天,仅作为术前准备用药,凡不准备手术的病人一律不要服碘剂。

(3) 普萘洛尔(心得安):这是一种 β 受体阻滞剂,可减轻心动过速等高代谢的一些继发症状。它对 T_4、T_3 的产生无影响。

2. **放射性碘(^{131}I)** 每克甲状腺组织使用 ^{131}I 80 μCi。①优点:能口服、简单、安全、价廉,可免去手术之苦。不损伤甲状旁腺,无粒细胞减少现象。②缺点:可引起胎儿染色体畸变以及儿童和青壮年的生殖细胞染色体畸变。此外,由于 ^{131}I 起效慢,症状重者常需加用抗甲状腺药物。5~10 年后 50%~70% 的病人会发生甲状腺功能减退。绝经后的女病人可以选用放射性碘治疗。外照射治疗甲状腺功能亢进症无效。

3. **手术治疗** 常用的方法是双侧次全甲状腺切除术。手术可快速控制病情。

(1) 适应证:①不能除外合并甲状腺恶性肿瘤者;②抗甲状腺药物治疗不能耐受,出现中毒或过敏症状者;③无法缓解的难治性病例(成人经药物治疗 1 年,小儿经药物治疗 3 个月后,病变未自限者);④甲状腺肿巨大者;⑤无法按要求服用抗甲状腺药物者;⑥来院就诊困难者;⑦希望缩短治疗周期者。

③~⑦项也是放射性碘治疗的适应证。

(2) 术前检查:胸部 X 线检查排除胸骨后甲状腺肿。喉镜检查了解声带状况和喉返神经功能。

(3) 术前准备:目的是降低甲状腺危象发生率和减少术中出血。术前应该用药至**甲状腺功能亢进症状基本控制**(病人情绪基本稳定、睡眠好转、体重增加、脉率稳定在 90 次/min 以下、BMR <+20%)2 个月后。术前服药方案如下:

- 抗甲状腺药物与 Lugol 液联合准备:先用抗甲状腺药物,如:PTU 100~300 mg,每日 3 次,待甲状腺功能亢进症状基本控制 2 个月后,再口服 Lugol 液(饱和碘化钾)5~10 滴,每日 3 次,10 日后即可手术。如此准备不仅可减少术中和术后甲状腺危象发生率,还可缩小甲状腺体积,减少甲状腺血供,降低手术难度。缺点是术前准备时间长;在孕妇,抗甲状腺药可越过胎盘屏障,引起胎儿甲状腺肿。

- 普萘洛尔与 Lugol 液联合准备:适用于对抗甲状腺药物有不良反应的病人。用这种方法做术前准备起效快,服药一周甲状腺功能可很快正常,同时甲状腺缩小、血供减少。然而,对胎儿有无影响还不清楚。由于循环中甲状腺激素的半衰期是 5~10 天,因此术后还应服普萘洛尔 4~5 天,防止甲状腺危象。

【手术要点】 手术原则是充分显露,操作轻柔,保护甲状旁腺,保护喉返神经,严格止血,保留 3~4 g 腺体量。体位放置时要注意防止颈椎脱位或骨折,尤其在老年病人或颈椎有疾病的病人。

1. **手术目标** 切除足量的甲状腺组织纠正甲状腺功能亢进症群、保留足量的甲状腺组织(每侧留 1~2 g)防止甲状腺功能减退,同时使围手术期并发症降到最低限度。尽管如此,术后甲减的发生率仍达 40% 左右。

2. **严格止血** 甲状腺切除手术的止血要仔细,切勿有"以引流代替止血"的错误思想。最常见的出血部位在"忧患三角"(triangle of concern),该三角的内侧边是气管,外侧边是喉返神经,下边是甲状胸腺韧带,底是胸骨上方的疏松脂肪组织,尖是 Berry 韧带。三角内有许多下动脉的细小分支,需要仔细止血。

> 经验之谈:
>
> 　　术中常规全程显露喉返神经和显露甲状旁腺是防止喉返神经损伤和甲状旁腺损伤的要诀。
>
> 　　甲状腺手术操作的关键是细致和耐心——"慢工出细活",手术图快的结局是"欲速则不达"。手术做得越细、越慢,手术结束越早,效果越好。

3. **保护喉上神经** 游离甲状腺一般需要先离断甲状腺上极血管,甲状腺肿大时更易受损该神经。在离断甲状腺上极前还需要切断甲状腺中静脉,显露 Joll 三角。喉上神经的外支通常与甲状腺上血管伴行,在 Joll 三角进入环甲肌,支配该肌。为了避免损伤喉上神经外支,应该紧贴甲状腺上极处理上极血管,分别结扎其分支,而不是离断其主干。

一般不必常规显露喉上神经,至少 20% 病人的喉上神经外支的远侧段完全被咽缩肌纤维遮盖,必须分开肌肉才能显露之。为了避免损伤喉上神经,应该保持在咽喉肌的外侧、紧贴甲状腺包膜——处理甲状腺上极血管的分支。喉上神经外支支配环甲肌,该神经很细,通常沿甲状腺上血管内侧向下走行。

4. **保护喉返神经** 最易发生损伤的两个部位:**右侧喉返神经越过甲状腺下动脉处和喉返神经穿过环甲膜处(入喉处)**。喉返神经的显露:

(1) 喉返神经三角(见本章第一节之五):游离甲状腺外侧,将甲状腺下极翻向中线,显露气管食管沟。右侧喉返神经比左侧喉返神经浅且靠外侧,比较容易显露。用蚊式血管钳平行喉返神经的走向分离,应先找到甲状腺下动脉,若未显露喉返神经,可仔细解剖该动脉深面,在气管食管沟的疏松结缔组织中寻觅,然后追溯之。注意,在甲状腺下动脉平面之上,50% 左右的人喉返神经分成 2~3 个分支,容易损伤,均应保护之。如果找不到喉返神经,应该在 Zuckerkandl 突后方寻找,并考虑不返喉返神经存在的可能。

经验之谈:

　　误认喉返神经(看"走神"了)还不如不显露喉返神经。

　　像胆囊切除一样,除了菲薄的半透明组织外,在没有搞清楚解剖关系之前,不要离断任何索条状组织以及厚组织。

　　喉返神经损伤的预防:

- 提高术前检查水平(因为仔细的术前检查可以事先判断手术的难度,预计神经损伤的概率)。
- 熟悉喉返神经的解剖和变异(因为避免喉返神经损伤的关键是术中正确识别和安全解剖喉返神经)。
- 术者要有良好的手术操作基本功(确保手术野的充分显露和干净,在靠近神经的区域做分离操作时不能使用电刀或电凝止血,确保在分离、钳夹、剪切和缝合过程中未伤及神经,还要避免术后出血导致血肿压迫神经引起继发性神经损伤)。
- 操作轻柔,避免用力牵拉甲状腺组织,时刻注意喉返神经容易受伤的部位。
- 术中神经监测(IONM)可有效减少喉返神经损伤发生率。
- 对巨大胸骨后甲状腺肿病人不必常规解剖喉返神经,因为保留甲状腺后被膜可以有效避免喉返神经损伤。

　　暂时性喉返神经损伤与永久性喉返神经损伤,以术后 6 个月为界。

　　(2) Zuckerkandl 突:这是甲状腺中部向气管食管沟的突起,存在率为 63%～80%,喉返神经一般在该突的内侧。遇到喉返神经行走于 Zuckerkandl 突的外侧(前方),为了不损伤神经,可以保留 1～2 mm 的 Zuckerkandl 突(图 17-3、图 17-4)。此外,上甲状旁腺通常位于该突的头侧、喉返神经的背侧。

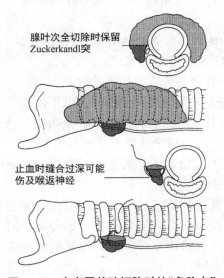

图 17-3　次全甲状腺切除时的"危险点"

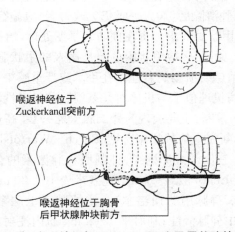

图 17-4　喉返神经与 Zuckerkandl 突及甲状腺的关系

93%的病人喉返神经行走于突的内侧(后方),7%行走于突的外侧(前方)

　　(3) Berry 韧带:甲状腺叶与第一、第二气管软骨环之间,有致密纤维组织紧密相连,称 Berry 韧带。喉返神经紧贴 Berry 韧带背面向头侧走行。Berry 韧带中有非常细小的动脉,极易撕裂出血,在甲状腺腺叶切除时,应注意用蚊式血管钳处理该韧带,结扎止血(图 17-3),勿损伤喉返神经。

（4）环甲关节：喉返神经在环甲关节前内侧入喉。喉不返神经必然经此处入喉。

（5）宫内法右侧喉返神经显露：沿右侧颈总动脉内侧壁向尾侧追踪该动脉的起始部，可以见到右侧喉返神经从该动脉背面穿出走向右侧甲状腺。

5. **甲状旁腺损伤**　一般来讲，甲状旁腺为黄棕色，表面裹有脂肪，其大小和位置变异甚大。因此，甲状旁腺与其周围的脂肪在质地上和色泽上很难区别，寻找的诀窍之一是通过追踪甲状腺下动脉的细小分支确定甲状旁腺（上、下旁腺都受甲状腺下动脉支配）。手术中，一般是显露甲状旁腺后，才能见到喉返神经。通常先显露甲状腺下极。下甲状旁腺一般位于甲状腺下动脉穿入甲状腺处，在甲状腺下动脉与喉返神经交叉处位于喉返神经浅面，紧贴甲状胸腺韧带（胸腺在颈部的延伸称为甲状胸腺韧带，该韧带附着甲状腺下极）。上甲状旁腺位于甲状腺中部背面位于喉返神经深面（图 17-5）。*洗手前静脉注射亚甲蓝 5 mg/kg 活性有助于术中甲状旁腺的识别，避免误切。*

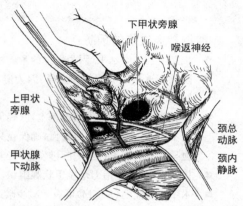

图 17-5　上、下甲状旁腺与喉返神经及甲状腺下动脉的关系

6. 加强术后观察，术后继续服用 Lugol 液。

【甲状腺切除后并发症】

1. **呼吸困难和窒息**　这是甲状腺手术后最危险的并发症之一。

（1）原因：①术后出血压迫气管（早期表现为颈部肿胀增粗，后期表现为呼吸困难）；②软化的气管塌陷；③喉头水肿；④双侧喉返神经损伤。

（2）治疗：对这类病人应常规备床边气管切开包。*就地立即拆开伤口缝线，清除血肿、止血，血肿清除后，病人呼吸仍无改善者，应施行气管切开或气管插管术。*

2. **甲状腺危象**　贵在预防和早期处理，治疗耽搁的代价是死亡率的飙升达 75%。

（1）原因：多数甲状腺危象是病人的甲状腺功能亢进未得到满意控制的情况下出现了应激病情（如：溃疡病急性穿孔手术或严重感染）且医生未意识到该病人患甲状腺功能亢进症。发病机理似乎与机体对儿茶酚胺的敏感性增加有关，与血清甲状腺激素的高低无关。

（2）诊断：主要表现为肾上腺素能兴奋［高热（＞39℃）、快速心律失常（＞160/min）、烦躁］。诊断完全依赖临床所见（Burch‑Wartofsky 诊断量表）。

（3）三大治疗原则：①抑制甲状腺激素的合成、释放和外周 T4 向 T3 转化（硫脲类药物；口服 Lugol 液 3～5 mL；地塞米松 10～20 mg 静脉推注；普萘洛尔 60～80 mg，每 4 小时 1 次，或者静脉用艾司洛尔）。②控制肾上腺素能症状（普萘洛尔 5 mg 加入葡萄糖溶液 100 mL 中静脉滴注；利血平 1～2 mg 肌内注射或胍乙啶 10～20 mg 口服）。③治疗全身失代偿（降温、吸氧）。这些措施应该在 12～24 小时内改善临床症状。

3. **甲状旁腺功能减退**

（1）主要表现：一般在术后 24 小时之内起病，血清钙降低。低钙的症状有口周、指（趾）部麻木感或针刺感，以及焦虑不安、手足搐搦、Chvostek 征或 Trousseau 征阳性。

（2）治疗（参见第二章第四节之二）。

4. **喉返神经损伤**　单侧喉返神经损伤表现为发音嘶哑。若神经依然完整，发音可在

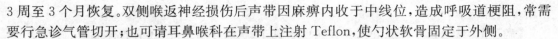

3周至3个月恢复。双侧喉返神经损伤后声带因麻痹内收于中线位,造成呼吸道梗阻,常需要行急诊气管切开;也可请耳鼻喉科在声带上注射 Teflon,使匀状软骨固定于外侧。

5. 喉上神经损伤 外支损伤后环甲肌瘫痪,表现为音调降低。内支损伤后喉黏膜感觉丧失,表现为误咽,进水呛咳。一般可自行恢复。

二、Plummer 病

【诊断】

(1) 多见于50岁以上的女性,以往多有非毒性多结节性甲状腺肿病史,与 Graves 病的典型甲状腺功能亢进表现有所不同。

(2) 一般多有心律紊乱,高代谢症状少见。偶见肌肉消耗、甲状腺检查常有多发结节。

(3) T_3、T_4升高。高功能结节的摄碘增加。口服甲状腺素片对结节无抑制作用。

【治疗】 首选次全甲状腺切除术。术前准备和围手术期处理同 Graves 病。

第五节 甲 状 腺 肿

凡甲状腺增大都称为甲状腺肿(goiter),可以呈弥漫性,也可以为局灶性;表面可光滑,也可呈结节状;甲状腺功能可以正常、亢进,也可以减退。一般认为,功能正常或减退的弥漫性非结节性甲状腺肿为良性病变(单纯性甲状腺肿或甲状腺炎等);功能正常的局灶性或结节性甲状腺肿可能是甲状腺肿瘤。

一、单纯性甲状腺肿

单纯性甲状腺肿在我国不少见。其病因有:甲状腺素的原料(碘)缺乏;甲状腺素的需要量增加;甲状腺素合成和分泌缺陷。归根结底是体内甲状腺素相对或绝对不足。

【临床表现】 女性多见,一般无症状。主要表现为颈部受压感和肿块,甲状腺呈对称、弥漫性、不同程度肿大,表面光滑、质地柔软,随吞咽上下活动,压迫邻近器官者少见。巨大的单纯性甲状腺肿可大如儿头,下垂于颈下胸骨前方。

【诊断】 关键是判断甲状腺结节是否为恶性(见本章第七节)。Pemberton 试验可以判断胸骨后甲状腺肿的压迫症状,方法是将上肢举过头顶做梳头动作,此时胸廓入口处静脉受压,伴有头颈充血肿胀和颈部卡压窒息感。

【治疗】

(1) 药物治疗:地方性甲状腺肿可补充加碘盐。散发性甲状腺肿可口服小剂量甲状腺素,抑制 TSH 分泌。

(2) 手术适应证:①有气管、食管或喉返神经压迫症状者;②胸骨后甲状腺肿;③巨大甲状腺肿影响生活和工作者;④怀疑有恶变者。

二、结节性甲状腺肿

弥漫性多结节性甲状腺肿是一种最常见的甲状腺肿,占成人甲状腺结节的10%。其发病机制同单纯性甲状腺肿,以致 TSH 长期刺激甲状腺,使甲状腺组织代偿增生。若碘供给充分,甲状腺肿会逐渐消退,滤泡复原。因各滤泡增生复原不均衡,反复多次的增生和复原,出现多发性结节。

【病理】　结节性甲状腺肿呈多种病理表现,除腺瘤样增生外,还有胶体潴留、囊性变、局限性钙化、出血、纤维化瘢痕形成等。

【诊断】　所有甲状腺结节病人都必须先做一次血 TSH 筛查,评估甲状腺的功能状态。如果血 TSH 异常,就测定血游离 T_4 和游离 T_3。如果病人有甲状腺毒症,一定要设法使 T_4 和游离 T_3 正常后才能实施手术,以免发生甲状腺危象,这是一种可能致死的并发症。

(1) 绝大多数病人无症状,仅在常规体检发现甲状腺结节。结节可为实质性,也可囊性变。并发囊内出血时,结节可迅速增大。压迫症状少见。胸骨后甲状腺肿可压迫气管、食管、喉返神经、颈交感神经节或颈静脉引起相应症状体征。甲状腺结节广泛钙化时质地坚硬,但甲状腺随吞咽活动良好,这一点有助于与甲状腺癌鉴别。

- 单发性甲状腺结节中 15%～20% 是甲状腺癌。
- 多发性甲状腺结节中 5%～10% 是甲状腺癌。
- 甲状腺囊性肿物中 4% 是甲状腺癌。

(2) 少数病人是因结节增大或出血发生疼痛、呼吸困难或吞咽困难前来就医检查时发现甲状腺结节。

(3) 甲状腺功能检查和甲状腺抗体多在正常范围。

(4) 核素扫描示甲状腺增大变形,放射性呈不均匀分布。甲状腺摄[131]I 率正常。

【治疗】

1. 无症状的结节性甲状腺肿　无恶性病的临床症状体征时,可观察、随访,不必治疗。

2. 甲状腺肿大明显　给予甲状腺素片口服,抑制内源性 TSH 对甲状腺的刺激,使甲状腺缩小。甲状腺素片往往需长期口服。

3. 手术适应证

(1) 难以与滤泡状癌鉴别者:**肿瘤大**(瘤径在 3～4 cm 以上);**实质性**(超声检查示实质性肿瘤,无囊性变,纵横径相仿);**多血流**(Doppler 示肿瘤内部血流丰富);**异型性**(FNA 示细胞异型、核异型的滤泡状肿瘤);血甲状腺球蛋白异常高(Tg > 1 000 ng/mL)。

(2) 继发甲状腺功能亢进者(Plummer 病)。

(3) 伴压迫症状(颈部紧缩感或呼吸困难);有气管、食管或大血管受累的放射学证据。

(4) 巨大甲状腺肿影响外观。

(5) 胸骨后甲状腺肿:胸骨后甲状腺肿是增大的甲状腺向胸内伸展的一种罕见表现形式,通常是多结节性甲状腺肿的结果。大多数胸内甲状腺肿(即:胸骨后甲状腺肿)属**继发性**胸内甲状腺肿,因为它是多结节性甲状腺肿增大或向下伸展进入前纵隔的结果,其血供依旧来自甲状腺下血管。极少数(约 1%)为**原发性**胸骨后甲状腺肿,起源于前纵隔或后纵隔的迷走甲状腺组织,其血供来自胸内血管,而非甲状腺下动脉。大多数胸骨后甲状腺肿都能从颈部切口进行处理。但是,如果甲状腺肿伸展达气管隆突水平或超过隆突水平,明智之举还是做好胸骨切开的准备,或者找一位高手为你做后盾。术前做增强 CT 加冠状位和矢状位重建,以了解肿块与周围静脉关系。

第六节　甲　状　腺　炎

一、急性甲状腺炎

微生物经血流进入甲状腺,其中以葡萄球菌和链球菌最常见。病人多有免疫功能低下。也有人认为急性化脓性甲状腺炎主要病因是梨状窝瘘所致的感染,95%位于左侧。

【诊断】

(1)一侧或双侧腺体表面有红、肿、热、痛及触痛。CT 比超声更能正确显示脓肿的解剖关系。

(2)细针穿刺可抽得脓液,细菌学检查可证实。

【治疗】　用足量有效抗生素,必要时切开引流。

二、亚急性甲状腺炎

又称巨细胞性甲状腺炎、肉芽肿性甲状腺炎或 de Quervain 甲状腺炎。本病常继发于上呼吸道感染,与病毒侵入甲状腺有关。

【诊断】

(1)多见于年轻女性。特点是咽痛、甲状腺肿大(可不对称)、甲状腺有触痛和结节。

(2)由于炎症使甲状腺激素释放,病人可有一过性(< 2 周)甲状腺功能亢进症状,但摄^{131}I减少,可与 Graves 病鉴别。

(3)本病常在 2~6 个月后自限。

(4)少数亚急性甲状腺炎无疼痛,甲状腺无炎性症状,仅表现为甲状腺功能亢进症状,临床上酷似 Graves 病,摄^{131}I减少可资与 Graves 病鉴别。无痛性亚急性甲状腺炎多见于产后阶段。

【治疗】

(1)可用阿司匹林或用糖皮质激素控制症状。

(2)有甲状腺功能亢进症状时可用 β 受体阻滞剂。由于其甲亢症状不是由甲状腺激素合成增加所致,因此抗甲状腺药治疗无效。

三、慢性甲状腺炎

慢性甲状腺炎主要有桥本(Hashimoto)甲状腺炎和 Riedel 甲状腺炎两种。

1. 桥本甲状腺炎　桥本甲状腺炎又称淋巴细胞性甲状腺炎,是一种自身免疫性疾病。病人可合并有其他自身免疫性疾病,血中有抗甲状腺抗体。本病与 Graves 病在病因学、组织学、免疫学上有许多相同点,两者可以相互转变。

【诊断】　①常见于女性,甲状腺弥漫性肿大,少数病人可为结节性或不对称性。一般无其他症状。②起初,甲状腺功能可以在正常范围,但摄^{131}I 下降;久之,甲状腺功能必然减退。甲状腺扫描放射性呈不均匀分布。10%~30%的病人在病程中可出现甲状腺功能亢进症状,称桥本甲亢,但持续时间短。③血清抗微粒体抗体和抗甲状腺球蛋白抗体增高。④本病不会发展成甲状腺癌,但是在有结节时应与甲状腺癌鉴别。细针穿刺活检有助于确诊。

【治疗】 ①长期口服甲状腺素片,甲状腺一般可恢复至正常大小;②服用甲状腺素片后肿块无缩小继续增大者,以及病史、体检或穿刺活检不能除外甲状腺癌者应采取手术治疗。

2. Riedel(纤维性)甲状腺炎　Riedel 甲状腺炎是一种罕见的甲状腺炎,甲状腺实质几乎全部被致密纤维组织取代。

【诊断】 见于中年人,以压迫症状为主,如:咳嗽、呼吸困难或吞咽困难。腺体硬如磐石,很难与甲状腺癌鉴别。

【治疗】 手术切除峡部,既可明确诊断,又可解除压迫症状。

第七节　甲状腺肿瘤

甲状腺手术的主要目的是对可疑的甲状腺肿瘤而常规检查未能确诊的进行确诊并进行治疗。

一、甲状腺腺瘤

【病理分型】 乳头状腺瘤少见,滤泡状腺瘤常见。

【诊断】 ①本病多见于 40 岁以下女性;②最常见的表现是颈部出现圆形或卵圆形结节,不痛,多为单发,生长缓慢,稍硬,表面光滑;③乳头状囊性腺瘤囊内血管破裂出血时肿瘤可迅速增大,局部出现胀痛。

超声检查有助于甲状腺结节的评估,明确触诊异常的病例是否存在甲状腺结节以及是否具有高危特征。

【治疗】 应采取手术治疗。不主张用左旋甲状腺素治疗良性甲状腺结节。

二、原发性甲状腺癌

甲状腺癌发病率在攀升,其中以乳头状癌上升为主。甲状腺癌占人体所有恶性肿瘤的 4%。75% 以上的病例为女性,在女性恶性肿瘤中排第 5 位,不足 25% 的病例是男性,但是,在甲状腺癌的死亡中男性占 45%。甲状腺癌的特点之一是预后与年龄、性别有关,同样的肿瘤分期,在青年和老年预后截然不同。治疗上也有其特点,对分化好的甲状腺癌来说,辅助治疗是 TSH 抑制和放射性碘治疗,而不是化疗和外照射。

【临床病理分类】 见表 17-4。构成甲状腺的细胞都可以发生癌。滤泡细胞形成分化型甲状腺癌(乳头状和滤泡状两种),Hürthle 细胞癌又称嗜酸细胞癌,是滤泡肿瘤的变异。小儿常有放射性接触史。

表 17-4　原发性甲状腺癌的临床病理分类

病　理	原发癌局部浸润	多发结节	区域淋巴结转移	远处转移
癌				
分化型				
乳头状	少见	常见	常见	少见

续表 17-4

病 理	原发癌局部浸润	多发结节	区域淋巴结转移	远处转移
滤泡状				
低级别,有包膜	罕见	罕见	少见	偶尔
高级别,血管浸润	常见	偶尔	常见	常见
Hürthle 细胞癌(嗜酸性细胞腺癌)	少见	常见	常见	偶尔
硬化性(隐匿性或微小性)	少见	罕见	偶尔	罕见
髓样(源于滤泡旁 C 细胞)	常见	一般为家族性,偶尔为散发性	常见	常见
未分化型	常见	常见	常见	常见
淋巴瘤	累及整个甲状腺	一般为全身性疾病		

1. 乳头状腺癌(PTC)

(1)发病率:乳头状癌是最常见的甲状腺恶性肿瘤,占小儿甲状腺癌的 80%,占成人甲状腺癌的 60%。男∶女 = 1∶2。病人以往多有放射线接触史。

隐匿型甲状腺癌(occult thyroid carcinoma)是一类无临床表现的甲状腺癌,尸检发现死于其他疾病的病人中 30% 有甲状腺小癌(< 1 cm)。这提示,这种肿瘤大多数可长期处于静止状态,终生无临床表现,几乎没有临床意义。若对这类病人都实施次全甲状腺切除术,显然有过度治疗之嫌。当然,对有颈淋巴结转移的隐癌或术中发现的隐癌,仍主张实施病侧腺叶加峡部切除术。

(2)特点:乳头状癌的特征是蒂状结构上发现同心圆状层状钙化,乳头状癌也因其蒂状结构而得名。①生长缓慢;②50% 有区域淋巴结转移,血运转移在 5% 以下;③肿瘤大小不一,可为隐匿性(直径 < 1.5 cm),也可累及整叶,甚至两叶。40% 的病人肿瘤呈多中心性生长。镜下多中心性生长的肿物很少会发展成临床癌。巨检呈多中心性生长肿物的生物学行为与乳头状腺癌相似。部分肿瘤包膜完整,不累及周围正常甲状腺组织,另一部分肿瘤无完整包膜侵及甲状腺周围组织。

(3)预后:①隐匿性和包膜完整的乳头状腺癌预后良好,20 年生存率在 90% 以上;②肿瘤无完整包膜并有甲状腺外侵犯时,20 年生存率在 50% 以下;③40 岁以上的病人,年龄越大,预后越差;④生存率与淋巴结转移关系不大;⑤甲状腺球蛋白(Tg)是甲状腺组织存在的标志,若血中 Tg 超过术后基础水平、全甲状腺切除后或 RAI 消融后血中仍有 Tg,提示甲状腺癌转移或复发。

2. 滤泡状腺癌(FTC)

(1)发病率:占甲状腺癌的 20%,碘缺乏地区尤为多见。男∶女发病之比为 1∶2。40 岁以后较多见。

(2)特点:滤泡状癌在细胞学及冰冻切片上与滤泡腺瘤难以区别。在石蜡切片上,它与腺瘤的区别在于被膜和血管受侵。①易侵犯血管,主要为血运转移,很少经淋巴转移,除非肿瘤侵及甲状腺周围组织然后发生淋巴转移;②生长缓慢,多为单发灶;③若细胞学上伴有乳头状腺癌组织,则肿瘤的生物学行为同乳头状腺癌。

(3)预后:①若分化好、血管侵犯轻,20 年生存率为 80%;②若分化差、血管侵犯重,20

年生存率在 20％以下。

3. 髓样癌（MTC）

（1）发病率：占甲状腺癌的 2％～5％。可发生于任何年龄，无性别差异。**绝大多数为散发性**，少数有遗传倾向。散发性髓样癌通常为单发结节；遗传性髓样癌的结节可为单发，也可为Ⅱ型多发性内分泌肿瘤（MEN）综合征（Sipple 综合征）（肾上腺嗜铬细胞瘤合并甲状腺髓样癌或合并甲状旁腺功能亢进）的表现之一。

（2）特点：①早期即有淋巴转移，血运转移也常见。②髓样癌源自甲状腺滤泡旁细胞（C细胞），病人血中降钙素升高，放射免疫检测降钙素有助于早期诊断，对遗传性Ⅱ型 MEA，甚至可在甲状腺结节出现前作出诊断。③髓样癌有两种，组织学上易于区别：一种生长快、扩散快、转移早；另一种生长慢，转移后仍可长时间生存。

（3）预后：比乳头状腺癌和滤泡状腺癌差。预后主要与确诊时肿瘤的分期有关。Ⅰ期髓样癌 20 年生存率为 50％；Ⅱ期髓样癌 20 年生存率不足 10％；死亡原因是广泛转移。遗传性Ⅱ型 MEA 若能在甲状腺结节出现前行全甲状腺切除术，完全可治愈。

4. 未分化癌（ATC）

（1）发病率：占甲状腺癌的 1％。主要见于 70 岁左右的病人，男女发病率相同。

（2）特点：组织学上由分化不良的细胞组成，细胞呈多形性（小细胞、大细胞、纺锤状细胞）。**未分化癌多源自滤泡状腺癌等分化良好的甲状腺癌**。肿块质硬、不规则、固定、生长迅速、很快弥漫累及整个甲状腺，**一般在短期内就可浸润气管、食管、肌肉、神经血管和淋巴管，引起吞咽困难、发音嘶哑、局部触痛**。

（3）预后：无论采用何种方式治疗，预后均极差，无法治愈。**一般在半年内死亡**。若治疗效果好，提示诊断可能有误，常见的情况是将淋巴肉瘤误诊为小细胞未分化癌。

5. 淋巴肉瘤（TL）

（1）发病率：占甲状腺癌的 1％以下，病人多为 50～70 岁的女性。

（2）特点：病理上表现为小细胞肿瘤，很难与**小细胞未分化癌相区别**，电镜检查有助于鉴别。病灶可以原发于甲状腺或是全身性淋巴瘤性疾病的一部分。本病的**最佳治疗是放疗**，而弥散性淋巴瘤则需要全身联合化疗。

（3）预后：差异很大，主要取决于病灶是局限性抑或弥散性。

6. 甲状腺微小癌　癌灶最大直径小于 1 cm 者称为甲状腺微小癌。85％的甲状腺微小癌不影响寿命与生存质量，终生为非临床癌。对这部分病人如何处理，各家意见不一。一种观点是对无症状的甲状腺微小癌每 6 个月做 1 次超声检查（了解肿瘤增大情况、边缘情况和内部血流），并测定 Tg 值。另一种观点认为，毕竟有一定的远处转移率，况且早期处理简单、创伤小、预后好，可以早期将微小癌扼杀在萌芽状态。

【分期】　第 8 版甲状腺癌的 TNM 分期（AJCC 和 UICC）有较多更新，对生存的预测作用更好：

- 将年龄界值从 45 岁上调至 55 岁。
- 与肉眼甲状腺外侵犯不同，仅仅在组织学上见到的微小甲状腺外侵犯不再划归为 T3。
- 对≥55 岁的 N1（区域淋巴结）病人不再上调至Ⅲ期。
- T3a 是指>4 cm、局限于甲状腺内的肿瘤。
- T3b 是指有肉眼甲状腺外侵犯带状肌的任何大小的肿瘤。
- 将Ⅶ区淋巴结划为中央区淋巴结（N1a）。

■ ≥55 岁的病人存在远处转移时,分期从ⅣC调至ⅣB。

【诊断】 甲状腺结节诊断中最核心的问题是该结节是否为恶性(参见本章第二节),这里强调下列几点:

(1) 术前常规 FNA 已经取代了超声(US)和核素扫描在甲状腺结节中的诊断地位:FNA 诊断准确度取决于取材的部位是否正确、取材量以及细胞学医师的经验。有经验的细胞学医师术前诊断的甲状腺癌,术后病理符合率为 97%;术前诊断甲状腺癌可疑,术后病理 42%为甲状腺癌;术前不能作出诊断者,术后病理 26%为甲状腺癌。FNA 的缺点是不能区别滤泡性癌或瘤。

(2) 几乎所有 MTC 病人外周血降钙素水平升高,刺激试验(注入钙剂或五肽胃泌素)后血降钙素水平进一步升高。部分 MTC 病人有家族史(即:MEN-ⅡA)。MTC 一般出现于 5~25 岁,在嗜铬细胞瘤或原发性甲状旁腺功能亢进症形成前出现。凡 MTC 病人都应该做原癌基因 RET 检测,若该基因有突变,家庭其他成员也应该检测。

(3) 对怀疑气管、食管浸润的病人应该追加分辨率更高的 CT 或 MRI 检查。见到甲状腺与气管间的脂肪层消失、气管受压、肿瘤突入气管腔内都强烈提示气管浸润。如肿瘤包绕气管 180°以上或长轴方向气管受压大于 3 cm,也应怀疑气管浸润。

【预后】 同样的肿瘤分期、分化程度的甲状腺癌在青年和老年预后截然不同。甲状腺癌的预后因素中最重要的是年龄。按照第 8 版 TNM 分期标准,年轻人的Ⅰ期和Ⅱ期的疾病特异性生存率分别为 98%~100%和 85%~95%,≥ 55 岁的病人Ⅰ期、Ⅱ期、Ⅲ期和Ⅳ期的疾病特异性生存率分别为 98%~100%、85%~95%、60%~70%和 ＜ 50%。由此可见大多数 DTC 病人可以长期存活,人们需要预测 DTC 病人的复发风险。作为回应,ATA 基于疾病病程和初始治疗反应建立了一个预测系统:

■ "反应良好":无疾病的临床、生化或结构证据(复发率为 1%~4%)。
■ "生化部分反应":Tg 异常或抗 Tg 抗体水平升高,但无可定位的病灶(不处理或通过追加治疗,无疾病证据状态的概率为 50%;发展成结构疾病的风险为 20%)。
■ "结构部分反应":肿瘤持续存在或新发现局部区域或远处转移(局部区域转移者的疾病特异性死亡率高达 11%,远处转移者为 50%)。
■ "无法定性的反应":没有把握区分良恶性的非特异性生化或结构所见,包括抗 Tg 抗体水平稳定或下降但没有明确的疾病结构证据(20%~30%会在随访期间出现疾病结构证据)。

【治疗】 利用放大镜做手术,有利于保护喉返神经及甲状旁腺。

1. 乳头状甲状腺癌 在 PTC 外科手术的范围上长期存在分歧。一般认为,首次治疗方案选择如下:

(1) 对 1~4 cm 的单侧低危 DTC 人们目前推荐行病侧腺叶切除术。Loh 的一项大宗病例调查表明,双侧甲状腺切除后的复发率明显低于单侧切除,但两组生存率相仿。对喉返神经已经受侵犯,但声带无麻痹者,不主张切除神经,因为许多研究表明切除神经并不能延长生存时间或降低复发率,反而严重影响病人生活质量。

位于峡部者,采用峡部切除加双侧次全甲状腺切除术。

(2) 高危 DTC(癌灶 ≥ 4 cm;肉眼甲状腺外侵犯;远处转移证据;辐射所致的 DTC;甲状腺非髓样甲状腺癌;双侧多灶 DTC),很显然应行全甲状腺切除术。在全部甲状腺组织都消除后,血甲状腺球蛋白就可以用作甲状腺癌复发的敏感标志物。

对 T4 期和有远处转移者行全甲状腺切除术加受累器官部分切除或姑息切除术,为[131]I 放疗创造条件。目标是减轻局部压迫症状,延长生存期,不要轻易放弃手术。

（3）甲状腺癌颈淋巴结清扫术按其清除范围可分为 3 类：①经典全颈淋巴结清扫术（Crile 手术）；②改良（功能性）颈淋巴结清扫术；③择区性（选择性）颈淋巴结清扫术。

对术前或术中有颈淋巴结转移临床和/或影像学证据的 DTC，推荐行**基于淋巴结区的清扫术**。甲状腺癌最常受累的是中央区（Ⅵ组或Ⅶ组）淋巴结（外界是颈动脉、上界是舌骨、下界是无名动脉）、外侧区（Ⅱ、Ⅲ、Ⅳ）和后下三角（Ⅴb），尽管 12％ 的病人有跳跃淋巴结转移（跳过中央区，直接转移至外侧区）。由于 PTC 病人的微转移高达 80％，因此，有学者推荐常规做预防性中央区淋巴结清扫。然而，由于淋巴结微转移的临床意义微乎其微，**预防性中央区淋巴结清扫依旧存在争议**。中央区淋巴结清扫的风险是暂时性或永久性甲状旁腺功能低下，ATA 推荐对 cT3N0 或 cT4N0 等 PTC 病人做预防性中央区淋巴结清扫。

在颈内静脉与锁骨下静脉汇合点的外侧有**椎静脉汇入锁骨下静脉，胸导管**就是在左颈内静脉与椎静脉之间注入锁骨下静脉的，游离此处的组织时应倍加注意。

（4）对局部结构（颈带状肌、气管、喉、喉返神经）受累的 DTC，术前应该依据横断面影像和内镜做仔细评估。对可能需要行喉气管节段切除或食管切除的病人，应该请胸外科和耳鼻喉科会诊。全面权衡肉眼根治术与根治术并发症的利弊。

（5）术后辅助治疗：分化好的甲状腺癌的辅助治疗是 TSH 抑制、放射性碘治疗，而分化差的甲状腺癌的辅助治疗是化疗和外照射。

- 甲状腺癌细胞对 TSH 有一定程度的依赖性，病人手术后均须接受甲状腺激素替代治疗，以避免 TSH 对癌细胞的潜在营养作用。**高危组抑制的目标是几乎测不出 TSH；低危组抑制的目标是 TSH 恰低于正常水平。**长期大剂量使用左旋甲状腺素片后的副作用是骨质脱钙、心血管疾病（心律失常、心室肥大）。
  全甲状腺切除后应该口服甲状腺素直至病人血促甲状腺素（TSH）和游离四碘甲状腺原氨酸（T4）水平达到正常范围。
  左旋甲状腺素的预测剂量＝体重（kg）－年龄＋125
- 对中度危险因素病人依据术后血清 Tg 水平或抗甲状腺球蛋白抗体（anti - thyroglobulin antibody，TgAb）水平决定是否行碘[131]治疗。约 40％～50％分化型甲状腺癌有聚集放射性碘的功能，尤其是年轻病人。对能吸碘的原发或转移肿瘤，[131]碘放射治疗是有益的。放射性碘（RAI）可用于远处转移（如肺转移灶）、淋巴结转移、局部侵犯、肿块＞2 cm、滤泡状癌伴包膜和血管侵犯以及老年病人。但是，骨转移灶用 RAI 一般不能缓解，需要用外放射或姑息手术处理。妊娠妇女不用 RAI。RAI 的用量为 29.9～200 mCi，取决于肿瘤的体积。用大剂量 RAI 时要注意查脑 MRI，有脑转移者勿用。**脑转移灶需要手术处理。**RAI 治疗不能缓解的病人应考虑外放射。
- 外放射治疗和全身化疗对分化型甲状腺癌的治疗存在争议，但对未分化癌和无法手术切除的甲状腺癌有一定的治疗作用。
- 分化型甲状腺癌生长缓慢，对多数病人来说，观察是理性选择。不要有药可用就立即启用。对于那些对放射性碘治疗无反应、局部复发或转移的进展性 DTC 可以采用 VEGF 抑制剂（索拉非尼、舒尼替尼或帕唑帕尼）。索拉非尼最常见的不良反应是腹泻、乏力、感染、脱发、皮疹和胃肠道症状。此外，用索拉非尼后病人的促甲状腺激素水平会增高，需要调整甲状腺激素替代治疗的剂量。耐药者还可以选用拉帕替尼加维罗非尼。甲状腺髓样癌可以选择凡德他尼。

2. **滤泡状癌和 Hürthle 细胞** 全甲状腺切除术，原则上不采取选择性颈淋巴结清扫术，远处转移灶用[131]I 治疗，10 年生存率为 60％～70％。

3. **髓样癌** 髓样癌病人预后比分化好的乳头状或滤泡状癌差，10 年存活率仅 50％。少数情况下，对小的、局限于一侧腺叶的散发甲状腺髓样癌，可行腺叶切除术。对较大的病变或有髓样癌家族史病人，在首次手术时均需行全甲状腺切除和颈部中央区淋巴结清扫术，但不建议做颈侧区淋巴结清扫术。对术后降钙素仍有升高或持续高水平的病人,应考虑进一步检查,包括^{18}F-FDG PET扫描对转移灶进行定位。PET扫描颈部区域淋巴结阳性且未发现远处转移者,需做颈清扫术。PET扫描未发现远处转移但血降钙素持续性升高者,应做CT和/或MRI扫描等其他影像学检查,并考虑行选择性颈清扫术。对证实有原癌基因RET异常或甲状腺髓样癌家族史的所有病人,无论是隐匿性髓样癌抑或"C"细胞不典型增生,均需行全甲状腺切除术。

4. 未分化癌 未分化癌的预后极差,主要依靠化疗和外照射放疗。**外科手术的目标是获得组织学诊断、解除气管压迫,一般不主张行肿瘤切除,因为手术切除不能改善预后。化疗和放射线外照射治疗同样无效。**也很少需要采用气管切开术,一方面,未分化癌的气管切开在操作技术上有难度,可能造成伤害;另一方面,气管插管完全能够建立安全气道,直至采取进一步治疗措施。这种病人很少存活超过2年。

5. 淋巴瘤 淋巴瘤的治疗与其他部位淋巴瘤的治疗相似。淋巴瘤与血供丰富的桥本甲状腺炎的鉴别常需要做病核针切活检或手术活检。

第八节 甲状腺癌的手术

一、甲状腺腺叶切除术

除未分化癌外,甲状腺切除是所有甲状腺癌的基本术式。长期以来,人们对甲状腺癌的切除范围一直存在争议。一般认为,滤泡状癌和髓样癌应该选择全甲状腺切除术。争议最大的是乳头状癌的切除范围:激进派认为多数乳头状癌病人存在镜下(不一定是肉眼可见)双侧甲状腺腺叶病灶。保守派则认为尽管多数乳头状癌在镜下为双侧性,但是,在病侧腺叶切除后对侧发生有临床证据的甲状腺乳头状癌的病人仅5%。况且,这种复发病人还可以再次做全甲状腺切除术。绝大多数甲状腺乳头状癌生长缓慢,死于该病的病人屈指可数。此外,全甲状腺切除术必然伴有更多的并发症,如:喉返神经损伤和甲状旁腺功能低下。在该领域经验不足的外科医生手中,这些并发症的发生率会更高。

经验之谈:

在甲状腺癌病人的外科处理中,最重要的是一定要牢记:**无害为先。**

在做全甲状腺切除时,以及对既往对侧甲状腺有手术史的病人,一定要重视甲状旁腺的识别和保护,不但要提防误切,还要防止灼伤和伤害其血供。请仔细检查切下的标本,**一定要将切下的甲状旁腺当作最后一枚来看待,剪取1/3送病理证实后做移植,因为你不清楚颈部是否还存在正常甲状旁腺,也无法肯定这枚"甲状旁腺"是否被误判——其实是一枚含肿瘤细胞的淋巴结。甲状旁腺功能减退所造成的低钙血症的处理远比甲状腺癌复发的处理困难! 属于损伤性残疾!**

全甲状腺切除术的两大并发症是喉返神经损伤和甲状旁腺功能低下。因此,外科医生在手术中一定要注意确认两侧喉返神经,保护甲状旁腺,切勿伤及喉上神经外支。全甲状腺切除术手术中要保护甲状旁腺血管有一定难度,因为,在全甲状腺切除手术结束时,人们往往往很难通过肉眼来确定甲状旁腺是否存在活力。我们的方针是：只要在全甲状腺切除术中对甲状旁腺的活力存在疑问，就将甲状旁腺切除后移植入胸锁乳突肌内。

（一）病人体位

病人应仰卧于手术台上，行气管插管全身麻醉，两臂放于身体两侧。在两肩胛骨之间、脊柱下方垫一小枕，使病人的两肩下坠，有助于颈部伸展和手术野的显露。注意，麻醉师使用的一切管线都应该在上方固定好，不至于坠入手术野。先放置头架，后铺巾。铺巾后将病人体位调至反 Trendelenburg 体位，开始手术。

（二）手术操作

1. **切开皮肤，显露甲状腺和颈侧区**　在整个手术过程中要保持无血手术野，这一点极为重要。全甲状腺切除手术中会遇到许多重要结构，这些结构往往极为细小，即使在理想的条件下也很难辨认，更何况在血肉模糊的条件下，并发症的发生率更高也就顺理成章。

切口的位置在胸骨切迹上方两横指，尽可能放在皮肤皱褶处（在男性或乳房较小的女性病人，出于外观考虑，切口应位于颈部领口以下；但对于乳房大的女性病人，切口水平应该稍高一些，如果切口位置过低，病人站立时因乳房的重力牵拉，胸骨上会形成增生性瘢痕）。切口向两侧延长至颈内静脉内侧；不过，主要取决于肿瘤的大小以及颈侧区是否有肿大淋巴结，必要时可以进一步延长切口。向深部切开颈阔肌后，用电刀分离上下皮瓣（切记，是用电刀分离皮瓣，不是用刀）。上皮瓣分至甲状软骨水平，下皮瓣分至胸骨切迹水平。完成皮瓣分离后，安放 Mahorner 自动牵开器。在中线纵向切开颈白线，充分显露手术野。一般向两侧牵开带状肌就能达到满意显露，不需要横断带状肌。全面检查颈部是否有肿大淋巴结。先探查患侧颈部，将带状肌向外侧牵拉，显露甲状腺。如果肿瘤侵犯了带状肌（肿瘤与带状肌有粘连），应该将受侵的带状肌一并切除，以保证切缘满意。如果肿瘤很小，可以距肿瘤缘一定距离切除肿瘤，送冰冻切片检查。一般来讲，甲状腺癌的肿瘤都比较大，不允许做肿瘤"摘除"，需要做整个腺叶切除。如果外科医生高度怀疑为甲状腺癌，就应该做病侧腺叶切除术。术中要注意保证肿瘤包膜完整。如果肿瘤包膜有破损，肿瘤细胞就可能在伤口种植。

2. **游离病侧甲状腺腺叶和上极**　为了获得满意的显露，就必须将甲状腺翻向中线。可以用一把止血钳夹一小片纱布将甲状腺轻轻拽向中线，也可以用 Babcock 钳夹住肿瘤旁的正常甲状腺组织翻向中线。在将腺叶掀起来的过程中，可以将毗邻的带状肌等组织从甲状腺表面分下来，并向外侧牵拉。对遇到的小血管——结扎、离断。

不游离甲状腺上极往往很难将甲状腺腺叶完全翻向中线。将带状肌向外上牵拉，注意在处理甲状腺上血管蒂时勿伤及喉上神经的喉外支。喉上神经喉外支位于上血管蒂的后内侧，于甲状腺上极附近转向内侧再进入环甲肌。由于喉上神经很难做到常规显露，因此，喉上动、静脉应该紧靠甲状腺上极——结扎、切断其分支，只要不遗留甲状腺上极组织即可。盲目结扎甲状腺上极血管很危险，应当避免。

3. **寻找喉返神经（RLN）**　RLN 一定可以在 Berry 韧带的外侧背侧找到，绝不会穿过该韧带。左侧 RLN 比右侧 RLN 更贴近气管食管沟走行。文献中寻找喉返神经的方法不胜枚举，关键的一点是外科医生必须牢记 RLN 变异无常。正常情况下，RLN 从出胸廓上口，与气管伴行直至拐角入喉。但是，当将腺叶翻向中线时，RLN 就被拽向腹侧，其自尾侧向头侧的走向也呈斜行。寻找右侧 RLN 的诀窍之一是将它压向气管时能触到一条能滚动的弦状物。清晰辨认 RLN 的要诀是：在该神经与甲状腺下动脉交叉处分离寻找，用精细的弯血管钳在此处仔细分离。肉眼可见到*特征性的神经滋养血管*。往往有一条细动脉（供应上甲状旁腺)与 RLN 伴随。确认该神经至关重要,然后,沿该神经追踪,向下至胸廓出口,向上追踪至环甲膜水平入喉处。通常,RLN 在入喉前 2 cm 开始分叉。少数情况下,该神经在颈部低位就开始分叉,除非术者意识到了分叉,否则就容易损伤其分支。如果发现 RLN 的主干比较细,就应该考虑这种变异。RLN 也可以完全不在正常解剖位置。也就是说,RLN 可以不钩绕锁骨下动脉(右)或主动脉弓(左),呈 90°角直接从迷走神经发出。这种变异在右侧远高于左侧,其原因是右锁骨下动脉起源变异(起自降主动脉)。这种变异的发生率约为1%。如果术者未能意识到这种情况,就可能损伤该神经,粗心的外科医生往往会把该神经误看作甲状腺下动脉而离断。

识别喉返神经的方法:①触摸气管食管沟(在食管内放入一根鼻胃管帮助触摸);②喉返神经与甲状腺下动脉的内支、外支或在两支之间形成交叉;③上甲状旁腺位于喉返神经背侧,下甲状旁腺位于喉返神经腹侧;④喉返神经往往紧贴 Zuckerkandl 突的内侧走行;⑤喉返神经在环状软骨(cricoid ring)水平约距气管前缘 2 cm 处穿入环甲膜。

4. **寻找甲状旁腺** 腺叶切除前的另一项重要工作就是寻找甲状旁腺。上甲状旁腺位于甲状腺腺叶背面中部、甲状腺下动脉穿入甲状腺实质处,周围通常有脂肪包绕。在甲状腺上极游离、向中线翻转后,上甲状旁腺通常位于甲状腺外侧、甲状腺下动脉头侧的一团脂肪组织中。此时不要撕破这团脂肪进一步分离该腺体,注意保护其血供。寻找下甲状旁腺的第一步是找到胸腺向颈部的伸展部(胸腺舌部),通常称为甲状-胸腺韧带。大多数情况下该韧带附着于甲状腺下极,伸入胸腔。多数下甲状旁腺都位于该韧带内或紧靠该韧带。不要离断甲状-胸腺韧带,因为下甲状旁腺的主要血管途经该韧带。不要在主干结扎甲状腺下动脉,以免影响甲状旁腺的血供。

在甲状腺腺叶切除加病侧颈淋巴结清扫术中,保留甲状旁腺的血供往往会有困难。在手术中,外科医生应使出浑身解数来寻找甲状旁腺,如果其血供无法保留,就应该将甲状旁腺切下,保存于冰生理盐水中。甲状旁腺在冰生理盐水中能保持活力数小时。如果在手术结束时需要切除所有 4 枚甲状旁腺,就应该将其中的 1 枚或多枚移植入肌肉中,最常移植的部位是胸锁乳突肌。**切 1/3 可疑组织送组织学检查证实甲状旁腺至关重要**,因为有转移的淋巴结酷似甲状旁腺,这就不应该做移植。甲状旁腺的移植方法见后文。

5. **切除甲状腺腺叶** 第一步是钳夹甲状腺下动静脉,切断、结扎。甲状腺下动静脉紧靠甲状腺下极,通常可以一并处理。然后,游离甲状腺锥体叶。将甲状腺进一步向中线翻转,更好地显露喉返神经的入喉段。此处有一致密纤维索(Berry 韧带)遮盖喉返神经。必须在直视下小心翼翼地切断该韧带将甲状腺与该神经分开,此处要避免使用电凝等高能电手术器械。将穿越 Berry 韧带的小血管逐一钳夹、切断、结扎。至此,甲状腺的下极和上极已经游离,Berry 韧带与气管的联系也离断,就可以用超声刀或电刀轻而易举地将该腺叶与气管分离,在峡部离断之,送冰冻切片检查。如果有适应证,也可以对对侧腺叶做分离。

(三)甲状腺再次手术

甲状腺癌再次手术强调采用**包膜解剖技术**,这是保护甲状旁腺和预防喉返神经损伤的关键技术。其具体要求是紧贴甲状腺被膜逐一结扎被膜上的血管三级分支,注意保留甲状旁腺血运。甲状腺癌再次手术时显露喉返神经的入路与初次手术有所不同,应从尚未解剖和粘连较少的部位显露喉返神经。Moley 等介绍了三种在甲状腺再手术中显露喉返神经的方法:

■ 侧方入路是指沿胸锁乳突肌前缘打开,显露颈总动脉及甲状腺下极侧方的气管旁软组织。右侧喉返神经应位于颈动脉后方,而左侧喉返神经则稍靠内侧。

- 下前入路是指将颈前肌群向下游离至胸骨切迹处,在此处气管旁间隙显露喉返神经。
- 入喉平面入路是指在甲状软骨下角前下方1 cm的范围内寻找喉返神经。

再次手术最常见的并发症是喉返神经损伤和甲状旁腺功能低下。甲状腺再次手术后喉返神经暂时性损伤发生率为1.5%～5.0%,永久性损伤率为2%～6%。暂时性甲状旁腺功能低下发生率为3%～15%,永久性甲状旁腺功能低下发生率为0%～3.5%。

二、颈中央区淋巴结清扫术

颈中央区淋巴结即Ⅵ区淋巴结,上界为舌骨,下界为胸骨上切迹,两侧界为双侧颈动脉鞘,包括:气管前、气管旁、喉前、甲状腺旁和气管食管沟淋巴结。

颈中央区淋巴结清扫术适用于临床上颈部淋巴结阴性但怀疑气管食管沟淋巴结受累的甲状腺癌(无论有无甲状腺外侵犯)病人。如果甲状腺手术中未发现侧区淋巴结肿大,可仅做中央区淋巴结清扫,这样可以避免今后出现区域性淋巴结转移时再次手术清扫该区淋巴结。

由于气管食管沟内脂肪和疏松结缔组织较少,手术常难以将淋巴结一次性整块切除。气管食管沟淋巴结清扫术有伤及甲状旁腺供血血管的危险。需要再次强调:淋巴结清扫时务请细心、仔细,避免操作粗暴,否则很容易发生甲状旁腺缺血。如发现甲状旁腺已失去血供,就应该将之切成小的薄片种植于胸锁乳突肌内。

上甲状旁腺周围没有淋巴结,因此,上甲状旁腺可以保留于原位。下甲状旁腺周围有许多淋巴结,并且与这些淋巴结的正确区别时有困难。可以在清扫后,取部分可疑组织送检。将证实的甲状旁腺组织切成1 mm见方后植入胸锁乳突肌内。将甲状腺下极掀起翻向中线,用尖刀切开甲状腺背面筋膜,并将甲状旁腺自被膜上分离。甲状旁腺的解剖分离应细心谨慎,确保甲状旁腺和来自甲状腺下动脉血供的完整性。在甲状旁腺终末动脉分出后的远侧结扎、切断甲状腺下动脉。

三、改良颈侧区淋巴结清扫术

甲状腺乳头状癌和髓样癌会长时间局限于颈部区域淋巴结,因此,在行甲状腺切除术时做颈淋巴结清扫术是治愈性手术。无论是因为全甲状腺切除术后髓样癌复发,还是因为手术残留(术后血清降钙素水平处于高水平),都应该再手术。其中有些病人是在第一次手术后数年再做颈部探查。在钙和五肽胃泌素刺激后,这些病人中约30%的人血清降钙素水平正常。既往的经验给出三点提示:①甲状腺髓样癌(以及乳头状癌)转移通常会长期局限于区域淋巴结;②如果肿瘤大于2 cm,在行全甲状腺切除术时应该行适度的颈淋巴结清扫术;③在少数病人,再次手术做广泛区域淋巴结清扫术可以将血清降钙素水平降至正常。

1. 术前准备 由于副神经的位置比较表浅,外科医生应该术前在皮肤上标记其行程。在下颌角与乳突连线的中点画一条垂直线,该垂直线的尾侧段就是副神经行程的体表投影。刺激副神经会引起斜方肌收缩。

2. 切口与显露 当外科医生决定做改良颈淋巴结清扫时(无论是因为明显淋巴结转移,还是原发瘤大于2 cm伴镜下淋巴结可疑阳性),都会感觉到需要将切口向外上延长。除了切口长一些之外,该手术不会引起额外的毁容。要特别提及的是:胸锁乳突肌、颈内静脉和副神经不一定要切除。当分离上皮瓣时,要注意勿伤及**面神经下颌缘支**,该神经跨越颌外动脉和面前静脉，通常容易确认。该神经分布至下唇，损伤后表现为颌下坠，非常有碍外观。下皮瓣需要游离至显露锁骨上缘。

3. 清扫淋巴结　先显露胸锁乳突肌深面和锁骨上方的颈动脉鞘。在颈动脉鞘外侧、前斜角肌表面找到被椎前筋膜遮盖的膈神经，并保护之。在左侧颈内静脉与锁骨下静脉相交平面，膈神经与胸导管紧贴，淋巴结清扫工作就在该区域、紧靠锁骨上开始。目标是清除所有位于颈浅筋膜与椎前筋膜之间的组织，但不包括颈动脉、颈内静脉、颈横动脉、迷走神经、膈神经和副神经，还必须保留交感链和胸锁乳突肌。清扫结束时，颈部外侧区的血管束与食管和气管之间就被掏空，颈前三角和颈后三角的肌肉边界也一目了然。不必劈开胸骨显露纵隔，不需要清除胸腺体部及其周围淋巴脂肪组织。

（1）胸导管或右淋巴导管：要自尾侧向头侧游离切除锁骨处的脂肪组织。结扎尾侧部的淋巴组织以减少淋巴漏的发生率。注意保护此处的颈动脉鞘和胸导管或右淋巴导管。左侧的解剖难度更大。胸导管从胸腔上升至左锁骨上，然后，汇入左颈内静脉与左锁骨下静脉的交汇角。胸导管扁平，管壁菲薄，即便是经验丰富的外科医生寻找胸导管也非易事。胸导管损伤的特点是手术野中有乳白色乳糜外溢。如果发生了胸导管损伤，就应该找到损伤的胸导管，结扎之，否则，手术后皮瓣下会长期漏淋巴液。

（2）副神经：从尾侧向头侧解剖分离过程中，在胸锁乳突肌深面偏外侧寻找副神经。将胸锁乳突肌向后牵开，所扪到的琴弦状物就是副神经。该神经行走于颈后三角的外下方（尾侧）。沿该神经追踪，可以发现该神经在该平面发出胸锁乳突肌支，然后，其主干紧靠二腹肌，在二腹肌背侧走过。此外，在胸锁乳突肌内侧要注意副神经的近侧段，因为副神经周围的脂肪组织都应该包含在标本内。

（3）舌下神经：在逐渐向头侧的分离过程中，你会遇到舌下神经；舌下神经在颈内动脉和颈内静脉的前面（腹侧）跨过，但是位于面前静脉的深面。舌下神经随茎突舌骨肌进入颌下三角，司舌肌运动。一定要设法找到舌下神经，该神经位于二腹肌深面。寻找舌下神经的诀窍之一是循舌下神经颈襻向上追踪，舌下神经颈襻是沿颈动脉前面向上走行直至呈直角加入舌下神经。刺激舌下神经会引起舌运动。二腹肌和舌下神经尾侧的所有组织都应该整块切除。

（4）颈交感链：在内侧，外科医生需要注意勿伤及颈交感链。颈交感链位于颈动脉鞘深面，紧贴椎前筋膜的前面。咽后淋巴管系统与颈静脉周围的淋巴系统之间的交通支跨越该区域，因此，甲状腺癌病人此处可以出现转移淋巴结。交感链在该区域损伤病人就表现为Horner综合征（患侧上睑下垂、瞳孔缩小、无汗和皮温增高）。

（5）其他：如果因肿瘤侵犯需要切除颈内静脉，你决定结扎颈内静脉，请注意勿伤及跨越其前方的舌下神经，并应该保留颈前静脉。

下一步是在迷走神经外侧找到膈神经。见到膈神经就标志着标本不需要进一步向深面游离了（图17-6），只需要将膈神经和前斜角肌腹侧面的脂肪及其所含的淋巴结整块自下而上切除即可。

改良根治性颈淋巴结清扫术结束后，将切下的一块三角形纤维脂肪组织（可以含颈内静脉，也可以不含）送病理检查。通常不必将清扫范围扩大至舌骨上区，除非舌骨上区有广泛淋巴结受累，这种情况在分化良好的甲状腺癌极为罕见（约1%）。在颈外侧区的淋巴结清扫过程中，应该特别注意保护颈交感链、喉返神经和副神经，除非在肉眼下这些神经已经明显有肿瘤侵犯。

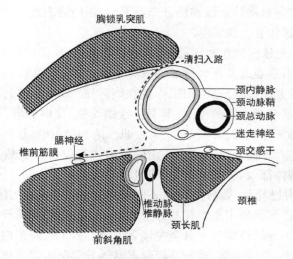

图 17-6   从颈内静脉开始向外清扫颈侧区淋巴结

4. 甲状旁腺移植   清扫结束,用大量生理盐水冲洗手术野,仔细检查创面,确保无出血。在颈外侧区留置一根负压引流管,缝合胸锁乳突肌的胸骨头和锁骨头。在中线处缝合带状肌。

现在到了做甲状旁腺移植的时候了。剥去部分胸锁乳突肌表面的筋膜,剔除甲状旁腺周围的脂肪组织,将甲状旁腺切成 1 mm×1 mm×3 mm 的组织块放入生理盐水中,再将这些组织块放入肌肉袋中。每个肌肉袋内可以放 3～4 条甲状旁腺组织块,用薇乔线缝合肌肉袋。术后立即开始口服钙剂和维生素 D,直至移植的甲状旁腺获得血供,并开始起作用。这大概需要 6～8 周。

5. 缝合伤口   再次用大量生理盐水冲洗术野,确认创面没有出血,用薇乔线缝合带状肌和颈阔肌,然后做皮内缝合。颈部伤口盖无菌敷料,送复苏室。

6. 术后处理   这种病人的术后恢复很快,通常在术后第一天就能进普通饮食,术后第二或第三天就能出院。术后最常见的并发症是出血和甲状旁腺功能低下。医护人员都要注意术后出血的可能性。出血的原因通常是结扎线松脱,或未结扎的血管在咳嗽或用力后发生血凝块脱落。术后出血的特点是血液迅速在皮瓣下积聚。这种情况需要紧急去手术室打开伤口、控制出血。有时,病人的情况万分紧急,必须在床边打开颈部切口,防止窒息;还要观察病人是否有甲状旁腺功能低下的症状与体征。一般来讲,术后第一天不会出现症状,以后会诉口周麻木以及手指或足趾端麻木,还可以出现肌肉痉挛、手足搐搦。低钙血症的诊断和处理参见第二章第四节之二。

第九节   原发性甲状旁腺功能亢进

【甲状旁腺的解剖生理概要】

(一)胚胎学
一般人有 4 个甲状旁腺:在左右两侧甲状腺腺叶的背面,上、下各有一个旁腺。上甲状旁腺与下甲状旁腺的胚胎起源不同。

1. **上甲状旁腺**　与甲状腺共同起源于第 4 对咽囊(前肠底部),然后与甲状腺胚原基一起下降至颈部。因此,异位甲状旁腺可位于甲状腺内、胸骨后气管食管沟内、后上纵隔。

2. **下甲状旁腺**　与胸腺共同起源于第 3 对咽囊,然后与胸腺胚原基一起下降,下降中跨过上甲状旁腺,至颈部甲状腺下极水平,下甲状旁腺胚原基即停留于此水平;而胸腺的胚原基继续下降,至胸前上纵隔。因此,异位甲状旁腺可位于前上纵隔或胸腺舌部内。

(二) 解剖学

1. **数目和重量**　85%～95%的人有 4 个甲状旁腺;少数人只有 3 个甲状旁腺,即同侧的上下 2 个旁腺合并为一;也有少数人多至 5 个甲状旁腺,另一个在纵隔内。每个甲状旁腺的重量约 40～70 mg,为扁平的卵圆形,约 $(5 \sim 7\ mm) \times (3 \sim 4\ mm) \times (0.5 \sim 2\ mm)$。

2. **位置**　甲状旁腺在甲状腺被膜内的情况十分少见。上甲状旁腺 80% 位于甲状腺床、甲状腺下动脉的头侧,少数在上极的内侧 Joll 三角内。44% 的下甲状旁腺位于甲状腺下极甲状腺下动脉尾侧,26% 位于甲状胸腺韧带内。

(1) 上甲状旁腺:位置相对恒定,通常位于甲状腺的背内侧、上中 1/3 交界处、气管食管沟内。**一般在喉返神经后方**,与甲状腺 Zuckerkandl 突关系密切,甲状腺内甲状旁腺仅为 1%。

(2) 下甲状旁腺:一般比上甲状旁腺稍大,位置多变,多在甲状腺下极的前外侧,在以喉返神经与甲状腺下动脉交叉点为中心的 3 cm 直径范围内。**通常在喉返神经前面的平面内**,与胸腺关系密切,甚至埋于胸腺舌部内。

3. **血供**

(1) 动脉:主要动脉是甲状腺下动脉,甲状腺下动脉起源于甲状颈干。10% 的上甲状旁腺的血供来自甲状腺上动脉。

(2) 静脉:甲状旁腺的静脉分别汇入甲状腺上、中、下静脉,术中找不到甲状旁腺时,可取这些静脉的血测定甲状旁腺素(PTH),有利于对病变的甲状旁腺进行定位。

4. **组织病理学**　甲状旁腺主要由大量主细胞、少量嗜酸性细胞和基质构成。**正常甲状旁腺的基质中含有很多脂肪**,其颜色因血供和脂肪含量而异,可呈红棕色或黄褐色。主细胞分泌甲状旁腺素,嗜酸性细胞无分泌功能。功能亢进的甲状旁腺主细胞中的脂肪颗粒及基质中的脂肪都明显减少或消失。甲状旁腺细胞增多大多是嗜酸性细胞增生,偶尔为主细胞增生。这种细胞增多属腺体增生还是腺瘤形成在组织学上很难鉴别。

(三) 生理学

1. **甲状旁腺素(PTH)调节钙代谢**

(1) 与降钙素和活化的维生素 D_3 共同调节血浆中离子钙浓度。通常情况下血钙浓度与 PTH 分泌呈负相关关系,即:血钙降低时,PTH 分泌增多;血钙升高时,PTH 分泌下降。

(2) PTH 的作用部位是骨、肠和肾。它增加破骨活性和溶骨活性,使钙和磷从骨基质中动员出来,还与 1,25-二羟 D_3 共同作用促使肠道对钙磷的吸收。

(3) PTH 通过促进远侧肾单位中钙的主动重吸收提高肾钙阈;通过抑制近侧肾小管对磷的吸收,降低肾磷阈。由于 PTH 分泌和磷耗竭,使 1α-羟化酶激活,1,25-二羟 D_3 活化。

2. **PTH 非对抗性分泌增加**　作用于骨、肠和肾后可出现下列临床后果:①高钙血症;②钙的排出改变:起初由于钙的重吸收增加,表现为低钙尿症,慢性甲状旁腺功能亢进症当血钙超过肾的钙阈值后则表现为高钙尿症;③低磷血症;④高磷尿症。

【发病率】 原发性甲状旁腺功能亢进在我国并不常见,多为散发性,也可见于下列情况:①多发性内分泌瘤综合征(MEN)Ⅰ或 MENⅡ;②家族性甲状旁腺功能亢进;③甲状旁腺外组织分泌类似 PTH 的多肽物质所致的异位或假性甲状旁腺功能亢进。

【病因和病理】 原发性甲状旁腺激素增高常因为单发或多发甲状旁腺瘤,很少是因 4 个甲状旁腺的增生所致。①90%的原发性甲状旁腺功能亢进是单发性腺瘤,腺瘤仅累及一个腺体。②8%～10%是甲状旁腺增生。增生一般同时累及 4 个腺体,但 4 个腺体增生的程度不一定相同。若 4 个腺体中 1 个增生显著,则易误诊为单发性腺瘤,增生腺体的镜下表现是细胞成分增多。③1%的原发性甲状旁腺功能亢进是甲状旁腺癌,0.4%为多发性腺瘤。

光镜下腺体的脂肪成分减少,细胞成分增多。

【临床表现】

1. 无症状 绝大多数病人无症状,多在因其他疾病检查血钙时被发现血钙水平增高。

2. 特异性症状 少数有症状的病人主要表现为肾结石、骨关节疼痛、腹痛及精神症状。

(1)结石:原发性甲状旁腺功能亢进病人中发生肾结石者不到 10%,但在有症状的原发性甲状旁腺功能亢进病人中,50%表现为肾结石。

(2)骨:主要表现为广泛的骨关节疼痛,典型病变为广泛脱钙。纤维囊性骨炎(von Recklinghausen 骨病)常见于慢性肾病所致的继发性或三发性甲状旁腺功能亢进病人(见本章第十一节)。还有病理性骨折(Brown 瘤)。

(3)呻吟:为原发性甲状旁腺功能亢进病人少见的一种精神症状。

(4)腹痛:①高钙血症可引起高胃泌素血症,因此原发性甲状旁腺功能亢进病人消化性溃疡的发病率增高;②胆石症和胰腺炎发生率也上升并有相应的临床表现。

3. 非特异性症状 许多病人还有疲乏、倦怠、嗜睡、便秘和关节痛等非特异性症状。

【诊断】 甲状旁腺功能亢进症的诊断相对简单,保护定性的生化检查(血清钙、白蛋白和 PTH)和定位的影像学检查确认异常腺体是单个或多个。另外,如慢性肾衰竭病人可以发生继发性甲状旁腺亢进,此时,4 个甲状旁腺都受影响。

4. 定性检查

(1)血钙升高:这是**诊断原发性甲状旁腺功能亢进的基本条件**,要求重复多次检测(至少 3 次)。

高钙血症的常见原因:原发性甲状旁腺功能亢进、转移性骨肿瘤(尤见于肺癌、乳癌、结肠癌、前列腺癌和骨髓瘤转移)、多发性骨髓瘤、结节病、乳碱综合征、维生素 D/A 中毒症、毒性甲状腺肿、Addison 病以及用噻嗪类利尿剂(HTCZ,氢氯噻嗪),诊断时应注意鉴别。钙和甲状旁腺激素极度升高病人,可能为甲状旁腺腺癌。

(2)同步检测 PTH 和血清钙:血清 PTH 放射免疫测定法有两种,即测定 PTH 的 N-肽端抑或 C-肽端,因此,其正常值在各实验室不一致。①**若 PTH 与血钙均升高,支持原发性甲状旁腺功能亢进的诊断**;②转移性骨肿瘤的病人血钙可升高,但 PTH 不相应升高;③继发性甲状旁腺功能亢进 PTH 升高,但血清钙低;④甲状旁腺功能减退者血清钙和 PTH 均降低;⑤假性甲状旁腺功能亢进血 PTH 升高,主要原因是胺前体摄取脱羧(APUD)细胞肿瘤产生类似 PTH 的多肽物质,一般实验检查很难将这种物质与 PTH 区分开。

(3)其他:①血磷降低:血氯与血磷比值大于 33∶1;②高磷尿症:肾小管对磷的重吸收少于 80%;③尿 cAMP(环磷酸腺苷)升高;④低钙饮食 3 天后,24 小时尿钙仍然超过

5 mmol(200 mg)。

（4）X 线摄片：①颅骨 X 线摄片可见头颅外 2/3 呈斑点状脱钙"毛玻璃征"，若病人为 MEA 合并垂体肿瘤，颅骨片上可显示蝶鞍扩大；②长骨近端骨质吸收或骨棕色瘤；③中指指骨桡侧和末节指骨骨膜下骨质吸收。

5. **定位诊断** 术前对甲状旁腺进行定位不仅可缩短手术时间，还可明确颈部的解剖，尤其对原发性甲状旁腺功能亢进术后复发或术后甲状旁腺功能亢进症状依旧的病人。常用的定位检查方法有：

（1）超声检查：70％～80％的原发性甲状旁腺功能亢进经超声检查可发现增大的甲状旁腺。其超声特征是紧贴甲状腺上极或下极的背侧有一低回声区。超声还可排除囊肿或血管结构。

（2）锝-铊减影扫描：这是定位甲状旁腺腺瘤最常用的技术，能对 70％～80％的原发性甲状旁腺功能亢进进行定位诊断（无论是腺瘤抑或增生）。即先用锝^{99m}（^{99m}Tc）核素扫描使甲状腺显影，稍后用铊^{201}（^{201}Ti）使甲状旁腺显影。两种核素注射后 15 分钟，甲状腺与甲状旁腺腺瘤的影像相互交叠；注射两种核素后 3 小时，甲状腺的^{99m}Tc 显影消失，^{201}Ti 依然集聚在甲状旁腺腺瘤内，显示出肿瘤的位置。

同样，^{99m}Tc - MIBI（^{99m}Tc - sestamibi，^{99m}锝-甲氧基异丁基异腈）扫描不管是单独或与碘^{131}结合的减影扫描，都可显示出甲状旁腺腺瘤的位置。病变甲状旁腺摄取^{99m}Tc - MIBI 比甲状腺早，而且消退迟，定位精确。MRI 扫描有时对异位甲状旁腺腺瘤的发现有帮助，如位于上纵隔的甲状旁腺。

（3）动脉造影：适用于其他示踪检查定位甲状旁腺失败者。①选择性甲状颈干动脉造影可提供甲状腺和甲状旁腺的血管像以及增大的甲状旁腺像。有报道甲状颈干动脉造影后可发生脑血管意外，因此仅适用于既往手术失败的病人和其他示踪检查未能对甲状旁腺定位的病人。②选择性胸廓内动脉造影可显示胸廓后增大的甲状旁腺。

（4）选择性静脉采血测定 PTH：自股静脉插管至引流甲状腺上、中、下静脉的无名静脉及颈内静脉，分别从各静脉抽取血样测定 PTH。①一侧颈静脉血标本中 PTH 升高提示该侧甲状旁腺腺瘤；②两侧颈静脉血标本中 PTH 均升高提示 4 个腺体均有增生；③本法所需设备复杂、操作技术要求高且有一定风险，一般不列为常规检查，仅用于第一次手术未发现肿瘤或第一次手术后复发的病人。

（5）CT 和 MRI：CT 对胸骨后增大的甲状旁腺的定位诊断有独到之处，常可显示超声或双示踪显像未能显示的甲状旁腺。MRI 对甲状旁腺的定位诊断价值同 CT，在 T2 加权像可显示增大的甲状旁腺。CT 与 MRI 联用是甲状旁腺无创定位诊断中准确率最高的方法，但价格高昂。

【鉴别诊断】 继发性甲状旁腺功能亢进一般都伴有慢性肾衰竭，容易鉴别。假性甲状旁腺功能亢进是一种能分泌 PTH 的肿瘤，最常见的是肺癌和肝癌。家族性低尿钙高血钙症的诊断主要依据家族史，10 岁以下发病。

【治疗】

1. **手术指征** 有症状的原发性甲状旁腺功能亢进症确诊后，应手术治疗。无症状的原发性甲状旁腺功能亢进，若血钙 > 2.75 mmol/L(11 mg/dL)，尤其当伴骨质稀疏、尿钙高或因高血压或糖尿病等其他疾病使肾功能减退时，应手术治疗。术中快速测定 PTH（化学发光免疫测定法可在 12 分钟出结果）。

2. 手术要点

（1）手术能否成功取决于术者对甲状旁腺的解剖和位置变异方面知识的掌握程度，术中应尽可能对4个腺体逐一检查。①85%～95%的正常人有4个甲状旁腺。每个甲状旁腺的重量约40～70 mg。②亢进的甲状旁腺呈棕红色，极为柔软。③下甲状旁腺位于甲状腺下动脉分支周围的脂肪中，在喉返神经的前内方。上甲状旁腺紧贴环状软骨，在喉返神经的后外侧。术中牵拉甲状腺后，上、下甲状旁腺都移至喉返神经前内侧。④许多学者要求在切除后10分钟抽静脉血测定PTH。按照Miami标准，如果术中静脉血PTH比最高水平（术前或游离肿瘤时）下降50%，提示98%能治愈。

亢进的甲状旁腺血供丰富，呈棕黄色。与周围的脂肪组织和甲状腺组织区别明显。

（2）若术中发现为单发性腺瘤，理应将该腺体切除。此外，还应切取1枚腺体送活检，以便明确该腺体是否正常、有无增生。

（3）若4个腺体为增生性病变时，有两种手术方法可供选择：①甲状旁腺次全切除术，保留血供完好的甲状旁腺组织，成人100 mg，小儿150 mg，次全切除后的复发率为5%。②甲状旁腺全切除后，剔除甲状旁腺周围的脂肪组织和钙化的组织，将甲状旁腺切成1 mm见方的小块，取15块左右移植至血供丰富的胫前肌内。本法的优点是一旦甲状旁腺功能亢进症复发，不必再次行颈部手术；缺点是有甲状旁腺功能减退之虞，因此术中应将剩余之甲状旁腺放在保养液中置于−80℃冰箱中保存，以备需要时再次植入。

3. 术后处理　在术后2～3天发生暂时性低血钙是手术成功的象征。术后无低血钙症状者常提示误诊，相当常见的原因是将增生误诊为腺瘤。

（1）无症状的术后低钙无需治疗。

（2）严重的低钙症状要静脉推注葡萄糖酸钙。轻微的低钙症状可口服乳酸钙、碳酸钙或葡萄糖酸钙等钙剂，每日4次。

（3）加用钙剂后低钙症状依旧者，需加用维生素D。钙剂和维生素D应一直用至血钙水平恢复正常。

（4）骨质脱钙严重者服钙剂的时间应延长。

第十节　继发性甲状旁腺功能亢进

【病因和病理】

（1）各种原因所致的低钙血症，刺激甲状旁腺增生肥大，分泌过多PTH，称为继发性甲状旁腺功能亢进。常见原因是慢性肾衰竭、骨软化症。

（2）慢性肾衰竭可发生继发性甲状旁腺功能亢进，这种病人不能合成活性型维生素D，因而表现为低钙血症、高磷血症和钙吸收障碍。

若不治疗，继发性甲状旁腺功能亢进可造成严重的骨质脱钙，还可发生软组织转移性钙化和血管钙化。偶尔可发生严重皮肤瘙痒，甚至形成疼痛和溃疡。

【治疗】

1. 药物治疗　①高钙液进行透析；②能与磷结合的止酸剂；③钙剂和有生物活性的维生素D。

2. 手术治疗　药物治疗无效时，可行甲状旁腺部分切除术。继发性和三发性甲状旁腺功能亢进症一般 4 个腺体均有增生。可切除 $3\frac{1}{2}$ 的腺体;也可全部切除,然后取 1/2 腺体移植入前臂肌肉内或胫前肌内,目的是一旦这些病人再次出现甲状旁腺功能亢进表现,就可以从前臂或股静脉抽血检查,判断 PTH 的来源。

3. 手术要点

(1) 术中将所有 4 枚增生的甲状旁腺切除,分别放入 4 个装有生理盐水的小杯中,小杯分别标记 RL、RU、LL、LU。每个甲状旁腺都应该切取 1/3 送快速病理证实,以免遗漏增生的甲状旁腺。

(2) 在 4 个甲状旁腺全部切除后 10 分钟,抽取静脉血送检验科测定血 PTH 水平,与术前比较(参见本章第九节)。

(3) 选取腺体组织满意(没有纤维化、损伤轻)的 1 枚甲状旁腺,剔去周边的脂肪组织和腺体内的钙化组织,用手术刀切成 1 毫米见方的小块,留 15 块作为移植用,其余均放入细胞培养液中−40℃冰冻保存,以防移植失败或甲状旁腺功能低下时使用。

冰冻保存甲状旁腺组织在理论上有许多优势。然而,Borot 的一篇多中心回顾性研究发现,在 1 376 个冷冻标本中仅 22 个标本做了再次自体移植,其中 80% 的再次自体移植没有功能。没有病人在 1 年后还需要做再次自体移植。但是,毕竟有那么一小部分病人能从这项技术中获利。

第十一节　三发性甲状旁腺功能亢进

慢性肾脏疾病肾移植成功后,甲状旁腺功能亢进症持续,称之为三发性(Tertiary)甲状旁腺功能亢进,其原因是:

(1) 由于长期肾脏疾病,甲状旁腺的增生已成为自主性,即使在肾移植后血钙水平恢复正常后,甲状旁腺的功能仍不能恢复正常。

(2) 病人有高钙血症、低磷血症和高钙尿症。三发性甲状旁腺功能亢进症的症状与继发性甲状旁腺功能亢进症相同。

【治疗】　若症状持续,行甲状旁腺次全切除术。

第十二节　颈部感染性疾病

一、颈深间隙脓肿

常见原因是牙齿或牙周感染、创伤、扁桃体炎或化脓性淋巴结炎。化脓性颌下腺炎(又称 Ludwig 咽峡炎)是一种舌下和下颌下间隙的炎症,病人表现为全身中毒症状,口底肿胀,舌后移。常需要紧急气道控制和切开引流。脓肿罕见,组织学上表现为筋膜炎。

二、感染性颈淋巴结肿大

颈淋巴结肿大的病因有病毒、细菌或真菌感染。

1. **病毒性颈淋巴结肿**　颈淋巴结肿大最常见的病因是由腺病毒、鼻病毒和肠病毒引起的上呼吸道病毒感染。传染性单核细胞增多症的病因是 Epstein - Barr 病毒感染,造成双侧颈淋巴结肿大,伴有长时间的全身不适和肌痛,见于年轻人。巨细胞病毒、疱疹病毒和人类免疫缺陷病毒也可以导致颈部淋巴结肿大。

2. **细菌性颈淋巴结肿**　细菌性淋巴结炎主要由 A 组链球菌和金黄色葡萄球菌所致。一般口服抗生素即可,有脓液形成时应该切开引流。颈淋巴结肿大还可以由结核分枝杆菌引起(瘰疬)或不典型分枝杆菌(如鸟胞内分枝杆菌)引起。猫抓病(cat - scratch disease)系巴通体所致,可引起颈淋巴结肿大,持续 2～3 个月才自愈。

3. **真菌性颈淋巴结肿**　真菌是颈淋巴结肿大的罕见病因,免疫能力正常的人可以出现组织胞浆菌病、芽生菌病、曲菌病或球孢子菌病,而免疫功能受损的病人容易发生毛霉菌病或隐球菌病。

第十三节　颈部其他肿瘤

一、一般考量

非甲状腺颈部包块的诊断遵循着一个清晰的思路,可应用数字规律,以便于记忆。

1. 80% 之规律

(1) 80% 的非甲状腺颈部包块是肿瘤。

(2) 80% 的颈部肿瘤见于男性。

(3) 80% 的颈部肿瘤包块是恶性的。

(4) 80% 的恶性颈部包块是转移性的。

(5) 80% 的转移性颈部肿块来源于锁骨上的原发病灶。

2. 7 之规律　还可以根据病人出现症状的平均时间做出粗略诊断:

(1) 炎性包块以 7 天来计。

(2) 肿瘤性包块以 7 个月来计。

(3) 先天性缺陷形成的包块以 7 年来计。

不过,AIDS 所致的病变或许有违此规律。

3. 常见病因与年龄的关系　颈前肿块的常见病因与病人的年龄有关:

(1) <40 岁的病人中,最常见的病因是炎症,其次是先天性疾病,再其次是肿瘤。在肿瘤中最常见的是淋巴瘤,其次是甲状腺癌和肉瘤。

(2) ≥40 岁的病人中,50% 是肿瘤,其次是炎症和先天性疾病。在肿瘤中 30% 是头颈部肿瘤转移性淋巴结病变,20% 是其他恶性肿瘤。

4. 切口选择　颈部淋巴结活检选取切口时一定要考虑到今后颈淋巴结清扫的切口。

二、颈部良性肿瘤

颈部常见良性肿瘤有血管瘤、淋巴管瘤、纤维瘤、脂肪瘤、神经鞘瘤、神经纤维瘤和神经节细胞瘤。

（一）神经节细胞瘤

神经节细胞瘤起源于植物神经系统的神经节细胞，不同部位有不同命名，如：睫状神经节瘤、迷走神经节瘤、颈静脉-鼓室副神经节瘤和颈动脉体瘤。10％为多发性，多数为良性，10％为恶性。**有神经节细胞瘤家族史的病人有多发和恶性倾向。**组织学上，瘤上皮细胞呈巢状排列（Zellballen），周围环绕着支持细胞。虽然神经节细胞瘤很少（＜3％的病例）产生儿茶酚胺，但是，所有病人都应该常规检测尿儿茶酚胺。

本文主要介绍颈动脉体瘤。颈动脉体瘤位于颈总动脉分叉背面的动脉外膜层内。肿瘤来自副神经节组织的非嗜铬副神经节瘤，故亦称颈动脉体副神经节瘤。临床上少见。

颈动脉体瘤是发生在颈总动脉分叉处的一种化学感受器肿瘤，属良性肿瘤，生长缓慢，少数可发生恶变。无年龄及性别差异，女性稍多于男性，以30～50岁为主。

【Shamblin 分型】 Shamblin 将颈动脉体瘤分为三型：

Ⅰ型：位于颈总动脉分叉处外膜，未包绕血管，颈动脉分叉部无增宽，手术易切除，不易损伤血管及神经，此类肿瘤多小于5 cm。

Ⅱ型：肿瘤部分包绕血管，大多可顺利切除，但风险较Ⅰ型大；瘤体直径通常大于5 cm并使血管分叉部增宽。

Ⅲ型：位于血管壁内并完全包绕动脉分叉，损伤血管难以避免，脑神经损伤也很常见，瘤体直径通常大于5 cm并使血管分叉部增宽。

【诊断】

1. **症状** 本病好发于青壮年。颈前三角区（胸锁乳突肌前缘、下颌角下方）**颈动脉分叉处局限性肿块**，一般为2～6 cm。增长缓慢。肿瘤小时多无自觉症状，肿瘤巨大时少数病例出现颈动脉窦综合征，因体位改变，肿瘤压迫颈动脉窦引起直立性眩晕，上腹不适，一过性神志消失等，如舌偏斜、声音嘶哑和 Horner 综合征等。

少数病例为恶性颈动脉体瘤，肿瘤压迫浸润周围神经，可出现声音嘶哑、喝水呛咳（迷走神经受侵犯）及舌下神经受侵引起舌下神经麻痹所致舌肌萎缩、舌运动受限。

2. **体征** 肿瘤为圆形、椭圆形或分叶状，实性、质韧、界限清、光滑，可左右推移，但上下移动甚微。瘤体内有丰富血窦者，可触及肿块膨胀性搏动和震颤，闻及收缩期杂音。压迫肿块近心端的颈总动脉，搏动、震颤和杂音消失。颈动脉体瘤有三大体征：

（1）肿瘤位于下颌角稍前下方，颈动脉三角区浅面。少数病例可向咽侧壁突出。病变多为单侧性。在肿瘤部位，可触及有明显搏动。

（2）颈动脉向浅表移位：由于肿瘤位于颈动脉分支部内侧，肿瘤增大后可使颈内外动脉被推挤向浅表移动。

（3）颈内外动脉分离：由于颈动脉体瘤跨越分叉部向浅表扩展，使颈内外动脉被推向两侧。可因肿瘤包绕动脉壁，不能清晰地触及动脉的轮廓。

3. **血管造影、CTA 或 MRA** 颈动脉体瘤禁忌做活检，颈动脉造影是确定诊断最重要的手段，并且可以在手术前24～48小时进行栓塞。典型的颈动脉体瘤造影 X 线表现为：肿瘤**将颈动脉向外侧浅表移位，颈动脉分叉增宽**，血管丰富或有源自颈内或颈外动脉的小交通支与肿瘤相通。

【治疗】 手术治疗是唯一的治疗方法。早期发现应及时治疗，治疗越晚，肿瘤与颈总动脉分叉部、邻近静脉的粘连就越严重，有时甚至紧紧包绕动脉，血运极丰富，手术切除难度较大。

1. **术前必须做好充分准备** 术前必须做颈动脉造影,了解大脑基底动脉环(Wills)通畅及代偿情况,以判断能否阻断颈总动脉。预测术后是否可能产生脑血管并发症。

(1)如果术前提示Wills环代偿功能不全,应进行颈动脉阻断训练,待侧支循环建立后方可施行手术。1914年,Matas就提出了阻断患侧颈总动脉血流的训练,并将特制的压迫器械——Matas夹应用于临床。常用方法仍是指压患侧颈总动脉,从每日2次、每次5分钟开始,至每日4~6次、每次10分钟以上。如持续阻断30分钟,病人无脑缺血症状(晕眩、昏厥),则认为阻断颈动脉是安全的,可以施行手术。更慎重的举措是再做一次颈动脉造影,证明Wills环确实通畅后方可考虑手术。

(2)因肿瘤起源于与部分颈动脉外膜相连的颈动脉体,具有极其丰富的血供,而且与颈动脉、静脉及神经紧密相邻,手术难度较大,术前需做好输血准备,术中仔细操作,以免发生意外。手术前需做好血管破裂修补、移植血管及颈总动脉结扎切除的一切准备工作。

(3)备血:应准备好充足血量。一旦决定结扎切除颈总动脉时,必须补充足够血容量,使血压维持在正常值高水平,不得低于病人基础血压水平。

(4)扩血管药物应用:结扎切除后,必须应用扩血管药物,以扩张脑血管。常用药物有:低分子右旋糖酐;复方丹参;尼莫地平(尼莫通)1 mg,静脉内24小时缓慢滴入。扩血管药物通常要求用2周,2周后可改口服扩血管药物,如:烟酸(NA)、阿司匹林等。

2. **手术要点** 主要术式有动脉外膜下肿瘤切除术和肿瘤合并动脉分叉部切除加动脉重建术两种。先在颈丛神经阻滞麻醉下显露肿块后,暴露颈总动脉及颈内、外动脉的远心段,解剖出舌下神经保护之。然后用塑料带阻断右颈总动脉血流20分钟,无脑缺血的症状出现后再改为全身麻醉。

(1)麻醉:一般采用低温麻醉,以降低脑氧需要,便于术中延长阻断血运时减少大脑损伤。

(2)手术沿血管外膜下剥离肿瘤,从颈内动脉向动脉分叉剥离到颈外动脉后双道结扎颈外动脉近心端,最后切除肿瘤及其包裹的颈外动脉。

(3)较大肿瘤、与颈动脉粘连或包绕颈动脉者,需将肿块连同部分颈动脉一并切除,然后做动脉端-端吻合术。由于该术式风险较大,故有人主张除非肿瘤发生恶变,一般不予手术切除。

3. **手术注意事项** 严格止血及避免损伤动脉是保证手术成功的关键。因此,操作要求轻巧仔细,而且按计划有步骤地进行。颈动脉体瘤血供来自颈外动脉,为了减少术中出血,应争取尽早将颈外动脉的近颅端及近心端完全切断,然后再分离肿瘤基底。也就是说把分叉部的分离放在最后进行,因为此部粘连最紧,最易损伤动脉壁。如果术中颈总脉颈内动脉破裂出血,应在暂时阻断血流的情况下修补血管破口;暂时阻断时间一般每次不超过3分钟。一般主张先切断颈外动脉近颅端,分离颈总动脉,切断颈外动脉近心端,分离颈内动脉,最后分离颈动脉分叉部。

对于无法分离彻底切除的颈动脉体瘤,有人主张允许残留一小部分;也有人主张行颈动脉分叉部切除,颈内-颈外动脉残端吻合术。

由于颈动脉切除后可能招致脑并发症,故对分离出颈内动脉上段的病例,有人主张行静脉或人造血管移植,颈动脉重建术;但对无法保留足够颈内动脉残端的病例无法应用,只能行颈总动脉结扎切断术。

术后患者平卧或头低位15°,绝对卧床2周。必要时可以重复术前各种脑血流的检查,以了解术后患侧脑血供情况。

（二）神经鞘瘤

神经鞘瘤源于周围神经的 Schwann 细胞。颈部的神经鞘瘤可以来源于颅神经、感觉神经丛、颈交感链或臂丛神经。

（三）神经纤维瘤

神经纤维瘤源于周围神经，通常属多发性神经纤维瘤病 I 型，可以在颈部形成丛状神经纤维瘤。

三、颈部恶性肿瘤

成人颈部肿块首先应该排除恶性肿瘤。**颈部恶性肿瘤最常见的是源于上呼吸消化道的鳞状细胞癌。**原发灶在远处者 ＜10％，原发灶不明者 ＜5％。呼吸消化道的原发癌一旦出现颈部转移，总生存率就下降约 50％。颈部原发性恶性肿瘤不多，有淋巴瘤、软组织肉瘤、甲状腺癌、腮腺癌和神经内分泌癌。

对头颈部肿块病人应该采集详细的病史和体格检查，重点是头颈部。病史包括：症状的持续时间、吸烟史、饮酒史、体重史、职业暴露史、耳痛和放疗史。头颈部的门诊检查应该包括：耳镜、前鼻镜、口腔的视诊和触诊、舌根部的触诊、纤维鼻咽镜和纤维喉镜检查，以及颈部触诊。对可疑的原发灶进行活检或细针穿刺细胞学检查。首选的影像检查是增强 CT，根据情况也可以选择超声、放射性核素扫描、MRI、PET 或血管造影。对可疑病灶，多数外科医生倾向于在全身麻醉下做喉镜和食管镜检查进行诊断，排除同时癌。**颈部肿块在喉镜检查后仍然查不到原发灶者，可以行扁桃体切除与鼻咽部、舌根部和梨状窝活检术，这些部位的活检可以明确原发灶高达 30％。**治疗的方法取决于肿瘤的部位、分期以及病人的全身情况。头颈部肿瘤切除可能会毁损面容，不同程度地影响发音、呼吸或吞咽。因此，要根据病灶的情况、病人的全身情况以及病人的期望值确定手术的方式和方位。

第十四节　颈淋巴结肿的切除活检[①]

1. 术式评价

（1）如果有全身麻醉条件，这种手术最好不要在局部麻醉下进行，前提是要能确认该淋巴结的性质及其与周边结构的关系。例如：臂丛来源的肿瘤可以表现为颈淋巴结肿。在这种病人，在外科分离过程中让病人清醒是有好处的。即使是位置深在的颈淋巴结，触诊的感觉也可以比较表浅，切除淋巴结的分离难度可能超出预期。

（2）根据淋巴结的位置，手术中可能伤及毗邻结构。例如：最常损伤的是副神经——在颈前三角胸锁乳突肌前缘上中 1/3 交界处或颈后三角胸锁乳突肌中下 1/3 交界处。

（3）在分离过程中，对待淋巴结要十分轻柔。粗暴夹取淋巴结会使淋巴结内部的结构发生改变，给组织学读片带来难度。

（4）**本文叙述的手术是位于胸锁乳突肌前缘上中 1/3 交界处深面的淋巴结。**这里叙述

---

① 引自：Stearns MP. Head and neck. In：Novell R，Baker DM，Goddard N. （Eds.），*KIRK's General Surgical Operations*. 6th Ed. Edinburgh，UK：Elsevier，2013：465-466.

的原则也可以用于颈部任何其他部位淋巴结的手术。

2. 手术入路

（1）病人仰卧，手术台的上半部抬高至颈外静脉完全塌陷。病人头部转向对侧。

（2）消毒皮肤上至口角水平，下至锁骨水平，内侧自颈前正中线，背侧尽可能向后。

（3）铺巾，露出一圆形区域，要求距离可触及淋巴结周边约 5 cm 半径。

（4）按皮肤张力线方向在可触及肿块表面做切口，两端分别超出肿块边缘约 1 cm，**要求切口基本为横向，弧度凸向下**。向深部切开皮下组织和颈阔肌。

（5）用电凝彻底止血。

3. 术中评估

再次仔细触摸肿块，探查肿物表面是否仅仅隔着一层筋膜？在手指与肿物之间是否还有其他结构？

（1）如果肿物表面的组织仅仅是一层筋膜，就用一把干净手术刀向深部切开该组织，直至能见到淋巴结表面。

（2）如果淋巴结表面不是筋膜，而是其他结构，就必须将其推开、切除或切开，才能抵达淋巴结表面。具体应该如何做则取决于该结构的特性。在该部位最常见的结构是胸锁乳突肌前缘。用拉钩一般很容易将伤口两侧的皮肤和颈阔肌牵开，紧靠胸锁乳突肌前缘将筋膜切开约 3 cm，将胸锁乳突肌前缘向外侧牵开。此时就可以切开淋巴结表面的筋膜了。

4. 手术实施要点

（1）将淋巴结从周围组织中游离出来：此时，最好用一把小弯血管钳，血管钳的凹面放在淋巴结的凸面沿淋巴结表面分离。将血管钳两翼的尖端从你切开的筋膜口游离缘与淋巴结之间插入。沿该间隙用血管钳轻轻向前推，然后撑开血管钳的两翼，如此将该筋膜从淋巴结表面剥离下来。用剪刀在撑开的血管钳两翼之间剪开该筋膜，使淋巴结得到进一步显露。

（2）重复该步骤用钝性结合锐性分离法，淋巴结表面的分离都采用这种方法。用电凝将血管凝闭后再切断，以减少出血。无血的手术野有利于分离。

（3）在淋巴结表面的分离过程中，根本没有必要去夹取淋巴结。随着分离至淋巴结的深面，就需要向一侧推压淋巴结，以便能将推压部分从淋巴结床上分下来。这种操作可能会对淋巴结造成损伤，因此操作要十分轻柔，用手指推压，不要用金属器械推压。

（4）**在淋巴结深面的某个位置几乎总能找到一支比较粗的营养动脉**。也就是在这个区域，毗邻的重要结构（如：副神经）容易受损伤，原因在于上方的淋巴结遮挡了手术野。安全之策是仅仅对能够看清楚的组织做切开。

（5）在完成了淋巴结深面的分离后，就可以从伤口内取出淋巴结。将切下的淋巴结剖成相等的两半，其中一半放入一只标本袋中，稍后充入福尔马林生理盐水溶液送病理检查，另一半放入一只空标本袋中送细菌培养，包括结核杆菌培养。确保两个标本袋都做了正确标记。

5. 缝合切口

（1）确保止血彻底。**请麻醉师将手术台调平**，病人体位的这种变化会使静脉压增高，有时创面会出血，这种情况最好是在伤口未缝合时出现，而不是在伤口缝合后。

（2）用 2/0 可吸收缝线缝合深部的离断肌肉和颈阔肌。

（3）如果伤口看上去很干净、没有出血，或许就不必留置引流管。但只要存在疑虑，就留置一根小号负压引流管。

（4）用可吸收缝线皮内缝合法或单股尼龙线毯边缝合法缝合皮肤。

6. 术后注意事项

（1）是否有血肿形成的体征？

（2）两部分标本是否都做了妥善处理？

（尤承忠）

第十八章
乳房疾病

第一节 基本概念

【结构】

乳房是皮下的顶泌腺。10～100 个小乳管和腺泡形成一个腺小叶；20～40 个腺小叶构成一个腺叶，每个腺叶都有一乳管开口于乳头部；每侧乳腺有 15～20 个腺叶呈放射状排列。

腺叶间有许多与皮肤垂直相连的纤维束，表面与皮肤和浅筋膜浅层相连，深部与浅筋膜深层相连，称为 Cooper 韧带。

乳腺是汗腺组织的一种类型，内达胸骨旁，外至腋前线，外上方呈角状伸向腋窝的腺体组织称为 Spence 腋尾区。从人的一生来看，育龄期妇女的乳房以间质组织和纤维组织为主，这有利于怀孕和哺乳期腺体和导管发育；绝经后导管和腺体逐渐退化，取而代之的是脂肪组织；哺乳期，内膜肌细胞使乳汁排出。从卵巢周期来看，月经周期乳房也经历着这种变化。

【血供】 乳房的动脉血供主要来自胸廓内动脉（60％）、胸廓外动脉（30％）和胸肩胛动脉。乳房的静脉主要汇入腋静脉和胸廓内静脉。

【淋巴回流】 腋窝位于胸外侧壁与上臂之间，呈金字塔形。

（1）乳房大部分的淋巴回流至腋结，然后流向锁骨下结，乃至锁骨上结。根据淋巴结与胸小肌的关系，又可将腋淋巴结分为三站：①第一站（胸小肌外侧组）是位于腋下、胸小肌外缘和背阔肌内缘之间的淋巴结，包括外侧组、肩胛下组、腋静脉组；②第二站（胸小肌后组）包括 Rotter 结；③第三站（胸小肌内侧组）包括锁骨下结和腋尖结（图 18-1）。

（2）乳房内侧的淋巴经肋间流至胸骨旁结。

（3）一侧乳房的淋巴借皮下淋巴管与另一侧乳房的淋巴管相通。

（4）乳房深部的淋巴网与肝镰状韧带的淋巴管相通。

【乳房疾病的诊断】 90％以上的乳癌是病人自查发现的，因此成年女性应该每月自查一次；每年请医生检查一次（图 18-2）。

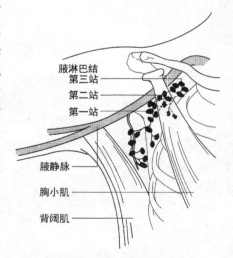

腋淋巴结
第三站
第二站
第一站

腋静脉

胸小肌

背阔肌

图 18-1 腋下淋巴结分站

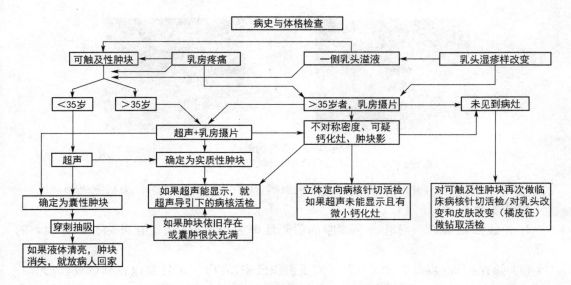

图 18-2 乳房症状病人的评估和检查流程

经验之谈:
　　像诊断其他疾病一样,乳房疾病的诊断主要依靠病史和体格检查,而不是影像检查。

（一）病史采集

乳房门诊最常见的主诉是疼痛伴肿块、乳房摄片异常、肿块、乳头溢液以及皮肤改变。详细的病史有助于对一个人患乳癌的概率作出初步估计。

1. **年龄**　年轻人患乳癌的可能性很小,年轻人的乳腺肿块多为纤维腺瘤或乳腺囊肿;但是,对 50 岁以上女性的乳房肿块,应首先排除乳癌。

2. **乳癌的四大危险因素**　①母系亲属中患乳癌的家族史;②乳腺纤维囊性变伴不典型增生;③一侧乳癌病人;④既往乳腺活检诊断小叶原位癌(LCIS)或导管原位癌(DCIS)的病人。

3. **相关癌症家族史**　包括至少两代直系亲属的卵巢癌、大肠癌和前列腺癌患病情况。

（二）乳房体检

1. **望诊**　①病人取坐位,两臂置于体侧,再两臂上举,观察两侧乳房是否对称,皮肤有无发红、水肿,浅静脉是否扩张,有无局限性皮肤凹陷、溃疡或肿物,乳头有无内陷或溢液;②病人将拟检查侧臂上举或用手用力叉腰使胸大肌收缩观察;③最后在病人身体前倾下观察。

2. **触诊**　①触乳房肿物:病人仰卧,同侧肩胛下垫小枕,医生站在对侧手掌展开,用食指、中指和环指的爪节指腹循序扪查乳房。精确记录肿块的大小、方位、有无触痛、活动度和质地,如:左乳 2 点处距乳晕缘 1 cm 扪及 1 枚直径 2 cm 质地偏硬的肿块,无触痛,与周围组织有粘连。绝大多数乳腺在触诊时有上下两叶(图 18-3),上叶大、下叶小,要注意与肿块区别。②触淋巴结:重点是锁骨上、锁骨下和腋下。腋部临床检查的假阴性率为 21%～38%。

3. **随访观察**　对乳房肿块的病人,当且仅当年轻女子,且考虑肿块为生理性时,观察1～2

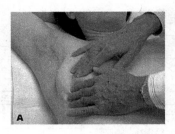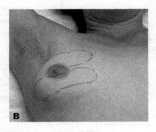

图 18-3　乳房的触诊

A:乳房触诊的指法;B:乳房触诊时可扪到上下两叶,要注意与肿块区别

个月经周期。年轻女子的乳房肿块多为纤维腺瘤,少数为包裹良好的乳头状癌或髓样癌。

(三)影像检查

1. X线钼靶摄片　对乳腺癌诊断的假阴性率为 15%,体格检查可弥补影像检查的不足。

(1)筛查:①30 岁以下妇女的乳房间质组织致密,乳房 X 线片难以正确解读,因此,一般不主张对哺乳期妇女和 30 岁以下妇女做乳房 X 线钼靶摄影检查,除非临床高度怀疑为乳癌。②35~40 岁摄一张乳房 X 线片留底;在 40~50 岁,每 2 年摄一次乳房 X 线片,50 岁后每年一次。③乳房癌高危人群应增加摄片频度(表 18-1)。④定期乳房 X 线摄片普查可减少Ⅱ期或Ⅱ期以上乳癌发生率,使早期乳癌诊断率增加,生存率增加 30%。

隆乳后的乳房应该摄**假体推移像**——将假体推开,仅夹住乳腺组织,尽可能显示乳腺实质。

表 18-1　BI-RADS 对筛查性乳房钼靶片的分类和处置推荐意见

类别	评估意见	推荐意见	恶性风险
0	无法下结论	做诊断性乳房钼靶摄片	
1	阴性所见	常规筛查	0%
2	良性所见	常规筛查	0%
3	可能良性	6 个月复查	>0%~≤2%
4	可疑乳癌 4a=低度可疑 4b=中度可疑 4c=高度可疑	活检	4a>2%~≤10% 4b>10%~≤50% 4c>50%~≤95%
5	高度提示	活检	≥95%
6	活检证实	治疗	

(2)诊断:乳癌 X 线钼靶影像特征是**细小密集的钙化点**(>15 点/cm^2)、密度增高的块影(边界不规则或呈毛刺征、乳腺结构扭曲)、密度不对称(尤其在伴有放射状纹理时)、皮肤增厚以及皮肤和乳头内陷。假阴性率和假阳性率都为 10%。钙化点数量少(<5 点/cm^2)、光滑、圆形的微小钙化可以认为是良性的,不需常规 X 线摄片随访。成簇的不规则分支样的微小钙化点需要组织活检,以明确诊断。钙化点形成的机制通常是乳腺中央区的病变导管,因肿瘤细胞生长过速、缺血坏死、坏死和碎屑钙化。

钼靶影像为**无钙化点的毛刺状肿块**但触诊阴性提示浸润性乳腺癌的可能性很大,而钙化强烈提示 DCIS,细线状或分支状钙化提示浸润性导管癌 3 级。

2. **超声显像**(US) 其优势是可以区别囊性或实质性,并为穿刺做引导。尤其适用于妊娠妇女和有乳房肿块的年轻女性(<35 岁)。

3. **磁共振显像**(MRI) 优点是对浸润性癌的敏感性>90%(但对 DCIS≤60%);缺点是特异性差,良性与恶性乳房疾病的 MRI 表现存在很大重叠(MRI 检出的异常中假阳性率>50%),导致这些病人需要加做其他影像检查或活组织检查,增加了病人的心理负担。主要适用于:转移性腋下淋巴结肿大但乳房摄片未发现乳房内原发瘤(原发灶不明)者,乳房摄片未能发现乳房原发瘤证据的 Paget 乳头病病人,评估原发瘤的范围(尤其在乳腺致密的年轻女性),以及是否存在多灶癌或多中心癌作为保乳手术前的筛查,筛查对侧乳房是否存在癌灶,评估浸润性小叶癌。它还是乳腺组织致密和乳腺癌高危女性的重要筛查手段。

乳房 MRI 是从足侧向头侧方向观察——右乳在图像左侧,左乳在右侧。T_2WI 屏蔽了 T1WI 中的脂肪组织信号("压脂"),使病灶信号凸显。

乳腺 MRI 图像的解读强调综合评价增强模式(血液动力学特征)和形态学分析两方面。注意病灶的形态(肿块抑或非肿块)、内部结构、边缘、功能学(动态曲线)四要素。

(1) 动态增强模式(病灶内造影剂分布随时间的变化):乳腺动态增强 MR 的增强模式反映了乳腺癌的血流及药物动力学状态,能够较为客观地反映乳腺癌血供的基本病理特征,有助于乳腺良、恶性病变的鉴别。

- Ⅰ型为缓慢上升型(流入型 persistant),强化无高峰,呈渐进性持续强化,提示良性病变。
- Ⅱ型为平台型(plateau),早期明显强化,中间期持续在一个平台水平,提示可疑恶性病变。需要结合其他指标综合分析。
- Ⅲ型为快进快出型(流出型 washout),早期明显强化,中后期信号强度迅速降低,提示恶性病变。

(2) 形态学分析

外形和边缘:大多数乳腺癌形态不规则,呈星芒状、蟹足样或针刺样,与周围组织分界不清;而良性病灶形态规则,呈圆形、卵圆形或分叶状,边缘无毛刺,有的具有完整包膜,与周围组织分界清楚。不过少数乳腺癌可表现为形态规则、边界清晰,或边界部分清晰,部分呈细小毛刺样,与良性病变难以区分。

信号强度:病变组织内部细胞、纤维成分及水含量的不同导致其在 T_2WI 上呈现不同的信号强度。大多数乳腺癌中细胞和水含量较高,故 T_2WI 呈高信号;少数乳腺癌纤维成分较多,T_2WI 呈较低信号。

内部结构(密度、回声、强化):乳腺癌病灶内多有液化、坏死、囊变或纤维化,有的可合并出血,因此,表现为高、中、低混杂信号;而良性病变内部结构较均一,因此信号较均匀。良性病灶的特征是均匀强化;恶性病灶的特征是不均强化、周缘环状强化或内部有分隔。

肿块毗邻结构改变:靠近乳头的病灶可合并有乳头内陷,乳头及乳晕皮肤增厚、水肿等;近胸壁的癌灶可浸润破坏胸肌,表现为乳腺后脂肪间隙中断或消失。胸肌与乳腺之间分界不清,以及胸肌的信号改变等。

4. **放射性核素扫描** 乳腺癌组织具有非特异性地摄取 ^{99m}Tc - sestamibi 的特性,藉此扫描有助于与良性乳腺病进行鉴别诊断(^{99m}Tc - sestamibi 扫描常用于显示甲状旁腺)。

(四) 乳管镜检查

乳管镜(mammary ductoscopy)检查是将一根直径 0.5~1.1 mm 的内窥镜从乳头部乳管开口处插入(需要先用 0.5%利多卡因做表面麻醉,扩张器扩张溢液的导管,然后用生理盐水充盈导管),通过监视器观察乳管内的情况,最远可到达 4～5 级乳管分支。此外,还可以在乳管镜引导下进行病灶活检,根据透光情况对病灶进行体表皮肤的标记,或经乳管镜留置定位导丝为手术定位。

（五）细胞学检查和活组织检查

1. 细胞学检查　简便,安全,准确率为 90％;①细针抽吸细胞学检查(FNA)诊断恶性较可靠,但假阴性达 10％～20％,因此,报告为阴性时仍需进一步检查;②乳头溢液细胞学检查的缺点是阳性率低;③手术切除标本,在做冰冻切片之前先做细胞学印片,具有快速清晰之优点,可与冰冻切片相互印证;④可诊断囊性肿物,并送脱落细胞检查。

2. 针切活组织检查　①病核针切活检(详见第十三章第一节)已经成为可扪及乳房肿块的常规检查项目。②真空辅助活检(vacuum - assisted biopsy)需借助 Mammotome 仪器。这种仪器的特点是用 11 G 旋切活检针在真空吸引情况下(不必退出活检针)就能连续获取较多组织,一次进针就可以切取钙化灶周围的组织,还可以通过活检针置入标记夹供以后查找定位。与 FNA 和病核针切活检相比,真空辅助活检对钙化灶和 DCIS 病灶的诊断价值高,对导管不典型增生和 DCIS 的病理情况低估的频率更少。

（1）优点:在进入手术室前已经得知恶性肿瘤结果,降低了切缘阳性再手术的概率;有助于临床医生与病人讨论和规划治疗方案;费用比开放活检低;不会影响前哨淋巴结活检的正确性;伤口感染和出血风险低。

（2）缺点:对病理科医生和影像科的经验要求比较高;要求外科医生、影像科医生与病理科医生能取得良好沟通和精诚合作;有时因为肿块钙化,穿刺针无法刺入,只能选择立体定向活检,但是有些病人的乳腺组织厚度不够,只能选择开放切除。

3. 切除活检　对大而硬的肿块、穿刺后未消失的囊性肿物、两乳房明显不对称、乳房皮肤有凹陷或红肿者,都应考虑住院行术中肿物切除活检术。对乳头溢液伴乳房肿块者也应行切除术。切除活检是乳房肿块的理想诊断手段,但不适用于肿块较大时、位置较深时或年轻女性诊断为生理性肿物时。

【乳房活检手术要点】　①不切错组织;②止血彻底。对怀疑乳癌的病人不主张在门诊行手术病检,应住院在术中送快速病检。阳性者做根治术;不能断定者回病房等待石蜡切片报告。

> 经验之谈:
>
> 　　位置深在的体积较小或较柔软的乳房肿块,在你戴上手套、局部浸润麻醉后往往更难触摸清楚,误将周围组织切下送病检也就顺理成章了。结果报告为:乳腺纤维囊性增生症。半年后,你就会接到一份法院传票:该病人因同一部位乳房肿块增大,在其他医院诊断为"乳房癌"。
>
> 　　对这种病人,我的经验是:在一开始就用左手拇指和食指捏住肿块,然后行局部浸润麻醉和切开,左手在此期间不放松,直至将肿瘤切除。在如今,可以利用术中超声定位,确切切除肿块。

1. 顺皮纹走向设计切口(图 18-4)　对活检后可能行乳房切除的病例,活检切口必须很容易被有可能实施的乳房切除标本包含在内。切口要够长。

2. 切除活检　切开皮肤皮下后稍作分离,在肿瘤一侧切开乳腺组织,用缝线"8"字缝合牵引肿瘤，以便切除。不要用血管钳夹肿瘤。**切除整个肿瘤送检，**并带一定量的周围正常组织，**不要做切取活检（切一部分肿瘤送检）。**电凝或缝扎仔细止血。

3. 冰冻切片　仅半小时就能出结果，常用于术中诊断。准确率不及石蜡切片。

4. 分子生物学检查　切除的肿物应：①送一部分做免疫组化检查。Her-2/neu 是一种致癌基因，提示预后差，尤其当淋巴结阳性时。②还应送一部分组织做流式细胞仪检查，了解肿瘤是二倍体抑或非整倍体，测定肿瘤细胞 DNA 含量，了解 S 期细胞百分比。非整倍体肿瘤且 S 期细胞百分比高者预后差。

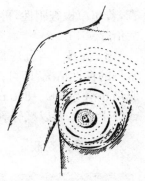

图 18-4　乳房活检时切口走向

5. X 线有阳性病灶局部未扣及肿块者　可于术前 1～2 小时在 X 线下或超声下定位将针尖插至可疑部位，再自针孔插入倒钩钢丝或放射性粒子定位，然后去手术室切取倒钩钢丝周围或在探头下切取放射性粒子周围的乳腺组织并送摄 X 线片复查证实，最后送病理检查。小的肿瘤切除时，要注意电刀的高温可能影响肿瘤组织中雌激素受体（ER）和孕激素受体（PR）检测。

第二节　乳房良性疾病

乳房良性疾病可表现为疼痛、乳头溢液或肿物。乳房良性疾病种类繁多，这里仅列举几种常见病。

一、乳房疼痛

乳房疼痛是许多妇女就医的主要症状，通常是功能性的，很少是乳癌的表现。Haagensen 仔细研究了乳癌病人的症状，发现 5.4%乳癌病人有疼痛，指出对乳房疼痛伴有肿块的病人应该重视；对乳房疼痛不伴有肿块的病人，应该询问疼痛是否有周期性变化。

1. 生理性疼痛　正常卵巢激素作用于乳腺可以造成周期性乳房疼痛，疼痛在月经周期的黄体期加重，随月经的来潮而减轻。周期性乳房疼痛的特点是累及全乳的钝痛，以外上象限为主，通常双乳同时受累，最常见于 30 岁以上的妇女。此外，口服避孕药或绝经后用激素替代的妇女也常发生乳房疼痛，尤其在用药的前 3 个周期。

2. 非乳房疾病性疼痛　非周期性乳房疼痛往往提示乳房没有病。详细的病史和体格检查可排除颈神经根病、肋软骨炎和肋间肌劳损等疾病。耐心的病史询问还可以排除胃食管反流性疾病、胆石症、心血管疾病以及肺部疾病。

3. 良性乳房疾病性疼痛　乳腺囊肿可有局部疼痛和触痛。乳腺炎的特点是除乳房疼痛和细菌感染的特征性皮肤改变外，还可以有寒战、发热、周身不适等全身症状。在口服一个疗程抗生素后，乳腺炎的诊断仍然不能肯定时，应考虑炎性乳癌之诊断。

4. 乳房癌性疼痛　尽管早期乳癌很少有乳房疼痛，但它可以是乳癌的最初症状，因此，对 30 岁以上的妇女，无论其疼痛是否有周期性都应该做乳房摄片，除非临床检查已发现局部肿块有触痛，且乳房超声提示单纯囊肿。如果乳房摄片有异常或超声检查提示囊实混合性或实质性包块，就应该做进一步检查。对 30 岁以下局灶性乳房疼痛的妇女，首选超声检查,若超声检查阴性,再做乳房摄片。对 30 岁以下无局灶性乳房疼痛的妇女,初步处理是对症治疗。

5. **处理** 若乳房临床检查和摄片都正常,85％乳房疼痛妇女在告知"乳房疼痛是一种常见的良性情况"即可;15％乳房疼痛影响生活和工作的妇女则需要佩戴乳罩,在疼痛期间服用布洛芬 600～800 mg,每 8 小时 1 次。几乎没有依据表明停用咖啡因和服用维生素 E 或维生素 B_6 可以减轻乳房疼痛。

二、乳头溢液

经验之谈:

　　双侧、多乳孔的溢液一般不具有外科意义,单乳孔的血性溢液原则上应该行手术活检。

【分类】

1. **泌乳** 这是乳头溢液最常见的生理原因,可以持续至断奶后 2 年。非哺乳期的经产妇双侧多个乳孔的少量乳汁样溢液不需要处理。

2. **乳汁样溢液** 这是非哺乳期乳汁样溢液。

(1)生理性乳汁样溢液:是断奶后、月经正常后乳头继续排出乳汁。常见的原因是乳头继续存在机械性刺激。

(2)药物性乳头溢液:通过耗竭多巴胺作用于下丘脑-垂体轴的药物(三环类抗抑郁药、利血平、甲基多巴、西咪替丁和苯二氮䓬类)、阻断多巴胺受体的药物(酚噻嗪、甲氧氯普胺、氟哌啶醇)以及具有雌激素作用的药物(洋地黄)。这类溢乳一般为双侧性,无血性。

(3)非哺乳期自发性溢液:原因有垂体肿瘤或产泌乳素的微腺瘤。诊断依靠血泌乳素测定和垂体 CT 或 MRI 检查。治疗是服用溴隐亭或外科手术。

3. **病理性乳头溢液** 这是指自发性的、单侧、单乳孔的溢液,可以为浆液性、浆液血性、血性或水样。隐血试验可以证实血液的存在。溢液细胞学检查意义不大。如果体检和乳房摄片未发现异常,常见病因为乳管内乳头状瘤、乳管扩张症和乳腺纤维囊性增生症,恶性的概率为 10％。哺乳期妇女浆液血性或血性乳头溢液的常见原因是乳管损伤、乳管感染或乳房增大上皮增生。

【诊断】 乳头溢液需要明确的四个问题:来自单侧乳房抑或双侧? 来自多个乳管口抑或单一乳管口? 是乳汁样抑或血性? 是否伴有肿块?

1. **检查乳头溢液的手法** 医生用食指尖循乳晕缘按压,了解有无肿块;围绕乳晕自乳房周边至乳头系统地触诊,了解溢液来自哪一象限;确定溢液后,应送隐血检查,以明确其是否为血性溢液。

2. **乳汁样溢液** 又称为溢乳。①泌乳素分泌增多可能是非哺乳期妇女溢乳的原因,放射免疫法测定血清泌乳素有助于确诊;②真正的溢乳是指含乳糖、脂肪以及乳汁特异性蛋白的溢液,很罕见;③乳腺纤维囊性增生症,临床很常见,特点是多个乳管溢液;④乳晕下乳管扩张症是乳头下大集合管的炎症和扩张,表现为多个乳管溢液。

3. **血性溢液者癌症风险增加** 单乳孔溢液和血性溢液要做乳房摄片、溢液脱落细胞检查和隐血检查。①单乳孔自发性溢液最常见的原因是单发性乳管内乳头状瘤,少数是乳管内乳头状癌,瘤体多位于乳晕下大乳管内;②合并肿块时应切除活检;③无肿块可确定溢液来源和象限时,行该象限乳腺腺叶及乳管切除术;④无法确定溢液来源时,治疗意见不一,一般认为,对 60 岁以上者可行乳头下中央区乳管切除术,对年轻者应勤随访。

一侧乳头单一乳管非乳汁样溢液约 5％为乳腺癌,其中通常都是单乳孔血性溢液,并且大多伴有肿块。因此,如果临床未扪及肿块,乳房成像也未怀疑肿块,乳头溢液一般不提示乳腺癌。

三、乳腺纤维囊性增生症

经验之谈:
　　乳腺纤维囊性增生症是乳房外科门诊最常见的疾病。就像直肠癌病人常伴有内痔、对便血且明确内痔的病人应该提高警惕一样,乳癌可以与乳腺纤维囊性增生症合并存在,务请保持高度警惕性。

乳腺纤维囊性增生症不是真正的疾病,它是随着月经周期,激素分泌呈周期性变化引起的乳腺正常生理改变,不增加恶变风险。90％的妇女在其一生中的某些阶段都会有乳腺纤维囊性增生症表现。

【诊断】

1. 疼痛和肿块　常见于育龄期妇女,主诉为一侧或双侧的乳房肿块和周期性疼痛。疼痛常发生或加重于月经前期,且肿块增大;经后疼痛减轻,肿块缩小。

2. 触诊　特点是两侧乳房有多个结节伴有胀痛和触痛,以外上象限为主。

3. 乳头溢液　偶见,多为浆液或浆液血性,纯血性较少。

4. 影像检查　乳房 X 线片表现为双乳对称的弥漫性高密度影。30～50 岁女性超声检查可发现囊肿,这些囊肿大多扪不出。

5. 细胞学检查　若乳房内有多枚结节,很难选定哪一个结节活检时,可每 3～6 个月行针吸细胞学检查一次,并画图标明肿块位置和大小,以便日后参考。

【治疗】　乳腺纤维囊性增生症疼痛的治疗见上文"乳房疼痛"。

1. 囊肿穿刺加细胞学检查　①穿刺后肿物完全消失,可继续观察,不必活检;②抽吸后较长时间再出现的肿块,可重复抽吸;③抽吸后肿块不消失,或消失后 3～4 周肿块又出现,或吸出陈旧血性液或查见可疑细胞,应手术切除活检(见本章第一节)。

2. 乳腺腺段切除术　对肿块边界不清或局部乳腺增生者,应行乳腺腺段切除术。腺段切除后,残腔处不缝合。对乳房外缘的肿块,切开皮肤后,术者可用食指沿乳腺表面向外缘分离,然后进入乳腺与胸大肌筋膜之间,将肿块掀起,便于切除。切除中应注意用电凝确切止血。

3. 随访　本病有非典型细胞时,其乳癌发生率比人群高 3～6 倍。有非典型增生且有乳癌家族史者,其乳癌发生率比人群高 5～15 倍。对这类病人要勤随访。

4. 单纯乳房切除术　对于多次活检示致密纤维囊性增生症伴不典型增生或家族中有乳癌史者,可考虑行单纯乳房切除术。

四、纤维腺瘤

纤维腺瘤是一种由基质和上皮成分组成的良性肿瘤。

【诊断】　①与乳腺囊肿不同,纤维腺瘤好发于 20 岁左右、30 以下的年轻妇女,40 岁以上的女性一般不会新出现纤维腺瘤;②肿块可以在数月内偶然发现增大,10%～15%的病人为多灶性;③触诊的特点是感觉肿块在指腹下自由滑动,圆形或卵圆形,光滑或呈分叶状,边界清,质似硬橡皮球的弹性感,不痛,与周围组织无粘连,直径一般在 2～3 cm,细针穿刺细胞学检查常可明确诊断;④乳房纤维腺瘤与乳房囊肿的鉴别需要采用超声显像,乳房摄片几乎无法鉴别;⑤手术中肿块有完整包膜,很容易与周围组织分开。

【治疗】

(1) 如果病核活检组织学或细胞学诊断明确该乳腺肿块是纤维腺瘤,就可以让病人回家,定期复查,不必手术切除。

(2) 如果病人因为该肿块寝食难安,或肿瘤有继续增大趋势,或诊断不肯定,可以采取手术切除。如果组织学诊断符合纤维腺瘤,也可以考虑冷冻消融治疗,但是,如果肿瘤比较大或诊断不肯定,就不适合冷冻消融。其实,除了解除了别人的心理负担和不留瘢痕外,冷冻消融不具有任何优势,取而代之的是留下了坏死组织硬块。

(3) 纤维腺瘤还有两种亚型:**巨纤维腺瘤**一般是指肿瘤直径大于 5 cm;**少年型**(juvenile)**纤维腺瘤**是指发生于青春期的纤维腺瘤,在组织学上,少年型纤维腺瘤比通常的纤维腺瘤含有更多的细胞成分。这两种亚型纤维腺瘤都表现为生长迅速,在穿刺活检和影像上都难以与叶状肿瘤鉴别,手术切除就能治愈。

【手术要点】

1. **切口** 尽可能选晕周切口或乳房下皱褶切口。当肿瘤距乳晕缘大于 2 cm,应在肿瘤表面按皮纹切开。乳房的皮纹为环绕乳头和乳晕的同心圆状(图 18-4)。

2. **止血** 边切开边用电凝止血,保持术野清晰。

3. **分离肿瘤** ①切开包膜后肿瘤脱壳而出,则包膜不必切除。②若包膜与肿瘤有粘连,应连同包膜及边缘乳腺组织一并切除。肿瘤切除后一般不主张缝合乳腺组织的残腔,因为缝合所形成的团块日后很难与肿瘤鉴别。术后切口应加压包扎。

4. **并发症** ①遗漏病灶,误切正常乳腺组织。这种情况常见于肿瘤位置较深、局麻下、过分追求美学效果而采用晕周切口,使得肿瘤距切口较远。②血肿形成,原则是仔细解剖、彻底止血,防止术后出血。即使放置引流仍可能形成血肿,引发医疗纠纷。

五、乳管内乳头状瘤

乳管内乳头状瘤是导管上皮细胞的局部良性增生,好发于 40～50 岁女性。

【诊断】 特点是一侧乳头有**自发性浆液血性溢液和疼痛**,仔细观察可发现溢液来自乳头的某一乳管口。部分病人在乳晕下可扪及肿物。大约 40%的病人有单侧血性溢液伴可触及性肿块。乳房 X 线摄片是血性溢液病人术前的重要检查,有助于排除其他疾病。乳管镜检查有助于诊断和治疗(详见本章第二节)。

【治疗】

1. **手术指征** ①乳头溢液伴肿块,尤其是血性溢液;②无肿块的单乳管长期自发性溢液。

2. **手术方法** 切除病变乳管,送病理检查排除乳头状腺癌。

10%～15%的病人,单个乳孔血性溢液由隐匿性恶性肿瘤引起,因此当无临床或放射学证据证明其为恶性时,对单个乳管的自发性溢液应行乳管切除术。在切开的标本上常可见到乳管内乳头状瘤是带蒂的肿块,以排除潜在恶性肿瘤。

【手术要点】

1. 术前定位　①用手指沿乳晕周逐点压迫,明确溢液来自哪一导管。②检查未发现溢液者,可用火棉胶封闭乳管口,5～7天后去掉火棉胶检查,明确病变导管位置。火棉胶封闭法同样有利于术中对病变导管的确认,此期间导管内分泌物郁积,张力增加。

美乳切口:乳晕缘弧形切口、乳房下皱襞切口和腋前皱襞切口。

2. 手术原则　明确瘤变部位,切除病变导管,预防皮肤坏死和乳头内陷。①用齐头针(平头针)将亚甲蓝从乳头溢液口注入溢液乳管内染色标记。②根据术前体格检查判断溢液乳管最可能的来源象限,设计切口。乳晕缘切口勿超过周径的 40%～50%,防止乳晕坏死。③先用巾钳牵开、分离乳晕侧皮瓣,寻找蓝染的病变导管。术中如能找到病变导管(经火棉胶封闭乳头一周后,导管扩张,如含血液,则导管呈紫色),紧贴乳头下切断该导管,然后顺次切除该导管相应的乳腺组织 1～2 cm。④术中如找不到病变导管,可行全导管切除术(Had-field 手术)。

3. 全导管切除术　将乳晕侧的切口皮肤用缝线牵引,锐性分离乳晕皮瓣,保留少许脂肪组织,紧贴乳头游离所有乳腺导管,整束结扎之,在结扎线远侧切断所有导管,以结扎线为中心游离 3～5 cm,用电刀环形切除导管及其所属乳腺组织,切除半径 3～5 cm,厚 1～2 cm。创面止血,乳头基部皮下组织用荷包缝合一圈,打结,防止乳头内陷。将乳晕皮肤与深面的乳腺创面缝合,防止乳晕缺血。

六、乳汁囊肿

囊肿内是乳汁,表现为乳房肿块。超声有助于诊断。诊断性穿刺可治愈,必要时可重复穿刺,一般不必手术。

七、急性乳房炎

急性乳房炎是乳房最常见的炎性疾病。发病原因是乳管排空不畅和细菌侵入。常见病菌是金黄色葡萄球菌。

【诊断】　①多见于产后 3～4 周的哺乳期初产妇。②起初表现为边界不清之肿块、硬、触痛明显,皮肤潮红。继之,疼痛加重,拒摸,浅表的脓肿可出现波动,腋下淋巴结大,高热,血白细胞升高。严重者发生脓毒症。③通常不需行乳房 X 线摄片,超声检查有助于脓肿定位。可穿刺抽吸脓液行 Gram 染色和培养。④炎性乳癌与乳腺脓肿有时难以鉴别,此时,应在脓肿引流时仔细触诊探查脓腔,并取脓肿壁组织活检。

【治疗】　早期可哺乳,局部热敷,全身用抗生素。有波动时应尽早穿刺抽脓或切开引流。建议用戳孔加拔火罐法来排空脓液(图 9-2)。

切开引流的原则:①早期切开;②减少乳管损伤(按皮纹切开皮肤,放射状切开深部组织);③低位切开;④通畅房隔(哑铃状脓肿);⑤必要时对口引流。

八、乳腺导管扩张症

乳腺导管扩张症又称浆细胞性乳腺炎、腺管周围乳腺炎,病因不详。其特征是乳晕下导管扩张,细菌培养有厌氧菌和需氧菌。表现为乳头稠厚溢液、乳头内陷、乳晕后肿物,乳晕旁脓肿或乳晕周围乳腺炎反复发作,甚至瘘形成(见后内容)。治疗是将肿块、病变导管和瘘管一并切除,即使切除后仍有复发可能。

九、乳晕旁复发性慢性脓肿或瘘

乳晕旁脓肿见于青中年（20～40 岁）妇女、非哺乳期，又称非哺乳期乳房脓肿。**病人通常有乳腺导管扩张症。** 致病菌通常是厌氧菌，主要是大消化链球菌，葡萄球菌也参与本病。本病应该注意与炎性乳癌鉴别（脱落细胞或活检）。①急诊的初期处理是切开引流（往往容易复发）；②慢性脓肿常需要手术，梭形切除皮肤瘘口、瘘管及其周围病变的乳腺组织；③炎症静止期切除病变输乳管至乳头部，送病检。

> 经验之谈：
>
> 乳腺脓肿通常不会合并乳腺癌；但是炎性乳癌很容易与乳腺蜂窝织炎相混淆。如果经 2 周抗生素治疗乳腺红肿未缓解，就应该切取部分脓肿壁送病理检查。
>
> 对女性乳腺炎或乳腺脓肿病人也应该时刻警惕乳腺癌之可能，在切开引流时切取部分脓肿壁送检。

十、Mondor 病

Mondor 病是一种前外侧胸腹壁静脉的血栓性静脉炎，女性多见，可以触及索条状的栓塞静脉。本病具有自限性，通常数周自愈。一般不必治疗，也可以用热敷或非甾体类抗炎药。

十一、男性乳房肥大症

男性乳房肥大在临床上并不少见，但很少能找到其原因。

【病因与分类】

1. **特发性** Haagensen 将特发性男性乳房肥大症分为青春型和老年型两类。

（1）青春型男性乳房肥大症：多见于 13～17 岁，以双侧居多，容易被忽视；单侧性或伴有疼痛者，才容易引起注意。青春型男性乳房肥大症在成年后多会自行消退，通常仅需要观察，不必手术处理。

（2）老年型男性乳房肥大症：多见于 50 岁之后，与睾丸酮水平下降有关。一般为单侧性，乳晕下可扪及一盘状肿物、光滑，肿物以乳头为中心。老年型男性乳房肥大症也可能自行消退，一般不必治疗。许多引起女性乳头溢液的药物也可以引起老年型男性乳房肥大症，如地高辛、噻嗪类药、雌激素、酚噻嗪类药、茶碱和大麻；此外，老年型男性乳房肥大症也可以是肝硬化、肾衰竭和营养不良的全身表现之一。

2. **激素相关性** 服用己烯雌酚的前列腺癌病人往往有乳房肥大，尽管这种药如今已经很少使用。睾丸畸胎瘤病人、无睾丸病人和去势病人。少数情况下，男性乳房肥大是支气管癌、肾上腺和垂体等疾病异位激素分泌的一种特征。健美运动员可能会服用类固醇激素来改善体型，这些药物会导致男性乳房肥大。甚至有人会加服他莫昔芬来掩盖男性乳房肥大现象。

3. **麻风相关性** 男性麻风病人发生乳房肥大十分常见。其原因可能与双侧睾丸萎缩有关，因为麻风病人往往伴有双侧睾丸萎缩。

4. **肝衰竭相关性** 肝硬化病人有时会发生男性乳房肥大，原因是肝不能代谢雌激素。有些药物会影响肝脏对雌激素的代谢，如：甲氰咪胍、洋地黄和螺内酯。

5. Klinefelter 综合征相关性　　Klinefelter 综合征是一种性染色体异常(47XXY 三体)，这种病人可以出现男性乳房肥大。

【诊断】　诊断上要注意与男性乳癌鉴别。青春期和衰老性男性乳房发育症的肿块光滑、坚硬且对称地分布在乳晕下方，往往有触痛。乳癌一般无触痛、在乳晕下处于偏心位、与表面的真皮或深部的筋膜固定。对疑诊为乳癌的病例，应该做超声检查、摄乳房片、做 FNA 或加强随访。也可以切除乳晕下肿块送组织学检查排除乳腺癌。

注意排除睾丸畸胎瘤和精原细胞瘤、支气管癌、肾上腺肿瘤、垂体肿瘤和下丘脑肿瘤。

【治疗】　对单侧肥大、有疼痛或成年后不消退的病人，可以考虑做保留乳头乳晕的单纯乳房切除术。但是，必须警告病人该手术的不良作用，以免出现法律投诉。

第三节　叶状囊肉瘤

叶状囊肉瘤又称叶纤维腺瘤，这是一种巨大的纤维瘤，比通常的纤维腺瘤含有更多的细胞成分。这种肿瘤多见于 40～50 岁的妇女，占乳癌总数的 0.5%～1.0%。肿块往往较大，表面光滑，呈分叶状，境界明显，与纤维腺瘤很难鉴别。FNA 诊断本病不可靠。组织学特征是间质过度增生，可与纤维腺瘤鉴别。皮肤表面可见血管扩张，也可出现压迫性溃疡。腋结转移罕见，而以肺、纵隔和骨转移为主。治疗是局部广泛切除达切缘阴性或单纯乳房切除术。一般不做腋结清扫，除非扪及阳性腋结。切除不彻底者可在局部复发。术后每半年随访 1 次。

第四节　乳　腺　癌

【流行病学】

1. 发病率　据统计，在美国约有 10% 的妇女在 70 岁前患乳癌，妇女一生中罹患乳癌的可能性为 1/8，乳癌是女性的第二大癌症死因。近年来，乳癌的发病率在上升，原因是人均寿命增加、生活方式变化以及其他疾病的病死率下降；同时，确诊时乳腺癌的分期也有了显著变化，原位癌和局限于乳房的癌逐渐增多，腋窝淋巴结转移和远处转移减少，诊断时乳房肿块趋于减小。首次通过乳房 X 线普查发现的乳癌所占比例增加。

2. 危险因素

(1) 家族史：①母系亲属中患乳癌人数，母系亲属中有乳癌史者，乳癌的发生率增加 2～3 倍。母系亲属是指母亲、外婆、姨妈和姐妹。②乳癌发生于绝经前抑或绝经后，绝经前乳癌的病人其母系亲属中患乳癌的概率比人群多 3 倍。③单侧还是双侧，双侧乳癌的病人其母系亲属中患乳癌的概率多 5 倍；双侧绝经前乳癌者，概率多 8 倍。④BRCA - 1 或 BRCA - 2 基因突变人群终身患乳癌的风险高达 70%～80%，终身患卵巢癌风险达 84%。有乳癌家族史的年轻病人多有 BRCA - 1 或 BRCA - 2 基因突变，要注意检查这两个基因。不足 3% 的乳腺癌由已知的"乳癌基因"所致。三阴性乳癌病人常有 BRCA - 1 基因突变，而 80%～90% 的 BRCA - 1 相关性乳癌为三阴性乳癌。

(2) 乳腺纤维囊性增生症并不增加乳癌的风险，但乳腺纤维囊性增生症伴不典型增生时，乳癌的相对风险增加 3～6 倍。

（3）一侧乳癌病人，对侧患乳癌的概率比正常人高2倍，对侧乳房患乳癌的概率在未来15年间每年增加0.5%～1%。一侧小叶癌者，对侧发生乳癌的概率为25%～50%。

（4）既往乳腺活检诊断LCIS或DCIS的病人乳癌的危险性增加10～12倍。小叶原位癌病人对侧乳腺发生乳癌的概率（25%～50%）与已发生小叶原位癌侧的乳房相同。

（5）其他：①乳癌发生率与社会经济条件好成正比。②西半球人乳癌发生率比东半球人高。但东半球人移居西方后，其后代的乳癌发生率与西方人相仿。乳癌的发生与乳房大小无关。③未产妇乳癌发生率比经产妇高2～3倍，足月初产迟于35岁或月经初潮与第一胎生育时间间隔长的妇女乳癌发生率稍高，足月初产早于23岁的妇女乳癌发生率最低。初潮在12岁以前以及绝经在50岁以后的妇女乳癌发生率稍高。④湿耵聍妇女比干耵聍者易患乳癌。⑤动物实验发现雌激素对乳癌的形成作用不一，雌二醇和雌酮不致癌，但雌三醇致癌。在人类，外源性雌激素与子宫内膜癌有一定关系，因此对乳癌病人和高危人群，最好不用雌激素类药物，因为雌激素有利于乳癌生长。

研究表明，绝经后雌激素替代治疗可轻度增加患乳癌的危险，但这种增加通常无显著的临床意义，在大多数病例，雌激素替代治疗带来的好处（如，减少绝经后症状、减少骨质疏松、减少心脏病）超过其轻度的危险性。卵巢癌或子宫内膜癌病史增加患乳癌风险。

【组织学类型】

1. 非浸润性乳癌　非浸润性乳癌主要有LCIS和DCIS两类（表18-1）。①LCIS少见，多在病检时偶然发现，自然病程漫长，每年发生乳癌的风险为1%，终生为35%。以往认为LCIS是恶性病灶，如今学术界则把LCIS看成乳癌的危险因素。②DCIS比LCIS更具异形性，病理上分为：乳头型、筛孔型、实体型和粉刺型。DCIS的特征是异常细胞仍局限于导管内，未突破基底膜。乳头型和筛孔型DCIS需要长时间才会转变为浸润性癌，属低级别瘤灶；实体型和粉刺型DCIS在短时间即可转变为浸润癌，属高级别瘤灶。DCIS在体检或乳房X线摄片很少能发现肿块，仅在乳房X线摄片上有微小钙化点，钙化点可以局限，也可以弥散。

2. 浸润性乳癌　浸润性乳癌也分为**小叶癌**和**导管癌**两类（表18-2）。浸润性导管癌分为非特殊型（无其他特征的浸润性导管癌）和特殊型，非特殊型浸润性导管癌约占浸润性乳癌的50%～70%，特殊型浸润性导管癌包括管状癌、黏液癌、髓样癌等多种。

表18-2　原发性乳癌的组织学分类

非浸润性上皮癌

● 小叶原位癌（LCIS）

● 导管原位癌（DCIS），又称导管内癌

　○ 乳头型癌、筛孔型癌、实体型癌和粉刺型癌

浸润性上皮癌（占总数的百分比）

● 浸润性小叶癌（10%～15%）

● 浸润性导管癌

　○ 非特殊型浸润性导管癌（50%～70%）

　○ 浸润性管状癌（2%～3%），属低级别癌（Ⅰ级）

续表 18-2

- ○ 浸润性黏液癌,又称胶状癌(2%~3%),属低级别癌(Ⅰ级)

- ○ 浸润性髓样癌(5%),新分类为**基底样癌**,属高级别癌,为**三阴性乳癌**(细胞表面 HER-2 受体阴性、ER 阴性和 PR 阴性),预后差

- ○ 浸润性筛状癌(1%~3%)

- ○ 浸润性乳头状癌(1%~2%)

- ○ 浸润性腺样囊性癌(1%)

- ○ 浸润性化生癌(1%)

结缔组织和上皮组织的混合性肿瘤

- 分叶肿瘤,又分为良性和恶性

- 癌肉瘤

- 血管肉瘤

【分期】 AJCC 乳癌肿瘤、淋巴结和转移(TNM)分类法,见表 18-3 和表 18-4。

表 18-3 AJCC 乳癌 TNM 分期

(1) 原发瘤(pT)

TX	原发癌瘤无法评估
T0	无原发癌瘤证据
Tis	原位癌
Tis(DCIS)	导管原位癌
Tis(LCIS)	小叶原位癌
Tis(Paget)	乳头 Paget 病(乳头湿疹样癌)未浸润乳腺实质,也无原位癌(DCIS 和/或 LCIS)
T1	原发癌瘤长径 ≤ 20 mm
T1mi	原发癌瘤长径 ≤ 1 mm
T1a	原发癌瘤长径 > 1 mm,≤ 5 mm
T1b	原发癌瘤长径 > 5 mm,≤ 10 mm
T1c	原发癌瘤长径 > 10 mm,≤ 20 mm
T2	原发癌瘤长径 > 20 mm,≤ 50 mm
T3	原发癌瘤长径 > 50 mm
T4	癌瘤大小不计,但皮肤和/或胸壁(肋骨、肋间肌、前锯肌)有直接侵犯
T4a	癌瘤直接侵犯胸壁(仅有前锯肌粘连或侵犯不包括在内)
T4b	乳房皮肤有溃疡和/或病侧乳房卫星结节和/或皮肤水肿
T4c	T4a 加 T4b
T4d	炎性乳癌

续表 18-3

（2）局部淋巴结（pN）

pNX	区域淋巴结无法评估
pN0	区域淋巴结无转移
pN0(I$^-$)	组织学检查无区域淋巴结转移，IHC 阴性
pN0(I$^+$)	区域淋巴结见癌细胞 <0.2 mm
pN0(mol$^-$)	组织学检查无区域淋巴结转移，RT-PCR 阴性
pN0(mol$^+$)	组织学或 IHC 检查无区域淋巴结转移，但 RT-PCR 阳性
pN1	微转移，或病侧腋结转移 1～3 枚和/或胸廓内哨兵淋巴结活检有转移，但临床上查不出
pN1(mic)	微转移（>0.2 mm，$\leqslant 2.0$ mm；和/或 >200 个细胞）
pN1a	病侧腋结转移 1～3 枚，至少有 1 个转移灶 >2.0 mm
pN1b	哨兵淋巴结活检示病侧胸廓内结有微转移或肉眼转移（临床上查不出）
pN1c	N1a 加 N1b
pN2	病侧腋结转移 4～9 枚或临床检查示胸廓内结有转移但腋结阴性
pN2a	病侧腋结转移 4～9 枚，至少 1 枚肿瘤 >2.0 mm
pN2b	临床检查胸廓内结有转移但腋结阴性
pN3	病侧腋结转移 $\geqslant 10$ 枚，或锁骨下结有转移（Ⅲ站腋结），或临床检查病侧胸廓内结有转移加Ⅰ、Ⅱ站腋结转移 $\geqslant 1$ 枚，或哨兵淋巴结活检示病侧胸廓内结有微转移或肉眼转移（但临床上查不出）加腋结转移 >3 枚，或病侧锁骨上结转移

（3）远处转移（M）

M0	临床或放射科检查无远处转移证据
cM0(i$^+$)	临床或放射科检查无远处转移证据，但是在没有转移症状和体征的病人的循环血、骨髓或其他非区域淋巴结（$\leqslant 0.2$ mm）分子生物学或显微镜检测到肿瘤细胞
M1	经典的临床和放射科检查证实有远处转移，和/或组织学检查 >0.2 mm 的远处转移灶

引自：Townsend CM, Jr, R. Beauchamp RD, Evers BM, Mattox KL. eds. Sabiston textbook of surgery: the biological basis of modern surgical practice. 20th edition. Elsevier Inc. 2017：843-844.

表 18-4 AJCC 乳癌临床组合分期

解剖分期	TNM	5 年生存率	10 年生存率
0 期	Tis,N0,M0	95%	90%
Ⅰ 期 A	T1,N0,M0	85%	70%
Ⅰ 期 B	T0,N1mi,M0		
	T1,N1mi,M0		
Ⅱ 期 A	T0,N1,M0	70%	50%
	T1,N1,M0		
	T2,N0,M0		

续表 18-4

解剖分期	TNM	5 年生存率	10 年生存率
Ⅱ期 B	T2,N1,M0	60%	40%
	T3,N0,M0		
Ⅲ期 A	T0,N2,M0	55%	30%
	T1,N2,M0		
	T2,N2,M0		
	T3,N1,M0		
	T3,N2,M0		
Ⅲ期 B	T4,N0,M0	30%	20%
	T4,N1,M0		
	T4,N2,M0		
Ⅲ期 C	任何 T,N3,M0	*	*
Ⅳ期	任何 T,任何 N,M1	5%～10%	2%

* Ⅲ期 C 的生存率还缺乏数据。

引自：Doherty GM. eds. Current Diagnosis & Treatment Surgery. 14th edition. McGraw - Hill Education. 2015：326.

除了肿瘤边缘和淋巴结情况，病理分期还涉及其他检测，以便对预后作出更准确估价，帮助拟定辅助治疗计划。其中最重要的是免疫组织化学对 ER、PR 和 Her - 2 三项指标的检查。若肿瘤中激素受体阳性，那么激素治疗可能奏效，预后比激素受体阴性者佳。三阴性乳癌(triple - negative breast cancer, TNBC)是指 ER、PR 和 HER - 2(Cerb B2)均为阴性的乳癌，是乳腺导管癌的一种组织学亚型，往往提示病人发病年龄轻，肿瘤侵袭性强，虽然有较高的化疗反应率，但局部复发和远处转移率高，预后很差。此外，Ki - 67 近年来也很受关注，Ki - 67 是一种细胞核增殖抗原，ER、PR、HER - 2 和 Ki - 67 低表达者，化疗获益很小；组织蛋白酶 D 在侵袭性强的乳癌产生的量较多；还可以用流式细胞仪测定肿瘤倍体数、肿瘤细胞的 DNA 含量以及 S 期细胞百分比。

临床观察结果表明，肥胖女性乳癌病人，如果 ER 阳性/HER - 2 阴性，生存较差。在其他乳腺癌亚型中未发现这一迹象。因为高胰岛素血症促进雌激素依赖性肿瘤的生长。

半数以上乳癌有 HER - 2 阳性表达，然而，仅 10% 呈强阳性表达。HER - 2 强阳性表达的乳癌预后很差，但曲妥珠单抗治疗可受益。要注意的是导管内癌，这种乳癌的预后好，但 HER - 2 阳性表达率很高，一般不需要用曲妥珠单抗治疗。

【转移途径】　①肿瘤沿导管或筋膜间隙直接蔓延，侵犯 Cooper 韧带。向浅表侵犯皮肤，出现卫星结节或溃疡；向深部侵犯胸大肌筋膜，肿瘤与胸壁固定；②淋巴转移：乳房外侧和乳晕区的淋巴引流至腋下淋巴结，乳房内侧引流至胸骨旁结(内侧、中央)；③血运转移：主要是肺、骨(椎、盆、股)、肝。

【临床表现】

1. 乳房肿块　早期为无痛、单发小肿块。85%～90% 的乳癌第一表现为肿块，其中 90% 的肿块是病人自己发现的。乳癌最多见于外上象限(图 18-5)。肿块的特点：①质硬、表面不光滑、与周围组织有粘连、活动差；②癌块侵及 Cooper 韧带后，使之收缩，导致癌块表面的**皮肤凹陷**，此称"酒窝征"；③乳头和乳晕后癌块侵及乳管后，使之收缩，出现乳头内陷；④**乳癌后期**由于乳房皮内和皮下淋巴管被癌栓堵塞，引起局部淋巴水肿，乳房皮肤呈"橘皮样"（橘皮征），甚至皮肤溃破或"铠甲胸"。

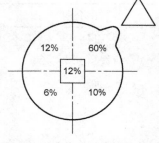

图 18-5 各象限乳癌的发生率

多灶（multifocal）指病变间相互紧邻或位于同一象限。多中心（multicentric）指病灶位于同侧乳房的较远部位或不同象限。隐性浸润癌，又称微浸润，指小于等于 1 mm 的浸润病灶。

2. **疼痛** 绝大多数乳癌无疼痛，有疼痛者占 11%，对有此症状前来就医者也应全面检查。

3. **乳头溢液** 一侧乳头单一乳管溢液往往提示外科病。无肿块的单一乳管溢液仅 5.9% 为恶性，并且多为血性液。绝大多数的浆液血性溢液为乳管内乳头状瘤（见本章第二节）。

4. **转移灶** 可以是首发症状。转移灶可在同侧腋下淋巴结，也可在远处器官。

（1）腋下淋巴结转移：2% 的乳癌乳房内扪不到肿瘤但已有腋结肿大。腋结肿大的病人中，有 1/3~1/2 为乳癌，此外是 Hodgkin 病、肺癌、卵巢癌、胰腺癌和皮肤癌。若能排除这些病变，**可盲目行同侧乳房切除术**。

（2）远处转移：最常见的部位是骨、肝和肺，其次是中枢神经系统和肾上腺。

5. **特殊乳癌**

（1）乳头 Paget 病：病人乳头可有瘙痒、烧灼感或刺痛感。体征为乳头-乳晕复合体痂皮和红斑的鉴别诊断包括湿疹、接触性皮炎、放射性皮炎和 Paget 病。随时间延长，病损自导管管口向周围扩展至乳晕和乳房周围皮肤。并非所有 Paget 病均为恶性。乳头 Paget 病常被误诊为单纯皮疹而长期给予药膏或霜剂治疗，导致治疗期间肿瘤进展。如果临床上怀疑为 Paget 病，应行乳头皮肤组织活检。组织学检查可以发现真皮层被来源于导管的**大而色淡的 Paget 细胞**浸润，其核大、核仁突出、胞浆丰富。半数病例可触及肿瘤。95% 以上的 Paget 病其深面有乳腺癌。50% 的 Paget 病病人有可触及的肿块。90% 以上可触及肿块的 Paget 病是浸润性乳腺癌。

（2）炎性乳癌：炎性乳腺癌是一种罕见的特殊类型乳腺癌。其发病率占全部乳腺癌中 <3%。病理特点是乳房真皮淋巴管内大量肿瘤细胞，造成淋巴管堵塞。临床特点可以用两个"极其"概括。其一是早期临床鉴别极其困难[1]。疾病初期表现酷似急性炎症，乳腺呈弥漫性增大（有些病人可以没有明确的乳腺肿块，后期可以有皮肤继发结节（卫星结节）），乳腺皮肤红、肿（橘皮征）、热、痛，容易误诊为急性乳腺炎。其二是恶性程度高，预后极其恶劣。病情在数周至 3 个月内迅速进展，转移发生早。由于真皮侵犯（T4），因此，所有炎性乳癌一经确诊，都至少为Ⅲb 期（局部晚期）。本病一般不适合外科治疗，现代多学科综合治疗的 5 年生存率不足 30%。

【诊断】 除了详细询问病史（肿块、溢液、月经史和家族史）外，乳癌的诊断主要依赖**三联诊断**（体格检查、放射影像加 FNA 细胞学检查或病核针切活检三者联合）。三联诊断的

---

① Parker CC, *et al*. The Breast. In Brunicardi, F. Charles., eds. Schwartz's Principles of Surgery. 11th edition. McGraw-Hill Education Medical, 2019, pp601

乳癌预测准确率达 99.9％。术前扣诊对腋下淋巴结的估计常不够准确。

【鉴别诊断】

1. **纤维腺瘤**　多见于年轻女性、边界清、活动度大（见本章第三节）。

2. **乳腺纤维囊性增生症**　多见于中年女性，特点是乳房胀痛和肿块，呈与月经周期有关的周期性（见本章第三节）。FNA 和 ^{99m}Tc - sestamibi 扫描有助于鉴别。

3. **浆细胞性乳腺炎**　60％表现为急性炎症，肿块大时可有橘皮样改变。40％为慢性炎症，肿块位于乳晕下，边界不清，可有皮肤粘连、乳头凹陷。乳头可以有黄色或褐色溢液。FNA 或活组织检查有助于诊断（见本章第三节）。

4. **乳腺结核**　好发于中、青年女性。病程缓慢。FNA 或活组织检查有助于诊断。

【术前检查】　Haagensen 认为下列情况的乳癌预后恶劣，不宜行根治手术：①乳房局部皮肤水肿（橘皮征）或溃疡形成；②卫星样癌结节；③炎性乳癌；④胸骨旁结有转移性肿物（CT）；⑤锁骨上结有转移；⑥上臂水肿；⑦有远处转移。Lahey 医院常规术前检查：

1. **判断局部区域病灶范围**　①全面检查乳房和区域淋巴结，注意病侧和健侧是否另有原发乳癌灶；②常规摄乳房 X 线片了解病侧乳房的病变外，还可了解健侧乳房有无病变，是转移性抑或多灶性。

2. **判断有无转移灶**　这对术前设计手术方案很重要。无转移的乳癌应选择最佳治愈术式；有转移的乳癌，则选择控制局部病灶的术式。一般来讲，原发灶越小，远处转移的可能性越小。乳癌最常见的远处转移是锁骨上结、骨、肺、肝和脑。①病史中应注意有无骨痛、腹痛、消瘦或神经症状。②体检时注意锁骨上结和肝脏情况。③早期乳癌（0 期、Ⅰ 期或 Ⅱ 期），术前应常规检查血细胞计数、肝功能、碱性磷酸酶（ALP）、血钙和 CXR。早期乳癌病人一般不做常规骨扫描。④一般在有骨痛症状或 ALP 升高时，或扪及阳性淋巴结者，以及 Ⅲ 期乳癌病人应做骨扫描以及腹部和胸部 CT 扫描等有关转移的检查。扪及阳性腋结者骨扫描阳性率为 14％；Ⅲ 期乳癌病人的隐性转移灶检出率高达 50％，骨扫描阳性率为 24％；转移与否直接关系到治疗计划的拟定。胸部 CT 可了解锁骨上和纵隔淋巴转移情况。⑤肝功能异常者应做肝 US 或 CT 检查；有神经系统症状和体征的病人应该做脑部核素或 CT 检查；乳癌常转移至肾上腺或卵巢，但缺乏敏感的诊断手段，必要时做腹部 CT 检查。⑥前述检查疑有远处转移时，应设法获取标本做病理检查。经过上述检查未发现远处转移，其中仍有一部分（约 25％）早期病人已存在隐性转移。

3. **判断病人耐受治疗的能力**　他莫昔芬和阿霉素都有肝毒性。他莫昔芬略增加子宫内膜癌的发生率。治疗前，要常规做盆腔检查和宫颈脱落细胞检查。

【治疗】[①]　如今，乳腺癌的治疗除了局部和区域治疗（外科治疗和放射治疗），还有内科治疗（目标是处理全身病灶）。由于人们可以在比较早的阶段就能检出乳腺癌，因此，根治性乳腺癌切除已经被人们摒弃，转而追求更为保守的外科术式加放疗。其结果是乳腺癌局部控制所需的外科手术范围显著缩小、治疗相关性并发症的发生率显著下降。乳腺癌是一种异质性疾病，如今的治疗方式取决于病人的肿瘤类型以及肿瘤大小和部位。

---

① 本章的基本理念引自：Townsend CM, Jr, R. Beauchamp RD, Evers BM, Mattox KL. eds. Sabiston textbook of surgery: the biological basis of modern surgical practice. 21th edition. Elsevier Inc. 2022:834-853.

（一）一般原则

1. 明确诊断 在外科治疗之前，关键一点是要求乳腺癌的诊断确凿无疑。对可触及病灶或影像检出病灶做病核针切活检是人们比较青睐的确诊方法。开放外科手术活检的适应证是不适合做病核针切活检的病灶，以及病核针切活检无法确诊的病例。活组织检查报告应该提供肿瘤组织学类型和分级、ER 和 PR 状态以及 HER－2 状态等信息。

2. 明确疾病范围（完成临床分期） 病史和体格检查，外加合理的影像检查，是确定病变范围的重要手段，在此基础上做临床分期。乳腺癌最常见的远隔转移部位是肝、肺和骨。一般来讲，CT 扫描、骨扫描和其他扫描的适应证是血生化检查异常或胸部 X 线检查异常的病人，以及局部晚期或炎性乳癌病人。同侧和对侧乳房全面影像检查的目的是寻找是否有"不放心"区域，而非已知病灶。对一些经过选择的病例，可以采用乳房 MRI 了解肿瘤范围、寻找是否有意料之外的乳腺病灶，不过，尚缺乏高级别的证据表明使用 MRI 在降低局部复发率或改善生存率的决策方面具有指导意义。

3. 早期乳腺癌手术为主，晚期全身治疗为主 如果没有转移，早期乳腺癌病人的一线干预手段是外科手术切除肿瘤，并对区域淋巴结做外科分期，衍生出预后评价，为全身治疗决策提供信息。局部晚期和炎性乳癌病人需要在手术前采用全身治疗（参见下文"可手术乳腺癌的新辅助全身治疗"）。

外科术式的选择需要综合考虑病人特征以及其他临床和病理指标。病人特征评估包括年龄、家族史、月经状态和全身健康状况。有些病人在诊断时可能需要做 *BRCA* 基因突变的遗传学检查。对已知有基因突变的病人，一般建议做双侧乳腺切除，一方面是处理已知乳腺病灶，另一方面是降低对侧乳腺罹患乳腺癌的风险。还要评估肿瘤在乳房内的位置以及肿瘤大小与乳房大小的相对比。了解病人希望保乳抑或希望做乳房切除。对希望行乳房切除的病人，还要与病人共同讨论即刻（一期）乳房重建之选项。

在临床淋巴结阴性（cN0）乳腺癌，与保守治疗相比，乳房切除无生存获益，前提是需要在术后做全乳放疗（whole breast irradiation, WBI）。NSABP B－06 研究总共纳入了 1851 例 cN0 乳腺癌病例，最大肿瘤直径为 4 cm。将病人随机分为 3 组：改良根治性乳房切除组、单纯肿块切除组和肿块切除加术后乳房区域放疗组（不对肿块切除区域做加量照射）。病理证实腋结阳性的所有病人都做了化疗。在 20 年随访时，3 个治疗组的 OS 和 DFS 都相同；局部复发率在肿块切除加术后乳房放疗组是 14.3%，在单纯肿块切除组是 39.2%（$P <$ 0.001）。从淋巴结阳性、接受化疗的病人来看，局部复发率在单纯肿块切除组是 44.2%，在肿块切除加术后乳房放疗组是 8.8%。

NSABP B－04 临床研究 25 年的随访结果表明，无论在淋巴结阳性还是淋巴结阴性的病人中，所有各治疗组的总生存率（overall survival, OS）和无病生存率（disease－free survival, DFS）都相同。在 cN0 病人中，根治性乳腺癌切除组有 38% 在术中发现有淋巴结转移，然而，在单纯乳房切除组以及单纯乳房切除加放射治疗组只有 18% 出现了腋部复发需要行延期腋窝清扫术。虽然腋窝清扫的时机不同，但是，延期腋窝清扫病人的生存率与根治性乳腺癌切除组以及单纯乳房切除加腋窝放疗组没有显著差异。

（二）外科术式

有治愈性手术和姑息性手术之分，具体选择则取决于肿瘤的分期、组织学类型、免疫组化以及病人的年龄和内科夹杂症等手术风险因素。

1. SLNB 适用于Ⅰ、Ⅱ期乳癌，目的是分期需要和清除转移淋巴结。SLNB 可以避免盲目的腋淋巴结清扫,减少手术并发症,提高生存质量(参见第十三章第九节)。SLNB 的切口位置见图 18-6。哨兵淋巴结阴性的病人可以不必做腋下淋巴结清扫,阳性者就需要做腋结清扫或腋部放疗,至少要求清扫 8 枚淋巴结。

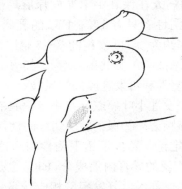

图 18-6 乳房癌常用的腋部切口

紧靠腋毛区尾侧缘在腋前和腋后皱襞之间(最好在皮肤皱褶内)做一个弧形切口,3~4 cm
长、偏腋前皱襞的切口用于 SLNB,全长切口用于腋结清扫

2. 保留乳房的肿块区段切除术 切除肿瘤所在区段、清除第一站和第二站腋结加术后放疗。"肿瘤无墨染"是浸润性乳腺癌切缘足够的标准(图 18-7),手术标本常规用缝线进行上(两长)、下、内(两短)、外及基底切缘(一长一短)定向标记。要求显微镜检为正常组织。腋结的清扫另做切口(图 18-6)。改良根治术与保乳手术在治愈率或复发率上无显著统计学差异。改良根治术后复发常见于胸壁表面的皮肤,而保乳手术后常于切除部位复发。虽然保乳后乳房复发风险持续存在,但远期复发往往提示同侧乳房第二原发,并非保乳手术失败。

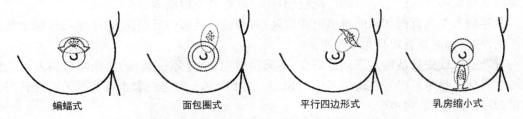

| 蝙蝠式 | 面包圈式 | 平行四边形式 | 乳房缩小式 |

图 18-7 保留乳房的肿块切除术的常用切口设计
图中粗虚线为切口,椭圆形细虚线为切除范围

(1)保留乳房的手术加放射治疗早期乳癌的适应证:①原发灶长径 < 4 cm 的乳癌和导管内癌,腋结阴性且无远处转移;②单发的周围型肿块,距乳晕 > 2 cm;③术后美容效果满意(乳房大且肿瘤小);④病人有保乳要求。因此,选择保留乳房手术时要注意病史、体检、乳房片、病理和病人的意愿。

绝大多数Ⅰ期和Ⅱ期乳癌都可施行乳房区段切除加放疗,生存率与全乳切除加腋结清扫相同。腋结阳性、局部复发可通过体格检查或乳房摄片早期诊断者、乳晕区原发乳癌需切除乳头和乳晕但切缘阴性、乳癌家族史等情况不妨碍保乳手术的施行。

(2)绝对禁忌证:多中心乳癌,弥漫性恶性影像的微钙化点,该乳房区既往有放疗史,妊娠早中期妇女(放疗对胎儿不利),足够切除后切缘病检仍阳性,皮肤或淋巴结受累,肿瘤巨大,不愿或不能行放疗,不愿意因美容而接受保乳手术者等情况。

（3）相对禁忌证：累及皮肤的活动性结缔组织病（硬皮病和狼疮），多灶乳癌，小乳房大肿瘤（大于 5 cm）适当切除肿瘤后乳房外形严重受影响，大的下垂乳房妨碍放疗的均一性和日复一日的重复性等情况，已知存在 BRCA 1/2 突变的绝经前妇女。年轻、淋巴血管侵犯、肿瘤分化差、ER 阴性、EIC[①] 的病人在保乳手术加放疗后局部容易复发。EIC 阳性者 5 年局部复发率可达 15%，而 EIC 阴性者只有 1%。EIC 的乳癌保乳手术很难做到阴性切缘。≤35 岁组保乳术后局部复发率约为 >35 岁组的 2～3 倍[（24%～35%）∶（9%～15%）]，因此被列为保乳手术的相对禁忌证（2A 类共识），对 ≤35 岁的妇女，在选择保乳手术时，必须向病人充分交代可能存在的复发和再发乳腺癌的风险。

争议的问题浮出水面：①原发性小叶癌或合并小叶癌具有病灶弥散和双侧癌倾向的特点，使医生和病人对保乳术心存顾虑。②保证肿块切缘阴性，是保乳的首要条件。但边缘切除多少正常组织是合理的尚无定论。若保证镜下阴性切缘达 2 mm 以上，5 年的局部复发率就可以控制在 5% 以下。③广泛的导管内癌成分（EIC）也是研究的热点。④保乳手术受到年轻病人的欢迎，但年轻病人保乳术后复发率又相应较高。对保乳的年轻病人的长期总生存率还少有报道。⑤乳头 Paget's 病病人从术后并发症角度来讲是保乳的相对禁忌证，但小样本的前瞻性研究认为，这些病人保乳时并不会对生存率有影响。

LCIS 的经典治疗是病侧单纯乳房切除或局部切除加对侧乳房活检或密切观察。DCIS 只要行局部切除达"肿瘤无墨染"或 2～5 mm 切缘即可。3.6% DCIS 病人有阳性腋结，推测与微浸润有关，因此，人们推荐常规做哨兵淋巴结活检。术后依据肿瘤范围、组织学分级、ER 状态、有无微浸润、病人年龄以及偏好考虑局部辅助放疗和口服他莫西芬治疗。

Paget 病应局部切除乳头、乳晕及肿块，然后根据肿瘤的病理类型选择进一步治疗。如：DCIS 选择保乳手术加放疗，浸润癌选择保乳手术、腋窝清扫加放疗或改良根治术。

3. 单纯乳房切除　切除整个乳房，包括乳腺组织、乳头、乳晕和胸大肌筋膜；或可切除腋窝脂肪垫及第一站淋巴结。如广泛浸润，则行乳癌改良根治术。

老年病人单纯乳房切除的价值可能更高；对初诊有转移的乳癌病人，手术切除原发灶且切缘阴性时，仍能显著提高总生存率。

有严重家族史且活检发现高危病变（不典型增生，小叶原位癌）的乳癌高危病人可选择预防性乳房切除术。携带乳腺癌基因（BRCA - 1，BRCA - 2）之一者也可选择预防性乳房切除术，并选择一期乳房重建。

过去认为对Ⅳ期乳癌来讲，外科手术是处理局部的溃疡创面，然而，几篇回顾性的研究表明Ⅳ期乳癌在原发瘤切除后具有生存获益。

4. 乳癌改良根治术　有 Auchincloss 手术和 Patey 手术两种。许多研究表明，该术式在生存率和复发率上与 Halsted 手术相仿。这两种手术大都采用横切口，皮瓣分离时保留薄层脂肪。术后可保存较好的功能和外形，便于需要时做乳房重建术。

（1）Auchincloss 手术：切除整个乳房，保留胸大、小肌，清除第一、二站腋结。

（2）Patey 手术：切除整个乳房、胸小肌和腋静脉下方的所有脂肪淋巴组织及肿块表面距肿瘤缘 3 cm 的皮肤，保留胸大肌。许多研究表明，该术式在生存率和复发率上与 Halsted 手术相仿。

---

① EIC 是 extensive intraductal component（广泛导管内癌成分）的英文首字母缩略词，是指在浸润性肿瘤包裹区，导管内成分占 25% 或以上。

5. 乳癌根治术(Halsted手术) 该术式在Patey手术的基础上又切除了胸大肌,允许外科医师从容地清除所有腋结、胸肌间结(Rotter结)和原发癌瘤。必要时可牺牲支配背阔肌的胸背神经。术中应防止伤及胸长神经。胸长神经支配前锯肌,损伤后表现为"翼状肩"。Halsted手术对防止局部肿瘤复发极为有效,缺点是遗留胸廓局部畸形和严重上肢功能障碍,除特殊情况(如侵犯胸肌)外,已不再使用。

6. 扩大根治术(Urban手术) 是指包括清除胸骨旁淋巴结在内的乳癌根治术,适用于乳房内侧象限的乳癌。近年来,该术式的应用逐渐减少,原因是该术式与其他术式相比手术并发症发生率和死亡率高,生存率无改善。

(三)保乳外科手术

1. 放疗是保乳手术后的一项标准治疗 研究已经证明就生存率来讲乳房切除与保乳手术等效,因此,外科治疗的选择要个体化。希望采用保乳手术的病人必须愿意承受术后放疗。在筹划外科手术前,要请放疗科医生会诊。把放疗风险和远期后遗症告知病人。对有放疗禁忌证的病人,一般推荐做乳房切除术。虽然妊娠是放疗的绝对禁忌证,在诊断时处于怀孕阶段的许多病人可以在产后做放疗。

- 放疗绝对禁忌证:妊娠。
- 放疗相对禁忌证:系统性硬皮病*;活动性系统性红斑狼疮*;既往乳房或胸壁有放疗史;严重肺部疾病;严重心脏疾病(如果肿瘤位于左侧乳房);不能仰卧;病侧上臂不能外展;p53突变[†]。

* 其他胶原血管病不是放疗的禁忌证,不过,病人不能使用免疫抑制剂(如:甲氨蝶呤),因为免疫抑制剂都是放射增敏剂。

[†] p53突变的病人容易罹患辐射诱发性癌症。

2. 影响保乳疗法最主要的因素是肿瘤大小与乳房大小的相对关系 一般来讲,与乳房大小相比,肿瘤必须足够小,才能保证肿瘤切除时切缘满意,缝合后美容效果可接受。在肿瘤比较大且术后很可能需要做全身辅助化疗的病人,可以考虑采用新辅助化疗。另一种策略是考虑做局部组织重排或带蒂肌皮瓣(背阔肌皮瓣)对保乳手术形成的缺损区做填充。对乳腺多中心癌病人通常最好还是采用乳房切除术。尽管细胞核分级高、有淋巴血管侵犯、类固醇激素受体阴性都提示局部复发率高,但是,人们不认为这些因素是保乳手术的禁忌证。

(1)肿瘤切缘:NSABP B-06临床研究对切缘阴性的定义是"肿瘤无墨染"作为浸润性乳腺癌切缘足够的标准。

(2)肿瘤组织学:浸润性小叶癌伴广泛导管内癌成分可以采用肿块切除处理,前提是能达到切缘阴性。切缘有非典型增生(导管增生和小叶增生)和LCIS不增加局部复发率。

(3)病人年龄:年轻女性保乳手术后的局部复发率比年长女性高。采用放疗后,所有年龄组病人的局部复发率都有降低。研究表明:肿瘤床的加量照射能降低肿块切除后的局部复发率,尤其在年轻妇女。

3. 保乳手术的技巧 切除原发瘤的保留乳房手术有多个术语:**肿块切除术、乳房部分切除术、乳房区段切除术和广泛局部切除术**。保乳手术是将恶性肿瘤及其环周的肉眼正常组织切除。要求将切下之标本标记方位和切缘,用墨汁标记后切片。所有不可触及病灶或有微钙化的可触及病灶都应该送放射科摄片进行术中评估。如果组织学检查提示紧靠切缘或切缘阳性,往往需要依据其方位做进一步切除,目的是在切缘阴性的情况下实施保乳手术。外科切缘的方位标记有助于对不满意的切缘做局部再切除,而非整个环周切缘再切除,从而减少正常乳腺组织的切除量,有助于提升乳房的外形。肿瘤切除后的残腔可以采用**推进组织瓣闭合法**等肿瘤整形外科技术尽可能提升乳房的外形。

大多数病人需要另做腋部切口获取淋巴结对肿瘤进行分期。在 cN0 病人,解剖性腋淋巴结清扫依据被 SLND 取代。

4. 保乳手术在美容层面的难点 肿瘤整形外科的目标是尽可能多地维持自然乳房的大小和外形,提供最佳的美容效果,与对侧乳房对称。外科医生应该在下列情况下考虑采用肿瘤整形技术:①切除肿瘤有可能切除大块皮肤时,②预期可能切除大块组织时,③肿瘤位于对美容效果影响较大的区域(如:肿瘤位于乳房的下半球),或者④肿瘤切除可能会导致乳头位置改变。

(1)乳腺切除的范围:重要的并不是拟切除的乳房组织绝对体积,而是预期缺损体积与剩余乳腺实质体积之比值。一般来讲,当手术缺损的体积超过乳房体积的 20%～30%,以及乳房下半球的肿瘤切除时,就应该考虑采用肿瘤整形外科技术。

(2)乳房大小与体型:大乳房病人往往是肿瘤切除加双侧乳房缩小整形的良好适用人选。在肥胖病人,乳房缩小整形是一项上佳选项,它不仅能缓解乳房过大带来的症状,还有助于改善乳房放疗的结局。

(3)肿瘤位置:紧靠乳头-乳晕复合体下方的肿瘤以及位于乳头-乳晕复合体与乳房下皱褶之间的肿瘤都需要特别注意避免乳头-乳晕复合体扭曲变形和乳房外形的改变。一般来讲,在该区域的乳腺组织切除后,为了纠正畸形,都必须对皮肤和血供良好的乳腺实质做调整。乳房外形的改变会在放疗后加重,应该在放疗前纠正,因为在放疗后纠治这种畸形更困难。

(四)淋巴结分期

在乳腺癌病人,腋下淋巴结的病理状态是最重要的预后因素之一。腋下淋巴结发现有肿瘤转移提示预后差,往往需要做更激进的全身和局部区域治疗。

1. 全腋窝淋巴结清扫(axillary lymph node dissection,ALND) ALND 是指切除位于胸大肌与背阔肌之间、从腋窝下界乳腺组织缘至腋静脉之间的含淋巴结的组织,胸小肌背侧的淋巴结也一并切除。ALND 提供了腋下淋巴结状态的预后信息;在腋下淋巴结阳性病人,ALND 还有治疗作用。然而,ALND 是**并发症**的主要来源,早期是疼痛和感觉异常、肩关节活动范围缩小以及引流时间长,远期是同侧上肢淋巴水肿、麻木、慢性疼痛和肩关节活动范围受限。

2. 哨兵淋巴结切除(sentinel lymph node dissection,SLND) SLND 有助于病理科医生对最可能阳性的淋巴结做更仔细的检查,因为,已发表的文献表明每位病人的哨兵淋巴结数约为 2～3 枚。SLND 的另一个优点是可以作为门诊手术实施,不需要留置引流管。病人可以比 ALND 提前数周恢复全量活动、工作以及其他活动。远期并发症(包括淋巴水肿、麻木和慢性疼痛)也大为减少。如今,人们已经广泛地认可这一事实:哨兵淋巴结阴性足以确定病人为淋巴结阴性,不需要进一步做腋部处理。

(1)淋巴结定位可以采用 ^{99m}Tc 标记的硫胶体(参见第十三章第九节二)和一种活性蓝色染料(入手术室后注射)联合标记,也可以采用其中一种制剂做哨兵淋巴结定位。采用瘤周注射法,约 70% 乳腺癌病人的淋巴引流是腋淋巴结群,20% 是腋淋巴结群和胸廓内淋巴结群,2%～3% 仅引流至胸廓内淋巴结群,8% 未能显示引流至哪一淋巴结群。采用乳晕下或皮下注射法,就只能流向腋淋巴结群。如果术前淋巴系闪烁造影显示流向是胸廓内淋巴结,可以考虑做胸廓内淋巴结活检。如果术前淋巴系闪烁造影未见到哨兵淋巴结,并不意味着术中就不能成功检出哨兵淋巴结,或许反而提示检出阳性淋巴结的可能性增大。

（2）特殊情况：对 cN1 或 cN2 的病人应该利用腋部超声加细针穿刺（FNA）做淋巴结活检。如果 FNA 证实有腋下转移，就可以直接对病人做 ALND，或者考虑做术前化疗。如果 FNA 未发现有腋下转移，就做哨兵淋巴结活检帮助分期。

有研究表明，既往做过原发瘤切除活检的病人哨兵淋巴结出现假阴性的可能性增大。原因在于淋巴管可能在活检时已经被破坏，对切除活检区域周围的淋巴引流方向造成影响。

早前的研究报道认为 SLND 在做过新辅助化疗的病人不太正确。近年的对比研究显示：先做化疗的假阴性率与先做手术的假阴性率不分伯仲。对化疗前转移证据确凿的病人，应该在化疗结束后做 ALND。

（3）哨兵淋巴结阳性的意义：如果哨兵淋巴结有转移性病灶，其他淋巴结受累的概率与原发瘤大小、脉管侵犯的有无以及淋巴结转移灶的大小直接相关。在哨兵淋巴结阳性的病人中约半数病人仅仅是哨兵淋巴结阳性。在哨兵淋巴结阳性的病人，治疗指南把追加 ALND 作为标准；最常用的是清扫 I 组和 II 组腋淋巴结。

ACOSOG Z0011 招募的是临床 T1 或 T2 乳腺癌、有 1～2 枚阳性淋巴结、准备做保乳手术加 WBI 的病人。病人被随机分为两组：追加 ALND 组和不追加任何手术组（只做哨兵淋巴结手术）。中位随访时间 6.3 年的局部复发率在 ALND 组是 3.6%（$n = 29$），在 SLND 组是 1.8%（$n = 8$）。腋下复发率在 ALND 组是 0.5%（$n = 2$），在 SLND 组是 0.9%（$n = 4$）。10 年时两组间 OS（ALND 组 83.6%，SLND 86.3%；$P = 0.02$）、DFS（ALND 组 78.2%，SLND 组 80.2%；$P = 0.32$）和区域复发率均无显著差异。Z0011 研究的结论是：对所有 1～2 枚哨兵淋巴结阳性的早期乳腺癌病人保乳手术加 WRI 和全身治疗，不做 ALND 是安全的。

（五）乳腺癌的全身治疗

转移性乳腺癌是乳腺癌病人死亡的主要原因。人们采用全身治疗来处理乳腺癌的微转移灶预防其复发。

1. 治疗目标以及治疗的潜在获益和风险评估　I 期～III 期浸润性乳腺癌病人的治疗目标是治愈。全身治疗的选择依据是肿瘤特征（如：分期、分子标记）、病人特征（如：年龄、全身健康状况、个人偏好），并仔细权衡治疗的潜在好处和害处。随着肿瘤分子研究的进展，治疗推荐和治疗选择会根据病人肿瘤的分子表达谱进一步细化，而那些更面面俱到的指南可能就不会像我们如今这么常用了。

乳腺癌的全身复发风险随乳腺癌分期升高而增加。肿瘤的生物学特征对全身复发风险也有影响。最常用的乳腺癌生物标志物（ER、PR 和 HER-2）不仅对乳腺癌的预后有影响，而且对不同全身治疗的反应也有预测作用。一般来讲，与 ER 和 PR 强阳性的肿瘤以及 HER-2 阴性或正常的肿瘤相比，不表达 ER 或 PR 的肿瘤和 HER-2 高表达肿瘤的结局比较差。

人们发现 Oncotype DX 检测可以预测 OS，并能预测不同全身疗法的获益——**高复发评分提示化疗获益大，低复发评分意味着化疗获益小而内分泌治疗获益大**。Oncotype DX 检测有助于临床医生对淋巴结阴性、ER 阳性的乳腺癌病人的治疗获益做出评估。低复发评分（<11 分）的病人能通过内分泌治疗获益；高复发评分（>25 分）的病人能通过化疗显著获益。

TAILORx 试验提示在中度复发评分（11～25 分）的病人来说，内分泌治疗组不比化学-内分泌治疗组差。在 ≤50 岁、复发评分为 16～25 分的女病人显示了化疗的一些获益。

2. 化疗　用于治疗早期乳腺癌的化疗药主要包括蒽环类(如:阿霉素、表阿霉素)和紫杉类(如:紫杉醇、多西他赛)药物。蒽环类的作用是抑制细胞核内的拓扑异构酶Ⅱ(Topo Ⅱ),对乳腺癌有很强的治疗作用,缺点是远期潜在心肌毒性。

紫杉类(微管抑制剂)在转移性乳腺癌的治疗中有显著作用,不仅对既往未做过化疗的乳腺癌有效,而且对耐蒽环药的肿瘤也有效。与紫杉类药物有关的潜在永久性毒性是**外周神经病变**,但紫杉类药物没有远期心功能不全风险,也没有第二癌症风险。

乳腺癌一般采用联合化疗,目的是最大限度地利用药物的不同抗肿瘤细胞机制,同时避免药物毒性作用的叠加。

3. 基于曲妥珠单抗的靶向治疗　曲妥珠单抗是一种人源化单克隆抗体,研发目的是靶向 HER-2 受体的细胞外域。约 20%～25% 的乳腺癌有 HER-2 基因扩增或蛋白高表达。

当曲妥珠单抗单药使用治疗转移性乳房癌时,缓解率约为 30%。曲妥珠单抗与化疗联合使用时效果更佳,曲妥珠单抗与许多化疗药都有协同效应。曲妥珠单抗治疗 2 年的病例与治疗 1 年的相比并未显示更好的疗效,从而确立 1 年治疗为标准治疗。

4. 内分泌治疗　大多数乳腺癌(>60%)都能表达 ER 或 PR 或两者兼有表达;阻断雌激素分泌或阻断雌激素与 ER 结合发挥作用,会提升转移性乳腺癌妇女的 DFS 和 OS。与化疗的不良反应相比,内分泌疗法的不良反应少得多。依据具体病情,内分泌治疗又有他莫昔芬、芳香化酶抑制剂(Aromatase Inhibitors, AIs)和卵巢去势等不同选择。

(六)可手术乳腺癌的新辅助全身治疗

1. 新辅助治疗的目的　可切除的局部晚期(ⅢA、ⅢB、ⅢC 期和部分Ⅱ期)乳房癌在手术后有比较高的复发概率。新辅助化疗(术前化疗)又称为初始化疗,目的是减少局部肿瘤负荷,同时抓住最早的时机治疗假设存在的全身微转移病灶。化疗的时机(相对外科手术来讲)对确诊后的生存时间似乎并无影响,当然,人们对这一点尚处于研究之中。新辅助化疗或许能使某些肿瘤降期(downstage),从而使那些处于保乳手术适应证边缘的病例最终能**成功变为保乳治疗的合适人选**。但是,一般不适用于就诊时需要行全乳切除,而奢望通过新辅助治疗转变为肿块切除的病例。最后,高危肿瘤(包括 ER/PR 阴性和/或 Her2 阳性,无论肿瘤处于什么期)可以考虑新辅助治疗。

术前化疗的其他理论优势包括:或许能缩小微转移灶的体积、在耐药出现前治疗肿瘤减少了药物耐受性、由于血管系统未遭受手术破坏提升了疗效、可以对治疗的缓解情况做活体评估。

2. 新辅助治疗无生存获益　NSABP B-18 临床研究纳入了 1 523 例病人,发现术前接受多柔比星加环磷酰胺化疗的病人与术后接受相同方案的病人相比没有生存优势(或劣势)。完成新辅助化疗的妇女保乳率比较高;新辅助治疗后行肿块切除的妇女与先做肿块切除后做辅助化疗的妇女相比乳房内乳腺癌的复发率无显著差异。

3. 为新辅助治疗后考量　做新辅助化疗病人有多种外科考量。由于在全身治疗结束时临床检查和影像检查有一定百分比的病人肿瘤完全消失,但是有可能依旧存在微小残留癌灶。该百分比最低的是激素受体阳性乳腺癌病人(约为 10%～15%),最高的是 HER-2 阳性、接受曲妥珠单抗联合化疗做新辅助治疗的乳腺癌病人(约为 50%)。因此,在启用新辅助化疗前应该在影像导引下在原发瘤部位置入一枚金属夹,以便在切除手术时能确定原发瘤的位置。

（七）导管原位癌

1. **触诊** 导管原位癌(ductal carcinoma in situ，DCIS)又称导管内癌，占所有新诊断乳腺癌的 25%。大多数 DCIS 病例没有可触及的异常，是在筛查性乳房 X 线摄片中显示簇状钙化被检出的。只有很少的 DCIS 表现为可触及的肿块或一侧乳头单个乳孔溢液。

2. **影像** 75% 的 DCIS 病人其乳房 X 线摄片表现是簇状钙化，没有相关密度异常；15% 表现为簇状钙化伴有相关密度异常；10% 仅有密度异常。DCIS 的钙化往往紧密聚集呈簇，形状多样，可以呈线状或分支状，提示病变位于导管。

3. **外科治疗** DCIS 病人的治疗推荐意见是依据病灶在乳房内的范围、组织学分级、ER 状态、是否存在微浸润以及病人的年龄和病人的选择。DCIS 的治疗选项包括单纯乳房切除、保乳手术加放疗以及单独保乳手术。DCIS 选择单纯乳房切除治疗的适应证如下：

- 乳房 X 线片示弥漫可疑钙化，提示病变广泛。
- 保乳手术无法达到切缘阴性。
- 保乳手术后美容效果可能不理想。
- 病人对保留乳房的欲望不强烈。
- 放疗禁忌证。

由于在无浸润迹象的 DCIS 其转移概率很小(<1%)，因此 DCIS 病人不需要行全身化疗。

肿瘤≤2.5 cm 的低级别或中级别 DCIS 病人的 5 年同侧乳腺癌复发率仅为 6.1%；高级别病灶病人的 5 年同侧乳腺癌复发率就高得多，为 15.3%。DCIS 的局部复发率为何如此之高？除生物学行为和微小浸润漏诊外，是否与病核活检操作有关？值得人们进一步研究。

4. **他莫昔芬和芳香化酶抑制剂的地位** 在免疫组织化学 ER 阳性的 DCIS，保乳治疗后可以使用内分泌治疗，目的是预防新原发瘤形成，同时降低局部复发率。这一结论得到了 NSABP B-24 和 NSABP B-17 研究支持。在 7 年随访时，总(同侧加对侧)乳腺癌复发率在单独切除组是 30%，在切除加放疗组是 17%，在切除加放疗加他莫昔芬组是 10%。随后的分析显示：他莫昔芬只有在 ER 阳性的 DCIS 妇女才能见到获益。局部复发风险最高的(大多可能从他莫昔芬服药获益)是那些切缘阳性、粉刺性坏死、体检触及肿块以及年龄小于50 岁的病人。就具体病人来讲，需要将他莫昔芬的获益与其不良反应(包括子宫内膜癌风险、血栓栓塞事件、潮热以及白内障)进行权衡。

IBIS-Ⅱ研究纳入 2 980 名绝经后病人，对他莫昔芬与瑞宁得(阿那曲唑)做了随机研究，发现两者在复发率和不良反应方面没有差异。

5. **哨兵淋巴结** 按照定义，DCIS 是指乳腺癌被完整的基底膜包裹、无脉管侵犯。不过，如果对 DCIS 乳房切除的病例追加 ALND 手术，对国家癌症数据库的逾 10 000 例病人回顾发现，3.6% 的病人会发现有阳性淋巴结。这些阳性淋巴结可能原因是常规病理检查未能检出的原发瘤微浸润病灶。

如今，人们推荐对采用乳房切除治疗的 DCIS 病人做哨兵淋巴结活检术，因为在病核针切活检诊断的 DCIS 中在对乳房切除标本细致评估后有 20%～30% 诊断为浸润癌。在乳房切除的基础上附加哨兵淋巴结清扫增加的并发症微乎其微，万一病理诊断为浸润性癌，还免去了 ALND 之需(因为在乳房切除术后就无法做哨兵淋巴结标记)。

（八）局部晚期乳腺癌和炎性乳腺癌的治疗

局部晚期乳腺癌病人是指原发瘤大(>5 cm)、肿瘤累及胸壁、皮肤受累、皮肤溃疡形成或出现卫星结节、炎性乳腺癌、腋下淋巴结巨大或融合，以及临床上有显而易见的胸廓内淋巴结或锁骨上淋巴结受累（ⅡB、ⅢA和ⅢB期乳腺癌）。治疗的核心在于明白该乳腺癌已经处于晚期有胸壁侵犯或区域淋巴结侵犯或两者兼而有之，但没有远隔部位转移证据。人们认识到这些病人随后发生转移的风险很高，因此，治疗目标必须着眼于局部和全身复发风险。外科手术、放疗加全身治疗，治疗顺序和治疗范围取决于病人的具体情况。

炎性乳腺癌约占全部乳腺癌的1%～5%，是乳腺癌中侵袭性最强的一种亚型，病理标志是真皮淋巴管内存在肿瘤细胞，不过，由于穿刺取样误差，往往无法满足这一点。由于淋巴管阻塞，炎性乳腺癌的临床表现是乳房红斑、水肿和皮温增高。除了皮肤增厚外，乳房摄片可以见不到异常，因此，炎性乳腺癌的诊断不要求触及肿块。病史特点是病情在数周至3个月内进展迅速和"橘皮征"。被忽视的原发性乳腺癌会在乳房内导致继发性炎性改变，这种情况不能归类为炎性乳腺癌。炎性乳腺癌是一种临床诊断，在组织学上可以是导管肿瘤，也可以是小叶肿瘤。

（九）Paget病

Paget病的治疗方法可以是乳房切除加腋部分期，也可以是乳头-乳晕局部广泛切除（要求切缘阴性）加腋部分期加放疗。对许多病人来讲，肿块切除加放疗是一种可接受的美容外貌，免除了乳房切除和乳房重建之需。可以在放疗后4～6个月做乳头-乳晕重建术。如果准备做肿块切除术，就需要对病人做全面术前评估，排除隐性多中心性病灶。

（十）男性乳腺癌

男性乳腺癌罕见，约占全部乳腺癌的0.8%；在男性所有新诊断出的癌症中，乳腺癌不足1%，占男性癌症死亡率的0.2%。在美国，每年报告的新发男性乳腺癌是1 500例，死亡是400例。确诊时的中位年龄是68岁，比女性高5岁。风险因素包括年迈、辐射暴露、雌激素-雄激素平衡异常相关因素（包括睾丸疾病、不育症、肥胖和肝硬化）。与遗传易感性有关的风险因素包括Klinefelter综合征（47，XXY核型）、家族史、BRCA基因突变（尤其是BRCA2突变）。男性乳房发育症不是风险因素。

在组织学上，90%的男性乳腺癌是浸润性导管癌，剩余10%是DCIS，约80%是ER阳性乳腺癌，75%PR阳性，35%有HER-2高表达。由于男性的正常乳腺没有终末小叶，因此，浸润性小叶癌和原位小叶癌罕见。

大多数男性乳腺癌都有乳房肿块。鉴别诊断包括男性乳房发育症、原发性乳腺癌、其他部位的癌症转移至乳腺、乳腺肉瘤和乳房脓肿。除了局部疼痛和腋下淋巴结肿大外，其他初期表现可以有乳头内陷、皮肤溃疡、出血和乳头溢液。辅助检查包括乳房X线摄片检查和诊断性病核针切活检。男性乳腺癌的预后因素与女性乳腺癌的预后因素相同，包括淋巴结侵犯情况、肿瘤大小、组织学分级以及激素受体状态。根据年龄和分期，男性乳腺癌的生存也与女性乳腺癌相仿。

男性乳腺癌的治疗取决于肿瘤分期和肿瘤在局部的范围，治疗选项与女性的治疗选项相仿。小肿瘤的治疗可以是局部切除加放疗，也可以是乳房切除术。已经有研究表明，哨兵淋巴结活检对男性乳腺癌分期有效。男性乳腺癌累及胸大肌的情况比女性常见，可能的原因是男性乳腺组织菲薄。如果深面的胸大肌受累，适当的治疗方式应该是改良根治性乳房切除术，并将受累的胸大肌一并切除，可能还需要联合术后放疗。男性乳腺癌的辅助全身治疗与女性乳腺癌的全身辅助治疗没有区别。由于大多数男性乳腺癌为激素受体阳性，对淋巴结阳性以及淋巴结阴性的高危男性乳腺癌病人应该用他莫昔芬或AIs辅助内分泌治疗。对转移风险很大的男性乳腺癌还需要用辅助化疗。

第五节　乳房癌改良根治术

一、Patey 手术要点

【切口设计】　大多数外科医师选用梭形皮肤切口，这样胸壁不会有多余的皮肤保留，而标本上的皮肤往往太多。按整形外科原理，横切口对美观的影响最小（图 18-8）。分离皮瓣时，用巾钳夹或 Allis 钳住皮瓣缘垂直上提，不要反向提拉，以免分破皮肤。切口上下皮瓣的厚薄取决于皮下脂肪的厚度。应该讲，皮瓣存留脂肪的多少，不影响局部复发率，原则是切除所有乳腺组织。标本切除后，按整形原理精确设计缝合方法，剪去多余皮肤（图 18-9）。剪下的皮肤经修剪后可供全层植皮用，如此一般都不需要在身体他处取皮供移植用。

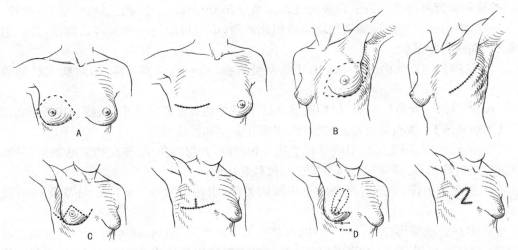

图 18-8　乳癌根治术常用皮肤切口设计

A：横向梭形切口（最常用）；B：肿块位于外上或内下象限时采用内下外上的斜向梭形切口；C：乳头正下方或正上方距离乳晕缘较远的肿块可以采用倒"T"形或"T"形整形（双旋转皮瓣原理）；D：位于内上紧靠胸骨缘距离乳晕缘较远的肿块采用旋转皮瓣（注意：此时皮瓣的长度和宽度都可以小于缺损区，因为在改良根治标本切除后乳房的皮肤在纵、横两个轴向上都有多余松弛皮肤可供整形）

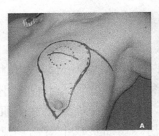
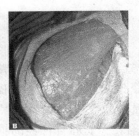
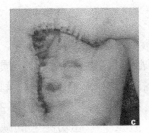

图 18-9　内上象限乳癌根治术的皮肤切口设计（按旋转皮瓣原理设计）

切口设计的基本方法应该是距肿瘤边缘 3 cm 画圈，在尽可能保留其余皮肤的原则下设计延长切口，使乳晕包含在切除标本内。

图 A 为内上象限乳癌距乳头较远，乳房体积中等病人的切口设计；图 B 为改良切除后的创面；图 C 为术后 8 天所见

【术中注意事项】

（1）肿瘤活检要求切除活检，切忌切取活检，防止肿瘤组织残留。此外，小的肿瘤切除时，使用电刀应注意，因为高温可影响肿瘤组织中的雌激素受体检测。

（2）分离皮瓣后，从胸大肌锁骨部开始切除胸大肌筋膜和乳腺。距胸骨缘 $1\sim2$ cm 处有 $2\sim3$ 支胸廓内动脉的肋间穿支，应该注意结扎止血。如果切断后动脉断端回缩，应避免盲目使用电凝，以免造成气胸。

（3）胸外侧神经在胸小肌起点内侧，走行于胸大肌深面，切断后将引起胸大肌萎缩。

（4）腋淋巴结清扫只需要清除所有腋静脉尾侧的淋巴结组织，没有必要从腋静脉头侧或臂丛神经周围剥离脂肪组织，以免引起神经炎造成永久性疼痛。从腋静脉腹侧和尾侧汇入腋静脉的血管均可离断。

（5）术中应防止伤及胸长神经和胸背神经。胸长神经从腋静脉与锁骨下静脉交界处的背侧穿出进入腋窝，紧贴侧胸壁沿腋中线下行入前锯肌，支配前锯肌，损伤后表现为"翼状肩"。胸背神经在胸长神经外侧与胸背动静脉伴行形成神经血管束进入背阔肌，容易辨认。胸长神经和胸背神经之间的三角称为**出血三角**（bloody triangle），此三角有一些小血管，应该先结扎，后切断。腋窝深部清扫就是清扫此三角，该三角清扫后内侧边是胸壁，外侧边是背阔肌，底是肩胛下肌。

（6）沿胸长神经前内侧 1 cm，切开前锯肌筋膜，并向前内侧分离，切除胸大肌筋膜和乳房。

（7）伤口内放置负压引流，包扎很重要，1 周后才能打开并去除引流，防止皮瓣下积液。

【术后处理】 重点是身心康复治疗，观察并发症和肿瘤复发。

（1）一般处理：用负压吸引吸尽腋下积气和积液，并保持负压，使皮瓣紧贴胸壁，另加压包扎，防止皮瓣漂移。同时给予心理支持，佩戴乳房假体。

（2）引流管护理：负压引流是防止积液的关键，引流可放置 $5\sim7$ 天，注意保持引流管通畅。

（3）术后患肢管理：术后 48 小时内患肢肩关节内收 45°制动，48 小时后开始逐渐练习上肢活动，防止关节僵直，肩关节可保持 90°。勿在患肢输液。有积液积气时应减少肩关节活动。

（4）拆线：$12\sim14$ 天开始拆线，先间断拆线，然后全拆除。

（5）终生随访：检查有无局部复发、远处转移以及健侧乳房有无原发瘤（见本章第六节）。

【手术风险和术后并发症】

1. 活检取材不当，假阴性。

2. **腋静脉、腋动脉或神经损伤** ①腋静脉是腋窝清扫的上界，"骨骼化"或其他的一些有损腋静脉的操作均可导致腋静脉血栓和难治性上肢淋巴水肿。②术中应防止伤及胸长神经，胸长神经支配前锯肌，损伤后表现为"翼状肩"。切断胸背神经使背阔肌失去神经支配，但较少引起功能上的缺陷。③肋间臂神经的损伤或切断造成上臂内侧皮肤感觉的异常或丧失，虽然对功能影响不大，但常给病人带来一定的烦恼。④胸外侧神经损伤致胸大肌萎缩。⑤腋窝清扫术后肩部活动受限需要功能训练，1 个月内肩部运动功能即可完全恢复。

3. **胸壁损伤气胸。**

4. **皮瓣坏死**　是最常见的并发症,轻者皮瓣边缘坏死,不影响伤口愈合。坏死范围大者,应及时清除坏死组织,早期植皮。伴有感染时,要加强换药,待肉芽新鲜后植皮。

5. **皮下积液**　原因是淋巴液积聚。预防的手段是负压吸引和加压包扎(穿紧身衣)。治疗方法是反复抽吸,无效时可切开引流。

6. **难治性上肢淋巴水肿**　①这种并发症很难预防,发生率达10%～30%。乳腺癌幸存者一生都存在继发性淋巴水肿的风险,其中至少1/3的病人是在18个月内出现继发性淋巴水肿,并且一般很难治愈。②原因是腋窝清扫腋淋巴管被切断,导致淋巴回流受阻的结果。③腋区放疗可加重水肿。④上肢水肿可骤然发生,也可逐渐产生。水肿往往很广泛,一旦出现,几乎不可能再缓解。一段时间过后,即出现永久性的纤维化。⑤水肿持续10年以上时,患肢可发生淋巴管肉瘤,但并不常见。⑥轻度水肿可加强患肢活动,4～6个月后会消失或好转。严重者可用弹性绷带加压包扎、穿弹力袖套、机械水泵和按摩,促使淋巴回流,但效果不佳。手术治疗方法有吸脂术、带血管淋巴结转移术和淋巴管-静脉吻合术(见第三十三章第四节)。⑦本并发症应该以预防为主,从手术日起,就应该避免从患侧上肢采血、建立静脉通道、上止血带或测血压等任何损伤性操作。⑧感染可导致纤维瘢痕增生,每次感染都可能使残留的畅通的淋巴管闭塞,因此轻微的皮肤感染就应该早期用抗生素控制。

二、乳房重建策略

乳房重建需要从肿瘤治疗和整形美容两个角度考虑:①再造后不会干扰乳腺癌的治疗与预后,不影响复发的及时检出和再治疗;②再造要达到病人可接受的美容效果,预见到效果不佳时不宜实施。这两条应当成为考察乳房再造的标准。

1. **整形外科基本功**　做乳房重建术要求术者有能力评估不同种类的乳房重建术式对不同病人的适合程度,以及术者对手术术式掌握的熟练程度。

乳房重建术的目标是达到对称、提供持久的结果、满足对良好美容效果(外形、体型、质感和大小)的追求,这些都仰仗有一位在乳房重建方面积累了丰富经验的、技艺娴熟的外科医生。

2. **给病人选择机会**　在当今大多数可切除性乳房癌都可以采用保乳手术治疗的情况下,医生必须把注意力放在病人的选择方面和达到最佳美容效果的技巧方面。应该为每一位乳房切除术病人提供乳房重建术选项,可以是即刻重建,也可以是延期重建(表18-5)。担心乳房重建会掩盖局部复发表现或影响生存率纯属无稽之谈。

3. **自体组织与假体**　现有的方法包括在肌肉后植入硅胶假体、先放置组织扩张器后期植入假体、植入"永久性"扩张器以及自体组织转移。自体组织转移又分为背阔肌肌皮瓣(加或不加硅胶假体植入)和肌皮瓣(DIEP瓣或TRAM瓣),肌皮瓣的优点是不需要植入假体。

自体组织再造成为再造组织的首选。带蒂横向腹直肌肌皮瓣(TRAM)、游离TRAM、腹壁下动脉穿支(DIEP)皮瓣以及背阔肌肌皮瓣再造都是较为常用的选项。如果乳腺组织的切除量大于20%,就会遗留外形缺陷。有些病人可能适合做"填充"手术(如:不做皮肤转位的迷你背阔肌瓣)。

4. **乳头/乳晕复合体整形**　考虑新建一个乳头/乳晕复合体,并对对侧乳房进行修整。

表 18-5 即刻或延期乳房重建术的选项

选项	适应证/优点	缺点
假体乳房重建	■ 适用于下垂很轻微的小乳房 ■ 1～2 次手术，并发症少 ■ 不适用于放疗过的乳房	■ 挛缩 ■ 假体破裂 ■ 终生有假体感染风险 ■ 可能需要做更换
自身组织乳房重建	■ 大多数单纯乳房切除术的病人都是这种乳房重建术的适用对象 ■ 使用病人自身组织来重建乳房凸起 ■ 没有假体相关并发症 ■ 组织的自然感觉和质地	■ 皮瓣坏死 ■ 康复时间比较长 ■ 供区并发症
假体加自身组织乳房重建术	■ 可以用于既往有乳房放疗史的病人 ■ 可以用于体型十分纤瘦的病人以及既往有腹壁整形手术史的病人	■ 有假体乳房重建术的所有风险 ■ 有自身组织乳房重建术的所有风险

（张亚男）

第十九章

急　腹　症①

第一节　急腹症的早期诊断

急腹症是指以腹部剧痛起病，持续数小时以上，需要及时诊断、迅速处理的一组疾病。这些疾病通常以外科手术治疗为主要手段，因此又称为外科急腹症。由于急腹症病因复杂、临床表现不一、病情变化快、有时后果严重，故如何及时地诊断和正确地处理始终是腹部外科的核心问题之一。

有关外科急腹症的诊断处理，请参阅《Schein外科急腹症》[中文第1版（英文第3版），科学出版社，2011年7月]，这里仅叙述急腹症的诊治要点。

【解剖生理概要】

1. 腹腔　分为大腹腔和小腹腔，两者通过Winslow孔相连。

2. 腹壁分区　四区法和九区法。

3. 神经分布

（1）腹内器官及其脏腹膜受内脏神经支配，脏腹膜受刺激后定位不精确。一般来说，前肠（从食管至十二指肠）的病变表现为上腹部不适或疼痛；中肠（肠系膜上动脉供血的肠管）的病变表现为脐周不适或疼痛；后肠（肠系膜下动脉供血的肠管）的病变表现为下腹部不适或疼痛（图19-1、图19-2）。

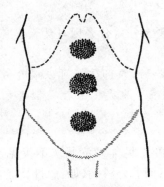

图19-1　脏腹膜受刺激后的疼痛定位

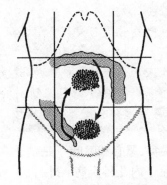

图19-2　脏腹膜受刺激后的疼痛定位与病灶部位可能相距甚远

---

① 本章的基本理念引自：Rosin D, Rogers PN, Mark Cheetham M, Moshe Schein M.（Eds.），Schein's Common Sense Emergency Abdominal Surgery. 5th Ed. Shrewsbury, UK：tfm publishing，2021：2-56.

(2) 壁腹膜受第 5～11 肋间神经支配,壁腹膜受刺激疼痛明显,定位正确。

(3) 膈肌受膈神经支配,受刺激后表现为肩部和肩胛区不适或疼痛。

【临床症状】 病史可分为特异性症状和非特异性症状。

（一）非特异性症状

非特异性症状是外科急腹症病人的主要症状,几乎每个外科急腹症病人都有腹痛、消化道症状和 SIRS 三大共同临床表现。

1. 腹痛 ①根据腹痛发生的不同机制可分为内脏性疼痛(内脏神经引起)、壁腹膜痛(肋间神经引起)和牵涉痛(膈神经引起);②根据腹痛性质可分为钝痛(壁腹膜受刺激,定位准确)、胀痛(脏腹膜受刺激,定位不准确)和绞痛(空腔脏器痉挛);③根据腹痛的程度可分为隐痛(常能忍受)、中等腹痛(不能忍受,能自我控制)和剧痛(不能忍受和自我控制);④根据腹痛时间可分为持续性、阵发性和持续性腹痛阵发性加剧。

内脏的穿孔、梗阻、缺血、炎症和出血均可引起腹痛。问诊时尤其要注意腹痛的部位、性质及时间三要素。常见的腹痛性质有:

(1) 阵发性绞痛:提示空腔脏器梗阻。这种疼痛表现为疼痛逐渐加重,达高峰后又逐渐减轻,继之出现一段无痛间隙。腹部阵发性绞痛见于肠梗阻、胆石症、尿石症,因此正确判断绞痛、持续性疼痛及其他类型的疼痛很重要。肠梗阻的部位越远,阵发性绞痛的间歇时间越长。若绞痛发展为持续性疼痛,提示合并炎症或病变肠段有缺血或坏疽。

(2) 持续性疼痛:提示炎症、出血、缺血。

(3) 逐渐发生的脐周痛:提示脏腹膜受刺激,见于阑尾炎、憩室炎或其他炎症的早期。随着病情发展,疼痛局限于特定区域。

(4) 腹部骤然剧痛:提示病变很快波及壁腹膜,见于空腔脏器穿孔。这种疼痛可以为局限性,也可以为弥漫性。

(5) 腹痛进行性加重:提示腹内病变逐渐恶化,见于肠或其他器官的炎症、缺血或坏死。

(6) 局限性疼痛转变为全腹痛:提示炎症脏器穿孔,如急性阑尾炎为右下腹痛,穿孔后则变为全腹痛。

经验之谈:

牵涉痛的位置与受累器官的胚胎起源有关,腹膜刺激征的位置则与受累器官的解剖位置有关。

皮质激素是很强的抗炎药,这类病人在发生急腹症时,腹部体征可以很轻微。就像对待应用环磷酰胺等免疫抑制剂的病人一样,对这些病人也要依靠辅助检查来完善诊断,避免胃肠道穿孔或坏疽的漏诊。

2. 畏食、恶心和呕吐 是消化道急性炎症和梗阻的常见伴发症状。不仅见于外科疾病,也可见于内儿科疾病。外科病一般是先腹痛后呕吐;而非外科病(如:急性胃肠炎),一般是先呕吐后腹痛。

3. 大便习惯改变 很常见,但除了一些特异性的改变外,很少有助于诊断。血性稀便提示肠炎、沙门菌感染或结肠缺血;发病前 1～2 天停止肛门排气或排便常提示肠梗阻。

4. 全身性感染症状 畏寒、发热一般无特异性,但有些热型为某些疾病所特有。无并发症的阑尾炎,发热时体温很少超过 38.5℃,而穿孔后多超过 38.5℃;胆总管结石并发胆管炎时寒战剧烈伴颤抖,继之出现高热。

（二）特异性症状

可为某些疾病的诊断提供线索。

1. **既往手术史**

（1）腹内可形成粘连,引起肠梗阻。

（2）若既往手术治疗的是恶性病,则恶性病可能复发,引起疼痛、感染、肠梗阻或其他症状。

（3）既往某些器官的切除史（如:阑尾、胆囊、子宫、卵巢和输卵管）,则在诊断时不必考虑这些器官的病变。

（4）既往的手术可提示某些特殊病,如:以往有胆总管结石及胆总管残石史的病人可发生急性梗阻性化脓性胆管炎。

2. **类似疼痛发作史**　对以往有类似疼痛发作史的病人要注意询问以往疼痛后的病情和检查诊断结果。

3. **缓解疼痛所采取的方式**　了解病人为缓解疼痛所采取的特殊方式。

（1）急性腹膜炎病人常取卧位不动,因为任何活动都可加重疼痛。

（2）胆总管结石和肾结石病人转辗不安,找不到一个舒适体位。

（3）急性消化性溃疡者通过进食或服止酸剂可缓解疼痛,而急性胆囊炎或胰腺炎者进食可加重疼痛。

4. **既往史**　人体其他系统的病史对鉴别诊断很重要。

（1）泌尿系统:有无排尿困难、血尿或排尿习惯改变等症状。

（2）女性生殖系统:了解过去或现在阴道分泌物情况,有无痛经、盆腔炎史以及末次月经时间等。

（3）心血管系统:最近有房颤发生或洋地黄治疗者有助于肠缺血之诊断。

（4）糖尿病伴化脓性感染。

【诊断】　病史和体格检查对急腹症的病因诊断至关重要。体检的目的是获取新的信息来支持从病史中形成的印象,从而为进一步的辅助检查项目开列提供方向。

1. **OPQRST 评估**　OPQRST 是为了帮助急诊医生（尤其是规范化培训阶段的住院医生）在评估病人主诉（尤其是疼痛和不适）时避免遗漏而特别设计的缩略词汇。其基本内涵如下:

O(onset):即起病前后的情况。了解病人在起病时是处于静息状态抑或某种活动状态以及饮食情况,对于疑有心脏疾病的病人特别有价值。

P(provoke):即诱因。询问"症状在什么情况下会减轻或加重?"

Q(quality):即性质。了解疼痛是阵发性抑或持续性。

R(Region/Radiate):即部位和放射。要求病人用一个手指指出最痛的部位。

S(severity):即用量表判断疼痛的严重程度。

T(time):即时间。要求了解起病的时间以及既往类似发作史,尤其当疑诊为心脏疾病时。

2. **全面体格检查**　与病史一样,体征也有特异性和非特异性之分。以免遗漏一些重要的相关体征或一些重要的与本病不相关的腹外病变,应该特别注意生命体征。此外,体格检查不应仅限于腹部,还应包括胸部（优先排除心肌梗死或夹层动脉瘤）和盆腔,这些检查对确诊都很重要。

（1）生命体征：①发热、呼吸急促见于大叶性肺炎、急性胰腺炎、溃疡病穿孔等。②脉搏的扣诊对于休克的初步判断极为重要，脉搏快和低血压提示循环失代偿，见于脏器破裂出血、毒血症状或心律不齐。对 SBP < 100 mmHg 和心率 > 100 bpm 者应该予以警惕。③体温高提示消化道穿孔，肠梗阻的体温多正常。呼吸 > 16 bpm 提示疼痛或酸中毒。在急腹症，请把尿量和尿常规检查当作第五大生命体征来看待！！！

（2）了解有无黄疸、缺水、呼气臭味、肺炎、定向力障碍或反应迟钝。

3. **腹部检查**　腹痛和腹部触痛的位置有助于鉴别诊断。虽然急腹症的病因众多，但是，常见病仅限于几种，如：肠梗阻、急性阑尾炎、溃疡病穿孔或嵌顿性疝。

（1）望诊：注意：①腹壁瘢痕，腹股沟和股三角处肿块；②舟状腹提示腹内容经横膈裂孔疝入胸腔，在腹部钝器伤后尤易发生；③肌卫和肌紧张，局限于腹部某一区域时尤具意义；④腹胀伴肠蠕动波提示小肠梗阻。

（2）触诊：腹部触诊要轻柔，从远离最痛点处开始。注意：①了解腹部最痛点的位置，有无牵涉痛。腹部压痛，提示深部器官有炎症。②反跳痛是急性腹膜刺激征。检查病人是否存在腹膜刺激征的一个好办法是让病人咳嗽、轻轻叩诊病人腹部、轻轻晃动病床或将病床的足端抬起 2 cm 后突然放下。③手轻压腹壁肌肉，了解有无肌紧张。同时比较腹部两个部位，有助于对正常和异常作出区别。腹壁肌肉无意识地收缩，可以是局部的肌卫，也可以是全腹的肌紧张，这是腹膜刺激征。④全面检查腹部有无肿块，尤其要注意腹股沟区有无疝块或炎性肿块。根据肿块所在的象限判断病变脏器。

腹膜刺激征可以局限，也可以弥漫。下列腹膜刺激征是剖腹探查的重要指征：

右上象：急性胆囊炎及其并发症，如：膈下脓肿或肝内脓肿。

右下象：急性阑尾炎或阑尾脓肿。

左上象（在急腹症中少见）：胃或结肠恶性肿瘤的并发症、膈下脓肿或与脾有关的急性炎症，如：脾梗死。

左下象：急性憩室炎或憩室周围脓肿。

中腹部：胰恶性肿瘤或脓肿，溃疡病穿孔的并发症，或腹主动脉夹层动脉瘤。

（3）叩诊：通过叩诊鉴别气体和液体。①叩诊可对最显著的触痛和反跳痛部位作进一步证实；②腹部叩诊鼓音提示肠内积气或腹内游离气体；③左上腹大鼓音区提示急性胃扩张。急性胃扩张经迷走神经反射可引起低血压。

（4）听诊：仔细的腹部听诊对许多急腹症诊治策略的拟定有指导意义。

- "静腹"提示无肠蠕动，见于弥漫性腹膜炎（此时腹内有明显化脓性感染）、肠缺血或坏疽、长时间（3天以上）的机械性肠梗阻伴明显肠扩张。由肺炎、肾结石或创伤等其他疾病引起的肠梗阻也可无肠蠕动。
- 阵发性蠕动冲音提示肠梗阻，其特点是肠音渐增强，然后消失。在蠕动冲音与腹痛发作一致时，该体征更具意义。胃肠炎等非外科炎症也可出现高亢的间歇性蠕动冲音，但这种蠕动冲音出现时通常不伴疼痛加剧。

4. **急腹症病人应常规做直肠指检**

（1）触痛：直肠指检可发现触痛的部位。盆腔位急性阑尾炎的唯一体征是直肠指检时发现右侧盆壁有触痛。

（2）便血：常见于肿瘤、痔或溃疡和结肠炎等消化道急性炎症，此外，还要警惕绞窄性肠梗阻。

（3）肿块：直肠指检扪及肿物，见于内脏穿孔后形成的盆腔脓肿，或转移性恶性肿瘤，前者兼有盆腔炎体征。

（4）男性急性前列腺炎常表现为不明确的腹痛不适，直肠检查有助于诊断。

5. **妇科检查**　对女性急腹症，包括女孩，都应做妇科检查，检查前应排空膀胱。

（1）宫颈或子宫旁有触痛提示盆腔炎。

（2）子宫、卵巢或盆腔肿块提示：子宫内妊娠；异位妊娠破裂、出血；盆腔、卵巢或输卵管炎伴或不伴脓肿形成；盆腔或妇科良恶性肿瘤。

（3）宫颈分泌物送显微镜检查找淋球菌。

6. **男性外生殖器检查**　对男性急腹症，包括男孩，都应检查外生殖器，睾丸扭转是一种泌尿系急诊，可突然表现为下腹痛，阴囊有触痛。

7. **有助于急腹症诊断的特殊体征**

（1）肝区或肾区叩痛提示急性肝炎、急性胆管炎或肾盂肾炎。

（2）髂腰肌征是指大腿在抵抗阻力的情况下屈曲时出现的下腹部和腰肌区的疼痛。该体征表明阑尾炎或肾周围脓肿等炎症累及腰肌。病人行走时有跛行，卧位时同侧髋关节屈曲以降低腰肌紧张度。

（3）闭孔肌征是指大腿屈曲，然后内外旋时诱发的疼痛。该征提示闭孔肌处有炎症，如闭孔疝或盆位阑尾炎。

（4）Murphy征是指吸气时触右上腹所引起的疼痛。该征提示急性胆囊炎。因为吸气时胆囊下移，而出现突然疼痛。

（5）咳嗽痛是指病人咳嗽时疼痛最明显的区域，摇动病人或突然不注意移动病人均可引起这种疼痛。

（6）腰部、脐周和背部的淤斑提示腹膜后出血，出血原因有创伤、急性重症胰腺炎、渗漏性腹主动脉瘤和肠坏疽。

（7）皮下、筋膜下或盆腔捻发音提示产气感染迅速扩散，这种感染应及时诊断，及时手术探查才能治愈。

> 经验之谈：
>
> 　　时间是超一流的诊断指标，当隔了数小时回到病人床边，您可能会发现此前遗漏的线索、看到病情的变化（脉搏变快、腹痛加重等）。

【实验室检查】　可为许多疾病提供重要信息。

1. **全血细胞计数（CBC）**

（1）红细胞计数可反映有无贫血或脱水后的血液浓缩。

（2）白细胞分类计数：一般有核左移，但是，白细胞的增多和核左移需要时间。

- 白细胞增多至（20～40）×10^9/L提示严重化脓感染，需要紧急手术处理。但白细胞数并不完全可靠，如：老年糖尿病者伴严重感染时，血细胞数可正常，因为老人血细胞的生成能力下降。
- 白细胞明显减少，尤其当淋巴细胞占优势时，提示病毒性疾病。
- 白血病或铅中毒等其他疾病也可在全血细胞计数时得到诊断。

2. **尿液检查**　一般可排除尿路感染及肾结石，盆腔炎症累及输尿管或膀胱时，尿中可有少量红、白细胞。有疑问时，术前应做静脉肾盂造影。**尿比重有助于判断血容量情况。**

3. 血淀粉酶 对每个急腹症者都应检查血淀粉酶,该酶水平增高一般提示急性胰腺炎,但肠系膜血管血栓形成和溃疡病穿孔等其他外科病也可能伴该酶水平升高。

4. 动脉血气 对诊断严重代谢性酸中毒很有帮助。急腹症加代谢性酸中毒常见于感染性休克或体内有严重的缺血坏死组织,这两种情况都需要手术处理,除非有糖尿病酮症酸中毒等其他病因存在。

5. 血电解质、肌酐、凝血状况和肝功能

【影像检查】 并非每位急腹症病人都需要做X线检查。若应用恰当,对诊断很有帮助。

1. 胸、腹摄片 大多数急腹症都需要摄立位胸片和平卧位加直立位腹部平片。胸片的目的是除外肺炎等有急腹症症状的胸部疾病,此外,胸片对腹内游离气体的显示比腹部平片好。

(1)骨结构异常:常被人们忽视,但对恶性肿瘤的诊断很重要。

(2)胃肠道气体:正常胃和结肠内常有气体存在,小肠内仅有极少咽下气体,直径 2～3 cm。小肠多气是异常情况。

1)麻痹性肠梗阻的特点:①小肠和大肠内满布气体,一般提示肠麻痹,并且大多不是外科原因所致;②麻痹性肠梗阻也可局限于某一肠段(炎症器官附近),如"哨兵"襻是急性胰腺时与胰腺相邻的十二指肠的局限性肠麻痹。

2)急性胃扩张在X线下表现为胃泡明显扩张。这种扩张可引起严重腹痛和血管迷走神经性低血压,鼻胃管减压处理这种胃扩张很有效。

3)机械性肠梗阻时,梗阻近侧肠襻扩张,充满气体和液体;而远侧肠襻萎瘪,其内无气体,除非梗阻时间短、梗阻位置高或在前 24 小时内由灌肠导入气体。

机械性肠梗阻可发生绞窄引起肠缺血、坏死。绞窄性肠梗阻是一种重要的临床情况。肠襻两端均梗阻时(如:肠扭转),称为**闭襻性肠梗阻**,闭襻性梗阻容易发生绞窄破裂形成弥漫性腹膜炎,因此是一种外科急诊。

术后粘连、腹股沟疝和结肠癌是肠梗阻的三大常见原因。肠内气体的分布有助于对梗阻病因作出诊断。①疝表现肠内气体的解剖位置异常。如:腹股沟斜疝时,可见充气肠襻延伸至腹股沟韧带下方。②肠扭转是肠襻自身相互缠绕压迫,形成机械性梗阻,同时血管受压。平片上可表现为孤立扩张肠襻,有一锥形尖端("鸟嘴")。乙状结肠扭转可通过乙状结肠镜减压治疗,而其他类型肠扭转需手术治疗。③肠缺血坏疽很少有X线改变,但是如缺血坏疽发生于结肠,由于黏膜水肿可在扩张的结肠壁上见到"指压迹"。④X线上孤立扩张结肠内有大量气体,大多是远端结肠急性梗阻(如:恶性肿瘤、顽固性便秘、狭窄或扭转)、"中毒性巨结肠"(急性结肠炎伴结肠极度扩张)和结肠麻痹性梗阻(病因不详,盲肠极度扩张)。如盲肠直径大于 10～20 cm,则很容易发生破裂。

(3)肠腔外异常气体积聚

1)腹腔内游离气体提示空腔脏器穿孔,需要紧急手术。①80%的胃十二指肠穿孔有游离气体,但结肠穿孔有游离气体者不足 25%;②其他引起腹腔游离气体的原因有腹膜透析和剖腹术后 1 周内。

2)结肠壁内有空气积聚,称为**肠壁囊样积气症**,见于包裹良好的肠穿孔。

3)软组织中散在气体提示胸内气体进入组织中,见于气胸,还可见于产气菌感染,后者发展迅速,后果严重,是真正的外科急症。

4)肠腔外气液平见于膈下或肝下脓疡。

5）胆树内气体提示胆管肠道内瘘形成,见于:①胆肠内引流手术(如:胆总管十二指肠吻合)。②胆管内产气菌感染形成的胆管炎,胆管炎多伴胆道梗阻,因此在用抗生素治疗后应立即手术引流胆管。③大的胆石常可侵蚀邻近肠管(一般是十二指肠)造成胆肠内瘘,结石坠入肠道,空气溢入胆道。这种情况多见于老年人。内瘘形成过程中,常有短暂的临床症状,若结石较大,数天后结石嵌顿并阻塞于回肠末端,形成小肠梗阻。④门静脉内气体见于产气菌感染并侵入门静脉系统(静脉炎)。这种感染源于坏死组织,如小肠、阑尾或左半结肠的坏死。

（4）异常钙化影:①85％的肾结石有钙化,并出现于输尿管径路上;②粪石,在腹痛病人,阑尾中的钙化强烈提示急性阑尾炎;③胰腺钙化提示慢性胰腺炎;④15％胆石有钙化;⑤肠系膜缺血可见到明显的钙化血管;⑥畸胎瘤或恶性肿瘤可有钙化。

（5）软组织影:①腹膜脂线和腰大肌阴影在迅速发展的感染、血肿或脓肿病例消失;②实质性脏器(肝、肾、脾)阴影:其境界可因肿物的推压而发生移位;③可看到扩张的膀胱,膀胱扩张也会引起腹痛。

2. 造影检查　在其他检查不能确诊时,造影对急腹症的诊断很有帮助。

（1）静脉肾盂造影(IVP):有助于肾结石、急性肾盂肾炎、肾周围脓肿和肾梗死之诊断。疑诊为急性阑尾炎的病人有镜下血尿时,IVP有助于判断血尿的原因是阑尾周围炎所致抑或肾结石所致。

（2）吞钡:剧吐后食管破裂又称 Boerhaave 综合征,本病少见,吞钡时可见钡剂经食管裂口进入左侧胸腔。

（3）上消化道造影(GI):对疑有胃十二指肠穿孔,膈下未见游离气体,诊断不明的病人,可用泛影葡胺行上消化道检查。

（4）结直肠造影:对疑有肠道炎症或穿孔的病人采用此项检查应慎重,因为炎症组织极为脆弱,很低的灌肠压都可能造成穿孔。该法主要适用于疑有结肠穿孔的病人,尤其是用抗炎药或免疫抑制剂(如:皮质激素)的病人。灌肠**最好用泛影葡胺**,因为硫酸钡与粪便和感染物混合后常黏附于腹膜上,很难冲洗干净,容易形成腹内脓肿。

（5）小肠追踪造影:在口服大剂量泛影葡胺上消化道造影后追踪检查造影剂进入小肠的情况。主要在病史、体检或腹部平片不能确诊小肠梗阻时,用于判断小肠梗阻的部位。

3. CT 检查　意义和价值与超声检查相似,但比超声检查更可靠,尤其对腹膜后脏器的显示比超声清晰。此外,CT 还可以显示肠襻扩张、积气、积液和肠壁增厚,以及腹内的渗液情况,这些征象对诊断绞窄性肠梗阻和腹膜炎都有重要参考价值。

（1）腹部 CT 的读片顺序:

■ 注意 CT 的层距:通常用的层距是 5 mm,不过对一些疑难病例的阑尾区域最好采用 3 mm 层距。

■ 先看一眼定位像:它是一幅"全局图像",提供的信息同腹部平片。

■ 要分别从纵隔窗和肺窗观察片子上显示的下肺野,可以很容易地发现肺部浸润和胸膜渗出,有时这是膈下急性疾病的反应。在创伤病人,肺窗还可以清晰显示意料之外的气胸。

■ 把目光转向兴趣区(如:疑似阑尾炎病人的右下腹):寻找支持或排除诊断的依据,同时,也应该注视腹部的其他部位,特别注意是否有游离气体或游离积液,观察实质性脏器(肝、脾、肾、胰)、空腔脏器(胃、小肠、大肠)和血管。读片的关键在于对怀疑有问题的结构按序观察,再把这些片子上的影像串起来,尽可能多地获取信息。你可以对你感兴趣的结构测定 CT 值(HU)。

■ 重要的是从水平断面(自上而下)和冠状断面(自前至后)图像上注意观察腹腔内容,因为这些图像具有互补作用。矢状断面(从左至右)也有其用途,例如:矢状位像有助于腹壁疝位置的判断,有助于观察肠系膜血管从主动脉发出。

（2）腹部CT读片的几个要点：

- **气腹征**：在CT片上，气体常聚集于两侧腹直肌之下、镰状韧带的两侧，也可以聚集在肝脏与前腹壁之间或肠系膜"叶"之间。只要见到寥寥几个腔外气泡就足以做出气腹诊断。认定腔外气体的诀窍是在肺窗条件下逐一观察所有腹部扫描片。
- **游离积液**：任何来源的腹腔游离液都积聚在腹腔的低位——Morrison肝肾隐窝和盆腔。漏出液低于15 HU，渗出液和血液都大于30 HU。
- **实质性脏器**：除创伤外，急腹症病人的实质性脏器很少有异常。实质性脏器破裂的表现是线形或分叉状低密度区。包膜下血肿的表现是脏器周边的新月形低密度影。实质内血肿则表现为实质内圆形或椭圆形积血。
- **空腔脏器**：要从胃至直肠对整个消化道进行观察，寻找有无异常。在小肠梗阻病人，要求找到梗阻的病因和部位（交界点）。CT扫描比腹部平片更容易发现肠壁积气，存在肠壁积气就提示肠缺血（不过，请记住，有些无关紧要的疾病也会有肠壁积气，因此，一定要结合临床病象综合分析）。CT对炎症的显示也很敏感，表现为组织浸润和条纹征。如果用了静脉增强，肠襻未能强化则提示肠管缺血。同样，要观察肠系膜血管根部——最好能在矢状切面腹主动脉层面观察——了解肠系膜血管起始部是否通畅。门静脉和/或肠系膜静脉内血凝块可以为肠系膜静脉缺血的诊断提供依据。
- **肠壁增厚**提示憩室炎。结肠弥漫性增厚提示炎性病变，如：结肠炎（感染性或缺血性）。
- **腹膜后**：要注意观察胰腺，胰腺周围脂肪条纹征加积液提示胰腺炎。在腹主动脉瘤旁存在腹膜后血肿提示动脉瘤破裂。
- **盆腔脏器**：在女性病人，要注意观察盆腔脏器，尤其要注意附件是否有巨大囊性肿物（提示可能存在卵巢囊肿并发症——卵巢囊肿蒂扭转或输卵管-卵巢脓肿）。

4. **超声检查**　对急性胆囊炎、胆石症、胆道梗阻、腹内脓肿、腹内出血、积液、腹主动脉瘤、肾结石、胰腺炎等有重要参考意义，对肝、脾等实质性器官的外伤血肿也有诊断价值。通过病史和体格检查，若还不能对阑尾炎做出诊断，可以进行US检查。用US检查右下腹对儿童和妇女的右下腹痛则更有意义。正常阑尾的直径小于或等于6 mm。炎症阑尾的直径都大于6 mm，渗液，不容易压扁，压之有疼痛。右下腹的其他病变可能表现为假阳性结果，如：炎性肠病、盲肠憩室炎、Meckel憩室炎、子宫内膜移位症、盆腔炎。

经验之谈：

　　一切疾病的诊断都应该依据临床病史和体征，不要片面依赖或取信于辅助检查，急腹症的诊断更是如此，在辅助检查手段现代化的今天，这一准则依然未变。

　　病人入手术室之前并非必须先到CT室走一趟。**腹部CT检查的主要适应证是决定不手术的病例**，而非有手术指征病例，目的是避免不必要的"探查性"剖腹术或"诊断性"剖腹术。再者，"CT正常"有助于腹部外科情况的排除，允许病人早点回家，不必住院观察。

【腹腔穿刺】　①不凝鲜血提示实质性脏器破裂、异位妊娠破裂、肠系膜血管损伤。②血性液提示出血性胰腺炎或肠绞窄。③胆汁样物提示胃十二指肠溃疡穿孔或胆系疾病渗出。也可能是穿刺针误入肠腔，此时镜检有助于鉴别诊断，因为肠腔液不会有白细胞，而腹膜炎的腹腔液中会存在大量白细胞。④脓性物提示阑尾炎穿孔。

【腹腔镜检查】　诊断性腹腔镜检查的指征：有手术指征，但病变不明确者。若手术指征不强,则不宜行腹腔镜检查,可选择 X 线检查或观察。

【剖腹探查】 许多急腹症的处理依赖手术探查,通过剖腹显露器官作出诊断。医生可以根据病人的病史和体格检查来选择切口。

胰腺炎不必剖腹探查。对具有剖腹探查指征的病人,不管病人多么虚弱(年幼、年迈或妊娠),都应该剖腹。保护胎儿的最佳方法是保证孕妇处于最佳状态。正中切口的优点在于简单、出血少、可以延长。阑尾炎可以选择 McBurney 切口或 Lanz 切口,疝可以选择腹股沟区的斜切口。

【一般诊治原则】

1. 详细的问诊和全面的体格检查 最有诊断价值的是病史和体检,只有在病史和体检的前提下选择的实验室检查和影像检查才能为鉴别诊断提供依据,并且是有限的。若遵循了这一原则,对大多数病人来说,就有了足够的诊断依据。除症状体征外,病人的年龄、性别对鉴别诊断也很重要。

> 经验之谈:
>
> 1. 对一个平素健康的人来说,若腹部剧痛持续超过 6 小时,往往提示外科急腹症。
>
> ——Sir Zachary Cope
>
> 2. 对诊断不明的急腹症来说,剖腹探查所带来的风险,比盲目等待小得多。即使对全身情况差的病人来说也是如此。
>
> ——Robert E. Condon
>
> 3. 与"等着瞧"相比,"打开瞧"永远是上策!
>
> 4. 在急腹症的鉴别诊断中,首先应该考虑的是**急性腹膜炎、急性胰腺炎、急性梗阻性化脓性胆管炎、肠系膜上动脉缺血、绞窄性肠梗阻**,这 5 类急症会迅速发生休克、危及生命的腹内疾病。在育龄妇女,**异位妊娠破裂**也应在优先考虑之列。对上腹部疼痛病人,还应该与急性胸痛(主要是冠脉综合征、夹层动脉瘤、急性肺栓塞这三种有生命威胁的疾病)鉴别,在诊断困难时,除了一般检查外,请一定加做胸腹部 CT 和心电图检查。
>
> 5. 在急腹症的鉴别诊断考量中,至少应该把急性阑尾炎放在第二位。

2. 从常见病入手 从统计学上来看,有些疾病很常见,如:阑尾炎和胃肠炎,而另一些疾病很少见,如:门静脉炎。当某种常见病的可能性很大时,则不必费时去探究那些罕见病。

3. 外科急腹症抑或内科急腹症 急腹症的诊断首先应明确是外科急腹症还是内科急腹症,其次要求明确是何种疾病引起的急腹症。即明确是否需行急诊手术。

4. 急腹症的手术适应证 ①腹部实质性脏器破裂进行性出血,尤其是循环不稳定者;②确诊为空腔脏器穿孔,尤其是穿孔较大,伴有腹膜炎者;③机械性肠梗阻严格的非手术治疗 72 小时无效或疑有绞窄性肠梗阻者;④病因不明,但有明显腹膜刺激征,经保守治疗无效或反而加重、炎症扩散者;⑤胆道感染病人出现血压下降或精神症状者。

> 经验之谈:
>
> 获得急腹症最佳疗效的关键在于:只做必须做的手术,且尽可能小做;不耽误必要的剖腹,且尽可能放宽剖腹的指征。

5. **紧急程度分类**　高素质的外科医生可以根据病情将病人大致分为下列三类：

(1) 立即手术组：该组病人不容许行任何辅助检查，如实质性器官破裂出血、肠系膜动脉栓塞、异位妊娠破裂出血。

(2) 可以花数分钟做必要检查后手术组：如绞窄性肠梗阻、肠扭转、嵌顿疝、急性梗阻性化脓性胆管炎、消化道穿孔、夹层动脉瘤、急性腹膜炎。

(3) 可以等待数小时检查观察后手术组：如急性阑尾炎、急性胆囊炎、急性胰腺炎、小肠梗阻、胃肠炎。

6. **Schein 分类**　许多大部头教科书都根据解剖部位罗列了一大串可以造成急性腹痛的病因，最常见的病因一般有 20～30 种。这种罗列对临床外科医生来说几乎毫无用处。本章介绍如何把病因众多的急性腹痛归类成少数几种实用的、便于临床识别的类型（表 19-1）。

表 19-1　急性腹痛的临床分类和备选处理方案

临床分类	备选处理方案
● 腹痛伴休克	立即手术（"现在就开刀"），不要在术前准备和辅助检查上浪费时间，以免病人死在 CT 室或往返途中，但是要先排除心肌梗死和夹层动脉瘤，这两种病往往超出普外科医生的行医范围
● 弥漫性腹膜炎	做术前准备，然后手术（"明晨开刀"），唯一的重要例外是急性胰腺炎
● 局限性腹膜炎（局限于腹部某一象限）	保守治疗（加强观察、静脉输液、抗生素等），但急性阑尾炎除外
● 肠梗阻	机械性肠梗阻应该在术前准备后手术（"明晨开刀"），"单纯性"或"不全性"肠梗阻例外
● "内科"疾病所致的腹痛	草率地对下壁心肌梗死、糖尿病酮症酸中毒或下叶肺炎"开刀"，显然是一种遗憾的外科和医学法学事件，并且可能导致病人死亡

(1) 腹痛伴休克：这类腹痛又称为腹部卒中，最常见的两种疾病是腹主动脉瘤破裂和异位妊娠破裂，请勿把时间浪费在术前准备和辅助检查上。腹部卒中病人死于 CT 检查室是一桩不可饶恕的罪过，且并不罕见。因体液丢失于"第三间隙"的急腹症也可以表现为腹痛伴休克，常见于肠梗阻、急性肠系膜缺血和急性重症胰腺炎。

> **经验之谈：**
> 生命体征在急腹症的评估中具有至关重要的价值。脉率细速（＞100/min）提示存在休克（低血容量性或感染性）；呼吸急促（＞16/min）提示疼痛剧烈或存在酸中毒（组织缺氧）；询问或检查尿量在普外科病人也至关重要。

(2) 弥漫性腹膜炎：弥漫性腹膜炎的临床表现是严重弥漫性腹痛、虚弱和中毒貌。老年人反应迟钝、腹肌薄弱，弥漫性腹膜炎体征往往不典型，容易被经验不足的临床医生误诊。急性腹痛病人体格检查中最常见的错误是粗暴地"深"压病人腹部，正确的检查方法见本章前文腹部触诊。脐部是腹壁最浅的部位，此处的腹膜几乎与皮肤紧贴。因此，对疑诊为腹膜炎的病人，体格检查最有效的手法是轻柔地触压脐凹，此处的触痛往往最明显。

成年人弥漫性腹膜炎最常见的三种疾病是溃疡病穿孔、结肠穿孔和阑尾炎穿孔。弥漫性腹膜炎的一般处理原则是在术前准备妥善（容量不足、吸氧）后将病人送入手术室。

(3) 局限性腹膜炎：局限性腹膜炎病人的临床体征一般都限于腹部的某个象限。右下腹(RLQ)局限性腹膜炎最常见的病因是急性阑尾炎,右上腹(RUQ)是急性胆囊炎,左下腹(LLQ)是急性憩室炎,左上腹(LUQ)的腹膜炎很少见(LUQ),因此,左上腹又称为"沉默(无声)象限"。

一般来讲,局限性腹膜炎不属"今晚就开刀"的适应证范畴。然而,若诊断不肯定,病人可以先采取保守治疗。病人先入住外科病房,静脉输注抗生素(若疑诊为急性胆囊炎或急性憩室炎)、输液,同时加强体格检查和观察。还是那句话:"时间是超级诊断指标"……

本规律的例外自然是右下腹触痛,若右下腹痛拟诊为阑尾炎则应该做阑尾切除术。然而,若在右下腹摸到包块,拟诊为"阑尾脓肿",首选的处理方案应该是保守治疗,至少起初应选择保守治疗。年轻的女性病人右下腹痛时还应该考虑妇科疾病,这种情况也可以选择保守治疗。

7. 急腹症非手术治疗适应证

(1)腹痛超过3天,病情已稳定或已好转,无明显腹膜刺激征者。

(2)腹膜炎已减轻或消失者。

(3)病人一般情况很差,不能耐受手术探查者。

8. 急腹症非手术治疗的要点 给病人采取保守治疗几乎总是权宜之计,目的在于监测和再次复查。谨记:在 Schein 分类 1 类的有些病人不允许暂时采用非手术治疗,必须立即手术。

(1)"四禁":禁食、禁导泻、禁高压灌肠、禁用吗啡类止痛药(诊断不明时)。

(2)"四抗":抗腹胀(胃肠减压)、抗感染、抗休克、抗水和电解质紊乱(有些疾病在手术前水电紊乱很难被纠正,如:肠坏死所致的严重酸中毒,在切除坏死肠段前酸中毒不可能纠正)。

> 经验之谈:
>
> 急腹症的诊断困难时,应该将病人留下来观察(留观)。在短时间内多次体格检查了解病情进展和变化情况,往往能为手术决策提供依据。切忌"留而不观"。
>
> 如果临床所见与辅助检查不吻合,请相信你的临床所见,前提是这些临床所见来自全面正确的临床检查。

9. 留观 开始诊断不明时,继续观察和重复查血(全血细胞计数、动脉血气、淀粉酶和电解质)有助于确诊,因为病情在发展。

(1)这种方法适用于胃肠炎病人,但对急性阑尾炎、肠缺血性疾病、小肠梗阻、肠扭转和嵌顿疝来说,诊断延迟有可能造成严重后果。

(2)如诊断不明且早期手术可防止潜在的致命并发症形成时,应尽早手术。也就是说,**在急腹症的处理上允许小百分比的阴性剖腹术**。急性阑尾炎就是典型的例子,观望和等待会使单纯性阑尾炎发展成阑尾穿孔、弥漫性腹膜炎,甚至感染性休克,这与肠系膜淋巴结炎、阑尾正常的病人加右下腹小切口相比,死亡率要高许多倍。

(3)用免疫抑制剂的病人、老人、瘫痪者和糖尿病者对炎症和疼痛的反应差,要特别注意,必要时应尽早手术。

(4)在急腹症的诊断中,病情的确诊往往并不重要,重要的是判断是否需要手术,立即手术抑或观察等待,选用哪种切口(上腹切口抑或下腹切口)。

10. 防止误吸 在麻醉前置胃管,将胃排空,防止呕吐误吸所致的肺部并发症,尤其在肠梗阻病人。

第二节 腹膜炎的剖腹术

【术前准备】 重点是恢复组织氧输送(吸氧和补充容量)和手术风险评估(图 19-3、图 19-4),并在手术知情同意书上明确记载。

(1) 通过静脉输液纠正体液、电解质或酸碱失衡。重症病人的腹内感染有很高的死亡率(APACHEⅡ评分大于 16 分者死亡率为 32%),主要原因是容量不足和感染。**病重病危通知书请在手术前下达,不要等到手术后!**

凡需要做术前优化的病人都必须留置 Foley 导尿管,如此才可以通过尿量的变化精确(尽管是间接的)地判断组织灌注和体液复苏的满意程度。输液的目标是使尿量达到≥0.5~1 mL/(kg 体重·小时)。对一名平均体重 70 kg 的病人来讲,要求每小时尿量能达到30~50 mL。这是组织灌注满意的最佳单一指标,也是体液复苏成功的标志。

(2) 插一根鼻-胃管,使胃排空,尤其在肠梗阻病人。

(3) 尽可能对偶然出现的内科疾病进行评估并予以纠正,尤其是心肺疾病。

(4) 依据你们医院的规约,开始静脉用广谱抗生素治疗(如:三代头孢菌素加氨基糖甙加甲硝唑)。腹膜炎病人可能遇到的病原微生物种类很广(包括白色念珠菌、肠球菌和表皮葡萄球菌),尤其在重症病人或免疫抑制病人。

【手术入路】

(1) 在麻醉后检查一次病人的腹部,可能会发现意料之外的肿块。如果病人没有局灶体征,采用以脐为中心的腹部正中切口。等病灶确定后将切口向病灶方向延长。

(2) 如果病人是在近期腹部手术后发生腹膜炎,请按原切口进腹(参见第 258 页)。

【术中评估】

(1) 注意有无游离积液或积脓,留取标本送实验室检查。

(2) 在对腹腔做快速初步检查后,对腹腔做一次系统探查。

【实施要点】

(1) 确保所选择的切口、助手、光线和手头的器械能满足拟行手术之需。

(2) 将炎症穿孔的阑尾或 Meckel 憩室切除。对穿孔积脓的胆囊做胆囊切除术;如果因为致密纤维化或出血胆囊分离有困难,可以向胆囊内插一根 Foley 导尿管做胆囊造瘘引流胆囊。对溃疡穿孔可以用 Graham 大网膜瓣修补缝闭。

(3) 用一期修补法处理小肠的局限性损伤,前提是腹腔污染范围不广。切除缺血或坏疽的小肠,仅当两侧切缘组织健康、存在活力时才能做一期吻合。

(4) 切除穿孔的结肠,但是,如果你打算在不做近侧转流性结肠造瘘的情况下就重建肠道的连续性,要慎之又慎。切除病灶后将两侧断端外置是一种比较安全的选项。乙状结肠憩室炎伴化脓性腹膜炎往往可以不切除憩室所在的肠段,采用腹腔灌洗加引流处理,但是,结肠癌穿孔就应该尽可能切除病灶。

(5) 急性胰腺炎的诊断依据是血性腹腔渗液、腹膜后淤血以及脂肪坏死所形成的白斑(皂化斑)。输卵管炎的诊断依据是输卵管红肿,往往有脓液自输卵管腹腔口排出。末端回肠 Crohn 病表现为肠襻和肠系膜炎症性增厚,典型表现是肠襻被"脂肪包裹"。在这种情况下,请不要做任何切除术,直接关腹,术后采用相应的内科治疗。

生理参数	高异常区				正常	低异常区			
	+4	+3	+2	+1	0	+1	+2	+3	+4
1. 直肠温度（°C）	≥41°	39°-40.9°		38.5°-38.9°	36°-38.4°	34°-35.9°	32°-33.9°	30°-31.9°	≤29.9°
2. 平均动脉压	≥160	130-159	110-129		70-109		50-69		≤49
3. 心率（心室率）	≥180	140-179	110-139		70-109		55-69	40-54	≤39
4. 呼吸频率（非通气状态或通气状态）	≥50	35-49		25-34	12-24	10-11	6-9		≤5
5. 氧合状态 A-aDO₂或PaO₂ (mmHg)　a)FiO₂>0.5时：记录A-aDO₂　b)FiO₂<0.5时：只记录PaO₂	≥500	350-499	200-349		<200　　>70	61-70		55-60	<55
6. 动脉pH	≥7.7	7.6-7.69		7.5-7.59	7.33-7.49		7.25-7.32	7.15-7.24	<7.15
7. 血钠浓度	≥180	160-179	155-159	150-154	130-149		120-129	111-119	≤110
8. 血钾浓度	≥7	6-6.9		5.5-5.9	3.5-5.4	3-3.4	2.5-2.9		>2.5
9. 血肌酐（μmol/l）	≥301	168-300	124-167		53-123		<53		
10. 血细胞比容（%）	≥60		50-59.9	46-49.9	30-45.9		20-29.9		<20
11. 白细胞计数	≥40		20-39.9	15-19.9	3-14.9		1-2.9		<1
12. Glasgow昏迷评分	15-GCS =								

12项参数分值之和 =

Ⓐ 急性生理评分总分（APS）

● 血 HCO₃⁻（静脉血 – mmol/l）	≥52	41-51.9	32-40.9		22-31.9		18-21.9	15-17.9	<15

Glasgow昏迷评分　（在相应的反应项目画圈）

睁眼反应：
5-说话正确，无定向障碍
4-呼之能睁眼　眼球移动
3-刺痛能睁眼
2-对声音、元语音
1-无反应

运动反应：
6-能按吩咐完成动作
5-能确定出疼痛位置
4-躲避刺激缩回肢体
3-疼痛刺激肢体过屈
2-疼痛刺激肢体大幅度过伸
1-无反应

言语反应：
5-答上来能切动作
4-回答含糊
3-答非所问
2-只能发音
1-大致无反应

Ⓑ 年龄分值

年龄	分值
≤44	0
45-54	2
55-64	3
65-74	5
≥75	6

年龄分值 =

Ⓒ 慢性健康分值

下列5项慢性健康评价体现，每一项符合为"是"，然后手术病人或急诊术后病人加5分。
肝脏：肝硬化伴门脉高压或肝性脑病
心血管：IV级心绞痛或休息时亦有心绞痛
肺脏：慢性阻塞性或限制性通气障碍活动后出现呼吸困难
肾脏：长期腹膜透析或血液透析者
免疫：免疫缺陷的个体

慢性健康分值 =

Apache-Ⅱ评分　（Ⓐ+Ⓑ+Ⓒ 之和）

Ⓐ APS分值
＋ Ⓑ 年龄分值
＋ Ⓒ 慢性健康分值
＝ 合计APACHE-Ⅱ分值

图 19-3　APACHE-Ⅱ 评分系统

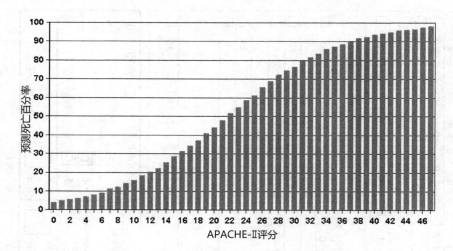

图 19-4　APACHE-Ⅱ评分与腹部外科急诊的预计总死亡率关系
引自:汤文浩. 主译,Schein 外科急腹症[M]. 北京:科学出版社,2010:39-40

（6）确保腹腔内没有坏死或失活的组织残留,去除一切异物。引流脓肿,如果腹腔有感染或被肠内容物污染,用大量温生理盐水冲洗腹腔。

（7）在整个手术过程中,你重中之重的任务是找到导致病情的病因,并做了处理,目标是避免再次手术之需。据统计,腹腔脓毒症病人单次外科剖腹术的死亡率为 27％,而多次剖腹术的死亡率则为 42％。在重症腹腔脓毒症病人,计划性再剖腹术的地位已经受到质疑:有研究表明采用预测指标来指导再剖腹术可以减少死亡率。

【核查清单】

（1）本次剖腹术的目标都达到了吗？ 如果没有,且该病人需要再次手术处理,就会严重影响病人的康复机会。

（2）确保术后可能出现的结局不是因为"可处理的病灶被遗漏"。

（韩丽飞）

第二十章
腹外疝

第一节 基本概念

【定义】 疝的命名依赖体检和手术所见。

1. **直疝** 腹内容通过腹股沟后壁的薄弱区（Hesselbach 三角）向外突出，疝囊与精索或圆韧带伴行。此时，疝囊颈位于腹壁下血管的内侧。

2. **斜疝** 腹内容通过腹股沟内环向外突出，疝囊与精索或圆韧带伴行。此时，疝囊颈位于腹壁下血管的外侧，疝囊表面有提睾肌覆盖。

3. **完全性疝** 疝囊及其内容物均可通过缺损外突，如：完全性腹股沟斜疝其疝囊和内容物均通过外环进入阴囊。

4. **不全性疝** 有缺损存在，但疝囊及其内容物未通过缺损区，如：不全性腹股沟斜疝，其疝囊内容物未出外环。

5. **腹外疝** 腹内组织通过腹壁缺损向外异常突出称为腹外疝。

6. **可复性疝** 疝内容物经推压可还纳入腹腔。

7. **难复性疝** 疝内容物不易还纳腹腔，但疝内容物未被卡住、血供未发生障碍，见于滑动性疝或疝内容与疝囊粘连等情况。

8. **嵌顿性疝** 疝内容物强行扩张疝环进入疝囊后，疝环回缩将疝内容物卡住不能还纳。嵌顿内脏缺血会引起剧烈疼痛。

9. **绞窄性疝** 疝内容物嵌顿后，嵌入的组织动脉血供障碍。

10. **滑动性疝** 疝囊壁不完全由壁层腹膜构成，部分由结肠或膀胱等其他内脏的壁构成。

11. **Richter 疝** 被嵌顿的不是一段肠襻而是肠管的部分侧壁，造成不全性肠梗阻。

12. **Littré 疝** 被嵌顿的是小肠憩室（Meckel 憩室）。

13. **逆行性嵌顿疝** 被嵌顿的肠管包括几个肠襻或呈"W"形，疝囊内各嵌顿肠襻之间的肠管可位于腹腔内。

【发病率】 无论男女，腹股沟疝都是最常见的疝（占 75%～80%），切口疝次之（8%～10%），脐疝更次之（3%～8%）。

腹腔镜研究发现一侧腹股沟疝的病人中对侧缺损的发生率高达 22%，其中 28% 会在术后短期内出现症状。男女发病之比大于 10：1。男性一生中发生疝的概率为 25%，女性为 2%。2/3 的腹股沟疝是斜疝，2/3 的复发疝是直疝，腹股沟疝的嵌顿率为 10%。小儿疝修补后的复发率<1%；成人疝的修补方法很多，复发率变异较大。

【病因】 疝的病因众多，大致可分为腹壁缺损和腹内压增加两类。

1. 腹壁缺损

（1）腹壁先天性缺损：最常见，如先天性斜疝。

（2）正常解剖孔隙病理性增大：内脏通过这种增大的孔隙突出形成疝，如后天性斜疝。

（3）组织的强度和弹性减弱：多见于老年人，如直疝。

（4）外伤：主要是手术损伤，结果使腹壁组织强度减弱，导致疝形成。术后切口感染更容易形成切口疝。

2. 腹内压增加

（1）重体力劳动。

（2）咳嗽、哮喘和慢性阻塞性肺病（COPD）。

（3）膀胱流出道受阻，如：良性前列腺增生症。

（4）便秘或排尿困难，如：结直肠癌。

（5）妊娠、腹水、腹内肿瘤和腹胀。

（6）肥胖。

第二节　腹股沟疝

【腹股沟区解剖】　下腹壁在解剖上分为 7 层，这 7 层结构在腹股沟区都反折到阴囊形成相应结构。就像人们身上穿的衬衫、毛衣、西装、大衣等各层在腋肩部反折并形成袖管一样，在袖管里它们依然保持着与胸壁各层次一一对应关系。

1. Fruchaud 肌耻孔（myopectineal orifice Fruchaud）　该孔是腹壁的潜在薄弱区，该区域容易发生腹股沟疝或股疝（图 20-1）。

Fruchaud 肌耻孔被髂耻束和腹股沟韧带分成上、下两个口。上方的口称"腹股沟出口"，有精索通过；下方的口称"股口"，有股静脉、股动脉和股神经通过。

2. 腹股沟管　腹股沟管有内、外两口和前、后、上、下四壁。男性腹股沟管内有精索通过，女性有圆韧带通过。

■　内口：又称内环或腹环，系腹横筋膜的卵圆形裂隙，位于腹壁下血管外侧。

■　外口：又称外环或皮下环，系腹外斜肌腱膜的三角形裂隙。大小可容纳一指尖。

■　上壁：是腹内斜肌、腹横机的弓状下缘及其形成的联合腱。

■　下壁：是腹股沟韧带（Poupart 韧带）及其反折。

■　前壁：是腹外斜肌腱膜。

■　后壁：是腹横筋膜和腹横肌腱膜。

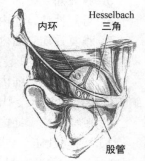

图 20-1　Fruchaud 肌耻孔

Fruchaud 肌耻孔的境界：上界是腹横肌和腹内斜肌弓状下缘；外界是髂腰肌；内界是腹直肌外缘；下界是耻骨梳（pubic pecten）

3. Hesselbach 三角（直疝三角）　位于后壁内。Hesselbach 三角的外界是腹壁下动脉，内界是腹直肌外缘和联合腱，下界是腹股沟韧带。

4. 股管　有上、下两口和前、后、内、外四缘。

■　上口：称股环，有股环隔膜覆盖。

■　下口：为卵圆窝，是股部阔筋膜上的一个薄弱部分。大隐静脉经此汇入股静脉。

■　前缘：是髂耻束的股鞘前段。

- 后缘：是耻骨梳韧带（Cooper 韧带）。
- 内缘：是髂耻束的 Cooper 韧带止段。以往认为股管内缘为陷窝韧带（Gimbernat 韧带）。
- 外缘：是股静脉。

5. **精索的组成** ①动脉：睾丸动脉和提睾肌动脉。②静脉：蔓状静脉丛。③神经：髂腹股沟神经、生殖股神经的生殖支、交感神经。④输精管。⑤鞘状突：系腹膜随睾丸及其引带下移通过腹壁形成的外突。正常情况下，除睾丸部鞘突外，鞘突的其余部是闭锁的。在先天性斜疝，该突呈开放状态，构成疝囊。

6. **腹横筋膜** 过去的观点认为腹横筋膜仅有一层，目前认为腹横筋膜分前后两叶。因此，腹横筋膜可分为前间隙（又称血管间隙，vascular space）和后间隙（Bogros 间隙）。更重要的是腹横筋膜是连接上部腹横肌弓状下缘与下部 Cooper 韧带之间的桥梁。这是腹股沟区至关重要的部位，正是腹股沟疝突出的地方。

腹横筋膜在内环口处（疝囊颈部）转折演变成菲薄的精索内筋膜包绕精索，腹膜前间隙疝修补时，**要沿疝囊颈将精索内筋膜起始部剪开**，如此便可以进入腹膜前间隙进行分离、手术。腹横筋膜有许多增厚部分称之为**类腹横筋膜结构**，其中比较重要的结构是：

（1）凹间韧带：系位于内环内下缘腹横筋膜的增厚部分。其纤维束从腹横肌下缘绕输精管内侧而连于耻骨上支，该韧带位于腹壁下动脉之前方。

（2）腹横腱膜弓状缘：又称腹横弓，相当于腹横筋膜与腹横肌腱结合部，它构成腹股沟管的上壁和部分后壁，参与联合腱的构成。腹横筋膜切开后，将内叶向内侧翻起，可在腹横筋膜深面见到纤维形成的"白线"。是腹股沟疝修补的重要结构。

（3）**髂耻束**：是腹横筋膜的增厚部分，位于腹股沟韧带深面，与腹股沟韧带大致平行。它是疝修补的重要附件。

（4）Cooper 韧带。

7. **脐韧带和 Retzius 间隙** 从腹腔内面观，闭锁的或未完全闭锁的脐尿管及其内表面的腹膜构成了**脐中韧带**，连接于膀胱顶和脐之间，是下腹正中的腹膜皱襞。在脐中韧带的左右两侧各有一闭锁的脐动脉与其内表面的腹膜一并构成**脐内侧韧带**，向内上方斜行连接脐部。左右腹壁下动静脉与其内表面的腹膜构成了**脐外侧韧带**。这三条腹膜皱襞使前腹壁内面形成了浅深不一的三对隐窝（图 20-2）。位于中央皱襞和脐内侧韧带之间的称为膀胱上隐窝；位于脐内侧韧带和脐外侧韧带之间的称为腹股沟内侧隐窝；位于脐外侧韧带外侧的称为腹股沟外侧隐窝，腹股沟外侧隐窝较浅。这三对隐窝是腹股沟疝的潜在发生部位，由内至外分别称为膀胱上外侧疝、直疝和斜疝。膀胱上隐窝和腹股沟内侧隐窝深面的腹膜外间隙称为 Retzius 膀胱前（外）间隙。

【腹股沟疝的种类】

1. 腹股沟斜疝

（1）斜疝是腹内容经内环降入腹股沟，或进一步通过外环降入阴囊。前者称**不全性斜疝**，后者称**完全性斜疝或阴囊疝**。

（2）发病率：无论男女，斜疝都是最常见的一种疝。男性发病率比女性高 5～10 倍，斜疝发病率比直疝高 5 倍。在人的一生中，有 5% 的男性患斜疝，需手术治疗。婴幼儿和老人均可患斜疝，以 50～60 岁者居多。

（3）小儿腹股沟疝几乎均为斜疝，易嵌顿，以右侧多见（75%），也可为双侧性疝。

（4）斜疝病人中，双侧鞘状突未闭的发生率高达 10%。

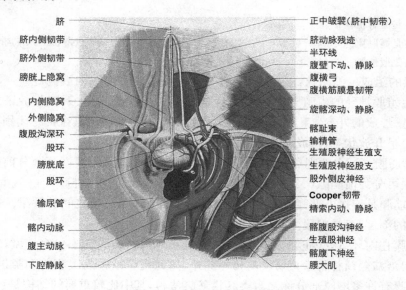

脐　　　　　　　　正中皱襞(脐中韧带)
脐内侧韧带　　　脐动脉残迹
脐外侧韧带　　　半环线
膀胱上隐窝　　　腹壁下动、静脉
　　　　　　　　腹横弓
内侧隐窝　　　　腹横筋膜悬韧带
外侧隐窝　　　　旋髂深动、静脉
腹股沟深环
股环　　　　　　髂耻束
　　　　　　　　输精管
膀胱底　　　　　生殖股神经生殖支
股环　　　　　　生殖股神经股支
　　　　　　　　股外侧皮神经
输尿管　　　　　Cooper 韧带
　　　　　　　　精索内动、静脉
髂内动脉　　　　髂腹股沟神经
腹主动脉　　　　生殖股神经
　　　　　　　　髂腹下神经
下腔静脉　　　　腰大肌

图 20-2　下腹壁内面观模式图

（5）鞘状突系腹膜随睾丸及其引带下移通过腹壁形成的外突。正常情况下，除睾丸部鞘突外，鞘突的其余部是闭锁的。鞘突未闭即成为**先天性斜疝**。在先天性斜疝时，该突呈开放状态，构成疝囊。鞘突未闭，但残留的管道极为纤细，仅能通过液体，称为**交通性鞘膜积液**。鞘突两端闭锁而中段未闭，称精索鞘膜积液。

（6）**隐性斜疝**是指存在隐睾（睾丸位于腹股沟管内）、睾丸鞘膜积液或精索鞘膜积液。

2. **腹股沟直疝**

（1）直疝是后天原因所致的腹股沟管后壁薄弱，腹内容经 Hesselbach 三角向外突出。

（2）直疝是腹内容在精索后方直接从腹股沟管后壁向前突出。与斜疝不同的是，直疝不在精索内，一般不进入阴囊，直疝腹壁缺损大，很少发生绞窄。

（3）直疝发生率随年龄而上升，并且与体力劳动有关。

（4）腹股沟疝修补术后复发一般都见于直疝，其缺损区一般者位于腹股沟管后壁原修补处的内侧。

3. **裤衩疝**　又称马鞍疝，指直疝合并斜疝。此时，疝囊骑跨于腹壁下动脉内、外侧。

4. **股疝**

（1）腹内容沿股鞘突入股管内，即形成股疝。

（2）股疝内容在髂耻束后方、Cooper 韧带前方、股血管内侧突出。

（3）疝经股管出卵圆窝后可折转向头侧，在腹股沟韧带前方跨过。

（4）股疝的疝囊颈很窄，嵌顿和绞窄的发生率很高（约 30%～40%）。

（5）股疝多见于女性。

（6）股疝的发生与体力劳动和妊娠有关。

【诊断】　腹股沟区肿块的诊断存在难度。经验老到的和初出茅庐的外科医生都同样会出错，一定要亲自采集病史并做一次全面的体格检查。除了疝之外，该病人的症状是否可能另有其他病因所致？

1. **病史**　典型的病史是腹股沟区发现一肿物，肿物时隐时现，有痛感和下坠感。肿块多于站立、体力活动（腹压增加）时出现；小儿则在哭闹或排便时出现。有些病人仅感一侧腹股沟不适，未发现肿块；有些病人的肿物可进入阴囊；罕有表现为肠梗阻，且局部肿块不明显。

2. **检查** 让病人分别取直立位和卧位检查。

（1）肿块形状、大小均与病人的体位有关。直立位时，完全性斜疝呈梨形，直疝呈半球形。

（2）触诊时肿块有胀感和触痛，并可触到肿块内的肠襻或脂肪网膜样物。用手轻压肿块后肿块常可回纳，并可听到肠音。

（3）肿块太小时多不易扪及。检查者可用食指或小指尖沿精索和腹股沟管插入外环，此时，嘱病人做咳嗽等增加腹压的动作，指尖扪及冲动感提示斜疝。直疝在腹股沟管下段的后内侧向前膨出，外环不扩大，亦无冲动感。

（4）嘱病人平卧，将疝还纳后，检查者手指压住病人内环处（腹股沟韧带中点上方2 cm），嘱病人起立并增加腹压，若疝不再出现为斜疝，反之为直疝。这是体格检查鉴别直疝和斜疝最正确的方法。

3. **影像诊断** 对隐性腹股沟疝，尤其在肥胖病人，疝造影、超声和 CT 有助于确诊。腹部平片可以诊断肠梗阻。

疝造影需要在放射科进行，病人平卧，皮肤消毒、铺巾、局部麻醉，然后做下腹部穿刺，在 X 线透视向腹腔内注入少量稀释的造影剂，确认穿刺针头位于腹腔内后继续注入造影剂，然后摄片或做 CT 扫描加三维重建。适用于隐匿性疝或会阴疝的诊断。

4. **并发症** 一段肠襻经腹壁缺损向外突出时，可发生机械性肠梗阻。当肠襻的血管蒂受压时可发生肠绞窄伴坏疽或穿孔。新生儿腹股沟疝嵌顿持续超过 24 小时伴有肠梗阻者发生睾丸缺血梗死的可能性极大。儿童疝嵌顿后肠管坏死则极为罕见。

5. **鉴别诊断** 腹股沟疝要与其他原因所致的腹股沟肿块鉴别，如鞘膜积液、大隐静脉曲张、精索静脉曲张、精索脂肪瘤、隐睾、睾丸扭转、淋巴结肿大、脓肿、动脉瘤以及肿瘤。嵌顿疝要注意与急性附睾炎相鉴别，前者以往有疝的病史并能扪及睾丸。

【Nyhus 腹股沟疝分型】 根据术中检查内环、腹股沟管后壁以及股环的情况作出分型（表 20-1）。

表 20-1 Nyhus 腹股沟疝分型

分型		临床表现
1 型		斜疝，内环正常。见于儿童或青少年
2 型		斜疝，内环口扩大，腹股沟管后壁完整，腹壁下动脉无移位。见于成人
3 型		腹股沟管后壁有缺损
	A	直疝
	B	斜疝，内环口扩大，内环口内侧的腹横筋膜因环口扩大变薄弱。见于成人的巨大斜疝、滑疝和马鞍疝
	C	股疝
4 型		复发疝
	A	直疝
	B	斜疝
	C	股疝
	D	复合疝

【治疗】 大多数腹股沟疝都需要手术处理,目的是预防其增大,缓解其症状,避免绞窄的风险。非手术处理适用于 1 岁以内的小儿腹股沟斜疝和无症状的腹股沟直疝,尤其是不活动的老年人或终末期疾病病人无法耐受手术以及无法履行知情同意的病人。这些为数不多的采用非手术处理的病人最好不要佩戴疝带,因为疝带多有不适,佩戴也麻烦。

1. 术前准备 ①术前应该对腹内压增高的因素(慢性咳嗽、便秘和膀胱流出道梗阻)进行评估,并进行处理;②过度肥胖的病人应该减肥;③肠梗阻疑有绞窄时,应该用广谱抗生素和胃肠减压,纠正水电紊乱。

2. 手术修补 腹股沟疝手术方式分两大类:传统(张力性或组织修补)修补法和无张力(补片)修补法。无张力疝修补法又分为前路修补和后路修补(腹膜前)两种。

(1)斜疝传统修补:优点是简单,不遗留异物。缺点是存在张力,复发率高,恢复体力活动迟,初次修补的复发率为 5%～10%,再次修补的复发率为 15%～30%。

腹股沟疝传统手术修补的一般原则:将疝内容物还纳腹腔;疝囊高位结扎;缝合缩小扩大的内环;修补腹横筋膜缺损。

- 在腹腔水平高位结扎疝囊:单纯高位结扎适用于 1 型疝。儿童腹股沟斜疝绝大多数为 1 型疝,此时**不必修补腹股沟管后壁**。
- 将扩大的内环缝合缩小:高位结扎加内环缩小缝合适用于 2 型疝。
- 修补腹横筋膜缺损:对 3 型疝和 4 型疝,除高位结扎加内环缩小缝合外,还要注意修补腹股沟管后壁。常用的方法是 Bassini 法(图 20-3)、McVay 法(图 20-4)和 Shouldice 法(图 20-5)。

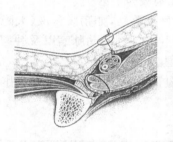 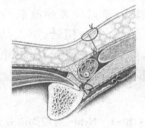 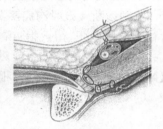

图 20-3 Bassini 法　　　图 20-4 McVay 法　　　图 20-5 Shouldice 法

(2)直疝传统修补:先将疝囊翻入腹腔,然后加强腹股沟管后壁。常用的方法是 McVay 法和 Shouldice 法。

(3)股疝传统修补:目前常用的是后入路,又称腹膜外入路。在耻骨结节上方三横指处按皮纹切开,直达腹膜外脂肪层,在该层中做钝性分离显露髂耻束和 Cooper 韧带。将髂耻束与 Cooper 韧带缝合,闭合股环口。也可用 McVay 法或 Shouldice 法闭合此间隙。

(4)无张力疝修补:Lichtenstein 首先利用人工补片修补腹股沟管后壁缺损,提出无张力疝修补概念(图 20-6)。以后又出现了锥形塞加补片修补和腹腔镜下人工补片修补。与传统疝修补术相比,**无张力疝修补的优点是复发率低(1%～2%);术后能早期活动,休息时间短;睾丸萎缩发生率低;术后腹股沟区疼痛发生率低。

腹腔镜修补法的主要适应证:①复发疝;②双侧疝;③希望能早期恢复体力活动的病人(如运动员和体力劳动者);④肥胖者。禁忌证是巨大阴囊型疝以及既往下腹部手术史。

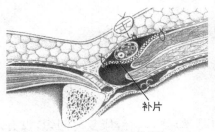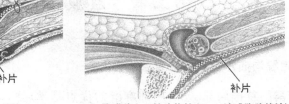

（a）Lichtenstein补片修补法　　　　（b）腹膜前人工补片修补（Kugel法或腹腔镜法）

图20-6　无张力补片修补法

3. 嵌顿疝或绞窄疝的处理

（1）急诊手术：嵌顿疝或绞窄疝急诊手术、解除压迫、切除坏死肠襻。小儿嵌顿疝的最大问题不是肠坏死，而是睾丸或卵巢缺血。术前应该尽可能纠正缺水和电解质紊乱。**手术关键是依据肠管的色泽、蠕动和系膜的动脉搏动判断嵌顿肠管的生命力。**①色黑、无弹性、无蠕动和无搏动的肠管应切除之。②活力可疑的肠管应解除压迫，还纳腹腔，系膜根部注入0.25%普鲁卡因60～80 mL，温盐水纱布敷10～20分钟。肠管色泽好转则修补关腹。肠管色泽无好转且病人情况许可，行病变肠管切除，一期吻合；若病人情况差，则行肠外置术，待7～14天后再手术。③切勿将生命力可疑的肠管还纳腹腔，以图侥幸。**嵌顿肠襻多时，请警惕 Maydl 疝，要将肠襻拉出，检查腹腔内的那段肠襻有无坏死。**④若麻醉后疝自行还纳，术中应仔细检查有无坏死肠襻，以防遗漏。⑤有坏死或感染可能者，一般仅行高位结扎，不修补，更不主张放入补片。

（2）嵌顿疝手法复位：①嵌顿疝的处理原则是**手术治疗**，手法复位非但不能治愈疝，反而存在风险，因此，仅当年幼、年老体弱或伴有其他疾病手术风险大、嵌顿时间在3～4小时以内、无腹膜刺激征、估计未发生绞窄者才考虑手法复位；②手法复位时病人取头低足高位，注射吗啡或哌替啶止痛，医生两手手掌在疝块上**持续缓慢施压**，将疝内容慢慢还纳。

> 经验之谈：
> 　　嵌顿疝手法复位成功的要诀之一是耐心（就像包皮嵌顿手法复位一样），要用手均匀地、持续地在疝出的肠管上"缓慢施压"，把时间拖长达5分钟，目的是通过持续施压逐步解除肠管壁水肿（嵌顿时间越长，被嵌顿的肠管壁水肿就越重，手法复位就越困难）、驱赶肠腔内的气体，使复位成为可能。"心急吃不得热豆腐"，猛力施压一方面不可能使肠管壁水肿突然解除，另一方面容易造成肠管破裂。
> 　　坏死的肠管因静脉栓塞，通常水肿严重，难以还纳。

手法还纳的四大问题：①疝内容成功还纳，但是肠管已经坏死。用皮质激素的病人容易发生这种情况。因此，**疝还纳后，病人应该留观**，注意有无腹膜炎或肠梗阻表现，出现这些表现者应该立即手术。②不全还纳，是指大部分肠管已经还纳，但是，疝囊还有处于嵌顿状态的小腔，这种情况见于多囊疝或马鞍疝。③"整块回纳"是指缩窄的疝环被扯下，与疝出的肠管一并被还纳（形成了腹内疝），见于还纳手法过猛，造成疝内容物已成功还纳的假象，耽误了本该做的手术。要求疝还纳后触诊能扣到狭窄的疝环。

第三节 腹股沟疝修补术

一、腹股沟疝修补的一般要点

1. **麻醉** 首推局部麻醉,局部麻醉的优点是术后疼痛轻,康复时间短,没有术后尿潴留,对伴有心肺疾病的病人来说麻醉风险小。常用短效麻醉剂(1%利多卡因)与长效麻醉剂(0.25%~0.50%布比卡因)混合浸润,同时静脉用咪达唑仑和异丙酚。利多卡因的极量为400 mg,布比卡因为175 mg;加肾上腺素后利多卡因为500 mg,布比卡因为225 mg。

(1)沿拟行切口线用细针在真皮内注射局部麻醉剂 20 mL,使之形成连续的水疱。

(2)更换粗一些的针头沿相同的线路向深部注射达腹股沟管的前壁。

(3)将针尖搞钝,以增加穿过筋膜时的"突破感",在髂前上棘内上方 2 cm 处向腹外斜肌深面注射局部麻醉剂 5 mL,阻断髂腹下神经和髂腹股沟神经。

(4)留约半量局部麻醉剂用于术中腹外斜肌腱膜下、疝囊颈周围和其他敏感部位的注射浸润。

> **经验之谈:**
>
> 　局部浸润麻醉成功的要诀**在于麻醉剂的容量,不在于麻醉剂的浓度**。因为,局部浸润麻醉的作用机制是"浸润范围"。也就是说,0.5%利多卡因 40 mL肯定比 2%利多卡因 10 mL效果好。指神经阻滞也遵循同样的原理。

2. **切口选择**

(1)不要做与腹股沟韧带平行的切口。切口的内端起自耻骨结节上方一横指宽的皮肤皱褶上(多数病人都存在这一皱褶),切口的外端止于切口内端与髂前上棘连线中外 1/3 交界处。切开浅筋膜后显露腹外斜肌腱膜,结扎、切断 2~3 条跨越该切口的比较粗大的静脉,这些静脉就是大隐静脉五大属支中的三大腹壁属支(旋髂浅、腹壁浅和阴部外)。不要紧靠切口的内端切开疝囊。

(2)显露有光泽的腹外斜肌腱膜纤维,找到腹股沟管外环,核实腹股沟管的走向。

(3)用刀片沿腹外斜肌腱膜的纤维走向切一小口。用半开口的剪刀沿腹外斜肌腱膜的纤维方向推开腹外斜肌腱膜下组织,分别向内外剪开扩大腹外斜肌腱膜的切口。在腹外斜肌腱膜切口的内端切开腹股沟管外环。确保你确实是这样做的。不要用弯剪刀的刀刃从外环脚剪开,注意保护髂腹股沟神经,该神经就位于腹外斜肌腱膜下方,目的是将术后局部麻木和疼痛的风险降至最低。

(4)用血管钳夹住腹外斜肌腱膜两侧切开缘,轻轻上提。提起腱膜的上叶,分离至能见到腹内斜肌弓状下缘及其深面的精索;提起腱膜的下叶,将腹股沟韧带深面的疏松组织分开。

3. **寻找疝囊** 先找到精索。髂腹股沟神经是一个很好的标志物,在该神经尾侧切开精索表面的提睾肌。通过牵拉睾丸使精索移动,据此来帮助精索位置的识别。向尾侧牵拉精索,在精索后方进一步将该切口加深,靠耻骨结节用食指从精索下面掏过穿出,环绕精索创建一个间隙,套一根牵引带。沿精索上下两侧切开其被覆物,确保彻底止血,将精索向外向尾侧牵引。显露直疝,直疝与精索很容易分开。在内环处,斜疝的疝囊一般位于精索前内侧,直疝的疝囊一般位于精索后方。若未能找到疝囊,为避免损伤膀胱,可以用"反抠法"寻找,即:在内环处、在腹壁下血管的外侧按皮肤切口方向**切开腹横筋膜和腹膜,进入腹腔**。术者将食指伸入腹腔,**从腹腔内扣查腹壁薄弱处寻找疝囊**,如此往往容易找到疝囊。

切开疝囊时要注意疝囊内是否有内容物,将疝内容还纳腹腔。游离与疝囊粘连的大网膜,或切断结扎处理。确保你切开的不是滑动性疝(参见下文)。

4. **鉴别直疝和斜疝,避免遗漏隐匿疝** 腹壁下动脉是区别直疝和斜疝的解剖标志。切开疝囊后,用食指伸入腹腔用"反抠法"扣查腹壁薄弱区或缺损区,不但可以判断疝囊颈位于腹壁下动脉的外上抑或内下,还能判断是否合并股疝。

"反抠法"扣查的要诀是先沿髂外动脉扣到腹壁下动脉,扣查该动脉内下方(Hesselbach三角)有无薄弱。再沿髂外动脉内侧扣到髂外静脉,然后扣查髂外静脉内侧股环区有无薄弱。

5. **疝囊的处理** 用聚糖乳酸(薇乔)缝线在疝囊颈处做一个贯穿缝合,再环绕疝囊颈打结。缝线暂不剪断,用作牵引。距缝线远侧 1 cm 剪去疝囊。如果内环缘已经被斜疝撑大,用不可吸收缝线在精索内侧将薄弱的腹横筋膜缘缝合使内环缩小加强腹股沟管后壁。

(1)巨大斜疝疝囊:是指术中所见疝囊的远端超出耻骨结节水平。试图将这种疝囊全部切除会把睾丸拽入伤口,血肿或缺血性睾丸炎的风险陡增。应该在**腹股沟管内完全横断疝囊**,让疝囊的远侧部敞开,游离近侧疝囊直至内环,如此才能将解剖分离范围维持在最小。

(2)滑动性斜疝疝囊:在切开疝囊时一定要注意滑动性疝的问题。在尝试还纳疝内容、游离疝囊时,就会见到滑动的脏器。在疝囊切开后缝合时,请将血管钳放在内脏表面然后缝闭疝囊,以免在缝合腹膜时缝针钩住下面的内脏。确保疝囊完全缝闭。将整个疝囊和滑动的脏器与精索完全游离分开,将疝囊放回腹腔。如果损伤了膀胱,就缝补膀胱壁,切记在手术结束前插入一根导尿管。

(3)直疝疝囊:一定要查找是否存在斜疝。大多数直疝疝囊都是腹股沟管后壁弥漫性大范围薄弱,不要切开这种疝囊。将疝囊塞入腹腔,用可吸收线或不可吸收缝线连续缝合法将疝囊缝为内翻状态,要连同变薄的腹横筋膜一起缝,使隆起变平,没有张力。缝针不要扎得太深,以免伤及肠管或膀胱。

6. **嵌顿疝需注意的问题** 如果在外科医生见到肠管前,肠管已自行还纳腹腔,若此时疑有嵌顿肠管绞窄或坏死,应毫不犹豫地将腹腔内有关肠襻牵出检查,以策安全。

7. **加强后壁** 单纯疝囊高位结扎术主要用于儿童,此时后壁不必修补。复发疝和缺损大的疝,需要用补片(如:聚丙烯)修补后壁。

8. **切除提睾肌** 张力修补时必须从髂耻束、股鞘和腹横筋膜上切除所有提睾肌纤维。

9. **防止股静脉撕裂** 修补时,在髂耻束或腹股沟韧带处勿盲目进针太深,以免损伤其深面的髂静脉或股静脉。一旦进针太深,针眼有出血,切勿打结,以防血管撕裂,应立即撤去缝针和缝线,压迫 5～10 分钟即可止血。股静脉撕裂的处理见本章第四节。

二、腹股沟疝的经典修补法

(一)Bassini 法

将精索游离后提起,切去提睾肌,在精索后方将腹横筋膜弓状下缘和联合腱与腹股沟韧带缝合(图 20-3),一般用不吸收缝线做间断缝合。然后将精索放回,缝合腹外斜肌腱膜,使精索位于腹外斜肌腱膜与已加强的腹股沟管后壁之间。在女性,可切断结扎圆韧带,缝闭内环。

（二）McVay 法（Cooper 韧带修补法）

将精索游离后提起,在精索后纵向切开腹横筋膜,显露 Cooper 韧带。为了使腹横弓在无张力状态下与 Cooper 韧带缝合,常需在腹直肌鞘邻近腹外斜肌腱膜反折处做一"松弛切口"。然后,将腹横筋膜弓状下缘与 Cooper 韧带（在股静脉内侧部分）或髂耻束（在股静脉和股静脉外侧部分）缝合（图 20-4）。该修补法闭合了股管,因此,也适用于股疝的治疗。

（三）Shouldice 法

将腹横筋膜沿切口方向切开,再将切开的腹横筋膜相互重叠缝合。具体方法:先将腹横筋膜的外叶缘在内叶的深面缝于腹横弓上,然后将内叶缘缝于髂耻束上,从而加强腹股沟管后壁（图 20-5）。Shouldice 医院用该修补法的复发率低于 1%,但是其他非专科医院报道用该法的复发率要高得多。手术要求:

（1）修补前,从精索外血管起点至耻骨结节间切断精索外血管后,将腹壁下血管从腹横筋膜下分离,防止修补时损伤。

（2）过多分离斜疝疝囊的内侧以及滑动性疝疝囊切除时都可能伤及膀胱或结肠。膀胱损伤后应修补,并留置导尿管 8~10 天。

（3）用一根 3.0 单股缝线连续完成 2 层缝合。第一层由切口内端缝向外端,并修补内环;从陷窝韧带和耻骨骨膜进针,再从腹横筋膜内叶出针,连续缝合腹横弓与髂耻束。针距 4~6 mm,直至重建内环,使内环仅能容血管钳尖通过。第二层依旧用这根缝线折回,由外端缝向内端,将腹横筋膜内叶与腹股沟韧带和髂耻束一并连续缝合,每针钩住腹股沟韧带 2~3 mm,注意最后一针必须包括耻骨骨膜在内,与第一层缝线的线头打结。第三层从内环开始,将腹内斜肌或联合肌腱与腹股沟韧带连续缝合至耻骨结节处。第四层用缝第三层的缝线继续折回,将腹内斜肌与腹股沟韧带或腹外斜肌腱连续缝合,外环不必过紧,并将提睾肌断端缝住,勿使睾丸坠入阴囊过低。

（4）保证无张力缝合。

（5）尽可能使内环口位于外上方。

三、腹股沟疝的补片修补法

（一）补片法腹股沟疝开放修补（Lichtenstein 修补法）

Lichtenstein 修补法是一种"无张力修补法",是将一张聚丙烯补片盖住腹股沟管后壁薄弱区。

1. 创建空间　要求补片稍大于缺损区能遮盖毗邻区域,尺寸在 11 cm×6 cm。为了能使这种尺寸的补片展平,就需要在头侧和内侧将腹外斜肌腱膜与其深层的组织分开,在外侧将腹外斜肌腱膜与腹内斜肌肌肉部分游离分开,创建一个大小合适的空间放置补片。

2. 修剪补片　将内下角略剪成小圆角,内上角剪成大圆角。然后,在补片的外侧缘剪豁口,豁口的位置靠下缘（中下 1/3 交界处）。豁口的长度取决于病人的身高,约为补片长度的一半;在补片放好后,还可以根据需要延长豁口[图 20-7(a)]。如果病人比较矮小,就可能需要对补片的上缘稍加修剪。

3. 将补片平展摆放满意　提起精索,如图 20-7(b)将补片放在内环尾侧,补片下边放在腹外斜肌腱膜深面;补片上边在头侧和内侧也塞入腹外斜肌腱膜深面,在内侧端应该与腹

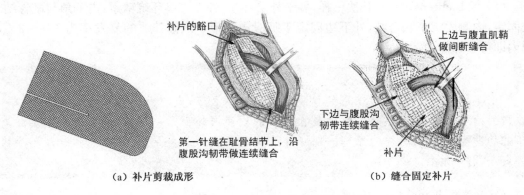

（a）补片剪裁成形

补片的豁口

第一针缝在耻骨结节上，沿腹股沟韧带做连续缝合

上边与腹直肌鞘做间断缝合

下边与腹股沟韧带连续缝合

补片

（b）缝合固定补片

图 20-7 Lichtenstein 修补法

直肌鞘有满意的重叠，外侧端在腹外斜肌腱膜深面向尾侧折起，以便将豁口两侧叶片重叠缝合。

4. 固定补片下边 要求补片覆盖腹股沟管后壁。一般用单股聚丙烯（Prolene）缝线固定补片，也可以用钉或胶固定。先在耻骨结节处用 2/0 聚丙烯缝线将补片内下角与耻骨结节表面的组织缝合固定一针，打结。依旧用这根线用连续扣式缝合法将补片下缘与腹股沟韧带缝合（仅缝合腹股沟韧带，不要将腹外斜肌腱膜的下叶缝住，以免影响后继腹外斜肌腱膜的缝合），从内端缝向外端，直至内环外侧至少 2 cm 处。要求腹股沟韧带上各针的缝合边距不一，以免撕裂腹股沟韧带。在紧靠股血管前方做缝合时，千万注意只能钩住腹股沟韧带，不要钩到深面的大血管！

5. 调整豁口位置 如果补片上的豁口剪得过短，请将豁口延长，目标是从内环出来的精索能直接通过补片的豁口。如果精索比较粗，可以在豁口端用剪刀剪去一小块供精索通过。如果豁口剪得太长，可以缝 1～2 针将豁口缩小。补片上的豁口应适合精索通过，不能太紧。

6. 固定补片上边 用 6 针间断缝合固定补片的内上缘，缝合时要注意避开神经。一般的边距是 0.5 cm，要求补片能平服地铺在腱膜或肌肉上。补片内侧缘的缝合固定尤为重要，因为补片在该处重叠比较少，是疝复发的潜在部位。

7. 缝合 把精索放回腹股沟管，用剩余的局部麻醉剂洗涤腹股沟管，请勿马上将局部麻醉剂吸去。用合成可吸收线缝合腹外斜肌腱膜，从外侧开始缝向内侧，恰到好处地重建外环，精索周围不能缝得过紧。再强调一次，要求缝合的边距宽窄不等，否则，腹外斜肌腱膜就容易被撕裂。用细的可吸收缝线缝合皮下浅筋膜，缝合皮肤伤口。

（二）锥形塞加补片无张力修补法

（1）要求将疝囊游离至高位。

（2）疝囊可以不切开，但是太大的疝囊应该剪裁缝合使之变成小疝囊，将疝囊底与锥形塞的尖端缝合，然后用锥形塞将疝囊翻入腹腔内（图 20-8）。

（3）将锥形网塞缝合固定于内环口周围的腹横筋膜缘。

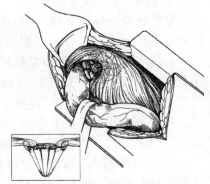

图 20-8 锥形网塞法腹股沟疝修补

（4）像 Lichtenstein 修补法一样，展平外层补片，外上豁口环绕精索，内下角与耻骨结节处固定，内侧固定于联合腱，外下边固定于腹股沟韧带。该修补法的复发率为 1‰～2‰，2 周内即可参加体力活动。

> 经验之谈：
>
> 　　上年纪的人都知道，装米用的口袋或书包使用久了，破口总是位于受力最大处——口袋的两个下角，最好的修补方法是在破口的里面或外面贴一块布，然后缝合固定。老年疝的发生也遵循同样的原理——好发于腹股沟区。修补的方法首选无张力补片修补——"打一块补丁"。

（三）改良 Kugel 修补法

（1）将疝囊游离至高位。

（2）腹横筋膜在疝囊颈部转变成菲薄的精索内筋膜，此时，只要沿疝囊颈将精索内筋膜起始部剪开一圈，用小直角拉钩将腹壁下血管提起，便可进入疏松的腹膜前间隙，此称斜疝修补的"颈肩技术"（疝囊颈部的精索内筋膜相当于"衣领"，内环口周的腹横筋膜内面相当于"衣肩"）。

（3）"精索和输精管的腹壁化"：一只手将精索提起，另一只手的食指将精索与疝囊分开直至高位，并继续从内环口在精索血管与壁腹膜之间向头侧分离至少 4 cm；同时在内环口附近找到输精管（输精管在内环口与精索血管分道扬镳形成"死亡三角"，图 20-9），用食指在输精管与壁腹膜之间向内侧分离至少 4 cm，以便补片能垫入其间并展平防止斜疝复发。

（4）将腹壁下血管提起，将补片下端放入；将精索提起，将补片上端放入；展平补片。

（四）腹腔镜下人工补片法腹股沟疝修补术

1. 种类　该术式的理念源于 Stoppa 修补术，要求补片足够大，能覆盖整个 Fruchaud 肌耻孔，适用于 3 型和 4 型疝以及双侧疝。又分为经腹腹膜前修补（transabdominal preperitoneal approach，TAPP）和完全腹膜外途径修补（totally extraperitoneal approach，TEP）。初学者应该选择直疝或小斜疝、体型略瘦的病人，并且先从 TAPP 开始，本文仅介绍 TAPP。

2. 优缺点　腹腔镜下人工补片疝修补术的优点是从腹横筋膜深面修补，手术完全在直视下进行，很直观，复发率低。可以同时发现并处理伴发的隐性疝，如斜疝合并直疝。TAPP 的优点是操作空间大，解剖标志清晰可见，还可以发现并处理对侧腹股沟区伴发的隐性疝。TEP 的优点是不打开腹膜。

3. TAPP　腹膜的切口是从脐韧带（中线）向病侧髂前上棘做一个横切口，要求切口位于直疝和斜疝疝环的头侧 2～3 cm。切口距离疝环太远，分离和缝合的难度加大；太近，补片覆盖就不容易达到要求，容易复发。

良好的补片固定技术有利于减少术后早期复发。但是，切忌在髂耻束下方施钛夹，以免损伤"死亡三角"和"疼痛三角"内的结构（图 20-9）。

约 14% 的病人在腹壁下动脉和闭孔动脉间存在一个比较粗大的吻合支，称为异常闭孔动脉支（图 20-9），形成所谓"死亡冠"。该动脉损伤后会引起阴囊巨大血肿，甚至死亡。术中应注意避免损伤，如有损伤，要立即止血。

巨大腹股沟斜疝常需要追加一个 5 mm 的 trocar 用第二把器械进行分离操作。用一把器械分离斜疝疝囊时,可以对疝囊略加牵拽在疝囊部分还纳的情况下用细电凝剪小心解剖。切除脂肪团。对巨大的阴囊疝来说,可以先在阴囊上做一个切口,离断疝囊,从而使得镜下的分离操作简单。3D补片放置时应该先将外下缘放在髂腰肌的前面,然后展开,使内下缘在Cooper韧带下方。

为了避免小肠与补片粘连可能造成的小肠梗阻,一定要缝合腹膜切口确保补片被完全覆盖,避免肠管与人工补片接触。

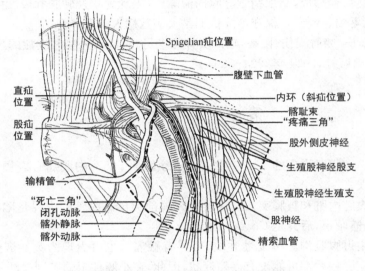

图20-9　"死亡三角"和"疼痛三角"示意图
"死亡三角"位于输精管和精索血管之间,三角内为髂血管。"疼痛三角"位于精索血管和髂耻束之间,三角内为生殖股神经、股神经和股外侧皮神经。来自髂内动脉的闭孔动脉与来自腹壁下动脉的分支形成吻合支,称为"死亡冠"

四、腹股沟疝修补术后复发与并发症

1. **分类**　复发与疝的类型、修补的方法和手术技巧的掌握有关。斜疝用传统修补法初次修补后的复发率为2.5%～5%,再次修补后复发率还会增加。术后复发疝可分为3种:①修补失败:手术中未能找到真正的疝囊或未能正确处理疝囊("台上复发");或巨大缺损修补术后早期参加剧烈体力活动("即刻复发");②遗留隐性疝,初次手术术中对合并的隐性疝未能察觉,也未做处理;③复发疝,初次手术修补是成功的,术后若干时间(一般在2年后)再发生疝,再发疝的类型与初发疝的类型可以相同或不同。

2. **常见术后并发症**

(1) **水肿与血肿**:肿胀(阴囊型疝的**阴囊肿胀**)最常见的原因是**局部水肿**。偶尔可见到**浆液肿**,与手术分离范围有关。淤斑在术后1～2天最显著,可累及阴囊,甚至留下显著血肿等待数月逐渐消退,也增加了睾丸炎、补片感染、疝复发和腹股沟区疼痛风险。

(2) **鞘膜积液或血肿**:在疝囊横断的病人,远侧疝囊有时会闭合形成继发性鞘膜积液,这种情况大多会自行吸收,少数需做鞘膜切除术。另一种积液是阴囊血肿机化后形成的液化血肿。这两种情况都表现为阴囊内充满液体的肿块,超声影像检查两者相似。但是,阴囊机化血肿一般经穿刺抽吸后会消退,而继发性鞘膜积液在穿刺抽吸后往往会复发。

(3) **伤口感染**:伤口发红并不少见,但是,明显的流脓不常见。伤口感染明确后,请一定恪守外科感染的处理原则(图9-1),确保引流通畅。即使感染液积聚累及聚丙烯补片,只需

做正确的引流和抗生素治疗就能"保住"补片,不必取出。持续慢性感染(伤口不断有液体排出、窦道形成和反复"急性发作"蜂窝织炎)者则需要取出补片。非单股材质制成的补片(如:PTFE)在感染后往往需要取出才会痊愈,千万不能用!预防方法:对伤口做分层缝合,使补片被有活力的组织(筋膜、皮下脂肪)充分遮挡,远离皮肤。

(4)睾丸缺血与萎缩:由于存在侧支循环,单纯横断睾丸动脉并不一定发生睾丸缺血性坏死。比横断睾丸动脉常见的情况是缝合"太紧"或者因剥离疝囊时损伤了精索蔓状静脉丛造成蔓状静脉丛血栓形成,结果精索静脉回流障碍(表现为睾丸肿胀和极度疼痛),继之动脉血供减少(睾丸萎缩、变硬)。保守治疗依旧是大多数病人的选择。

(5)神经损伤、膀胱损伤、阳痿:略。具体可参见《Schein 外科并发症的预防与处理》(第1版,东南大学出版社,2014年,224-229)。

第四节　股　疝

【发病率】　占腹股沟疝的 2%~4%;70% 为女性。25% 的股疝有嵌顿或绞窄,25% 的股疝诊断被延误。

【解剖】　腹腔内脏和腹膜突入股管向大腿根部突出。股管的内界是陷窝韧带,外界是股静脉,前界是髂耻束,后界是 Cooper 韧带。

【症状】　主诉腹股沟区可复性肿块,可伴有触痛。也可表现为突然嵌顿和小肠梗阻。老年病人即使在嵌顿后都可能没有疼痛症状,因此,在小肠梗阻的鉴别诊断中应该考虑隐性股疝之可能。

【体征】　特点是大腿根部腹股沟韧带下方扪及一个小圆形肿物。在嵌顿性股疝,该肿物通常比较硬,有触痛。鉴别诊断同腹股沟疝。

【影像检查】　一般不需要做影像检查。CT 可以显示股疝,腹部平片有助于小肠梗阻的诊断。

【治疗】　手术入路有经腹股沟、后入路(腹膜前)以及经股部三种。

经腹股沟入路:McVay 修补法可以从腹股沟韧带上方还纳疝囊,闭合股环,偶尔,需要切断腹股沟韧带后才能还纳疝内容。不一定用补片。

1. 低位入路修补法(Lockwood)

(1)在腹股沟韧带内侧半下方、在疝的表面沿腹股沟皱褶做一个长 4~5 cm、与腹股沟韧带平行的切口。按皮肤切口方向切开疝表面的浅层组织时要留心汇入大隐静脉的几支小静脉,必要时结扎离断之。

(2)多数情况下,先映入眼帘的一大团东西主要是腹膜外脂肪,里面有一个小疝囊。把疝囊外脂肪剥干净,以便沿疝囊向近侧追踪至腹股沟韧带背面。

(3)小心翼翼地在两钳间切开疝囊。记住,膀胱有可能形成疝囊的内侧壁。见到游离液体、光泽面和疝内容(它可以被还纳入大腹腔),说明这是疝囊的内面。**找到紧靠疝囊外侧的股静脉,保护该静脉免受损伤。**还纳疝囊内容,用 2/0 可吸收线贯穿缝扎疝囊颈;缝线用作牵引。

(4)**腹股沟韧带和耻骨梳韧带在内侧相互延续形成弓状的陷窝韧带。**股疝修补的目标是将腹股沟韧带与耻骨梳(Cooper)韧带缝在一起,缝合长度约 1 cm,闭合股管,又不至于勒着股静脉。一般用小针 2/0 单股尼龙线或聚丙烯线做间断缝合。耻骨梳韧带不要缝得太深,以免针尖扎到耻骨嵴而折断。可以缝 1 针,也可以缝 2 针或 3 针,最好是在全部缝线都预置完毕后才一并打结。在打紧这些缝线时,要注意确保股静脉未被勒住。

(5)另一种取而代之的方法是用"网塞"或卷起来的补片堵住股管,用 3 针缝线固定补片。这种方法的操作比较简单,不太会造成股静脉受压,也不太容易复发。

(6)如果股静脉被搞破了,请先用纱垫压迫止血 5 分钟。同时,准备血源、血管缝合线、血管阻断带、狗头夹和肝素溶液,并找人帮忙。**要毫不犹豫地分别从腹股沟韧带上方和下方显露股静脉**,用狗头夹和血管阻断带分别阻断损伤血管段的近侧和远侧。用 5/0 细线外翻缝合法缝合破口,要求针距和边距都是 1 mm。缝合期间用肝素水冲洗。先松开狗头夹和血管阻断带,然后撤除之。

2. 高位入路修补法(Lothiesen) 这种入路的优点是可以同时对腹股沟疝与股疝并存的情况做修补。就单纯股疝来讲,这种入路的缺点破坏了腹股沟管,今后可能发生腹股沟疝。

(1)手术入路像腹股沟疝修补手术一样,显露腹股沟管,游离精索。切开腹横筋膜找到疝囊颈和髂外静脉。

(2)游离疝囊颈,轻轻地将疝囊底拽出来。如果无法将疝囊底拽出来,将切口下缘的皮瓣向尾侧牵拉至腹股沟韧带下方,切开筛状筋膜,从下方游离、切开疝囊,还纳疝内容。**确保疝内容物已经还纳**,膀胱没有与疝囊颈粘在一起,然后在疝囊颈处做贯穿缝合、结扎、离断。

(3)用食指扪触股环的边界:前界是腹股沟韧带(髂耻束),内界是陷窝韧带,后界是耻骨梳韧带,外界是股静脉。用 2/0 的单股不可吸收缝线(尼龙线或聚丙烯线)把耻骨梳韧带与腹股沟韧带之间的三角形裂隙缝小。可以用不可吸收缝线缝合腹股沟管后壁腹横筋膜的切口。

(4)非嵌顿性股疝还可以用 McVay 法或 Shouldice 法从腹股沟韧带上方还纳疝囊,闭合股环,偶尔,需要切断腹股沟韧带后才能还纳疝内容。不一定用补片。

3. McEvedy 入路修补法 本法主要适用于嵌顿性或绞窄性股疝。是沿腹直肌下段外侧缘做切口进入腹膜前间隙。皮肤切口可以是沿腹直肌缘的纵切口,也可以是斜向或水平切口。纵切口的优点是可以将切口延长至腹股沟韧带下方,**有利于高难度嵌顿性股疝的复位——可以从上方拽,从下方挤**。进入腹直肌后方的间隙后,就可以从腹股沟韧带后方游离疝囊。可以根据需要将腹膜的切口开大,目的是能看清楚疝囊内容物,**必要时施行肠切除**。从腹股沟韧带上方修补股管。

术前留置导尿管,目的是降低术中膀胱损伤风险。

第五节 脐 疝

脐疝位于脐部,是脐的结构穿越腹壁时遗留的缺损所致。

(1)脐部缺损常见于小儿,一般在 2 岁时闭合,2 岁后仍持续存在者少于 5%;成人脐疝与腹压高(如:腹水或妊娠)有关,因此,女性脐疝比男性多十余倍。

(2)大的脐疝可以出现消化道症状;小的脐疝罕有症状。脐疝容易发生嵌顿,内容物通常是腹膜前脂肪或大网膜。

（3）脐疝应该早期修补，以免发生绞窄。尤其要对绞窄性、痛性（无论是否为可复性）脐疝做手术，特别是那些疝环口小、边缘硬的脐疝。例外情况是：①小型脐旁疝（小于 1 cm）如果没有症状，可以不处理。②许多脐疝病人都是肥胖的老年人，伴有心血管或呼吸系统疾病，他们罹患脐疝已经多年，且没有给他们的生活带来太多苦恼。要劝告这些病人降体重，在深思熟虑后再手术。③腹水可以导致脐疝，找到腹水的病因并治疗之。有些病人是恶性肿瘤腹膜种植，几乎不能成为手术适应证。

（4）可以用开放法修补，也可以用腹腔镜法修补。开放法修补是在腹壁深面、腹膜外放置一块"肌后垫衬式"（sublay, underlay）补片，也可以在腹壁"肌前铺置"（onlay）一块补片（图 20-11），往往与传统的重叠缝合式"Mayo 修补法"联合使用。腹腔镜修补法是将一块补片放在腹腔内盖住缺损区，用钉子或缝线固定补片。对小型的原发性脐疝，我们推荐用开放法修补。对复发性脐疝或脐旁切疝，可以考虑采用腹腔镜法修补。

（5）脐疝的修补是在脐疝上方或下方的脐沟处做一个弧形切口。必要时，可以将该切口向两侧延长 2～4 cm，使之呈横向切口。继续向深部切开，找到筋膜，显露脐疝半圈附近的筋膜组织。如果脐疝比较小，将疝囊与脐部皮肤分开，保留脐部的皮肤作为皮瓣。如果脐疝比较大，做一个梭形切口将脐部包含在切口内，切除这些拉伸变薄的皮肤。

第六节　上　腹　疝

剑突与脐之间的腹白线缺损所致的疝称为上腹疝（epigastric hernia）或白线疝。这种疝向外突出的一般都是腹膜前脂肪（因此没有腹膜囊），偶尔是大网膜。

（1）常见于运动员，男性多见，男女发病之比为 3 : 1。

（2）诊断依据是上腹部中线脐上数厘米处扪及皮下肿物，局部有 1～2 cm 筋膜缺损。如果病人肥胖或疝很小，诊断往往有困难。表现为腹痛者常被误诊为其他疾病。

（3）修补术中发现 20% 的上腹疝为多发性。

（4）单纯缝合修补的复发率为 10%。单个疝可以直接在疝上做横切口；多发性上腹疝则应该选择正中切口。切开疝出的脂肪团块直至疝颈部，切去外凸的腹膜前脂肪。确定缺损的筋膜边缘，像修补脐疝一样用不可吸收缝线间断缝合法缝闭缺损。

第七节　切　口　疝

切口疝是最常见的一种腹疝（腹股沟区以外的腹壁疝），见于既往有手术史、伤口愈合差或切口裂开的病人。

【病因】　常见原因：①伤口感染；②切口部分裂开；③引流口过大；④过度肥胖；⑤缝合技术；⑥肝硬化腹水；⑦严重营养不良，长期使用类固醇药物；⑧术后腹压增加（如：肠梗阻、腹水或肺部并发症）。

【临床表现】　剖腹手术的病人中，切口疝的发生率高达 10%。切口疝的大小差异甚大，随着时间的推移，肿块逐渐增大，并且因粘连难以回纳。疝块表面的皮肤可以很薄，甚至可以看到皮下的肠蠕动。大多数切口疝因为疝环口大，除了疝块脱出外，无其他症状。切口疝嵌顿时,病人可以有疼痛、肠梗阻,甚至绞窄。

【手术要点】

1. **手术修补时机**　宜选在术后3个月、病人体质恢复后。**术前准备最重要的一点是减肥——降低腹内压**,这不仅关系到手术的成败,而且关系到并发症的发生率。

2. **切口与粘连分离**　沿疝的长轴做纵形或梭形切口。此时肠襻往往紧贴着真皮之下,**最好在腹膜外分离,千万注意不要切破肠管**。因为肠管切破后就会污染术野,这与补片修补的原则相悖。分离肠管与切口下的粘连时,要"不偏不倚",不要随意采用"宁愿在肠襻上留一片腹膜,不在腹膜上留一片肠壁"的原则,以免修复时补片下腹膜有缺损。不得已时可以考虑用大网膜垫在缺损下方。

3. **腹壁的解剖分离**　切口疝修补的关键点是将血供良好的健康的筋膜在无张力状态下缝合,防止伤口感染,尤其要注意清除旧缝线和旧补片处的隐性感染灶。术前、术后要全身用抗生素。勿利用瘢痕组织做疝修补,必须对疝环周围2~3 cm的范围进行解剖,显露肌筋膜,了解清楚在"母疝"旁有无因缝线撕裂组织而造成的"子疝"。

4. **直接缝合法修补**　切开疝囊后,还纳疝内容(有时疝内容与疝囊有粘连)。缺损直径小于4 cm的切口疝修补时可以将腹壁各层逐层游离,分层缝合,也可采用单股缝线Smead-Jones法做全层缝合(图20-10)。切除所有薄弱组织,这很重要,但没有必要切除形成疝环的增厚的纤维组织。

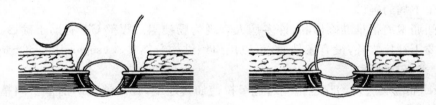

图 20-10　Smead-Jones(远-近)缝合法示意图

巨大切口疝,估计修补后张力大,会影响呼吸和修补效果,且又无条件用人工补片时,可在术前建立气腹(每天500~1 000 mL)维持5~10天,使腹壁伸展,达到修补时所需的无张力。

5. **补片修补**　主要适用于缺损直径大于4 cm的病人。补片修补法可以不切开疝囊,直接沿疝囊和腹膜外间隙进行分离。腹膜分破处应该用单乔线修补。人工补片(不防粘连补片)必须置于腹膜外或在补片与肠襻间用**大网膜隔开**,人工补片不能与腹腔内脏直接接触,避免诱发肠粘连,损害肠襻。补片的放置分为肌前铺置式(onlay patch)、疝环缘间置式(inlay patch, interposed between the fascial defect)和肌后垫衬式(sublay patch, underlay patch)三种(图20-11)。防粘连补片可与内脏器官直接接触。留置的负压引流管在每日引流量小于30 mL时拔除。

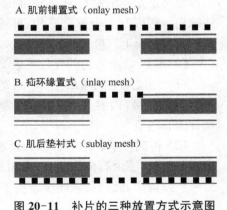

A. 肌前铺置式（onlay mesh）

B. 疝环缘置式（inlay mesh）

C. 肌后垫衬式（sublay mesh）

图 20-11　补片的三种放置方式示意图

临床比较推崇的是肌后垫衬式。由于在脐水平以上腹直肌后鞘与腹膜紧贴,很难分开,因此,对脐上切口疝,可以缝合腹直肌后鞘,将补片置于后鞘与腹直肌之间,固定。对脐下切口疝,则将补片置于腹膜前,缝合前鞘。如果缺损较大,腹直肌鞘无法相互合拢,可以将缺损两侧的鞘分别与补片缝合固定,要求补片超出缺损缘至少 4 cm,以免复发。手术中仔细止血极为重要,并在创口内放置负压引流。补片修复法的复发率约为 10%。

第八节　腹壁间疝

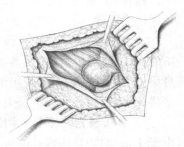

腹壁间疝(interparietal hernia)很少见。这种疝的疝囊位于腹壁的肌层之间。最常见于既往有手术切口的病人。Spigelian 疝几乎都是腹壁间疝。

Spigelian 疝又称半月线疝,腹内容物在脐下方腹横肌临近其腱性部分沿腹直肌外缘向外突出,即在半月线(腹直肌外缘)与 Douglas 半环线(腹横肌腱膜和腹内斜肌腱膜在此处转向腹直肌前方)交界处向外突出(图 20-9、图 20-12)。由于疝出的腹内容物位于腹壁肌层之间,因此诊断常有困难,在不明

图 20-12　Spigelian 疝示意图

原因腹痛的鉴别诊断中应该考虑本病。对相应部位局限性疼痛的病人,超声、CT 和腹腔镜检查有助于本病的确诊。

腹壁间疝术前很难准确诊断,许多病人表现为肠梗阻。腹部 CT 有助于确诊。巨大腹壁间疝需要用补片修补,没有条件时,可以用组织结构分离技术(separation of components technique)来修补缺损。

Spiegel 疝的腹腔镜治疗也是先通过牵拉使疝囊还纳,在足够宽的前壁游离精索后,用补片覆盖缺损区。

第九节　腰　　疝

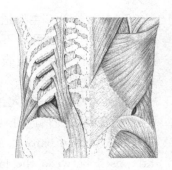

腰部最常见的疝应该是腰部的切口疝,这里主要介绍 2 种特殊疝。腰区有 2 个解剖三角,即腰上三角(Grynfeltt 三角)和腰下三角(Petit 三角)。

【解剖】　2 个三角的比较见表 20-2 和图 20-13。

(1)构成腰上三角的上界为 12 肋及下后锯肌下缘,外界为腹内斜肌上缘,内界为骶棘肌,底为腹横肌腱膜,顶由腹外斜肌和背阔肌构成。

(2)构成腰下三角的下界为髂嵴,外界为腹外斜肌,内界为背阔肌前缘,底由腹横筋膜、腹内斜肌和胸腰筋膜的后层构成的腰深筋膜构成,此三角表面覆盖皮下筋膜和皮肤。

图 20-13　腰三角解剖示意图
左侧为腰上三角,右侧为腰下三角

表 20-2　2 个三角对比

腰上三角	腰下三角
倒置三角形（顶点向下）	正立三角形（顶点向上）
较大	较小
较恒定	不太恒定
腰疝多发	腰疝少发
第 12 胸神经	无神经
第 1 腰神经	无神经
无血管	有血管
由背阔肌覆盖	由皮下筋膜及皮肤覆盖
底：胸腰筋膜各层联合形成腹横筋膜腱膜	底：胸腰筋膜、腹内斜肌及部分腹横肌

【临床特点】　腰疝可以是先天的，也可以是后天的。腰上三角疝比腰下三角疝常见。腰疝不容易发生嵌顿。

（1）腰上三角疝：若疝囊小，则疝环仅由腹横肌腱膜构成；若疝囊大，则可占据整个腰上三角，可以从 12 肋到髂嵴连线中点位置向内、外或者同时向内、外切开扩大疝环。

（2）腰下三角疝：若疝囊小，疝环由胸腰筋膜和腹内斜肌腱膜组成；若疝囊大，则疝环可能包括整个腰下三角，可以切开筋膜扩大疝环。

【治疗】　腰疝的修补最好用补片，将补片缝于周围的筋膜上。单纯修补很难成功。

第十节　闭　孔　疝

闭孔是由耻骨和坐骨部分构成的圆孔，其上覆盖有一层闭孔膜，有闭孔神经和血管通过。闭孔管长 2~2.5 cm，走行方向为向前、向下、向内，直径可容纳一指尖。闭孔管有内、外两个口。内口处有腹膜及腹膜外组织覆盖；外口处为闭孔外肌和耻骨肌。闭孔膜薄弱使闭孔管扩大，形成疝囊，导致肠嵌顿或绞窄。**常见于消瘦的老年女性，诊断困难。**典型临床表现是肠梗阻和直肠内局限性触痛。病人诉大腿内侧疼痛，大腿处于内旋位，此称 Howship-Romberg 征，原因是股神经受压（图 20-14、图 20-15）。近半数闭孔疝病人表现为不全性或完全性肠梗阻，腹部 CT 有助于明确诊断。

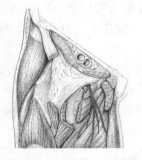

图 20-14　闭孔解剖示意图

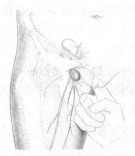

图 20-15　肛门或阴道指诊可扪及肿物，伴闭孔神经放射痛

闭孔疝的修补一般采用后入路(开放或腔镜)法,可以直达疝。肠管血供存在疑问的病人应该选择腹膜前开放法修补术。**先通过阴道或直肠还纳疝内容物**(勿将子宫颈误当作疝),然后还纳闭孔管内的腹膜前脂肪。用钝的神经钩轻轻牵开闭孔神经有助于脂肪的还纳。用补片和单股缝线修补闭孔,注意勿损伤闭孔神经和血管。

第十一节 坐 骨 疝

【解剖】 坐骨疝(sciatic hernia)是一类沿坐骨神经从坐骨大孔突出的疝,与梨状肌和臀大肌毗邻。根据疝环口的位置,这类疝可以分为梨状肌上(上臀大肌)疝(60%)、梨状肌下(下臀大肌)疝(30%)和棘-结节(骶结节韧带上臀大肌)疝(10%)(图 20-16)。

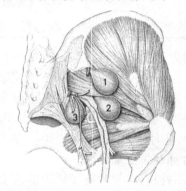

图 20-16 常见坐骨疝解剖示意图
1:梨状肌上疝;2:梨状肌下疝;3:棘-结节疝(从骶棘韧带与骶结节韧带之间突出)

【发病率】 这类疝极为少见,迄今全世界文献报道仅 100 多例。男女发病率之比为 1 :3。10~60 岁均可发病,可以是先天性,也可以是后天性。疝内容一般是小肠(40%)、结肠(20%)或大网膜,偶尔可以是输尿管。

【诊断】 表现为臀部肿块。一般没有症状,除非嵌顿疝出的肿块变硬,临床出现肠梗阻征象。慢性不可回纳的疝会压迫坐骨神经,而被误诊为腰椎间盘突出症。临床查到疝环口有助于诊断,存在疑虑时可以借助超声或 CT 检查。鉴别诊断中需要考虑软组织肿块。

【手术适应证】 嵌顿是绝对适应证;症状反复发作是手术的相对适应证。

【治疗】 一般采用全身麻醉。病人仰卧,盆部抬高(Trendelenburg)体位。经腹入路或经臀部入路(诊断不明确时)手术。下腹部正中切口,在直肠与膀胱之间或直肠与子宫之间找到疝环口。游离疝囊,还纳疝内容后缝闭疝环口。将疝囊内翻后重叠缝合,为疝环口提供进一步保护,追加阔筋膜或 Marlex 补片则更安全。主要并发症是坐骨孔血管神经损伤。如果诊断及时,结局良好。嵌顿诊断延迟会有很高的死亡率。

对疑有肠梗阻或肠绞窄的病人,可以开腹手术。疝内容物通常可以通过轻轻牵拽而还纳。一般推荐用补片修补。如果诊断明确,并且为可复性疝,也可以经臀部修补。将病人置于俯卧位,切口自大转子后缘向内跨过疝块。切开臀大肌显露疝囊,间断缝合缺损的肌缘,也可以用补片修补缺损。

第十二节 会 阴 疝

会阴疝(perineal hernia)很少见,其病因有先天和后天之分,也可见于腹会阴联合直肠癌根治术后或经会阴前列腺切除术后。会阴疝的疝囊通过盆膈向体表突出(图 20-17、图 20-18)。原发性会阴疝十分罕见,主要见于老年经产妇,此时,会阴疝可以很大。临床症状一般都与肿块通过缺损向外凸出有关,坐位或站立会使症状加重。直肠-阴道双合诊常可扪及肿物。

会阴疝一般选择经腹修补,也可以选择经腹-经会阴联合修补。在还纳疝内容物后,小的缺损可以用不吸收缝线缝合,大的缺损需要用补片修补。

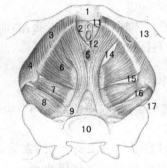

图 20-17 会阴疝解剖示意图
1-耻骨联合;2-会阴深横肌;3-闭孔管;4-闭孔肌;5-肛管;6-肛提肌;7-尾骨肌;8-梨状肌;9-骶骨;10 第 5 腰椎;11-膀胱旁疝;12-膀胱后疝;13-闭孔疝;14-坐骨直肠窝疝;15-脊结节疝;16-梨状肌下疝;17-梨状肌上疝

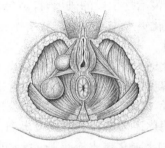

图 20-18 女性病人常见的盆底前后疝的位置

(钱 益)

第二十一章
消化道出血

消化道的任何部位都可以发生出血：食管、胃和十二指肠、小肠、结肠以及将分泌液排入消化道的器官，如胆管和胰管。消化道出血的疾病谱比较集中，85%以上的消化道大出血为下列5种疾病：消化性溃疡病、曲张静脉破裂出血、胃癌、结肠憩室病和血管发育不良（angiodysplasia）。半数以上的急性消化道出血病人年龄大于60岁。

由于内镜治疗手段的进展，许多急性消化道大出血通过内镜止血获得成功，然而，5%～10%急性消化道大出血仍然需要手术止血。因此，内、外科医生应该加强沟通，通力协作。

【定义】

1. 消化道大出血　指急性快速出血大于1 L或急性失血出现低容量血症者。

2. 低容量血症　指循环血液急性或慢性丢失导致脉率增快、收缩压低于100 mmHg和CVP下降者，或出现其他表现，如直位性脉率和血压改变。

3. 上消化道出血和下消化道出血　Treitz韧带近侧的消化道出血，包括食管、胃和十二指肠，称为上消化道出血。Treitz韧带远侧的消化道出血称为下消化道出血。上消化道出血约占急性消化道出血住院病人的85%，下消化道出血约占15%。

4. 呕血和呕黑　呕出鲜红色血液称呕血（hematemesis），呕出咖啡色或黑色血液或液体称呕黑（melanemesis）。一般来讲，呕血和呕黑是Treitz韧带近侧消化道出血。咖啡色血提示血液与胃酸作用时间较长，血红蛋白转变成正铁血红蛋白。

5. 黑便和血便　经肛门排出黑色或柏油样便称黑便（melena）。经肛门排出鲜血称血便（hematochezia）。与鲜红色血便相比，黑便在消化道内滞留时间较长，但并不能以此对出血进行定位或判断肠内通过时间。血便一般提示直乙结肠黏膜出血，血液本身具有导泻作用，如果肠蠕动快，胃和十二指肠的出血可以表现为鲜红色血便。反之，黑便一般提示上消化道出血。但是，下消化道疾病也可以表现为黑便。

6. 果酱样便　血液与大便及黏液混合后形成特殊的果酱样便，见于小儿的Meckel憩室（见第二十四章）、肠套叠和Henoch-Schönlein紫癜。

【初步评估与治疗】　初期处理的4大目标：①在评估血液动力学状态的同时积极输血输液；②评估全身情况和内科夹杂症，制定复苏和监测计划；③明确出血的位置；④确定止血方案。

1. 在评估血液动力学状态的同时积极扩容　参见表3-6。

2. 全身情况初期评估　无论哪种病人，评估依据的重点是病史和体格检查，尤其要注意消化道出血和实验室指标中的风险因子。

（1）病史与体检：主要了解出血特点（呕血、血便，抑或黑便）。出血起病情况和持续时间、伴随症状、用药情况（水杨酸制剂、非甾体类抗炎药、华法令、低分子肝素）以及既往的医疗史，尤其是肝病史。

直立性眩晕或晕厥提示快速大量失血。前驱的消化不良症状提示消化性溃疡。痉挛性腹痛一般见于上消化道出血，而便血一般没有腹痛。前驱的剧吐提示 Mallory - Weiss 撕裂。消瘦提示恶性病的可能性增加。

消化道慢性、间歇性出血往往不为病人所注意，因此，称为隐性出血。这些病人主要表现为贫血和乏力。

还应该询问 β 阻断剂、钙通道阻断剂和抗高血压药的应用情况，因为这些药物会改变低容量状态下的体征。

Osler - Weber - Rendu 综合征病人皮肤常可见毛细血管扩张。

溃疡病上消化道大出血的死亡率为 5％～12％；有合并症（心、肺、肝、肾功能受损）的老年病人发生上消化道大出血时，死亡率大于 60％。这些病人罕有死于出血，主要死于休克诱发的多脏器衰竭，因此，这些病人的初期处理至关重要。

（2）制定复苏和监测计划：参见表 3-6。大出血的老人、有合并症（心、肺、肾功能不全）者应该留置 Foley 尿管监测尿量，并视具体情况采用 CVP 或肺动脉导管监测容量情况。反应迟钝的病人大出血很容易发生误吸，这些病人和血液动力学不稳定的病人应该气管插管。

3. 明确出血的位置　对消化道出血（吐血、黑便或血便）病人，应该请内镜治疗"高手"急诊做上消化道内镜检查。事先最好先插一根粗口径口-胃管做胃腔灌洗。气管插管保护气道。同时，积极体液复苏。一旦病人的血液动力学稳定，无继续出血征象时，只要在检查过程中能够仔细观察，就应该在 12 小时内做急诊内镜检查。

4. 确定止血方案　血流动力学不稳定的病人要求能在 2 小时内手术，在此期间应该采取一切抗休克措施。

【预后】　急性消化道出血的总死亡率为 5％～12％，复发性出血者为 40％。死亡与出血的速度和量有关，还与高龄（≥60 岁）以及病人的内科夹杂症有关。85％的消化道出血能自行停止，为出血的定位和了断性治疗赢得了时间；15％的消化道大出血需要紧急处理才能保存生命。高危病人需要手术干预的可能性大，死亡率也高。

第一节　上消化道出血

上消化道出血是指 Treitz 韧带近侧的消化道出血，主要表现为呕血和/或黑便，可分为急性大出血（大出血伴有循环障碍）、慢性复发性出血（贫血不伴循环障碍）和慢性隐性出血（仅大便隐血阳性）。长期以来，尽管内镜的发展使得人们对上消化道出血的病因和认识发生了改变，但是上消化道大出血的死亡率一直维持在 10％，并无改观。

【病因】　表 21-1 列出了内镜下上消化道大出血的主要病因。消化性溃疡和胃炎出血占上消化道出血的 80％。大多数溃疡出血是十二指肠球后壁和幽门管的后壁溃疡腐蚀了胃十二指肠动脉。胃炎是上消化道出血另一常见的病因，表现为胃壁弥漫性炎症，临床特点是无痛性上消化道出血。小儿上消化道出血最常见的病因是肝前性门静脉闭塞引起的食管静脉曲张出血。

上消化道出血中，门静脉闭塞引起的食管胃底静脉曲张大出血占 10％～20％，胃炎出血占 15％～30％，食管胃交界处 Mallory - Weiss 撕裂占 8％～10％，食管炎占 3％～5％，恶性病占 3‰，Dieulafoy 病占 1‰～3‰，"西瓜"胃①占 1‰～2‰。

表 21-1　上消化道出血的病因

病　　因	发生率
十二指肠溃疡	25％
胃溃疡	25％
急性胃黏膜病变	15％～20％
食管静脉曲张	10％
胃食管交界处 Mallory-Weiss 撕裂	10％
胃癌	＜5％

上消化道出血的其他病因是咽下血液（鼻衄或咯血）、食管炎或食管溃疡、食管癌、主动脉-十二指肠瘘、Vater 壶腹癌、食管损伤（异物）、凝血障碍性疾病（先天或后天）、胆道出血（肝源性或胰腺炎性"腐蚀性"出血）、胃良性肿瘤（血管瘤、平滑肌瘤）、多发性毛细血管扩张症（telangiectasia，动-静脉畸形）、弹性纤维假黄瘤（pseudoxanthoma elasticum）。

【急诊处理】　面对消化道出血病人，医生都应该意识到可能会发生大出血。科室应该制定消化道出血的处理预案。**急诊处理的两大目标：**①补充血容量和红细胞，稳定病人的血流动力学情况；②明确出血点的位置和止血。

1. 住院　消化道大出血的病人都应该住院治疗。大多数（85％）上消化道大出血病人在入院前或入院后出血很快停止。若入院后继续出血，一般需要动脉介入治疗或外科止血。

许多重症病人，如烧伤、休克、胃扩张、呼吸窘迫和脓毒症，在住院期间容易并发上消化道出血，这些病人的诊断方式相同，治疗稍有差别。

2. 体液复苏和诊断同步进行　采用全方位思路先稳定气道、呼吸和血流动力学。优先纠正低血容量性休克。尽可能快速输血或血浆增容剂，有条件时可以泵入（参见第三章第二节）。一旦休克纠正，立即开始输血，目标是：①血压和脉率正常，且稳定；②有效循环血量已经恢复；③Hct 在 35％左右。

如果病人的出血凶猛，先用晶体液做积极的体液复苏。如果病人的失血量大于其循环血量的 30％，就需要输血（最好是新鲜血，见表 3-4）。如果病人血流动力学依旧不稳定，申请急诊 CT 血管造影，对出血的血管做栓塞治疗。

3. 根据体征估计血液的丢失量　血容量丢失量的估计不能依靠病史，病史往往会夸张，可以依据脉率和血压的变化做初步评估（表 3-3）。

4. 体格检查　快速做体格检查，观察有无消化道出血性疾病的依据。注意：黑色素点、毛细血管扩张、血管瘤和肝硬化体征，肝脏或脾脏增大、蜘蛛痣、胸腹壁静脉侧支循环和体毛丢失，都提示门静脉高压症。上腹部局限性压痛提示十二指肠或胃溃疡。

> 经验之谈：
> 千万不要武断认定肝硬化病人的上消化道出血源自食管静脉曲张。

---

①　胃窦血管扩张症（gastric antral vascular ectasia，GAVE）在胃镜下表现是胃窦部纵向、含有红色可见的、扩张的、扭曲的血管黏膜皱褶，与周围组织边界清楚，这些血管受压后颜色变苍白，胃镜活检可致出血，被形象地称为"西瓜胃"。

5. 建立静脉通道　从一侧上肢插入一根大口径 CVP 导管,另一侧上肢插入一个静脉输液管。妥善固定所有静脉导管,防止导管在病人搬动或呕吐时脱落。头端带气囊的 Swan - Ganz 可以监测液体复苏的程度,适用于心脏和慢性肺部疾病病人。

6. 血型和交叉配血　抽血查全血细胞计数、血小板、凝血酶原时间(PT)和部分凝血活酶时间(PTT)、血电解质、血糖、肌酐。联系血库,备血至少 6 单位,了解病人是否为稀有血型("熊猫血")。

7. 监测下列实验室数据

(1) Hct:反复检测有助于判断是否存在继续出血。

> 经验之谈:
>
> 　　出血病人起初的输液使得血管内的红细胞稀释,之后,每输入 1 单位浓缩红细胞 Hct 应该升高 3%;相反,每丢失 500 mL 血,Hct 应下降 4%(见第五章第一节)。

(2) PT 和 PTT:可以显示肝功能异常、药物效应(华法令或肝素)和凝血功能障碍。

(3) 血小板数、纤维蛋白原和纤维蛋白裂解产物:有助于鉴别凝血功能障碍凝血因子稀释。

(4) 血气分析:对呼吸窘迫和烦躁的病人应该做血气分析检查。

(5) 心电图:可以显示晚近的心肌梗死、药物效应以及大出血输血后的电解质异常(低钙血症)。

8. 详细病史　容量补足后应该着手采集详细病史。**病史常常能够为出血的定位提供最佳线索。**由于病人处于出血的恐慌状态,因此,病史最好从病人的亲友处获取。特别注意询问有无十二指肠溃疡或胃溃疡症状、酗酒史和肝炎史,以及抗凝剂使用史和药物过敏史。吐出咖啡样物提示病灶在缓慢出血,**吐出鲜血提示病灶的出血速率高。**

9. 从病人既往的治疗记录中了解病情　了解过去的 X 线片和各种记录往往对初始的治疗决策有帮助。

10. 积极诊断　对上消化道大出血病人,应该按照"积极诊断路径"(vigorous diagnostic approach)进行诊断。

(1) 胃灌洗:插入 Ewald 管,用冰盐水进行胃灌洗(国际上对冰盐水洗胃有争议,因为它会造成低体温),洗去陈旧的血液和血凝块,直至灌洗液清亮,减少内镜检查时的误吸。

(2) 上消化道内镜检查:病人病情稳定后,立即做上消化道内镜检查。若能在出血停止后 24 小时内进行上消化道内镜检查,90% 的上消化道出血可以得到明确诊断。对出血原因仍然不明的病人,也能提供有价值的阴性证据,如无食管静脉曲张。此外,内镜止血手段(电凝、激光和硬化治疗)也简化了许多上消化道大出血的治疗。但是,由于夹杂症的存在,总有一定的"必然"死亡率。

(3) 经上述检查,依旧未能对出血进行定位,病人仍有持续出血,应该申请选择性内脏动脉造影(肠系膜上动脉、胃十二指肠动脉、脾动脉和胃左动脉)。根据出血的部位,可以将导管留置 2~6 天,泵入血管加压素;也可以做血管栓塞。

(4) **不做钡餐检查**,在上消化道出血的初期处理中,钡餐检查没有价值。但是,在出血停止后,钡餐检查有可能为诊断提供参考依据。

11. 出血记录表　在病人的病历中放一张"出血记录表",记录输液的种类和量,以及 Hct、电解质、尿量、CVP 和生命体征的变化情况。

【治疗流程】 消化道出血可以分为上消化道出血和下消化道出血；上消化道出血可以进一步分为静脉曲张性出血和非静脉曲张性出血。随着强效药物（如：生长抑素）和 TIPSS[①] 的面世，外科手术在静脉曲张性上消化道出血治疗中的地位已经减小（详见第二十七章）。

1. 出血停止，内镜检查明确诊断者

（1）胃十二指肠溃疡：必须了解溃疡底部能否见到血管。若溃疡底部能见到血管，再出血的概率为 50%～80%，需要内镜治疗或手术治疗。若溃疡底部未见到血管，可以积极抗酸治疗，维持胃内 pH 5.0。若在溃疡底部见到大血管，或出血源于穿透性溃疡，应该立即手术处理。

（2）急性应激性溃疡：治疗方案是积极抗酸和处理原发病（脓毒症、严重创伤、停用刺激性药物）。

（3）食管胃底静脉曲张：首选内镜下硬化剂治疗。

（4）其他出血原因：根据情况处理。

2. 出血停止，内镜检查未能明确诊断者

（1）体液复苏，插入鼻-胃管了解有无再出血。

（2）腹腔干动脉造影：主要适用于重症胰腺炎和近期腹部创伤（胆道出血）的病人。

（3）既往有主-股动脉搭桥或人造血管置入的病人，应该施剖腹手术，排除移植物-肠瘘（graft - enteric fistula）的存在。

（4）如果再出血，应该准备再次内镜检查。

（5）鼻-胃管接负压可以早期发现再出血。经鼻-胃管注入止酸剂或静脉使用西咪替丁，监测胃液的 pH，维持胃液的 pH 在 6.0 以上。

（6）丢失的血容量快速补足后，停止输血，静脉继续用维持液。定时监测血压和脉率，这些资料加鼻胃管排出量、肠鸣音以及 Hct 综合分析，有助于再出血的早期识别。

（7）在出血肯定停止后，拔除鼻-胃管。每小时用**止酸剂**，病人卧床休息，用小剂量镇静剂。**消化道大出血病人不要用抗胆碱药物**。根据出血源的不同，择期做了断性手术。无论哪种出血，禁食至少 72 小时。

3. 继续出血

（1）如果出血源已经找到，应该行内镜止血。**内镜电凝止血**（单极或双极）对 75% 的胃炎、胃十二指肠溃疡、Mallory - Weiss 撕裂、动静脉畸形和肿瘤出血有效。直径大于 2 mm 的血管出血内镜止血难以成功。内镜的其他止血方法还有硬化剂治疗、在病灶内注入1：10 000肾上腺素、98%酒精或低张盐水。硬化剂的种类很多，疗效相仿。

（2）食管静脉曲张硬化剂治疗可以在纤维内镜下进行，也可以在硬质内镜下进行。有时，也可以用三腔二囊管暂时控制出血。食管静脉曲张破裂出血还可以静脉用垂体后叶素。**垂体后叶素的作用是收缩内脏动脉，从而降低门静脉压和流量**。垂体后叶素的止血作用是暂时的，停药后多数病人会再出血，也不会减少食管静脉曲张破裂出血的死亡率；况且，静脉用垂体后叶素存在多种不良反应，如心动过缓（迷走效应）、血压升高伴脉压差减小、心律紊乱、心脏骤停、心绞痛、心肌梗死、脑缺血、肠缺血、肢体缺血和水中毒。1/3 的病人有 1 项或多项上述不良反应。其他新的止血措施（如静脉用生长抑素）未被证明有效。

---

① TIPSS 是 transjugular intrahepatic portal systemic shunt（经颈静脉肝内门体分流术）的英文首字母缩略词。

垂体后叶素静脉使用与动脉内使用的效果相仿,因为其生物半衰期长达 15～30 分钟。①用法:垂体后叶素 20 U 加 5％葡萄糖溶液 100 mL,按 2 mL/min(0.2 U)持续静脉泵入。②常规监测心电图和血流动力学指标(心排出量、肺毛细血管嵌压、混合静脉血氧张力)。一旦出现不良反应,立即停止输注。不良反应的处理是对症处理,心动过缓用阿托品,心绞痛用硝酸甘油。若输注数小时后依然出血,此时,继续输注可能有害无益。③不推荐大剂量静脉使用垂体后叶素(>0.4 U/min)。

4. **出血猛烈,上述方法无法控制者**　无论出血原因是什么,都应该采取手术止血。

【外科治疗】

1. **何时手术**　何时中止非手术治疗(冰盐水灌洗或垂体后叶素灌注),这一决策往往很难把握。下面几点可供参考:

(1) 巨大出血:指出血无法控制,出现休克,出血速率比输入高,应立即送手术室手术止血。

(2) 大出血:①快速输血 2 500 mL 后血压和脉率仍然不正常或不稳定。②在冠心病或脑血管病病人,或年龄大于 60 岁的病人,短暂的低血压会造成严重后果者。老人对持续出血和延迟复苏的耐受性差,尽管是一个不成文的共识,一般认为应该在 24 小时内完全止血。持续或反复出血的老人应该尽早手术。

(3) 持续出血:病情稳定后,24 小时内输血超过 1 500 mL 或红细胞 6 单位才能维持正常的血压和脉率;或 24 小时后还有出血,且病灶需要手术处理。需血量低于 6～7 单位者,死亡率很低;当需要量超过 7 单位时,死亡率明显增加,因此要在失血量达到该数值前手术。

(4) 再出血:经初期处理出血停止后,病人住院接受非手术处理期间再次出血。约 1/4 病人在出血停止后会再出血,其死亡率高达 30％;反之,未发生再出血的病人,死亡率仅为 3％。再出血的可能性越高,越应尽早手术,尽可能避免低血压和大量输血。

(5) 必然再出血的病灶:①十二指肠后壁溃疡,基部为动脉性出血;②溃疡底可见血管;③十二指肠黏膜下小动瘤破裂出血;④巨大的胃溃疡;⑤慢性十二指肠溃疡大出血,病人年龄大于 50 岁。

(6) 其他:①胃溃疡大出血的病人应该手术处理;②穿孔合并出血;③同型血源短缺或不愿接受输血的病人,应尽早手术探查;④罕见血型的病人,应趁血库有血时进行手术。

2. **非静脉曲张性上消化道出血的剖腹术**　常见病因有:溃疡病、胃炎和食管下端(Mallory-Weiss)撕裂。

(1) **再次采用内镜治疗加评估**　如果病人在体液复苏后情况依旧不稳定或者需要输血才能维持正常血压,就应该在手术室做一次急诊内镜检查。如果能找到出血点,并且具备相应的技术,可以通过注射肾上腺素、电凝或钛夹来控制出血。如果溃疡病出血在内镜处理后无效,就做急诊剖腹术。

(2) **十二指肠溃疡出血**　如果是十二指肠溃疡,沿十二指肠外缘纵向切开幽门和十二指肠第一部的近侧部分。找到出血点,用手指或用卵圆钳夹一个纱球压迫法控制出血点,用吸引器吸尽手术野的血液。与此同时,通过持续体液复苏观察病人的循环是否能稳定,从而判断出血是否确切得到控制。用 2/0 Prolene、薇乔或 PDS 缝线对出血的溃疡做兜底缝合。核实出血是否已经确实止住。用 3/0 薇乔或 PDS 缝线间断缝合法缝合幽门和十二指肠的切口。

(3) **胃溃疡出血**　胃溃疡罕有出血。比较常见的原因是胃黏膜糜烂出血,采用保守治疗几乎一定能控制这种出血。如果出血的胃溃疡采用介入放射或内镜处理无效,沿胃大弯切开胃壁找到出血点,像缝合十二指肠溃疡那样对出血的胃溃疡做兜底缝合,再用 2/0 薇乔或 PDS 缝合胃壁的切口。如果怀疑是癌症出血,就做一个包括溃疡在内的胃部分切除术,像胃切开一样缝合胃壁的缺口。保守治疗无效的胃黏膜糜烂出血需要依据病变的部位做部分或全胃切除术。

(4) 术后处理 第一个 48～72 小时持续静脉用泮托拉唑或奥美拉唑。开始做 $H-pylori$ 清除治疗。

3. 食管静脉曲张出血 参见第二十七章。

【预后】

1. 入院时的 BLEED 风险评估 继续出血(ongoing bleeding)、卧位收缩压低于 100 mm Hg(low systolic blood pressure)、凝血酶原时间延长(elevated prothrombin time)大于参照值的 1.2 倍、神志改变(altered mental status)以及存在不稳定的夹杂症(presence of an unstable comorbid disease),即存在需要入 ICU 的器官系统异常,如:心肌缺血或肝功能障碍。这 5 项因素中出现任何 1 项,病人的再出血率、手术干预率和死亡率约增加 3 倍。

2. 内镜对溃疡再出血的 Forrest 分类评估 溃疡面见到渗血或喷血为 FⅠ,100% 会再出血;溃疡面见到血管或有紫黑色隆起为 FⅡa,再出血率为 40%～80%;表面黏附有血凝块已经不出血的溃疡为 FⅡb,再出血率为 20%;溃疡面有扁平的紫黑色斑点为 FⅡc,再出血率为 10%;溃疡面清洁为 FⅢ,几乎不会出血。

第二节 下消化道出血

下消化道出血可以分为急性大出血、显性出血和隐匿性出血。小肠出血仅占消化道出血的 1%～5%,但是,小肠出血的诊断困难,被称为原因不明的出血(hemorrhage of obscure origin),主要依靠胶囊内镜诊断。

下消化道出血年长者比年轻者常见。下消化道大出血的定义是 Treitz 韧带以下的肠道出血,24 小时输血超过 3 个单位者(The Washington manual of surgery,4th ed.,262)。绝大多数下消化道大出血能自行停止,需要手术处理者占 10%～25%。目前,下消化道出血的死亡率约为 10%。

【病因】 下消化道出血的原因世界各国存在差异。

1. 西方发达国家 绝大多数下消化道出血源于结肠或直肠疾病。①最常见原因为结肠憩室病(占下消化道出血原因的 70%)。结肠憩室病多见于乙状结肠,但是,95% 的憩室出血位于结肠脾曲右侧,憩室出血的原因是直血管破裂。②其次为肠道血管发育不良(angiodysplasia),又称动-静脉畸形(arterio-venous malformations)、血管扩张症(angiectasia)或毛细血管扩张症(telangiectasia),系后天性动-静脉短路,通常仅数毫米大,局部黏膜下血管扩张,以右半结肠最常见,血管表面的黏膜破损后很容易发生出血。③结肠出血的其他原因还有溃疡型结肠癌、结直肠息肉、溃疡性结肠炎和 Crohn 病、放射性结肠炎或直肠炎、缺血性结肠炎或小肠炎、痔、结肠息肉。

2. 我国 最常见的原因是结肠壁血管发育不良和结肠癌,其次为溃疡性结肠炎、结肠息肉、小肠肿瘤(息肉和癌症)、结肠憩室病。

小儿下消化道出血的原因为 Meckel 憩室,其次为肠套叠。幼年型结肠息肉是 20 岁以下人群下消化道出血的第二大原因。

小肠大出血少见。出血的原因有血管发育不良、平滑肌瘤、平滑肌肉瘤、淋巴瘤、癌、Crohn 病以及溃疡。

【临床表现】　与出血的速度和血液在肠道停留时间有关。①主要为黑便或便血。除缺血性结肠炎有剧烈腹部绞痛外,大多数下消化道出血因血的导泻作用也有轻度腹部绞痛,除此之外,一般无其他症状。②休克症状。

1. 黑便　消化道任何部位出血均可表现黑便。50 mL 血即可使大便潜血试验阳性,并在止血停止后持续存在 5 天。黑便最常见的来源是上消化道出血,因此对黑便者首先应对食管、胃和十二指肠等上消化道进行检查。

2. 血便　常见于痔、结肠憩室病、结肠壁血管发育不良和结肠癌。15% 的上消化道大出血可以表现为血便。

【急诊处理】　急性下消化道出血的急诊处理同上消化道出血。

1. 立即输血、输液。

2. 尽快查明出血原因和部位　收集病史并进行体格检查,着手诊断性检查。

3. 用垂体后叶素(同上消化道出血)。

4. 凝血异常者处理同上消化道出血。

【治疗流程】

1. 排除上消化道出血之可能

(1)胃管插入:以明确胃十二指肠有无出血。偶尔,十二指肠出血可因幽门括约肌关闭,血液不反流入胃内。

(2)上消化道内镜:为了确保无上消化道出血,应进行此项检查,尤其对血流动力学不稳定的血便病人。遗憾的是,当下消化道出血的可能性极大时,多数医生都不愿做上消化道内镜检查。然而,若准备手术,尤其是在诊断不明时,做上消化道内镜检查可排除上消化道出血。

2. 对下消化道出血进行定位　一旦排除上消化道出血之可能,就应对远段小肠、结肠和直肠肛管进行检查。

(1)直肠指检:检查是否有肿瘤、息肉、溃疡、肛裂及其他肛门直肠病,了解出血来源。

(2)肛镜检查:常不受重视,但此项检查应常规进行,目的是排除痔出血,因为乙状结肠镜检查时常遗漏肛管出血灶。

(3)下消化道出血的四大定位检查手段:

- 结肠镜(既可诊断,也可治疗):要求 HD 稳定、肠道准备,在出血速率快时观察困难并且有结肠穿孔之虞。因为肠腔内暗红的血液有吸光作用,会导致视野不清楚,没有证据表明这种检查有生存获益。有鉴于此,大多数肠镜医生不太愿意在病人急性出血时做肠镜检查。

- 多排 CT 血管造影(computed tomography angiography, CTA)(仅能诊断):可查出 ≥0.35 mL/min 的活动性出血。

- 血管造影(既可诊断,也可治疗):可以发现速率 0.5 mL/min 的活动性出血,要求 HD 稳定。

- 放射性核素扫描(^{99m}Tc 硫胶体或 ^{99m}Tc 标记 RBC 扫描)(仅能诊断):对血流动力学稳定的病人,该检查可以发现出血速率慢至 0.1 mL/min 的活动性出血。能明确出血象限(右上象限阳性提示结肠肝曲或十二指肠)。放射性核素标记的 RBC 扫描需要对自身 RBC 做核素标记,这需要耽搁时间 30 min。

3．进一步检查

（1）出血已经停止：应该尽早（入院 12 小时内）做结肠镜检查或/和钡灌肠，用于诊断憩室病或结肠癌并为结肠黏膜缺血提供间接证据。此后还要对病人进行监视有无再出血。

（2）如出血继续但缓慢，钡灌肠可明确有无憩室、数目及位置。若出血较快，则不宜用钡灌肠，因为残留于肠内的钡妨碍血管造影。

（3）如出血量大，病人情况不稳定，请申请 CT 血管造影。如果 CT 血管造影见到了出血部位，就申请普通血管造影对出血的血管做栓塞治疗。普通血管造影要求出血速率至少在 1～1.5 mL/分以上才能显示，选择性肠系膜血管造影对 80％的病人可明确出血部位，血管造影对明确结肠血管发育不良也有帮助。

（4）出血速率大时，结肠镜观察困难，且有结肠穿孔之虞。如果出血部位无法确定，就可能只能选择剖腹探查，别无他法。准备做一次手术台上的肠镜检查；如果没有条件做手术台上的肠镜检查，就切开横结肠在手术台上做结肠灌洗，据此判断出血来自右侧结肠抑或左侧结肠，然后对相应的结肠段做半结肠切除术。

【手术治疗】　用液体和血制品给病人做体液复苏，纠正凝血功能障碍。80％的下消化道出血病人其出血会自行停止，仅仅是在必要时输血，以及对病人密切监测。

1．手术适应证　出血持续不止，一般认为 24 小时输血 5 单位且出血依然不止，或 24 小时出血量超过血容量的 2/3 者，应手术。①对已定位的下消化道出血可手术治疗。②术前未对出血进行定位诊断就企图通过手术探查来明确病因往往是徒劳的，贸然手术探查，常常会"扑空"。术中可先用手法寻找病变，然后用术中肠镜找病灶。剖腹探查只适用于：①活动性大出血伴有休克，不允许行动脉造影或核素扫描；②上述检查未能发现出血部位，但出血不止；③反复类似的严重出血。

2．手术目的　去除出血的病因，病情允许时可行病灶的彻底切除。手术方式有肠切除吻合术、肠造瘘术、血管结扎术。

3．综合评价　同上消化道出血一样，要考虑到病人的心血管状态、出血的量及持续时间。

4．肠镜检查　术中肠镜检查有助于出血部位的定位，出血点的精确定位有时很困难。

（1）要详细检查十二指肠和小肠，以免遗漏 Meckel 憩室、Crohn 病以及其他炎性或恶性病变。

（2）肠道血管瘤者可见到相应的肠系膜血管有扩张，有助于定位。

（3）如确实查不到出血源，必要时可行"盲目"次全结肠切除术，因下消化道出血 80％来自结直肠。

（刘从兴）

第二十二章
胃和十二指肠疾病

第一节　解剖生理概要

【胃的解剖和生理】

1. 分部　胃是一个柔软的囊状肌性器官。胃可分为 4 个部分,有 2 个括约肌。

(1) 贲门:是胃食管交界附近的区域。胃食管交界区在功能上有两对矛盾:其一是膈的呼吸运动与食管在吞咽后的蠕动矛盾;其二是压力矛盾,贲门处于腹腔正压与胸腔负压的交界区。

抗反流机制:右膈肌脚的腱长而坚韧,其肌纤维在 T10 水平跨过食管裂孔,环抱食管下端,使食管膈肌裂孔成为一个长 2.5 cm 的肌性管道。在膈肌收缩时,胸腔负压会增加,但不会反流。既往认为食管胃交界处呈锐角的贲门切迹加上内面的 Goubarov 黏膜瓣是抗反流的主要装置,但是,这种角度仅在前后位像时存在,不是三维存在的。立位时腹内压大,易发生反流,卧位时不易发生反流。

(2) 胃底:是胃在胃食管交界面上方的伸展部分。

(3) 胃体:是位于胃底和胃窦之间的区域。

(4) 胃窦:是胃远侧的 1/4 区,起于角切迹,止于幽门。

食管下段括约肌,位于胃和食管连接部,是具有肌性活力的高压区。该括约肌在吞咽时松弛,便于食物进入胃;收缩时可防止腐蚀性胃内容物反流入食管。组织学上,此处的黏膜上皮由鳞状上皮移行为柱状上皮。

幽门是一个括约肌,它控制着胃内食物的排出,还可防止十二指肠内容反流入胃。括约肌使幽门腔狭小,称幽门管,有 1~3 cm 长。幽门控制着胃内食物的排出,还可防止十二指肠内容反流入胃。

2. 神经支配　胃的神经支配有交感和副交感纤维。

(1) 副交感纤维来自迷走神经。迷走神经前支即左支,分为肝支和胃支,支配胃前壁、肝脏和胆囊;迷走神经后支即右支,分为胃支和腹腔支,支配胃后壁和中肠(胰、小肠、近侧结肠)。**迷走神经前支和迷走神经后支末端均形成鸦爪形分支(Latarjet 神经),支配幽门。**偶尔,迷走神经右干高位还发出一小支绕过食管后方,称为 Grassi 罪恶神经,在高选择性迷走神经切断术中要注意识别和切断该神经,以免消化性溃疡复发。迷走神经直接作用于壁细胞使胃酸分泌,还可使胃窦 G 细胞释放胃泌素促使胃酸分泌。迷走神经还司胃运动。

(2) 交感纤维来自内脏大神经,内脏大神经在腹腔神经节换元后,节后纤维随动脉伴行支配胃。交感传入纤维接受内脏痛觉。

3. 血供

(1) 胃的动脉：胃血供丰富（图 22-1），包括沿胃小弯分布的胃左动脉（源于腹腔动脉）和胃右动脉（源于肝总动脉），沿胃大弯分布的胃网膜右动脉（源于胃十二指肠动脉）、胃网膜左动脉（源于脾动脉）和胃短动脉（源于脾动脉，供给胃底）。胃后动脉（源于脾动脉，供给胃底后壁）。

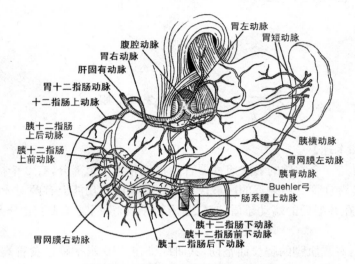

图 22-1 胃和十二指肠的动脉血供

(2) 胃的静脉：与同名动脉伴行。胃右静脉直接回流入门静脉；胃左静脉回流入脾静脉或门静脉；胃网膜左静脉回流入脾静脉；胃网膜右静脉与副右结肠静脉（上右结肠静脉）合并为**胃结肠干**（Henle's surgical trunk）后回流入肠系膜上静脉（图 25-14）。

胃左静脉与食管下静脉丛之间有许多吻合支，该血管丛回流入奇静脉。

4. **胃的淋巴** 引流很广泛，在贲门部、大弯侧、小弯侧和幽门部均有淋巴结。

5. **胃的韧带** 肝胃韧带、胃脾韧带、胃膈韧带、胃结肠韧带。

6. **胃的组织学**

(1) 胃壁分 4 层——黏膜、黏膜下层、肌层和浆膜层。黏膜和黏膜下层被黏膜肌层分开，黏膜下层有丰富的血管网。胃的起搏点在胃底、大弯侧胃短血管附近。

(2) 胃黏膜的分区与肉眼下的贲门区、胃体、胃窦区相一致。**区别胃底和胃窦最简单的方法是用伊红染色看是否存在胃壁细胞。**

贲门腺区是一个 0.5～4 cm 的区域，上界为贲门，这些浅表腺分泌黏液。

胃底腺区占据胃的近侧 3/4，该区域的腺体中有 4 种细胞：①颈黏液细胞分泌碱性黏液厚达 1 mm 覆盖在上皮表面，如此厚的黏液有利于食物通过，并且对黏膜有一定的保护作用。②主细胞衬贴于管状胃腺的下半部或下 1/3 的管壁上，产生胃蛋白酶原，胃蛋白酶原是胃蛋白酶的前体，有消化蛋白的作用。副交感节后纤维释放的乙酰胆碱、胃泌素以及促胰液素可刺激主细胞活动。③壁细胞广泛分布于胃底和胃体部，主要产生盐酸和内因子，该细胞的活动受胃泌素调节。内因子是回肠末端吸收维生素 B_{12} 的必需因子。④嗜银细胞在胃内散在分布，与 5-羟色胺等内分泌物的产生有关。

幽门腺区在胃窦部：①此处无壁细胞和主细胞。②G 细胞存在于该区，产生胃泌素，该细胞属胺前体摄取脱羧酶(APUD)内分泌细胞系统。胃泌素的作用是促使盐酸和胃蛋白酶原分泌,还可促使胃运动。十二指肠和近端小肠黏膜也产生少量胃泌素。

7. **胃的生理**　主要功能是储存食物和消化食物。人类是唯一在禁食状态分泌盐酸的哺乳动物,因此有人推测十二指肠溃疡病是一种文明病。引起胃壁细胞分泌胃酸的三个刺激时相为头相(通过视、嗅、味觉刺激中枢,迷走神经兴奋,释放乙酰胆碱,调节胃酸分泌)、胃相(由胃窦扩张和氨基酸刺激胃窦,使胃窦部 G 细胞分泌胃泌素调节)和肠相(酸性食糜和小肠的扩张通过胃肠释放的肽类物质和小肠释放的组织胺调节)。

抑制胃酸分泌的机制有多种。来自胃的酸性食糜可刺激十二指肠壁产生促胰液素,从而抑制胃酸分泌和胃排空,同时增加胰液分泌,胰液中碳酸氢盐浓度和总蛋白含量都增加。当胃腔内 pH 值降至 1.5 以下时,生长抑素抑制胃窦释放胃泌素。迷走神经被阻断后,壁细胞对胃泌素刺激的反应就减小。

【**十二指肠的解剖和生理**】　来自 Vater 壶腹的胆汁和胰液以及来自胃的食糜汇集于十二指肠。

1. **分部**　十二指肠是小肠的第一段,分成四部。①第一部又称冠部或球部,呈水平走向右侧,位于幽门远侧,长约 5 cm,后壁无腹膜遮盖。②第二部称降部,长约 7 cm,胆总管和胰管在其中部后内侧汇入,胆管开口一定在主胰管开口的头侧、背侧。③第三部称横部,长约 12 cm,呈水平走向左侧,在第三腰椎左侧转称升部。④第四部称升部,长约 2.5 cm,向上向左走行,止于十二指肠空肠曲,该曲急剧向下向前向左转弯,移行为空肠。该曲有 Treitz 韧带悬吊固定。全部小肠的起搏点位于十二指肠降部。

2. **副胰管**　十二指肠降部有胆管和胰管汇入,小乳头在大乳头头侧 2 cm,不易发现,唯一的标志是胃十二指肠动脉,该动脉的尾侧就是副胰管和小乳头。"water under the bridge"不仅用于描述子宫动脉与输尿管的关系,也用于描述胃十二指肠动脉与副胰管的关系。10%的人仅有副胰管,无主胰管。胃切除术中游离十二指肠时,应以该动脉为界,不要逾越该动脉。

3. **血供**　十二指肠血供易受损,十二指肠球的游离不宜 > 2 cm。

(1) 动脉主要来自:①胃十二指肠动脉(源于肝总动脉),该动脉在十二指肠球部后方形成胰十二指肠上前动脉和胰十二指肠上后动脉;②胰十二指肠下动脉(源于肠系膜上动脉)的胰十二指肠下前动脉和胰十二指肠下后动脉,与胃十二指肠动脉的分支共同形成胰十二指肠动脉弓。

十二指肠后壁溃疡穿透十二指肠球后壁,该部位附近正好有胃十二指肠动脉,如果血管壁暴露于胃消化酶和酸之中,就可能被侵蚀而发生大出血。

(2) 静脉:经胰十二指肠前、后静脉弓汇入门静脉和肠系膜上静脉。

4. **组织学**　与其他小肠相仿,不同的是后壁在腹膜后,因而无浆膜;十二指肠近侧有 Brunner 腺分泌碱性黏液,这种黏液有保护十二指肠黏膜之作用。

十二指肠碳酸氢钠的产量是胃的 6 倍以上。碳酸氢钠能中和在十二指肠球部存在的所有氢离子,胰腺分泌的碳酸氢盐也在其中起部分作用。胃细胞产生一种黏多糖,黏附在胃黏膜表面。虽然胃腔 pH 值可降至 1.0,黏液内的 pH 值极少降至 7.0。

5. **Treitz 韧带**　Treitz 韧带是一条纤维肌性索带,起于右膈肌脚,止于十二指肠空肠曲上方;位于胰腺和脾动脉后方、左肾静脉前方。其起始部的肌纤维为膈肌脚的延续,其止点处为平滑肌与十二指肠纵肌相延续。切断 Treitz 韧带时必须结扎,防止出血。

第二节　消化性溃疡

消化性溃疡主要指发生在胃或十二指肠球部的慢性溃疡。胃溃疡与十二指肠溃疡在病因和治疗上有诸多不同。多年来认为"无酸,无溃疡"形成了抑制胃酸为主的用药方案。1983年,Warren等从人胃黏膜中培养分离出幽门螺杆菌($H.\ pylori$,HP)后,提出了"无幽门螺杆菌,无溃疡"的发病理论。

一、胃溃疡

【发病率】　胃溃疡(gastric ulcer,GU)多见于男性、年长者以及社会经济地位低下者。十二指肠溃疡(DU)与GU的发病率之比为2∶1。

【病因】　GU的病因有多种,最关键的是胃黏膜屏障破坏。

1. **胃黏膜屏障破坏**　胆汁反流入胃可损害黏膜屏障,结果胃酸扩散入黏膜并损伤黏膜,这是GU形成的主要因素。药物(酒精、消炎痛和水杨酸类)可损害黏膜对氢离子的屏障作用,但还无证据表明这些物质可引起GU。

2. **幽门螺杆菌(Hp)感染**　Hp是慢性胃窦炎的主要病因。GU大多数是在慢性胃窦炎的基础上发生的。90%～95%DU者的胃窦部有Hpi,75%GU者的胃窦部有Hp。Hp的特点是产生大量尿素酶,尿素酶水解尿素形成二氧化碳和氨,造成碱性微环境。Hp还产生毒素和炎性介质,增加胃泌素分泌。

3. **胃排空延迟和病理性高胃酸分泌**　大约80%的胃溃疡病人胃酸分泌正常或降低。GU者与正常人相比,其基础酸和刺激酸分泌均减少,血浆胃泌素水平比正常高1倍。Ⅱ型和Ⅲ型GU多有高酸分泌。

【分型】　见表22-1。

表 22-1　胃溃疡的分型

类型	好发部位	胃酸水平
Ⅰ	**胃小弯角切迹附近**,该区域抗酸能力弱,在组织学上是胃体壁细胞与胃窦G细胞相移行的区域	低于正常
Ⅱ	胃体溃疡伴十二指肠溃疡,继发于DU的GU,溃疡紧靠幽门,恶变率小	增高
Ⅲ	幽门前	增高
Ⅳ	小弯高位,这种溃疡在小弯侧靠贲门近	正常
Ⅴ	任何部位	正常,NSAID诱发

【诊断】

1. **临床特点**　主要症状是上腹痛,进食或用止酸剂后缓解的情况不一,消瘦。①GU高峰年龄在40～60岁,95%位于胃小弯;②一般表现是进食可缓解**上腹烧灼痛**,但不能很好缓解疼痛,**餐后0.5～1.5小时后疼痛又发作**,持续1～2小时。恶心、呕吐、上腹饱胀;③抗酸药物疗效不明显;④容易发生严重并发症(出血、穿孔、梗阻);⑤约5%的GU可发生恶变(近年来有人认为胃溃疡不会发生恶变,以往的认识有误),25%的胃癌为溃疡型,GU、溃疡恶变和溃疡型癌三者的鉴别困难。

2. **胃镜**　多点活检或胃冲洗液细胞学检查可排除恶性病变。应强调,当怀疑溃疡为恶性时,每次内镜检查都应对溃疡边缘取多处活检标本,以减少取样误差。即使是最好的病理学家经过努力,仍会有许多假阴性。

3. **上消化道钡透**　是一种初步检查,70%的 GU 可通过上消化道钡透诊断。

4. **难治性溃疡的诊断标准**　①经 6～12 周内科治疗不愈;②愈合后症状又复发;③治疗中复发;④不能耐受服药。

【**治疗**】　胃溃疡的诊治原则与十二指肠溃疡大体相仿,最大的不同是胃溃疡有可能为恶性。因此,对胃溃疡(无论是急性抑或慢性)的病人首要问题是排除恶性之可能。不管是何种治疗,止酸和根除 Hp 都是重要的组成部分。外科治疗 GU 的复发率极低,且术后并发症的发生率比 DU 术后少。

像十二指肠溃疡一样,难治性胃溃疡越来越少见。一定要给予足够的时间采用恰当的治疗,让溃疡愈合,确定 Hp 已得到根除,并排除了 NSAIDs 这一潜在病因。对不愈合的胃溃疡要提升对恶性病灶的警惕性。采用任何外科干预措施之前,要通过多次活组织检查进行全面评估。复杂胃溃疡的处理取决于溃疡的类型及其相关的胃酸水平。Ⅰ型和Ⅳ型胃溃疡都不伴有胃酸增高,就不需要做降酸的迷走神经切断术。

1. **Ⅰ型胃溃疡**　这种 GU 一般首选内科治疗,但溃疡完全愈合不足 50%。即使在做了恰如其分的术前评估后,恶性溃疡依旧是外科医生的一大心病,不愈合的溃疡必须切除。

(1) 手术适应证:①严重并发症(大出血、急性穿孔、瘢痕性幽门梗阻)者;②难治性溃疡(严格内科治疗 6～10 周,内镜复查溃疡不愈);③直径 ≥ 2 cm 的巨大胃溃疡[①],45 岁以上的 GU 或疑有恶变。

(2) 手术方式:虽然切除的方法主要取决于溃疡的解剖位置(靠近胃食管交界抑或靠近幽门),不过,**一般可以做包括溃疡在内的楔形切除**。一般来讲,溃疡切除不仅是一种治愈性治疗,还有助于对标本做深入的病理学检查。没有证据表明,胃切除的效果优于单独溃疡切除术。

经典术式是半胃切除(切除胃远侧 50%～60%,切除溃疡),首选 Billroth Ⅰ 式(胃十二指肠吻合)重建胃肠道,并发症发生率 3%～5%,死亡率 1%～2%。复发率小于 5%。

2. **Ⅱ型和Ⅲ型胃溃疡**　都伴有高胃酸,其顽固性溃疡的手术目标就需要针对高胃酸,应该取迷走神经切断加胃窦切除以保留更多的胃。有证据表明Ⅱ型和Ⅲ型胃溃疡采用高选择性迷走神经切断术的效果不如远端胃切除术。不过,有些外科医生主张对胃溃疡复发病人做腹腔镜下壁细胞迷走神经切断术加保留性胃切除术。

3. **Ⅳ型胃溃疡**　这种 GU 的处理方法与众不同。手术方式取决于溃疡的大小、与胃食管交界处的距离以及周围的炎症程度。只要可能,这种溃疡应该切除。最好的方法是切除溃疡,保留一个小的残胃。有时这点要求也难以满足,也就是必须做胃切除。最积极的方法是做全胃切除术并包括溃疡在内的一小部分食管壁,用 Roux‐en‐Y 食管空肠吻合法重建胃肠道。对距离胃食管交界处 2～5 cm 的Ⅳ型胃溃疡,可以采用 Csendes 手术(做远侧胃切

---

① 注:人们对巨大胃溃疡(giant gastric ulcers)尚存在不同定义,历年来国内教科书的定义都是 ≥ 2.5 cm;Current Surgical Therapy 11th edition(John L. Cameron 主编,Elsevier 出版公司 2014 年版,343-344 页)是 3.0 cm;本定义引自 Sabiston Textbook of Surgery 20th edition(Courtney M. Townsend Jr. 主编,Elsevier 出版公司 2017 年版)。

除术,将小弯侧的溃疡包含在切除标本内),用胃十二指肠吻合或胃空肠吻合重建胃肠道。

二、十二指肠溃疡

【病因】

1. 病理性高胃酸分泌　十二指肠溃疡(duodenal ulcer,DU)病人最显著的特点是头相胃酸产量增加。胃泌素增多是产酸增多的原因之一。DU 病人的壁细胞对胃泌素的敏感性增加,少量的胃泌素即可使胃酸分泌达最大值。在某些病人,酸对胃泌素释放的反馈抑制作用障碍。

2. 烟草、咖啡因、酒精和阿司匹林等物质　与 DU 发病率增高有关,但还无证据表明可引起 DU。此外,遗传(O 型血者,尤其是唾液中无血型物质的病人容易患 DU)和神经因素也与 DU 形成有关。

3. Zollinger - Ellison 综合征　一种由胰腺中胃泌素瘤所引起的顽固性 DU。

【部位】　DU 通常发生在胃窦与十二指肠黏膜的交界处。①最常发生在十二指肠球部,前后壁的发生率相等。②5%的 DU 位于十二指肠远侧部,称为球后溃疡。球后溃疡小、多发,与 Zollinger - Ellison 综合征有一定关系。③幽门前溃疡和幽门管溃疡属Ⅲ型胃溃疡,但发生机制和治疗上与 DU 相同。这种溃疡容易发生梗阻,内科治疗难以奏效,往往需要手术处理。

【诊断】

1. 临床特点　①DU 好发于青壮年,多见于 30 岁左右的男性。与 GU 相比,DU 平均发病年龄早 10 年。②上腹痛的特点是有明显节律性、周期性,表现为饥饿痛(餐后 3~4 小时)和夜间痛,特点是上腹部刺痛,后壁穿透性溃疡可放射到背部。进食或服止酸剂后立即缓解。随着病情发展,缓解的时间越来越短,病人常在深夜痛醒。好发季节为秋冬季。

2. 上消化道钡透　当怀疑十二指肠溃疡时,首选该检查。但是,胃和十二指肠的表浅损害用这种检查方法难以发现。

3. 内镜　不必常规进行,因为十二指肠球部癌的发生率很低。上消化道内镜检查比钡餐检查更为可靠,且可分析 Hp。对病史典型而钡检阴性者可行胃镜检查。内镜是上消化道溃疡合并出血早期治疗最有效的工具。十二指肠腺癌的发生率很低,仅在十二指肠溃疡并有肿块时才实施活检。

4. 实验室检查　对术后复发性溃疡、内科治疗无效的病人以及疑有 Zollinger - Ellison 综合征的病人,应测定血胃泌素值,正常血胃泌素值低于 200 pg/mL。大于 300 pg/mL 者,应该怀疑 Zollinger - Ellison 综合征。此外,静脉注射促胰液素后 2 分钟、5 分钟、10 分钟、15 分钟、30 分钟、45 分钟测定血清胃泌素水平。Zollinger - Ellison 综合征病人血清胃泌素常升高超过基线 200 pg/mL。这个试验特异性高,敏感性强。

5. 难治性溃疡的诊断标准　①经 6~12 周内科治疗不愈(正规内科治疗三疗程溃疡仍不愈合);②愈合后症状又复发;③治疗中复发;④不能耐受服药。

【治疗】

1. 内科治疗　治疗原则是在抗酸治疗的同时清除 Hp 感染。根除 Hp 是防止溃疡复发的关键。

(1) 清除 Hp 治疗方案:奥美拉唑 20 mg,每日各 2 次,餐前 30 分钟口服;果胶铋 150 mg,每日各 3 次,餐前 30 分钟口服;克拉霉素 0.5+阿莫西林克拉维酸钾片(无青霉素过敏)4 片,每日各 2 次,餐后 15 分钟口服。上述方案连续用 2 周后复查。

（2）避免用增加胃酸的食物(酒精、咖啡因和烟草)或药物(阿司匹林,钙剂)。

2. 外科治疗

（1）手术适应证:①严重并发症(急性穿孔、大出血、瘢痕性幽门梗阻)者;②难治性溃疡;③多年病史、频发、症重;④下列病人手术适应证要适当放宽:大溃疡、球部严重变形,过去有过穿孔史或反复多次大出血而溃疡仍呈活动性。

（2）手术方式:手术方式有三种,目的是减少胃酸,多数手术着眼于消除迷走神经性胃酸分泌,或消除胃窦的胃泌素分泌,或两者兼顾。

① 迷走神经干切断加胃窦切除术,Billroth Ⅰ式或Ⅱ式胃肠吻合术。远期溃疡复发率仅 2%,但 20%的病人可发生胃切除后综合征,特别是倾倒综合征和腹泻。

② 迷走神经干切断加引流术后复发率为 6%～7%。迷走神经干切断后,胃和幽门的运动发生障碍,形成功能性梗阻,因此需要行幽门成形术或胃空肠吻合术等引流手术。迷走神经切除后综合征发生率很低。

③ 高选择性迷走神经切断,又称壁细胞性迷走神经切断术,该术式仅切断迷走神经的胃支,且保留幽门区的"鸦爪"神经,因此不必行引流术。优点是术后并发症发生率不足1%,死亡率低;缺点是远期复发率达 10%～15%。

第三节　消化性溃疡的外科并发症

一、急性消化性溃疡穿孔

急性溃疡病穿孔是一种需要早期诊断、及时治疗的急腹症。急性溃疡病穿孔主要见于十二指肠前壁溃疡,GU 很少穿孔。偶尔,后壁 GU 可穿破入小网膜囊。GU 穿孔占溃疡病穿孔的 20%,但 GU 穿孔的死亡率达 13%～24%,因为 GU 穿孔的病人年龄大、内科夹杂症多。

【诊断】

1. 典型症状　上腹部突然剧痛,病人可以准确记忆腹痛发作的确切时间。随即遍及全腹,疼痛向肩部放射,伴恶心、呕吐。

2. 体检所见　休克(心动过速)、腹部严重压痛、反跳痛,腹肌紧张如"板状"、肝浊音界缩小或消失、肠鸣音消失。直立位胸部 X 线检查示膈下游离气体。

【治疗】　溃疡穿孔病人,如不存在妨碍手术的其他疾病,应立即行剖腹探查。冲洗腹腔极为重要,避免术后腹腔脓肿形成。

1. 单纯穿孔缝合修补术　①DU 穿孔一般主张行单纯穿孔缝合修补术,既简单又安全,常用带蒂大网膜作补片。Roscoe Graham 认为"对 DU 穿孔来说,医生的主要责任是拯救生命,逾越这一目的的任何操作都是徒劳的"。穿孔周围组织水肿时,应该用大网膜覆盖穿孔口,然后用可吸收单股线缝合,只要将大网膜覆盖穿孔口即可。②小弯高位溃疡和幽门前溃疡穿孔时间短于 6 小时,可在修补后行迷走神经干切断加幽门成形术。如果穿孔时间超过 6 小时,可单纯修补穿孔。③要注意的是:GU 穿孔术中一定要探查排除胃癌穿孔之可能,并切取部分溃疡送病理检查。

经验之谈：

　　大网膜填塞法穿孔修补术的原理犹如"无张力疝修补术"，也就是说，缝线不宜打得太紧。一方面是避免切割撕裂水肿的十二指肠组织，另一方面是防止造成大网膜缺血坏死。

　　对胃镜"黏膜下切除"造成的穿孔，由于穿孔周围的一片区域往往都没有黏膜和黏膜下组织，甚至没有肌层组织，在修补时请一定注意**全层缝合**的重要性！

2. 病因手术　①要求病人是病情平稳、早期穿孔、腹内感染不重和胃壁无明显水肿者。②GU 穿孔首选病因治疗，切除远侧胃大部分，并切除溃疡，因为胃穿孔的病例中 5%～22% 为胃癌。单纯修补术仅适用于手术风险大的病人，但一定要切取部分溃疡送病理检查。对小弯高位溃疡和幽门前溃疡穿孔可在修补后行迷走神经干切断加幽门成形术。③对腹腔炎症轻的低危 DU 病人，尤其是难治性 DU、年龄 > 45 岁者、穿孔大修补困难者，可同时行病因手术（参见本章消化性溃疡的手术治疗）。

3. 溃疡穿孔病人手术的三大危险因素　主要脏器严重疾病、术前休克和穿孔时间超过 24 小时。冲洗腹腔极为重要。

二、消化性溃疡大出血

　　15%～20% 的溃疡病病人会发生出血，其中多数病例内科治疗可控制出血。大出血的定义各家标准不一，本书的标准见第二十一章。消化性溃疡大出血是十二指肠后壁溃疡或小弯溃疡的主要并发症。

【诊断】

1. 主要症状　急性大呕血或柏油样黑便。**休克症状取决于出血的量和速度。**上腹轻压痛、肠音活跃。

2. 内镜检查　可以明确出血部位，出血 24 小时内检查阳性率为 70%～80%。

【治疗】

1. 内科治疗　内科治疗不降低手术率和死亡率（因为大血管的出血内科治疗难以奏效，且死亡率高）。经典措施：①建立 2 个大口径的静脉通道，补充血容量、吸氧；②止血：垂体后叶素、止酸剂每小时胃管注入、西咪替丁、电凝、激光凝血，75% 有效；③止血 12～24 小时，饥饿时可进食；查血细胞比容和凝血指标每日 2 次，监测有无出血。

2. 内镜下止血　有些溃疡出血可通过内镜电凝止血或注射药物止血，但溃疡基底部的出血内镜止血不易奏效，多需手术处理。

3. 手术　一般用来处理大出血。

（1）手术适应证：①出血多、猛，早期出现休克、血液动力学不稳定者；②经 12 小时需要输血 6 个或更多单位，才能维持血液动力学稳定者；③不久前曾发生过类似大出血；④内科治疗期间发生大出血；⑤ > 60 岁的老年人或伴有动脉硬化症的溃疡出血；⑥伴瘢痕性幽门梗阻或急性穿孔或考虑有恶变者；⑦球部后壁溃疡或小弯溃疡（附近为大血管）。

（2）溃疡缝合结扎止血加迷走神经切断和幽门成形术：适用于 DU 出血，方法是纵向切开幽门前壁，缝合出血点；若出血仍无法控制，可解剖胃十二指肠动脉，结扎之；然后横形缝合幽门切口，此称幽门成形术或幽门增宽术；最后切断两侧迷走神经干。迷走神经干切断加胃窦切除术在重危病人也可选用。

（3）胃切除术：Ⅰ型 GU 出血的最佳处理是胃远侧切除术，要求切除溃疡，Ⅱ型和Ⅲ型 GU 出血的最佳处理是迷走神经切断加胃窦切除术。

> **经验之谈：**
>
> 　　胃十二指肠动脉出血往往异常凶猛，如何控制出血又不影响视野是关键。通常的做法是用卵圆钳夹一个纱球对溃疡进行压迫止血。作者的经验是将左手中指插入小网膜孔，从背侧将这个硬的溃疡向前顶起，既起到压迫止血作用，又显露了溃疡，便于缝合。也可以在左手中指将溃疡顶起的情况下，用一把 Satinsky 钳夹住十二指肠球部（从肠腔外兜底夹住溃疡）控制出血，腾出手来缝合。

三、消化性溃疡瘢痕性幽门梗阻

大多是幽门前溃疡或幽门管溃疡瘢痕形成。急性溃疡反复发作瘢痕形成，导致胃流出道梗阻，慢性胃窦扩张又使胃泌素持续释放，导致胃溃疡加重的恶性循环。瘢痕性幽门梗阻内科治疗效果差。

【诊断】

1. 症状　突出的症状是呕吐。特点是**于傍晚或下午吐出 1～2 日前宿食，酸臭、无血、不含胆汁、量大**（一次可达 1 000～2 000 mL）。吐后自觉胃部舒适。此外，上腹有饱胀、沉重，进食后痛。以往为空腹痛、有规律。

2. 体检　发现上腹膨隆、胃蠕动波（少见），可闻及振水声。严重病人可有消瘦、缺水、营养不良。晚期有碱中毒抽搐。因盐酸大量丢失而发生低氯低钾代谢性碱中毒。

3. 化验　贫血、低血氯、低血钠、低血钾、低血 HCO_3^-，其中 Cl^- 丢失多于 Na^+ 丢失。

4. 腹部 X 线片　大液平、胃大而下垂。

5. 胃镜　排除新生物。

【治疗】

1. 初步治疗　插胃管行胃肠减压 5～6 天，解除胃扩张。输生理盐水和氯化钾以及 H_2 受体拮抗剂。营养不良者采用全肠外营养支持。

2. 盐水负荷试验　经上述治疗 3 天后经胃管注入 750 mL 生理盐水，30 分钟后若残留水＜200 mL，提示胃排空正常；若残留水＞400 mL，可先在内镜下行球囊扩张，失败者应手术处理。

3. 手术方式　采用减少胃酸产生和解决胃排空的术式，如：迷走神经干切断加胃窦切除术或迷走神经干切断加引流术。

第四节　胃　　炎

一、急性弥漫性胃炎

许多刺激性物质可引起本病，尤其是阿司匹林和酒精。本病可发生出血，甚至大出血。去除刺激因素加止酸剂治疗有利于愈合。

二、应激性溃疡

【定义】 应激性溃疡(stress ulcer，SU)又称急性胃黏膜病变(AGML)、急性糜烂性胃炎或急性出血性胃炎。SU 是指机体在各类严重创伤(包括手术)、烧伤、休克、危重疾病等严重应激状态下，发生以胃为主的上消化道黏膜急性炎症、糜烂或溃疡，严重时可发生大出血或穿孔。SU 是 MODS 之一，也可单独发生。因而预防 SU 是抢救重症病人一个不可忽视的环节。

【病因】 多种疾病均可导致 SU 的发生，其中最常见的应激源有：①重型颅脑外伤(又称 Cushing 溃疡)；②严重烧伤(又称 Curling 溃疡)；③严重创伤及各种困难、复杂的大手术术后；④全身严重感染；⑤多脏器功能障碍综合征(MODS)和/或多脏器功能衰竭(MOF)；⑥休克，心、肺、脑复苏术后；⑦心脏血管意外；⑧严重心理应激，如精神创伤、过度紧张等。

【发病机制】 胃黏膜防御机能削弱与胃黏膜损伤因子作用相对增强，是 SU 发病的主要机理。该病的起始因素是胃黏膜缺血，加上胃酸的作用，使胃黏膜损害加重。特点是表浅的黏膜病损，开始位于胃底部，以后向胃远端扩散，直至整个胃受累。

1. 胃黏膜防御机能降低 在应激状态下黏膜局部发生的微循环障碍，黏膜屏障(碳酸氢盐)及上皮屏障功能降低。

2. 胃酸分泌增加 在各种损伤因素中，胃酸在发病早期起到了重要作用，其他损伤因子尚有胃蛋白酶原分泌增多，以及在缺血情况下产生的各类炎性介质等。

3. 神经内分泌失调 下丘脑、室旁核和边缘系统是应激的整合中枢；甲状腺素释放激素(TRH)、5-羟色胺(5-HT)、儿茶酚胺等中枢介质可能参与并介导 SU 的发生。

【临床表现】

1. 临床特征 ①原发病越重，SU 的发生率越高，病情越加风险，死亡率越高。②无明显的前驱症状(如胃痛、反酸等)，主要临床表现为无痛性上消化道出血(呕血或黑粪)与失血性休克症状。对无显性出血的病人，胃液或粪便潜血试验阳性、不明原因血红蛋白浓度降低≥20 g/L，应考虑有应激性溃疡伴出血的可能。③SU 发生穿孔时，可出现急腹症症状与体征。④SU 的发生大多集中在原发疾病产生的 3~5 天内，少数可延至 2 周。

2. 内镜特点 ①病变以胃体部最多，也可见于食管、十二指肠及空肠；②病变形态以多发性糜烂、浅溃疡为主，前者表现为多发性出血点或出血斑，溃疡深度可至黏膜下、固有肌层及浆膜层。

【诊断】 有应激病史、在原发病后 2 周内发生上消化道出血、穿孔等症状，病情允许时应立即做内镜检查，若有糜烂、溃疡等病变存在，SU 诊断即可成立。

【预防】 应激性溃疡重在预防，对高危病人是预防的重点，并做胃肠监护。

1. SU 高危人群 ①高龄(年龄≥65 岁)；②严重创伤(颅脑外伤，烧伤，胸，腹部复杂、困难大手术等)；③合并休克或持续低血压；④严重全身感染；⑤并发 MODS、机械通气 3 天以上；⑥重度黄疸；⑦合并凝血机制障碍；⑧脏器移植术后；⑨长期应用免疫抑制剂与肠外营养；⑩1 年内有溃疡病史。

2. 积极处理原发病，消除应激源 抗感染，抗休克，防治颅内高压，保护心、脑、肾等重要器官功能。

3. 监测 胃肠道监护，插入胃管，可定期定时检测胃液 pH 或做 24 小时胃内 pH 检测，并定期检测粪便隐血。

4. 对原有溃疡史者,在重大手术的围手术期前可做胃镜检查,以明确有否合并溃疡。

5. 有效地抑制和中和胃酸 对高危病人,可预防性地运用药物预防。

(1) 抑酸药:①术前预防:对拟做重大手术的病人,估计术后有并发 SU 可能者,可在手术前 1 周内口服抑酸药或抗酸药,以提高胃内 pH 值;②对严重创伤、高危人群的预防。

常用药物:①质子泵阻滞剂(PPI):奥美拉唑 40 mg,每日 1～2 次;②组胺受体阻滞剂:法莫替丁 20 mg,每日 2 次;雷尼替丁 150 mg,每日 2 次;西咪替丁 400 mg,每日 2 次。

(2) 抗酸药:氢氧化铝、铝碳酸镁、5%碳酸氢钠溶液等,可从胃管内注入,使胃内 pH ≥ 4。

(3) 黏膜保护剂:硫糖铝、前列腺素 E 等,用药时间不少于 2 周。

6. 支持疗法

(1) 若病情许可,鼓励早期进食,以中和胃酸,增强胃肠黏膜屏障功能。

(2) 若有低蛋白血症、电解质和酸碱平衡紊乱时,应及时补充与调整。

【治疗】 一旦发现呕血或黑便等消化道出血症状,提示 SU 已发生,此时除继续治疗原发病外,还必须立即采取各种止血措施及治疗应激性溃疡。

1. 一般原则 ①应激性溃疡重在治疗原发病、积极应用止酸剂。②一旦发生出血,西咪替丁就无治疗作用。③由于手术死亡率高,外科很少采用。对出血无法控制者,最后可选用次全胃切除术,全胃切除术死亡率高。

2. 积极抗休克 立即输血补液,维持正常的血液循环。

3. 纠正凝血机制缺陷 对合并有凝血机制障碍的病人,可输注血小板悬液、凝血酶原复合物等,以及其他促进凝血的药物。

4. 迅速提高胃内 pH 要求胃液 pH≥6,以促进血小板聚集和防止血栓溶解,创造胃内止血必要的条件。

(1) 推荐用 PPI 针剂:奥美拉唑,首剂 80 mg,以后 40 mg,每 8 小时 1 次维持。

(2) H₂阻滞剂针剂:法莫替丁(40 mg),西咪替丁(800 mg)静滴,每日 2 次。

(3) 胃内灌注碱性药物(如氢氧化铝等),使胃液 pH≥6。

5. 控制感染 对在烧伤等合并有细菌感染者,为防止菌群移位,应加强黏膜保护剂和抗生素的应用。

6. 减少胃的血流 ①鼻胃管冰盐水洗胃;②全身用生长抑素和前列腺素,或选择性动脉内注入垂体后叶素。

7. 内镜和介入止血 药物治疗后,仍不能控制病情者,若病情许可,应立即作紧急胃镜检查,以明确诊断,并可在内镜下做电凝或激光凝固止血治疗。

8. 手术止血 经药物和内镜介入治疗,仍不能有效止血者,为抢救病人的生命,在情况许可下,也可考虑外科手术治疗,常用术式是选择性迷走神经切断加胃窦切除或次全胃切除,并行局部止血。溃疡穿孔者也需手术,可行次全胃切除或加十二指肠穿孔处缝合,同时充分引流腹腔内感染性液体。另一种术式是选择性胃周血管离断术,在起始部结扎胃右、胃左和胃网膜动脉,仅保留胃短动脉供血,胃不会坏死。

9. 后继处理 在出血停止后,应继续应用抗溃疡药物,直至溃疡愈合。推荐使用的药物有 PPI、H₂阻滞剂等,疗程为 4～6 周。

【预防】 应激性溃疡的预防比治疗远为重要,**主要的预防措施是降低胃液的酸度。**用止酸剂和 H₂受体拮抗剂维持胃液 pH 在 5.0 以上;用硫糖铝等黏膜保护剂。降酸后的副作用是胃内细菌滋长。

三、慢性胃炎（萎缩性胃炎）

病理表现是腺管萎缩和固有层炎细胞浸润，并可有肠上皮化生。慢性胃炎有两种类型，这两种胃炎的胃癌发生率都较高。

1. A 型胃炎　又称慢性胃体炎，为自身免疫病。病变在胃体和胃底部，呈弥漫性，不累及胃窦。血清胃泌素高，血清中有壁细胞抗体。胃酸分泌明显低下或缺乏，维生素 B_{12} 的吸收发生障碍，最终导致恶性贫血。20% 病人伴甲状腺炎、Addison 病或白斑病。

2. B 型胃炎　又称慢性胃窦炎，比较常见，可与 DU 或 GU 伴发。本病 90% 由 Hp 感染引起，少数与胆汁反流、NSAID 药物、吸烟或酒癖有关。其发病率随年龄增高，血中无壁细胞抗体，胃酸分泌稍降低。

第五节　胃和十二指肠的后天性梗阻性疾病

一、肠系膜上动脉综合征

本病是十二指肠第三部被肠系膜上动脉压迫致梗阻，多见于青年消瘦的女子。肠系膜上动脉综合征的易发因素还有：腹膜后脂肪少、长期卧床不起和压迫（如：躯干部石膏固定），因此本综合征又称躯干石膏筒综合征。

【解剖】　肠系膜上动脉（SMA）在第一腰椎水平起自腹主动脉（AA），距腹腔干 1.25 cm。正常 SMA 与 AA 夹角为 50°～60°，十二指肠横部在这两根动脉之间通过，此处，两根动脉之间的距离为 10～20 mm。而在肠系膜上动脉综合征病人，该夹角平均仅有 18 度，平均距离为 2.5 mm。

【诊断】

1. 临床表现　主要是十二指肠梗阻症状，包括严重恶心、呕吐、腹胀、餐后上腹疼痛和体重下降。病人采取膝胸卧位、左侧卧位或偶尔俯卧位时症状可缓解。

2. 造影所见　上消化道钡餐和低张十二指肠造影有助于诊断。

【治疗】

1. 内科治疗　方法是去除所有易患因素，如：石膏筒、腰带和仰卧体位。增加体重也可使症状缓解（肠膜上动脉与腹主动脉夹角在脂肪增多时夹角变大）。全肠外营养有助于症状缓解。

2. 外科治疗　方法有 Treitz 韧带松解术，可使十二指肠从肠系膜上动脉下方松解下来。此外还可行短路手术（图 22-2）。

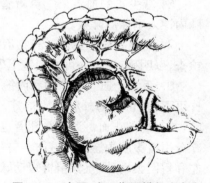

图 22-2　空肠-十二指肠横部吻合术

二、胃扭转

【定义】　胃扭转是指扭转至少 180°，形成闭襻性梗阻。

【分型】

1. **器官轴向扭转** 胃以贲门-幽门连线为轴发生扭转,约占胃扭转病例的 2/3。此时,胃大弯连同大网膜一并向上翻转变成了胃的顶端,并进入胸腔,这种翻转使得胃-食管结合部和远端胃发生扭曲,形成闭襻性胃梗阻。

2. **系膜轴向扭转** 胃以胃大弯中点与胃角的连线为轴发生扭转,约占胃扭转病例的 1/3。

3. **兼有器官轴向扭转和网膜轴向扭转。**

【病理机制和临床表现】 器官轴向型扭转发病突然,一般都伴有膈肌缺损;而系膜轴向型扭转为不全性扭转(<180°),可以反复发作,一般不伴有膈肌缺损。成人膈肌缺损的常见病因是创伤或食管旁疝;小儿膈肌缺损的常见病因是先天性 Bochdalek 孔缺损,全部腹腔内脏进入胸腔。病人就诊时的主要症状是腹痛急性发作、呕吐和上消化道出血。突然发作的持续性上腹部剧痛、反复干呕(吐出物极少)和胃管无法插入就构成了 Borchardt 三联征。腹部平片示胸腔或上腹部有积气的内脏。造影或上消化道内镜有助于确诊。

【治疗】 急性胃扭转需要急诊手术处理。绝大多数胃扭转可以通过经腹入路手法复位。对膈肌缺损进行修补,对食管旁疝做胃底折叠术。少数病例(5%~28%)会发生绞窄,对生机可疑的胃应该予以切除。自发性胃扭转,如果不伴有膈肌缺损,可以采用复位加胃固定(胃固定术或管式胃造瘘术)处理。

有两种办法有助于疝出脏器的复位:经膈肌缺损处插入一根大口径的管子,如此就消除了胸内负压的"吸引"作用;设法把鼻胃管插到扩张的胃腔内,减小胃的体积。如果无法将鼻胃管插入扩张的胃腔,就必须将胃切开减压,才能使胃回纳腹腔。胃壁切开减压时要注意避免污染胸腔——这往往为术后脓胸的发生埋下了隐患。

当疝复位后,应切断疝囊,间断缝合膈肌缺损处。巨大膈肌缺损可能需要使用人工补片进行修补,不过,在有污染的情况下不建议使用补片。有些专家推荐管式胃造瘘术(将胃造瘘口妥善地与前腹壁缝合),目的是胃减压和预防胃扭转复发。也有一些人主张胃固定术(将胃与腹壁缝合;甚至在横结肠系膜无血管区开窗,将胃与该窗缝合固定)。是否应该附加抗反流手术(如:胃底折叠术),各家意见不一,多数人认为在这种急诊情况下附加抗反流术不是明智之举,因为此时你并不清楚该病人是否还存在滑动性疝或胃-食管反流。

如果胃已经丧失活力,则需要切除胃的坏疽部分,可以依据情况行部分胃切除术或者全胃切除术。**对生命垂危的病人,需要行全胃切除时,安全之策是仅做切除术,推迟重建术:**在远端食管内插一根引流管,缝闭十二指肠残端,行管式空肠造瘘术,空肠造瘘的位置应该做在下次拟行的 Roux-en-Y 食管-空肠吻合术的肠-肠吻合口远侧的空肠上,一旦病人的病情稳定、能够耐受 Roux-en-Y 食管-空肠吻合术时就再次剖腹做重建术。

有文献报道,在经过挑选的、血流动力学稳定的病人,完全可以在腹腔镜下行膈疝复位和胃扭转复位术,然后,利用腹腔镜做胃固定术或胃底折叠术。但是一旦发现胃坏死,应当立即中转开腹。

三、幽门梗阻

参见"胃十二指肠溃疡并发症"。

第六节　胃和十二指肠的其他疾病

一、十二指肠憩室

十二指肠憩室比较常见,10%～20%的上消化道钡餐检查可见到这种病变,90%无症状,因并发症手术者不足5%。70%左右的十二指肠憩室位于十二指肠降部内侧壁,特别好发于十二指肠乳头附近(壶腹区),壶腹区憩室可引起胆管炎、胰腺炎和胆总管结石反复发作。**十二指肠憩室属压出性憩室。**本病在40岁后发生率上升,女性多见。**可并发严重出血或穿孔。**若无并发症,则不必治疗。

【手术要点】

1. **确认壶腹**　切开十二指肠后,可通过扪诊或直视确认壶腹部。辨认有困难时,应果断切开胆总管,插入探子或导管帮助确认,然后再开始分离切除憩室。

2. **憩室切除的方法**　有两种方法:一种是将憩室内翻,然后切除之,缝闭缺损;另一种是不切开十二指肠壁,从胃管内注气使憩室膨出,将憩室从胰腺和十二指肠后方分离,切除之。后者比前者发生胰腺炎的可能性大。

3. **十二指肠憩室穿孔的处理**　炎症穿孔或胆总管探查时探子进入十二指肠都可能造成穿孔。十二指肠憩室穿孔若不能及时妥善处理常常致命。妥善处理方法是行Billorth Ⅱ式胃肠吻合和胆管切断、胆管空肠端侧Roux-en-Y吻合术,穿孔周围放置引流。术中发现的憩室穿孔可行修补术。

二、Mallory-Weiss撕裂

这是反复剧烈呕吐所致的胃食管连接处黏膜线样撕裂,一般位于小弯侧高位,占上消化道出血病例的15%,偶有大出血。死亡率约3%～4%,主要见于酒精性门静脉高压病人呕吐后。诊断依靠内镜检查。一般通过内镜电凝、注射肾上腺素、套扎或钛夹可以止血。约10%的病人需要手术止血,手术方法是用2-0微乔线深缝撕裂的黏膜。

三、胃石

毛发在胃内聚积成团称**毛粪石**,植物在胃内聚积成团称**植物粪石**,两种成分兼有者称**植物毛粪石**。一般需要行手术取石。

1. **好发人群**　毛粪石主要见于有神经质的年轻女性。植物粪石见于胃部分切除后的病人,老年人居多。

2. **临床表现**　症状有恶心、呕吐、消瘦和腹痛。并发症有梗阻和溃疡。

3. **治疗**　一般需要行手术取石,但也有用酶溶解法成功的报道。

四、Ménétrier病

Ménétrier病又称胃黏膜巨大皱襞症、肥厚性胃炎或低蛋白性肥厚性胃病。本病病因不详,可能与儿童巨细胞病毒感染或成人幽门螺杆菌感染有关。本病是一种罕见的后天性癌前期病变,胃底和胃体黏膜皱襞肥厚呈脑回状或鹅卵石状外观,胃窦黏膜一般正常。

1. **本病的特征**　①X 线示胃黏膜肥厚,特点是黏膜皱褶巨大,但胃窦黏膜正常。黏液细胞数增多,壁细胞和主细胞数减少;②胃黏液高度分泌,铬-标记白蛋白试验提示胃液中含大量白蛋白,24 小时 pH 测定示低胃酸或无胃酸;③症状有上腹痛、恶性、呕吐、食欲减退、外周水肿和消瘦,严重低蛋白血症。

2. **治疗**　无特效治疗,可以用抗胆碱、止酸、生长抑素和清除幽门螺杆菌的药物。低蛋白血症严重或恶变时,应行胃部分切除或全胃切除术。

五、胃 Dieulafoy 病

本病是胃黏膜下存在**异常扩张**(1～3 mm)**迂曲的动脉**,其表面的黏膜被腐蚀后发生出血。病灶一般位于距胃食管交界 6～10 cm 的范围内,**最常见于贲门附近的胃底区**。男女发病之比为 2∶1,发病高峰年龄是 40～50 岁。

1. **典型表现**　突然大量呕血,无痛,伴休克,可反复发作。

2. **内镜检查**　80% 可通过胃镜检查明确诊断。由于出血为间歇性,因此,有时需要多次胃镜检查才能明确诊断。胃镜的优点是还可以进行电凝、激光凝固、硬化剂注射、套扎或上血管夹等止血处理。

3. **动脉造影**　若胃镜未能发现病灶,可做血管造影检查。胃 Dieulafoy 病的血管造影所见是胃左动脉分布区扩张迂曲的动脉,伴造影剂外溢,此时,可做血管栓塞治疗。

4. **外科处理**　仅当上述治疗失败时才考虑手术治疗,手术的方法有病灶局部切除或缝扎。**手术的难点是病灶定位**。对非活动性出血的病灶,可要求内镜医生在病灶处注射染料标记。

六、胃静脉曲张

Sarin 将胃静脉曲张分为食管胃底静脉曲张和单纯胃静脉曲张两类。单纯胃静脉曲张又分为 1 型和 2 型。1 型胃静脉曲张位于胃底部,2 型胃静脉曲张位于胃的其他部位。

【发病机制】

1. **弥漫性门静脉高压**　增高的门静脉压力通过胃左静脉传递引起食管静脉曲张;通过胃短静脉和胃后静脉传递引起胃底和贲门周围静脉丛曲张。

2. **脾静脉栓塞后的左侧区门静脉高压**(sinistral hypertension)　单纯胃静脉曲张多继发于脾静脉栓塞,又称胰源性门静脉高压症,最常见的病因是慢性胰腺炎和胰腺假性囊肿。脾静脉的血流通过胃短静脉和胃后静脉逆流至曲张的静脉丛,然后通过胃左静脉流入门静脉。通过胃网膜静脉到肠系膜上静脉的这种左向右逆流与胃的其他部位的静脉曲张有关。

【治疗】

1. **脾切除术加贲门周围血管离断术**　该手术治疗脾静脉栓塞后的胃静脉曲张疗效很确切。大多数胃静脉曲张出血的病人都伴有弥漫性门静脉高压症,手术前应该做腹部超声或内镜超声检查了解脾静脉是否存在栓塞。

2. **内镜套扎或硬化治疗**　弥漫性门静脉高压症所引起的胃静脉曲张出血的处理同食管静脉曲张。病人应该先进行容量复苏,纠正凝血异常。用三腔二囊管压迫止血,内镜明确诊断和内镜套扎或硬化治疗。

第七节　胃和十二指肠溃疡的手术要点

一、一般要点

1. **术前准备**　幽门梗阻者,术前要用温盐水洗胃,减轻黏膜水肿,防止吻合口漏。伴贫血或水电解质紊乱者,应在术前纠正之。

2. **避免损伤"肝门三管"**　在游离幽门上方时,切忌大块钳夹切断。当十二指肠球部溃疡与肝十二指肠韧带粘连紧密时,应当机立断,选择溃疡旷置术。千万不要强行分离,以免分破肠壁或损伤胆管、胰管。

3. **避免十二指肠残端漏**

(1) 十二指肠残端勿游离过多,特别是对系膜缘不能游离太多,以免边缘部分发生缺血、坏死和瘘。没有愈合把握时,可在十二指肠残端内置一导管作减压引流(十二指肠造瘘)。

(2) 十二指肠残端勿游离太少,要求缝闭没有张力,必要时再游离一点。

(3) Billroth II式重建时要注意保留胃十二指肠动脉,保证十二指肠的血供。

(4) 十二指肠切端组织水肿明显时,不要用线形闭合器闭合,最好用单股可吸收线缝合。一旦发生十二指肠残端漏,应该及时再手术做十二指肠造瘘确保引流通畅。

4. **避免术中出血**　①游离胃小弯时应注意副肝左动脉,尽可能保留该动脉,仅切断胃左动脉的胃支。②游离胃大小弯时,动脉应先结扎后切断,以免结扎线松脱、血管回缩、引起大出血。③牵拉胃大弯和左上腹的拉钩应防止撕裂脾脏。Billroth II式重建时,残胃的血供来自胃短动脉,此时,更要注意脾脏的保护。因为,少数病人在脾切除后,会发生残胃血供不足。此时,唯一的选择是全胃切除,食管-空肠吻合。

5. **胃切除的量**　尽可能切除溃疡,切除远端50%～60%的胃。胃的远切除线一般应超过并贴近幽门静脉。若在此切除线难以切除溃疡时,可保留2～3 cm胃窦旷置溃疡,但必须剥去全部胃窦黏膜,不允许残留。

6. **防止术后胃出血**　用线形闭合器、"8"字缝合或"U"字扣式缝闭胃断端小弯侧。在胃肠吻合前,常规缝合结扎胃断端大弯侧黏膜下血管。

7. **Billroth I式优先**　对GU,在吻合无张力的情况下(必要时用Kocher手法游离十二指肠和胰头),尽可能行Billroth I式胃肠吻合。对DU,一般选结肠后空肠输入段对小弯的半口Billroth II式吻合(Hofmeister)法。Treitz韧带位于胃断端左下方时,则以输入段对大弯的吻合为宜。

> **经验之谈:**
> 　　下意识的胃回肠吻合并不少见,尤其在腹腔镜辅助胃肠手术的今天,切记。除了空肠解剖特点(见第二十三章第一节)的确认外,确定Treitz韧带的另一条要诀是紧贴Treitz韧带左侧缘可以见到有肠系膜下静脉走过。

8. **避免胃-回肠吻合**　Treitz韧带位于脊柱左侧,回盲部位于脊柱右侧。正确方法是左手提起横结肠,右手沿其系膜根部向脊柱左侧滑去,右手食指即可钩起固定的Treitz韧带和空肠起始段。空回肠特征的区别见第二十三章第一节。

9. **防止术后空肠输入襻梗阻**

（1）BillrothⅡ式胃肠吻合时，空肠输入襻太短或太长都可致输入襻成角发生机械性肠梗阻。空肠输入襻过长容易发生"输入襻综合征"或 Petersen 孔疝（图 23-9）。空肠输入襻梗阻后所形成的输入襻高压还可造成十二指肠残端破裂。

（2）结肠后胃肠吻合时，输入襻的长度一般应在 8～10 cm。在前壁胃肠吻合完毕前，将胃管放入空肠输入襻，有利于引流输入襻，缓解输入襻压力。

（3）结肠前胃空肠吻合结束时，要尽可能地将横结肠放在胃空肠吻合口的左侧，如此可以缩短空肠输入襻的长度。

（4）胃排空的基础是胃的动力功能（受十二指肠的负反馈机制调节），不是液体的压力梯度。因此，吻合口的方位策划没有科学依据，只要吻合口没有扭曲、成角、输入襻或输出襻受压，结肠前吻合抑或结肠后吻合，近端对大弯抑或远端对大弯，都不重要。

10. **结肠后吻合**　横结肠系膜打孔，先将横结肠系膜固定在吻合口上方 2 cm 的胃后壁上，千万不能固定在空肠上，以免压迫肠管梗阻。然后行结肠后胃肠吻合，黏膜对黏膜的单层吻合是保证吻合口质量的前提。吻合口的大小一般应掌握在 2.5 cm 直径为宜，避免发生吻合口狭窄。

11. **吻合的基本要点**　注意两个"危险角"的缝合、保证吻合部胃肠血供良好、吻合口无张力是防止术后胃肠吻合口破裂的要点。

12. **术后观察事项**　主要观察每日的引流情况和病人的临床过程。术后 1 周胃肠引流量多时，应该行上消化道泛影葡胺造影。

13. **术后并发症**　吻合口漏伴脓肿形成、腹膜炎、胃出血、吻合口出血、梗阻（吻合口梗阻或功能性梗阻）、胃排空延迟、溃疡复发、吻合口狭窄（远期）。

二、十二指肠溃疡手术

1. **十二指肠后壁溃疡与胰腺间形成致密瘢痕时的游离**　此时须用手术刀解剖分离，不用剪刀。切开致密瘢痕时一般不会出血，要保持分离面靠近十二指肠后壁，避免伤及胰腺。如此分离往往在溃疡处切入十二指肠腔，此时可自溃疡破口处向幽门方向切开扩大这一破口，以便左手食指伸入十二指肠作引导，对溃疡周围继续进行分离（切勿切除溃疡基底部）。如果解剖顺利，可见到十二指肠后壁的正常外观。若溃疡切开后，进一步切除溃疡尾侧有困难，可终止解剖，改行 Nissen 十二指肠残端关闭术。若十二指肠后壁溃疡累及肝十二指肠韧带，一般不宜强行解剖。可将胆总管切开后，插入 Baker 探子作导向，然后解剖溃疡。

2. **Nissen 法缝闭十二指肠残端**　先用细丝线将十二指肠前壁和前外侧壁与溃疡尾侧缘做间断缝合，再将十二指肠前壁浆肌层与溃疡头侧缘做间断缝合，遮盖溃疡面，把溃疡置于胃肠道外（图 22-3）。要求缝合时十二指肠前壁的血供满意、足够长，以保证吻合时无张力。

3. **预防十二指肠残端漏**　对十二指肠残端缝闭不满意，估计不易愈合者，可行十二指肠造瘘术。

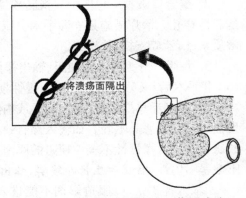

图 22-3　Nissen 法缝闭十二指肠残端

造瘘管可经残端引出,也可在十二指肠侧壁戳孔引出。

三、高选择性迷走神经切断(近侧迷走神经切断术)

1. **术野显露** 用框架拉钩,使食管下段区域得到良好显露。

2. **迷走神经干的显露** 剪开食管腹段前面的腹膜,用"花生米"钝性游离食管前面及两侧。用右手食指从食管左侧伸至食管后方,由于迷走神经右干位于食管右侧 2 cm 处,因此右手食指应在右膈脚与食管右壁之间并紧贴右膈脚伸出,如此右食指勾绕两条迷走神经干及食管。通常右干比左干粗大。分出左干和右干后,套线牵引之。

3. **保留"鸦爪"支** 术者左手食指和中指从肝胃韧带的无血管区穿入小网膜囊,绷紧小弯,可见到位于胃小弯附近的 Latarjet 神经前支,注意保留支配胃窦远侧 6~7 cm 的幽门区的"鸦爪"支。将"鸦爪"支头侧分布至胃壁的神经分支与其伴行血管一一结扎、切断,直至左迷走神经主干。注意不要损伤 Latarjet 神经主干,血管钳要紧靠胃壁侧,并特别注意勿撕裂血管,因为血管出血所造成的血肿影响进一步的操作。此时可进一步解剖 Latarjet 神经后支,保护"鸦爪"支。同样向头侧分离直至右迷走神经主干。

4. **防止胃小弯坏死** 迷走神经切断后胃小弯的分离面应腹膜化,防止胃小弯坏死造成漏。

第八节　溃疡病手术后专有并发症

胃切除或迷走神经切断后,特别是幽门切除后,胃排空的精细调控机制受损。此外,不同的胃肠重建式式,会造成不同的胃切除术后综合征,Billroth Ⅱ 式容易发生十二指肠或空肠梗阻、十二指肠分泌液向胃内反流;Roux-en-Y 吻合的失功肠襻内细菌容易过度繁殖。评估胃的排空和运动能力的方法有上消化道造影检查和内镜检查。放射性核素示踪连续成像能更好地判断胃排空能力。

一、早期并发症

1. **吻合口出血** 绝大多数可通过禁食、止血剂和输血输液等保守治疗而停止,仅当短期内出血>500 mL/h,保守治疗无效或出现循环不稳者才考虑手术止血。

2. **缝合口破裂** 包括十二指肠残端破裂或胃肠吻合口破裂两种。临床表现犹如溃疡病急性穿孔。治疗措施是立即手术引流十二指肠残端或修补胃肠吻合口。术后纠正水、电解质紊乱,营养支持,抗感染。

3. **梗阻** 分为输入襻梗阻、输出襻梗阻或吻合口梗阻三种。①输入襻综合征见于 Billroth Ⅱ 手术后,又分为急性梗阻和慢性梗阻两种。急性梗阻多见于结肠前吻合或由于输入襻过长,在术后早期出现扭转、套叠或内疝,这是一种闭襻性肠梗阻,表现为突然上腹剧痛、发热、心率快、恶心呕吐。如输入襻有缺血,可发生血淀粉酶升高和休克,临床表现酷似急性胰腺炎。输入襻慢性不全性梗阻的原因是输入襻扭曲成角,表现为餐后腹胀、腹痛和恶心,呕吐呈喷射性,呕吐后症状即缓解,吐出大量胆汁性液,不含食物。胃镜不能进入输入襻,CT 示输入襻扩张,口服造影剂不能进入输入襻。②输出襻梗阻呕吐物为含胆汁的食物。③吻合口梗阻:呕吐食物,不含胆汁。

除急性输入襻梗阻应急诊手术外,其他梗阻可先行保守治疗,保守治疗无效者应再次手术。输入襻不全梗阻的术式一般是将 Billroth Ⅱ 改成 Roux - en - Y 吻合引流输入襻。

4. **胃排空障碍**　胃排空延迟的原因还不清楚(肿瘤防治研究,2022,49(8):760-763)。核素示踪研究发现,50％以上的 Roux - en - Y 胃空肠吻合病人有胃排空障碍,但是仅半数病人有症状,且大多数随时间推移而改善。可以用氯贝胆碱或甲氧氯普胺(灭吐灵)治疗。

二、进食后并发症

进食后并发症主要是倾倒综合征与低血糖综合征(晚期倾倒),症状明显者占 5％。

【病因】

1. **倾倒综合征**　系高渗食糜涌入小肠,因食物中含有大量的单糖或多糖物质(如奶制品),使小肠内消化液积聚,结果空肠扩张、循环血量骤减。然而,液体迁移并不能解释与倾倒综合征相关的所有症状。5-羟色胺、神经降压素、组胺、胰高糖素、血管活性肠肽和激肽等激素物质的释放,被认为是产生这些症状的原因。生长抑素类似物阻断这些激素物质的作用,有益于症状改善。倾倒综合征的发生率与胃切除的量成正比。

2. **低血糖综合征**　原因是血胰岛素和血糖水平的快速变化。系食物过快地进入空肠,葡萄糖过快吸收,刺激胰岛素过度分泌,发生反应性低血糖,在临床上远比倾倒综合征少见。

【诊断】

1. **症状**　心血管症状(剑突下不适,心悸,乏力,出虚汗,头晕)和胃肠道症状(恶心、呕吐以至虚脱,肠鸣和腹泻)。倾倒综合征的症状多发生在餐后 5～45 分钟,特别是进甜的流质后;低血糖综合征的症状多发生在餐后 2～3 小时,不伴有肠鸣或腹泻。多数病人在半年到 1 年内能逐渐自愈。

2. **体征**　心动过速和血压上升。

【治疗】

1. **内科治疗**　①避免高碳水化合物饮食和高渗流质;②**每餐进食一些脂肪以减慢胃排空是最好办法**;③进流食后平卧 30～60 分钟;④饭前 20 分钟口服 β 受体阻滞剂(盐酸心得安 10～20 mg),约 50％的病人有效;⑤晚期倾倒综合征的非手术疗法包括餐后 2 小时进少量食物来缓解症状。

2. **外科治疗**　极少数病人应做手术。目的是减慢胃排空,方法是缩小胃肠吻合口或在胃空肠之间间置一段 10 cm 长的逆蠕动空肠襻,或把原吻合改成 Roux - en - Y 吻合。低血糖综合征一般不必手术治疗。

三、远期并发症

常见的有碱性反流性胃炎、营养不良、残胃癌、吻合口溃疡和溃疡复发。

(一) 碱性反流性胃炎

碱性反流性胃炎是胃切除后最常见的并发症,占胃切除者的 25％,原因是幽门功能丧失、碱性胆汁和胰液反流入胃内。多见于 Billroth Ⅱ 手术后。

1. **临床表现**　与慢性输入襻梗阻的临床表现相似。碱性反流性胃炎三联征:①剑突下持续烧灼痛,进食后加重,抗酸剂无效;②胆汁性呕吐,呕吐后疼痛依旧;③体重减轻、虚弱和贫血。

2. **内镜检查**　提示胃炎(黏膜水肿、胆汁染色、萎缩和红肿),并且可见胆汁反流入胃。胃黏膜活检示炎性变化,黏膜下血管呈螺旋状。

3. **治疗**　内科治疗不满意。外科方法是将 Billroth Ⅰ 式或 Ⅱ 式胃肠吻合改为 Roux -

en-Y吻合,要求胃支空肠40 cm。如果前次术式是迷走神经干切断加幽门成形术,改做Roux-en-Y吻合时应同时加做远侧半胃切除术。80%的病人Roux-en-Y术后症状可缓解,但也有人出现胃排空延迟,称为Roux-en-Y术后滞留综合征。

(二)吸收障碍和营养不良

最常见的是巨细胞贫血(维生素 B_{12} 或叶酸缺乏)和小细胞贫血。

1. 发病机制　胃容量减少、胃炎、食管炎影响摄入,胃排空过快和肠道通过过快。

2. 主要表现　贫血、消瘦、乏力等,其严重程度与胃切除的量成正比。可出现钙代谢失调、骨质疏松和骨软化、缺铁性贫血(铁主要在十二指肠吸收)、巨细胞性贫血(内因子缺乏)。

3. 治疗　缺铁性贫血口服硫酸亚铁很有效。

(三)残胃癌

胃切除后是否易发生残胃癌还有争论,诊断依靠X线和胃镜检查,应再次手术做根治切除术。

(四)迷走神经切断后腹泻

50%的病人为轻泻,随时间推移,症状会改善或消失。少数病人(<1%)腹泻很重,不随时间而减缓。迷走神经切断术后腹泻的病理生理不完全清楚。抗腹泻药物有效,如可待因、地芬诺酯(苯乙哌啶)或洛派丁胺(易蒙停)。

(五)盲襻综合征

在Billroth Ⅱ式比Roux-en-Y术后更多见,原因是无食糜通过的肠段有大量的细菌繁殖,干扰叶酸和维生素 B_{12} 的代谢。维生素 B_{12} 缺乏可导致巨细胞性贫血。细菌过量繁殖可引起胆盐分解,导致脂肪痢,病人常有腹泻、体重减轻、虚弱和贫血。可用抗生素治疗。根本治疗是将原术式改为Billroth Ⅰ式胃肠吻合。

(六)溃疡复发

任何种类的手术都有一定的复发率。复发率最低的术式是全胃切除术,但是术后早期和晚期并发症发生率高,极少采用。另一种复发率很低的术式是迷走神经干切断加胃窦切除术(1%~2%),但术后倾倒综合征和输入/输出襻综合征发生率增加,高选择性迷走神经切断的病人复发率最高(约12%)。溃疡病复发的常见原因是迷走神经切除不完全,如遗漏Grassi罪犯神经。

第九节　胃　肿　瘤

胃肿瘤中90%~95%是恶性肿瘤,恶性肿瘤中95%是腺癌,淋巴瘤和平滑肌肉瘤都很罕见。

一、胃癌

就目前来说,远侧胃癌仍然是最常见的胃癌。然而,在全世界范围内远端胃癌的发病率在下降,食管胃底交界区(AEG)癌的发病率在攀升。AEG是指以贲门为中心的5 cm区域。AEG 1型癌(远端食管腺癌,源于Barrett食管肠上皮化生)的淋巴回流分别入纵隔结和9组,而AEG 2型(贲门癌)和3型(贲门下胃癌)回流入7组、9组、11组、10组和16组。

【病理组织类型】

1. WHO分类　乳头状腺癌、管状腺癌、低分化腺癌、黏液腺癌、印戒细胞癌、未分化癌和特殊型癌。

2. 芬兰 Lauren 分类　①肠型胃癌,分化好,局限生长;有类似结肠癌样的颗粒状结构,有弥漫性炎细胞浸润和肠上皮化生。②弥漫型胃癌,分化差,浸润性生长;有小的、均一的细胞呈细小簇状排列,在黏膜下扩散范围广,有炎细胞浸润,预后差。两者的比较见表 22-2。③其他型。

3. Ming 分类　膨胀型和浸润型。

【进展期胃癌的 Borrmann 肉眼分型】

1. 肿块型　呈菜花状突入胃腔,表面溃疡。生长慢,向深部浸润、转移晚。此型最少见,预后佳。

2. 溃疡限局型　溃疡缘略隆起、中央凹陷,溃疡缘与正常胃黏膜分界清,易发生穿孔、出血,易向深部侵入淋巴管。**此型最常见。**

3. 溃疡浸润型　向周围浸润,边缘与正常胃黏膜分界不清。此型常见。

4. 弥漫浸润型　又称皮革型,肿瘤在黏膜下广泛浸润,累及胃全部或大部。胃缩小、变硬,如皮革状。分化差、转移早。

表 22-2　肠型和弥漫型胃癌的比较

肠　　型	弥　漫　型
环境性	家族性
胃萎缩,肠上皮化生	A 型血
男性＞女性	女性＞男性
发病率随年龄增加	年龄较轻
有腺体结构	分化差,印戒细胞
血道播散	透壁/淋巴道播撒
微卫星不稳,APC 基因突变	E-cadherin 减少
p53、p16 失活	p53、p16 失活

【诊断】

1. 症状　有上腹饱胀、疼痛规律改变、畏食和消瘦,贲门部胃癌可有吞咽困难。

2. 体征　几乎所有病人都有"胃癌三联征":胃酸缺乏、大便隐血和贫血。50％的病人可扪及腹部肿物。

肝转移时有肝肿大,腹膜种植可发生腹水,卵巢转移出现 Krukenburg 瘤,盆腔直肠膀胱窝种植出现 Blumer 征。

3. 确诊检查手段　诊断靠上消化道钡餐检查和上消化道内镜检查加活检。由于纤维内镜对病变的定位不如 X 线钡餐精确,对内镜诊断的小弯部的大病灶和小弯垂直部的病灶,术前一定要加做 X 线钡餐检查,以便设计手术方案。对高度怀疑胃癌的病人,若胃镜检查阴性,应该行上消化道钡餐检查,避免胃镜漏诊(少数弥漫性胃癌在黏膜下生长)。

4. 鉴别诊断　胃癌与胃溃疡、胃毛霉菌性巨大溃疡、胃嗜酸性肉芽肿性巨大溃疡以及淋巴瘤术前鉴别有时很困难,对术前无胃癌病理依据者,术中务必取活检,在诊断明确后再确定手术范围。

5. 可切除性的判断　内镜超声(EUS)可进一步明确肿瘤侵犯深度,CT 可进一步了解周围脏器的侵犯与否,PET、CT 和 CXR 可了解远处转移。无论 CT、MRI 或 EUS 都不能明确反映淋巴结转移情况。

腹腔镜和腹腔镜超声可了解腹膜种植情况和肝脏内的微小转移灶。

(1) 增强 CT 检查:像胰腺癌的术前评估一样,增强 CT 已经成为胃癌术前评估不可或缺的手段。除了动脉相、静脉相和延迟相外,还应该加冠状位和矢状位重建。大多数胃癌是低血供的,呈低密度病灶。**从增强 CT 上应该重点判读下列血管有无受累:**腹腔动脉干、肝总动脉、脾动脉、胃十二指肠动脉、肠系膜上动脉、门静脉主干、门静脉主要属支(胃结肠干、第一支空肠静脉和回结肠静脉),以及有无肝外转移病灶(如结肠、肺)。

不过 CT 分期的正确性各家意见不一(从 50%～90%)。不可切除胃癌的 CT 评价标准:

- 肿瘤直接侵犯胰头或胰体,肿瘤与胰腺之间没有脂肪层是直接侵犯的证据。
- 肿瘤直接侵犯膈肌(包括膈肌脚),肿瘤与左膈肌脚之间的脂肪层消失,以及左膈肌脚因肿瘤侵犯消失超过 2 cm 是直接侵犯的证据。
- 肿瘤直接侵犯腹主动脉。如果肿瘤与主动脉的接触大于 90°,就应该考虑为主动脉受累。
- 肿瘤直接侵犯肝十二指肠韧带。
- 广泛淋巴结肿大;其定义是在肝十二指肠韧带、大网膜、肠系膜和腹膜后存在直径≥1 cm 的淋巴结。
- 肝转移灶占据了肝脏体积的大部分,肝转移灶切除后剩余肝体积不足正常肝体积的1/2。

(2) 腹腔镜分期　腹腔灌洗液找到肿瘤细胞提示病期为Ⅳ期。对下列病人采用腹腔镜分期或许有益:①内镜或 CT 所见提示浆膜外有侵犯;②硬癌容易发生腹膜广泛种植;③检查所见提示腹膜面种植或少量腹水;④有新辅助治疗适应证。

【胃癌的 TNM 分期】

1. 肿瘤淋巴结和转移(TNM)分类法　见表 22-3。

表 22-3　胃癌的 TNM 分类法

(1) 原发瘤(T)	
Tx	原发瘤无法评估
T0	无原发瘤证据
Tis	原位癌;上皮内瘤,未浸润固有层,高级别瘤变
T1	浸润至固有层(LP)、黏膜肌层(MM)或黏膜下层(SM)
T1a	浸润至固有层或黏膜肌层
T1b	浸润至黏膜下层
T2	浸润至固有肌层(MP)
T3	穿透浆膜下结缔组织,未侵及脏腹膜或邻近结构(SE)
T4	侵及浆膜(脏腹膜)或邻近结构(SI)
T4a	侵及浆膜(脏腹膜)
T4b	侵及邻近结构
(2) 局部淋巴结(N)	
Nx	区域淋巴结无法评估
N0	无区域淋巴结转移
N1	1～2 枚区域淋巴结转移
N2	3～6 枚区域淋巴结转移
N3	≥7 枚区域淋巴结转移
N3a	7～15 枚区域淋巴结转移
N3b	≥16 枚区域淋巴结转移
(3) 远处转移(M)	
M0	无远处转移
M1	有远处转移,包括肝转移(H1)、腹膜转移(P1)或腹腔灌洗液脱落细胞阳性(Cy1)

续表 22-3

（4）手术结果（R）	
D0	未完全清除第一站淋巴结
D1	清除了全部第一站淋巴结
D2	清除了全部第二站淋巴结
D3	清除了全部第三站淋巴结
R0	无肿瘤残留
R1	镜下有肿瘤残留
R2	肉眼有肿瘤残留

2. 临床组合分期 依 TNM 分类进行（见表 22-4）。

表 22-4 胃癌临床组合分期

分期	TNM
0	Tis,N0,M0
I A 期	T1,N0,M0
I B 期	T1,N1,M0
	T2,N0,M0
II A 期	T1,N2,M0
	T2,N1,M0
	T3,N0,M0
II B 期	T1,N3a,M0
	T2,N2,M0
	T3,N1,M0
	T4a,N0,M0
III A 期	T2,N3a,M0
	T3,N2,M0
	T4a,N1,M0
	T4a,N2,M0
	T4b,N0,M0
III B 期	T1,N3b,M0
	T2,N3b,M0
	T3,N3a,M0
	T4a,N3a,M0
	T4b,N1,M0
	T4b,N2,M0

续表 22-4

0	Tis,N0,M0
ⅢC期	T3,N3b,M0
	T4a,N3b,M0
	T4b,N3a,M0
	T4b,N3b,M0
Ⅳ期	任何 T,任何 N,M1

3. 胃癌的淋巴结分组和分站 日本胃癌协会将胃癌的引流淋巴结分为 16 组(图 22-4);又依据胃癌位置的不同,将淋巴结分为 3 站(表 22-5)。

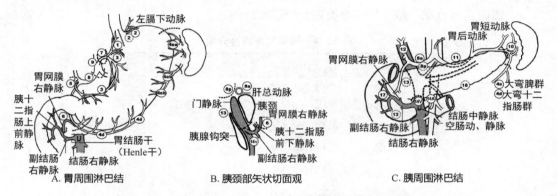

图 22-4 日本胃癌协会的胃癌淋巴结分组(虚线为相邻淋巴结组的分界线)

表 22-5 依据胃原发癌位置的区域淋巴结分站

淋巴结组	描　　述	胃原发癌的位置		
		上部(U)	中部(M)	下部(L)
1	贲门右侧	1	1	2
2	贲门左侧	1	3	M
3	小弯	1	1	1
4sa	胃短动脉旁	1	3	M
4sb	胃网膜左动脉旁	1	1	3
4d	胃网膜右动脉旁	2	1	1
5	幽门上	3	1	1
6	幽门下	3	1	1
7	胃左动脉旁	2	2	2
8a	肝总动脉前	2	2	2
8p	肝总动脉后	3	3	3
9	腹腔动脉周围	2	2	2
10	脾门周围	2	3	M
11p	脾动脉近侧	2	2	2
11d	脾动脉远侧	2	3	M

续表 22-5

淋巴结组	描述	胃原发癌的位置		
		上部（U）	中部（M）	下部（L）
12a	肝十二指肠韧带前	3	2	2
12b，p	肝十二指肠韧带后	3	3	3
13	胰后	M	3	3
14v	肠系膜上静脉旁	M	3	2
14a	肠系膜上动脉旁	M	M	M
15	中结肠静脉旁	M	M	M
16al	主动脉裂孔	3	M	M
16a2，b1	主动脉旁	M	3	3

M：该淋巴结阳性时被看成远处转移。

【治疗】　胃癌一经确诊，应尽早采取手术为主的综合治疗。

1. **理想的胃癌根治术**　应符合 4 个条件：无远处转移、切端无癌残留（三维安全切缘——两切端和肿瘤床）、清除足够的淋巴结（D ＞ N）和整块切除。术前用 1 ∶ 100 的印度墨汁∶生理盐水标记肿瘤近侧缘，有利于术中判断切除范围。

2. **胃癌根治术式选择**　根据肿瘤的部位、生长方式及淋巴转移位置而定。一般来讲，对弥漫型癌，切端应距肿瘤上下缘各 5 cm 以上，大多需要行全胃切除术；对"肠上皮型"癌，距肿瘤缘 3 cm 已足够（图 22-5）。

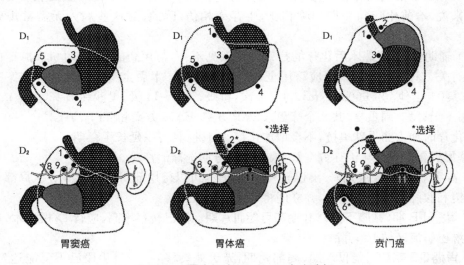

图 22-5　胃癌根治 D1 和 D2 术式选择
1-贲门右淋巴结；2-贲门左淋巴结；3-小弯淋巴结；4-大弯淋巴结；5-幽门上淋巴结；6-幽门下淋巴结；7-胃左动脉旁淋巴结；8-肝总动脉旁淋巴结；9-腹腔动脉旁淋巴结；10-脾门淋巴结；11-脾动脉旁淋巴结；12-下胸部食管旁淋巴结

3. **淋巴结清除**　胃癌淋巴结的清扫（D）分为三级：D＞N（A 级）、D＝N（B 级）和 D＜N（C 级）。关于淋巴结清除的程度，长期存在争议。一般认为，对 Ⅱ、Ⅲ 期胃癌（即有早期淋巴转移），应该清除到第 2 站，即取 D₂ 式。D₂ 淋巴清扫即清除第 1 站和第 2 站淋巴结。淋巴转移超出第 2 站者被认为是远处转移。对未超出黏膜的早期胃癌，D₁ 式已足够。**淋巴转移超出第 2 站者被看作全身转移。**

经验之谈：

　　胃癌根治术清扫至第2站淋巴结（D_2手术）已经足够，广泛的淋巴结清除带来的生存率利益将被并发症发生率和死亡率抵消或反转。16组淋巴结清扫会导致顽固性腹泻，12组、9组和14组淋巴结的广泛清扫会导致淋巴漏或乳糜漏以及小肠水肿。即使仔细对组织残端做结扎或封凝，也难以完全避免淋巴漏。淋巴结的清扫要适"度"，此为balanced surgery。理智的外科医生不应盲目追求广泛淋巴清扫。

　　4. 姑息手术　胃癌有梗阻或出血时，可行姑息性切除术。晚期胃癌伴幽门梗阻无法姑息性切除者，可行姑息性旁路手术或仅做营养性空肠造瘘，伴出血者可试行胃癌周围血管结扎。胃癌姑息切除不能延长生存时间，但可改善生存质量。因梗阻行姑息性旁路手术者术后梗阻的解除率低于50%。姑息化疗加支持治疗可改善生存质量，略延长生存时间。

　　5. 辅助治疗　治愈性切除后，是否需要辅助治疗仍有争论。**一般来讲，胃癌辅助化疗已被证实是无效的。**晚期胃癌的新辅助化疗也并不像人们所说的那么好。像人体其他的实体瘤（头颈部癌、乳癌、肺癌、肉瘤）一样，新辅助化疗和放疗在延长生存方面都未显示出优势。诚然，化疗后肿瘤缓解的人，其生存率会高些。

　　（1）新辅助化疗：新辅助化疗对生存率的影响还未有明确结论。有一点是肯定的，即原来在剖腹或腹膜腔检查时无法切除的肿瘤经新辅助化疗后可缩小降期，10%～50%变得可以完全切除。如果这些肿瘤在化疗后明显缩小，完全切除后5年生存率会延长。对可切除的胃癌来说，术前化疗与一期切除相比，生存率相仿，因此，对这些病人无需常规做术前化疗。

　　（2）辅助化疗：胃癌术后化疗的疗效各家意见不一，与用药的方案、时机和肿瘤的生物学特性有关。对分化差的胃癌应该用全身性辅助化疗。术后全身性辅助化疗方案有 XE-LOX 方案（卡培他滨 1 000 mg/m²，每日 2 次，口服，第 1～14 天；奥沙利铂 130 mg/m²，静脉滴注，第 1 天；每 3 周重复，共 8 个疗程）、EAP 方案、FAM 方案和 TFP 方案。

　　在化疗时加入曲妥珠单抗，不会增加化疗的毒性，且可以延长生存期。

　　【慕尼黑胃癌规范化治疗方案】　根据术前分期选择治疗。

　　1. 胃癌ⅠA 期（黏膜癌）　淋巴转移率＜5%，可以行局部切除（D_0切除）。局部切除最好在内镜和腹腔镜联合下进行，并立即将切下的标本送检。

　　2. 胃癌ⅠB 期（黏膜下癌）、Ⅱ期和可能ⅢA 期　淋巴转移率高，应行 D_2根治术，达到原发瘤和淋巴引流区域 R_0切除。

　　3. 胃癌ⅢB 期和可能ⅣA 期（局部晚期，无远处转移）　外科手段已不可能达到 R_0切除，可以考虑用新辅助化疗。

　　4. 胃癌Ⅳ期（伴远处转移）　手术仅仅是姑息治疗，手术指征是梗阻和出血。此外可考虑姑息化疗。

　　迄今为止，在所有对人实体癌的研究都未发现淋巴结清除能延长生存期，因此肿瘤外科医生必须明了"广泛的淋巴结清除不会增加生存率"。胃癌根治后严重的并发症和死亡率大多是由于胰体尾切除和脾切除所致，况且这种术式并不能增加生存。

　　只要有淋巴结转移，胃癌术后 10 年生存率低于 4%，尽管淋巴结清除的疗效并不好，但外科仍强调清扫。

【预后】　一般较差,主要取决于肿瘤在胃壁侵犯的深度、有无区域淋巴结转移以及有无远处转移。肿瘤未突破浆膜且区域淋巴结无转移者,5 年生存率为 70%。若肿瘤已突破外膜或已有区域淋巴结转移,5 年生存率为 40%。由于很多病人在晚期才得以确诊,因此术后总 5 年生存率低于 10%。

二、胃淋巴肉瘤

可以原发于胃,也可以是全身恶性淋巴瘤的一部分。胃是原发性胃肠道恶性淋巴瘤的最常见部位。这种肿瘤可以长得很大,中央有溃疡。

【诊断】　术前确诊至关重要,因为手术方式与胃癌有很大差别。

【手术治疗】　原则是局部切除(胃部分切除)。术后配合放疗或化疗,预后佳,5 年生存率达 90%。

三、胃间质瘤

起源于胃壁间叶组织的肉瘤,占胃恶性肿瘤的 3%。在胃肠道间叶组织的肉瘤中,最常见的是胃肠道间质瘤(gastrointestinal stromal tumor, GIST),其中 60%～70% 发生在胃。多见于 40 岁以上的人,平均年龄为 60 岁。

以往认为胃肠道间叶组织肿瘤(gastrointestinal mesenchymal tumor)起源于平滑肌,又分为平滑肌瘤和平滑肌肉瘤。现在的组织学认为,本病起源于固有肌层,很可能起源于Cajal细胞(自主神经相关的胃肠道起搏细胞)。

【定义】　GIST 是胃肠道细胞中的一种纺锤形(偶尔为多形性)细胞的间叶组织肿瘤。组织标本免疫组化染色有助于 GIST 的确诊。在 GIST,Kit 和 anoctamin-1 的阳性率分别为 95% 和 98%。95% 以上的 GIST 表达 CD117(*Kit* 原癌基因蛋白,干细胞生长因子的跨膜受体),70%～90% 表达 CD34(人祖细胞抗原)。较少表达 actin(20%～30%)、S100(2%～4%)和 desmin(2%～4%)。其免疫组化染色与消化道运动起搏细胞 Cajal 间质细胞(intestinial cells of Cajal,ICCs)相同。因此有人认为 GIST 源于 ICCs 乃至其前驱细胞。

【病理】　肿瘤直径＞5 cm、细胞不典型(cellular atypia)、坏死或周围脏器浸润为恶性。c-kit 突变主要见于恶性 GIST,提示预后差。根据以上的评定标准,80% 以上的胃间质瘤为良性。然而,许多在组织学上表现为恶性的病灶不发生转移,而表现为良性的偶尔会发生转移。其原因是发生转移的低分裂数肿瘤体积较大。核分裂相少的病例也有转移,因此,应该将 GIST 看成潜在恶性肿瘤。

GIST 最多见于胃,其次是小肠,很少在结肠、直肠和食管,极少发生在大小网膜和肠系膜。胃 GIST 大多位于黏膜下,少数在浆膜下。10%～30% 的 GIST 为恶性,胃 GIST 大多为良性;食管、结肠、直肠的 GIST 多为恶性。转移以腹腔内转移和肝转移为主,极少淋巴结转移。

【临床表现】　GIST 好发于 40 岁以上的中高龄者。胃 GIST 最常见的表现是胃肠道出血、腹痛和消化不良。内镜、CT 和气钡双重造影都有助于诊断。

【治疗】　手术的目标是切缘阴性,要求整块切除(即使侵及邻近脏器),避免肿瘤破裂发生腹腔种植。术中要注意与腺癌和淋巴瘤鉴别,必要时送冰冻切片,因为后两种疾病的手术范围迥然不同。胃 GIST 淋巴转移率 ＜ 10%,一般不必行淋巴结清除。

GIST 至今无理想的辅助治疗。放疗已经被证明无效,仅 5% 的肿瘤病人对多柔比星为主的细胞毒化疗有效。伊马替尼的临床结果显示 54% 的病人有效,主要适用于 CD117 阳性未能切除或转移的 GIST。

【预后】 复发多见于术后 2 年内,表现为局部肿块和肝转移,或腹膜种植。补救手术不能改善生存时间。胃 GIST 的总 5 年生存率为 48%(19%~56%),完全切除后的 5 年生存率为 32%~63%。复发的预测指标是:核分裂数 > 15/30 HPF、混合细胞类型(纺锤形细胞和类上皮细胞)、存在 c-kit 11 外显子变异缺失/插入以及男性病人。

【复发风险】 50% 的 GIST 最终会复发,总体 5 年生存率在 40%~50%。高危病人 90% 会复发,术后 5 年生存率仅 20%,完全切除后 5 年生存率为 42%。复发相关因素:

肿瘤部位:原发于胃的 GIST 术后复发率明显低于小肠,更低于结直肠。

肿瘤大小:直径 > 10 cm 的 GIST,术后复发率明显高于小 GIST。

核分裂数:核分裂数 ≤ 5/50 HPF(high-power fields,高倍视野)为良性,> 5/50 HPF 为恶性,> 50/50 HPF 为高度恶性。对小肿瘤来说,核分裂数对复发的影响甚至超过肿瘤大小。

术中肿瘤破裂:术中肿瘤破裂与未完全切除的复发率相仿,明显高于完全切除者。

四、胃良性肿瘤

胃良性肿瘤少见,有平滑肌瘤、胃息肉、纤维瘤、神经纤维瘤、迷走胰腺和血管瘤等。

1. 平滑肌瘤　是胃部最常见的良性肿瘤。一般无症状,但可表现为出血或肿块。肿瘤位于黏膜下,包膜完整。

2. 胃息肉　分增生性息肉和腺瘤性息肉两种类型。前者很常见,不会恶变。后者恶变率高,大于 1.5 cm 的息肉尤其如此。两种息肉都可经内镜切除。

2%~3% 的胃镜检查可以见到胃息肉。胃底腺息肉(gastric fundic gland polyps)占胃息肉的 47%,没有恶变倾向。通常是位于胃底或胃体部 2~3 mm 的有蒂病灶,周围的胃黏膜正常。胃息肉绝大多数为散发性,但是,53% 的家族性息肉病或 Gardner 综合征病人有胃息肉。尽管这些息肉本身是非肿瘤性的,但是,回顾性研究发现高达 60% 的胃底腺息肉病人有结直肠肿瘤。

增生性息肉是最常见的息肉,占胃息肉的 28%~75%。病灶的特点是小于 1.5 cm,40%~75% 在萎缩性胃炎的基础上产生。多数情况下,慢性萎缩性胃炎继发于幽门螺杆菌感染,治疗幽门螺杆菌可以使这种息肉消退。增生性息肉本身是非肿瘤性的,但是偶尔也可以发生退变。

第十节　胃癌手术要点

一、远端胃大部切除术(D₂)

1. 适应证　从胃大弯裸区(在胃网膜动脉供血区与胃短动脉供血区之间)至胃小弯距胃食管交界区下方 5 cm 处画一条线。在这条线尾侧的胃肿瘤通常是远端胃大部切除术的适应证。原则上切断缘与癌灶距离在局限型为 3 cm,在浸润型为 5 cm。然而,对于阳性淋巴结数 ≥ 6 枚的晚期胃癌来讲,切缘的阳性与否(切缘与病灶的距离)就不再是决定预后的主要因素。

2. 术前准备　制定术前计划和术前评估的目标是在手术前获取一块组织做诊断，对病变范围做分期，判断病人的营养状态，有无严重内科合并症。肿瘤相关并发症（如：胃出口梗阻和出血）可能需要在手术前收入住院做体液复苏和替代治疗。术前评估包括以下项目：

- 上消化道纤维内镜做诊断性活检，同时判断原发瘤位置与胃食管交界区和幽门的关系。
- 用内镜超声评估肿瘤的胃壁浸润深度（T分期）、毗邻脏器（脾、肾和肝脏左叶）有无侵犯以及胃周淋巴结细针穿刺细胞学检查，优化肿瘤分期。
- 做腹盆部CT扫描判断肿瘤的可切除性以及腹膜和肝脏（M1）有无受累。
- 对没有梗阻或出血的T3/T4晚期胃癌病人、怀疑M1的胃癌病人以及适合新辅助治疗的病人，推荐做诊断性腹腔镜检查，并且对肿瘤的近侧边界做染色标记。
- 对胃出口梗阻病人使用营养支持和鼻胃管减压。
- 对血细胞压积<25%、血红蛋白<8 g的病人，术前输血。
- 对65岁以上或有严重心脏疾病史的病人，在手术前1周开始给予β阻滞剂。
- 在硬膜外导管置入后，开始术前预防应用肝素。

3. 手术要点

（1）切口和探查：脐上正中切口开腹，探查肝脏、腹膜和区域淋巴结有无转移。肿瘤累及浆膜面者，于膀胱直肠陷窝灌入生理盐水100 mL，搅动后收集50 mL送脱落细胞检查。

（2）保护脾脏：为避免术中牵拉损伤脾脏，可在脾后垫大盐水纱垫使脾脏翻向中线，或贴近脾脏切开脾胃韧带和脾结肠韧带的浆膜层，解除张力。

（3）Kocher手法游离胰头和十二指肠：显露至腹主动脉左侧，目的是探查和清扫胰头后淋巴结，减少胃十二指肠吻合口紧张度。

（4）切除大网膜和网膜囊：T2进展期胃癌仅切除大网膜即可，但在胃后壁癌有浆膜浸润时，应切除网膜囊（图22-6）。在十二指肠与结肠肝曲之间分离横结肠系膜前后叶。前后叶之间组织疏松容易分离，沿横结肠从右向左分离大网膜，在胰头前依次显露右结肠静脉和中结肠静脉。在胰体下缘附近向左右分离与横结肠系膜前叶相连续的胰腺被膜，右至胃十二指肠动脉，左至胃后动脉，上至肝总动脉处。如此，完全切除网膜囊。

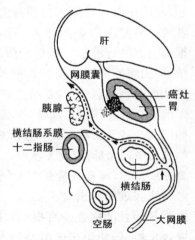

图22-6　大网膜和网膜囊的切除

（5）清扫14v淋巴结及6组淋巴结：显露胃网膜右静脉，追踪至胰十二指肠前下静脉汇入处，显露肠系膜上静脉，在胰腺钩突内侧确认流入肠系膜上静脉的Henle干和右结肠静脉副支（图25-14），清扫14v和6组淋巴结。然后切断并双重结扎胃网膜右动脉。

14v淋巴结清扫的范围是上至胰腺下缘，左至肠系膜上静脉左缘（不要向左侧逾越，以免损伤与SMA伴行的淋巴干，引起术后乳糜漏），下至中结肠静脉分叉处，右至胃网膜右静脉与胰十二指肠前下静脉汇合处。

（6）离断十二指肠：左手插入十二指肠后面，在左拇指及食指引导下，切断并结扎胃右动脉和十二指肠上缘动静脉2~3分支，在幽门下1~2 cm处用线形闭合器横断闭合十二指肠，十二指肠残端在闭合后不一定行浆肌层加强缝合。

（7）切开小网膜：翻转胃，显露肝总动脉至腹腔动脉。从十二指肠断端处开始，沿肝固有动脉右侧向上剪开肝十二指肠韧带的浆膜至胆囊管水平；助手将胃向下牵引使小网膜展

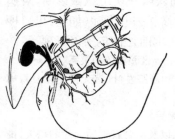

图 22-7 肝十二指肠韧带和小
网膜肝附着部位的切
开(注意是否存在副
肝左动脉,并保护之)

开,沿肝门左侧小网膜肝附着部位(紧贴肝缘)向食管胃结合部切开小网膜(图 22-7)。10%~18%的人在小网膜左侧腱性部存在**副肝左动脉**(起始于胃左动脉,行走于肝胃韧带内,有迷走神经肝支伴行,血流量一般小于 200 mL/min),应尽可能保留,尤其当该动脉较粗时(尽管即使结扎肝固有动脉一般也不会引起太大的临床后果),此时,仅切断胃左动脉的胃支,但需要清除胃左动脉和副肝左动脉周围的脂肪淋巴结。

(8)离断胃右动脉,清扫 12a 组淋巴结:自胆囊管与胆总管交界处向下剥离肝十二指肠韧带前面的腹膜。先显露肝固有动脉,然后显露并在根部切断胃右动脉。然后依次暴露门静脉左缘,此处有胃左静脉汇入,操作要细心。一旦损伤,可牵拉肝总动脉的阻断带,左手插入 Winslow 孔,用拇指和食指夹住损伤部位控制出血,缝合撕裂之静脉。(要点:先显露门静脉左侧壁,后清扫淋巴结;熟悉胃左静脉汇入门静脉的解剖变异。)

(9)清扫 8 组和 9 组淋巴结,切断胃左动脉:助手向下轻压胰腺(用力勿过大以免损伤胰腺),切开胰腺上缘的腹膜,确认肝总动脉的走向,用肺叶钳夹住胰腺上缘含有淋巴结的脂肪组织(12a 和 8a 淋巴结),用双极电凝沿肝总动脉向左清扫(图 22-8)。其间可见数条由胰实质至 8a 淋巴结的小血管,细心、确切止血。对位于门静脉左后方的淋巴结,术者可以将左手中食指伸入 Winslow 孔,将淋巴结推向前方进行清扫。然后沿脾动脉清扫 11p 淋巴结,清扫腹腔干周围脂肪和神经组织及淋巴结,不

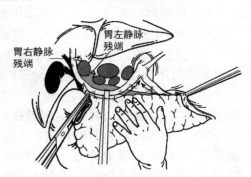

图 22-8 8 组和 9 组淋巴结的清扫

要从正面剥离腹腔干,要沿左右两侧同时向根部分离清扫,注意结扎膈下动脉分支。在腹腔干前方充分显露胃左动脉,在其根部切断双重结扎。不要损伤动脉外膜,保留腹腔干周围的神经网。若胃左动脉被转移淋巴结包绕,难以游离该动脉时,万不可用血管钳强行穿过肿瘤组织横断此动脉,以免发生难以控制的出血。此时,胃左动脉多位于转移淋巴结的头侧,只要仔细操作,都可将其分出来,结扎。

胰腺表面的出血不要用止血钳,由助手用纱布轻轻压迫止血,多数情况压迫止血效果明显而且胰腺也少有损伤。胰腺损伤或持续出血时,用双极电凝止血或 4-0 线小圆针缝合止血,防止单极电凝及缝扎对胰实质的损伤,单极电凝止血损伤胰腺组织可能成为术后胰腺炎的原因。

(10)清扫 1 组和 3 组淋巴结:紧贴肝脏附着处从右自左切开小网膜至贲门附近,在食管裂孔右侧,切断迷走神经前后干,再沿小弯向右清扫 1 组和 3 组淋巴结。

(11)清扫 4sb 组淋巴结:在胃短动脉最下分支与胃网膜左动脉第一支之间切开,切断 2~3 个血管分支。用左手拇指和食指探查胃网膜左动脉根部,确认动、静脉血管后,双重结扎后切断。

(12)胃切除和消化道重建:远端胃大部切除术时,小弯侧在贲门下 2~3 cm、大弯侧在保留 2~3 支胃短动脉对应处切除远端胃。重建采用 Billroth Ⅰ法重建;残胃较小、吻合口有张力时,可采用 Billroth Ⅱ法或者 Roux - en - Y 法。重建要点参见本章第七节。

4. **术后处理**　我们常规请麻醉师在手术结束时为病人拔除气管插管,最好在手术室就拔除。如果病人不需要循化呼吸监测,就把病人送入外科病房。除了标准的术后静脉输液、镇痛和 DVT 预防措施外,我们严格按照下列术后临床路径处理,以加速病人的术后康复:

- 术后第 1 天:病人起床坐椅子。术后 24 小时停止预防用抗生素。
- 术后第 2 天:拔除鼻胃管,继续禁食禁饮,揭去外科敷料,暴露伤口。
- 术后第 3 天:暂缓每晨一次的皮下肝素注射,拔除硬膜外导管,2 小时后拔除 Foley 导尿管。口服低碳水化合物流质饮食。
- 术后第 4 天:如果病人能耐受胃切除后膳食,就可以开始口服给药、对静脉导管用肝素封管。
- 术后第 5 天:酌情给予利尿药。如果 JP 引流管(如果术中有留置)的引流量少于每日 50 mL,同时引流液的淀粉酶低于血淀粉酶的 3 倍,就拔除之。
- 术后第 6 天:如果病人完全能走动,就停止皮下肝素注射。
- 术后第 7 天:在出院时,告诉病人可能会出现一过性倾倒综合征,这种情况会在术后 4～6 周逐渐减轻,推荐每日 3～4 次少量的低碳水化合物膳食。避免甜味饮料,避免在餐后 30～60 分钟进食流质。

二、全胃切除术(D_2)

全胃切除术最常见的适应证是对位于胃底和胃体的腺癌尝试治愈性切除术。虽然有些学者主张对位于胃近侧 1/3 的胃癌做近侧胃次全切除术,但是,近侧胃次全切除术不但无生存获益,而且围手术期并发症发生率和死亡率更高。因此,我们只在胃窦癌采用远侧胃次全切除术,这种术式已经定型,前提是切缘合格(5～6 cm)。皮革胃是一种累及整个胃的弥漫型胃腺癌,理论上讲,这种胃癌可以采用全胃切除术处理。不过,在这种胃癌的进程中癌细胞很容易出现肉眼之外的远处浸润,往往无法达到切缘阴性,因此,在这种致死性疾病的治疗中,外科治疗罕有其适应证。

1. **适应证**　胃体或胃底的腺癌;胃窦恶性肿瘤分化差、弥漫型或印戒细胞癌;Zollinger - Ellison 综合征;间质肿瘤(GISTs);大出血的姑息性手术。胃癌原发灶直接浸润胰腺,肉眼见脾动脉干淋巴结转移明显或包裹脾动静脉时。由于早期胃癌的增加以及术后生活质量的考虑,全胃切除术明显减少。

2. **禁忌证**　腹膜多发种植性癌结节(carcinosis);侵入邻近脏器;肝硬化 Child - Pugh C,伴严重门静脉高压症。

3. **手术要点**　做淋巴结清除时,最好用双极电凝并戴放大镜。清扫肝固有动脉和脾动脉周围淋巴结时一定要仔细操作,避免术后胰腺炎的发生。

(1) 切口和探查:上腹正中切口左侧绕脐,切除剑突,悬吊拉钩充分暴露术野。切断左三角韧带,翻起肝左叶直视贲门。余同上文的“远端胃大部切除术(D_2)”。

(2) 保护脾脏:同“远端胃大部切除术(D_2)”

(3) Kocher 手法游离胰头和十二指肠:同“远端胃大部切除术(D_2)”。

平展横结肠系膜,沿横结肠从右向左切除大网和横结肠系膜前叶。横结肠系膜中央区较薄,剥离困难,应先剥离胰腺下缘被膜,从结肠系膜根部向远侧剥离。与胰脾的操作连续,向下牵拉左侧横结肠。剥离左侧横结肠系膜前叶,并与中央区向右剥离的部分连续,切断大网膜。这种方法切除胰腺被膜,术后胰腺炎发生率高达 15.8%。最后,从结肠附着部剥离开始,切除肝曲至脾曲的全部网膜囊。

(4) 切除大网膜和网膜囊:同“远端胃大部切除术(D_2)”。

(5) 清扫 14v 淋巴结及 6 组淋巴结:同“远端胃大部切除术(D_2)”。

（6）离断十二指肠：同"远端胃大部切除术（D₂）"。

（7）切开小网膜：同"远端胃大部切除术（D₂）"。切断食管下端的膈食管韧带，显露肝下食管裂孔后脚。切开食管前腹膜。

（8）离断胃右动脉，清扫12a组淋巴结：同"远端胃大部切除术（D₂）"。

（9）清扫8组和9组淋巴结，切断胃左动脉：同"远端胃大部切除术（D₂）"。纵向切开肝十二指肠韧带右侧腹膜，清扫12b淋巴结和13a淋巴结。左手食指从 Winslow 孔插入至肝十二指肠韧带后方，将门静脉后方的淋巴结推至内侧，确认门静脉并保护后一并清扫12p、13a 以及 8p 淋巴结。

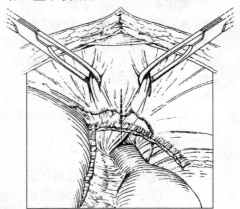

图 22-9　在食管的正前方切开食管裂孔和膈肌进入纵隔

（10）胰脾翻转：向前牵引脾脏，贴近脾脏用电刀切断脾肾韧带和脾膈韧带。沿胰腺后部的 Toldt 筋膜（一层疏松的融合筋膜）分离即可将胰尾与脾一并向前翻转。剥离结肠脾曲附近的横结肠系膜前叶后即完成大网膜切除。这时，注意不要损伤左肾上腺。

（11）食管切断：切断结扎左膈下动静脉（在食管的腹侧），清扫包括膈下（No. 19）淋巴结、食管裂孔（No. 20）淋巴结等的食管腹段周围。对于食管浸润癌，追加清扫下胸部食管旁淋巴结（No. 110）、膈上淋巴结（No. 111）及纵隔后淋巴结（No. 112）。切断沿食管走行的迷走神经前后干，开放食管裂孔。拔出鼻胃管少许，食管腹段上荷包缝合器，切断食管。剪取食管标本一圈送快速组织切片检查。

如果肿瘤在食管下段侵犯较长，就需要切开膈肌裂孔游离较长的食管下段。先切断左三角韧带，将左肝外叶游离后翻向中线。必须先找到左膈下动静脉，缝扎、切断。在食管的正前方（向腹侧）切开食管裂孔和膈肌（当膈肌有肿瘤侵犯时，可切除裂孔周围2 cm 的膈肌）（图 22-9）。用电刀离断腹主动脉两侧的膈肌脚，断端结扎，扩大膈肌切口和食管膈肌裂孔直至外科医生的手能插入游离胸内食管。膈肌的切开不宜用电刀，应该在2把血管钳钳夹下切断。膈肌脚广泛切开有助于后纵隔的显露，从而减少钝性分离纵隔时的风险。用金属血管夹夹住主动脉侧的动脉支，用电凝离断之。用薄拉钩向两侧牵开胸膜，在直视下分离食管直至肺下静脉水平。然后，用食指钝性抠出食管，小心离断食管与主动脉和膈肌之间的纤维结缔组织。用导尿管套绕食管下段向尾侧牵引。

切开膈肌后在食管前壁与心包后壁之间钝性分离直达气管分叉处（心包有肿瘤浸润时可以用剪刀一并整块去除）。整块清除心后淋巴组织。用剪刀沿食管前面与心包之间的间隙游离直至气管分叉水平（被肿瘤浸润的心包也一并切除）。在肿瘤局部侵犯严重的病人，可能发生严重的气管、奇静脉、肺血管或主动脉损伤。

经验之谈：
　　胃癌根治术中尽可能不要切除脾脏和胰尾，因为这种手术的术后并发症（胰瘘、出血、膈下感染）的发生率很高，生存情况并未见到改善。

（12）切断脾动静脉，切除胰体尾和脾脏：脾动脉根部最好留一定长度双重结扎后切断。脾动脉结扎处是术后胰腺炎引起大出血的原因，断端要与后腹膜缝扎一针，使得动脉断端不朝向胰腺断端。提起松解的胰尾，在肠系膜上静脉汇入门静脉远侧切断结扎走行于胰腺后面的脾静脉。在血管切断部的远侧胰体上夹 2 把小儿用肠钳，在两钳间用手术刀垂直切断胰体部。钳夹胰腺断端的主胰管，确切结扎。主胰管寻找困难时，采取水平褥式缝合。胰腺断端前后壁采用 4-0 PDS Ⅱ 缝合线间断缝合闭合。脾蒂和胰腺断端闭合宜选用合成线。

（13）制作空肠 Roux 襻做食管空肠吻合：吻合采用 Roux-en-Y 重建法。在中结肠动脉左侧、Treitz 韧带附近切开横结肠系膜，形成裂隙，避免上提的肠管成角。距 Treitz 韧带 15 cm 左右横断空肠及系膜，用吻合器将空肠远断端与食管吻合，残端缝闭。空肠近断端在食管-空肠吻合口下 40 cm 与空肠 Roux 襻做端侧吻合，缝闭系膜孔。术毕。

（14）术后经过：手术次日即拔除胃管，允许步行和饮水。术后疼痛虽然不重，但术后 2 日内用硬膜外镇痛。从第 4 日开始进食，术后 2 周出院。

4. 术后处理　手术结束后，拔除气管导管，病人送 ICU，采用硬膜外导管镇痛或病人自控镇痛（PCA）。在停用硬膜外镇痛后，或者在 PCA 病人的术后第 1 或第 2 天，拔除 Foley 导尿管。鼓励病人采用鼓励性肺量计做肺功能锻炼，可能需要做胸部理疗，因为在胃手术后肺部并发症很常见。让病人早期开始下床活动，逐渐加大活动量。

鼻胃管间断接墙式负压，一般在术后第 1 或第 2 天拔除。

在术后第 5～7 天，吞服泛影葡胺了解有无吻合口漏。如果吻合口没有漏，就可以让病人进食清淡流质。根据病人的耐受情况逐渐过渡至正常，但要做特定饮食限制（参见下文）。对做营养性空肠造瘘的病人，如果有需要，可以在术后第 1 天就开始空肠造瘘管喂饲，不过，我们只对那些术后口服差或吻合口漏的病人做空肠造瘘管喂饲。

在病人康复早期就请营养师会诊，为病人提供胃切除术后饮食宣教。从机械的角度看，胃切除后胃的储存功能丧失了，消化通路发生了显著变化，病人的饮食就需要做相应的调整，少量多餐高蛋白低碳水化合物膳食。从代谢的角度看，在维生素 B_{12} 和铁的吸收方面，胃的地位至关重要。维生素 B_{12} 的吸收依赖胃壁细胞产生的内因子，而盐酸有助于铁的吸收，盐酸会把膳食中的铁转变为一种更容易吸收的形式。因此，胃切除后的病人应该补充维生素 B_{12} 和铁。此外，十二指肠是钙的主要吸收场所，在这种手术后，食物绕过了十二指肠，病人容易出现低钙血症，因此，这类病人也需要添加钙剂。

5. 术后并发症　在全胃切除＋食管空肠吻合后的并发症可以依据发生时间分为：早期（腹内出血；膈下脓肿；吻合口漏；胰瘘，十二指肠残端漏）和远期（消瘦、营养不良；腹泻；倾倒综合征；碱性反流性胃炎）。术后并发症还可以分为特异性和非特异性。

（1）腹部大手术的非特异性并发症都可以发生。包括出血、伤口感染、电解质紊乱和肺部并发症。肺部并发症在胃手术后尤为常见，原因是手术对膈肌的骚扰以及对肋弓的牵拉。

（2）该手术的特异性并发症可以分为两类：外科并发症（外科医生打心眼里不想看到）和生理性并发症（可预料、可控制）。

外科手术并发症可以令人毛骨悚然，缝合口漏就是如此。食管空肠吻合口漏是一种可怖的并发症，诊断和处理不及时会使病人殒命。十二指肠残端漏也是如此。这些漏的表现是在术后第 5 或第 6 天病人出现腹痛和腹胀、发热和白细胞增高。必须迅速检查追根寻源，以便采取补救措施。食管空肠吻合口漏和空肠-空肠吻合口漏往往都能采用保守治疗，而十二指肠残端漏大多需要把病人再次送入手术室。偶尔,你也可以单独留一根引流管把病人治愈,但是,必须密切观察评估治疗的满意程度。后期吻合口并发症是吻合口狭窄,有些病人可以通过多次扩张治愈,否则就需要再次手术。采用正确的外科技巧可以将吻合口并发症降至最低。

同样,要小心翼翼地将肠襻系膜相互缝合或将系膜游离缘与后腹膜缝合关闭所有系膜缺损区防止内疝形成,因为这种胃肠道重建法会造成多处潜在缺损,只要其中一处缺损有肠襻"钻入"就会发生内疝。

全胃切除后的生理并发症包括倾倒综合征,它可以在进餐后早期出现临床表现(推测是因为高渗食物快速大量进入小肠所致),也可以在进餐后期出现临床表现(原因是胰岛素产生过量所致的一种低血糖状态)。病人还会发生迷走神经干切除后腹泻和胆汁淤积。单纯用饮食调整往往就可以完全控制这些症状,不过,依旧有大量病人会在该手术后出现明显体重下降。代谢紊乱包括因维生素 B_{12} 和铁缺乏所致的贫血,以及低钙血症所致的骨病(参见上文"术后处理")。

6. 结果 外科切除为胃癌病人提供了唯一治愈机会。全胃切除暨食管空肠吻合是胃体肿瘤的术式选择。在近侧胃癌病人,全胃切除暨食管空肠吻合已经被证明优于近侧胃次全切除术。

至于淋巴结清扫的范围,迄今人们尚未取得共识,原因在于所发表的数据相互矛盾。日本的文献表明积极的淋巴结清扫能改善病人结局,但是,这些结果无法在西方国家的研究中得到重复印证。由英国外科合作组织主导的一项多中心随机对照临床研究显示两组 5 年生存率相同(D_1 为 35%,D_2 为 33%)。这些结果得到了相同设计方案的荷兰研究结果的印证——5 年生存率在 D_1 和 D_2 手术分别为 45% 和 47%,而围手术期并发症发生率和死亡率在 D_1 手术组稍低。有趣的是,荷兰同一队列研究的 15 年随访结果显示,尽管 15 年生存率在两组之间无统计学差异,但 D_2 淋巴结清扫组的局部区域复发率和胃癌相关死亡率比 D_1 组低。D_2 清扫的这种好处被 D_2 清扫所致的术后并发症发生率和死亡率显著增高所抵消。这些围手术期的不良结局几乎无例外地与不必要的脾切除和胰体尾切除这种"飞来横祸"有关,这种脾切除和胰体尾切除不会提供任何生存获益。如今,我们采用被人们广为接受的一种淋巴结清扫方法,称之为"$D_{1.5}$"杂交淋巴结清扫。也就是说,做 D_2 淋巴结清扫,但保留脾脏和胰体尾。

请注意监测、流行病学和最终结果(Surveillance, Epidemiology, and End Results, SEER)数据库的一份报告披露:在美国行治愈性胃切除的病人中仅有 1/3 实施了合格的淋巴结清扫(合格淋巴结清扫的定义是至少切取 15 枚淋巴结),强调合格淋巴结清扫的重要性。

胃癌治愈性切除术后的复发率依旧居高不下。人们已经察觉到辅助放化疗和新辅助化疗两种方案能改善胃癌病人的无病生存率和总生存率,如今,这种两种方案的某些形式已经被人们接受,成为可切除胃癌围手术期的标准处置方法。

三、近端胃大部切除术(D_2)

1. 适应证 限于 U 区的 T2(MP)局限性胃癌。

经食管裂孔的贲门癌切除术的优点是吻合器吻合后吻合口漏的发生率为 3%,手术时间短,出血少;缺点是吻合口狭窄、大血管损伤、气道损伤和无法做彻底的淋巴结清扫。

2．手术要点

（1）切口和探查：同全胃切除术（D_2）。

（2）保护脾脏：同远端胃大部切除术（D_2）。

（3）保留胃网膜右动静脉血管弓：提起胃和大网膜，助手向下牵拉横结肠，在横结肠左侧约 1/3 处开始沿横结肠向左游离大网膜，切除脾结肠韧带前面大网膜延长部。用电刀或剪刀分离显露胰尾侧的胃网膜左动静脉根部，切断之。接着，离断脾胃韧带和胃短血管。然后，移向右侧游离大网膜，切除左侧 1/2 的大网膜，保留胃网膜右动静脉血管弓。探查 6 组淋巴结，肉眼或组织学疑有转移时，行全胃切除术。

（4）切开小网膜：同远端胃大部切除术（D_2）。如 5 组淋巴结无转移，胃右动静脉周围的脂肪组织可不必清扫，保留主干和 2～3 支向胃的分支，切断末梢血管。切断食管下端的膈食管韧带，显露肝下食管裂孔后脚。切开食管前腹膜。

（5）清扫 8 组和 9 组淋巴结，切断胃左动脉：将胃向上翻起，展开胃胰皱襞。助手用纱布向下牵拉胰体。电刀切开胰腺上缘的腹膜，确认肝总动脉走向；分出肝总动脉，穿牵引带，清扫 8a 和 9 组淋巴结。T2 癌不必切除动脉周围神经丛，达腹腔丛深度即可。

若胃左动脉被转移淋巴结包绕，难以游离该动脉时，千万不能强行穿过肿瘤组织横断此动脉，否则会发生难以控制的出血。横断胃左动脉后，在肝胃韧带的头侧常有一支副肝左动脉，可以切断结扎之。

（6）清扫 11p 和 11d 淋巴结：在胰腺上缘切开腹膜直至脾门。脾动脉走行呈蛇形，起始部位于胰腺后方确认时有困难。多数病人存在胃后动静脉，在其根部切断结扎。沿脾动脉上缘向后方剥离，较容易达到肾筋膜前层。用电刀边剥离边止血，要点是分离至光滑膜样组织。沿此层剥离基本无出血。在接近脾动脉根部处，切断向胃壁方向走行的自主神经。

（7）切除标本和重建消化道：食管预定切断线处预置荷包缝线，切断食管，放入吻合器抵钉座，收紧荷包线。剪取食管标本 1 圈送快速组织切片检查。制作管型胃。将吻合器插入胃内，在胃大弯侧的预定吻合穿出，吻合器与抵钉座衔接，击发完成吻合。检查吻合口有无张力或出血。在胃的预定切断处用线性闭合器闭合，切除近侧胃标本。

对贲门癌和食管下段癌，经胸手术时，不应该从肋缘向食管裂孔做放射状切开膈肌，而应距周边附着处 3～4 cm 环形切开膈肌，目的是避免切断膈神经造成左侧膈肌瘫痪。

吻合的基本要求是吻合口无张力、血供好、密封性好。吻合口有张力时，可将十二指肠外侧腹膜切开。一般主张行食管-胃前壁端侧吻合，如此可防止吻合口后壁漏。胃的吻合口应靠大弯侧，距胃头侧残端 5 cm 左右。

3．失误与风险　吻合失败、残胃血供不良、术中出血、胰腺损伤或胰腺炎、术后膈下感染、肿瘤切除不全和膈肌瘫痪。

四、腹腔镜胃切除术

1．适应证　恶性肿瘤［癌、胃肠间质瘤（GIST）］；良性肿瘤（GIST，apudoma）；动静脉畸形；消化性溃疡复发。

2．禁忌证　严重心衰竭（不能耐受气腹）；脓毒症；严重凝血功能障碍；病态肥胖症（BMI＞40）（相对禁忌）；既往上腹部手术史（相对禁忌）；T4 或巨块型肿瘤（bulky tumors）（相对禁忌）。

3. 手术要点

（1）用粗的可吸收线取代血管牵引带来牵拉胃或十二指肠进行线形切割吻合。因为，即使牵引线进入线形切割吻合，也不影响吻合口。

（2）瘦体型病人可以不用 15 mm 套管，拔出 10 mm 或 12 mm 套管，从戳孔直接插入 60 mm 吻合器或标本袋。

（3）缝合时，将主镜放在中线，两侧各放一个持针器，两个持针器的角度在 60°～90°。

4. 术后并发症

（1）早期：吻合口漏和十二指肠残端漏；急性胰腺炎；乳糜腹水（主要见于 R2 切除术后）。

（2）远期（所有适应证）：胆汁反流性胃炎（主要见于 BillrothⅡ式重建后）；空肠消化性溃疡。

（3）远期（恶性肿瘤）：局部复发（十二指肠残端或胃切缘）；远处转移。

五、十二指肠第三、四段的显露和切除

1. 右侧结肠游离　沿右结肠旁沟将腹膜切开，用食指钝性分开腹膜与其下的脂肪间隙，向上达肝曲，向下达回盲部。

2. 小肠系膜游离　抵达回盲部后继续向内游离至 Treitz 韧带，使小肠结肠系膜与后腹壁分开，将小肠和升结肠置于左上腹，此时，其解剖类似先天性小肠旋转不良。分离中应注意肠系膜上静脉在胰下缘进入胰腺后处，防止因粗暴牵拉撕裂其分支造成出血。

3. 切除十二指肠　至此十二指肠第三、四段腹侧面已无任何组织。切除时应紧贴十二指肠逐一分离结扎发自胰十二指肠血管的各个小分支。切除后应保证十二指肠近端血供满意，行十二指肠空肠端-端吻合术。术后并发症是胰腺炎和吻合口漏。

六、胃癌术后并发症

1. 术后腹腔内出血

（1）原因：①术后早期出血：手术结束时没有确切止血；小动脉因术中血管痉挛而暂时止血，但术后血压上升时会再度出血。②后期出血：胰瘘或吻合口漏的感染波及动脉所产生的晚期出血。

（2）处理：最严重的出血可致 30%～50% 的病人死亡。首先应在血管造影下查明出血部位，是破裂血管抑或假性动脉瘤。通过 CT 检查怀疑胰液潴留时，应尽早行穿刺引流或开放引流，其次应手术止血。

2. 吻合口漏　吻合口漏可以通过术后水溶性造影剂检查证实。引流差的腹腔脓肿有时会穿透残端或吻合口，若出现发热等症状后反复 2～3 次水溶性造影剂造影检查未显示显现吻合口漏，直到 1 周甚至 1 个月才开始出现，这种情况属腹腔脓肿的消化道穿透，不属吻合口漏。

吻合器使得食管-空肠吻合的吻合口漏发生率降到了 1%。目前，消化道吻合中最易发生吻合口漏的是胃十二指肠吻合，远端胃大部切除术行胃空肠吻合（BillrothⅡ法或 Roux－en－Y 法）后吻合口漏的发生率几乎为零。BillrothⅠ式吻合的优点是有利于钙、铁、脂肪吸收，但 BillrothⅠ与 Roux－en－Y 孰优孰劣还缺乏寻找循证医学依据。

食管-空肠吻合口漏发生率约为 5%，多见于全胃切除术后 3～7 天，其临床迹象是术后 3～4 天病人出现局部疼痛和触痛加 SIRS（体温依旧在 38℃ 以上），口服水溶性造影剂透视

见造影剂外漏,CT 或超声示膈下积液。十二指肠残端漏的处理见第十二章第十节。

3. 肠梗阻和肠麻痹　ileus 这个词在德语中有机械性肠梗阻和麻痹性肠梗阻两个含义;在英语中,这个词仅指肠麻痹。主动脉周围淋巴结清除后,肠麻痹的发生率较高,原因可能是小肠淋巴水肿。

> 经验之谈:
> 　　引流液呈暗红色或酒红色,一定要考虑胰漏之可能。

4. 胰漏和胰瘘　胰漏的预防和治疗是胃癌手术成败的关键。胃癌手术之所以困难,很大程度上是胰腺的缘故。除胰尾联合切除外,行脾切除或淋巴结清扫都可能损伤胰腺;网膜囊切除时,剥离胰腺被膜也可能导致少量胰液渗出。

(1) 诊断:胰漏是由于胰腺损伤后产生的,胰液是无色透明的,术中很难引起注意。病人术后引流液中如含胰液可因溶血而呈现特有的酒红色或暗红色,淀粉酶值可高达万甚至数十万国际单位(表 22-6)。多数病人从 4～5 日开始合并感染。若引流不畅,胰液潴留于腹腔内,因胰液中存在胰蛋白酶,可引起血管破裂、腹腔内出血以及吻合口漏。

表 22-6　胰瘘的诊断

- 确诊病例
  - 瘘道造影显示胰管影像
  - 瘘道排出液中的淀粉酶值>10 000 IU/L
- 疑似病例
  - 瘘道周围的皮肤炎症(糜烂)持续 2 周以上

(2) 预防:见表 22-7。易受损伤的部位是:①胃网膜右动脉根部,②胰腺后淋巴结清除的位置;③胰腺上缘(8a、11p 和 11d 清扫时);④胰尾部(脾切除时)。

表 22-7　胰漏的预防对策

- 一般对策
  - 避免不必要的胰腺被膜剥离(切除网膜囊时)
  - 细心操作(尤其是易损伤的部位)
  - 胰腺表面的小出血不要用止血钳,用压迫或电凝止血,多数情况压迫止血效果明显,而且胰腺也少有损伤
  - 胰腺损伤或持续出血时,用 4-0 线小圆针缝合并涂生物胶,也可用大网膜覆盖
- 胰腺切除时的对策
  - 切实结扎主胰管,切面的少量出血用电凝止血
  - 使断面贴紧并用小圆针缝合
  - 用器械闭合时应注意保留胰腺被膜,切除胰腺
  - 无论何种方法吻合都应在胰腺断端放置引流(参见第七章第八节)

(3) 处理:胰漏通常在术后 2～3 天浓度最高、量最大,因此术后 2～3 天的持续低压吸引非常重要。胰漏最主要的处理手段就是负压持续引流,防止胰液在腹腔内潴留。另一种

方法是用一根细管持续滴注生理盐水（2 L/d 以上），另一根带有微细进气管的引流管（双套管）做持续吸引。经口进食和肠内营养可促进胰液分泌，应该禁止。

5. 淋巴漏和乳糜漏　细小淋巴管被切断后大多会自行闭合。粗淋巴管切断后应该结扎，否则就会发生难治性淋巴漏或腹水。腹腔动脉干和 SMA 根部的大淋巴管损伤后所形成的淋巴漏在进食后就变为乳糜漏。漏量达 1~5 L/d 时，病人就会出现缺水或低蛋白血症。因此，请不要对腹腔动脉干和 SMA 根部及腹主动脉周围做广泛淋巴结清扫。

附：腹腔镜 Roux - en - Y 胃旁路术

1994 年 Alan Wittgrove 最早将腹腔镜 Roux - en - Y 胃旁路术（laparoscopic Roux - en - Y gastric bypass，LRYGB）作为一种减重术式提出了。在随后的数十年里，LRYGB 手术和病人的围手术期处理经历了逐步改进和细化。Roux - en - Y 胃旁路术（Roux - en - Y gastric bypass，RYGB）的相关死亡率已经从 21 世纪初的 2.6% 下降至如今的 0.12%。

如今，LRYGB 手术依旧是评判其他减重术式效果的金标准。LRYGB 手术的减体重效果比可调式胃绑带术好，比袖状胃切除术持久，并发症发生率和死亡率比胆胰液转流/十二指肠回肠转流术低，有证据表明其效果有时甚至与一些新术式（如：迷你胃旁路术、单吻合口的十二指肠回肠转流术、胃内球囊术以及迷走神经刺激法）不相上下，但并不更优。

【减重机制】　RYGB 术的原理是限制食物的摄入量（限制摄入），同时妨碍摄入食物的营养素吸收量（妨碍吸收）。此外，RYGB 造成了十二指肠旁路，同时将胃底和胃体隔出，会造成多种生理和内分泌反应，例如：在 RYGB 后，病人血生长素释放肽水平会降低，瘦素水平会上升，导致病人不容易出现饥饿，容易出现饱腹感。

【适应证】　LRYGB 的适应证与其他所有减重术式相仿：
- 体重指数（body mass index，BMI）＞40 kg/m²。
- BMI＞35 kg/m² 伴一种或多种肥胖相关合并症。
- BMI＞30 kg/m² 伴无法控制的 2 型糖尿病或代谢综合征。

符合上述标准的病人都应该由一位注册营养师、一位减重内科医生、一位心理医生和一位减重外科医生组成的团队做一次多学科评估。适合减重手术的病人随后可在外科医生列出的术式选项中选择具体接受哪种术式。

虽然所有常用减重术式都具有客观持久的减重效果，但是适合和不适合采用 RYGB 的生理或解剖因素如下：
- 由于 RYGB 治疗胰岛素抵抗的效果好于其他大多数减重术式，因此，RYGB 或许更适合于无法控制的 2 型糖尿病、非酒精性脂肪性肝病、代谢综合征、多囊卵巢综合征。因为这些疾病被归因为胰岛素抵抗。此外，虽然袖状胃切除术（sleeve gastrectomy，SG）与 RYGB 在糖尿病短期改善方面效果相同，但是，RYGB 对糖尿病的长期控制效果更好，复发率更低。
- Barrett 食管病人或重度/有并发症的胃食管反流性疾病（gastroesophageal reflux disease，GERD）病人更适合做 RYGB，而非 SG。
- 由于 RYGB 需要创建两个胃肠吻合口，因此，长期服用皮质类固醇或非甾体类抗炎药的病人容易发生吻合口漏或吻合口溃疡。特别是 Crohn 病，它是 RYGB 的一种相对禁忌证，因为这种病人在 RYGB 后容易发生吻合口狭窄或吻合口漏。这些病人如果存在减重手术适应证，更合适的术式可能是 SG。

【术前检查】　有关所有减重病人的一般术前检查项目细节请另参见相关文献。此外，对有症状的上消化道疾病病人，应该在 LRYGB 手术前做一次上消化道内镜（esophagogastroduodenoscopy，EGD）检查：

- 对现在或既往有溃疡病的病人，应该做一次 EGD 检查，确保隔出的残胃内没有残留溃疡或活动性溃疡，因为在 RYGB 手术后，隔出的残胃和十二指肠就无法做标准内镜检查。
- 重度 GERD 病人应该在术前做一次 EGD 排除 Barrett 食管或食管黏膜重度发育不良，这是减重手术前应该关注的问题。如果病人尚未决定采用何种减重术式，且发现患有 Barrett 食管或食管黏膜重度发育不良，就应该让病人选择 RYGB，而非 SG。

不过，在 RYGB 手术前常规 EGD 或许并无必要。EGD 发现的上消化道疾病（诸如：食管炎或食管裂孔疝）一般对减重手术计划不会构成影响。

【术前用药】　大多数外科医生会要求病人在术前 1～4 周进食低热卡膳食，目的是缓解肝脏硬度缩减肝脏体积。柔软且活动度好的肝脏有助于术中牵拉，能更好地显露胃食管交界区。

在手术当日，应该在皮肤切开前 1 小时内给予预防性抗生素。

凡实施减重外科手术的病人都应该用序贯气压装置（sequential compression devices，SCDs）预防静脉血栓栓塞事件（venous thromboembolic event，VTE）。人们对是否需要加用药物预防存在不同意见（参见第十章）。

【麻醉】　LRYGB 需要采用气管插管全身麻醉。肥胖病人的气管插管可能会有难度，因此需要仔细谨慎。上半身抬高的"斜坡"位有利于头颈部脂肪组织下坠。

【体位】　应该将病人摆放于仰卧位，两臂外展至接近 90°，用布带将两腿固定在手术台上，两足部放一个踏板，以免在将病人摆放大倾斜度头高足低体位时病人滑落。可以在病人身下垫一个气垫（如：HoverMatt 气垫），以便在手术结束后挪动病人。

根据手术者预计手术时间的长短，征求其意见插入一根导尿管。插入一根口-胃导管做胃减压，以方便术中胃的操作。手术者一定要记住在用线性切割缝合器横断胃、创建胃袋前拔除口-胃导管。

手术者通常站在病人右侧，第一助手站在病人左侧。为了在手术操作时符合人体工程学原理，手术者应该垫 1～2 级脚凳，以便使肩部放松，两前臂与上臂在≥90°角的情况下进行操作。

【气腹与套管布局】　创建气腹可以任选下列三种安全方法之一：Veress 气腹针法、开放 Hasson 穿刺套管法和可视穿刺套管法。由于肥胖病人皮下脂肪肥厚，采用 Hasson 法时需要做一个比较长的切口。

许多减重外科医生偏爱 Veress 气腹针法与可视穿刺套管法联合使用。第一步是在左锁骨中线肋缘下（Palmer 点）插入一根 Veress 气腹针。压力读数 <10 mmHg 提示 Veress 气腹针位置恰当。经 Veress 气腹针泵入二氧化碳气体至腹内压 15 mmHg。然后拔除 Veress 气腹针，在左上腹做一个 10～15 mm 长的皮肤切口，插入一枚可视穿刺套管。套管插入后，用腔镜扫视一下腹腔，排除因 Veress 气腹针或可视穿刺套管插入所造成的损伤。

建立气腹后，在腔镜监视下顺序插入其余穿刺套管。

- 如果只有一位助手，一般需要插入 5 个穿刺套管。
- 手术者通过病人右上腹的 2 个套管进行操作。
- 摄像镜套管的位置放在脐上、距剑突 20～25 cm 处。
- 1 个套管用作牵开肝脏。如果准备用 Nathanson 型牵开器，这枚套管可以通过剑突下的一个 5 mm

切口插入。

- 第一助手通过病人左上腹的套管做操作。

- 如果有第二助手,请第二助手扶摄像镜。第一助手从左上腹的2个套管操作帮助牵拉和显露。

由于手术中必须对胃-食管交界区进行操作,因此,在气腹创建后要测量,要求主操作孔距离剑突一般不要超过15~20 cm。

如果病人上身肥胖体形硕大,手术者可以在右上腹插入第3个穿刺套管。如此,手术者可以利用靠头侧的2个套管做胃-食管交界区操作,利用靠尾侧的2个套管对小肠做手术。

如果病人既往做过腹壁整形手术或者病人体型十分矮短,气腹就可能无法获得足够大的操作空间。在这类病人,套管之间的距离就应该更远一些,以免器械相互干扰。可能还需要另加套管帮助牵拉。

【手术步骤】 LRYGB手术的基本原则是在近侧胃创建一个30 mL的胃袋,该胃袋与75~150 cm长的空肠Roux支做吻合,空肠Roux支再与空肠胆胰支吻合后形成一共同通道。一般认为,共同通道(从空肠-空肠吻合口至盲肠)的长度必须>200 cm才能满足营养素的吸收,避免出现营养不良。这些基本原则可以通过不同的术式得以实现,每一种方式都有各自的优缺点。下面叙述作者善于采用的手术术式——用线形切割缝合器在结肠后将空肠Roux支与胃袋前壁做吻合。有关其他手术技巧变化请另参见其他相关文献。

(1)离断镰状韧带:离断镰状韧带后会使上腹部视野得到改善,有利于右上腹器械的插入对胃食管交界区进行操作。在离断镰状韧带的同时,还应该松解与前腹壁的所有粘连,使小肠、大网膜和横结肠完全游离。

(2)创建结肠后通路:下一步是经胃结肠韧带进入小网膜囊。将胃牵向头侧,大网膜牵向尾侧。用电外科器械打开胃结肠韧带。进入小网膜囊后,找到横结肠系膜,用电外科器械在横结肠系膜上开一个窗。这个窗使得结肠下区与小网膜囊形成交通。

(3)创建空肠-空肠吻合口:将大网膜和横结肠向头侧牵开,可以在横结肠系膜根部左侧角部(该处的腹膜后就是十二指肠)见到Treitz韧带。从Treitz韧带开始量取40~50 cm空肠。用一把60 mm的内镜线形切割缝合器在该处横断空肠。离断线近侧的空肠就是空肠胆胰支,离断线远侧的空肠就是空肠Roux支(又称食糜支)。用一枚钛夹或缝线标记空肠胆胰支,以便识别,避免发生空肠Roux支自身吻合,形成所谓的Roux-en-O襻。用一把45 mm的内镜线形切割缝合器进一步离断空肠系膜,提升空肠Roux支的游离度。空肠系膜的离断线应该与空肠襻呈直角,以免发生空肠Roux支或空肠胆胰支缺血。还要注意不要抵近空肠系膜根部做切割缝合,以免造成全小肠缺血。

然后量取75~150 cm长的小肠制作空肠Roux支。将理想长度的空肠Roux支与空肠胆胰支平行摆放在一起做空肠-空肠侧侧吻合。先用一针定位缝线将两支空肠缝在一起,这针缝线还能提供反向牵引。然后分别在空肠胆胰支和空肠Roux支上做切口。将一把60 mm的线形切割缝合器插入两空肠切口,击发后创建吻合口。用连续缝合法或用一把线形切割缝合器关闭空肠共同开口。紧靠空肠-空肠吻合口近侧在空肠Roux支与空肠胆胰支之间至少缝合2针预防内疝。然后将空肠Roux支通过横结肠系膜上的开窗送入小网膜囊,此时,要确保空肠Roux支不扭曲。

将横结肠和大网膜向尾侧牵开,以便能从小网膜囊内见到空肠Roux支,然后将空肠Roux支拖至胃-食管交界区与胃做胃-空肠吻合。

(4)创建胃袋:将病人置于中等度倾斜的头高足低体位。30 mL胃袋的大小约为3 cm

×3 cm×3 cm,可以利用腹腔镜器械、在腹腔内放入一把尺子或者在近侧胃内插入一个 30 mL 的球囊估计。

在创建胃袋时,有些外科医生是设法保留含有迷走神经纤维的胃周神经血管束,而另一些外科医生是常规离断之。理论上讲,保留迷走神经纤维或许更有利于空肠胆胰支的蠕动以及隔出残胃和胆囊的正常排空。胆囊的正常排空有助于预防胆囊结石形成。离断迷走神经纤维可能有助于避免隔出的残胃和十二指肠形成消化性溃疡病,在 RYGB 手术后,残胃和十二指肠都是很难检查的部位。归根结底,保留抑或牺牲迷走神经纤维取决于手术者。

进入胃后间隙后,手术者应该离断贲门与其前方膈肌之间的附着组织使 His 角完全游离。完全游离胃底(尤其在大胃底的病人)确保所创建的胃袋不会太大。还可以看清胃血管蒂,要保留胃袋的血供。

然后请麻醉师拔除病人口中的所有胃管和探条,用线形切割缝合器离断胃,使胃分为胃袋和残胃两部分。如果未拔除病人口中的所有胃管和探条,就会在胃离断时将胃管和探条一并离断,将胃管和探条的远端留在残胃内。

胃袋创建完毕后,手术者可以对胃后做更多的游离(目的是减少吻合口张力)并切除一些胃组织。不过,如果对胃后的游离过多,有可能造成胃袋缺血,出现吻合口漏或吻合口狭窄等并发症。

(5)胃空肠吻合:我们偏爱用线形切割缝合器加手工缝合创建胃空肠吻合口,也就是说吻合口缝 2 层。

第一步,做空肠 Roux 支与胃袋后壁的外层缝合。第二步,做空肠 Roux 支和胃袋的切口。第三步,将一把 45 mm 的线形切割缝合器约 20～25 mm 插入空肠 Roux 支和胃袋的切口,线形切割缝合器击发,创建吻合口的内层。第四步,用手工缝合法关闭吻合口的共同开口。此时,有些外科医生会通过吻合口放入一根探条或一杆内镜测量吻合口口径,避免吻合口太窄。第五步,做前壁外层缝合,吻合完毕。

(6)术中吻合口测漏试验:胃-空肠吻合完毕后,有些外科医生会做一次术中测漏试验。

(7)潜在内疝口的缝闭:在胃-空肠吻合完毕和测漏试验结束后,缝合潜在内疝部位。如果空肠 Roux 支是经结肠后通过,就存在 3 个潜在内疝部位:空肠 Roux 支系膜与横结肠系膜之间的 Petersen 缺口、横结肠系膜开窗缺口和空肠-空肠吻合口处的系膜缺口。所有这些缺口都应该用不可吸收缝线关闭。Petersen 缺口和空肠-空肠吻合口处的系膜缺口应该用荷包缝合法关闭,如果用连续缝合或间断缝合法关闭,病人在体重显著下降后关闭口有可能再次张开。至于横结肠系膜的开窗缺口,可以用缝线将空肠 Roux 支与横结肠系膜缝合数针。

如果空肠 Roux 支经结肠前通过,就存在 2 个潜在内疝部位:空肠-空肠吻合口处的系膜缺口和空肠 Roux 支系膜与横结肠系膜之间的 Petersen 缺口。空肠-空肠吻合口处的系膜缺口应该采用荷包缝合法关闭。有些外科医生认为如果缺口够大,即使形成内疝,也不容易造成梗阻。其他外科医生则认为这些缺口是嵌顿疝的潜在部位,应该采用连续缝合或间断缝合法关闭之。

(8)关腹:主动排空气腹。大于 10 mm 的套管切口要缝合筋膜层。由于肥胖病人的皮下组织厚,可以借助筋膜缝合器缝合。此时可以在腹腔镜引导下,注射长效局部麻醉剂用作术后镇痛。仅在翻修手术以及对胃肠吻合口的完整性心存疑虑时才需要留置引流管。引流管或许能发现吻合口漏和/或有可能有助于细小吻合口漏的控制。

【争议】

1. **空肠 Roux 支放在结肠前抑或结肠后** 位于结肠下区的空肠 Roux 支如果需要与胃袋做吻合,就必须在结肠前或结肠后跨过。如果是经结肠前通过,就应该向上劈开大网膜直至横结肠,目的是缩短空肠 Roux 支至胃袋的路径。如果是经结肠后通过,就需要在横结肠系膜上开一个窗让空肠 Roux 支通过。

空肠 Roux 支经结肠前通过手术耗时短,但空肠 Roux 支走的路径长,可能容易发生吻合口缺血或漏。空肠 Roux 支经结肠后通过手术耗时长,操作难度稍大,但空肠 Roux 支至胃食管交界区所走的路径短,不太容易出现吻合口缺血或漏。

与空肠 Roux 支经结肠前通过相比,空肠 Roux 支经结肠后通过的另一种潜在缺点是形成内疝的可能性更大。不过,在常规关闭潜在的疝孔后,两者的差异缩小。

2. **旁路肠管的长度** 能满足最大减重效果和最小不良效应的旁路肠管的理想长度是多少,人们存在不同意见。最常用的空肠 Roux 支长度是 $75\sim150$ cm,BMI>50 kg/m^2 的超级肥胖者可能需要更长的空肠 Roux 支。

有些外科医生认为在计算旁路肠管长度时应该将空肠胆胰支长度包括在内,此时,旁路肠管的理想长度是空肠 Roux 支长度加空肠胆胰支,达 $100\sim200$ cm。

由于每个病人的小肠长度长短不一,因此,有些外科医生在做 LRYGB 手术时是依据共同通道的长度,而非空肠 Roux 支长度。例如:他们是从盲肠开始逆向丈量 200 cm 长的小肠,从该处创建空肠 Roux 支。不过,人们未发现这种方法优于标准 LRYGB 法。

超级肥胖病人(BMI>50 kg/m^2)采用比较长的空肠 Roux 支或许会有好处。不过,一篇对超胖病人(BMI$=50\sim60$ kg/m^2)做 LRYGB 手术的随机临床研究表明,共同通路长 150 cm,其减重效果与空肠 Roux 支长 150 cm 相仿(BMI 下降分别为 17.2 kg/m^2 和 17.8 kg/m^2),不过,有些病人出现了严重代谢并发症,包括肝衰竭和蛋白-热卡型营养不良。

3. **其他胃空肠吻合技巧** LRYGB 手术中创建胃空肠吻合口最常用的有 3 种方法:线性切割缝合器法、手工缝合法和管形吻合器法。

(1)线形切割缝合器法:与管形吻合器法相比,线形切割缝合器法技术难度更大,决定吻合口口径大小的因素可能主要取决于外科医生,而非器械。不过,线形切割缝合器法对助手的经验要求不高,也不需要像置入 25 mm 直径的管形吻合器那样对套管孔做扩张。

(2)手工缝合法:与线形切割缝合器法相同,唯一的不同是不用缝合器。第一步是做胃袋与空肠 Roux 支的后壁外层缝合。第二步是在胃袋和空肠 Roux 支各做一个 $1.5\sim2$ cm 的切口。第三步是手工缝合吻合口的内层,有些外科医生在做这一步时喜欢用一根探条控制吻合口口径。最后一步是做前壁外层缝合。

手工缝合法的优点是一位外科医生可以单独完成,对助手的经验要求不高,不需要更换大号套管,可以用于某些不适合采用缝合器的高难度解剖部位。手工缝合法的缺点是缝合技术难度大,此外,外科医生需要估计吻合口口径。

(3)管形吻合器法:是用一把端端吻合器创建吻合口,把抵钉座放入胃袋内,吻合器杆插入空肠 Roux 支内,在两者连接后完成吻合。

将抵钉座放入胃袋内有两种方法:

一种方法是将抵钉座与一根特制的口-胃导管相连,将两者都插入口腔内。在胃袋上开一个小口,将这根口-胃导管拖入腹腔,使抵钉座拖入胃袋内。在抵钉座进入胃袋后,就可以切断抵钉座与口-胃导管的联系,拔出口-胃导管。

　　第二种方法是在胃袋创建前将抵钉座放在胃内。这就需要在远端胃壁上做一个切口。通过该切口将抵钉座连同一个穿刺锥一并放入胃内，用穿刺锥刺破胃袋部的胃壁。然后将抵钉座从穿刺锥刺破的孔道拖出来。在胃袋创建完毕后，缝闭远端胃壁上的切口。

　　当抵钉座在胃袋内的位置放妥后，将管形吻合器插入空肠 Roux 支的开口，旋转调节螺母使安装在吻合器身头端的芯轴伸出刺穿空肠 Roux 支的肠壁，将芯轴顶入抵钉座。此时，抵钉座与吻合器身头端的芯轴完成衔接，击发管形吻合器，创建一个环形吻合口。许多外科医生会在吻合器击发后加几针 Lembert 缝合加强吻合口。

　　管形吻合器法在技术操作上相对简单易行，不需要缝合，能确保吻合口口径一致。但是，管形吻合器法也有几个缺点。首先，为了能将管形吻合器插入，就需要将其中一个腹壁套管孔扩张至＞2 cm。回顾性对照研究表明这会导致高发生率的切口感染。其次，管形吻合器法伴有高发生率的吻合口狭窄，尤其当采用 21 mm 的端端吻合器时。上消化道外科手术所用的端端吻合器口径一般都在 21～25 mm。再者，管形吻合器法要求有一位熟练使用该吻合器的助手，因为手术者在此时无法操作管形吻合器，也无法控制抵钉座。

　　就吻合口漏发生率、出血发生率、手术耗时和减重效果来讲，这三种胃肠吻合法无显著差异。有研究发现，管形吻合器法的吻合口狭窄率最高，其次是手工吻合和线形切割缝合器吻合。

　　4. 捆绑式 RYGB　有些外科医生提出在开始做 RYGB 术时环绕胃袋扎一根绑带（硅橡胶圈）。虽然尚无随机临床研究对捆绑式 RYGB 与标准 RYGB 做比较研究，但是，已经有多篇前瞻比较研究表明捆绑式 RYGB 的减重后复发率更低，减重效果更好（尤其在减重手术后第 1 年）。不过，捆绑式 RYGB 也有一些轻微并发症（如：吞咽困难和呕吐）和严重并发症（如：绑带侵蚀进入胃壁内）。因此，捆绑式 RYGB 还未被减重外科医生普遍接受。

　　5. 测漏试验　胃肠吻合口的术中和术后测漏试验在减重外科医生之间也是一个颇具争议的议题。虽然大多数吻合口漏都发生在手术 7 天后，但许多减重外科医生是在此之前就做了某种测漏试验。RYGB 手术结束后，人们提出了多种测漏试验：

　　（1）术中亚甲蓝测漏试验：请麻醉师在手术医生的引导下轻轻插入一根口-胃导管，避免将新做的吻合口戳破。当口-胃导管进入胃袋后，麻醉师经口-胃导管注入用生理盐水稀释的亚甲蓝溶液 60 mL，与此同时，手术者观察吻合口有无蓝色染料外渗。然后将一块纱垫放在胃袋后方，检测吻合口漏。术后测漏试验是让病人吞服同等量的亚甲蓝溶液，将引流管放在胃肠吻合口附近检测吻合口漏。

　　（2）术中内镜测漏检查：还能发现吻合口腔内出血。如果术中采用内镜校准胃肠吻合口口径，那么，内镜就已经处于吻合口漏测试位置。将一把用过的线形切割缝合器或一把腔镜器械将空肠 Roux 支远侧夹闭。将胃肠吻合口浸入生理盐水水面下，一边泵入气体，一边缓慢撤出内镜。吻合口冒气泡提示存在吻合口漏。此外，内镜还可以用来检查吻合口处是否存在腔内出血。

　　（3）术后吞钡检查：不是常规使用的测漏方法，一般用于术后第 1 天、开始口服进食前。除了测漏检查外，吞钡检查还能排除由早期吻合口狭窄所致的胃袋排空延迟。

　　上述几种测漏试验没有哪一种特别优秀，因此，是否做测漏试验、做哪种测漏试验，完全取决于手术者。许多外科医生不常规做测漏试验，除非有临床理由。据报道，放射学检查（包括 CT）只有约 67% 的阳性预测值，因此，当临床高度怀疑吻合口漏时，并不能因为测漏试验阴性就不做外科手术探查。

【术后处理】

（1）术后加速康复（Enhanced Recovery After Surgery，ERAS）：推荐在病人的围手术期处理中采用 ERAS 预案或路径。该预案一般包括术前给予抗恶心药和镇痛药，强调多模式镇痛，目的是减少阿片类药物的用量。常用的非阿片类止痛剂包括静脉用对乙酰氨基酚、酮咯酸、加巴喷丁以及长效局部麻醉剂（如：布比卡因）。

（2）饮食：如果在 RYGB 术后常规做测漏试验，一般都在术后第 1 天、在进口进食前做该试验。如果检查未发现吻合口漏或狭窄，起初可以每小时饮水<30 mL。如果病人在饮水后没有不适，就可以在术后第 2 天早晨改为清淡流食，进食量也可以增加至每 15 分钟 30 mL。如果病人能耐受清淡流食，就可以将术后第 2 天的午餐改为全流质膳食。在全流质膳食中添加所需的蛋白，确保病人每日能摄入蛋白 60 g。

病人能耐受全流质膳食后，就可以出院回家，用口服药物镇痛。出院后，病人继续用全流质膳食 2 周，直至术后第 1 次复诊。复诊后病人的饮食可以改为软食。一定要交代病人每日至少饮 60 盎司水（1 盎司≈28.4 mL 水），保证足够的水量。

（3）监测与护理：术后要继续预防静脉血栓栓塞事件（venous thromboembolic event，VTE）。要特别强调的是，病人应该在术后当晚开始下床走动、穿戴序贯气压装置，并从术后当晚开始用药物预防 VTE。

病人在术后要继续监测呼吸和心血管状态。在术后阶段，早期下床活动、积极排痰措施、深呼吸锻炼和鼓励性肺量计应该成为常规。对梗阻性睡眠呼吸暂停病人，即使在术后即刻也可以使用持续正压气道通气。

预防用抗生素应该持续使用 24 小时。要静脉给予质子泵抑制剂（proton pump inhibitor，PPI）直至病人能耐受口服进食。一般来讲，PPI 治疗应该在术后持续使用 3 个月，目的是预防吻合口溃疡。要为病人开具镇痛药，但不要开具非甾体类抗炎药（nonsteroidal anti-inflammatory drug，NSAID），因为 NSAID 容易导致胃溃疡。要给予止吐药预防恶心呕吐，因为呕吐会使新制作的胃肠吻合口破裂。如果已经留置了 Foley 导尿管，就应该在术后第一天拔除之，除非需要观察病人血容量状态。继续给病人静脉输液直至病人能耐受口服进食。

（4）营养添加与出院带药：营养添加应该从病人能耐受口服进食后就开始。由于 RYGB 手术具有限制进食量和妨碍营养素吸收双重作用，因此，需要给病人添加多种维生素、铁和枸橼酸钙。铁的添加应该按每日给予铁元素至少 40 mg，钙的添加应该用更容易吸收的枸橼酸钙。

在病人能耐受口服进食时，就应该重新启用日常用药物。病人应该在术后每 4～6 周定期到家庭医生或减重外科医生处复诊一次，对日常用药做一些调整。在术后第一个月，所有药物应该以液体形式、可溶性胶囊形式或压碎后给予。持续释放药、缓慢释放药或肠溶药都应该避免使用，以免吸收不符合要求。

【结果】

（1）减体重：减重手术成功的首要标志是体重下降。希望在 RYGB 手术后 2 年时病人的体重超过其理想体重约 70%～75%。

减重效果能否持久也很重要。希望在 RYGB 手术后 5 年时病人的体重持续处于超过其理想体重 60%～70%的水平。病人体重增加的原因可以分为生理性和机械性两类。机械性因素包括胃袋增大、胃-胃瘘形成和胃空肠吻合口变大，这些因素都会导致体重增加。

生理性因素包括血生长素释放肽水平升高或瘦素水平下降,理论上,这些因素也会导致体重增加,但是,两者都未得到明确证实。

(2) 糖尿病:2 型糖尿病的改善是 RYGB 手术最重要的获益之一。在 RYGB 术后 12 年的随访研究中,2 型糖尿病的缓解率在 2 年时为 75%,6 年时为 62%,12 年时为 51%。外科手术病人新发糖尿病的发生率比未做手术的病人低 91%～92%。

RYGB 术后为何血糖控制更满意,体重下降并非唯一原因。血糖控制的机制尚未完全明了,远侧胃、十二指肠和近侧空肠的隔出由于提升了胰岛素的敏感性、降低了胰岛素阻抗,对血糖控制起到了积极作用。因此,与单纯限制摄入手术(如:可调式胃绑带术)相比,既能限制摄入又能妨碍吸收的减重术式(如:RYGB 和胆胰分流/十二指肠回肠转位)有更佳的糖尿病控制效果。

(3) 高脂血症:数据库和大宗病例回顾性研究表明 RYGB 手术后三酸甘油酯水平下降。

(4) 梗阻性睡眠呼吸暂停(obstructive sleep apnea, OSA):OSA 会随体重下降改善。大样本回顾研究表明,无论从客观指标(如:睡眠呼吸暂停-低通气指数)抑或主观指标(如:睡眠质量)来看,肥胖病人在减重外科手术后体重下降越多,OSA 的改善效果就越好。RYGB 手术病人的 OSA 缓解率高于生活方式干预病人(分别为 66% 和 40%),主要获益归功于体重大幅度下降(分别为 30% 和 8%)。

(5) 胃食管反流性疾病(gastroesophageal reflux disease, GERD):RYGB 使 GERD 症状降低了约 50%,使高达 45% 的病人的食管 pH 恢复正常,这些获益能持续维持至少 3 年。RYGB 在改善 GERD 方面优于袖状胃切除术和可调性胃绑带术。因此,对合并有无法控制的重度 GERD 或 Barrett 食管的肥胖病人应该选择 RYGB,而非 SG。

(6) 其他合并症:除此之外,RYGB 对其他肥胖相关性内科疾病也有改善作用,包括:血压控制、非酒精性脂肪性肝病、慢性肾功能障碍、关节炎与体能、远期生存率。

【并发症】

(1) 吻合口漏:术后胃肠吻合口漏罕见(0%～5%),不过,胃肠吻合口漏是 LRYGB 的严重并发症。威胁病人生命的不是吻合口漏本身,而是没有及时认识到病人存在吻合口漏并积极处理之。在一篇 140 例减重手术导致医疗损害诉讼的案例分析中,最常见的术式是 RYGB(占 76%)。最常见的诉讼理由是延误术后并发症的诊断或处理(占 47%),其中最常见的并发症是吻合口漏(占 45%)。

(2) 吻合口狭窄:在临床上,吻合口狭窄的定义是无法吞咽液体,此时的吻合口直径通常 <10 mm。在 LRYGB 手术病人,吻合口狭窄的发生率约为 6%～17%,一般见于术后早期阶段。

(3) 吻合口溃疡:是指发生在胃肠吻合口附近的溃疡。据报道,在 RYGB 术后病人的吻合口溃疡发生率约为 0.6%～16%。

(4) 胃-胃瘘:是指在胃袋与隔出的残胃之间形成一条通道,摄入的食物借此通道进入胃和十二指肠。在 RYGB 术后病人的胃-胃瘘发生率约为 1%～2%,大多会引起吻合口溃疡或体重增加。

(5) 倾倒综合征:RYGB 术后约有 50% 的病人会在进食富含单糖的膳食后出现面部潮红、腹痛腹泻、心悸和出汗。病人出现"倾倒综合征"后,医生会鼓励病人用高膳食纤维、复合碳水化合物和富含蛋白的膳食取代单糖食物,从而使病人体重下降。

（6）内疝与小肠梗阻：小肠梗阻会在 RYGB 手术后任何时候发生，终身发生率约为3％～5％。病人可以表现为肠梗阻急性发作，也可以表现为慢性腹痛急性发作，疼痛通常与进食无关。小肠梗阻一旦有影像学诊断依据，就应该选择外科手术。RYGB 术后小肠梗阻最常见的原因是肠襻通过外科造成的肠系膜缺口形成内疝。

（7）社交心理障碍：有些病人在减重手术后会有社交心理障碍，出现酗酒、吸毒等，物质成瘾，甚至自残或自杀行为。因此，减重医生需要时刻警惕减重手术后可能出现的社交心理并发症，给出忠告或把病人转给合适的专家。

【小结与建议】

- RYGB 的减重效应是通过限制进食量（限制摄入）和妨碍营养物质吸收（妨碍吸收）来实现的。
- LRYGB 的适应证与所有人们公认的减重术式相同。
- 在无法控制的 2 型糖尿病、非酒精性脂肪性肝病、代谢综合征或多囊卵巢综合征等病人，或许应该选择 RYGB，因为 RYGB 治疗胰岛素抵抗比其他减重术式更有效。
- Crohn 病是 RYGB 的一种相对禁忌证，因为这种病人容易发生吻合口狭窄和吻合口漏。长期服用皮质类固醇或非甾体类抗炎药的病人在 RYGB 术后有很高的吻合口溃疡发生率。
- 除常规术前检查外，对有症状的上消化道疾病病人应该在 RYGB 手术前做一次上消化道内镜检查。Barrett 食管病人以及重度/有并发症的胃食管反流性疾病病人都应该优先选择 RYGB，而非袖状胃切除术。
- 在 RYGB 手术后 2 年时，预期病人体重会降至约超过病人理想体重的 70％～75％。在 RYGB 手术后 5 年时，病人体重能维持在超过其理想体重的 60％～70％。RYGB 对肥胖相关性内科疾病的改善也起作用，包括 2 型糖尿病、高血压、高脂血症、梗阻性睡眠呼吸暂停和 GERD 等等。
- LRYGB 和其他大型减重手术术后 30 天的相关死亡率已经从本世纪初的 2.6％下降至如今临床上的 0.09％～0.12％。严重并发症包括吻合口漏、吻合口狭窄、吻合口溃疡、胃-胃瘘、内疝和小肠梗阻等。并发症贵在早期诊断和处理。

（范　新）

第二十三章
小肠疾病

第一节　解剖生理概要

【解剖概要】　小肠起自幽门,至于盲肠,全长约 3 m,其中十二指肠 0.3 m,空肠 1.1 m,回肠 1.6 m。十二指肠位于腹膜后,从幽门至 Treitz 韧带。空肠(占近段 40%)和回肠(占远段 60%)位于腹膜内。小肠的长度与人体身高成比例,空回肠的长度约为人体身高的 160%。末端回肠的特征标志之一是 Treves 无血管皱襞(参见第二十四章第一节)。小肠血供主要来自肠系膜上动脉的空回肠分支。

小肠壁分黏膜、黏膜下层、肌层和浆膜。黏膜主要由柱状上皮和杯状细胞组成,各种营养物质通过黏膜吸收。小肠有许多指状突起的纤毛,纤毛上被覆着黏膜,因此小肠的吸收面积达 500 m²。小肠黏膜细胞增生很活跃,其寿命为 5 天。**黏膜下层是最坚固的一层**,在肠吻合时,该层承受着吻合口张力。该层内含神经、Meissner 神经丛、血管、纤维组织和弹力组织。肌层分为外层的纵肌和内层的环肌,在这两层肌肉之间有神经节细胞 Auerbach 神经丛。浆膜在胚胎期起源于腹膜。

空肠、回肠在解剖上的区别点(见图 23-1):空肠的直径大、肠壁厚、黏膜皱襞呈环状,空肠肠系膜中含脂肪较少,因而肠系膜呈半透明状。回肠黏膜下有 Peyer 集合淋巴小结,淋巴小结越靠近回肠末端越密集。空肠的肠系膜动脉只有 1~2 级血管弓,从血管上发出长的直血管直接抵达肠管壁缘;回肠系膜有多级血管弓达肠壁,因此直血管较短。

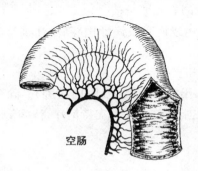
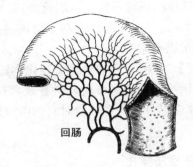

空肠　　　　　　　　回肠

图 23-1　空回肠在解剖上的区别点

【生理概要】　小肠的主要功能是转运和消化吸收食物,此外还有屏障隔离、内分泌和免疫(小肠是产生 IgA 的主要场所)等功能。进食后小肠有往返和推进两种运动。往返运动有利于食物与消化液混合,有利于食物与肠黏膜接触吸收。推进运动使食物向远端推进。

禁食时,从十二指肠开始,每2分钟产生一次收缩,这种收缩有利于前面摄入食物的排空。副交感神经兴奋促进小肠收缩,而交感神经抑制这一过程。每天进入小肠的食物、水以及胃、肝、胰的分泌液达9 L,除1～2 L入大肠外,其余均被吸收入体内;小肠也是维生素、脂肪、蛋白、碳水化合物和电解质的主要吸收场所。维生素B_{12}和胆汁仅在末端回肠吸收。末端回肠切除短于100 cm者,易发生胆汁性水泻;切除超过100 cm者,则出现脂肪和脂溶性维生素吸收障碍、脂性腹泻。

第二节　小肠炎性疾病

一、肠结核

肠结核是结核杆菌侵犯肠道所致的慢性特异性炎性疾病。

【病理生理】　肠结核主要位于回盲部,病理分为溃疡型、增生型和混合型(溃疡-增生型)肠结核三种。

1. 溃疡型肠结核　人体过敏反应强,肠壁的淋巴组织以充血、水肿等渗出性病变为主,进一步发展为干酪样坏死,形成溃疡。溃疡边缘与基底多有闭塞性动脉内膜炎,故出血机会少。一般不会发生急性穿孔,慢性穿孔则形成腹腔内包裹性脓肿或肠瘘。

2. 增生型肠结核　人体免疫状况好,肉芽组织增生,病变多局限在盲肠,肠壁有局限性增厚与变硬。往往可见瘤样肿块突入肠腔,使肠腔变窄,引起梗阻。

3. 混合型肠结核。

【诊断】

(1)青壮年病人有肠外结核,主要是肺结核。

(2)主要症状为腹痛和糊状腹泻,无黏液或脓血,无里急后重。

(3)有右下腹压痛、肿块或不明原因的肠梗阻。

(4)并发症见于晚期病人,主要是梗阻、出血、穿孔或肠外瘘。

(5)胃肠X线钡餐检查示回盲部有激惹、钡剂充盈缺损或肠腔狭窄征象。

(6)纤维结肠镜可取活组织检查,对本病的诊断有重要价值。

(7)本病应与Crohn病、右侧结肠癌、阿米巴病或血吸虫病性肉芽肿、溃疡性结肠炎和肠道恶性淋巴瘤鉴别。

【治疗】　主要采用内科抗结核化学药物治疗和支持治疗。

外科治疗适应证是**出现外科并发症**(穿孔、大出血、梗阻、瘘、腹内脓肿)。除急诊病人外,手术前应尽可能先做一段时间的内科抗结核化学药物治疗和支持治疗,待病情稳定后再行外科手术。

二、伤寒肠穿孔

肠伤寒是伤寒杆菌所引起的一种肠道感染。

【病理生理】　伤寒最显著的病理变化位于回肠末段。肠穿孔发生的时间大多在病程的第2～3周,绝大多数位于回肠末段、距回盲瓣100 cm内的肠壁上。穿孔大多为单发,10%的病例为多发穿孔。

【诊断】 临床上确诊有无伤寒肠穿孔极为重要。①伤寒的临床特点是稽留热、相对徐脉及白细胞降低；②典型穿孔病人是在发病后第2、3周突然发生腹痛，并迅速弥漫至全腹，但仍以右下腹为重，伴腹膜炎体征，体温骤降然后又升高，脉搏相对增速及白细胞明显增加（$>10×10^9$/L）的现象；③不典型的无伤寒病史病人，穿孔后易被误诊为急性阑尾炎穿孔；④腹腔渗出液及粪便培养，切取穿孔边缘组织检查，以及血清肥达（Widal）反应，大多可以确定诊断；⑤伤寒中毒症状很重的病人和原有轻度腹胀的病人很难鉴别有无肠穿孔。

【治疗】 伤寒肠穿孔一经确诊，唯一有效的疗法是手术治疗，应争取早手术。原则是行穿孔缝合术，并按腹膜炎的处理原则清洁腹腔、放置引流。术后对伤寒和腹膜炎应进行抗生素治疗。

三、Crohn 病

Crohn 病又称局限性肠炎或肉芽肿性回肠炎，北美和北欧人易患本病，在我国不多见，但发病率在攀升。

【病理】 其特点是慢性、透壁性的肉芽肿性炎性病变，呈节段分布，黏膜有皲裂。肠腔狭窄，肠管增厚，肠壁表面见"匍匐脂肪"（系膜脂肪沿肠壁浆膜面向对系膜缘爬行）和"螺旋血管"；肠系膜缩短、增厚，其内有肿大淋巴结。本病可见于胃肠道任何部位，27%的病人仅累及小肠，41%回肠和右半结肠受累，28%仅累及大肠，3%仅累及肛管直肠。病人中有70%累及末端回肠，因此以往又将本病称为末端回肠炎。

【诊断】 肠梗阻是本病最常见的并发症，由肠管狭窄和炎症所致。脓肿和瘘也比较常见，脓肿可以发生于腹腔内，也可在腹膜后；瘘的种类有肠-皮、肠-膀胱、肠-阴道、肠-输尿管和肠襻间瘘。

（1）好发年龄：呈双峰分布（15～29岁和55～70岁），典型的发病年龄是年轻人。

（2）症状：主要症状是腹痛（绞痛）和腹泻（一般无肉眼血性），此外有嗜睡、低热、瘘管形成、消瘦和肛管直肠疾病。结肠 Crohn 病中有 50%、小肠 Crohn 病中有 20%的病人表现为急性阑尾炎或久治不愈的肛旁疾病（瘘、裂、脓肿）。

结肠 Crohn 病三联症：持续腹泻、腹痛和消瘦。直肠出血远不如溃疡性结肠炎多见。

（3）体征：腹部包块、贫血和营养不良。小肠 Crohn 病腹泻容易发生低蛋白血症。肠外表现为眼、关节、皮肤和胆道的炎症性病变。

（4）X线钡餐检查和结肠镜检：造影剂增强 CT 或 MR 肠造影有助于诊断。如果没有这些检查条件，泛影葡胺或稀钡小肠造影示特征性的狭窄肠段（"线样征"），其两端均为正常的无病变肠襻（跳跃区），病变区肠黏膜呈"卵石路面"外观。结肠镜或上消化道内镜检查示病变区炎症、息肉、匍行沟槽样纵形溃疡、肠腔狭窄。病变肠段之间的黏膜正常。

结肠 Crohn 病典型的肉眼所见是合流的线状溃疡，裂隙深以及肉瘤样肉芽。

【鉴别诊断】 要与急性阑尾炎、盲肠癌、溃疡性结肠炎、淋巴瘤和感染性肠炎[结核、阿米巴、耶尔森（Yorsinia）菌、空肠弯曲菌和沙门（Salmonella）菌]相区别，主要应与溃疡性结肠炎相鉴别。Crohn 病与溃疡性结肠炎相比，其特点是：①透壁性侵犯。②呈节段性，节段间有正常肠黏膜。全消化道钡透示：小肠和结肠有同步病变，病变跳跃、轮廓缺损、纵形或横形溃疡，黏膜呈鹅卵石状。③易形成瘘。④常有肛周病变。⑤以结肠近段较多见。⑥出血少见。

【治疗】 Crohn 迄今尚无有效的治疗方法。

1. **内科治疗** 药物是治疗 Crohn 病的主要方法。一般治疗是休息、高营养和少渣饮食（必要时用肠外营养）、安定药、解痉药。

（1）轻、中度病变：口服柳氮磺胺吡啶（SASP）每日 3～6 克或美沙拉嗪 1 000 mg，每日 4 次。对回肠、结肠或肛周病变，还需要加甲硝唑 500 mg，每日 3 次。布地奈德（Budesonide）是一种局部应用的不含卤素的肾上腺皮质激素类药物，具有极高的（约 90%）肝脏首过代谢效应。

（2）重度病变：加服泼尼松每日 40～60 mg。住院病人可以每日静脉用氢化可的松 50～100 mg，每 6 小时 1 次，5～7 天即应该见效。一旦症状缓解，应该在 3～6 个月内尽早停用类固醇激素，维持药要简单化，目标是防止远期并发症。近来用肠外营养加环孢霉素 A 治疗，疗效好。也有用英夫昔单抗（infliximab）治疗。

2. **外科治疗** 主要用于该病的一些并发症，目的是切除病变肠段。

（1）手术适应证：①顽固性 Crohn 病；②外科并发症（穿孔、大出血、梗阻、瘘、腹内脓肿）；③中毒性巨结肠；④严重肛周病变；⑤癌变。

（2）手术方式：①最常用的术式是结直肠全切除加回肠造瘘；②结肠次全切除加回肠直肠吻合术；③病变肠段部分切除，主要用于病变局限于回结肠者。

1）Crohn 往往会多次手术，因此手术方式应取保守态度，尽量少切肠管，尽可能通过狭窄整形来保留肠段（图 23-2）。研究表明，与狭窄肠段切除相比，狭窄整形的再狭窄发生率更低、更晚。手术切除有风险时，可做捷径手术或病变肠襻隔出术。需要切除肠管时，仅需切至肉眼观正常肠管处即可。

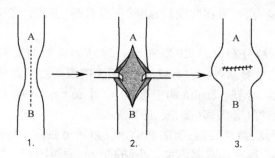

图 23-2　肠管狭窄整形术

2）结肠 Crohn 病与小肠 Crohn 病相比手术指征应当放宽，因为结肠 Crohn 病容易发生穿孔，此外结肠的生理功能也不如小肠重要。手术术式是全结肠切除回肠-直肠吻合术（加或不加保护性近侧回肠造瘘）或末端回肠造瘘术。少数结肠 Crohn 病表现为一段结肠狭窄，也可以考虑做病变肠段切除吻合术。结肠 Crohn 病一般不考虑做狭窄整形手术。

3）直肠 Crohn 病很少单独发病。若直肠纤维化后丧失储便功能，应该考虑做直肠切除术。手术要求精确地沿直肠壁在括约肌间分离从而减少并发症。

4）35% 的 Crohn 病病人有肛管受累。肛周疾病的手术原则是尽量简单，因为这种病人的伤口愈合能力差，很易复发。并发肛周脓肿时应该切开引流，严重的或多发性的肛瘘或肛裂也可考虑手术。直肠切除或转流手术是保证病人生活质量不得已而为之的手术，并且应该由病人提出。

【预后】　在手术的病人中，5 年中需要再次手术者占 50%，每例再次手术的病人再复发的可能性也是 50%。

四、小肠放射性肠炎

放射性小肠炎的原因是进行性血管和间质细胞损伤,与辐射剂量有关。常见于位置相对固定的小肠襻,如回盲部、切口下和盆底粘连的小肠襻。

【诊断】

1. **急性期** 急性期损伤是黏膜的损伤,症状为一过性,一般在 3 个月内可自愈,主要表现为恶心、呕吐、腹泻和绞痛,偶尔也可发生出血和穿孔,需要手术处理。

2. **慢性期** 小肠受累的典型表现是慢性肠管狭窄和亚急性肠梗阻,慢性效应见于数月或数年以后,系黏膜下小动脉闭塞性脉管炎所致,因而关键是肠缺血。临床表现酷似恶性肿瘤晚期,因此对这些病人必须全面考察鉴别。

病情轻者的症状有腹痛、吸收不良、腹泻和消瘦。主要外科并发症有肠梗阻、穿孔、脓肿、瘘和出血。出血的原因是黏膜糜烂或动脉-肠内瘘形成。

【治疗】 小肠放射性肠炎的治疗原则是尽可能采取对症治疗和肠外营养,因为辐射过的组织愈合能力很差,手术治疗有很高的并发症发生率和死亡率,仅当出现外科并发症(肠梗阻、穿孔、脓肿、瘘和出血)时才考虑手术治疗。

由于缺血所致的纤维化瘢痕严重,手术操作极为困难。在行肠切除或肠旁路术时,要利用正常的未受放射损伤的小肠作吻合。即使如此,由于肠缺血、全身营养差、肠愈合能力差,术后吻合口或切口裂开的发生率仍较高,易发生瘘或其他并发症。因此,对吻合技术要求高,也可用吻合器吻合,保证吻合口质量。

【预后】 围手术期死亡率 < 15%,但远期死亡率很高,5 年生存率 < 50%。

第三节 小肠憩室病

(一)十二指肠憩室

参见第二十二章。

(二)空回肠憩室

在小肠 X 线检查中,空回肠憩室很少见,发生率仅 0.5%~1.0%。空回肠憩室是一种**假性憩室**,憩室外突部位在空回肠系膜缘。可引起肠梗阻、出血或穿孔。由于细菌在憩室内繁殖也可发生吸收不良。

(三)Meckel 憩室

Meckel 憩室是胃肠道最常见的**真性憩室**,发病率为 2%。急性憩室炎与急性阑尾炎很难鉴别。

临床特点是"2 准则":①发生部位在距回盲瓣 2~3 英尺(60~100 cm)之内的**回肠对系膜缘**;②2/3 在 2 岁前出现症状(炎症、出血、梗阻、穿孔、肠套叠),主要表现为出血(毗邻的回肠黏膜发生"消化性"溃疡),在成人期出现症状的病人 < 2%;③半数 Meckel 憩室有 2 种迷走黏膜(胃黏膜和胰黏膜);④男女发病率之比为 2:1。

手术方式依据病情而定,梗阻病人可以做单纯憩室切除术;急性憩室炎、广基憩室、肠襻血运不满意者以及表现为消化道出血者,应该做病变肠襻切除术。表现为消化道出血者,还应该切除回肠的溃疡。无症状的 Meckel 憩室不必手术切除。

第四节 肠 梗 阻

一、概论

肠内容物不能正常运行或通过发生障碍称为肠梗阻(intestinal obstruction)。

【病因和分类】

1. 根据梗阻发生的基本原因分类

分为三大类:

(1) 机械性肠梗阻:最常见,系各种原因所致的肠腔狭小。①外压(肿瘤或脓肿、粘连带、肠套叠、肠扭转、嵌顿疝及先天性肠旋转不良);②内堵(瘤、石、虫);③肠壁本身病变或损伤[先天性肠隔膜(蹼)或肠闭锁、炎症(Crohn 病、憩室炎、溃疡性结肠炎和结核)、狭窄、放射性损伤或子宫内膜异位症]。

(2) 功能性肠梗阻:系神经功能失调出现肠蠕动异常,分为:①麻痹性(肠肌的蠕动减弱),见于腹腔手术后、腹腔感染、腹腔炎症、腹膜后血肿、后腹膜分离的手术、神经根受压、严重电解质紊乱、阿片类药物、拟交感药、副交感阻断药;②痉挛性(肠肌强烈、不协调收缩),为暂时性,见于铅中毒。

(3) 缺血性肠梗阻:肠管血供障碍致肠麻痹,见于肠系膜血管血栓形成或栓塞。

2. 根据肠壁血供有无障碍分类　分为:①单纯性肠梗阻仅有肠内容通过障碍,无缺血或穿孔等并发症。②绞窄性肠梗阻是梗阻肠襻的血供明显障碍,原因有血管受压(肠扭转)或血管阻塞(肠系膜血管血栓形成或栓塞);长时间单纯性梗阻肠壁小血管受压或微血栓形成也可发生绞窄。

3. 根据梗阻部位分类　分为:①高位小肠梗阻;②低位小肠梗阻;③结肠梗阻。

4. 根据梗阻肠襻两端的通畅性分类　分为:①开襻性肠梗阻(梗阻肠襻的远端不通,近端通);②闭襻性肠梗阻(梗阻肠襻的两端均不通),见于肠扭转和结肠梗阻。**闭襻性肠梗阻容易发生绞窄**。

5. 根据肠腔通畅程度分类　分为:①完全性肠梗阻;②不完全性肠梗阻。

6. 根据发病缓急分类　分为:①急性梗阻(发病时间为几小时或几天,发展迅速,易发生绞窄);②慢性梗阻(病程较长,伴营养不良、便秘和慢性病的其他体征,不容易绞窄)。

7. 根据病因分类　常见的肠梗阻依次为粘连性肠梗阻、嵌顿疝和肿瘤性肠梗阻。小肠梗阻病因中 60% 为术后肠粘连,20% 为嵌顿性疝,其他原因有 Crohn 病、肠套叠、肠扭转和肠肿瘤。

【临床表现】

1. 症状　在病史采集和体格检查中,重要的是过去腹部手术史、腹痛的性质(绞痛、阵发性痛抑或持续性痛)、腹胀情况和肠音情况。

(1) 痛:①阵发性绞痛是机械性肠梗阻的特征,梗阻部位越高,疼痛发作越频;②持续性疼痛阵发性加剧的绞痛提示缺血(绞窄)性肠梗阻或机械性肠梗阻伴感染;③持续性胀痛,无绞痛,提示麻痹性肠梗阻。

(2) 吐:①高位小肠梗阻呕吐早、频繁,吐出物呈胆汁样;②低位小肠梗阻呕吐迟、稀疏、量多、稠,吐出粪臭样物;③结肠梗阻呕吐迟,以腹胀为主;④吐出咖啡样物或血性物提示绞窄性肠梗阻。

（3）胀:①高位梗阻一般无腹胀,可有胃型;②低位梗阻腹胀出现迟,有肠型;③结肠梗阻腹胀出现早;④不均匀不对称腹胀提示绞窄性肠梗阻。

（4）闭（停止肛门排便排气）:见于急性完全性肠梗阻。梗阻初期、高位梗阻、不全性梗阻可有肛门排便排气。血性便或果酱便见于绞窄性肠梗阻、肠套叠、肠系膜血管栓塞等。

2. 体格检查

（1）全身情况:单纯性肠梗阻可发生水、电解质和酸碱平衡紊乱。绞窄性肠梗阻可发生休克,表现为 T、P、R、BP 的改变。

（2）腹部:①望:腹部膨隆、肠蠕动波、肠型提示机械性肠梗阻;不均匀性腹胀提示肠扭转或内疝;均匀性腹胀提示单纯性或麻痹性肠梗阻。②触:压痛提示单纯性肠梗阻;腹膜刺激征提示绞窄性肠梗阻;扪及痛性包块提示绞窄性肠梗阻;索条状肿块提示蛔虫性肠梗阻。③叩:移动性浊音提示腹内有渗液。④听:肠音亢进提示机械性肠梗阻;肠音消失提示麻痹性肠梗阻。⑤直肠指检:扪及肿块提示肿瘤或肠套叠的套头;血迹提示肠套叠或绞窄。

【辅助检查】

（1）实验室检查:单纯性肠梗阻晚期,白细胞计数增加;血液浓缩后,红细胞计数增加,血细胞比容升高,尿比重增高。绞窄性肠梗阻早期即有白细胞计数增加。水、电解质紊乱时可伴 K^+、Na^+、Cl^-、CO_2CP 改变。磷酸肌酸激酶（CPK）测定对肠绞窄的诊断有一定意义。

（2）X 线腹部平片（AXR）:立位和卧位 AXR 在肠梗阻的诊断中都同样具有重要价值。①在梗阻 3～5 小时后立位 AXR 可见到梗阻近段肠襻扩胀和多个气液平,梗阻远段肠内无气体。小肠直径大于 3 cm,盲肠大于 9 cm,结肠大于 6 cm 时,称肠扩胀。②空肠梗阻 AXR 示"青鱼骨刺"征,结肠梗阻示结肠袋。③肠梗阻 X 线征、胆树内气体加右下腹不透光结石影是胆石性肠梗阻 X 线三联征。④肠梗阻,尤其当有坏疽、穿孔可能时,忌钡灌肠检查,因为污染的钡剂溢入腹腔会造成难治性腹膜炎。结肠梗阻和肠套叠时低压钡灌肠造影可提高确诊率。⑤闭襻性肠梗阻时气体难以进入闭锁肠襻内,因此在梗阻早期很难从 AXR 上识别。

（3）CT:不但可以了解梗阻的存在与否,对是否存在绞窄也有良好的判断价值,如增强扫描时肠壁未见强化、腹水、肠系膜水肿、肠壁增厚和肠壁积气,都提示绞窄性肠梗阻。CT 三维重建可以进一步提高诊断的正确率。

【诊断】 诊断中必须辨明下列问题。

（1）有无梗阻:根据症状（痛、吐、胀、闭）、腹部体征（波、型、响）及 X 线（积气、液平、肠管扩张）可诊断。

（2）机械性梗阻抑或麻痹性梗阻:麻痹性梗阻见于腹膜炎和腹部手术后（参见上文分类）,病人无阵发性绞痛,早期即有均匀性腹胀、肠音低或消失,AXR 示大、小肠均扩张。

（3）**单纯性梗阻抑或绞窄性梗阻:这是肠梗阻诊断中最重要的问题。下列情况应考虑绞窄性梗阻**:①全身情况:早期出现休克,一般抗休克治疗无效;体温高;脉率 > 100/min,白细胞计数升高,血淀粉酶升高,代谢性酸中毒。②腹痛骤起、剧烈,伴或不伴腹膜刺激征;腹痛呈持续性阵发性加重伴腰痛或腹膜刺激征。③呕吐出现早、频繁。④腹胀不对称,可扪及固定痛性肿物。⑤血性液:呕吐物中、大便中、腹穿液中或指检时发现血性液,不过,没有肠梗阻症状的小儿出现果酱样便要考虑 Henoch-Schönlein 紫癜。⑥肠音消失。⑦影像检查:AXR 示扩张肠襻不随时间改变,空回肠转位或假肿瘤影（病变肠内有液体无气体,周围环绕着含气肠襻）；黏膜水肿肠壁增厚、肠壁积气（表 23-1）。CT 示梗阻处"鸟嘴样"狭窄，肠系膜水肿或血管充血，肠壁中度或重度增厚和肠壁积气，腹腔积液。超声示腹水多，肠襻扩张，无蠕动。血肌酸磷酸激酶（CPK）测定：肠绞窄坏死时 CPK 会增高。

总的来讲，不全性肠梗阻和无发热、无心动过速、无腹膜刺激征、无白细胞计数增加的完全性肠梗阻很少有绞窄。这四大征象中出现 1 项时，绞窄性梗阻的风险为 7%；4 项全部出现，风险为 67%。

表 23-1　腹腔疾病的放射性所见

	腹部平片	腹部 CT
小肠梗阻	小肠扩张（直径＞3 cm）、气-液平面（早期为阶梯状，后期为串珠状），结肠或直肠无气体	近侧小肠襻扩张（直径＞3 cm），且远侧小肠襻萎瘪±交界点；小肠粪便征；造影剂不能进入远侧肠襻；后期有肠壁增厚
大肠梗阻	结肠扩张（直径＞6 cm）；若回盲瓣功能完全，盲肠呈极度扩张（直径＞9 cm）	结肠扩张伴盲肠极度扩张，远侧结肠和直肠萎瘪
结肠扭转	乙状结肠：咖啡豆征（扭转的肠襻扩张、成对回折），近侧大肠扩张 盲肠：芸豆征（单个扩张盲肠襻），远侧大肠萎瘪，小肠扩张	乙状结肠：全部结肠（尤其在乙状结肠）显著扩张，扭转处有漩涡征 盲肠：盲肠极度扩张，有鸟嘴征或漩涡征（由于肠和系膜的扭转）
肠缺血/梗死	表现为肠麻痹和梗阻；肠壁指压迹或增厚，肠壁积气（肠壁气肿症）或门静脉积气	肠壁增厚＞5 mm，肠壁的强化减弱或消失，肠系膜积液，肠壁积气（肠壁气肿症）或门静脉积气；肠壁水肿（靶环征）
肠麻痹	大小肠均扩张，不存在交界点	大小肠均扩张，不存在交界点
急性结肠假性梗阻	大肠（±小肠）广泛扩张，主要是横结肠，没有交界点（直肠有气体和粪便）	大肠（±小肠）广泛扩张，主要是横结肠，没有交界点（直肠有气体和粪便）

引自：Schwartz DT. Abdominal radiology. In：Schwartz D, editor. Emergency radiology：case studies. New York：McGraw-Hill. 2008：147-187；and Stoker J, van Randen A, Lameris W, et al. Imaging patients with acute abdominal pain. Radiology 2009，253(1)：31-46.

（4）梗阻原因：可根据年龄、病史和体征作出判断。如：新生儿以肠道先天性畸形多见；婴幼儿以肠套叠和疝多见；儿童以蛔虫性梗阻多见；青年以粘连性梗阻、疝及肠扭转多见；老年人则以肿瘤多见。

小肠梗阻病因中 60% 为术后肠粘连，20% 为嵌顿性疝，其他原因有 Crohn 病、肠套叠、肠扭转和肠肿瘤。肠扭转可很快发生坏死、穿孔，很少有前驱临床表现。在医疗条件差的国家和地区，小肠梗阻最常见的原因是嵌顿疝，其次是肠粘连。

大肠梗阻病因中结肠癌占 65%，憩室病占 20%，结肠扭转占 5%（其中 90% 为乙状结肠扭转，10% 为盲肠扭转）。

经验之谈：
　　一种简单而有助于正常肠管直径记忆的方法是"3、6、9 规律"，也就是说：正常小肠直径＜3 cm，结肠＜6 cm，盲肠＜9 cm。超过此数值就是肠襻扩张。
　　小肠襻积气扩张＋结肠内无气体＝**完全性小肠梗阻**。
　　小肠襻积气扩张＋结肠内少量气体＝**不全性小肠梗阻**。

> 小肠和结肠都高度积气扩张＝**麻痹性肠梗阻**。
>
> 结肠高度积气扩张＋小肠轻度扩张＝**结肠梗阻或假性梗阻**（在大肠梗阻时，小肠的扩张程度取决于回盲瓣能否完全闭合）。
>
> 请重视机械性小肠梗阻（尤其是外压性梗阻）的观察处理。**外压性梗阻处理不及时，迅速发展，甚至致命的情况屡见不鲜**。它是外科临床的"陷阱""沼泽地"或"薄冰河面"，稍有不慎就会"失足"其中。
>
> 在绞窄性肠梗阻病例，等待观察就是坐等厄运来临。设法早期识别绞窄的存在至关重要！
>
> 切忌依据单一指标判断绞窄性肠梗阻的存在与否，一定要对临床病象做全面综合分析。不过，**绞窄性肠梗阻的最大特点是持续性腹痛**，病人因剧痛发作而嚎叫——就是向你发出的警笛！
>
> 由于肠管扩张本身会引起持续性腹痛，因此，**在鼻胃管引流后数小时，若病人依旧有腹痛**，无论是阵发性绞痛抑或持续性疼痛，都是不祥之兆。它表明你应该改变主意，准备动刀！
>
> **机械性梗阻**的确切处理方法一定是**机械手段**，不要对化学（药物、输液）手段抱任何奢望。
>
> 在**完全性小肠梗阻**病人，保守治疗通常不要超过 24 小时。超过 24 小时，即使没有肠襻缺血，也会因为肠壁水肿而影响吻合口愈合。
>
> 既往，我们认为腹部无瘢痕（"处女腹"）病人的完全性小肠梗阻一定是剖腹手术适应证。如今，我们会在口服大剂量泛影葡胺后先做一次 CT 检查，排除那些不需要外科处理的疾病，如：Crohn 病。
>
> 切开肠壁行**开放式肠腔减压是笨蛋的做法**。

【治疗】 肠梗阻的诊断和治疗主要根据临床征象。原则是解除梗阻、治疗缺水、酸中毒、感染和休克等并发症。**小肠梗阻，尤其是高位小肠梗阻，一般应尽早手术**。对有机械性肠梗阻依据，又无手术史（"处女腹"）的病人，也应即时手术，不要等待。

1. 一般治疗 "四禁"（禁食、禁止灌肠、禁用强导泻剂、禁用强镇痛剂）、"四抗"（抗腹胀——胃肠减压、抗生素、抗水电酸碱紊乱、抗休克）。

2. 非手术治疗 麻痹性和某些单纯性肠梗阻（如：粘连、蛔虫、粪块、结核）可先考虑非手术治疗，方法有针灸、颠簸、麻油 200 mL 经胃管注入、低压灌肠和解痉剂。

3. 手术治疗

（1）适应证：绞窄性梗阻（紧急手术）、闭襻性梗阻或极度扩张的结肠梗阻（尽早手术）、"处女腹"肠梗阻和非手术治疗无效或恶化的单纯性梗阻。

（2）手术时机：对有手术适应证者要尽早手术，切勿坐失良机。围术期要用覆盖 Gram 阴性菌和厌氧菌的抗生素，降低术后切口和腹腔内感染的发生率。

（3）手术原则：①去除病因［松解粘连、解除疝环压迫、扭转复位、取蛔虫、切除病变肠管（肿瘤、坏死、狭窄）］；②排尽梗阻近侧肠道内的积气积液，减少细菌分解产物吸收；③恢复肠道通畅，修补腹壁缺损；④腹腔清洗、引流；⑤对肠切除后可能发生短肠综合征的病人，可将可疑"坏死"的肠管放回腹腔，等 24 小时后二次开腹探查（second - look），此时往往有部分"坏死"的肠管恢复了活力。

（4）肠管活力判断：①临床指标是肠壁色泽、肠系膜血管搏动、蠕动和切缘出血情况，但这些指标受低血容量和体温影响；②用脉氧仪测定肠壁或肠系膜有无血流；③用 Doppler 超声检查肠壁对系膜缘有无血流，距有血流处 1 cm 切肠吻合是安全的；④静脉内注入荧光素 100 mg，用紫外线灯观察肠壁有无荧光，可精确判断肠襻有无血供。

【小肠切除及吻合术要点】 小肠手术最常见的指征是肠梗阻，往往是再次手术。

（1）进腹：对粘连性肠梗阻病人，一般习用沿原切口进腹（要诀参见第十四章第二节）。**先找到盲肠**，如果盲肠扩张提示结肠梗阻（除非回盲瓣关闭不全），盲肠不扩张提示小肠梗阻。进腹后分离粘连的策略是"先易后难"，作者主张用剪刀钝锐结合分离粘连。

（2）小肠切除：在预定切除范围的肠系膜做"V"字形切开。先剪开系膜表面的腹膜，显露其下的系膜血管，用血管钳对拟切断的血管逐一钳夹、切断、结扎，最后切断小肠系膜的另一侧腹膜。

（3）吻合肠襻选择：要求供吻合的小肠血供良好，吻合后吻合口无张力。

（4）吻合要诀：参见第十六章。

二、粘连性肠梗阻

粘连性肠梗阻是最常见的一种肠梗阻，占小肠梗阻的一半以上。粘连可为广泛性，累及全部腹膜；也可为局限性，仅累及部分肠管。一般是腹部手术（尤其是外科手套上的滑石粉）或腹内炎症后的并发症；少数由胎粪性腹膜炎或 Meckel 系带等先天性因素所致。

剖腹术后早期（30 天内）粘连性肠梗阻的发生率约为 1%。大多数见于结肠手术等下腹部手术后，尤其是阑尾切除、子宫切除和腹会阴联合手术，上腹部手术后很少发生这种肠梗阻。术后早期粘连性肠梗阻中 90% 为粘连、7% 为疝，剩余的原因是肠套叠、脓肿和技术问题。**75% 的术后早期粘连性肠梗阻保守治疗有效**，这种梗阻一般不会发生绞窄，如无特殊情况，应尽可能选择观察保守治疗。但对腹痛突然发生，短时间内肠鸣音由正常或亢进发展至消失者，或观察中有绞窄征象出现者，应尽早手术。

> **经验之谈：**
>
> 在单纯性肠梗阻手术中，由于肠襻扩张丧失原来的外形，又不允许贸然切开肠襻，因此，扩张肠襻近端与远端的辨别往往很难采用本章第一节所叙述的方法进行。一般规律是：越靠近梗阻部位，肠壁水肿增厚和肠襻扩张往往越显著，肠襻血供（尤其是黏膜）受影响也越严重。希望这一点能为您所用。
>
> 在分离粘连时，无意中分破肠壁浆膜应立即用细的单股缝线间断缝合修补之。如果肠襻被无意切破，应该在充分显露远近端的情况下修补。
>
> 对既往有膀胱手术史的病人，永远不要假定膀胱在哪里，它可能看上去像结肠。如果既往的手术没有骚扰过 Retzius 间隙（位于耻骨联合与膀胱之间），那么你会很容易地进入该无血管间隙。通过触摸 Foley 尿管来识别膀胱往往不可靠。经 Foley 尿管注水充盈膀胱也是判断膀胱的方法，但是分离膀胱后壁的粘连时应该在膀胱排空后进行。

大多数病人在术后 1～2 年内发生机械性肠梗阻。80% 的小肠粘连性梗阻非手术治疗有效，是否采取手术治疗取决于病人的临床表现。对不完全性梗阻、单纯性梗阻或广泛粘连者可行观察和保守治疗，但不应该超过 72 小时。手术原则是先从无瘢痕处切开腹膜（避开粘连）进入腹腔，进腹后分离粘连的策略是"先易后难"，仅处理"罪恶之源"。

复发性粘连性肠梗阻的术式有：①仅做再次松解粘连（肠粘连松解术）；②肠排列术（图23-3）。

预防粘连的方法是精确止血，操作轻柔，不在腹内残留异物，采用单股缝线关腹（不缝合腹膜，参见第十四章第五节）。

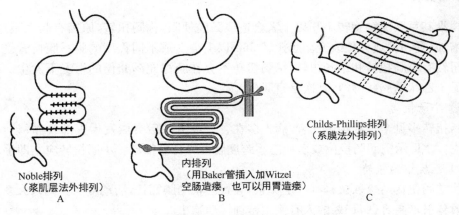

Noble排列
（浆肌层法外排列）
A

内排列
（用Baker管插入加Witzel空肠造瘘，也可以用胃造瘘）
B

Childs-Phillips排列
（系膜法外排列）
C

图23-3　肠排列的三种方法

过去，硬化性腹膜炎的发生与β阻滞剂普拉洛尔的使用有关，这种药在临床上已经淘汰。如今，硬化性腹膜炎主要见于长期腹膜透析的病人，在有些地区，也可以源于结核性腹膜炎，还有些病人根本找不到任何病因（特发性硬化性腹膜炎）。小肠增厚，被致密的纤维化的结缔组织所包裹，导致亚急性肠梗阻发作。再强调一次，对这种疾病请尽可能采用保守治疗，因为外科治疗在技术上存在难度，需要极致的耐心和技巧。病变肠襻往往水肿脆弱，在试图分离一大团相互缠绕的肠襻的过程中，很容易分破肠管。

三、嵌顿或绞窄性疝

嵌顿疝是一肠段肠离开原来位置经腹壁缺损（外疝）或经肠系膜、网膜缺损（内疝）突出，被狭小的疝环卡压所致。

在肠梗阻的原因中嵌顿疝仅次于粘连性肠梗阻，占第二位。腹外疝嵌顿详见第二十章。内疝包括闭孔疝、十二指肠旁疝、Winslow孔疝、膈疝和系膜孔疝，一般都在手术中才得到证实。对嵌顿疝应立即进行体液复苏，并送手术室手术。手术要点是解除嵌顿，切除无活力肠襻，修补缺损。

四、恶性肿瘤性肠梗阻

在肠梗阻病因中处于第三位的是恶性肿瘤性肠梗阻，其中最常见的是结肠腺癌，其次为类癌和淋巴瘤。肿瘤性肠梗阻多见于结肠，特别是左半结肠；小肠肿瘤致肠梗阻少见，多为不全性肠梗阻，常伴有消化道出血。

小肠肿瘤可分为良性和恶性，均可伴有消化道出血。良性小肠肿瘤（脂肪瘤）是肠套叠的主要病因，表现为急性梗阻，可反复发作。恶性小肠肿瘤呈浸润性生长，因此，主要表现为不全性肠梗阻。

恶性肿瘤性肠梗阻中另一类是既往曾因恶性肿瘤手术，本次表现为肠梗阻入院的病例。这种病人是否为恶性肿瘤复发而致肠梗阻取决于原发恶性肿瘤的起源、原发恶性肿瘤的分期以及当初手术的方式(治愈性或姑息性)。腹部增强 CT 和三维重建对拟定手术决策有很好的参考价值。一般来讲,胃癌和胰腺癌易发生腹膜种植,造成梗阻,而结直肠癌在切除后所发生的梗阻病人中,有一半以上为粘连性梗阻,即使是肿瘤复发,也有 75% 的病例可做肠旁路术。

五、肠扭转

肠襻沿其系膜纵轴旋转 180° 以上者会造成肠腔梗阻,称肠扭转,原因有肠系膜过长、肠管重量增加(餐、粪)或体位改变。肠扭转 360° 以上会造成不同程度的肠系膜血管受压。常见的肠扭转有小肠扭转和结肠扭转,结肠扭转不会在肠襻充满粪便的情况下发生。结肠扭转主要见于乙状结肠(90%),其次是盲肠(10%)。

(一)小肠扭转

小肠扭转多见于青壮年劳动者,病人多在餐后或劳动后突然发生腹部绞痛、频吐,很快出现休克,AXR 示空回肠换位或多形态小跨度肠襻等特有征象。小肠扭转应立即手术。

(二)乙状结肠扭转

乙状结肠扭转与慢性便秘有一定关系,导致乙状结肠冗长,活动度大。**病人大多为长期不活动的体弱老年男性**,15% 的人有使用精神性药物史。

【诊断】 表现为突然腹痛,呕吐不著、腹胀显著呈鼓音、顽固便秘。AXR 示极度扩张的**乙状结肠襻**,其内有两个气液平。CT 可以见到特征性的肠系膜"漩涡征"。低压盐水灌肠不能灌入 500 mL。泛影葡胺灌肠见梗阻部呈典型的"鸟嘴样"改变。疑有肠坏疽者,忌灌肠。

【治疗】 原则是体液复苏,尽早减压。①如没有腹膜炎体征,首选纤维乙状结肠镜下将镜子缓慢推进直至气体和粪液喷出,并置入肛管排气排液,保留 1～2 天。然后在充分的肠道准备下择期行乙状结肠切除术,否则复发率达 40%。乙状结肠缝合固定术和乙状结肠系膜折叠术的疗效均不可靠。本病非手术治疗复发率很高。②若病人有腹膜炎体征、全身感染症状、休克或肠镜下发现有血性物或黏膜溃疡,应急诊行液体复苏和乙状结肠切除、近侧结肠造瘘术,以后再考虑二期手术恢复肠道通畅。

(三)盲肠扭转

正常盲肠固定于后腹壁。若盲肠在胚胎时未固定,盲肠和升结肠系膜过长,活动度过大,则容易发生扭转。盲肠扭转是以回结肠动脉为轴心,属闭襻性肠梗阻。

【诊断】 临床上为急性小肠梗阻表现,有腹膜刺激征时提示肠绞窄。AXR 和钡灌肠有助于诊断。

【治疗】 原则是立即手术,诊断和治疗的延误可导致死亡率增高,总死亡率约 10%。①有血运障碍时,应做右半结肠切除,然后根据病人情况行回肠横结肠吻合或末端回肠造瘘术;②无血运障碍时,可在扭转之结肠复位后,将盲肠与侧腹壁缝合固定。

六、肠套叠

原发性肠套叠多见于 2 岁以内的小儿,原因不明,可能与病毒感染、回肠末端淋巴组织增生有关。继发性肠套叠多见于成人,占肠套叠的 5%,其中 65% 以上的病人肠腔内有息肉样肿瘤,如:脂肪瘤等小肠和结肠内的良性肿瘤。

【病理】 肠套叠可以分为三个组成部分(图 23-4):①套入部,又称内管;②翻转部,又称中管;③鞘部,又称外管(外鞘)。肠套叠属绞窄性肠梗阻范畴,因为其内管的血供很容易受损。缺血的程度取决于套入的松紧程度，一般来讲，最紧的部位是通过回盲瓣处。

在解剖上，可以根据套入的位置和程度对肠套叠进行命名。大多数小儿都是回-结型肠套叠，成人常见的是结-结型肠套叠（图 23-5）。

【临床特点】　①阵发性腹痛、呕吐、黏液血便和腹部肿块四大症状。60％的病例腹部触诊可以扪到一枚稍硬的肿块；右下腹或许有空虚感（Dance征）。②直肠指检可扪及宫颈样套入部及果酱样便——"红加仑果酱"便。③钡灌肠见钡剂阻于杯口阴影部，这是诊断肠套叠的主要手段。腹部超声在小儿肠套叠的诊断中有很高的敏感性，横断面上表现为典型的同心圆外观。在诊断不明确的病例，还可以采用 CT 检查。

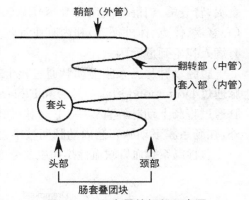

图 23-4　肠套叠的解剖示意图

套叠的最前端称为尖部或头部，团块部称为套叠部，套入层与团块的交界部称为颈部

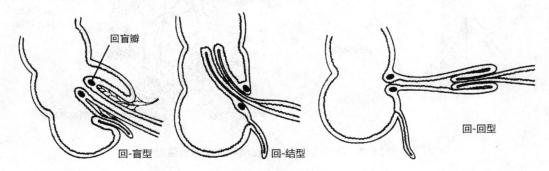

图 23-5　常见的肠套叠类型

【治疗】　原发性肠套叠 48 小时内、无腹膜炎者可通过灌肠复位治疗，否则应手术治疗。继发性肠套叠应手术治疗，不主张用灌肠复位治疗。

如果放射科复位失败或病人不适合行放射科复位，就应该选择外科手术复位。在体液复苏的前提下，取右侧腹脐上横切口进腹。在套叠的最远端轻轻挤压使套叠逐渐复位至套叠的起始处（图 23-6），切记：万万不能通过拽拉手法进行复位。最后那部分是复位最困难的部位，复位完成后就可以见到青紫和水肿的小肠末端和阑尾。仔细检查全部肠襻的活力。无法复位的套叠、并发肠坏死、病理性套头等情况都需要行肠切除术加一期吻合术。

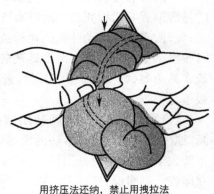

用挤压法还纳，禁止用拽拉法

图 23-6　肠套叠外科复位手法

七、急性肠系膜缺血综合征

肠系膜血流中断可以是动脉性的，也可以是静脉性的。一般来讲，年龄大于 50 岁的病人常有下列血管闭塞的危险因素：①动脉栓塞（50％），危险因素有：冠状动脉病变、心衰竭、心瓣膜病、心房颤动和动脉栓塞病史。②动脉血栓形成（10％），危险因素是弥漫性动脉粥样硬化。③静脉血栓形成（10％），危险因素有：高凝状态、炎症（如：胰腺炎、憩室炎）、创伤、心

衰竭、肾衰竭、门静脉高压症和减压病。④非闭塞性缺血（25%），危险因素有：低血流状态（心衰竭、休克、体外循环）和内脏血管收缩（去甲肾上腺素、血管加压素或可卡因）。但是，也有病人找不到危险因素。

腹腔动脉与肠系膜上动脉通过胰十二指肠动脉弓相交通；肠系膜上动脉与肠系膜下动脉通过 Drummond 边缘动脉弓和 Riolan 结肠系膜动脉弓相互吻合；肠系膜下动脉与髂内动脉通过直肠上动脉经直肠中、下动脉弓相沟通（图 23-7、图 25-3）。因此，除肠系膜上动脉外，在肠系膜下动脉和髂内动脉两枝中，任何一枝发生闭塞都不会导致肠缺血。

急性肠系膜血管缺血性疾病主要分为肠系膜上动脉栓塞和肠系膜上动脉血栓形成两类。

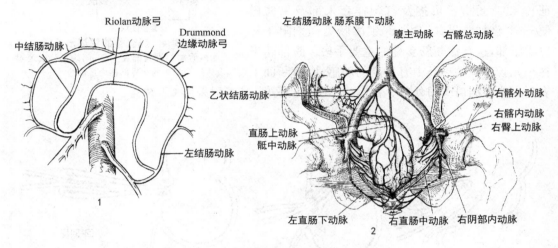

图 23-7 腹内消化器官的血供和侧支吻合情况

（一）肠系膜上动脉栓塞

本病占急性肠系膜缺血的 1/2，早期诊断困难，死亡率高。栓子一般来源于心脏，常见的是房颤或心肌梗死后的附壁血栓，其次是心律失常、心脏解剖缺损、心房黏液瘤有栓子脱落；此外，来源于主动脉内的血栓或粥样硬化斑块也可脱落。**中结肠动脉分叉以远是肠系膜上动脉栓塞最常见的部位**（图 23-8），因此，近侧空肠的血供一般不受影响。

【诊断】 肠系膜上动脉闭塞病人的死亡率极高，原因是医生缺乏对本病的警惕性，开腹过迟。对年龄大于 50 岁突然剧烈腹痛、症征不符的病人应该立即进行剖腹探查。

（1）典型临床表现是病人在全身情况良好的前提下突然出现 Bergan 三联征：①中上腹持续性剧痛阵发加剧骤然发作，病人可以准确记忆腹痛发作的确切时间；②在剧痛时发生强烈的胃肠道排空症状，表现为呕吐或"井喷式"排便；③器质性心脏病或栓塞史，心脏检查可发现心律不齐、杂音或心脏增大。

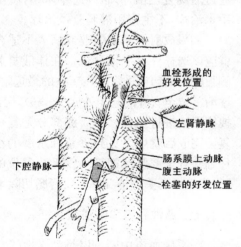

图 23-8 肠系膜上动脉栓塞和血栓形成的好发位置

（2）发病早期腹部检查的特点是"重症轻征"，症状重，体征轻（无压痛和反跳痛）。后期表现为腹膜刺激征、血便、休克。25%的病人既往有栓塞病史。

（3）确诊的"金标准"是血管造影和剖腹探查。血管造影耗时，会延误剖腹探查时机，仅适用于不全性闭塞（病情迁延）病例。多排螺旋CT增强加血管三维重建已逐渐取代血管造影的地位。Doppler超声虽然也可用于诊断，但欠确切。

【治疗】　首选开腹取栓。

（1）如果先选择血管造影，无论病人是否为闭塞性肠缺血，都可经导管灌注盐酸罂粟碱，先用2分钟推注罂粟碱60 mg，然后按30～60 mg/h泵入，再进行手术取栓。

（2）确诊后应立即进行体液复苏、全身肝素化[先用60～100 U(0.6～1.0 mg)/kg静脉推注，然后用18 U/(kg·h)静脉滴注，使PTT维持在60～80秒]，病人立即送手术室。预防用抗生素，并进行血流动力学监测。全身肝素化（125 IU/kg）。

（3）在剖腹探查中确诊者，应进行手术取栓或坏死肠段切除。在手术恢复肠系膜血供前，不要先切除肠管，因为部分似无活力的缺血肠管在血供恢复后仍然可以恢复。

（4）栓子多位于动脉分叉处，常见的部位是胰十二指肠下动脉或中结肠动脉起始处，因此近侧空肠的血供一般不受影响。将大网膜和横结肠翻向上方，将小肠翻向右侧，在横结肠系膜根部和小肠系膜根部的交汇点（胰腺下缘）扪到肠系膜上动脉，此处就是中结肠动脉起始部（这是最常见的栓塞部位）。通过扪诊确定栓子部位，阻断栓子近远侧动脉，横行切开动脉前壁，用3～4 F的Fogarty管先取远侧的栓子，后取主干的栓子，然后注入罂粟碱。用5-0或6-0 Prolene线缝合动脉切口（间断缝合、连续缝合均可），血流再通后，肠管的颜色会明显改善。探查全部肠管，确认无缺血后再关腹。

肠系膜上动脉的远端如果没有血栓，即使反向血流弱也不会有问题。注意不要反复取栓，以免损伤血管内膜。

阻断肠系膜上动脉要用血管外刮专用钳，不要用狗头夹，因其力量不足。

（5）若剩余肠管长度不足2 m，应严格限制肠切除范围，必要时将"生机可疑的肠管"放回腹腔，24小时后做"二次开腹探查"（second - look），此时，偶可见到跳跃式分布的梗死区，宁可做多个吻合最大限度地保留肠管长度。

请注意：在手术中，动脉性缺血的肠管为苍白，这与静脉性淤血情况迥异。

（二）肠系膜上动脉血栓形成

病人有动脉粥样硬化的基础。紧靠腹主动脉肠系膜上动脉的开口处是肠系膜上动脉血栓形成最常见的部位（图23-8），全部小肠和右半结肠的血供一般都会受影响。

【诊断】　①表现为剧烈的中腹部疼痛，但发病不像栓塞那样突然。②部分病人既往有多次肠缺血绞痛史，临床特点是进餐后诱发肠缺血性绞痛，结果病人惧怕进餐，出现消瘦，或可闻及腹部血管杂音。③有些病人有恶心、呕吐、便秘等肠运动功能障碍表现，常被疑诊为肠道恶性肿瘤而进行检查。也可以表现为腹胀而误诊为肠梗阻，直到白细胞明显升高以及病情急剧恶化时才进行动脉造影确诊。④内脏动脉造影有助于诊断，但闭塞的部位比X线所显示的往往要广泛得多。⑤血管超声肠系膜上动脉收缩期峰值流速大于275 cm/s，提示狭窄程度＞70%；肠系膜上动脉舒张末期流速大于45 cm/s，提示狭窄程度＞50%。

【治疗】　原则是恢复肠道灌注。①本病须紧急手术，坏死肠管应切除之；对慢性缺血的部位也要用人造血管或自体静脉做血运重建手术。常用的术式是右髂动脉-回结肠动脉侧侧吻合、肠系膜上动脉-腹主动脉侧侧吻合以及肠系膜上动脉-腹主动脉架桥吻合。②由于这种病人全身情况差、消瘦、营养不良、免疫功能差、愈合能力差,因此手术风险很大。③对无肠坏死者,可用溶栓剂灌注等方法达到暂时维持肠管活力的目的,如果该方法有效,待营养改善后择期手术。

(三)肠系膜上静脉血栓形成

肠系膜上静脉血栓形成起病急、累及范围广者可导致小肠广泛坏死,危害不亚于肠系膜上动脉闭塞。由于病情复杂,早期诊断困难,临床上应予重视。

【诊断】 肠系膜上静脉闭塞则比较罕见,主要见于暴发性胰腺炎和高凝状态(红细胞增多症)。"高度怀疑"是本病确诊的基本条件,尤其在急诊情况下。

(1)临床表现缺乏特征性,有腹部不适、腹胀、腹痛、厌食和呕吐。**不伴有腹膜炎体征的腹痛骤然发作、直肠出血或黑便、代谢性酸中毒和血乳酸水平升高**,这些都提示肠系膜缺血,应该进一步做急诊 CT 血管造影检查。

(2)CT 可以显示肠系膜血管闭塞,对肠系膜静脉闭塞的诊断尤为正确。**典型 CT 三联征**:肠系膜上静脉低密度、小肠壁增厚以及腹腔积液。

(3)经腹腔动脉或肠系膜上动脉门静脉造影可以发现肠系膜上静脉闭塞。

【治疗】 ①一般治疗(纠正水电酸碱紊乱,给予广谱抗生素)。②经导管溶解血栓。③CT肠系膜静脉血栓形成若无腹膜炎体征可以用盐酸罂粟碱。④肠系膜上静脉切开取栓尚存在争议。与动脉取栓不同,要先取主干内的血栓。并非所有肠系膜上静脉血栓形成的病人都需要进行手术探查,仅腹膜炎体征者才需要紧急手术切除坏死肠管,原则是尽可能保留足够长度的有生机的肠管。

八、麻痹性肠梗阻

麻痹性肠梗阻(ileus)是指肠运动功能障碍造成的功能性梗阻。这里主要介绍术后麻痹性肠梗阻。术后肠功能恢复迟缓受许多因素影响,如腹膜炎、毒性肠内容(酸、胆汁、粪)的溢出、交感神经亢进、内源性阿片样物质和其他肽类(降钙素基因相关肽和胃动素)释放增多、抗胆碱和镇痛药的应用、低钾血症、高钙血症或低钙血症、低镁血症、尿毒症、糖尿病酮症酸中毒、甲状腺功能低下。

【诊断】 不同手术后肠功能的恢复时间不同,如胆囊切除后一般不会超过 48 小时,而结肠低位前切除后可达 3～5 天。超过预计时间肠功能仍然未恢复,病人诉腹胀,腹部平片示小肠和大肠均有积气时,应考虑麻痹性肠梗阻。但要注意与术后早期粘连性肠梗阻鉴别。CT 扫描有助于鉴别,并且可发现脓肿等其他病变。

【治疗】 临床研究表明甲氧氯普胺、西沙比利和红霉素能加速胃排空,对上消化道的麻痹性梗阻有效。手术操作应细致、轻柔,少用镇痛药,防止电解质和代谢紊乱,及早识别感染性并发症,可防止麻痹性肠梗阻。

九、假性结肠梗阻

假性结肠梗阻又称 Ogilvie 综合征,是大肠的一种以急速进行性腹胀为特征的**无痛性麻痹性肠梗阻**,主要累及右半结肠。这种梗阻为非机械性,但盲肠壁可因极度扩张而发生血运障碍和坏疽,甚至穿孔、腹膜炎和休克。

【病因】

1. 原发性假性结肠梗阻 是一种空腔脏器肌病综合征或弥漫性肠壁自主神经动力性

疾病。

2. **继发性假性结肠梗阻** 比较常见,可能病因很多,确切病因仍不清楚,包括:

(1) 腹腔手术,包括泌尿外科手术和妇科手术。

(2) 脊柱手术、脊髓损伤和腹膜后创伤血肿。

(3) 脓毒症和病毒感染(如:疱疹病毒、水痘带状疱疹病毒)。

(4) 老年病人。

(5) 神经系统疾病、甲状腺功能减退症、甲状腺功能亢进症、严重代谢性疾病、电解质失衡(如:低钾血症、低钙血症和低镁血症)、糖尿病、尿毒症、心脏疾病(心肌梗死、心脏手术)、呼吸系统疾病(肺炎)、肾功能障碍、红斑狼疮、硬皮病。

(6) 药物:如成瘾性镇痛药、三环抗抑郁药、酚噻嗪类药、抗帕金森症药和麻醉剂。

【诊断】 除临床表现外,确诊性检查首推水溶性造影剂灌肠。可以用排除法来诊断。

(1) 一般见于老年病人,服地高辛或抗帕金森病药物者。但是最常见的还是重症病人。

(2) 起病缓急:假性肠梗阻可以急性发病,也可以慢性起病。急性发病者多有慢性肾、呼吸道、脑或心血管疾病,一般仅累及结肠;而慢性起病者多累及胃肠道的其他部位,表现为亚急性发作或不全性肠梗阻,且有反复发作倾向。对既往有慢性病突然发生腹胀的病人,应该考虑急性假性结肠梗阻的诊断。

(3) 早期表现是腹胀,无腹部疼痛和压痛,晚期症状与一般肠梗阻相似。此时,病人的腹部呈鼓音、无压痛,肠鸣音存在。

肠壁血运障碍的临床特点是局限性压痛,白细胞增多,代谢性酸中毒,全身感染征象和全身情况迅速恶化。

(4) AXR 示结肠扩张,以右侧结肠和横结肠为主,貌似大肠梗阻。但是,结肠扩张与小肠扩张不成比例。在肝曲或脾曲处常有切断征。

疑为假性结肠梗阻时,只要病人的全身情况允许,都应该做低压水溶性造影剂灌肠,这是诊断假性结肠梗阻最有意义的检查手段,可以鉴别机械性抑或假性(非机械性)。

(5) 结肠镜对假性梗阻既有诊断价值,又可减压治疗。

(6) 本病应与肠扭转、机械性肠梗阻、先天性巨结肠、伪膜性肠炎、中毒性巨结肠和粪块堵塞等鉴别。

假性肠梗阻可以急性起病,也可以慢性起病。95%的急性结肠假性梗阻病人都有潜在病因。假性肠梗阻的典型表现是急性起病,腹胀显著,无腹痛。如果出现腹部触痛则提示肠襻缺血或穿孔。腹部 X 线平片可以显示扩张的结肠,泛影葡胺灌肠下的腹部 CT 扫描能明确诊断。

先采用保守治疗:鼻-胃管减压、纠正体液和电解质失衡、积极治疗感染性疾病。新斯的明在假性肠梗阻已经有成功报道,其缺点是会引起心律失常和血流动力学不稳定,在使用时要注意。结肠镜减压也能维持短期疗效,不过,腹胀往往会复发。外科干预仅适用于有腹膜炎、肠缺血或中毒性巨结肠征象的病人。为无并发症的假性肠梗阻病人做剖腹手术不可能治愈本病,只会使病人暴露于腹腔室综合征和切口裂开的风险之中。

【治疗】 大多数病人经保守治疗有效。

(1) 补充细胞外容量,纠正水电解质和代谢紊乱,胃肠减压。停用阿片等抑制肠蠕动的药物,动态观察腹部情况并做 X 线检查。

(2) 保守治疗 48 小时结肠扩张不能缓解者或盲肠直径大于 10～12 cm,同时无肠壁血运障碍或中毒症状的病人,可行结肠镜下肠腔减压,60%～90%有效。缺点是有结肠穿孔之虞。此外,若结肠再次扩张,可能需要再次行结肠镜减压。肛管减压对近端结肠扩张无效。

(3) 假性结肠梗阻的诊断明确,排除机械性肠梗阻(通过水溶性造影剂灌肠或结肠镜)。新斯的明治疗结肠假性梗阻的用法是 2.5 mg 静脉推注 3 分钟。病人的症状会在 10 分钟内缓解,伴肛门排气排便。与结肠镜减压相比,用新斯的明后的复发率很低,90%仅需一次用药即可获得满意缓解。新斯的明的不良反应是心动过缓,用药时应该监测心率,备阿托品,心脏病病人不宜使用新斯的明。

(4) T7 硬膜外注射利多卡因阻断结肠的交感神经丛可以缓解本病。

(5) 疑有肠血供障碍或结肠镜减压失败时,应考虑手术切除坏疽肠襻,行回肠或结肠造瘘术,待Ⅱ期行吻合术。

十、内疝

【发病率】 在急性肠梗阻的病人中,内疝不足 5%。内疝并发肠扭转时,绞窄和坏疽的发生率达 80%。

【病因和病理】 有先天性和后天性原因之分。

1. 先天性原因 因发育异常所致的内疝一般有三种机制:①肠系膜与后腹膜的固定异常导致肠襻的位置异常(如:结肠系膜疝,又称十二指肠旁疝);②肠襻的孔或隐窝异常(如:Winslow 孔疝、膀胱上疝);③肠系膜面存在异常开口(如:系膜孔疝)。

肠旋转失常所致的结肠系膜疝是小肠疝入结肠系膜后方,是罕见病。其原因是中肠旋转失常,分左侧和右侧两种,75%的结肠系膜疝发生于左侧。

(1) 右侧结肠系膜疝形成是在胚胎期位于动脉前的中肠肠襻未能绕肠系膜上动脉向左旋转,结果,大部分小肠依旧位于肠系膜上动脉右侧。与此同时,盲肠和近侧结肠向右侧的逆时针旋转以及与右外侧后腹膜的固定依旧进行,结果小肠被裹入右侧结肠系膜后方(右侧结肠的系膜构成了疝囊的前壁),回结肠血管、右结肠血管和中结肠血管都走行于疝囊前壁中。肠系膜上动脉沿疝囊颈内侧缘走行。

(2) 左侧结肠系膜疝是胚胎期小肠在肠系膜下静脉与后腹壁之间疝出,降结肠系膜构成疝囊的前壁,肠系膜下动脉和下静脉都走行于疝囊前壁中。

2. 后天性原因 有肠切除后(图 23-9)和肠造瘘后系膜孔缺陷。既往手术形成的粘连也可以有小肠疝入。

【诊断】 一般需要等到肠襻疝入腹内缺损处形成肠梗阻才能得到诊断。先天原因所致的内疝,既往可以没有腹部手术史。内疝继发急性肠梗阻的死亡率约为 10%～16%。

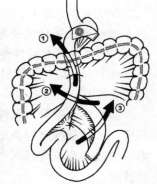

图 23-9 结肠后胃-空肠 Roux - en - Y 吻合术后形成的三个缺损
①-结肠系膜孔;②- Petersen 孔;③-小肠系膜孔

(1) 症状:表现为急性或慢性小肠梗阻,没有腹外疝的依据。此时,肠梗阻和肠绞窄的诊断都依据临床,不依靠实验室。

(2) 影像检查:AXR 示小肠梗阻征象。钡餐检查示小肠襻集中在左侧腹或右侧腹。术前腹部 CT 有助于确立内疝的诊断,**静脉增强 CT 示肠系膜血管移位和小肠梗阻征象**。

(3) 鉴别诊断:需要与肠梗阻的其他原因做鉴别,如:粘连、恶性肿瘤、胆石性肠梗阻以及肠套叠。

【治疗】 内疝的诊断一般是在肠梗阻剖腹探查术中作出。

梗阻近侧肠襻扩张、水肿、脆，梗阻远侧肠襻萎瘪。疝复位后应该对肠襻的活力进行评估，没有活力的肠襻应该切除。如果有大段的肠襻活力存在疑问，可以暂时关腹，等 24～48 小时后二次开腹探查，往往能减少肠襻切除的长度。疝的缺损部位应该用不可吸收线一期缝闭。

(1) 右侧结肠系膜疝的手术方式是**沿右侧结肠外侧剪开腹膜反折**(酷似中肠旋转不良时的 Ladd 手术，参见图 31-3)，把盲肠和右半结肠翻向左侧，肠道的位置按胚胎期未旋转的中肠(动脉前中肠和动脉后中肠)放置(参见第三十一章第五节肠旋转不良)。直接剪切开疝囊颈不仅会损伤肠系膜上血管，也不可能使疝出的小肠回纳。

(2) 左侧结肠系膜疝的手术方式是沿肠系膜下静脉右缘、向尾侧方向剪开后腹膜与后腹壁的附着(即剪开疝囊颈的尾侧缘)，在肠系膜下静脉背侧回纳疝出的小肠。最后，将肠系膜下静脉旁的腹膜与后腹壁缝合，关闭疝囊颈。

第五节 肠梗阻的剖腹术

【术前准备】

1. 保守治疗 在腹部胀满、没有触痛、腹部柔软的病人，插一根鼻-胃管做肠襻减压。禁食，给病人静脉输液、补钾。插一根导尿管评估尿量，密切监测体液平衡。如果在 48～72 小时情况没有好转，或者病情有恶化(腹痛、触痛或腹膜炎加重)，宁可做剖腹术。如果病情有好转(腹痛和腹胀减轻，鼻-胃管引出量减少，出现排便和/或排气)，把鼻-胃管堵上，让病人开始进流质饮食，同时监测病人是否有肠梗阻复发的症状和体征。

2. 复查 在腹胀缓解后再次检查病人，排除因为高张力的腹胀被掩盖起来的肿块。

3. 警惕肠襻绞窄 在腹部有触痛、炎症标志物增高以及乳酸盐值增高的病人，要怀疑肠襻绞窄。准备早期做手术干预。闭襻性肠梗阻(是指一段肠襻的两端都梗阻，最常见的情况是远侧结肠肿瘤且回盲瓣闭合完全时)要急诊做剖腹手术。

4. 抗生素 如果鼻-胃管引流出的液体为粪水样或潴留的小肠内容，就启用广谱抗生素，因为这种病人容易发生肺炎。

【手术入路】 经腹部正中切口进腹。如果腹部有以前手术留下的陈旧瘢痕，只要合适就经该瘢痕做切口，将切口向无瘢痕区域延长，因为无瘢痕区切口下遇到腹内脏器粘连的可能性比较小。

【术中评估】

1. 取样送检 进入腹腔后，注意有无游离积液，留取标本送细菌学检查，必要时送细胞学检查。

2. 探查策略 将一只手伸入腹腔内，注意不要损伤扩张的肠襻。先检查盲肠，如果盲肠萎瘪，提示梗阻位于近侧的小肠。将扩张的肠襻从切口中慢慢递出来，一定要让助手一直托着递出来的肠襻，避免肠襻的重力撕裂肠系膜。

3. 了解梗阻病因和肠襻受累程度 向远侧追踪扩张的肠襻至梗阻部位。如果因为粘连索带卡压、嵌顿疝绞窄、肠扭转或闭襻使肠襻的血运受到影响，首先受到影响的一定是静脉流出(此时压力比较高的动脉血液流入依旧存在)。毛细血管和小静脉随着血液淤滞和氧耗竭发生扩张。最终小静脉破裂,在脏腹膜下可以见到血液外渗,其外观酷似淤伤。与淤伤一样,这种外渗的血液需要数日才能被吸收。随着肿胀的加重,动脉的流入也停止。在肠壁诸层中,代谢需求最高的是肠黏膜。肠黏膜的损害为液体和细菌(在肠内容淤滞期间细菌增殖迅速)的出入敞开了门户。**在黏膜坏死时,黏膜下层、肌层和浆膜层可以依旧存活。**这种情况最容易发生在疝囊颈造成的缩窄环处——该处的血管受压,最终发生闭塞。触到该肠襻的系膜有动脉搏动,以及见到脏腹膜表面有光泽,都是可喜征象。

【手术操作】

1. **肠襻活力判断**　如果梗阻是由于粘连索带所致,就剪断之。仔细评估受累肠襻的活力——是否恢复了正常的粉红色。淤紫的肠襻可能依旧存在活力。用温盐水纱布包裹该段肠襻,吸入100%氧10分钟,然后再次评估其活力。如果依旧存在疑问,就切除该段肠襻做端-端吻合,不要冒险把缺血的肠襻留下。如果受累肠管广泛,或者病人的情况不允许做切除,可以把活力可疑的肠襻留在腹腔内,准备在24~48小时后二次开腹对有疑虑的肠襻做再次评估。

2. **进一步分离显露**　如果病人是广泛粘连,先仔细地用剪刀做锐性分离,注意勿损伤肠襻。浆膜破损都需要立即用可吸收缝线(2/0 薇乔或 3/0 PDS)间断缝合法修补。继续轻柔地分离粘连直至梗阻部位,见到原先瘪塌的肠襻被充盈:只要耐心分离,一般都能进入真正的腹腔,从而使得进一步的分离更简单。你可能会遇到极为致密的粘连,尤其在既往有腹膜炎、吻合口漏和放疗史的盆腔区。在这些情况下,宁愿对粘在盆底的梗阻肠襻做旁路手术,而不是尝试高难度的或许还有风险的分离。偶尔会遇到"步履维艰的"腹腔——腹腔完全被致密的纤维化粘连闭塞,如:在多次剖腹术、硬化性腹膜炎或放疗后(参见本章前文)。致密广泛的粘连一般都不会引起闭襻性肠梗阻,**锲而不舍地对粘连尝试分离可能会导致肠瘘**。仅对最容易分离的肠襻间粘连尝试分离:如果花费了20分钟毫无进展,更安全的办法是把腹腔关起来采用保守疗法(鼻-胃管减压加静脉营养)治疗梗阻。

3. **处理嵌顿疝**　如果梗阻的原因是被漏诊的腹外疝,还纳嵌顿的肠襻,判断该段肠襻的活力,然后做疝缺损修补术。内疝或外疝中的一段肠襻可以在剖腹术中自行还纳。如果在检查肠襻时发现肠襻上有提示疝的环状压痕,就应该寻找嫌疑疝并予以修补。

4. **吻合**　切除明显缺血或有肿瘤的肠襻,在两侧切端组织活力好和健康情况下做吻合。

5. **旁路手术**　对造成梗阻的无法切除的病灶做旁路手术。用胃-空肠吻合术解除幽门或十二指肠梗阻,用肠-肠吻合术为固定的无法切除的小肠肿瘤做旁路手术。在可能的情况下,留取活组织送检查。

6. **蛔虫性肠梗阻**　用驱虫药保守疗法处理蛔虫团造成的肠梗阻。有些学者提倡将高渗盐水灌入小肠,将蛔虫驱赶入大肠:用这种方法要小心低容量血症或肠穿孔。手术治疗的适应证是有直肠出血或出现中毒症状的病人,以及那些药物治疗无效的病人。术中将蛔虫团挤入结肠,解除梗阻。在肠管存在扭曲的情况下,也可以切开小肠直接取出蛔虫团,因为此时试图将蛔虫团向远侧推挤可能会导致肠穿孔。同样,其他肠腔内病因所致的肠梗阻(如:食物团块、植物粪石或胆囊结石)往往也需要切开肠腔取出造成梗阻的病灶。

7. **套叠复位**　如果造成梗阻的病因是肠套叠,要尽可能用拇指和食指将套头向近侧挤压使套叠复位(图23-6)。如果无法做套叠复位或者肠襻已经丧失活力,就切除套叠的肠段。一定要寻找肠套叠的潜在病因(如:息肉或肿瘤),去除之。

8. **结肠梗阻**　切除右侧结肠或横结肠的病灶,如果病人的情况和肠襻的情况允许,用端-端吻合术重建胃肠道。左侧结肠梗阻如果能在早期就得到诊断,可以做一期切除加手术台上结肠灌洗加一期吻合术,加或不加保护性回肠造瘘术。如果结肠梗阻诊断明确,近侧肠襻扩张显著且血供差,就采用 Hartmann 切除术(将近切端拖出来造瘘,远切端缝闭后留在腹腔内)。如果肿瘤无法切除,就用梗阻近侧肠襻做转流性造瘘。在肠梗阻手术取得病人的知情同意时,一定要与病人讨论做造瘘的可能性。

9. **手术台上结肠灌洗**　通过阑尾插入或直接向盲肠插入一根大口径的 Foley 导尿管做手术台上的结肠灌洗。用荷包缝合固定导尿管。在远侧,将一长段麻醉用的螺纹管一端插入病灶近切端的肠襻内,螺纹管的另一端与一个大塑料袋连接捆绑,形成一个密闭的流出系统。将生理盐水经 Foley 导尿管灌入盲肠,用手将结肠的内容物向远侧挤压,直至肠腔内没有可触及的粪块、洗出液清亮为止。撤除灌洗系统,做端-端吻合术。

10. **新生儿肠梗阻的处理**　见第三十一章。

【缝合关腹】

1. **准备关腹**　准备关腹时告知麻醉师,因为满意的腹壁肌肉松弛是完成满意腹壁切口缝合的基本条件。

2. **肠腔减压问题**　应该在肠腔减压后处理梗阻问题。如果肠襻扩张依旧,术者依旧可以将肠内容向近侧挤入胃腔,再用一根鼻-胃管吸去胃内容。

3. **减张缝合问题**　考虑是否要做腹壁减张缝合,尤其在肥胖病人。

【术后处理】

1. 密切监测体液、电解质和酸碱平衡。

2. **鼻-胃管问题**　留置一根鼻-胃管,每隔 4 小时吸一次。在吸出量减少时尽早拔除:没有证据表明鼻-胃管留置时间长能改善病人的结局。在病人能耐受时鼓励尽早进食。如果病人再次出现呕吐或腹胀,就再次插入鼻-胃管。

3. **静脉营养问题**　对口服进食比较差、时间超过 1 周的病人以及那些肠功能恢复可能延迟的病人,应该考虑实施静脉营养。

第六节　肠息肉及肠息肉病

一、肠息肉

【分型】　肠息肉分为有蒂息肉和无蒂息肉两种。

【分类】

1. **炎性息肉**　这种息肉是黏膜受炎症刺激时发生反应向外的突起,属非肿瘤性息肉,又称为假性息肉,多见于大肠。

2. **增生性息肉**(hyperplastic polyps)　表现为上皮成熟障碍和增生,是一种无临床意义的小肿物,绝大多数直径小于 0.5 cm。50% 的成人直肠内有这种息肉,它是成人结直肠最常见的息肉。这种息肉也属非肿瘤性息肉,罕有需要处理。

3. **错构瘤息肉**　息肉由正常组织构成,但结构异常,见于 Peutz‑Jeghers 综合征。本病的特点是黏膜皮肤色斑沉着和小肠内广泛性息肉病,一般来讲,本病无恶变趋向。

4. **儿童型息肉**(juvenile polyps) 又称为滞留性息肉,是一种良性错构瘤,为非肿瘤性息肉。该息肉的特征是黏膜固有层腺结构的囊状扩张。单发性儿童型息肉有两个发病峰:儿童期和 25 岁,常见于直肠,小肠少见,通常有自限性,一般可自行脱落,若有消化道出血或梗阻症状,应手术切除。

多发性儿童型结肠息肉属常染色体显性遗传综合征,有一定的恶变率,治疗原则同家族性结肠息肉病。

5. **腺瘤样息肉** 在小肠罕见,但在家族性结肠息肉病的小肠内可见到。这种息肉有一定的恶变倾向,恶变与息肉的大小(表 23-2)和分型有关。95%的结直肠癌由腺瘤样息肉转变而来,息肉癌变的过程约 5~15 年。

腺瘤是结肠黏膜腺上皮无限制性增生形成的新生物,未突破基底膜,属良性肿瘤。但是一般认为结肠腺瘤是结直肠癌的癌前病灶,分化程度差的息肉就是癌症。息肉中有重度异形性的恶性细胞,但未突破黏膜肌层,就是以往的原位癌。腺瘤样息肉分三大类:

表 23-2 腺瘤样息肉的恶变率

息肉大小(cm)	恶变率(%)
1	1
1~2	10
>2	30~40

(1) 管状腺瘤:占直肠息肉的 65%~80%,一般有蒂。该型息肉的恶性率为 5%。大息肉则恶变的可能性更大。

(2) 绒毛状腺瘤:占直肠息肉的 5%~10%,特征是表面有许多指状突起,一般无蒂。由于这种肿瘤细胞成分多,因此恶变率比管状腺瘤高。恶性的风险率与肿瘤的直径和硬度有关,直径 4 cm 的无蒂绒毛状息肉的恶性风险为 40%,同样的息肉质地硬者恶性风险达 90%。

(3) 绒毛管状腺瘤:占直肠息肉的 15%。肿瘤中既有绒毛腺瘤成分,又有管状腺瘤成分。该型息肉的恶性率为 22%。

【诊断】 ①结肠息肉巨大者可引起肠套叠、肠绞痛;②直肠息肉最常见的临床特征是出血,此外,息肉可脱出至肛门外;③大的绒毛状腺瘤可导致水泻并发水电解质紊乱(低钾血症);④诊断依靠指检、直肠镜、钡灌肠或组织学检查。对直径>4 cm 的硬息肉,术前要做经肛门超声检查,判断肿瘤侵犯深度。绒毛状腺瘤柔软,小的腺瘤在指诊时容易漏诊。

【治疗】 小肠息肉一般需手术治疗。大多数大肠息肉可在肠镜下用圈套器电凝摘除,不必剖腹手术;大的广基息肉或恶性息肉不能在肠镜下摘除时,可剖腹手术切除。无蒂息肉癌变者,即使在全切除后局部和区域复发的风险高达 10%~20%,对这些病人应该考虑行结肠切除术。某些大肠恶性息肉若符合以下特点,也可在内镜下行息肉摘除:①有蒂;②癌症限于息肉头部;③血管和淋巴均未受侵犯;④不属低分化癌。

二、肠息肉病综合征

(一) Peutz-Jeghers 综合征

Peutz-Jeghers 综合征是一种常染色体显性遗传疾病,由 19 号染色体上的 STK11 基因突变所致,属错构瘤性息肉。本病具有三大临床特征:①皮肤黏膜色斑:见于口腔黏膜、眼睑结膜、唇、指、手掌和足底。②多发性胃肠道息肉:病理上属错构瘤性息肉。全胃肠道均可有该息肉发生,以空肠和回肠最多见,表现为胃肠道出血、贫血、腹部绞痛等肠套叠、肠梗阻症状。本病病人胃肠道恶性肿瘤的发生率为 2%~13%,其他脏器也容易发生恶性肿瘤(这种病人患乳癌、胰腺癌、胃癌和卵巢癌的概率都增高)。③遗传性:系常染色体显性遗传疾病。

治疗原则是切除引起症状的息肉，尽量少切肠管。首选内镜下切除直径＞1.5 cm的息肉。必须手术时，应该尽可能切除所有息肉。

建议每两年做1次结肠镜和胃十二指肠镜检查，并定期检查乳房、宫颈、睾丸、卵巢和胰腺。

（二）家族性息肉病

家族性息肉病（familial adenomatous polyposis，FAP）是一种常染色体显性遗传性疾病，父母一方患病，其子女患病的概率为50%，仅患病者才具有遗传性。20%的病例为散发性病例。一般在青年期（25岁左右）即有息肉，若不治疗，50岁后百分百死于恶变。

【诊断】 理论上讲，这种息肉在肠内存在10年后才会出现症状。①最常见的症状是血便、腹泻和腹痛。②直乙状结肠镜检和活检可明确诊断，结直肠中有腺瘤性息肉100枚以上；现在认为FAP病人的胃和小肠内也可出现息肉。③确诊后应对该家族的每个成员进行检查。

【治疗】 一般行预防性结肠切除术。舒林酸（奇诺力）治疗FAP有效。

（1）全结直肠切除加直肠远端黏膜剥除，回肠贮粪袋肛管吻合。

（2）结肠次全切除，直肠息肉切除，回肠直肠吻合，定期检查直肠，每年至少2次。该术式的优点是手术简单、肛门功能好、无阳痿之虞，适用于直肠息肉不多的病人。

（3）全结肠直肠切除，回肠造瘘。

（三）Gardner综合征

Gardner综合征是FAP的一种变异，属常染色体显性遗传，但外显率不一。该病除肠息肉外，还有骨外生骨疣、皮肤纤维瘤和表皮样囊肿三联征。该综合征以结直肠息肉病为特征，常伴有小肠息肉（70%有胃息肉，有十二指肠息肉者几乎达100%）。其他特征为骨瘤（一般在下颌骨和颅骨）、表皮样囊肿、皮肤纤维瘤、腹壁和肠系膜皮样瘤、牙齿异常、壶腹周围癌和甲状腺癌。治疗原则同FAP，术后应该对上消化道和肠外情况进行定期检查。

（四）Turcot综合征

Turcot综合征是指FAP伴中枢神经系统恶性肿瘤。

（五）Muri-Torre综合征

Muri-Torre综合征是HNPCC中一种很小的变异性，其特点是除了具有HNPCC的典型特征外，还容易患皮脂腺肿瘤（或多发角化棘皮瘤）和内脏恶性肿瘤，内脏恶性肿瘤中以胃肠道肿瘤最常见，其次为泌尿生殖系肿瘤。

第七节　短肠综合征

【定义】 大段小肠切除是指小肠切除1/2以上者。短肠综合征是大段小肠切除术后的一种并发症，常见于肠系膜血管血栓形成、小肠扭转或绞窄疝切除大段小肠之后。重点在预防，对上述病例需要大段切除小肠者可考虑24小时后再剖腹。小肠黏膜正常的人在肠切除后分三种：①仅有小肠，无结肠及回盲瓣；②有结肠及回盲瓣；③有结肠，无回盲瓣。

各家对短肠综合征的定义不一。①有回盲瓣者，小肠＜30 cm为短肠；无回盲瓣者，小肠＜60 cm为短肠综合征。也就是说，有结肠比没有结肠好。②每公斤体重不足1 cm小肠者,称为短肠。小肠的长度在 0.5 cm/kg 者,50％可不使用全肠外营养(TPN)。

【病理生理】 大量脂肪和蛋白从大便中丢失;同时,必然伴有水、电解质、矿物质和维生素的吸收不良,久而久之,则出现慢性缺水、电解质紊乱和营养不良。D-乳酸代谢性酸中毒表现为嗜睡和定向障碍,常规检测无法测出 D-乳酸。

【诊断】 临床特点是营养吸收障碍。①病人有腹泻和慢性缺水、电解质紊乱以及营养不良;②早期并发症是大量腹泻、肛周糜烂、腹内感染或脓肿形成;③后期并发症有溃疡病、高草酸尿、D-乳酸酸中毒。

【治疗】 TPN 是肠切除术后的重要环节。若病人血流动力学不稳,只要血液无感染,就应行中心静脉置管营养。早期应用 TPN,待肠功能恢复随即向肠内营养(EN)过渡。随着时间的延长,肠壁代偿,肠外营养可逐渐被 EN 代替,严重病例可能需要长期 TPN 或家庭 TPN。

1. TPN 生命支持 小肠切除后残余小肠的代偿适应过程从术后 12～24 小时开始直至 1～2 年。如没有结肠,成人完全摆脱 TPN 生存,空回肠的长度一般要求有 120 cm;如有结肠,则要求空回肠的长度有 60 cm(1 cm/kg);如有回盲瓣,则空回肠的长度可更短一些。但若肠黏膜有病变,则要求有较长的空回肠才能摆脱 TPN。长期静脉营养的并发症有导管脓毒症、肝功能或肾功能损害、进行性骨质疏松。

2. 口服营养 病人手术恢复后,只要无并发症,就应开始口服营养,起初服少量等渗糖盐水,随后加入谷氨酰胺(glutamine,Gln),以后根据情况调整。术后 1～6 个月是 EN 的最佳时间。

(1) 口服营养注意事项:①摄入的总热卡应大大增加,以弥补大量丢失;②用少渣饮食或要素膳;③用抗蠕动药;④H$_2$ 受体阻滞剂既可减少水电解质丢失又可防止反射性胃酸分泌过多,防止溃疡发生;⑤添加脂溶性和水溶性维生素、钙剂和镁剂;⑥末段回肠已切除者应肌注维生素 B$_{12}$;⑦营养康复治疗(联合应用重组人生长激素(8 IU/d)、谷氨酰胺、膳食纤维);⑧食物中要加入中链三酰甘油,它的吸收不需要微胶粒;⑨对口服营养不能满足需要的病人可考虑行小肠倒置手术。

(2) 肠内营养的组成:①有结肠的短肠病人,能量的 55％～60％为复合碳水化合物,20％～25％为脂肪,20％为蛋白;②无结肠的短肠综合征病人,高碳水化合物和高脂肪膳食的效果相同。上述能量和蛋白配成等渗液每天分 6 次喂饲。4 周后停用生长激素,病人出院服谷氨酰胺和膳食。

3. 手术治疗 方法是将小肠倒置,从而使肠内容的通过时间延长,主要用于口服营养不能满足需要的病人。

【预防】 短肠综合征的重点在预防,重视急腹症的早期诊断和治疗,术中可利用多普勒和荧光素来判断肠襻的生机。对坏死肠段长、需要行大段切除者(切除肠段 ≥ 1/2 小肠)可在解除病因后将"生机可疑"的小肠放回腹腔,12～24 小时后行二次开腹探查或行肠外置术。

内科治疗的策略是增加膳食纤维,减少胃肠分泌和运动,抑制胃酸高分泌,结合胆盐以及防止细菌过度生长,目标是肠道对营养物质达到最多的吸收、最少的体液丢失和最低的营养不良并发症。

第八节 肠 肿 瘤

一、小肠良性肿瘤

小肠良性肿瘤一般无症状,少数可引起肠梗阻或消化道出血。尸解结果提示小肠良性肿瘤的发生率比恶性肿瘤多十多倍,主要为息肉(详见本章第六节),其他良性肿瘤按发病率的频疏次序为平滑肌瘤、脂肪瘤、血管瘤、纤维瘤和神经纤维瘤,这些肿瘤在出现临床症状时均需手术治疗。

二、小肠恶性肿瘤

小肠常见的恶性肿瘤是腺癌(40%)和小肠类癌(30%),小肠偶有淋巴瘤(20%)、平滑肌肉瘤以及其他远处恶性肿瘤的肠转移灶。

（一）小肠腺癌

小肠腺癌常见于十二指肠和近段空肠,大多数病人在手术时已有转移。若肿瘤能切除,5年生存率为25%。

（1）症状:在有症状的小肠肿瘤病人中,75%是恶性肿瘤。主要临床表现是梗阻或肠套叠梗阻,偶有出血、腹泻、穿孔。

（2）诊断:由于症状不显著,因此诊断往往在病变后期才能做出。

（3）治疗:切除病变肠段,切缘距肿瘤下上缘应有足够的距离,尽可能切除相应之肠系膜,前提是勿损伤残留小肠的血供。

（二）小肠间质瘤

间质瘤是小肠肉瘤中最常见的一种。

（三）小肠转移性肿瘤

50%的恶性黑色素瘤在尸检时有小肠转移灶,其他种类的恶性肿瘤也可转移至小肠。

（四）小肠恶性淋巴瘤

临床上分三型:

（1）西方型(小肠原发性淋巴瘤):这是小肠最常见的淋巴瘤。为非霍奇金淋巴瘤,见于末端回肠,50～60岁的男性。常表现为回肠穿孔,也可表现为原因不明的发热和吸收不良。多数病人仅在术中得到诊断。术中除了切除病变肠段和相应肠系膜淋巴结外,还应取肝组织和腹主动脉旁淋巴结活检,以便对淋巴瘤进行分期。术后辅以化疗和放疗。这种淋巴瘤预后好。

（2）地中海淋巴瘤:见于非洲和中东地区。主要见于青年人,血清中有游离 α 重链蛋白。典型病变累及整个小肠,半数病人腹部可扪及肿块。此外,还有腹痛、消瘦、腹泻、杵状指。不必手术即可取空肠黏膜病检诊断。无论用何种方法治疗,预后均差。

（3）儿童型淋巴瘤:见于15岁以下儿童。表现为腹痛、腹部肿块或肠套叠,病理上酷似Burkitt淋巴瘤。全身化疗常引起病变区穿孔,因此,应先行切除后做化疗。本型淋巴瘤预后好。

（五）肠类癌

类癌起源于肠上皮嗜铬细胞,这些细胞属胺前体摄取脱羧（APUD）细胞。类癌的好发部位依次是阑尾、小肠（一般在回肠）和直肠,结肠类癌仅占全胃肠道类癌的2%。

类癌分泌5-羟色胺等血管活性物质而表现为**类癌综合征**,5-羟色胺等血管活性物质经肝灭活,因此只有在肝有转移灶的病人或肠外类癌（如:支气管类癌）的病人,这些活性物质才会进入体循环产生症状。10%的小肠类癌可出现该综合征。

【诊断】

1. 中肠（十二指肠中部至横结肠中部）类癌的特点 ①嗜银染色阳性;②呈多中心生长,约占小肠类癌的30%;③有**类癌综合征症状**（皮肤潮红、腹泻、支气管哮喘发作、三尖瓣关闭不全或肺动脉瓣狭窄等病变）;④类癌综合征病人尿中5-羟色胺的裂解产物5-羟吲哚乙酸（5-HIAA）增高。

2. 后肠类癌的特点 ①嗜银染色阳性少;②单发性;③无类癌综合征症状。

【治疗】 一般采用局部切除即可;若肿瘤大于2cm或侵及其他器官组织时,治疗原则是将原发瘤和转移瘤一并切除,不能切除者应尽可能行"肿瘤减积术"（部分切除）。单个肝转移瘤可以切除,多发性肝转移瘤一般只能用动脉灌注化疗、肝动脉结扎或栓塞等姑息手段处理。类癌综合征用生长抑素八肽治疗极为有效。

【预后】 肠类癌的5年生存率为70%,若有肝转移,5年生存率仅为20%。预后与肿瘤大小（直径）有关:75%的类癌直径小于1cm,其转移率为2%;20%的类癌直径在1～2cm之间,转移率大于50%;5%的类癌直径大于2cm,转移率达80%～90%。

（范 新）

第二十四章
阑尾疾病

第一节 解剖生理概要

只有人类、灵长类和澳洲袋熊才有阑尾。

【形态特征】 成人阑尾是一细长、弯曲的盲端。新生儿阑尾短,根部宽,呈漏斗形;2 岁时盲肠的差异性发育出现了典型的管状结构。

末端回肠的特征之一是在其对系膜缘有 5~10 cm 长的 Treves **无血管皱襞**,该皱襞与阑尾系膜相连续。正常小肠没有肠脂垂,唯该处例外,这也是回肠与盲肠交汇点的标志。Gerlach 瓣是阑尾口的黏膜瓣。

【位置】 阑尾根部的位置恒定,位于三条结肠带的交汇处,这三条结肠带构成阑尾外层的纵肌。婴幼儿期盲肠的前外侧壁发育快,使阑尾旋转至盲肠后方(占 65%);约 1/4 的人阑尾不旋转,呈盆位(占 31%)、盲肠下位或盲肠旁位。偶尔,阑尾尖端可以位于盲肠或升结肠后腹膜外。也有少数病人在发育过程中,阑尾未降至右下腹,而位于右上腹。在内脏反位(situs inversus viscerum)病人,阑尾可以位于左髂窝,造成诊断困难。

【动脉】 阑尾是终末动脉供血,无动脉弓,易发生缺血。阑尾动脉为回结肠动脉的分支,经回肠末端的后方进入阑尾系膜,行走于阑尾系膜游离缘。阑尾远端 1/3 没有系膜,动脉位于阑尾壁上,阑尾肿胀时易受压发生血供障碍。该动脉血栓形成会发生阑尾坏死。阑尾基部受盲肠前动脉和盲肠后动脉的小分枝供血,称阑尾副动脉。50%以上的人有一支起自盲肠动脉后支的阑尾副动脉。阑尾切除术中如处理不当,可发生出血。

【黏膜下淋巴滤泡】 婴幼儿阑尾黏膜下淋巴滤泡很少,以后逐渐增多,10~20 岁时达高峰(约 200 个),30 岁以后急剧下降,60 岁后几乎消失。年轻人阑尾发达的淋巴组织可能是阑尾炎的病因。小儿和老人急性阑尾炎发生率低,可能与淋巴滤泡数量较少有关。黏膜下淋巴滤泡在童年和青春期有一定免疫功能;成年后,此功能被体内其他淋巴组织及脾取代。阑尾系膜中有 4~6 条淋巴管引流入回结肠淋巴结。

第二节 急性阑尾炎[①]

急性阑尾炎是年轻人"急腹症"最常见的原因。虽然近年来影像和实验室诊断有了长足的发展,但是,急性阑尾炎的诊断往往仍然是一个难解的谜团。急性阑尾炎最具威胁的是穿孔形成腹膜炎。

【发病率】 婴幼儿罕见,80%以上的病人在 5～35 岁之间。发病率与黏膜下淋巴滤泡的量相平行。青春期男女发病率之比为 3∶2,平均每 15 人中有 1 人在一生中患急性阑尾炎。

【病因】 主要原因是阑尾腔梗阻和细菌侵入。①最常见的梗阻原因是黏膜下淋巴组织增生(60%),其次是粪石(稠便)(35%)、异物(4%)、新生物(1%)或肠道寄生虫(蛔虫);②阑尾梗阻后阑尾黏膜持续分泌、阑尾炎症加重、阑尾腔扩张、细菌增殖。若病情进一步发展,加上阑尾是终末血管供血,很易发生循环障碍,出现缺血、坏疽和穿孔。

【病理】 分为单纯性阑尾炎、化脓性阑尾炎、坏疽阑尾炎和阑尾周围脓肿。少数情况下,阑尾的炎症可以消退,阑尾仍然肿胀,腔内充满黏液,此称阑尾黏液囊肿(mucocele)。

【临床表现】

1. 症状

(1) **腹痛**:最初位于上腹部或脐周,2～12 小时后固定于右下腹。疼痛多呈持续性,病人多能用食指指出疼痛点。咳嗽和行走可加重疼痛。由于阑尾的解剖变异很大,因此腹痛的发展顺序与上述典型病例有很大区别。尤其在老人或小儿,由于对疼痛反应不同、语言表达不清以及机体防御系统的功能差异,临床表现常不典型。

(2) **胃肠道症状**:成人多为恶心、畏食;小儿多有呕吐。半数病人有便秘(成人)或腹泻(小儿)。盆位阑尾可有里急后重。

(3) **SIRS 表现**:体温、白细胞计数、嗜中性粒细胞比值和 C 反应蛋白(CRP)等炎症指标是诊断急性阑尾炎最重要的依据。然而,炎症指标上升和下降的时间各异。白细胞数和嗜中性粒细胞比值会在数小时内迅速改变,而体温和 CRP 的反应滞后至少在 12 小时,因此,发病仅数小时的急性阑尾炎,实验室结果可能完全正常。这就是为什么需要在数小时后再次复查的缘由。

正如这些炎症标志物增高提示急性阑尾炎存在一样,其显著下降可能表明炎症在消退。此时,炎症标志物下降的顺序也是白细胞计数和嗜中性粒细胞比值先下降,此时,反应迟缓的 CRP 可以继续上升,其下降会滞后 24 小时。

2. **体征** 重要的是脉搏快和腹式呼吸快(同属 SIRS 四大指标!)。

(1) **右下腹压痛**:若阑尾在盲肠前方,McBurney 点(脐与右侧髂前上棘连线中外 1/3 交界点)一般有压痛;压痛也可位于 Lanz 点(两髂前上棘连线右中外 1/3 交界点)或 Kümmell 点(在脐右下方)。壁腹膜受炎症刺激时可有肌紧张和反跳痛等腹膜刺激征。小儿、老人、孕

---

① 本节的基本理念引自:Andersson RE. Acute appendicitis. In:Rosin D, Rogers PN, Mark Cheetham M, Moshe Schein M. (Eds.), Schein's Common Sense Emergency Abdominal Surgery. 5th Ed. Shrewsbury, UK:tfm publishing, 2021:269-295.

妇、肥胖、体弱和盲肠后位阑尾者,腹膜刺激征可不明显。盆位阑尾腹部体征可很轻微,但直肠指检可扪及痛性肿物。

嘱病人咳嗽或轻叩右下腹可以发现反跳痛。

(2) 特殊体征:①Rovsing 征:一手按压左下腹降结肠区,另一手反复压其上端,出现右下腹痛为阳性,提示阑尾根部有炎症。②腰大肌征:病人左侧卧位,右大腿后伸时右下腹痛者为阳性,提示阑尾贴近腰大肌。③闭孔肌征:右腿屈膝屈髋并内旋右大腿,右下腹痛者为阳性,提示阑尾在盆内(图 24-1)。④足跟击地试验。

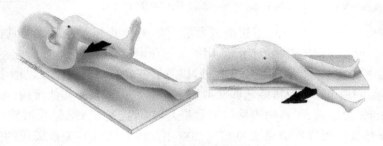

图 24-1　腰大肌征和闭孔肌征

(3) 特殊位置阑尾炎的体征:①盲肠后位:腹肌紧张和压痛不明显,因为胀气的盲肠保护了阑尾。腰部触痛明显,髋关节处于屈曲位,伸髋关节可以引起疼痛。②盆位:早期可以有腹泻。完全盆位阑尾炎可以完全没有腹部压痛、腹肌紧张。直肠指检可以发现直肠膀胱陷窝或 Douglas 窝有触痛,尤其右侧。腰大肌征和闭孔肌征可以阳性。炎性阑尾累及膀胱时有尿频。

【辅助检查】　急性阑尾炎的实验室检查中最具诊断价值的是白细胞总数和分类(表 24-1)。20％的病人尿常规分析可见少量白细胞和蛋白,系炎症累及毗邻输尿管的缘故。通过病史和体检,阑尾炎的诊断仍然不明确时,可以选择影像检查,影像检查在急性阑尾炎的诊断和鉴别诊断方面都有一定价值。由于 US 对操作者有很大的依赖性,因此,**大多数情况下,CT 比 US 可靠**。此外,入院前须常规做胸部 X 线和心电图检查。

表 24-1　AIR 评分

指标	水平	评分
右下腹疼痛/触痛		+1
呕吐		+1
肌卫或反跳痛(最重部位)	轻度	+1
	中度	+2
	重度	+3
白细胞	$(10\sim14.9)\times10^9$ /L	+1
	$\geqslant15.0\times10^9$ /L	+2
中性粒细胞百分比	70％~84％	+1
	$\geqslant85\%$	+2

续表 24-1

指标	水平	评分
C 反应蛋白	10～49 mg/L	+1
	≥50 mg/L	+2
体温	≥38.5℃	+1
总分:		

0～4分:阑尾炎概率低;5～8分:阑尾炎概率中等;9～12分:阑尾炎概率高。

1. 超声(US)检查 US 对右下腹痛或盆腔疼痛的小儿和女性病人尤具价值。正常阑尾的直径约≤6 mm,若阑尾直径>6 mm、用探头施压时直径不缩小,且病人感疼痛,阑尾腔粪石,黏膜下层的连续性中断,阑尾周围积液,以及多普勒显示阑尾壁血供增多(火圈征),都提示阑尾炎。经阴道 US 可以排除输卵管或卵巢疾患。右下腹的其他疾病(如:炎性肠病、盲肠憩室炎、Meckel 憩室炎、子宫内膜移位和盆腔炎)都可能造成 US 结果假阳性。

2. 放射学检查 可以申请腹盆部 CT(加或不加静脉增强),炎症阑尾的直径>6 mm,还可以显示阑尾周围的炎性改变。有条件时,可以申请阑尾 CT——用盐水或盐水稀释的泛影葡胺灌肠(加或不加口服造影剂)后对阑尾区进行螺旋 CT 检查,不必做静脉增强,它对阑尾的显示更清晰,一般在 1 小时内出结果。

腹部 CT 或 X 线腹平片偶尔可见到**不透光的粪石或异物**,以及右下腹局限性肠胀气,还可以排除肾结石。

"阑尾 CT"比 US 对阑尾炎的诊断正确率更高。阑尾 CT 是在肠腔内灌入造影剂的情况下做 CT 扫描,不需要静脉增强。它可以比 US 更正确地判断阑尾是否正常。炎症的阑尾直径大于 6 mm,周围有炎症性改变。如果不能做阑尾 CT,普通增强 CT 对急性阑尾炎诊断的正确性也高于 US。

> 经验之谈:
> 　　影像学检查在阑尾炎的诊断中有其地位,**其最大的特征是阑尾胀大**。适用于经过选择的病人(如:老年病人或临床表现不典型病人),但是,若把它看作一种检出或排除阑尾炎的可靠通用手段,这有点过分了。常言道"装备精良的阿斗终究是个阿斗"——不分青红皂白非选择性地使用现代诊断检查依旧不能解决问题。切记:**诊断任何疾病的最重要依据应该是临床病史和体征,急性阑尾炎的诊断更是如此。**

3. 腹腔穿刺或腹腔镜检查 小儿阑尾,尤其是 1 岁以下患儿并发阑尾穿孔术前诊断困难。此外,妊娠期阑尾炎诊断也较困难。对于这些病人,腹腔镜诊断特别有价值。然而,腹腔镜手术时插入穿刺器易损伤子宫或引起子宫收缩导致流产,在妊娠初期 3 个月或 6～9 个月间期危险性更高。腹腔镜对盲肠后位阑尾炎的诊断无能为力。当阑尾周围有粘连或炎症时也很困难。

右下腹痛时腹腔镜检查的指征是存在手术指征,但不能确诊为阑尾炎。反之,若手术指征不强烈,一般应先行放射学检查或观察,暂不考虑腹腔镜检查。腹腔镜检查的禁忌证为既往有右下腹炎症史或有下腹手术史、凝血功能障碍、麻痹性肠梗阻。

【诊断】 诊断阑尾炎主要依据临床表现(右下腹疼痛、压痛和白细胞升高)。重要的是早期诊断、早期治疗,不要等病人出现腹膜炎表现时才手术。切记:急性阑尾炎诊断的延误是以阑尾穿孔率增加为代价的。

1. **典型阑尾炎** 55%的急性阑尾炎呈**典型** Murphy 临床表现顺序:腹痛(位于上腹或脐周)→恶心、呕吐→右下腹疼痛及压痛→发热→白细胞升高。若胃肠道症状或发热在腹痛之前出现,往往提示诊断有误。

2. **不典型阑尾炎** 45%的急性阑尾炎临床表现**不典型**,大致有两种情况:一开始即为右下腹痛,或始终为弥散性腹痛不转移;后一种情况主要见于老年人,疼痛不重,局限定位较晚,诊断极为困难。盆位阑尾炎可能仅有耻骨上不适或里急后重,没有右下腹疼痛。阑尾炎炎症反应 appendicitis(inflammatory response, AIR)评分系统综合考虑了病人的临床表现,将病人罹患急性阑尾炎的概率分为高、低和中三组,它对不典型阑尾炎的诊断能提供一定帮助(表 24-1,图 24-2),尤其适用于初出茅庐的年轻医生。

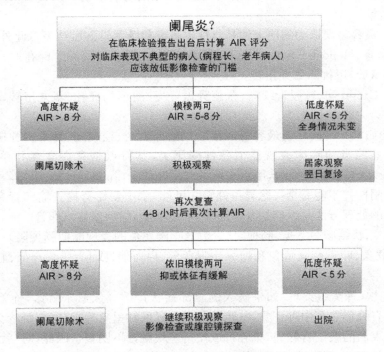

图 24-2 对疑似阑尾炎病人诊断的结构化流程图

(1) **急性阑尾炎概率大的病人**是指 AIR 评分>8 分的病人。这种病人应该收入住院手术,不必做进一步检查,除非你需要排除其他病因。也就是说,影像检查不会改变外科治疗的原则。不过,老年病人或临床表现不典型病人的情况可能不同,其中憩室炎或肿瘤可能会出现与阑尾炎相同的临床表现。在这些病人,诊断性影像学检查或许对鉴别诊断有帮助。如果病人的症状持续时间超过 3 天,也需要做影像学检查,看看是否有阑尾蜂窝织炎或脓肿。有关临床表现不典型的病人,请参见下文。

(2) **急性阑尾炎概率小的病人**是指 AIR 评分<5 分的病人。也就是说,这部分病人需要手术的可能性极小!这类病人大多数可以放回家观察,不过,应该告诉病人,如果在几个小时后病情没有改善,就应该来医院复诊。

(3) **急性阑尾炎概率中等的病人**是指 AIR 评分为 5~8 分的病人。这些病例应该收入住院定时复查。6~8 小时后，大多数病人 AIR 评分会上升至＞8 分，会减轻至＜5 分。Andersson 认为抗生素会掩盖病情，不主张在观察期间使用抗生素。

经验之谈：

　　为了降低阑尾穿孔的发生率，有必要对拟诊为急性阑尾炎的病例进行早期手术，允许正常阑尾的切除率波动在 10%～15%。

——J. Englebert Dunphy

　　也就是说，当你的阴性阑尾切除率＞15% 时，就提示你对手术适应证把控不当，存在滥做手术的嫌疑。

【鉴别诊断】　需要与急性阑尾炎作鉴别诊断的疾病很多，其中大多需要手术治疗，对这些疾病，鉴别诊断的目的仅在于切口选择。急性阑尾炎鉴别诊断中最重要的是排除那些不需要手术的疾病。

1. 儿童　最容易误诊为阑尾炎的是急性胃肠炎和肠系膜淋巴结炎。此外，还有 Meckel 憩室炎、肠套叠、Henoch - Schönlein 紫癜、大叶性肺炎和胸膜炎。青春期儿童一定要做一次阴囊上抬试验，以排除睾丸扭转。

2. 成人　Crohn 病、输尿管绞痛、右侧肾盂肾炎、溃疡病穿孔、睾丸扭转、急性胰腺炎、腹直肌鞘血肿。

3. 育龄期妇女　与阑尾炎最容易混淆的是输卵管炎、经间痛、卵巢囊肿扭转或出血以及异位妊娠。盆腔炎的临床表现酷似急性阑尾炎，其特点是存在宫颈抬举痛或摇摆痛（Chandelier 征）——盆腔检查时，用手法抬举宫颈拽动炎症的卵巢诱发疼痛。

妊娠试验阴性并不能完全排除异位妊娠之可能，术中要注意检查输卵管有无核桃大小的肿块。正确的处理方法是纵向切开输卵管，取出胚胎，然后修复输卵管。

4. 老人　乙状结肠憩室炎、肠梗阻（少数老年阑尾炎的表现酷似肠梗阻）、盲肠癌、带状疱疹、脊髓痨危象、卟啉病腹危象和糖尿病腹危象、白血病性回盲肠综合征、心绞痛或心肌梗死。

5. 阑尾包块（蜂窝织炎）　如果病人的腹部症状持续 3 天后来就诊，你就应该怀疑本病。病人往往有峰形热和中毒征象，盆腔脓肿会有稀便和里急后重，腹部触诊会触到右侧髂窝包块。包块表面的腹壁有触痛，肥胖可以使得包块触诊不明显。因此，对"就诊晚者"或症状迁延的不典型病例，要警惕阑尾包块。CT 是确诊阑尾包块的最佳手段。

详细记录病人情况和肿块大小，定时检查了解肿块的变化。最好用皮肤标记笔在腹部标记肿块的大小。用胃肠减压、静脉输液和抗生素。每 4 小时记录 1 次体温和脉率，保持体液平衡。临床病情恶化或出现腹膜炎证据时应该尽早剖腹探查。通常在 24～48 小时，临床病情会改善，此时即可停止胃肠减压，进流质饮食。肿块不缩小时，应该考虑癌症或 Crohn 病，该方案下 90% 的病人会缓解。要告诉病人 6～8 周后行阑尾切除术。

为什么要对阑尾包块（或脓肿）做鉴别诊断呢？因为其标准的处理方法是按 Ochsner - Sherren 方案用抗生素做保守处理。该方案依据的前提是炎症已经局限，贸然手术存在难度和风险——找不到阑尾、形成粪瘘或被迫做右半结肠切除术。因此，理智的措施是先采取非手术处理，做好手术的准备以防病情恶化。阑尾包块抗生素治疗失败者提示脓肿形成（罕见！），此时最合理的选择是采用 CT 或超声引导下的经皮穿刺脓肿引流术。

6. 肠脂垂炎　肠脂垂炎是肠脂垂的一种自发性扭转，多见于肥胖者，多发生在盲肠和乙状结肠。由于乙状结肠常常越过中线移至右侧腹部,因此,肠脂垂炎最常见的临床表现是右髂窝的局限性压痛和腹膜刺激征。除了这些临床表现之外,**典型病例都没有食欲减退,没有病态貌。**CT 扫描可以显示局限性结肠周围炎,从而排除了阑尾炎,也帮助你避免了不必要的手术或诊断性腹腔镜手术。随着肠脂垂坏死脱落,肠脂垂炎的症状会自行缓解。脱落的肠脂垂在腹内形成游离钙化体。

【治疗】 急性阑尾炎首选的治疗方法是阑尾切除术(剖腹或腹腔镜)。早期手术可以减少由腹膜炎引起的并发症发生率和死亡率。

经验之谈:

急性阑尾炎属机械性肠梗阻范畴,况且为闭襻性,岂能指望抗生素来治愈?!

急性阑尾炎属外科感染,金标准是手术治疗。众所周知,70%～80%的急性阑尾炎保守治疗有效,也就是说有五分之一的急性阑尾炎如不选择手术就会发生并发症。试问:在岔路口,前方是红灯,如果你现在穿越马路有五分之一的概率被来往的汽车撞伤,你愿意现在就穿越马路吗? 当然,如果你是久经沙场的普外科高手的话,你完全可以将病人按病情轻重进行分类,选择轻症病人进行保守治疗;然而,临床情况错综复杂,如果你的临床判断能力达不到高手的水准,请选择手术处理,切莫"养虎遗患""玩火自焚"。其二,我还想告诉你,单纯性阑尾炎与坏疽性阑尾炎的手术预后迥异,坏疽性阑尾炎术后的肠粘连严重,发生粘连性肠梗阻的概率高,在未育女性盆腔粘连还可能影响日后的生育。一句话:急性阑尾炎应该早手术。其三,抗生素不是外科感染主要治疗手段,我经常对下级医生讲:"Antibiotics for patients with surgical infection are almost uselessness or equal to nothing. So, back to surgery, please!"因为外科感染的病理特征之一是感染灶内存在高压(图 9-1),这种病理特征提示我们抗生素难以进入病灶区,还提示我们手术有立竿见影之效。尽管临床上确实有保守治疗治愈的轻症外科感染,但功劳不能归功于抗生素,而应该归功于病人的免疫力和造化(如急性胆囊炎病人嵌顿于胆囊管的结石排出或自动返回胆囊)。急性阑尾炎的基本病因是阑尾腔梗阻和细菌入侵,属机械性肠梗阻范畴,而且是闭襻性肠梗阻,请莫对抗生素抱有任何奢望。

1. **抗生素** 在急性阑尾炎确诊时,就应该使用第一剂抗生素,覆盖革兰阴性菌和厌氧菌。这会最大限度地减少术后伤口(常见)和腹腔内(罕见)感染性并发症的发生率。在简单阑尾炎,抗生素的作用是预防性的;在复杂阑尾炎,它们的作用是治疗性的。

依据手术所见调整抗生素使用的持续时间长短。如果术中所见是简单阑尾炎同时没有见到脓液,术后就无需给药。相反,如果术中所见是复杂阑尾炎,术后就需要再给一剂抗生素。如果术中见到脓液或阑尾已经穿孔,应该给予 3～5 天的抗生素。若有阑尾穿孔伴脓肿形成,术后应继续用 5～7 天。

2. **剖腹手术要点**

(1) 切口(参见第 14 章第一节中(二)之 6、7):诊断明确者取右下腹沿皮肤皱褶的横切口(Lanz 切口)或斜切口(McArthur 切口)(图 14-2);诊断不明确者、腹膜炎者或育龄妇女常取腹直肌切口,以便术中需要时延长切口。横切口的一个常见错误是切口太靠内侧,做在了腹直肌鞘上。在大多数病人,这种切口的中心位置应该在 McBurney 点稍外侧。**开始可以做一条长约 4～5 cm 的小切口,然后根据需要离断腹直肌外侧缘的筋膜和/或肌肉将切口向两侧延长。**

（2）探查：进腹后观察大网膜是否位于右下腹，注意渗液的性质（浆液性、脓性、血性、胆汁性）和量，判断与阑尾的炎症程度是否吻合，是否需要对其他腹内脏器进行探查。

（3）确认盲肠：**于切口外侧寻找升结肠**，结肠血供不如小肠丰富，因而结肠外观稍显苍白；横结肠和乙状结肠常移至右下腹，易被术者误看作盲肠，横结肠的特点是有大网膜相连，乙状结肠的特点是脂肪垂多，盲肠基本无脂肪垂。

（4）寻找阑尾：顺升结肠带向尾侧寻找阑尾，三条结肠带汇聚处是阑尾根部所在。一般用 Babcock 钳（阑尾钳）即可取出阑尾。未见到时，术者可用食指沿阑尾根部探找阑尾（炎症阑尾是稍硬的索条状物，很容易感知），当阑尾与周围粘连时，可用手指轻轻剥离，一般很容易将粘连之大网膜和肠襻推开——急性阑尾炎粘连的分离犹如"剥橘子"，慢性阑尾炎粘连的分离犹如"剥广柑"，其实急性阑尾炎粘连的分离比"剥橘子"更容易。

寻找阑尾的另一种方法是找到位于末端回肠对系膜缘的 Treves 皱襞确定末端回肠，然后找到阑尾。

（5）对阑尾外观正常（white worm）或者单纯性阑尾炎的病人要格外警惕（这种病人往往是医疗纠纷的源头！！）。手术中请一定注意腹腔渗液性质（溃疡穿孔？肠绞窄？胰腺炎？原发性腹膜炎？……），并仔细检查远段回肠 1 m 及盆腔后（Meckel 憩室炎？末端回肠炎？肠系膜淋巴结炎？输卵管或卵巢疾病？甚至什么病因都找不到）才能关腹。**对中老年病人（这类人本来就不应该是急性阑尾炎的高发人群），无论阑尾是否存在炎症，都应该注意检查盲肠和升结肠是否有肿物，排除结肠癌。**

如果腹腔渗液有恶臭或浑浊、胆汁样（提示腹腔某部位存在其他严重病变），**可以将腹壁的阑尾切口做部分缝合，然后做一次诊断性腹腔镜检查。**看到病变后，缝合右下腹的切口，然后在拟行手术的部位重新做一个新切口。胆汁样液提示病灶在上腹部（Valentino 阑尾炎）。粪便或粪臭味提示病灶在乙状结肠。不过，如果术者能按照前文诊断步骤亦步亦趋，就不太可能陷入这种令人尴尬的境地。

对外观正常的阑尾通常选择阑尾切除以免日后麻烦，尤其当开腹手术时。1/4 外观正常的阑尾在显微镜检查时证实有炎症。诊断性腹腔镜检查中发现阑尾正常时，眼下的共识是不切除阑尾，告知病人本人或其父母阑尾还留在原位。

（6）对腹膜外阑尾则应切开升结肠外侧腹膜寻找阑尾，此时应注意勿伤及右精索和右输尿管（输尿管在精索血管内侧 1 cm 左右平行下行）。盲肠壁内阑尾的特点是触诊可以扪及索条状物。

（7）切除阑尾：你可采用顺行法，也可以采用逆行法切除阑尾。只要在阑尾的根部结扎或贯穿缝扎，在结扎线远侧切除阑尾。如果阑尾根部水肿脆弱或者穿孔恰好位于阑尾根部，为了确保阑尾根部的处理万无一失，可以利用部分健康盲肠壁用手工法做缝合，也可以在穿孔部位的头侧在盲肠上上一把线性切割缝合器、击发完成切割缝合。不必用荷包缝合将阑尾残端埋入（阑尾根部坏疽者，可用两针单股缝线贯穿缝合盲肠），用碘伏涂抹或用电刀烧灼阑尾残端的做法如今看来也荒唐可笑。不过，依据感染管理科的要求，请勿忘记留取标本送细菌培养☺，尽管它的作用只有"天知道"。

（8）清理腹腔：用吸引器吸去、用拧干的湿纱布蘸尽所有液体（请勿遗漏盆腔内的积液！）。对腹腔进行冲洗有害无益——这些液体就是你在术后影像片上见到的腹腔积液。

（9）彻底止血：一丝不苟！将部分盲肠拖至切口外时，该部分盲肠的血供被拽紧，会有血流中断、掩盖出血。当将盲肠重新放回原位时，循环恢复，离断的动脉或阑尾系膜血管就会图穷匕见。因此,在将盲肠放回其原来位置后,一定要检查阑尾系膜残端。在伤口深处塞入一块纱布;如果纱布变为粉红色,就必须重新检查止血是否彻底。

(10)引流问题:阑尾切除术后很少需要留置引流管,况且有证据表明留置引流管有害(参见表8-1)。必须留置引流管时,应该选一根软硅胶管,在腹壁另戳孔引出。阑尾周围脓肿术后应放置引流。

(11)关腹:用可吸收单股线缝合伤口。从理论上讲,缝合腹膜毫无必要,因为腹膜的愈合不增加腹壁的强度,腹膜的自行修复只需48小时。然而,缝合腹膜或许能预防间隙疝[①]的形成。间断缝合肌层数针,松松靠拢,消除死腔;连续缝合法缝合筋膜层;用连续皮内缝合法缝合皮肤,坏疽性阑尾炎也不例外,不要缝合太多组织,因为缝入的组织过多可能会导致坏死和感染。

3. **腹腔镜阑尾切除术要点** 优点是术后住院时间短、恢复工作稍早、伤口并发症率低;缺点是腹腔残余脓肿发生率高。在住院方面节省的费用被腹腔镜的耗材花费和手术时间长的麻醉费抵消。腹腔镜在可疑阑尾炎的处理方面最具价值,尤其对育龄期妇女和肥胖者。腹腔镜阑尾切除前,要插胃肠减压和导尿管。腹腔镜下阑尾切除的术前准备与剖腹相同。**病人全身麻醉后,腹部皮肤消毒前应该再触一下右下腹有无肿块。** 如果扪及肿块,应该考虑保守治疗。

(1)腹腔镜下阑尾切除的禁忌证:有并发症的阑尾炎(穿孔、脓肿或蜂窝组织炎),术中要防止因牵拉或钳夹将阑尾撕破。阑尾切下后应放入标本袋中取出,以防污染腹腔和腹壁切口。一般认为急性阑尾炎发病72小时后不宜行腹腔镜阑尾切除术,因为腹腔镜下分离严重粘连或处理严重水肿的阑尾根部有难度,而且欠安全。

(2)病人体位和戳卡(trocar)的位置布局:病人固定于手术台上,取头低脚高位,右高左低倾斜15°~30°,使小肠离开盆腔。术者站在病人左侧,监视器放在病人的右足端。trocar位置布局参见图24-3。

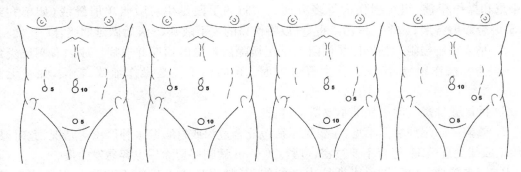

图24-3 腹腔镜阑尾切除术的 trocar 位置布局

(3)阑尾系膜及根部的处理:通过盲肠的结肠带找阑尾,用腹腔镜组织钳夹住阑尾。上提阑尾,显露阑尾系膜,用分离钳在阑尾系膜上戳孔。①系膜用电凝、钛夹夹闭或3-0薇乔线结扎系膜血管(也可以用超声刀、双极电凝),处理阑尾系膜至根部。②阑尾根部炎症及水肿不重时,阑尾根部可以用钛夹或锁扣夹处理;阑尾根部充血水肿严重时,钛夹夹闭有风险,

---

① 间隙疝(interstitial hernia)又称肌间疝,是指疝囊位于肌肉之间,可在腹横肌与腹内斜肌之间,也可以在腹内斜肌与腹外斜肌腱膜之间。

可以用微乔线结扎,也可以用预制套线(Endo - loop)结扎或 Endo - GIA 处理;阑尾残端不包埋;如遇根部穿孔,无法套扎或结扎时则直接剪断,电灼后残端用单乔或 PDS 缝线做"8"字缝合。从 10 mm trocar 内取出阑尾。

(4) 阑尾撕断的处理:一个办法是中转开腹,尤其当残留的阑尾在腹腔镜下处理或显露有困难时,如周围粘连或炎症严重。远断端可能还连有系膜,应该切断系膜后立即将阑尾远断端放入标本袋中取出,不要将切下的阑尾留在腹腔内。

【手术风险及处理原则】 除了术后一般并发症(呼吸道并发症、静脉血栓形成和栓塞以及麻痹性肠梗阻,参见第十二章)外,阑尾切除术后的特异性并发症并不少见,与手术时腹膜炎的严重程度和病人的体质健康状况有关。

1. 损伤腹壁下动脉 原因是切口位置过低。处理方法是用纱布压住出血处,迅速切开腹膜,将左手食指、中指插入腹腔,将出血处的腹壁向上顶起控制出血,找到出血点后缝扎止血。

2. 损伤肠管 原因有三种:用血管钳提起腹膜时误将肠管一并提起切开;用力牵拉盲肠企图显露阑尾时撕裂盲肠;缝合腹膜时误将其下的肠壁一并缝入。预防的关键是操作细致、轻柔。处理方法是及时发现、及时修补。

3. 右侧腹股沟疝 阑尾切除用的网格式切口由于损伤了髂腹下神经,因此,术后腹股沟疝比其他切口常见。

4. 腹腔出血 阑尾切除术后发生腹腔出血并不少见,原因是阑尾系膜(阑尾动脉)结扎不确实,结扎线松脱。病人有出血性休克的表现,腹腔穿刺有利于确诊。处理方法是立即手术止血。

5. 切口感染 切口感染是最常见的并发症,占全部阑尾手术的 5‰~10‰。一般在术后第 4~5 天或在出院后不久出现伤口疼痛、潮红。治疗方法是切口引流和抗生素。通常是 Gram 阴性杆菌和厌氧菌(主要是类杆菌和厌氧链球菌)的混合感染。原因有阑尾炎症重、污染重和操作粗糙、组织损伤大等多方面。预防的手段是用可吸收单股缝线(如单乔或 PDS)缝合腹壁各层;如果伤口污染重,可以将伤口的皮下敞开,5 天后做延期缝合。

6. 粘连性肠梗阻 粘连性肠梗阻是阑尾切除后常见的远期并发症。原因有阑尾炎症重、污染重和操作粗糙、组织损伤大等多方面。预防的手段是操作细致、轻柔,加强无菌观念。

7. 阑尾残株炎 阑尾残端不要留得过长。

8. 粪瘘 阑尾残端漏罕见,主要见于荷包缝合过深或盲肠壁水肿严重等情况,此时,最好用单股线处理残端,缝合不要过密、过紧。Crohn 病阑尾切除后也容易发生瘘。

9. 腹内脓肿 由于围手术期抗生素的使用,阑尾切除术后腹内脓肿并不常见,一般是在术后 5~7 天表现为高热、乏力和厌食。脓肿可以发生在肠间、结肠旁、盆腔或膈下。腹部超声和 CT 检查对诊断很有帮助,并且可以为经皮引流做导向。麻痹性肠梗阻持续无改善,怀疑腹腔脓毒症(intrabdominal sepsis),影像检查未能提示脓液局限积聚,应剖腹引流。

【并发症】 阑尾炎得不到及时治疗,一部分病人会发生阑尾穿孔。阑尾穿孔后,手术病死率明显增加。

1. 阑尾周围脓肿 阑尾穿孔时,腹内邻近脏器(肠襻和网膜)会自然包裹穿孔区域,形成炎性肿块,随着纤维性脓肿壁形成而发展成腹腔脓肿。病人体温明显升高、脉搏加快、白细胞明显增加以及典型的腹膜炎体征,都强力提示阑尾已穿孔。但不一定在右下腹扪及肿块,有些病人仅在直肠指检时可扪及肿块。腹部超声检查对右下腹肿块有鉴别诊断价值。

腹膜外阑尾脓肿可以表现为**右侧腰大肌脓肿、肾周脓肿或右侧髂窝脓肿**,CT 检查可以发现软组织内脓肿伴积气。脓肿穿破后可形成**右侧腰背部慢性瘘管**,经久不愈。

阑尾穿孔的治疗是静脉用抗生素、输液、手术切除阑尾和脓肿引流。手术时机应根据病人具体情况而定。对明确的阑尾脓肿一般先行非手术处理,待 3 个月后手术。若非手术处理中肿块增大、病情加重,应及时穿刺抽脓(超声引导下)或手术引流。

2. 急性弥漫性腹膜炎　若机体不能完全包裹穿孔区,脓液污染整个腹腔,则形成弥漫性腹膜炎,其处理方法是急诊手术。

3. 内、外瘘形成。

4. 化脓性门静脉炎　是坏疽性阑尾炎的罕见并发症,但很严重,病人有高热、寒战和黄疸。这是因为细菌在门静脉系统增殖的缘故,门静脉内出现气体,可以导致肝脓肿形成(一般为多发性)。治疗是全身用抗生素,经皮穿刺引流肝脓肿。

第三节　小儿急性阑尾炎

【解剖生理特点】

(1) 阑尾呈漏斗形、黏膜下淋巴组织不发达,在 36 个月龄前罕有发生梗阻形成阑尾炎。

(2) 病史表达不清,查体不合作,易延误诊断。

(3) 阑尾壁薄,大网膜发育差,易发生穿孔,感染不易局限。

(4) 腹膜吸收能力强,易出现中毒症状。

【临床特点】

(1) 病情发展快、重,高热,呕吐明显,拒绝饮食。

(2) 穿孔发生率高。

(3) 压痛范围广,肌紧张不明显,肠鸣音消失早。

(4) 诊断小儿急性阑尾炎要求动作轻柔、耐心。

(5) 新生儿急性阑尾炎穿孔前诊断困难,穿孔后的主要表现是腹胀,体温和白细胞稍升高,CRP 升高,AXR 和腹部 CT 示膈下游离气体、腹腔渗液和盲肠扩张。由于新生儿肠道菌群尚未建立,因此,腹膜炎情况和全身中毒症状不如年长儿重,肠鸣音可以依然存在。

【治疗原则】　早期手术切除阑尾。

第四节　老人急性阑尾炎

【解剖生理特点】

(1) 动脉硬化,易栓塞、穿孔。

(2) 抵抗力差,反应差,症状体征比病理轻,容易延误诊断。

【临床特点】　老人阑尾炎的临床表现不像年轻人那样典型,可无恶心、呕吐,几乎无发热及白细胞增高,此时,核左移是炎症的主要依据。

老人腹壁多松弛、脂肪厚,因此腹部体征往往不能反映病理情况,临床征象似亚急性肠梗阻。

老人内科夹杂症多,因而死亡率高。

【治疗原则】 尽早手术切除阑尾。术前要注意行心、肺检查和麻醉选择。**手术中一定要用手触诊盲肠和升结肠,排除结肠肿瘤。**

第五节 妊娠急性阑尾炎

【解剖生理特点】

(1) 妊娠 3 个月以后,盲肠和阑尾的位置随着子宫的增大向外上移位至右上腹(图 24-4)。

(2) 大网膜不易包裹,炎症不易局限,穿孔后易呈弥漫性。

(3) 腹肌伸展,肌紧张不著。

(4) 妊娠期,平常也可发生白细胞增多,范围在 $(15 \sim 16) \times 10^9/L$,这更增加了诊断的难度。

【临床特点】 孕妇最常见的宫外急腹症是阑尾炎,发生率约为 1/(1 500～2 000)。由于早期症状不典型、腹部压痛点随阑尾的位置发生变化,因此诊断困难。

阑尾位置的推移可以表现为腰背部疼痛,容易被误诊为肾盂炎,下腹痛容易被误诊为卵巢囊肿扭转。

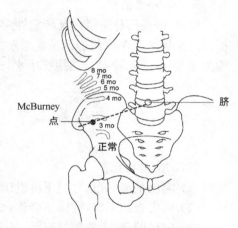

图 24-4 阑尾位置随妊娠而发生的位置变化

【治疗原则】 妊娠急性阑尾炎的流产率为3%～5%,穿孔性阑尾炎为 20%,因此原则是早期手术切除阑尾,配合安胎治疗。

(1) 切口宜偏高。

(2) 操作轻柔,尽可能不用引流。

第六节 慢性阑尾炎

阑尾炎很容易复发,并且常常被误诊为胆绞痛或消化不良。发作的程度轻重不一,可以数月发作一次,最终出现严重发作。如果能对病史做详细询问,可以发现许多急性阑尾炎病人既往都有轻微的类似腹痛发作史。这些病人的阑尾有纤维化,提示既往有过炎症。所谓的慢性阑尾炎其实是复发性急性阑尾炎。

【病因】

(1) 急性阑尾炎后遗:纤维瘢痕愈合,管腔狭窄,排空障碍。

(2) 异物(粪、谷、虫)、先天扭曲或粘连扭曲、滤泡增生。

【临床特点】
（1）急性阑尾炎病史：右下腹痛经常发作。
（2）右下腹隐痛或不适。
【诊断】
（1）右下腹痛和压痛。
（2）X线钡灌肠表现。
【治疗原则】　手术切除阑尾，仔细探查腹腔。

第七节　阑尾少见疾病

（一）阑尾憩室
阑尾憩室病不多见，这种憩室可以是先天性的（各层都有），也可以是后天性的（没有肌层）。本病可以与黏液囊肿并存，当阑尾腔内压力增高到一定程度，阑尾黏膜层的不同部位就可以突破肌层向外疝出。更常见的情况是阑尾腔并无梗阻，病人既往有反复的阑尾炎发作史。如果是在做其他腹部手术中遇到阑尾憩室病，应该将憩室的阑尾切除，因为这种阑尾一旦发生炎症很容易穿孔。

（二）阑尾套叠
阑尾套叠罕见，主要见于小儿。本病仅在术中才能得到诊断。如果不处理，这种情况可以进一步发展成为阑尾-结肠套叠，绝大多数阑尾套叠后阑尾就腐烂消失。本病的处理方法是阑尾切除术。

第八节　阑尾肿瘤

1. 类癌　阑尾肿瘤少见，最常见的阑尾肿瘤是类癌，它会造成阑尾腔梗阻。类癌是一种小细胞的神经内分泌细胞（嗜铬细胞）起源的肿瘤。类癌可见于消化道的任何部位，50%的类癌位于阑尾，其他可能发生的部位是直肠、回肠和肺。肿瘤转移至肝脏后，分泌5-HT，从而出现临床症状，尿中可测得5-HIAA。类癌占阑尾切除率的0.3%。大多数类癌小于1.5cm，为良性经过。70%位于阑尾远段。对这些类癌仅做阑尾切除即可。若类癌位于阑尾根部直径又大于2.0cm，则应该做右半结肠切除术。生长抑素等对抗5-HT的药物可控制临床症状，链脲佐菌素（streptozocin）可直接作用于肿瘤。

2. 腺癌　在阑尾很少见，其临床表现和预后同结肠癌，在肿瘤手术前很少能得到确诊。

3. 淋巴瘤　很少见，治疗同其他内脏的淋巴瘤。

4. 阑尾黏液囊肿　阑尾近侧管腔逐渐完全闭塞就形成了阑尾黏液囊肿，闭塞最常见的原因是纤维化狭窄，使得无菌的分泌液无法流出。阑尾肿胀，其内积聚的黏液可达数毫升。其临床症状为轻型的亚急性阑尾炎，细菌感染后阑尾黏液囊肿就转变为阑尾积脓（empyema）。

手术中保证阑尾黏液囊肿的完整性非常重要。阑尾黏液囊肿完整切除后完全是良性经过，然而阑尾黏液囊肿破裂后就容易形成腹膜假性黏液瘤（pseudomyxoma peritonei）。腹膜假性黏液瘤的特点是腹内有大量黏液积聚。以往认为卵巢肿瘤也可伴发本病,但是目前认为腹膜假性黏液瘤的病根在阑尾。腹膜假性黏液瘤是一种局部恶性疾病,不会发生腹腔外转移。偶尔,阑尾腺癌分泌黏液也可以引起黏液囊肿,这种疾病的正确处理是右半结肠切除术。

  腹膜假性黏液瘤的治疗是细胞减量术(cytoreductive surgery),切除受累的腹膜和阑尾。复发是迟早的事,复发者可以用高温丝裂霉素 C(hyperthermic mitomycin C)做腹腔灌洗。

(范　新)

第二十五章
结肠、直肠和肛管疾病

第一节 解剖生理概要

一、解剖概要

1. **结肠** 分盲肠、升结肠、横结肠、降结肠和乙状结肠。**盲肠最粗**，是小肠进入结肠的部位，是结肠的起始部。盲肠与回肠相连，在回肠与盲肠交界处有回盲瓣，为双瓣结构。盲肠与升结肠之间没有明确的分界线。乙状结肠远端与直肠相接，交界于骶骨岬（第 3 骶椎）水平。**直乙状结肠交界区是大肠最窄的部位。**

结肠壁可分为黏膜、黏膜下层、肌层以及浆膜 4 层，结肠壁的分层对结肠肿瘤分期有重要意义。结肠黏膜无肠绒毛，黏膜上衬着柱状上皮。黏膜下层是含有血管和淋巴管的结缔组织层，**是肠壁诸层中最坚韧的一层**，肿瘤转移必须突破该层才能进入淋巴道。肌层分内环外纵两层，外层的纵肌聚集成三条纵形的结肠带；结肠带之间的肠壁呈囊状膨出，称结肠袋。结肠带处有脂肪组织成块附着，称肠脂垂，从盲肠至乙状结肠，肠脂垂逐渐增多。**结肠带、结肠袋和肠脂垂是结肠的三大解剖特征。**

2. **直肠** 直肠位于骨盆内，上接乙状结肠，下连肛管，长约 12～15 cm。大约在骶骨岬水平（S_3）结肠带散开形成直肠外层的纵肌，并与肛提肌和外括约肌相结合，环肌纤维在下段增厚形成肛管内括约肌。**结肠带消失是直肠与结肠交界的标志。**①直肠无系膜、无结肠袋、无肠脂垂和结肠带。②直肠上 1/3 的前侧和两侧均有腹膜遮盖，中 1/3 仅前方有腹膜遮盖，并向前反折成男性的直肠膀胱陷凹或女性的直肠子宫陷凹，下 1/3 位于腹膜外。从直肠前腹膜反折至肛缘在女性为 5.5 cm，男性为 7.5 cm。③直肠腔内有横向排列的 3 个半月状黏膜皱襞，是增厚的环肌，称 Houston 瓣（直肠瓣或直肠横襞），并因此形成直肠的三个侧曲，**中间的一个 Houston 瓣在直肠前腹膜反折水平，位于直肠前右侧壁。**这三个瓣的部位是直肠活检的优选部位。④直肠有两个前后曲（骶曲凸向后，会阴曲凸向前）。⑤直肠下段肠腔较上段显著扩大，称直肠壶腹，该部位有特殊的扩张功能和储存粪便功能。⑥因括约肌的存在，齿线上方的直肠黏膜形成 5～10 条纵形皱襞隆起，称 Morgagni 柱（直肠柱或肛柱）（图 25-1）。⑦2 个相邻直肠柱在基部相连接成半月形黏膜皱襞，称肛瓣。⑧肛瓣与直肠柱之间的小窝称肛窦，窦口向上，窦深 3～5 mm，底部有肛腺开口，肛腺在黏膜下呈管状分支。相邻的肛瓣相互连接，形成一条锯齿状的解剖界线，称齿线。齿线是内外胚层的移行带，是直肠黏膜和肛管皮肤的边界。

3. **肛管** 肛管有外科肛管和解剖肛管之别。外科肛管长 4 cm，起于肛管直肠连接线，

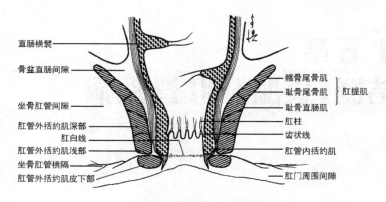

图 25-1 直肠肛管纵剖面示意图

终止于肛缘。齿线位于外科肛管的中部,齿线以下的肛管为解剖肛管,长 2.5 cm。外科肛管周围环绕着 2 个肌性管道,主要功能是控制排便。内层是内括约肌,是直肠环肌的延续,属平滑肌(不随意肌),受植物神经控制。外层的肌管称外括约肌,有皮下部、浅部和深部之分。外括约肌是横纹肌(随意肌)。直肠指检可扪到肛管内括约肌与肛管外括约肌皮下部之间有一环形浅沟,称 Hilton 白线或括约肌间线。深部是位于浅部外上方的环形肌束,该肌后部与耻骨直肠肌合并,附着于耻骨联合。**三个外括约肌中深部最重要**,切断后可造成大便失禁。外括约肌深部、耻骨直肠肌、内括约肌和直肠纵肌组成一个肌环,可在直肠指检时扪到,称为**肛管直肠环**。

肛管内面被肛直线、齿状线、Hilton 白线和肛缘线 4 条线大致分为柱区(柱带)、移行区(肛梳区,痔带)和皮区(皮带)三个区域[1]。柱区占肛管的上半,长约 1.5 cm,有 8～10 条纵形皱襞,称**肛柱**(在解剖肛管时称**直肠柱**),肛柱上端的连线称肛直线,每条柱内都有直肠上动脉的一条终末支。与直肠下段的粉红色黏膜(由于受黏膜下动脉分布的影响)相比,柱区的黏膜略呈紫蓝色(由于受黏膜下静脉丛的影响)。移行区在齿线下方,长约 1.5 cm,被覆的是变态皮肤,既有柱状上皮又有鳞状上皮,又称**肛皮**,由于黏膜下为静脉丛而呈浅蓝色,表面光滑发亮,该部又称肛梳。与肛周皮肤不同,肛皮无毛囊和皮脂腺。移行区黏膜下是致密结缔组织,黏膜与肌肉相贴。移行区的下界是 Hilton 白线。皮区从 Hilton 白线至肛缘(**肛皮**)线长约 8 mm,被覆的皮肤与肛周皮肤无异,含有汗腺、毛囊和皮脂腺[2]。

4. **直肠肛管周围间隙** 在直肠肛管周围有数个充满脂肪结缔组织的间隙,是感染的常见部位。这些间隙被肛提肌和坐骨肛管横隔分成三组(图 25-1):①骨盆直肠间隙,在肛提肌之上、盆腔腹膜之下,直肠两侧左右各一;②坐骨肛管间隙,位于肛提肌之下,坐骨肛管横隔之上,左右各一;③肛门周围间隙,位于坐骨肛管横隔与肛门周围皮肤之间。

5. **直肠周围筋膜** 直肠有两套筋膜——盆筋膜脏层(**直肠固有筋膜**)和盆筋膜壁层(见下文)。直肠固有筋膜是圆柱形的鞘状筋膜,包绕直肠及其系膜(直肠上动静脉、神经、淋巴

---

① 移行区是内外胚层的重叠区。由于齿线距内括约肌下界的距离在 0.5～2 cm 不一,借助染色技术,如今,人们认为移行区是一个宽窄不一、可以位于齿状线以上或跨越齿状线上下的区域。参见 Acta Pathol Microbiol Immunol Scand Suppl. 1987, 289:1-42。

② Surg Clin North Am, 2000, 80(1):355-356。

结和直肠周围脂肪),在直肠下端较厚。直肠腹侧的壁层筋膜称为 Denonvilliers 筋膜①,位于直肠固有筋膜与精囊或前列腺(男性)或阴道(女性)之间。Denonvilliers 筋膜与精囊前列腺之间的疏松组织间隙称前列腺后间隙。Denonvilliers 筋膜与直肠之间的疏松组织间隙称**直肠前间隙**,直肠癌手术在该间隙向尾侧分离即可。Denonvilliers 筋膜在尾侧与前列腺关系密切,因此,对直肠前壁癌,当在前列腺后间隙分离至前列腺水平时需要横向切开 Denonvilliers 筋膜向下分离,将该筋膜一并切除(图 25-2,图 25-21)。

直肠背侧的壁层盆筋膜称为骶前筋膜,该筋膜贴于骶凹处。骶前筋膜的腹侧有下腹神经②,背侧有骶前静脉丛和髂血管。骶前筋膜在骶 4 水平变得致密,向前下附着于直肠固有筋膜(距肛管直肠交界 3~5 cm),形成**直肠-骶骨筋膜**(rectosacral fascia),又称**直肠-骶骨韧带**、**Waldeyer 筋膜**或**直肠后筋膜**。在腹会阴(Miles)手术或直肠前切除低位吻合(吻合口位于腹膜反折尾侧)时,要用剪刀或电刀锐性切开该筋膜(图 25-19),以免钝性暴力撕破骶前筋膜造成骶前静脉破裂大出血。直肠骶骨筋膜构成骶前间隙(直肠后腔)的"底"、肛提肌上间隙的"顶"。

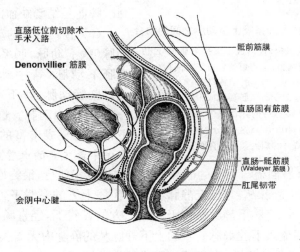

图 25-2 直肠周围筋膜

6. **大肠的动脉血供** 升结肠、横结肠右半和小肠由肠系膜上动脉供血;横结肠左半部分、降结肠和乙状结肠以及近侧直肠由肠系膜下动脉供血;直肠远侧和肛管由髂内动脉分支(痔中、下动脉)供血。

(1)肠系膜上滋养结肠的动脉有 3 支(回结肠动脉、右结肠动脉和中结肠动脉),3 支血管相互吻合。

(2)肠系膜下动脉分出 2~3 支(左结肠动脉、乙状结肠动脉和直肠上动脉)供应左半结肠和直肠。左结肠动脉通过 Drummond 边缘动脉弓和 Riolan 动脉弓与中结肠动脉吻合

---

① 胚胎期的 Douglas 窝靠近会阴中心腱(会阴体)。随着胚胎发育,该窝的尾端自行闭合(犹如鞘状突的闭合,也酷似 Toldt 融合筋膜)。两层腹膜的融合筋膜就形成了 Denonvilliers 筋膜。

② 有学者认为还有一层腹下神经前筋膜(pre-hypogastric nerve fascia),覆盖在腹下神经和盆神经丛的腹侧。该筋膜在侧方与 Denonvilliers 筋膜相延续。也就是说,腹下神经前筋膜构成了骶前间隙(直肠后腔)的后壁。

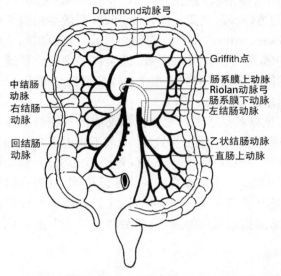

图25-3　结肠的动脉供血及肠系膜上下动脉之间的吻合

右半结肠的血管走向比较恒定,仅形成一条边缘动脉弓,边缘动脉发出短的直血管至结肠,这些短的直血管之间很少形成吻合弓,这一点不同于小肠。右结肠动脉仅 36.8% 直接起源于肠系膜上动脉,大多起源于回结肠动脉或中结肠动脉主干[1]。更重要的是,Riolan 动脉弓的存在率仅为 7%~10%;Drummond 边缘动脉弓在 Griffith 点这一"分水岭"部位吻合支血管的粗细不一,5%~7% 的病人甚至吻合血管缺如[2]。

(图 23-7、图 25-3),Riolan 动脉弓是中结肠动脉主干与左结肠动脉升支主干之间的一条不常见的侧枝吻合血管。结肠脾曲的 Drummond 边缘动脉弓是肠系膜上下动脉供血的交界区,称 Griffith 点;乙状结肠的 Drummond 边缘动脉弓是肠系膜下动脉与髂内动脉供血的交界区,称 Sudek 点,这两个部位的血供较差。如果病人有动脉硬化,Riolan 弓也存在发育不良,Griffith 点就是解剖血供的临界缺血区域,此时无论是肠系膜上动脉抑或肠系膜下动脉发生了血流障碍(例如:手术离断),脾曲就容易发生缺血性损害。因此,脾曲是结肠缺血的好发部位之一。

(3)直肠肛管的动脉血供来自直肠上动脉(痔上动脉,肠系膜下动脉的分支)、直肠下动脉(痔中动脉,髂内动脉的分支)、肛管动脉(痔下动脉,阴部内动脉的分支)和骶中动脉。这些动脉在直肠黏膜下相互吻合成丰富的血管网。**直肠动脉血供中最主要的血管是直肠上动脉。**

7. **直肠肛管的静脉回流**　大肠的静脉多与同名动脉相伴行,最终回流入门静脉。在直肠肛管的黏膜下有 2 个静脉丛:直肠上静脉丛位于齿线上方的黏膜下,经直肠上静脉、肠系膜下静脉回流入门静脉;直肠下静脉丛位于齿线下方的黏膜下,经直肠下静脉、髂内静脉和肛门静脉、会阴静脉回流入下腔静脉。直肠上下静脉丛的静脉内无瓣膜,易扩张成痔。痔是连接这 2 个系统的生理性血管垫,它们若扩张或发生血栓,则产生相应的症状。

8. **大肠的淋巴引流**　大肠的淋巴引流一般随动脉而行,需经过几级淋巴结才到达主动脉旁。结肠淋巴引流可分为 4 站:①结肠壁结(epicolic nodes),位于结肠壁上浆膜下脂肪垂中;②结肠旁结(paracolic nodes),位于结肠内侧与结肠边缘血管弓之间的肠系膜内;③中间结(intermediate nodes),位于诸结肠动脉主干周围;④中央结(main nodes),位于肠系膜上、下动脉起始处。

直肠肛管的淋巴引流一般伴动脉而行,分上、中、下三组:上组引流直肠壶腹及以上部分,注入直肠上动脉起始部淋巴结,这是结直肠癌转移的主要途径;中组引流齿状线以上的外科肛管,注入直肠下动脉起始部淋巴结;下组引流齿状线以下肛管,注入腹股沟淋巴结。

壁外淋巴管的"分水岭"位于齿状线。壁内淋巴管的分水岭较高,位于直肠中瓣水平。这两个标志可用"2、4、8"的方式记忆——齿状线距肛缘 2 cm;外科肛管距肛缘 4 cm;直肠中瓣距肛缘 8 cm。直肠的病变仅有 2% 向下扩散。

---

① Tech Coloproctol,2017 Dec,21(12):937-943.

② Dis Colon Rectum,2018 Mar,61(3):411-414.

9. **大肠的神经分布**　结肠的神经分布主要来自植物神经系统。由脊髓发出交感神经经交感链和交感神经节,节后纤维终止于结肠壁内的 Meissner 和 Auerbach 神经丛,交感神经兴奋时结肠平滑肌活动受抑制。右半结肠的副交感纤维来自迷走神经;从脾曲至齿线,肠管的副交感节前纤维来自骶第 2～4 副交感核。副交感神经兴奋使结肠平滑肌活动增强,然而,由黏膜下神经丛介导的区域反射活动似乎对结肠活动的影响更大,因为脊髓离断的病人可以拥有相对正常的结肠功能。

二、生理概要

【结肠生理】　①对肠内的废物起储存、转运和浓缩作用。右半结肠和横结肠以节段收缩为主,左半结肠以集团推进蠕动为主。食物残渣在小肠的通过时间为 4 小时,而结肠长达 18～48 小时。**结肠传输受情感状态、饮食、疾病、感染和出血的影响。**②在大肠,氯、钠和水是主动吸收,结肠对水分的吸收是 2 L/d,最大吸收能力可达 5 L/d。③纤维素和在小肠内未吸收的糖类在结肠中经厌氧菌作用生成短链脂肪酸(SCFA)(乙酸盐、丙酸盐或丁酸盐)、氢气、二氧化碳、甲烷和水,其中 SCFA 是主要代谢产物,每日约 540 kcal。SCFA 可很快被结肠黏膜吸收,为机体供能。正常人 5%～10% 的能量是通过 SCFA 的方式在结肠吸收。当小肠吸收功能不良或食物中纤维素含量增加时,通过这种形式吸收的能量则进一步增加。结肠和直肠黏膜的营养依赖局部的丁酸等短链脂肪酸。④结肠黏膜可分泌钾和碳酸氢盐,因此,当大量腹泻时,可发生钾和碳酸氢盐丢失以及代谢性酸中毒。

结肠内的细菌在数量和种类上都是全身各器官中最多的,大多数细菌为厌氧菌,其中脆弱类杆菌最常见。最多见的需氧菌为大肠杆菌和肠球菌。肠内细菌有许多重要功能,如:降解胆红素、合成维生素 K。不过,大量肠菌的存在也增加了结肠手术后的感染风险。

正常情况下,粪便储存于乙状结肠内,不排便时,直肠内基本无粪便。结肠活动时将粪便推入直肠,刺激肠壁压力感受器,当压力达一定阈值时即产生便意。每天大约有 800～900 mL 气体经肛门排出。结肠内的气体有两种来源,70% 为咽下的氮气,还有细菌与肠内容作用后产生的气体。

【肛管直肠生理】　平时,固态粪便储存于乙状结肠甚至降结肠中。结肠和直肠肌松弛,内、外括约肌和耻骨直肠肌均处于张力收缩状态。在结肠至肛门这一段距离中,存在着一个远心端压力高、近心端压力低的向心型压力梯度和蠕动波梯度,排便阻力大于排便动力,粪便得以储存(自制)。排便时,上述压力梯度逆转,排便动力大于排便阻力,粪便排出肛门(自制解除)。测定这些压力变化便可判断有关器官的功能和协调情况。

1. **直肠的容受功能**　总容量为 650～1 200 mL,而每日的排便量为 250～750 mL。肛门直肠抑制反射可能是低级反射中枢完成的,是粪便进入直肠引起直肠扩张,使肛门内括约肌反射性舒张。该反射具有"容量依赖性"和"速度依赖性"两大特征。

2. **括约肌的功能**　肛管括约肌的功能是排便和控便。内括约肌是非随意肌,占静息压的 80%;外括约肌为随意肌,占静息压的 20%,占缩榨压的 100%。肛管内括约肌周期性松弛,感受直肠内容;静息状态下,肛管内括约肌是收缩的。耻骨直肠肌在静息状态下是收缩的,排便时松弛。外括约肌对直肠内粪便的刺激反应是收缩,排便时松弛。

3. **排便反射与控便**　直肠内无感觉神经末梢存在,排便反射由位于肛管黏膜、耻骨直肠肌、盆底肌、肛门外括约肌、骶前间隙及直肠的多重感受器来完成。直肠壁内感受器在正常情况下能分辨出排入直肠的内容物是固体、液体还是气体。这种对直肠内容物性质的精细甄别觉极为重要,人类借此可以谨慎地排出气体,控制固体和液体。直肠全部切除后,由于某些感受器丧失,即使保留括约肌,也影响控便功能的精细度。只有保留至少 5 cm 与肛管相连的直肠,才能保持正常的排便功能。前切除术后综合征(参见下文)是低位直肠癌保肛手术的主要障碍。

控便功能依赖直肠的正常容受功能、肛管直肠移行区的正常感觉、耻骨直肠肌对固体粪便的控制功能、外括约肌的精细控制功能以及内括约肌和 3 条血管垫对静息压的维持。耻骨直肠肌维持肛管直肠角,其收缩可以避免固体粪便排出。

4. 排便的四个过程　①集团运动使粪便进入直肠壶腹部;②直肠-肛管抑制反射使得远侧直肠扩张,导致内括约肌非随意松弛和外括约肌收缩(此过程称为采样,以便判断直肠内容是气体、液体抑或固体);③外括约肌和耻骨直肠肌随意松弛;④腹压增加。

第二节　直肠肛管疾病的诊断和术前肠道准备

尽管在消化吸收、体液平衡及维持内环境稳定方面结肠远没有小肠重要,但结直肠疾病却远多于小肠。

【病史】　肛管和直肠疾病的常见症状包括疼痛、脱出、出血、流脓等。**病史中应注意询**问:①目前的排便习惯与既往有何不同;②有无便血;③是便后滴血、大便表面带血、血与粪便混合还是脓血便;④大便性状;⑤个人或家族中有无炎性肠病、结肠息肉、结肠癌、乳癌、子宫癌或卵巢癌史;⑥腹痛的性质和特点。

【检查】　包括全面腹部检查和肛管直肠检查等。

(一)肛管直肠检查的体位

1. **侧卧位**　一般取左侧卧位,左下肢微屈,右下肢屈曲贴近腹部。**这是病人最舒适的体位**,适用于身体较弱的病人或需长时间检查治疗者。

2. **膝胸位**　病人跪于检查床上,颈胸部垫枕,两腿略分开。该体位肛门部显露清楚,同时内脏上移、盆腔空虚,检查易成功。这是肛管直肠检查最常用的体位。

3. **截石位**　病人仰卧于检查床上,双下肢抬高并外展。该体位肛管下垂,肛门显露清楚,便于手术。这是肛管直肠手术最常用的体位。

4. **蹲位**　病人在检查台上取下蹲大便姿势,同时做大便状用力,适用于检查内痔、肛门脱垂和直肠息肉。

(二)肛管直肠检查

项目包括肛周视诊、直肠指检、肛镜及直肠镜检查。

1. **肛周视诊**　先观察肛门处有无血、脓、粪便、瘘管、疣状物、溃疡或肿块,以便分析病变性质;然后检查者用两拇指轻按肛门两侧,向两侧分开肛门,观察有无疼痛、肛门是否松弛、肛门内有无裂口或肿物、屏气后有无痔或息肉自肛门口脱出。

2. **直肠指检**　便血病人应常规做该项检查。直肠指检简单而重要,对及早发现肛管直肠癌意义重大。直肠指检时应避免直接将食指插入肛门引起括约肌痉挛,而应先用食指末节指腹触压肛门片刻,使病人适应,同时了解肛管括约肌的松紧度;然后逐渐将食指插入肛门,感觉肠管、肠壁及其周围有无触痛、波动感、狭窄、肿块以及肿块的活动度、大小和深度。触痛多提示炎症。正常情况下,在男性可扪及前列腺,在女性可扪及子宫颈,勿误认为肿块。

退出手指后应注意指套上有无脓血或黏液。

3. 内窥镜检查 在做任何器械检查前,必须先行直肠指检,此外还应做适当肠道准备。

(1)肛镜:用于检查肛管。检查前应嘱病人排净粪便或进行灌肠排便。最常用的体位是侧卧位和膝胸位。在带有芯子的肛镜上涂润滑剂后,先用肛镜前部轻压肛门片刻再慢慢推入。肛镜全部进入后拔出芯子,边退边观察直肠肛管黏膜、齿线和皮肤有无痔、溃疡或肿瘤。按时钟定位法记录病变部位。

(2)直肠镜:检查前用开塞露灌肠或温盐水灌肠。依照肛镜检查法沿直肠向后弯曲之势将镜身逐渐轻轻推入直肠。镜管进入 5 cm 后拔出镜芯,在光源直视下见到肠腔后再渐渐推入,镜管全部进入后慢慢退出,边退边观察。

(3)纤维乙状结肠镜:长 65 cm,比硬质乙状结肠镜观察范围长。病人的体位和肠道准备同直肠镜。

(4)纤维全结肠镜:长 160 cm,90% 的检查病例可见到全结肠黏膜面。还可利用该镜进行活检和肠息肉摘除术。对确诊为结直肠癌的病人进行肠镜检查,7% 的病人可发现第二个肠癌灶,29% 的病人合并有肠息肉。**纤维结肠镜对病变的定位不如 X 线钡灌肠精确**。对内镜诊断的结肠病灶术前一定要加做 X 线钡餐检查,以便设计手术方案。

【X 线检查】

(1)腹部平片:可观察腹内的气体和液体状况。

(2)钡灌肠:对肛管齿状线附近的病变无法看出,主要用于诊断结肠内病变。疑有穿孔时,要改用泛影葡胺灌肠,因为被粪便污染的钡剂溢入腹腔后,容易发生难以控制的腹腔感染,死亡率很高。钡灌肠误诊的主要原因是肠道准备不充分。

钡灌肠的主要并发症是肠穿孔和钡肉芽肿(钡灌肠造影时直肠黏膜撕裂所致)。

(3)CT 和 CT 结肠镜(仿真结肠镜):CT 扫描可了解肿块的大小、侵犯范围以及毗邻关系。在 CT 检查前向结肠内充气,然后进行 CT 扫描和三维重建,可以得到仿真结肠镜图像,对大于 1 cm 的结肠肿瘤的检出率超过 90%,但对小于 0.5 cm 的肿瘤的漏诊率约为 50%。

(4)排粪造影(defecography):病人坐于专用于排粪造影的桶(要求能取得优质图像,病人舒服、安全)上,X 线摄侧位静止相、提肛相、强忍相、力排相和正位黏膜相。观察肛管直肠角、盆底水平和正位片上肛管宽度、直肠黏膜形态。

肛管直肠角是肛管轴线与直肠壶腹后缘压迹延长线间的夹角,反映耻骨直肠肌的张力活动情况。提肛收缩时该角变小至 80°,力排时增大至 95°～120°。

盆底水平是指肛管直肠交界处到耻尾线(PC 线,耻骨联合下缘与尾骨尖的连线)的垂直距离,反映盆底肌的张力活动情况。

正位片上肛管宽度、直肠黏膜形态,反映外括约肌的张力活动情况。

【大便隐血试验】 大便隐血试验简单而实用,但有较高的假阴性和假阳性。**大便隐血试验、直肠指检和内窥镜检查是诊断直肠癌的三种主要方法。**

【加速康复方案】 在手术前的午夜和术前 4 小时以 250 mL 苹果汁的形式给予碳水化合物,并在手术前预先给予对乙酰氨基酚、非甾体类抗炎药或加巴喷丁。

【择期直肠手术的肠道准备】 目的是最大限度地减少大肠埃希菌和脆弱类杆菌量,这两种细菌是感染的主要细菌。结肠癌术前肠道准备很重要,其方法因医生习惯而异,但都应该包括少渣流质、机械性肠道准备和肠道抗生素准备三项。

1. 一般准备 术前 2 日开始服少渣流质,然后是机械性肠道准备(缓泻剂或术前清洁灌肠）。术前 1 日 1 pm、2 pm 及 9 pm 各服新霉素 1.0 g 和甲硝唑 0.4 g。入手术室前静脉用 1 次广谱抗生素。关于术后抗生素的应用有很大争议，但术后至少要静脉用抗生素 1 次。女性病人拟同时切除子宫及附件者，术前 2 天每日以 1：8 000 过锰酸钾溶液冲洗阴道。术前大多不必放置胃管，术前要留置尿管或在阴道内留置长纱条。术后一般要留置 Foley 尿管 2～3 天（结肠切除）或 5 天（直肠切除），术后常规用止痛剂有利于病人活动和呼吸。

2. **全肠道灌洗**　术前不灌肠、不口服抗菌药物（有些医院常规口服抗生素，通常是在手术前一日的下午 1 点、3 点和晚上 11 点，每次口服 1 000 mg 甲硝唑和 1 000 mg 新霉素）。只在术前 1 日午餐后 4 小时口服平衡盐溶液进行全肠道灌洗。方法有：①每 1 000 mL 37 ℃温开水，加氯化钠 6 g、碳酸氢钠 2.5 g、氯化钾 0.75 g，口服，开始每小时 3 000～4 000 mL，以后每小时 2 000～3 000 mL，直到排出清水为止。心肺肾功能不全者不宜行全肠道灌洗。②将甘露醇加入等渗或高渗液中从胃管内灌入清洗结肠。③将 PEG 溶解入平衡电解质溶液中口服。

3. **梗阻病人的准备**　入院后即禁食、营养支持。石蜡油 60 mL 口服，每日 3 次；术前 2 天起增至 100 mL 口服，每日 3 次。梗阻病人禁用导泻剂，忌灌肠。

第三节　结肠生理性疾病

一、便秘

【定义】　便秘往往是病人的主诉，很难为便秘下一个确切的定义。大多数病人所述的便秘是指粪便频数降低（每周排便 1 次或更少），高达 25％的病人所述的便秘是指排便费力（straining）、需过度增加腹压推挤（excessive pushing）或排便不尽感。

【病因与分型】　包括药物（麻醉镇痛药、抗胆碱药、抗抑郁药和钙通道阻断剂）、甲状腺功能减退、高钙血症、饮食因素（少水食物或低纤维饮食）、运动少、肿瘤以及神经疾病（如 Parkinson 病和多发性硬化症）和心理疾病。

便秘可以分为**慢传输**和**出口梗阻**两种类型。前者见于特发性结肠传输缓慢（结肠的神经功能障碍以及结肠动力低下）；后者见于盆底功能异常，如：耻骨直肠肌功能反常和直肠套叠（直肠脱垂）。

【诊断】　目的是了解病人的便秘病因是否为外科手术可治性，不过，大多数便秘是慢性功能性便秘，只要在膳食中添加水分和纤维素就能改善。

便秘的最初评估是询问症状的急性起病程度（acuteness）、排便频度、粪便形状改变、粪便是否带血、近期服药情况以及近期的疾病诊断。立即停用可疑的药物，并在短期内复查。停药后情况无好转或者粪便隐血试验阳性就应该进一步检查。一定要包括直肠指检和直肠镜、结肠镜检查，因为排便习惯改变是**结肠癌**的常见临床表现。结肠镜检查正常可以给人以安慰，试用饮食调整治疗。要求每日至少进食液体 2 L，并用膳食纤维治疗。避免使用含咖啡因的饮料。还有许多以轻泻剂为主的策略用于功能性便秘的短期治疗。

如果上述检查未发现异常，增加纤维食物和含水食物的摄入也无效，就应该做**结肠传输功能检查**。病人先停服轻泻剂 3～4 天，然后服 1 粒肠溶胶囊（含 24 枚不透 X 线的金属圈）后 3 天和 5 天分别摄腹部平片。正常人在 3 天时 80％的金属圈已经抵达左侧结肠，5 天时

80％的金属圈已经排出。若 5 天时有 80％以上的金属圈依然散在于整个结肠内则提示结肠动力低下（传输功能异常）；若金属圈停留于直乙状结肠区域,提示功能性肛管直肠梗阻（出口梗阻）。

对排便费力和排便不尽但排便频数正常的病人要考虑出口梗阻型便秘,获取最大量信息的最佳评估方法是体格检查、排粪造影和直肠肛管测压诊断,目的是判断疾病是耻骨直肠肌紧张所致抑或内藏型直肠套叠（直肠前突,直肠内套叠）所致。有症状的直肠膨出在排粪造影上的表现是无法完全排空。对解剖正常但怀疑有耻骨直肠肌功能反常综合征的病人做肛管测压是一种非常有价值的检查方法。这类病人适合做生物反馈治疗。少数病人可以同时存在外科手术可纠治的直肠膨出和功能性排便困难。此时,一般是先采用生物反馈治疗,后修补直肠膨出。

【治疗】　结肠动力低下的初始治疗是膳食纤维（欧车前每日 9 g）、轻泻剂（聚乙二醇每日 300 g）、普卢卡必利（prucalopride,一种 $5-HT_4$ 受体选择性激活剂）、直肠刺激法（用商品化组套）、生物反馈（用于出口梗阻型便秘）、骶神经刺激（用于出口梗阻型便秘）、体育锻炼和避免易患因素。

如果上述治疗无效,且能排除出口梗阻型便秘,就可以选择全结肠切除加回肠-直肠吻合,但是,其结果难以预料,外科手术结果不理想的情况屡见不鲜。因此,对手术病人需要仔细选择,并做心理学评估。仅当对病人做了仔细评估并且在药物治疗已经山穷水尽的情况下才能考虑外科治疗。并发症有小肠梗阻间歇性发作（60％）、再次手术（30％）、便秘（25％）、腹泻（25％）和粪便失禁（10％）。有些病人可能需要做回肠造瘘。该手术风险大,术前应该充分告知病人,取得病人理解。

出口梗阻型便秘的治疗方式是 Duhamel 法直肠后入路手术,参见本章第五节之二。

二、假性结肠梗阻

见二十三章第四节之九。

三、结肠扭转

见二十三章第四节之五。

四、结肠憩室病

憩室其实是结肠黏膜经肌层的缝隙向外突出,是一种黏膜疝,位于结肠的终末动脉穿越肠壁处。本病在我国不多见,在欧美等国多见于老人,与低纤维膳食、餐量少有关。这是一种压出性憩室,属非真性憩室。推测是由于结肠内高压使肠黏膜通过肠壁环肌的薄弱点向外突出。这些薄弱点位于肠壁的对系膜缘结肠带之间,此处有血管穿透肠壁。根据 La-Place 定律,乙状结肠腔内的压力最大,因为此处肠腔最窄,因此憩室病最容易发生于此处。由于憩室病与血管关系密切,因此容易发生出血。直肠不会发生憩室病。

【临床表现】

1. 下消化道大出血　若憩室炎的糜烂累及邻近动脉,可发生下消化道大出血,这种情况更常见于右半结肠或横结肠憩室。

2. 急性憩室炎　憩室腔梗阻可导致细菌在憩室内大量繁殖,憩室肿胀加炎症可发生穿孔和脓肿形成。临床表现酷似老年人的"左侧阑尾炎"。

【诊断】 ①病人大多见于50～60岁以上的老人；②大多无症状，有憩室炎时可有发热和腹痛，并且常有泌尿系症状；③最具诊断价值的检查是钡灌肠，但对急性病人主张用泛影葡胺灌肠；④CT在急性憩室炎可了解结肠壁及结肠周围组织情况，对腹内脓肿的引流也有指导作用，目前人们认为CT对急性憩室炎的诊断价值优于钡灌肠；⑤在非急性病例，内镜对憩室病的诊断以及狭窄和出血的诊断有重要参考价值；⑥膀胱镜和膀胱造影用于诊断结肠膀胱瘘；⑦术前静脉肾盂造影用于了解输尿管是否受累以及受累部位。

【治疗】

1. 非手术治疗 ①轻症者禁食保持肠道于休息状态（不一定置胃肠减压）、静脉输液和用广谱抗生素。24～48小时后可见病情好转。②急性期用少渣食物，输液。急性炎症消退后开始用高纤维、多量的食物。憩室炎在急性炎症期不宜行钡灌肠检查或肠镜检查，以防诱发穿孔。③在CT引导下对脓肿进行定位和引流。

2. 手术治疗 是否急诊手术，应根据病情的严重程度和治疗过程中病情变化来决定。

（1）手术适应证：①经积极内科治疗仍有高热、体征重、白细胞上升或居高不下者应手术处理；②反复发作的病人、首次发作但年龄在50岁以下；③伴有尿路症状者；④憩室炎出现外科并发症（出血、穿孔、梗阻、狭窄以及结肠与膀胱、肠道、子宫或阴道形成瘘）。

（2）手术方式：①一般主张行择期切除加一期肠吻合术；②急性憩室炎者，一般应在急性炎症消退后6～12周手术；③憩室炎穿孔时，手术方式根据具体病情选择乙状结肠切除一期吻合、乙状结肠切除一期吻合加近侧结肠造瘘或仅做横结肠造瘘和腹腔引流。

（3）择期切除手术要点：左半结肠切除的要求与左半结肠癌相似，不同的是：①不必清扫淋巴结，分离肠系膜可靠近肠壁进行；②直肠很少发生憩室，不必将直肠从骶前分离，吻合可在骶骨岬水平进行；③切除憩室集中的肠襻很重要，但对老年人不要因升结肠或横结肠有数枚憩室而做广泛结肠切除术。

第四节　结肠血管性疾病

获得性血管畸形和下消化道出血多见于老年病人。绝大多数下消化道大出血会自动停止，但是，仍然有10%～25%的病人需要手术处理。

一、结肠憩室病

毗邻结肠憩室的穿动脉的中层很薄弱。若憩室的颈部或顶部受腐蚀，就会发生结肠腔内大出血。这种动脉性出血通常为鲜红色，病人既往没有黑便史和慢性贫血史。出血一半来自左侧结肠，若出血为持续活动性（24小时输浓缩红细胞＞6个单位），就应该紧急手术切除病变结肠。反复出血的病人可以做病变结肠择期切除术。

二、血管发育不良

血管发育不良是黏膜小血管扩张后形成的细小的动-静脉瘘，与毛细血管前括约肌功能不全有关。本病在40岁以下的人群罕见，大多（80%）发生在右侧结肠。诊断依靠结肠镜和血管造影（扩张小血管的充盈早）。

下消化道大出血的定义是Treitz韧带远侧的消化道出血24小时输血需求超过3个单

位。处理原则是在恢复血容量的同时,明确出血位置,并进行处理。

1. 体液复苏 联合输入等渗晶体液和浓缩红细胞。

2. 出血定位 出血定位远比明确病因重要。①先插鼻胃管,如果鼻胃管流出胆汁样液体就可以排除上消化道出血;②直肠镜可以排除肛管直肠疾病所致的出血;③定位诊断手段的选择取决于对出血速率的评估。

(1) 放射性核素:锝-99m 硫胶体或标记红细胞的放射性核素扫描可以对每分钟 0.5~1.0 mL 以上的出血部位进行定位。标记红细胞的放射性核素在核素注入后 24 小时仍然能对出血部位进行定位,这对间断出血病人的诊断有价值。核素扫描的优点是能明确显示正在发生的出血,缺点是不能明确出血的确切解剖部位,因此,依据核素扫描来拟定消化道节段切除术不完全可靠。若核素扫描阳性,最好进一步做血管造影,然后依据造影结果拟定手术方案。

(2) 血管造影:下消化道大出血病人核素扫描阳性者应该进一步行肠系膜血管造影。血管造影可以对每分钟 1.0 mL 以上的出血进行定位,还可以按每分钟 0.2 单位灌注加压素进行治疗或行栓塞,如此,可使 85% 的出血停止。其优点是变生命体征不稳定的、未经肠道准备的急诊手术为择期的一期手术。对反复下消化道大出血、出血部位不明确的病人,可以做诱发性血管造影(provocative angiography),即先用肝素诱发出血,然后进行肠系膜血管造影对出血进行定位。

(3) 结肠镜:出血速度快的病人,结肠镜的视野受限制,且容易发生并发症。对缓慢出血的病人,在 2 个小时的肠道准备后可以做结肠镜下的治疗,如注射血管收缩剂(肾上腺素)、血管破坏剂(酒精、鱼肝油酸钠、十四烷基磺酸钠)或热疗(激光凝固、电凝、热探头凝固术)来控制出血。

(4) 剖腹探查和盲法切除:少数病人持续出血,但是出血点无法定位,可以考虑行剖腹探查术。术中如果依然未能确定出血点,可以做术中小肠镜检查。如果术中小肠镜仍然不能明确出血位置,可以考虑全结肠切除、回肠-直肠吻合术,或末端回肠造瘘术。这种手术后再出血率小于 10%,但是再出血者的死亡率达 20%~40%。在目前的条件下,罕有对不能定位的下消化道出血做盲法手术切除。见第二十一章第二节"下消化道出血"。

三、缺血性结肠炎

缺血性结肠炎(ischemic colitis)是结肠血供的暂时减少。坏死一般仅限于黏膜和黏膜下层,偶尔为肠壁全层坏死。本病可以发生于结肠的任何部位,不过,**最常见的部位在脾曲(Griffith 点)和乙状结肠(Sudek 点)这两个动脉血供交界区域**(图 25-3)。直肠一般不受累,因为直肠有双重动脉供血。

【病因】 缺血性结肠炎的病因众多,包括静脉栓塞和动脉血栓形成、栓塞、腹主动脉瘤手术中结扎肠系膜下动脉、血栓闭塞性脉管炎和结节性多动脉炎。但是,大多数还是特发性的。

【分类】

(1) 短暂性缺血:病变肠段血供来自代偿的侧支循环,因而症状较轻。钡灌肠示"指压迹"征和狭窄。缺血使肠黏膜发生坏死—脱落—再生。

(2) 缺血性肠狭窄:原因是肠壁缺血时间较长,症状消失缓慢。钡灌肠示"指纹"征和狭窄。肠缺血坏死后继发细菌感染,从而形成恶性循环,最终为纤维瘢痕愈合。

（3）坏疽：迅速出现腹膜炎和感染性休克症状。坏疽和穿孔都是严重并发症，需要立即手术治疗，禁止做钡灌肠。

【诊断】 病人一般年龄大（＞60 岁），多合并有内科疾病。

（1）起病的特点是**左下腹疼痛**，随之血便或黑便。临床表现轻重与血管栓塞的范围、时间长短和部位有关。

（2）直肠镜检查示直肠空虚、黏膜正常。诊断依赖结肠镜下所见到的黏膜状态。

（3）一般不需要做血管造影。造影检查可以见到"指压迹"（thumbprinting），符合黏膜下出血或水肿的病理改变。

【治疗】 确诊后，原则是肠道休息、静脉输液和抗生素。是否立即手术取决于病情：

（1）若有肠坏死或腹膜炎表现，应该急诊行缺血坏死肠襻切除术加近侧肠段粪便转流术。

（2）若病人没有腹膜炎或气腹征，仅有发热或白细胞增高，其处理原则是肠道休息和静脉输液、静脉用抗生素和密切观察临床症状变化，2～5 天后再次行肠镜检查。

（3）缺血症状严重的病人，日后局部结肠会发生狭窄，典型的狭窄位于降结肠，需要与结肠新生物鉴别。这种狭窄的处理是择期手术节段切除，一期吻合。

四、放射性直肠炎

子宫、宫颈、膀胱、前列腺或直肠的癌症行盆腔放疗后可以发生放射性直肠炎。放射性直肠炎的高危因素是：剂量＞6 000 cGy、血管病、糖尿病、高血压和高龄。放射性直肠炎早期（数天至数周）是黏膜损伤、水肿和溃疡形成，病人表现为恶心、呕吐、腹泻和里急后重。后期（数周至数年）的表现为里急后重、便血，主要病理改变是小动脉炎和血栓形成、肠壁增厚和纤维化。还可以形成溃疡、出血、狭窄和瘘。

轻症病人内科治疗有效，可以用大便柔软剂、类固醇激素灌肠、局部用 5 -氨基水杨酸。上述措施无效，出血量大需要输血者，用 4％福尔马林敷于病变黏膜上可能奏效。对狭窄或瘘的病人应该做全面检查，排除局部病灶复发或局部原发癌肿。狭窄的治疗首选内镜扩张。内科治疗无效、狭窄反复发作以及瘘的病人，应该考虑做转流性结肠造瘘术。一般不做直肠切除术，因为这种手术的并发症发生率和死亡率都很高。

第五节 肛门直肠功能性疾病

1. 肛管直肠的功能

（1）直肠的功能是容受，总容量为 650～1 200 mL，而每日的排便量为 250～750 mL。

（2）肛管括约肌的功能是控制排便。内括约肌是非随意肌，占静息压的 80％；外括约肌为随意肌，占静息压的 20％，占收缩压的 100％。肛管内括约肌周期性松弛，感受直肠内容；静息状态下，肛管内括约肌是收缩的。耻骨直肠肌在静息状态下是收缩的，排便时松弛。外括约肌对直肠内粪便的刺激反应是收缩，排便时松弛。

2. 排便的 4 个过程 ①集团运动使粪便进入直肠壶腹部；②直肠-肛管抑制反射（直肠远端扩张使得不随意内括约肌松弛）；③外括约肌和耻骨直肠肌等随意肌松弛；④腹压增加。排便的控制依赖直肠的正常容受功能、齿线上方移行区的正常感觉、耻骨直肠肌在固体

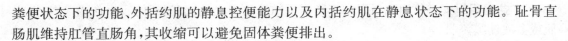

粪便状态下的功能、外括约肌的静息控便能力以及内括约肌在静息状态下的功能。耻骨直肠肌维持肛管直肠角,其收缩可以避免固体粪便排出。

一、肛门失禁

【定义】　直肠内容物的排出失去控制称为肛门失禁。

【病因】　①机械缺陷,如产伤以及脓肿或肛瘘手术造成肛门前部的括约肌损伤,以及硬皮病累及外括约肌;②神经缺陷,如脊髓损伤、产伤或持久应力造成的阴部神经损伤,以及多发性硬化症等全身性神经疾病;③粪内容-相关原因,如腹泻和放射性直肠炎。

【诊断】　视诊和指诊可以初步了解肛门括约肌的张力和收缩情况。肛管测压是对肛管功能的定量检查,包括静息压和缩榨压、括约肌长度以及直肠的最小感受容量。用阴部神经末梢运动潜伏时间(PNTML)测试和肛管腔内超声获取神经和解剖信息。

【治疗】　取决于缺陷的类型和严重性。轻微的机械性肛管括约肌缺陷的处理方法是增加食物中纤维素的含量(增加粪便容积)和生物反馈。严重肛管括约肌缺陷的处理方法是肛管外括约肌重建(弹性套圈)和会阴体重建(肌肉重叠缝合)。括约肌没有条件重建的病人,可以用人工肛管括约肌。轻微神经缺陷可以通过生物反馈治疗。严重神经缺陷、括约肌完整者,可以通过骶神经刺激或人工括约肌治疗。

二、出口梗阻性便秘

盆底出口梗阻性便秘的临床表现是慢性便秘和排便费力。

1. 检查的方法　①排粪造影了解直肠后壁与骶骨的附着是否牢固,耻骨直肠肌是否松弛;②结肠传输检查可以鉴别结肠动力低下与肛管直肠功能异常。

2. 肛管狭窄　肛管狭窄很少是出口梗阻性便秘的病因,特点是大便细和腹胀。常见原因是肛管直肠手术后瘢痕形成(罕见)、长期滥用轻泻剂、放射治疗、肛管溃疡反复发作、Crohn 病和创伤。先尝试扩肛,严重病例常需要用肛周正常皮肤做推进皮瓣。

3. 盆底异常

(1) 耻骨直肠肌不松弛导致排便费力和排便不尽。这些病人结肠传输时间正常,排粪造影见耻骨直肠肌持续扭曲。治疗选择生物反馈。

(2) 内藏型直肠套叠见本章后文。

(3) 出口梗阻性便秘可以发生粪块嵌顿和粪块嵌顿性肠黏膜溃疡,需要灌肠、增加食物中的纤维素和应用粪便软化剂。长期的排便费力可以因为牵拉阴部神经造成神经损伤,称为会阴下降综合征(descending perineum syndrome)。直肠膨出(rectocele)的原因是直肠阴道隔薄弱、变形,结果直肠前壁向阴道膨出。不注意寻找这些潜在的病理情况,盲目处理便秘是注定不会成功的。

三、直肠脱垂

直肠脱垂是指直肠壁部分或完全脱至肛门外。

【病因】　直肠脱垂的病因比较复杂。

1. 解剖缺陷　小儿直肠脱垂与骶骨的生理弯曲未形成、直肠前凹陷腹膜反折位置过低(膀胱直肠窝过深)或乙状结肠冗长有关。腹泻、不良排便习惯和年老虚弱等因素可诱发脱垂。

2. 盆底组织支持作用减弱 如直肠周围结缔组织松弛、肛门括约肌损伤或薄弱、肛提肌或盆底筋膜薄弱。

【分类】 见图25-4。

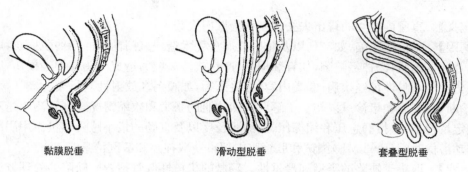

黏膜脱垂　　　　　　　滑动型脱垂　　　　　　套叠型脱垂

图 25-4　直肠脱垂分类

1. 不全性直肠脱垂或直肠黏膜脱垂 主要见于2~3岁的儿童。当直肠黏膜下结缔组织松弛，在排便用力或腹泻时，可有2~3 cm直肠黏膜脱至肛门外，黏膜皱襞呈花瓣状是其特点。

2. 完全性直肠脱垂 主要见于成人。当排便用力或腹内压增高时，直肠壁全层脱至肛门外，长达5~10 cm，甚至更长。特点是脱垂直肠的黏膜皱襞呈同心圆状。完全性直肠脱垂又分为滑动型和乙直肠套叠两种类型。

3. 直肠内脱垂或隐蔽性脱垂 指乙直肠套叠，但未脱出至肛门外。

【临床表现与治疗】 病初表现为排便时有肿物脱至肛门外，便后自行回纳。以后脱垂渐加重，须用手按推回纳，甚至咳嗽和喷嚏等增加腹压时直肠也会脱至肛门外。不全性直肠脱垂的特点是脱垂的黏膜皱襞呈花瓣状；完全性直肠脱垂的特点是脱垂的黏膜皱襞呈同心圆状，由于脱出的肠壁为两层，因此较厚。严重直肠脱垂其黏膜面有充血、水肿和溃疡。直肠脱垂嵌顿后呈暗紫色。指检可发现括约肌松弛无力。

1. 隐性直肠脱垂 导致出口阻塞，肛门口有黏液排出、血性液排出、里急后重和便秘。潜在病理生理是耻骨直肠肌不松弛，导致慢性排便费力。直肠镜检查可以窥见炎症的、受刺激的直肠黏膜，并且在体内直肠脱垂的套头部可以见到一个孤独的直肠溃疡。治疗采用通便方案，包括高纤维膳食、粪便软化剂、灌肠、甘油栓剂和生物反馈，重新训练耻骨直肠肌的功能。手术适应证包括慢性出血、濒临排便失禁以及改变生活方式的症状。人们对术式选择存在不同意见。最常用的术式是经腹直肠固定（将直肠与骶前筋膜做缝合固定）和乙状结肠前切除（如果病人的主诉主要是便秘）。孤独性直肠溃疡的慢性缺血会导致产黏液细胞出现，最终形成深部囊性结肠炎。处理方法是低位前切除加直肠固定术。

2. 显性直肠脱垂 是直肠经肛门完全脱垂。症状包括疼痛、出血、排出黏液和失禁。体格检查可以鉴别直肠脱垂（同心圆形黏膜皱襞）与内痔脱出（放射状深沟和玫瑰花蕾状外观）。急性脱垂需要急诊复位，在脱垂的黏膜上撒食糖有助于水肿消退和复位成功；如果不成功，就需要将病人送入手术室。危险因素包括年迈、女性、养老院病人、抗精神病药物、既往子宫切除术和脊髓损伤。评估方法是钡灌肠或结肠镜检查，以排除恶性肿瘤。一般来说，与单独会阴部手术相比，腹部手术的并发症发病率较高，但复发率较低。无论什么手术，几乎所有病人的控便能力都会得到改善。Duhamel直肠后入路法手术：

（1）**乙状结肠切除加直肠固定术**（Frykman - Goldberg 手术）是切除冗余的直肠乙状结肠并与后方的骶骨做固定。直肠固定（不管是否做切除）后脱垂的复发率不足 10%。

（2）**腹侧直肠固定术**是一种新术式，该术式是游离直肠前壁，在盆底水平将一张永久网片缝在直肠前壁上，然后将该网片锚定在骶骨岬上。支持者认为该术式的并发症发生率较低、复发率相仿、功能结局有提升。

（3）**经会阴直肠切除术**（改良 Altemeier 手术）是严重肛门失禁病人的一种替代术式，因为这种病人的肛管已经完全外翻、松弛。复发率一般在 20% 左右。

四、痔

齿线上下的黏膜下或皮下的动静脉丛，因扩大或曲张而形成的组织团块称为痔（hemorrhoid）。在肛管的右前、右后和左侧分别有三块隆起的柱形软组织团块，称为血管垫。血管垫由增厚的含血管的黏膜下层、平滑肌、弹力纤维和结缔组织构成。痔是肛垫失去弹性下滑或脱出肛门所致。痔是常见病，发病率随年龄而增高。痔好发于截石位 3、7 点和 11 点处（图 25-5）。直肠上静脉丛发生的痔表面覆盖黏膜，称内痔；直肠下静脉丛发生的痔表面覆盖肛皮，称外痔，外痔不会出血，但可以形成血栓产生疼痛和瘙痒，继之形成皮垂。

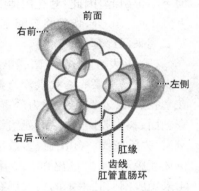

图 25-5　母痔的主要位置（截石位观）

（一）内痔

【临床表现】　①一般无症状，但可有便血或痔脱出。②单纯性内痔无痛，内痔感染、脱出嵌顿及血栓形成时可有疼痛。痔块脱出，分泌物刺激肛周皮肤时，病人感肛周瘙痒。

【诊断】

1. 内痔或混合痔除非脱出，肛外视诊一般见不到，需要借助于肛镜检查才能观察到。肛镜检查前必须先做指检　能脱出的痔块最好在排便后立即观察或在病人取蹲位做排便姿势观察，脱出的痔块呈暗紫色。指检无法扪及痔块，但可排除其他病变。

2. 便血的特点是间歇性无痛性便后鲜血。

3. 按内痔脱出情况可分为四度（表 25-1）。

表 25-1　症状性内痔的分度和治疗

分度	说　　明	处　　理
Ⅰ	增大的静脉垫可触及、无脱出	膳食纤维、粪便软化剂
Ⅱ	用力排便时脱出，自行还纳	膳食纤维、粪便软化剂、胶圈套扎
Ⅲ	自发脱出或用力排便时脱出，需要手法还纳	膳食纤维、粪便软化剂、胶圈套扎、外剥内扎痔切除术、吻合器痔切除术
Ⅳ	长期脱出，无法还纳，往往有齿状线外露	膳食纤维、粪便软化剂、外剥内扎痔切除术、吻合器痔切除术

4. **直肠指检**　不能扪及痔块，但可排除其他病变。肛镜检查可确诊。

5. **鉴别诊断**　直肠癌误诊为内痔者并不少见，直肠指检及肛镜检查可发现直肠内高低不平的硬块，表面有溃疡。直肠息肉可脱出至肛门外，易误诊为痔。息肉多见于小儿，直肠指检及肛镜检查可发现圆形、实质性、有蒂的活动性肿块。

【治疗】 治疗方法取决于痔的分级和病人症状(表25-2)。

1. **内科治疗** 适用于Ⅰ度痔和大多数Ⅱ度痔,方法包括增加膳食纤维和水(目的是提升粪便容积)、粪便软化剂以及避免排便用力。

2. **胶圈套扎** 适用于顽固Ⅱ度痔和Ⅲ度痔,可以在门诊处理。

(1)手术要点:①局麻下显露痔块。②用组织钳提起痔块,在其根部用弯止血钳夹紧。在钳下将胶圈套住痔块根部或做"8"字缝合结扎,使痔块缺血坏死脱落。③内痔系直肠黏膜向下移位引起,因此,套扎内痔头端多余的黏膜比套扎内痔本身更有效。胶圈应该套在齿线上方1~2 cm处,切勿将胶圈套在肛皮上,以免引起疼痛和感染。④一般一次套扎一个痔。每2周来门诊套扎一次。

(3)并发症:①产气菌感染或脓毒症:处理方法是高压氧、抗生素、引流。**免疫抑制的病人以及直肠全层脱垂被误诊为痔而进行套扎治疗的病人都会在套扎后发生严重感染**,病人在套扎后12小时内表现为严重疼痛、发热和尿潴留。对这种危重病人应该立即在麻醉下检查创面、移去胶圈、清除坏死组织,并静脉用广谱抗生素。②疼痛:处理方法是止痛药、温水坐浴、去除胶圈。③出血:多数用电凝止血或缝合止血有效。胶圈套扎后7~10天,痔会发生坏死脱落,伴少量出血。使用抗凝治疗的病人应该在套扎后停用抗凝治疗7~10天。④采用胶圈套扎手术的病人仍有30%的复发率。

3. **外剥内扎痔切除**

(1)适用于大的Ⅲ度和Ⅳ度痔、混合痔以及可能发生坏疽的血栓嵌顿性痔。要注意排除白血病、出血性疾病。白血病细胞浸润直肠黏膜引起的疼痛酷似痔和肛管溃疡。此外,还须排除Crohn病、结核、肛管癌。

(2)"外剥内扎"法手术要点:术前灌肠一次。肛周备皮。取侧卧位。常规消毒肛周、肛管和直肠下段,铺巾。在骶麻或局麻下显露痔块。将准备切除之混合痔的内痔与外痔部分各用一把血管钳提起,沿外痔远端的肛缘皮肤处作一微小"V"形切口(**尽可能多地保留黏膜**),直至显露内括约肌,向上剥离其外痔静脉团至齿线上0.5 cm。用血管钳夹住内痔基底部,于钳下用吸收线结扎。距线结5 mm剪除痔组织。同法逐一处理其余痔核。消毒肛管,用快吸收线缝合切口(齿线以下可以不缝),凡士林油纱条置入引流,塔形纱块加压包扎固定。术后24小时半流质饮食控制粪便,次日正常进食,抗感染,卧床休息为主,有便秘者需口服润肠通便药,术后常规换药至伤口愈合。

注意事项:①避免肛门狭窄(在两个痔切除时,两个痔之间应保留1~1.5 cm的黏膜)。②彻底止血:痔是一个多通道的复杂的血管网,蒂部的血管诚然要结扎,同时不可忽视解剖黏膜时对黏膜下血管和对创底的来自肌肉的血管的止血。建议用双极电凝仔细止血,然后再缝合黏膜。③通常切除3、7、11点三个痔,避免在6点和12点处做切口。对>1.5 cm的宽痔核,可在痔核表面作棱形切口,切开黏膜后,沿黏膜下分离至齿状线上1~2 cm。将痔静脉连同其表面的黏膜从内括约肌表面剥离切除。不必在齿状线以下解剖切除外痔。止血后用5.0无损伤线从切口尖端开始缝合黏膜。缝合不应有张力。

(3)并发症:10%~50%有尿潴留、出血、感染、括约肌损伤以及肛门狭窄(原因是肛皮切除过多)。最常见的并发症是尿潴留,围手术期明智的静脉输液可以使尿潴留的发生率降至最低。

4. **吻合器痔切除术** 是传统外剥内扎痔切除术的一种替代式式,适用于大的脱出的、出血的Ⅲ度痔,但外部病灶极其轻微的病人。该术式是采用专门设计的管形吻合器将齿状线上方约 5 cm 处的多余直肠黏膜做环形切除,确保避开女病人的阴道组织。吻合器痔切除术可显著减少围手术期不适,缺点是吻合器痔切除术后的复发率比较高。

（二）外痔

【临床表现】 常见的表现是疼痛性血栓性外痔。一般在便秘或久坐后表现为严重的肛门部疼痛和肛门部肿块,检查可以清晰地见到肛门周围一突出的暗紫色长圆形肿块,表面皮肤水肿,周围正常,质硬,触痛明显,不能活动。

【治疗】 血栓性外痔有自限性,7～10 天后症状逐步缓解、血栓消退。霜剂、栓剂、表面辅助用药均无效。病程后期可行坐浴和口服止痛药。

在病程早期(最初 24～48 小时),可局部切除血栓外痔(一般无此必要)。①手术疗法适用于疼痛致病人情绪不稳者、出血及肛门部皮垂不适者;②方法是在局麻下在痔上做以肛门为中心的放射状切口,取出血块,创面不缝合,任其逐渐愈合。

五、肛裂

肛裂(anal fissure)是齿线以下肛管皮肤全层纵形撕裂后的感染性溃疡,经久不愈。90％的肛裂在后正中线上,女性可有前正中肛裂。异位的侧方肛裂提示可能并存少见疾病。病人多在 30～40 岁,小儿和老人少见。

【病因及病理】 肛管后方是肛尾韧带,伸缩性差,并且排便时肛门后方承受压力较大,因此肛裂多在后正中线上。长期便秘,大便干结,排便用力过猛,可撕裂肛管皮肤。反复损伤,经久不愈,则形成慢性溃疡。急性肛裂的裂口新鲜、整齐、底浅、色红。慢性肛裂底深不整齐、较硬、肉芽灰白。裂口上端近肛窦处肛乳头肥大,下端有一突出于肛门外的皮垂,形同外痔,称"前哨痔"。肛裂、"前哨痔"和肛乳头肥大合称肛裂"三联征"(图 25-6)。

【诊断】

1. 三联症 典型症状是疼痛、出鲜血和便秘。**疼痛是肛裂的主要症状**,开始于排便时,排便后可持续数分钟至数小时,疼痛程度与病变大小不相称。病人恐惧排便,从而加重便秘,形成恶性循环。

2. 三联征 典型肛裂的体征是肛裂、"前哨痔"和肛乳头肥大,合称肛裂"三联征"。肛门检查时,肛门处剧痛,伴括约肌痉挛。疼痛影响肛门检查时,可在局部麻醉下进行。

3. 异位肛裂和慢性肛裂 要与结核、Crohn 病、白血病、性传播疾病、癌等所形成的慢性溃疡相鉴别。

【治疗】 原则是止痛、软化粪便和促进局部愈合。

1. 非手术疗法 适用于急性肛裂。①清洁:1:5 000 高锰酸钾温水坐浴,肛门用消炎止痛栓剂;②通便:口服缓泻剂和石蜡油,增加纤维素食物摄入;③止痛;④温水坐浴。

2. 手术疗法 适应证是持续疼痛、伤口经久不愈和反复发作。方法是切除全部"前哨痔"、肥大肛乳头、肛裂及其周围和深部的不健康组织,直至暴露肛管括约肌,垂直切除部分肛门外括约肌皮下部,创面敞开引流。侧方内括约肌切断术,可松弛括约肌痉挛,缓解疼痛而促进肛裂愈合,但手术有轻度肛门失禁的风险。

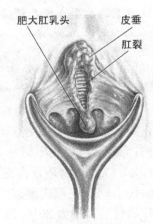

肥大肛乳头　　皮垂
肛裂

图 25-6 肛裂"三联征"
后正中线慢性肛裂,表现为典型的"三联征",创底可见到内括约肌纤维

【手术要点】

1. **明确诊断** 术前必须排除 Crohn 病、溃疡性结肠炎以及不洁性行为梅毒下疳所致的溃疡。以上情况都不适合用内括约肌侧切术。

2. **手术要点** 于肛管侧方边缘扪清内外括约肌缘间沟，将 11 号尖刀片平行从内外括约肌缘间沟刺入，用食指在肛管内作引导，当刀尖刺至齿状线水平时，旋转 90°，用刀刃向黏膜平稳锯割内括约肌，当内括约肌切断时，会感到刀刃触及手指，取出手术刀，用手指压迫黏膜 5 分钟止血。皮肤不缝。也可在直视下先切开齿状线下方的黏膜，然后切开内括约肌，上至齿状线，下至内括约肌下缘。

第六节　感染性疾病

一、结肠炎

（一）伪膜性结肠炎

又称抗生素性结肠炎，其原因是在应该用抗生素（尤其是克林霉素、氨苄青霉素或头孢类抗生素）后，艰难梭状芽孢杆菌过度生长繁殖产生的毒素引起的一种急性腹泻和腹痛。这些细菌产生的外毒素与结肠黏膜接触后就造成特征性的病变。1/4 的病人是在停用抗生素后发病，最长的可以在停用抗生素后 6 周才发病。艰难梭菌性结肠炎的临床表现轻重不一，可表现为轻度腹泻，也可表现为结肠穿孔。诊断的金标准是用粪便细胞毒素检测法测定毒素 B；然而，该检测需要等 1～3 天才能出结果。乳胶凝结检测法可以很快出报告，但是敏感性差。CT 检查示弥漫性结肠壁增厚和结肠扩张。更快的还有乙状结肠镜检查，在乙状结肠镜下的典型表现是溃疡和伪膜形成，本病就是因此而得名。

> **经验之谈：**
> 在使用任何抗生素的早期就应该考虑口服乳酸杆菌制剂，如酸奶。

治疗的方法是停用相关抗生素，静脉输液和输电解质补充腹泻的丢失。不要用阿片类止泻剂，以免加重病情。口服考来烯胺（cholestyramine）不加用抗生素可以治愈 50% 的病例；无效者可以用甲硝唑 250 mg 口服，每 6 小时 1 次；或甲硝唑 500 mg 静脉注射，每 8 小时 1 次。二线药物是万古霉素 125 mg 口服（不要静脉用，也不要与考来烯胺同时口服），每 6 小时 1 次。一般需要连续治疗 5～10 天。不能经口服药的病人，可以用万古霉素灌肠。治疗后的复发率为 20%，但是再治疗后效果满意。偶尔，伪膜性肠炎可以发展成中毒性巨结肠，甚至穿孔，有严重腹膜刺激症状，需要急诊剖腹手术，行末端回肠造瘘。严重腹泻可以用生长抑素八肽 0.1～0.2 mg，皮下注射，每日 3 次。然而，**不管你用的是哪种药物治疗方案，只要病人出现了全身状况恶化或腹膜炎，就必须急诊剖腹手术。**

（二）阿米巴肠炎

阿米巴肠炎是一种通过粪-口感染途径传播的、由溶组织内阿米巴原虫引起的侵入性感染。病变部位一般在盲肠，形成小溃疡，甚至穿孔形成炎性肿块或阿米巴瘤。诊断依靠粪便检查阿米巴滋养体，敏感性达 90%。治疗是口服甲硝唑和双碘喹啉。仅当肠穿孔或阿米巴瘤时才需要手术治疗。

（三）放线菌病

放线菌病是一种厌氧 Gram 阳性衣氏放线菌引起的腹部感染性疾病，最常见于阑尾切除术后盲肠周围。临床表现为炎性肿块，可以有窦道通向皮肤，伴硫黄样颗粒流出。诊断依赖厌氧培养。治疗需要手术引流加青霉素或四环素（参见第九章第三节）。

（四）中性粒细胞减少性小肠结肠炎

中性粒细胞减少性小肠结肠炎常见于急性髓性白血病阿糖胞苷化疗后，也见于Ⅲ期或Ⅳ期结肠癌化疗后。临床表现为腹痛、发热、血性腹泻、腹胀和感染征象。盲肠扩张，甚至肠壁气肿。早期的治疗是肠道休息、全肠外营养、粒细胞集落刺激因子（G-CSF）和静脉用广谱抗生素。仅当出现腹膜炎时才需要行全结肠切除、回肠造瘘术。如果化疗还需要继续，应该考虑择期行右半结肠切除术

（五）巨细胞病毒性结肠炎

巨细胞病毒性结肠炎表现为血性腹泻、发热和消瘦。10%的艾滋病病人（同性恋者更多见）可以发生本病，也是艾滋病病人急腹痛最常见的原因。治疗选更昔洛韦，仅在出现中毒性巨结肠时才行急诊手术结肠切除和回肠造瘘术。

二、肛管直肠周围脓肿

肛管直肠周围脓肿（perirectal abscess）是指肛管直肠组织内或其周围间隙内感染后形成的脓肿，是肛管直肠炎症病理过程的急性期。肛管直肠周围脓肿被肛提肌和坐骨肛管横隔分为骨盆直肠间隙脓肿、坐骨肛管间隙脓肿和肛旁脓肿。

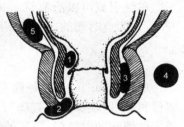

图 25-7　直肠肛管周围脓肿的扩散途径
1：黏膜下脓肿；2：肛旁脓肿；3：括约肌间隙脓肿；4：坐骨肛管间隙脓肿；5：骨盆直肠间隙脓肿

【病因和病理】　绝大多数肛管直肠周围脓肿都起源于肛腺，而且几乎都起源于肛管后壁，因为此处排便时易受伤、肛腺密度最大。由于肛腺穿越内括约肌，因此，脓肿最初位于括约肌间间隙，然后，脓液沿疏松的组织间隙扩展（图 25-7）：①向浅穿过外括约肌达肛周皮下间隙；②穿过外括约肌入坐骨直肠间隙（两侧的坐骨直肠间隙可以通过肛后间隙相通）；③向深部穿过外括约肌达肛提肌上间隙。

肛旁脓肿是齿线处的黏液腺梗阻或感染所致。

主要致病菌是脆弱类杆菌、梭状芽孢杆菌和消化链球菌，最常见的需氧菌是奇异变形菌。

【临床表现】

1. 括约肌间脓肿　脓肿位于内外括约肌之间，系肌间肛腺感染所致。指检时在肛管后壁（高位）或内括约肌下界（低位）可扪及一痛性肿物。

2. 肛门周围脓肿　最常见，由毛囊、汗腺、皮脂腺或肛管血肿感染所致，也可由括约肌间的肛腺脓肿向下蔓延所致。**主要症状是局部持续性跳痛**，很少全身症状。局部红、肿、触痛，晚期有波动。

3. 坐骨肛管间隙脓肿　由括约肌间的肛腺脓肿穿破外括约肌后形成。①**主要症状是局部持续胀痛和跳痛**，排尿困难和里急后重；②**中度全身症状**（乏力、食欲不振、发热、寒战）；③局部早期无体征，之后可扪及痛性肿物，晚期有波动。**不及时切开引流易形成肛瘘。**

4. 骨盆直肠间隙脓肿　较少见。在肛提肌上方。①以全身感染症状为主；②局部症状

有肛门坠胀,排便不适感,但往往不明显;③肛门指诊可扪及盆腔痛性肿块;④超声和穿刺有助于确诊。

经验之谈:
　　糖尿病病人的肛周脓肿应该按急症治疗,这种感染会迅速向深部发展,形成 Fournier 坏疽,其病情的严重性往往被低估。酗酒和免疫缺陷病人的肛周脓肿也同样如此。

【治疗】　所有肛管直肠脓肿确诊后都应立即切开引流,单独使用抗生素治疗无效。等其自行穿破往往需要时间,在此期间,脓肿会突破更多组织扩散,形成复杂肛瘘,甚至发生大便失禁。直肠周围(坐骨直肠和肛提肌上)脓肿的治疗比肛旁脓肿困难。

1. **非手术疗法**　全身用抗生素,温水坐浴,口服缓泻剂。

2. **手术疗法**　①括约肌间脓肿的引流是沿脓肿的表面切开内括约肌;②肛旁脓肿可在局麻或骶麻下,做肛门周围放射形切口;③坐骨肛管间隙脓肿应在腰麻或骶麻下,距肛缘3~5 cm 做前后方向略偏后的弧形切口;④骨盆直肠间隙脓肿臀部有明显压痛和肿块者,应在臀部做切开引流,切开引流方式同坐骨肛管间隙脓肿,对直肠内扪及波动者应经直肠切开引流;⑤隐窝腺脓肿的引流切口应该尽可能靠近肛缘,避免形成长的瘘道。

单纯引流可以治愈50%的病人,另50%的病人将形成慢性肛瘘。不要在早期行瘘管切开术,因为此时瘘的内口还不明确,而且容易损伤括约肌。

三、肛瘘

肛瘘(anal fistula)是隐窝肛腺脓肿的慢性期。肛瘘主要侵犯肛管,很少累及直肠,是与肛周皮肤相通的感染性管道。肛周脓肿引流后,50%的病人可发生慢性肛瘘。

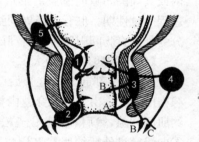

图 25-8　肛管直肠周围脓肿变成肛管直肠瘘

【病因和病理】　大多数肛瘘是肛管直肠周围脓肿的后遗症(图 25-8),少数为创伤、结核、Crohn 病、阿米巴、癌或放射等特异性疾病所致。肛管直肠周围脓肿破溃口或切开引流口缩小后,形成感染性管道,原破溃口或切开引流口形成瘘管的外口,外口在肛周皮肤上;而肛腺成为感染不断进入管道的内口,内口在齿线附近。瘘管多在肛管括约肌附近,常迂曲,因而引流不畅,经久不愈,加之外口皮肤生长较快,形成假性愈合。结果,急性脓肿、破溃或切开引流、假性愈合周而复始反复发作,瘘管壁纤维化。

【分类】

1. **根据外口的多寡**　分为单纯瘘(一个内口、一个外口)和复杂瘘(一个内口、多个外口,瘘管呈分叉状或马蹄形)。复杂瘘多在肛门后半部。

2. **根据瘘管与肛管直肠环的关系**　分为低位瘘(瘘管不跨越外括约肌深部,外口一般距肛缘 3 cm 内)和高位瘘(瘘管跨越外括约肌深部,外口一般距肛缘 5 cm 以上)(图 25-9)。

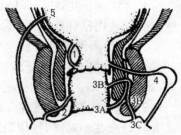

图 25-9　肛瘘的常见类型
1-全内瘘;2、3-低位瘘;4、5-高位瘘

【诊断】

(1) 外瘘口不断有少量脓性分泌物排出，并刺激肛周皮肤，引起瘙痒。

(2) 瘘管外口皮肤假性愈合-急性肛旁脓肿症状-破溃或切开引流后脓液排出，这些病理临床过程周而复始。

(3) 肛门附近见单个或多个瘘口，瘘口中有肉芽组织隆起，挤压时有少量脓性和脓血性分泌物排出。多个瘘口可位于肛门一侧或位于肛门后半部，后一种情况称为"马蹄瘘"，常常提示高位瘘。

(4) 瘘管内口沿齿线分布，符合 Goodsall 规律：复杂性肛瘘的窦道走行难以预测。要注意位于肛门前半部的、距肛缘 3 cm 以上的外瘘口，其内口往往在后正中线上（图 20-10）。

【治疗】　肛瘘不会自愈，必须手术处理。手术原则：①切开瘘管；②敞开创面；③防止损伤外括约肌。**肛瘘手术中辨认耻骨直肠肌很重要**，该肌距肛门 4.0 cm，食指插入肛门，在肛管后方很容易扪到该肌上缘。嘱病人收缩肛门时更明显。该肌下方的肛瘘可以切开，该肌上方的肛瘘只能用挂线疗法。如对肌环的辨认有怀疑，宁可挂线，勿行切开。

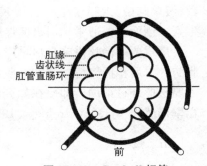

肛缘
齿状线
肛管直肠环

前

图 25-10　Goodsall 规律

在肛管中部画一条横线，将肛管分为前、后两半。位于肛门前半部的外瘘口，其瘘道往往呈放射状直通肛管的齿状线，为单纯瘘；位于肛门后半部的外瘘口，其瘘道多弯曲走向，内口多开口于肛管后壁中线齿线附近的肛隐窝中，并可能跨越括约肌，为复杂瘘

1. **挂线疗法**　手术方式取决于瘘管跨越外括约肌的水平以及先前的括约肌功能。初期处理往往采用挂线法，就是在瘘道内留置一根柔软的、非切割线有利于周围炎症消退，同时保留括约肌。

2. **瘘管切开术**　是把瘘管表面的内括约肌切开，适用于括约肌间瘘和低位跨括约肌瘘。手术可在骶麻或局麻下进行。先找到内口，用探针从外口插入经瘘管在内口穿出；然后在探针上切开瘘管，刮净瘘管的肉芽组织，畅开创面，用凡士林纱布填压，每日换药至愈合。对位于后中线的瘘管来讲，高达 50% 的病例切开括约肌是安全的。对女病人的肛管前半部瘘，绝对不要采用瘘道切开术处理，因为肛门失禁的风险太高。因此，对肛管前半部瘘和高位跨括约肌瘘应采用保留括约肌的治疗方法。

3. **纤维蛋白胶注射和肛瘘塞**　最初结果令人鼓舞，但是，随着时间的推移，这些技术的成功率只有 25%～40%。

4. **括约肌间瘘管结扎术**（LIFT）　LIFT 的效果已经得到公认，成功率在 60%～75%。该手术需要在括约肌间进行解剖分离、将瘘管分出来后结扎瘘管的两侧。

5. **直肠内推进组织瓣**　是处理肛管前半部瘘的金标准，成功率为 70%～90%。

四、坏死性肛门直肠周围感染

坏死性肛门直肠周围感染（Fournier 坏疽）是一种由多种细菌造成的生殖器和会阴部软组织严重感染，很少见。Fournier 坏疽一般仅用于男性，不过女性也可以在该部位发生坏死性筋膜炎。及时的诊断和治疗至关重要。约 25% 的病人感染源于泌尿生殖道，25% 源于肛门直肠，源自腹内感染者不足 10%，近 40% 感染源不清楚。糖尿病、酗酒、极度肥胖或免疫抑制者为易患人群。临床过程是骤然起病伴阴囊、阴茎和会阴部局部瘙痒、疼痛，病情进展迅速,常常在数小时内出现水肿、红斑和坏死。伴有发热、畏寒和不适等全身症状。在貌似正常的皮肤之下可以有捻发音或广泛坏死。捻发音提示存在产气杆菌感染,腹部平片或CT可以显示皮下积气。

病人应该先做术前准备,包括立即启用针对需氧菌(金黄色葡萄球菌、β-溶血性链球菌、假单胞菌、大肠埃希菌以及 *Klebsiella* 菌)和厌氧菌(类杆菌和梭状芽孢杆菌)的广谱抗生素。创面培养通常示需氧菌伴厌氧菌感染。

最重要的治疗措施是尽早广泛清创,清除所有坏死组织,直至见到灌注满意、有生机的脂肪。术后积极支持。睾丸一般都能保留,因为睾丸的血供来源与阴囊不同。创面的闭合需要整形外科帮助。即便在如今的 ICU、抗生素和外科技术条件下,近期的文献报道其死亡率仍然大于 30%(Urology, 1996, 47:935)。

五、藏毛病

藏毛病(pilonidal disease)是由于毛发向皮内长入所致,好发于尾骶部、肛上 5 cm 的臀皱褶间。藏毛病一旦感染则出现疼痛、肿胀,破溃后有脓性分泌物排出,称为藏毛窦。多为混合感染,主要致病菌为厌氧菌。

与肛周脓肿不同,藏毛病无肛门疼痛,波动肿物的位置也偏高,同时有正中线的皮肤凹陷(原发孔)。请一定要做瘘道造影,与肛瘘鉴别诊断。笔者曾经遇到一例肛瘘的外口在臀部,距肛门口 12 cm。

藏毛病急性感染的治疗方法是在脓肿顶部切开(继发孔)、引流、搔刮,待其二期愈合。但是,引流后复发率极高。

最终的处理方法是在急性炎症消退后,尽早择期手术切除藏毛窦,一期缝闭伤口,治愈率很高(图 25-11);伤口也可以敞开等待二期愈合,但是会遗留大片不含毛囊的瘢痕。

预防的方法是勤剃毛,保持局部清洁,对大多数病人有效。

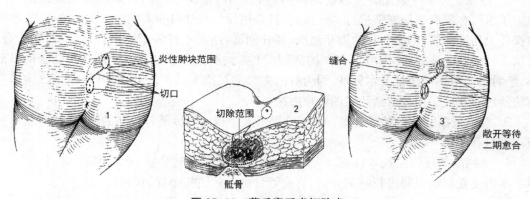

图 25-11 藏毛窦手术切除术

1:先用亚甲蓝注入窦道使之着色,距窦道口一定距离将皮肤切开一圈,达皮下组织。2:此时,术者用手扪查可以发现炎性的窦道组织硬,而正常组织软。用电刀紧贴硬的炎性组织边扪边切,直至将窦道完整切除,但不要切入硬的炎性组织中。3:缝合皮肤(窦道口皮肤缺损处敞开)

六、化脓性大汗腺炎

化脓性大汗腺炎(hidradenitis suppurativa)是大汗腺的一种感染性疾病,酷似肛瘘,不同的是本病仅累及肛缘外的皮肤。治疗手段是广泛切除受累的皮肤(参见第九章第三节)。

七、肛门瘙痒症

肛门瘙痒症（pruritus ani）是痔、肛裂、直肠脱垂、直肠息肉、肛周疣、Bowen 病和 Paget 病的常见症状，治疗的目标需针对原发病。若找不到原发病，则应该了解膳食因素，如：咖啡、饮酒等。儿童应首先排除蛲虫，蛲虫需要用枸橼酸哌嗪治疗。

八、直肠炎和肛门炎

直肠炎（proctitis）和肛门炎（anusitis）表现为黏液血便、里急后重。本病可以由溃疡性结肠炎或 Crohn 病所致，也可以由放射所致。治疗包括增加膳食纤维、氢化可的松栓剂和解痉剂（如：颠茄栓剂和鸦片栓剂）。

九、尖锐湿疣

尖锐湿疣（condyloma acuminatum）是一种因感染人乳头状病毒而引起的发生于肛管直肠和泌尿生殖道的疣。本病主要通过肛交传染，检查可见肛周疣状物，局部瘙痒感、肛门有分泌物、出血和疼痛。常用治疗方法是局部用三氯醋酸、咪喹莫特（imiquimod）或在局麻下电凝切除。电凝的烟雾中含有活病毒，应注意抽空。肛管内的疣也应该同时清除。

第七节　炎性肠病

一、基本概念

1. **溃疡性结肠炎**　这是一种限于结肠黏膜层的炎症，特点是排便功能改变，最常见的是血性腹泻和里急后重。本病起始于直肠，逐渐向近侧结肠蔓延。病人一般有腹痛、发热和消瘦，症状与肠道炎症范围有关。男性多见。随着炎症的持续，病变逐渐发展。起初是黏膜溃疡和隐窝脓肿，后期黏膜水肿伴假息肉形成（正常黏膜岛，周围是深溃疡），终末期病理改变是扁平异型增生黏膜。肠腔直径正常。

2. **Crohn 病**　这是一种可以累及消化道任何部分（从口腔至肛门）的透壁性炎症，呈节段性分布。常见症状是腹泻、腹痛、恶心呕吐、消瘦和发热。体格检查可以发现腹部肿块和肛周瘘管。女性多见。常见病理改变是裂和瘘形成、透壁性炎症和肉芽肿。肉眼观，黏膜面有口疮样溃疡（随时间逐渐加深）、脂肪包裹和肠壁变厚。随着疾病的进展，肠腔变窄，甚至梗阻和穿孔。

3. **未定型结肠炎（indeterminate colitis）**　这个词用于不能明确属于上述两种疾病的哪一种时。不能明确的原因有组织活检不当，也可能是判断确实有困难。

4. **肠外临床表现**　炎性肠病常伴有肠外临床表现，尤其是肌肉骨骼系统、皮肤、眼、血液和肝脏的异常。

5. **炎性肠病慢性期**　溃疡性结肠炎的病理情况与 Crohn 病不同。溃疡性结肠炎为干肉芽黏膜，可以有严重异形性或恶变；Crohn 病的肠壁有瘢痕，储存功能丧失，黏膜病变轻。

二、溃疡性结肠炎

溃疡性结肠炎（ulcerative colitis，UC）是一种少见的大肠黏膜的炎性病变，不累及小肠。病因不详。UC 最初发生于齿状线，然后向结肠近段蔓延。因此，**病变以直肠为最重，**

小肠不受累。UC 病变仅限于黏膜和黏膜下层,病变肠黏膜连续成片,在病变肠黏膜之间无正常黏膜,这一点与 Crohn 病不同。可见到假性息肉(炎性息肉)。

【诊断】

(1) 发病年龄多见于 10～30 岁,第二个发病高峰年龄是 55 岁。

(2) 一般是反复发生的轻至重度下腹部阵发性绞痛。55％的病人偶然有急性发作,15％的病人则表现为急性暴发性中毒症状伴结肠极度扩张(中毒性巨结肠)。

(3) 一般有水泻伴黏液脓血便,夜间腹泻,有里急后重和排便急迫感。有腹痛—便意—便后缓解的规律。常有发热、消瘦和脱水。

(4) 肠外表现同 Crohn 病,但在本病发生率低。

(5) 由于病情急性程度和严重程度不同,因而体征也可从正常到腹膜刺激征不一。

(6) 实验室检查:有不同程度的贫血和白细胞升高。

(7) 内镜检查:①轻度结肠炎黏膜弥漫性充血、水肿,呈颗粒状;②中度结肠炎黏膜脆弱、溃疡形成并有黏液样渗出,触之易出血;③重度结肠炎,黏膜有自发性出血,广泛溃疡和假息肉形成,无跳跃区。有中毒性巨结肠时该项检查禁忌。

(8) 钡灌肠:炎症静止期表现为结肠黏膜不规则,结肠缩短和结肠袋消失,肠腔变窄,呈"铅管"征。有中毒性巨结肠时禁做钡灌肠。

(9) 应与其他结肠炎性或感染性疾病鉴别,尤其是 Crohn 病。

【并发症】

(1) 中毒性巨结肠是 UC 或 Crohn 病的严重并发症,3％～5％的病人可并发中毒性巨结肠,此时横结肠直径大于 6 cm。病人有高热、持续性剧烈腹痛、腹胀和腹膜刺激征、心率快、白细胞增高。这种病人大多极度虚弱,死亡率高。

(2) 出血和穿孔:3％的病人可并发结肠穿孔,死亡率高。

(3) 全结肠炎(病变越过肝曲)。

(4) 病史 10 年者癌变率为 4％,此后每年按 2％递增。受累结肠的范围越广,病变越重,癌变率越高。因此,对病变达 10～20 年者,可考虑行预防性结肠切除术,但主要取决于病变的轻重。

【治疗】

1. 内科治疗　主要用于无并发症者,输液、纠正水电解质紊乱、柳氮磺胺吡啶口服或灌肠、广谱抗生素、静脉用肾上腺皮质激素。半数病人内科治疗有效。

2. 外科治疗　本病确诊 7～10 年后就应该行结肠镜检查,此后每 1～2 年复查 1 次,并每隔 10 cm 随机取活检和对肿块性病灶做活检。一旦发现瘤变,就应该手术。手术的目标是切除结直肠黏膜,尽可能保留肠功能。由于本病主要累及直肠和结肠,因此,可以取得治愈性切除。保留括约肌的手术可以保留排便功能,然而,术后并发症发生率高。对拟行保留括约肌手术的病人术前应该用测压法了解括约肌的功能,以便对保留括约肌手术效果事先进行估测。

(1) 保留控便功能的直肠结肠切除加回肠贮袋-肛管吻合术(restorative proctocolectomy and ileal pouch - anal anastomosis,RPC - IPAA):这种手术依旧保持粪便通过肛管括约肌排出,适用于大多数病人。切除全部直肠和结肠,在直肠肛管移行区切断直肠,保留完整的括约肌和肛提肌。将远端回肠制作一长 15 cm 的 J 形贮袋从括约肌拖出与直肠袖做吻合。保留 2 cm 的肛管黏膜袖,用吻合器完成吻合,在技术上并不困难,但是,需要长期对残留黏膜做监测随访。创建一个保护性襻式回肠造瘘,3 个月后,在远侧吻合口愈合情况下,再将保护性襻式回肠造瘘还纳。并发症包括：粪便频数（每日 5～7 次）、夜间粪便污染内裤（20%）、贮袋瘘①（10%）和贮袋炎②（28%）。随着时间的推移，贮袋容积会增加，最终，粪便会减少至每日 4～5 次。该手术也可以通过腹腔镜实施。

（2）全直肠结肠切除加端式回肠造瘘术：**适用于围手术期括约肌功能不良的病人、手术风险高不能耐受并发症的病人以及急诊手术病人。该术式的优势是没有技术难度、不需要做盆腔分离解剖（不会损伤盆腔自主神经，无阳痿之虞）、手术耗时短。如果能在术前设计好造瘘口位置③，把造瘘口做成壶嘴状使粪便能直接进入贮粪袋，大多数病人对 Brook 端式回肠造瘘术④都能满意耐受。**

（3）全直肠结肠切除加可控回肠造瘘术（Kock 贮袋，图 25-12）：**适用于强烈要求做可控造瘘的病人或因严重皮肤过敏无法佩戴贮粪袋的病人。**该术式将末端回肠制作成贮便袋，并在瘘口处创建一乳头单向活瓣控制回肠贮袋内容物的排出。这种造瘘不能自行排便，因而不需要佩戴永久性贮粪袋，但需要每日将导管插入 6～8 次完成排便排气。其优点是切除了病变，病人不必佩戴贮便袋。缺点是腹壁依旧有回肠造瘘口，手术解剖范围大，制作难度大，并发症发生率高，术后梗阻发生率高。常见并发症是乳头瓣压出，出现失禁。

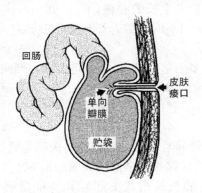

回肠　皮肤瘘口　单向瓣膜　贮袋

图 25-12　Kock 贮袋示意图

①　贮袋-肛管吻合的并发症之一就是吻合口漏，其主要原因是在同一段肠襻上做了两条平行纵向切口，造成了肠襻血供障碍（参见 Tech Coloproctol，2013，17(4)：463-464）。

②　贮袋炎顾名思义就是回肠贮袋的一种间歇性炎症病变。在 RPC-IPAA 的全部病人中，有 27% 的人在其有生之年至少会发生 1 次贮袋炎。虽然贮袋炎的原因至今不清楚，研究人员还是把注意力放在自身免疫、小肠内细菌过度生长以及那些通常情况下在正常结肠内应该见到的某些菌种缺乏方面。大多数贮袋炎抗生素治疗（如：氟喹诺酮加甲硝唑）有效。顽固病例罕见，或许需要用抗炎药物，甚至免疫抑制药物。贮袋炎罕有需要做贮袋切除术。有趣的是，人们注意到在因其他疾病（如：家族性腺瘤性息肉病）做盆腔贮袋手术的病人几乎见不到贮袋炎，因此人们有理由相信贮袋炎的发生与炎性肠病可能存在相同的机制。

③　造瘘口的位置布局要个体化，兼顾病人的腹部外形、腹壁瘢痕、扎皮带位置和骨性突起。要求造瘘口从腹直肌中外 1/3 交界处拖出来，同时造瘘口位于髂前上棘与脐之间的连线上。不过，肥胖病人可能需要将造瘘口放在上腹部，以方便病人对造瘘口做自我护理。

④　Brook 端式回肠造瘘术是将回肠自身外翻后凸出皮肤表面约 1 cm 形成"玫瑰花蕾"状，又称全层回肠造瘘。这种造瘘有利于在造瘘用具与肠襻造口之间做充分封闭，从而避免肠内容物外溢至皮肤上，严重刺激皮肤，造成皮肤炎症。

第八节 结直肠肿瘤

一、结直肠息肉

息肉是指从黏膜层隆起的异常生长组织,可见于胃肠道任何部位。近半数胃肠息肉病人没有胃肠主诉。排便习惯改变比腹痛常见。2/3 的息肉见于直-乙结肠和降结肠。根据巴黎分类法,可以从外形特征上将息肉分为:有蒂、无蒂、扁平和凹陷。

【病理分类】

1. **炎性假性息肉** 这种息肉是结肠黏膜在形成溃疡后残存的完整炎症黏膜。它是愈合中的黏膜上皮岛或已经愈合的黏膜上皮岛。见于溃疡性结肠炎、Crohn 病和血吸虫病。

2. **增生性(化生性)息肉** 由正常细胞成分组成,没有瘤变表现,呈特征性锯齿状,一般都<5 mm,位于直肠和乙状结肠。50％的成人直肠内有这种息肉,是成人最常见的息肉。

3. **错构瘤息肉** 是一种杂乱生长的肿物,不过,其组织成分符合正常情况下该部位能见到的组织成分。见于 Peutz-Jeghers 综合征和幼年型肠息肉病综合征(参见本章第八节之二)。

4. **腺瘤息肉** 这种息肉多为单发息肉,有一定的恶变倾向。95％的结直肠癌是从息肉经 5～15 年转变而来。恶变与息肉的大小和分型有关。<2 cm 的息肉含癌的风险是 2％,2 cm息肉的风险是 10％,>2 cm 息肉含癌的风险是 40％。60％的绒毛状息肉>2 cm,77％的管状息肉在发现时<1 cm。

(1) 管状腺瘤(有分支状管腺):最常见。特征是表面光硬、呈粉红色。管状成分必须>75％才能诊断为管状腺瘤。管状腺瘤占全部结肠腺瘤的 80％以上。

(2) 绒毛状腺瘤(上皮面的长长指状突起):其特征是表面有许多指状突起,柔软广基。一般无症状,但可表现为水泻和低钾血症。由于这种肿瘤细胞成分多,因此恶变率比管状腺瘤高。含绒毛成分必须>75％才能诊断为绒毛状腺瘤。绒毛状腺瘤占全部结肠腺瘤的 5％～15％。

(3) 绒毛管状腺瘤:肿瘤中既有绒毛腺瘤成分,又有管状腺瘤成分。占全部结肠腺瘤的 5％～15％。

5. **锯齿状息肉** 是一种非均质息肉,恶变倾向不一。在组织学上不同于腺瘤,所有锯齿状息肉的共同特征是隐窝上皮呈"锯齿形"向内折叠。一般将这类息肉分为:

(1) 传统锯齿状腺瘤在组织学上是整体呈隆起型生长,有绒毛状突起,细胞学上有瘤变,核细长,胞浆为嗜酸性。这种腺瘤好发于直肠乙状结肠。

(2) 无蒂锯齿状腺瘤有锯齿伸至隐窝底,扩张的隐窝呈"L"形或倒"T"形。这种腺瘤好发于近侧结肠。

(3) 近年的证据表明大的增生性息肉(大多为良性)可能就是锯齿状息肉的潜在前体。

【临床表现】 主要症状是粪便表面带血和变后鲜血。少数病人在排便时息肉脱出至肛门外,呈鲜红色圆形。息肉多时,病人可有腹泻、营养不良等表现。直肠指检可扪及低位直肠息肉,状如葡萄,并了解其数目和活动度。直肠镜检查除了了解病变之外,还可取组织活检。

【治疗】 对小于 1.0 cm 的息肉,目前的标准处理方法是密切观察,不必做预防性切除。

1. **内镜下摘除术** 大多数有蒂息肉可在内镜下从息肉的基部予以摘除,方法有:①电灼切除；②缝扎切除。高分化的有蒂恶性息肉或恶变限于息肉头部的恶性息肉并且血管和淋巴未受侵犯者，也可在内镜下行息肉摘除。

2. **开腹手术切除**　适用于大息肉、广基息肉或恶性息肉。

3. **家族性息肉病**治疗原则是手术清除息肉，方法有：①直结肠切除加直肠远端黏膜剔除，回肠肛管吻合；②结肠次全切除，直肠息肉切除，回肠直肠吻合，定期检查直肠黏膜；③全结肠直肠切除加回肠造瘘。Gardner 综合征的治疗原则同家族性息肉病，术后应该对上消化道和肠外情况进行定期检查。Peutz - Jeghers 综合征的治疗原则是切除引起症状的息肉，尽量保留肠管。

应该把腺瘤样息肉看作癌前病灶，一旦息肉内出现癌成分，就应该仔细考虑确保正确处理。位于固有层表面未突破黏膜肌层的癌细胞不会转移，这种细胞异常称为**异型增生或瘤变**，这种息肉只需要做结肠镜下的息肉全切除。**浸润性癌**是指恶性肿瘤细胞突破息肉的黏膜肌层，无论该息肉是有蒂抑或无蒂。对浸润性癌，就需要考虑淋巴结转移和局部复发风险，判断是否需要做更广泛的切除手术。Haggitt 分类标准：

0 级：癌成分未侵犯黏膜肌层（原位癌或黏膜内癌）。

1 级：癌成分突破黏膜肌层进入黏膜下，但限于息肉头部。

2 级：癌成分侵犯达息肉颈部水平（息肉头部与蒂部交界处）。

3 级：癌成分侵犯达息肉蒂部任何部位。

4 级：癌成分侵犯突破息肉蒂部达肠壁黏膜下，但未侵犯固有肌层。此外，所有含浸润性癌成分的无蒂息肉都是 4 级。

4 级或者在组织学上含未分化浸润性癌或者在脉管内见到癌细胞的息肉，转移几率大于 10%，应该积极处理。1 级、2 级和 3 级具有低级别的淋巴结转移或局部复发风险，如若没有前文提到的预后不良因素且切缘阴性，息肉全切除足矣。

【筛查推荐】　低风险病人（1～2 枚 1 cm 以下的低级别瘤变的管状腺瘤）应该每 5～10 年做一次结肠镜检查。如果病人是多发性息肉或高级别瘤变，就应该做更频繁的筛查（3 年内查 1 次），并且应该考虑是否有遗传病综合征。

二、遗传性结直肠癌综合征

另参见第二十三章第六节。

（一）家族性腺瘤性息肉病

家族性腺瘤性息肉病（family adenomatous polyposis，FAP）是一种少见的常染色体显性遗传性疾病，有 10%～20% 的病例无家族史。FAP 的特点是**必定存在结直肠多发性（数百枚）腺瘤性息肉**，往往（50%）有胃、十二指肠和壶腹周围息肉，偶尔有肠外表现（表皮样囊肿、腹部硬纤维瘤、骨瘤和脑瘤）。大多数胃息肉是胃底腺的**增生性息肉**，恶性倾向有限。然而，十二指肠息肉在特征上是**腺瘤性息肉**，应该视为癌前病变。FAP 病人的空肠和回肠也可以出现腺瘤性息肉和癌。FAP 病人的偶发性肠外恶性肿瘤包括肝外胆管癌、胆囊癌、胰腺癌、肾上腺癌、甲状腺癌和肝癌。FAP 的一种有趣标志是**先天性视网膜色素上皮肥大**（CHRPE），约 75% 的 FAP 病人在间接眼底镜下可以发现该标志。

所有有这种缺陷基因的病人如果不处理都会发展为结肠癌。FAP 病人的平均确诊年龄是 29 岁。FAP 相关性结直肠癌的平均确诊年龄是 39 岁。

属于 FAP 这一广义疾病的同名息肉病综合征包括 Gardner 综合征（结肠息肉、颅骨骨瘤、表皮样囊肿、视网膜色素异常和多发性软组织肿瘤）和 Turcot 综合征（结肠息肉、中枢神经系统肿瘤)。FAP 病人的骨瘤一般表现为颅骨、下颌骨和胫骨可视见或可触及的突起,这些骨瘤几乎都是良性病变。上颌骨和下颌骨的 X 线片会显示骨囊肿、多生磨牙、阻生磨牙或先天性牙缺失。硬纤维瘤可以发生于病人的腹膜后和腹壁,通常是在手术后得到确诊。硬纤维瘤罕有转移,不过往往有局部浸润,直接浸润肠系膜血管、输尿管或小肠壁会导致死亡。

FAP 病人的外科治疗需要切除所有受累结肠和直肠黏膜。最常推荐的术式是 RPC - IPAA(见本章第七节二)。该术式通常做远侧直肠黏膜剥除,目的是将所有癌前期的结肠黏膜去除,将回肠贮袋与肛管齿状线做吻合。FAP 病人采用这种术式治疗后回肠贮袋炎的发生率显著低于溃疡性结肠炎病人。

在 RPC - IPAA 面世前,经腹全结肠切除加回肠-直肠吻合术曾经是广泛应用的术式。此外,人们观察到舒林酸和塞来考昔会使一部分 FAP 病人的腺瘤性息肉消退。该术式的缺点是直肠依旧存在新发前息肉形成之风险,这些病人需要每 6~12 个月做一次直肠镜检查发现并去除新发息肉。随着时间的推移,直肠癌的风险必定增加,术后 5 年、10 年、15 年和 20 年分别为 4%、5.6%、7.9%和 25%。研究表明,密码子 1250 之后基因突变 FAP 病人的直肠癌风险是密码子 1250 之前基因突变 FAP 病人的 3 倍。因此,对密码子 1250 之前基因突变的 FAP 病人可以选择经腹全结肠切除加回肠-直肠吻合,前提是直肠镜检查未发现直肠息肉或息肉极少。

十二指肠息肉和壶腹部息肉通常是肿瘤性息肉,应予重视。合理的随访监测方案是在 30 岁以后每 2 年做一次上消化道内镜检查加内镜下息肉切除术,在可能的情况下,切除十二指肠内的所有大息肉。如果是多发性息肉,显然就应该以更频的密度做内镜复查。如果壶腹癌的发现比较早,就是适合做胰十二指肠切除术(Whipple 手术)。

腹部硬纤维瘤可能是 FAP 的一种令人头疼、难以处理的肠外疾病。外科手术后,有些 FAP 病人的小肠系膜或腹壁会形成致密的纤维组织。如果小肠系膜受累,肿瘤就会牵拽小肠或直接压迫小肠。局部浸润的肿瘤也会侵蚀小肠的供血血管。局限于腹壁的小型硬纤维瘤适合采用切除处理,然而,*肠系膜硬纤维瘤的外科切除则充满风险,并且通常是徒劳之举。*初始治疗一般采用舒林酸或他莫昔芬。

(二)Lynch 综合征

Lynch 综合征又称为遗传性非息肉病性结肠癌(hereditary non-polyposis colorectal cancer,HNPCC),它是最常见的一种遗传性结直肠癌综合征,约占全部结直肠癌病例的 3%,在有结直肠癌家族史的病人中约占 15%。从前,人们把这种病分为两种类型叙述。Lynch Ⅰ 综合征的特点是发病年龄较轻的右侧结肠癌;Lynch Ⅱ 综合征的特点是家族中具有结直肠癌和结肠外癌(包括子宫内膜癌、卵巢癌、胃癌、小肠癌、胰腺癌、输尿管癌和肾盂癌)。如今人们认识到这两种 Lynch 综合征之间存在重叠。

Lynch 综合征的临床诊断见表 25-2。Amsterdam 标准过于严苛,不适合小家系和临床筛选,因此,出现了 Amsterdam 标准 Ⅱ 和 Bethesda 标准。

表 25-2　HNPCC 的临床诊断

Amsterdam 标准 Ⅰ(1991)
• 家族成员中至少有 3 名成员病理确诊为结直肠癌(CRC),先证者为另 2 名成员的一级亲属(父母、兄弟姐妹)
• 至少连续两代发病
• 至少有 1 名成员的大肠癌在 50 岁前被确诊
• 排除了家族性腺瘤性息肉病(FAP)

续表 25-2

Amsterdam 标准 Ⅱ（1999）

- 诊断标准完全同 Amsterdam 标准 Ⅰ，但是，除了结肠癌外，还包括子宫内膜癌、卵巢癌、胃癌、胰腺癌、小肠癌、输尿管癌和肾盂癌。

HNPCC 易感基因遗传性突变筛查对象的分级标准（Bethesda 标准，1998）

符合 Amsterdam 标准或下列中的一条：

- 具有 2 个 HNPCC 相关癌者，包括同时和异时结直肠癌，或相关的结肠外癌（子宫内膜癌、卵巢癌、胃癌、肝胆癌或小肠癌、肾盂或输尿管移行细胞癌）
- 具有家族史的结直肠癌病人，其一级亲属中有 1 人患 HNPCC 相关癌和/或结肠腺瘤（1 例 HNPCC 相关癌在 45 岁前确诊，腺瘤在 40 岁前确诊）
- 45 岁前确诊的结直肠癌或子宫内膜癌病人
- 45 岁前确诊的右半结肠未分化（硬癌或筛孔状）癌病人
- 45 岁前确诊的结直肠印戒细胞癌病人
- 40 岁前确诊的腺瘤病人

　　Lynch 综合征的主要诊断依据是详细的家族史，不过，依旧有 20％ 的新发 HNPCC 病例是自发种系突变所致。因此，凡面临一位不足 50 岁的结直肠癌或 Lynch 综合征相关性癌症病人时，都应该考虑该综合征之可能。应该对这种病人提供遗传咨询和遗传检测。不过，如果病人的病史提示该综合征，但未能检测出 MMR 基因突变，也不能排除 Lynch 综合征之诊断。在清晰显示为 Lynch 综合征方式癌症遗传家族史的病人中，约有 50％ 的病人 DNA 检测无法检出致病基因。

　　人们对 Lynch 综合征病人的处理尚存在一些不同意见，不过，对这种突变基因的已知携带者密切随访监测是必需的。人们通常的推荐随访监测方案是在 20 岁开始做结肠镜随访监测，每 2 年一次，直至 35 岁，然后每年一次。因为有证据确凿的病例表明在结肠镜检查阴性后 1 年就出现了浸润性结肠癌——加速癌变现象。在女性，还应该从 25 岁开始定期做诊断性刮宫，以及盆腔超声和血 CA-125 测定。由于存在输尿管癌和肾盂癌风险，还要每年做一次尿隐血检查。

　　如果在 Lynch 综合征病人查出结肠癌，术式选择就是经腹全结肠切除回肠-直肠吻合。如果病人为女性并且今后无生育计划，推荐做预防性经腹全子宫切除加双侧输卵管-卵巢切除术。全结肠切除后，依旧可能发生直肠癌，必须每年做一次直肠镜检查。一个有趣且证据确凿的事实是：与非 Lynch 综合征病人罹患相同分期的癌症相比，Lynch 综合征癌症病人的预后稍好。

　　（三）Peutz-Jeghers 综合征

　　Peutz-Jeghers 综合征是一种罕见的常染色体显性遗传疾病。特点是全胃肠道均有错构瘤性息肉加色素沉着（颊黏膜、眼睑结膜、口唇和手指足趾）。临床表现为出血和肠梗阻（原因是肠套叠）症状。该综合征病人的胃肠道癌症风险增加（2％～10％）。Peutz-Jeghers 综合征病人肠外恶性肿瘤的风险也增加，包括乳房癌、卵巢癌、子宫颈癌、输卵管癌、甲状腺癌、肺癌、胆囊癌、胆管癌、胰腺癌和睾丸癌。如果病人因这些症状需要手术，就应该在术中内镜帮助下尽可能多地切除息肉。尽可能将直径大于 1.5 cm 的息肉切除。合理的随访监测方案是每 2 年做一次结肠镜检查，并定期对乳房、子宫颈、卵巢、睾丸、胃和胰腺做恶性肿瘤筛查。

　　（四）幼年型息肉病综合征

　　幼年型息肉病综合征是一种常染色体显性遗传综合征，伴高外显率的胃肠道癌症和肠外癌症风险(癌症的风险至少为 10%),有高达 50% 的病人存在肿瘤抑制基因 *SMAD4* 突变。本病通常是因为胃肠道出血、肠套叠或低白蛋白血症(蛋白从肠道丢失)被发现。其幼年型息肉主要是错构瘤,不过,错构瘤内可以含有(且往往含有)腺瘤成分。多发性幼年型息肉病人的癌症风险增加。如果病人的幼年型息肉比较稀少,可以选择内镜下息肉切除术。如果病人的息肉比较多,其处理原则就同 FAP。

三、结直肠癌

【遗传学】 结直肠癌(colorectal cancer,CRC)的形成主要涉及 3 种路径。

第一条是**染色体不稳定路径**,其特点是染色体显著异常(包括缺失、插入和杂合性丢失)。该机制在 FAP 中起作用。

第二条路径是 DNA **错配修复缺陷**,结果 S 期新合成 DNA 和 DNA 拷贝出错,这种缺陷又称为**微卫星不稳定**(microsatellite instability,MSI)。MMR 基因包括 hMLH1、hMSH2、hMSH3、hPMS1、hPMS2 和 hMSH6。MSI 在 HNPCC(Lynch 综合征)是 95%,在散发性 CRC 病人的存在率是 10%~15%。在 HNPCC 病人中,hMSH2 突变或 hMLH1 突变在可检出的突变中占 90% 以上。hMSH6 相关性癌症家族综合征的特点是子宫内膜癌发生率增加。

第三条路径是**高度甲基化表型**,增生性/锯齿形息肉的路径符合这种表型。该路径形成的结肠直肠癌有极高频率的错配修复酶甲基化——转录修复沉默,导致 DNA 缺陷累积。

【腺瘤-癌序贯学说】 该假说认为 CRC 的发生发展是一个从良性息肉至浸润癌的演变过程。虽然有少数证据确凿的微小结肠癌病例为"CRC 一开始就起源于直肠黏膜"提供了依据,但是,这种病例罕见。如今,腺瘤-癌序贯论的正确性已经被几乎所有权威认可。长期的临床观察和流行病学观察都是支持该假说的证据来源:

(1) 一个息肉的浸润性癌发生率取决于该息肉的大小和组织学类型。直径小于 1 cm 的管状腺瘤其癌症风险小于 5%,而直径大于 2 cm 的管状腺瘤其癌症风险为 35%,直径大于 2 cm 的绒毛状腺瘤其含癌成分风险为 50%。

(2) 大多数浸润性 CRC 都能见到残留的良性腺瘤样组织,提示它从良性细胞至恶性肿瘤细胞为主的癌症进展过程。有报道直接观察到未切除的良性息肉经过一段时间发展为恶性肿瘤。息肉切除能降低癌的发生率。小息肉病人在息肉切除后,癌症风险增加 2.3 倍,而未做息肉切除的病人癌症风险增加 8 倍。

良性结直肠息肉的峰值确诊年龄是 50 岁。CRC 的峰值确诊年龄是 60 岁。这提示腺瘤性息肉发展至癌的时间间隔是 10 年。据估计,直径大于 1 cm 的息肉 5 年的癌风险是 2.5%,10 年的风险是 8%,20 年的风险是 24%。

(3) CRC 高风险人群也是结直肠息肉高发病率人群。FAP 病人如果不做外科干预几乎 100% 会发展成 CRC。FAP 病人的息肉在组织学上与散发性息肉没有区别。

【临床危险因素】

1. **家族性因素** 遗传占 CRC 数的 10%~15%,散发性 CRC 占 85%,至今未找到遗传学证据,然而,有证据表明这些病人的一级亲属患本病的风险高 3~9 倍。

2. **炎性肠病** 炎性肠病和日本血吸虫病与结肠癌的发生有明显关系。溃疡性结肠炎病人结肠癌的发生率与结肠炎的范围、发病年龄、严重程度及病变时间呈正比。约 3% 的病人在结肠炎发病的初 10 年内发生癌变,以后每 20 年大约另有 20% 的人发生癌变。Crohn

病病人结肠癌和小肠癌的发生率也增加。

3. 腺瘤性息肉　这种息肉有癌变倾向。腺瘤可分为管状腺瘤（管状成分占75%～100%）、绒毛管状腺瘤（绒毛成分占25%～75%）和绒毛腺瘤（绒毛成分占75%～100%）。在新生物性息肉中管状腺瘤占75%，绒毛管状腺瘤占15%，绒毛腺瘤占10%。恶变率在管状腺瘤为5%，绒毛管状腺瘤为22%，绒毛状腺瘤为40%。

4. 其他　40岁后大肠癌发病率逐渐上升，妇科癌肿放疗的病人大肠癌发病率增加2～3倍，有大肠癌切除史的病人再发大肠癌的可能性增加3倍，患乳癌和妇科癌肿的病人大肠癌发病率增加。

【高危人群】　既往有CRC或息肉切除史的病人异时癌的发生风险高2.7～7.7倍。CRC高危人群包括：①病史在10年以上的溃疡性结肠炎；②有狭窄形成的Crohn病；③有结肠息肉或CRC病史或家族史者；或④有FAP或HNPCC（详见上文）家族史者。

【筛查预案】　CRC的筛选检查推荐标准是年龄在50～75岁的病人应该选择下列CRC筛查试验之一：

- 每年做1次粪便免疫化学试验或基于愈创木脂的化学法粪便隐血试验。隐血试验的缺点是1次检测的阳性率低，对进展期肿瘤的敏感性仅11%～24%，因此，要连续检查3次；此外，粪便隐血试验不具特异性，在阳性病人中，近半数为新生物，30%～35%为腺瘤，10%～15%为结肠癌（腺瘤：癌＝3：1）。因此，用粪便隐血诊断（定性诊断）结肠癌时要注意以下几个问题：①并非所有结肠癌或息肉都有出血，即使有出血，也为间歇性，通常粪便隐血试验会遗漏75%新生物（主要是小腺瘤）；②必须告诉病人在检查前2天食低过氧化酶食物，不食未烧熟的肉；③有些药物（如：铁剂、西米替啶、止酸剂和抗坏血酸）会干扰过氧化酶反应，造成假阴性。
- 每5年做一次纤维乙状结肠镜检查。
- 每10年做一次纤维乙状结肠镜检查，联合每年做一次FIT。
- 每10年做一次结肠镜检查。
- 每5年做一次CT结肠造影（仿真结肠镜）。

【扩散与转移】

（1）直接蔓延：癌肿从黏膜下沿肠管周径、上、下及深层蔓延。癌肿环绕肠管壁侵犯一周约需1.5～2年。癌肿突破外膜后可侵犯前列腺、膀胱、阴道、子宫等邻近脏器。

（2）淋巴转移：是CRC的主要扩散途径，可以呈跳跃式。直肠癌的淋巴转移主要是沿直肠上动脉周淋巴向上转移；当向上的扩散途径受阻时，可逆流向下转移。

（3）血运转移：直肠癌可侵入小静脉，形成血管内癌栓，然后经肠系膜下静脉转移至肝，低位直肠癌也可经髂静脉转移至肺。肿瘤恶性度越高，静脉转移越早。结肠癌通常经门静脉转移至肝，T4肿瘤侵犯体壁才会经下腔静脉转移至肺。

（4）种植转移：直肠癌种植转移少见。

（5）肠腔内种植转移更少见，除非是手术种植。

【临床表现】　大多数CRC的类型在特性上依旧为散发性，也就是说，无明显相关家族史。临床表现主要取决于肿瘤的部位、大小和转移情况。早期CRC无明显症状，仅当发展至出血、感染或梗阻时才会出现症状或在结肠镜检查时被发现。

1. 右半结肠癌　病人常表现为贫血、黑便或粪便隐血阳性、消瘦和虚弱，右侧中下腹持续性不适、疼痛或右下腹肿块（图25-13），或酷似小肠梗阻，甚至"阑尾炎"。由于右半结肠肠腔宽，粪便稀，因此肠梗阻出现时间晚，也会出现排便习惯改变。男性病人和绝经妇女出现缺铁性贫血就应该寻找是否存在胃肠道失血。但是，约有1/3证据确凿的结肠癌病人其血红蛋白正常,粪便隐血试验阴性。

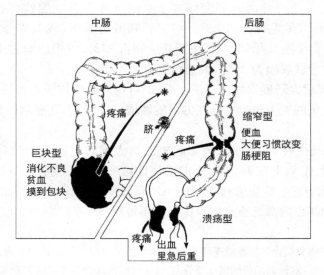

图 25-13　CRC 大体形态与位置的关系及其临床特点

2. **左半结肠癌**　主要表现有黏液血便和机械性肠梗阻(初时粪便变形、"铅笔样"细便或者充溢性腹泻——腹泻便秘交替;之后出现痉挛性腹痛、腹胀、排便障碍)。左侧结肠癌有不到 10％的病人表现为**急性大肠梗阻**。约 50％的病人主诉消瘦,但是消瘦一般都不会是结直肠病人的唯一表现。易发生梗阻的原因是该处肠腔窄、粪便呈固态、肿瘤呈环形缩窄性生长。血便易误诊为痔,并且这些病人往往合并有痔。在美国,至少 20％的乙状结肠癌病人还伴有憩室病,从而增加了及时正确诊断的难度。乙状结肠癌也会导致结肠-膀胱瘘或结肠-阴道瘘,酷似结肠憩室炎。

3. **直肠癌**　主要表现同左半结肠癌。低位直肠癌(肠内肿物和肿物溃烂感染)可有里急后重、便意频数、肛门下坠感等**直肠刺激症状**。血便易误诊为痔,诊断中要重视指检。肿瘤感染溃烂则表现为腥臭味暗红色血便和直肠刺激症状,易被误诊为慢性细菌性痢疾或肠炎。

直肠癌与结肠癌的不同:①由于骨盆和括约肌的限制,不可能做广泛切除;②与泌尿生殖器官以及神经毗邻,手术后男性病人阳痿发生率高;③双重血管和淋巴引流,肺转移更多见;④距肛门近,允许经肛门协助诊断和治疗:由于直肠的活动受限,因此,MRI 的图像质量更佳。此外,靠近肛门的直肠癌可以利用超声对肠壁浸润深度以及邻近淋巴结受累情况做比较正确的评估。直肠癌侵犯骨盆侧壁时可以附加术前术后放疗。

4. **转移表现**　转移病灶通常没有症状。晚期直肠癌侵犯前列腺、膀胱,可有尿路症状;侵犯骶前神经产生剧痛;转移至肝脏,表现为右上腹肿块、黄疸、瘙痒、慢性失血、贫血和虚弱。

【诊断】　CRC 疑诊的根据是病史、体格检查或筛查结果。**对疑诊的病人需要着手做三件事**:尽早获取原发灶的活检诊断,排除同时癌(做全结肠镜检查或纤维乙状结肠镜加钡灌肠检查),了解有无远处转移。对有梗阻症状的病人,可以通过腹部平片或水溶性造影剂灌肠明确梗阻部位。

1. **疑诊依据**　①病史:排便习惯改变、缺铁性贫血或直肠出血;②体格检查:贫血貌、腹部肿块；③血癌胚抗原（CEA）水平增高；④粪便隐血阳性（CRC 早期粪便隐血即阳性，但粪便隐血试验不具特异性，须结合直肠指检和影像检查进行诊断）。

2. 确诊检查　主要包括：直肠指检、内镜检查和取活检以及钡灌肠。

（1）直肠指检：这是**诊断直肠癌最重要的方法**，简便、易行，对直肠中下段肿瘤诊断可靠，早期直肠癌即可通过指检确诊。指检还可了解癌肿的大小、活动度、溃疡、局部侵犯和淋巴结情况，有助于手术方式的选择。

（2）直肠镜和纤维乙状结肠镜检查：硬质乙状结肠镜检查和活检是齿线上方直肠癌的重要诊断手段。纤维乙状结肠镜对肿瘤距齿线的距离的估计往往不准确。结肠镜检查的优点是可以取黏膜活检，并且可以做息肉切除术；缺点是有 0.1%～0.3% 的并发症（出血、穿孔）。适用于直肠指检阳性需取活组织检查者及有直肠癌症状但指检阴性者。取活组织检查时应取肿瘤边缘多块组织送检；肿瘤中央区坏死组织多，深取后易发生穿孔。**硬质乙状结肠镜检查和活检是齿线上方直肠癌的重要诊断手段。**

（3）全结肠镜检查：如果上述两项检查不能明确诊断，应考虑全结肠纤维结肠镜检查。术前全结肠镜检查可以排除同时癌，为手术方案的拟定提供依据。

结肠镜是诊断结肠癌的"金标准"，仅 40% 的结肠癌位于纤维乙状结肠镜可窥见的范围。除了观察全结肠排除异时息肉或癌外，结肠镜还可以对肿瘤取活组织检查，同时癌的发生率约为 3%。即使钡灌肠诊断出的结肠癌，通常也需要做一次结肠镜，目的是获取活组织标本，同时发现（并切除）钡灌肠检查未能发现的小息肉。对于小于 1.0 cm 的息肉，目前的标准处理方法是密切观察，不需要做预防性切除。

（4）钡灌肠：气钡双重造影可早期发现结肠息肉和结肠癌。左侧结肠癌钡灌肠的典型表现是"苹果核"征。钡灌肠的优点是可以常规检查右半结肠，在结肠镜检查时有 5%～10% 的病人无法做到。此外，钡灌肠定位正确、直观，**有利于手术切口的选定**，这也是结肠镜检查所不及的。**钡灌肠的缺点是中下段直肠显示不清。**对表现为肠梗阻者，应该摄腹部平片，并用水溶性造影剂灌肠了解梗阻位置和程度。

3. 排除同时癌　采用全结肠镜检查或乙状结肠镜加钡灌肠。

4. 区域或远处扩散的检查

（1）直肠指检和盆腔检查可以评估肿瘤与邻近泌尿生殖器官的侵犯程度。男性病人必要时可以通过膀胱镜检查来排除前列腺或膀胱的侵犯情况。

（2）CXR 了解两肺转移情况。腹部 CT 判断肝、肾上腺、卵巢、盆腔和淋巴结的转移情况。

（3）盆腔 MRI 和经直肠超声（EUS）：能准确判断肿瘤的局部侵犯深度以及邻近泌尿生殖器官的侵犯情况。不过，直肠超声对区域淋巴结判断的准确性比 MRI 稍差（阴性预测值 >90%）。

（4）其他：全身骨扫描或 PET-CT 有助于判断 CRC 周围侵犯情况和淋巴结、肝、肺、骨的远处转移情况。术前应该常规测定 CEA。CEA 是 CRC 病人很有价值的预后和监测指标。

【鉴别诊断】　应包括憩室狭窄、息肉、良性肿瘤、结核、缺血性病变和 Crohn 结肠炎。检查发现乙状结肠憩室存在梗阻性病变时，应怀疑结肠癌，这两种病变可共存，且有时不易区分，外科医师应行肿瘤根治性手术，包括广泛的淋巴清扫。

直肠癌应与痔、肛裂、慢性肠炎鉴别，临床上常见到直肠癌与这些疾病并存，诊断时应特别注意勿遗漏直肠癌,直肠指检和直肠镜检查是鉴别诊断的重要手段。**如果存在直肠出血,即使出血明显来自良性病变(如痔),也应该做进一步检查,排除并存的 CRC。**

在男性老年病人,低位前壁直肠癌还应与前列腺癌相鉴别,前列腺癌的特点是 PSA 升高,肛门指检、影像检查和活检都可以为鉴别提供依据。

【预后评估】 除了肿瘤分期和血清癌胚抗原(CEA)值升高外,已经明确的预后因素还包括:**癌结节**(与残留淋巴结无关、与癌灶边缘不相连续的、肿瘤旁癌结节的数目)、**肿瘤退缩等级**(对新辅助治疗的病理缓解反应程度)、**环周切缘**(癌灶边缘至距离最近手术切缘之间的距离)、**微卫星不稳定**、**神经周围侵犯**(在组织学上,神经区域有癌侵犯)、p53 突变以及 K-ras 突变。

1. **肿瘤分期** 要求对客观资料进行处理,明确疾病的进展状态。数据汇总后对病人的病情给出指定分期,从而推断残留病灶的可能性以及(做或不做进一步治疗时的)治愈概率。

CRC 分期是依据肿瘤在肠壁的穿透深度(T 分期)、淋巴结受累程度(N 分期)以及有无远处转移(M 分期)来评估的。Dukes 分期 Astler-Coller 改良法最简单:癌肿限于黏膜层,无淋巴结转移为 A 期;癌肿侵入肌层,无淋巴结转移为 B1 期;癌肿穿透肌层,无淋巴结转移为 B2 期;癌肿在肠壁内,有淋巴结转移为 C1 期;癌肿穿透肠壁,有淋巴结转移为 C2 期;有远处转移或侵犯邻近脏器为 D 期。术前活检诊断"癌变",并不表示早期。**目前使用最广泛的病理分期法还是 AJCC 分期**(见下)。

(1) 术前临床分期(cTNM)的证据来自病史、体格检查和内窥镜等检查结果。判断是否存在转移灶的辅助检查方法有胸部 X 线、CT(包括胸腹盆)、MRI 和正电子发射断层扫描(PET-CT)。

直肠癌病人术前临床分期的目的往往是为了判断病人是否需要做术前辅助治疗,评估手段包括直肠腔内超声、盆腔 CT 和盆腔 MRI(有或没有直肠线圈)。

(2) 病理分期是利用切除标本的病理检查(pTNM)结果为预后和进一步(辅助)治疗的必要性提供证据。癌细胞限于腺基底膜内(上皮内)或固有层内(黏膜内),未突破黏膜肌层,就不会有转移风险,这种癌症被定义为原位癌(pTis)。

由于疾病范围不同,pT4 类肿瘤的结果不尽相同。突破脏腹膜的 T4 癌灶(pT4a)其预后比直接侵犯其他器官或与其他器官粘附(pT4b)的肿瘤好。此外,受累淋巴结越多病人的预后越恶劣。

(3) **肿瘤退缩等级**:虽然这些数据还不是结论性的,但是,术前辅助治疗后有显著病理缓解反应的病人似乎预后更好。在新辅助治疗后只有微小残留癌灶或没有残留癌灶的病人可能比广泛残留癌灶的病人预后更好。人们已经研发出了四分等级法[1]用于评估肿瘤对新辅助治疗的缓解反应。病人在启用术前辅助(通常是放疗和化疗联合使用)治疗之前所做的 cTNM,在对手术切除标本检查后所做的病理分期会改变,人们规定用 y 来表示新辅助病理分期(ypTNM)。

De Campos-Lobato 的研究数据认为新辅助治疗后间隔至少 8 周时间做手术切除病理学完全缓解率更高,局部复发率更低。

---

[1] 注:肿瘤退缩的四分等级法(four-point regression grade):0 级:无效;1 级:纤维组织和癌细胞存在,癌细胞为主;2 级:纤维组织和癌细胞存在,纤维组织为主;3 级:纤维组织和零星癌细胞;4 级:完全有效(癌细胞全部坏死消失,被肉眼或纤维组织取代)。

2. CRC复发临床风险评分(Yuman Fong clinical risk score，CRS)包括 5 项参数:原发肿瘤淋巴结阳性,有同时转移灶或者异时转移灶距离原发灶手术时间<12 个月,肝转移肿瘤数目>1 个,术前 CEA 水平≥200 ng/mL 以及转移肿瘤最大直径>5 cm。每项参数 1 分。0~2 分为 CRS 低分,3~5 分为 CRS 高分。CRS 评分越高,术后复发风险越大,围手术期化疗获益越大。

【治疗】　CRC 的首选疗法是手术。外科手术目标是切除原发性癌灶、切缘满意、切除区域淋巴结,采用吻合法重建胃肠道的连续性。切除的范围取决于癌灶的位置、癌灶的血供和淋巴引流,以及毗邻器官是否存在直接侵犯。重要的是要尽可能大范围地切除与动脉伴行的淋巴结,目标是腹腔内没有淋巴转移灶。如果术后发现肝转移,有些病人依旧可能做肝转移灶的治愈性切除术,前提是腹腔内癌灶已经完全根除。

许多研究表明腹腔镜 CRC 切除手术在技术上和肿瘤学上是可行的。手术步骤包括腹壁切开一个小的横切口,以便较容易地取出标本并辅助吻合。但是少数病例在 trocar 孔会出现肿瘤种植复发。

CRC 治疗的质量评估标准:①如病人分期为Ⅲ期结肠癌,年龄<80 岁,应在诊断后 4 个月内接受辅助化疗;②如病人分期为Ⅱ期或Ⅲ期直肠癌,年龄<80 岁,应接受术前或术后盆腔放射治疗,在诊断后 9 个月内接受术后辅助化疗;③如病人分期为Ⅱ期或Ⅲ期结肠癌或直肠癌,未行术前化疗或放疗而直接接受根治性结肠或直肠手术,术中至少要切除 12 枚淋巴结进行检查。

1. 手术治疗　手术原则:彻底探查(包括肝脏);整块切除标本(切除病变肠管及其相应的血管系膜和淋巴结);首选治愈性切除,其次是姑息性切除,最后是短路手术。直肠癌的下切缘距肿瘤下缘 2 cm 即可(分化差的肿瘤要求 5 cm)。大肠癌同时合并多发性腺瘤建议行大肠次全切除术。

术前一般准备见本书第四、五、六、十章;肠道准备详见本章第二节。根据 CRC 癌瘤的部位不同,根治式不同。

(1)右半结肠切除术:适用于盲肠、升结肠和结肠肝曲的癌。在回结肠动脉根部、右结肠动脉根部和中结肠动脉右支起始处(肝曲部癌应在中结肠动脉根部)结扎、切断并清除这些血管周围的淋巴结。将距回盲瓣近侧 4~6 cm 起至中结肠动脉右支供血的横结肠之间的肠段以及大网膜右半切除,将末端回肠与横结肠做对端或端-侧吻合重建消化道(参见本章第九节)。

扩大右半结肠切除是大多数横结肠癌灶的首选术式,该术式是在右结肠动脉和中结肠动脉根部离断,将这两根动脉供血的右半结肠和横结肠全部切除,将末端回肠与降结肠做吻合。

(2)横结肠切除术:适用于横结肠中部癌。在中结肠动脉根部结扎、切断并清除该血管周围的淋巴结。切除大网膜、横结肠及其系膜。用升结肠-乙状结肠对端吻合重建消化道。中结肠动脉根部离断后,结肠脾曲的血供就难以保证(图 25-3),需要酌情切除脾曲。

(3)左半结肠切除术:用于降结肠癌。在中结肠动脉左支起始处和肠系膜下动脉根部结扎(尽量保留直肠上动脉)、切断并清除这些血管周围的淋巴结。切除脾曲与直-乙交界处之间的结肠以及大网膜左半。术中应注意勿伤及左侧输尿管。用横结肠-直肠对端吻合重建消化道。

乙状结肠切除适用于乙状结肠癌,手术中需要游离结肠脾曲以便做无张力吻合。**大多**

数外科医生不愿意用近侧乙状结肠做吻合,原因是肠系膜下动脉的乙状结肠支纤细。此外,乙状结肠是憩室病的好发部位。

(4) 直肠癌切除术:直肠癌手术治疗的目标是切除肿瘤、切缘满意和一期吻合。然而,一期吻合要求吻合口血供良好、吻合口无张力和肛门括约肌正常,这三点缺任何一点都只能选择 Miles 手术。目前认为,直肠癌远切端距肿瘤下缘 2 cm 即可(分化差的肿瘤例外)。由于这一观念的改变加上管形吻合器的普及,对距肛门 6～11 cm、位于腹膜反折以下的低位的直肠癌,只要切除肿瘤下缘 2 cm 的直肠后肛管直肠环保留完好且肛提肌上残留直肠长度超过 2 cm 者,都可以考虑尝试保留肛门括约肌的直肠癌切除加低位吻合,不必行永久性结肠造瘘,也不影响生存率。**术中用金属夹标记可能复发的部位供术后放疗参考。**女性病人,若癌肿位于直肠前壁或浸润直肠周径逾 1/2 圈者,宜选用后盆腔清扫术。

对淋巴结阳性(N1)或肠壁全层侵犯(T3)但淋巴结阴性的直肠癌来说,标准治疗方法是手术切除加术后辅助化疗及放疗。

目前已明确以下观点:①腹膜返折下直肠的淋巴引流是向上、向侧方,不向下引流;②直肠癌远侧肠管切除 2 cm 以上已经足够,这一点已形成共识,再无争论之必要;③符合保肛术适应证的低位直肠癌病人不会因施行腹会阴联合切除加永久性末端乙状结肠造瘘(Miles术)而增加其 5 年生存率。低位直肠癌是否保肛主要是依据病人的全身情况、肿瘤的分化程度、浸润转移的范围以及距齿状线的距离个体化对待。一般情况下直肠完全游离后,肛提肌未受肿瘤侵犯的可行结肠与直肠末端或肛管的吻合。对于组织分化程度差、恶性程度高且Dukes C 期及 D 期、局部浸润广泛或有盆腔淋巴转移的病例,以及肿瘤下缘距肛缘距离太近者不适宜行保肛手术。④对距肛门<6 cm 的直肠癌,有两种手术术式可供选择:Miles 术和局部切除术。

根据吻合口距齿状线的距离分为:**超低位吻合**(<2 cm);**低位吻合**(2 cm 至腹膜反折处,吻合口在腹膜外);**高位吻合**(腹膜反折以上,吻合口在腹腔内)。

直肠上 1/3 和中 1/3 的肿瘤应行低位前切除一期吻合;直肠下 1/3(腹膜反折以下)肿瘤可以酌情尝试超低位吻合,不过一般采用 Miles 术;然而,如若直肠下 1/3 肿瘤<2 cm、外生性、活动度好、高分化,在有良好器械的情况下,有经验的医师也可选择经肛门病变全层切除或局部激光切除。

1) 直肠前切除(Dixon)术:经典的**前切除**是前路(经腹部入路)直肠-乙状结肠切除、结肠-直肠吻合术的一个缩略词,是指在直肠上动脉和乙状结肠动脉根部结扎离断,将腹膜反折以上的近侧直肠切除或直肠乙状结肠切除,并切除其系膜,保留乙状结肠边缘动脉弓,行降结肠-直肠或者乙状结肠-直肠对端吻合术。Dixon 术的优点是可以将荷瘤肠段与直肠系膜一并完全切除,包括引流肿瘤床的淋巴管道。

低位前切除是指通过剖腹入路做腹膜反折以下直肠的切除,利用管形吻合器做降结肠-直肠吻合重建肠道的连续性。在切除标本中几乎肯定包含有可能存在憩室病的乙状结肠,此外,**在肠系膜下动脉切断后,乙状结肠的血供往往不能满足吻合口的愈合。**全直肠系膜切除(TME)技术是将被内脏盆筋膜(其环周切缘无肿瘤累及)包裹的直肠与其毗邻的直肠系膜(其内含引流肿瘤床的淋巴管)整块切除。TME 优点是显著降低了局部复发率,提高了病人生存率和生活质量,明显优于其他传统手术和辅助治疗。使用 TME 技术后,直肠癌病人的 5 年生存率显著增加(50%→75%)、局部复发率下降(30%→5%)、阳痿和膀胱功能障碍发生率下降(85%→低于 15%)。随着吻合器技术的发展,使超低位吻合变得容易,并逐步取代传统的 Miles 术。但 TME 并不能增加保肛率,而是在保肛手术中应该做到 TME,目的是减少复发率。TME 的缺点是术后吻合口漏发生率高(原因是广泛解剖后残留直肠的血供破坏,骶前缺损形成的死腔容易积液)以及术后肛门功能部分或完全丧失。

2) 保留括约肌的腹会阴直肠癌切除加结肠-肛管吻合术:如果在保留括约肌的情况下远端直肠癌在切除后无法达到合格切缘,就是 Miles 手术的适应证。不过,有些直肠癌病例使用术前放化疗会退缩至不需要牺牲括约肌就能达到符合肿瘤学原则的合格外科切缘,可以免去永久性造瘘,做保留括约肌的腹会阴直肠癌切除加结肠-肛管吻合术。该术式特别适用于体态好且术前括约肌功能良好的、年轻的直肠癌病人。

低位保肛手术必须具备的条件:①肿瘤距肛缘 4 cm 以上的 Dukes A 期和 B 期以及高分化的 C 期,瘤体在盆腔有良好的活动度,较易手术分离;②瘤体周围盆腔未见浸润病灶,已有远处转移但局部癌灶仍可行根治切除;③充分游离直肠后能切除瘤体远端肠段 2～3 cm,而且能保留肛提肌;④管状腺瘤癌变癌灶距齿状线 2 cm 以上;⑤对于带蒂的息肉样腺瘤,直接行局部切除而保留肛门;⑥病人坚决要求。

3) 腹会阴联合直肠切除术(Miles 术):切除范围包括乙状结肠下部、全部直肠、肛管、肛周 2.5 cm 的皮肤、肛管内外括约肌、坐骨直肠窝脂肪和肛提肌,在直肠上动脉和乙状结肠动脉根部结扎离断,并切除其系膜,保留乙状结肠边缘动脉弓,在左下腹行乙状结肠造瘘。Miles 术适用于肿瘤累及肛门括约肌或者十分毗邻括约肌(为了获得满意切缘无法保留括约肌),以及那些无法做括约肌保留手术的病人(术前括约肌控制能力差)。与老年病人的结肠-肛管吻合或术前就存在排便失禁的病人做结肠-肛管吻合相比,结肠造瘘的生活质量往往更高,前提是所创建的结肠造瘘口满意。

4) 经腹直肠切除、结肠造瘘术(Hartmann 术):方法是切除乙状结肠下部和直肠肿瘤,缝闭直肠远断端,用乙状结肠近断端造瘘。适用于直肠癌盆腔广泛扩散者、年老体弱者、原发灶能切除但局部复发可能性大不宜行低位吻合者以及直肠癌急性梗阻近侧肠腔大量积粪不宜行一期吻合者。

5) 局部治疗:方法有经肛管摘除肿瘤、电灼、直肠腔内辐射、冷冻疗法和激光汽化等。然而,所有的方法都要求做癌灶完全切除,切缘有满意的正常组织边距。适用于早期直肠癌(高或中分化、隆起型、长径<3 cm、局限于肠壁黏膜下层内、距肛缘<6 cm 显露容易、无淋巴或血管侵犯、EUS 或 MRI 示肿瘤≤T1N0,此时淋巴结转移概率<8%),并且已经成为这些肿瘤的标准术式,遗憾的是符合上述条件的直肠癌仅 3%～5%。对拒绝造瘘或远期结局可接受(手术风险大或广泛转移)的病人也可考虑行局部手术。虽然许多外科医生在局部切除后都缝合直肠缺损区,但是,由于手术部位位于腹膜反折之下,缝合缺损并非必须。在顾虑腹会阴切除相关的并发症和直肠功能丧失的同时,必须兼顾淋巴结转移这一问题,此外,无法将淋巴结全部切除,正确分期也无从谈起。即便在严格筛选后,pT1、pT2 和 pT3 直肠癌局部切除后局部的复发率仍在 10%、20% 和 30% 以上;对分期相同的直肠癌采用局部切除法做确定性治疗的病人复发率高 3～4 倍。pT1 病人术后必须密切随访。无论是否放疗,pT2 和 pT3 行局部切除都不能成为治愈性治疗,术后必须辅助放疗加化疗。

对不可治愈的、期望寿命小于 6 个月的直肠癌病人,外放射(加或不加化疗)联合激光毁损、扩张或直肠支架可以防治梗阻。对期望寿命大于 6 个月的病人,应该尽可能行姑息性切除。

对距离肛缘≥6 cm 或 T2N0 直肠癌不主张单独选择全厚肠壁局部切除,应该选择更激进的术式。直肠切除加全直肠系膜切除（低位前切除或 Miles 术）是唯一的策略,从而确保局部淋巴结的切除送检,Ⅰ期 T2N0 直肠癌在这种手术后的 5 年存活率大于 95%,如此高的治愈率需要与该术式带来功能问题做权衡。

6) 经肛门内镜微创手术(transanal endoscopic microsurgery, TEM):适用于 T1 癌灶或无蒂息肉。方法是通过一种在设计上专门为中段和下段直肠手术提供入路的设备完成局部切除。这是一柄安装有立体双目镜、大口径(4 cm 直径)密封防漏气直肠镜,可以同时调节 4 项功能(O_2进气泵、冲洗泵、吸引器和直肠内压力监测)。镜头的位置和病人在手术台上的体位摆放对成功手术操作来讲至关重要。该术式的相关并发症与标准的经肛管局部切除术相仿——出血、尿潴留、穿孔进入腹膜腔和粪水污染。大口径直肠镜对肛门括约肌的扩张会导致术后排便失禁,不过,大多是暂时性的。

7)电灼法:方法是用电热器件将肿瘤部位烫成一块全厚焦痂消融癌灶,要求焦痂深达直肠周围脂肪——同时破坏了肿瘤和直肠壁,因此该术式无法获取标本做病理学分期评估。该术式已经基本被经肛门局部切除取代,仅适用于癌灶在腹膜反折以下、有手术禁忌风险和期望寿命不长的病人。该术式的相关并发症是术后发热和大出血,大出血可以晚至术后 10 天才出现。

(5) 经腹结肠切除术:又称为次全结肠切除术或全结肠切除术。是指切除从回肠到直肠之间的全部结肠,用回肠-直肠吻合重建消化道的连续性。适用于多发性原发结肠癌病人和 HNPCC 病人,偶尔也可以用于乙状结肠癌完全梗阻病人。由于结肠的吸收和储存能力丧失,经腹结肠切除术会导致排便频数。60 岁以下病人一般能耐受该术式,小肠黏膜会逐渐适应、增加水的吸收,达到每天排便 1~3 次这种可接受的程度。然而,在老年人,经腹结肠切除术可能会导致严重慢性腹泻。

2. **辅助疗法** 直肠癌术后的总 5 年生存率仅 50%,局部复发率为 20%~30%,因此,要常规给予辅助治疗。所有行新辅助治疗的直肠癌都应该在治疗前对肿瘤远侧缘做染色标记,结肠癌应该分别做肿瘤近侧缘和远侧缘染色标记。

(1) 直肠癌放疗:放疗对结肠癌无效,但可使直肠癌退缩,便于手术切除,有利于保肛手术的施行。术前放疗主要适用于≥T3 的病人。多中心前瞻随机临床研究表明,对各期直肠癌做术前放疗可以提高 5 年生存率,降低局部复发率,已经成为直肠癌的标准治疗。术前放疗的缺点是一期吻合的吻合口并发症发生率高。目前,人们主张经直肠内超声(ERUS)或 MRI,若确定为 cT3N0 直肠癌可以不做新辅助放化疗。直肠癌术前放疗有两种在生物学上等价的剂量选择:①术前 5 天用 2 000 cGy,随后立即手术;②5 周用 4 500 cGy,休息 7 周待肿瘤缩小。对术前未采用放疗者或对手术切除的满意度有疑问者,有人主张用术后辅助治疗。术后放疗的并发症发生率高,如小肠损伤和结直肠吻合口的损伤。

(2) CRC 术后辅助化疗的目的是杀灭残留的微转移灶。术后辅助化疗可以增加Ⅲ期结肠癌病人的总生存率和无病生存率。但是,对Ⅱ期结肠癌化疗人们存在不同意见。CRC 的标准化疗是小剂量 5-氟尿嘧啶(5-Fu)连续滴注。如今,一般认为 5-Fu 连续输注优于团注,毒性比较小。①已有的研究表明口服氟嘧啶、卡培他滨至少与 5-Fu 等效。②经典 LV5FU2(LV5FU2c)方案:亚叶酸 200 mg/m² 加 5% 葡萄糖注射液 250 mL,在用 5-Fu 前半小时开始静脉滴注维持 2 小时,d1、d2;5-Fu 400 mg/m² 加 5% 葡萄糖注射液 100 mL,推注 2~4 min,后续 5-Fu 600 mg/m² 加 5% 葡萄糖注射液 500 mL,civ 22 h,d1、d2;每 4 周重复。③简化 LV5FU2(LV5FU2s)方案:LV 400 mg/m²,d1;5-Fu 400 mg/m²,推注,后续

5 - Fu 2 400 mg/m²,civ 46 h,d1、d15,每 4 周重复。④XELOX 方案(又称 CAPOX 方案)：在全系膜切除术后,病人接受 4 个周期的 XELOX 辅助化疗(卡培他滨 1 000 mg/m²,d1～14,奥沙利铂 130 mg/m²,d1,每 21 天为 1 个周期)。⑤西妥昔单抗或帕尼单抗联合 FOL-FOX 或 FOLFIRI 化疗方案可改善 EGFR 阳性的转移性 CRC 病人的临床预后。60%～80% 的 CRC 有 EGFR 高表达,EGFR 高表达者生存时间短。西妥昔单抗的用法是首次 400 mg/m²,以后每周 1 次,每次 250 mg/m²。然而,回顾性分析显示,K-ras 基因突变的病人对西妥昔单抗和帕尼单抗治疗没有反应,目前临床指南建议在 EGFR 抑制剂使用前要通过基因测试核实病人不存在 K-ras 突变(提示存在 K-ras 野生型基因)。不过,5 - Fu 方案依旧是治疗 CRC 的基石,上述一些 5 - Fu 方案的补救药物对转移灶有效,但作为辅助治疗尚处于研究阶段。

Ⅱ期 CRC：美国临床肿瘤学学会建议对有至少一项不良预后指标的Ⅱ期病人使用基于 5 - Fu 的辅助化疗,这些不良预后指标包括淋巴结取样量不足(随标本切除的淋巴结数<12 枚)、T4 病灶、组织学分化差和病灶穿孔。对Ⅱ期病人是否应该使用 FOLFOX4 方案,意见尚不统一,不过,如今在临床上大多数医院似乎偏好在早期病灶加用 FOLFOX4 方案。

Ⅲ期 CRC：很显然,Ⅲ期病人能从辅助化疗获益。已经表明 FOLFOX4 方案可以将 3 年无病生存率从单独用 LV 方案的 73% 提升至 78%。遗憾的是,FOLFIRI 方案在辅助治疗中未能显示其有效性,如今已经不再用于Ⅲ期病人的治疗。

Ⅳ期 CRC：这类病人的治疗取决于转移的部位和范围。一般来讲,对无症状的Ⅳ结肠癌病人往往先采用化疗。一方面病人可以立即从全身治疗获益,不需要为术后伤口愈合阶段等时间,况且,大多数无症状的Ⅳ结肠癌病人不会从原发灶切除中有远期生存获益。然而,有许多情况做肝脏或肺脏转移灶切除可以有一定的远期生存获益(见本章第八节之四),一般在 3～6 个化疗周期后再次做影像检查判断缓解情况。化疗退缩满意的病人在转移灶切除后 5 年生存率可以达 25%。

(3) 肝动脉栓塞或插管化疗：适用于不能切除的转移性肝癌。

【预后】　虽然仔细和准确的病理分期可以对预后做更精确的评估,不过,Ⅰ期结肠癌病人在恰当切除治疗后的 5 年生存率一般约为 90%。ⅡA 期结肠癌病人的 5 年存活率为 85%,ⅡB 期为 72%,ⅡB 期比淋巴结阳性的ⅢA 期病人还差。Ⅲ期结肠癌(有淋巴结转移)病人的 5 年生存率约为 50%,Ⅳ期结肠癌(远隔转移)病人 5 年生存率不足 5%。

即使在当今条件下,CRC 手术后死亡率仍然在 1%～2%,并发症发生率为 10%,包括吻合口瘘、梗阻和感染。直肠癌根治术的平均手术死亡率为 1%～5%,出院后有 25%～60% 的病人有粪便污染内裤、粪便频数、便急等症,5%～70% 的病人有排尿障碍或性功能障碍。CRC 病人合并糖尿病的比例高,因此,术后并发症的发生率高,也复杂。

【随访】　约 85% 的复发发生在切除术后 2 年内,因此,随访的重点应该放在切除术后 2 年内。

(1) Ⅱ期病人的追踪随访包括在前 2 年每 3 个月做 1 次 CEA 检测,然后每 6 个月做 1 次 CEA 检测直至术后 5 年。如术前癌胚抗原(CEA)高,术后 CEA 下降,术后 CEA 随访升高往往提示局部复发或远处转移。判断复发不是依据 CEA 的绝对水平,而是动态变化。若 CEA 持续升高,应该立即做影像学检查,甚至 PET - CT 检查,寻找复发灶。多发性腺瘤者,术后每 3 个月肠镜检查 1 次。

(2) 术后 1 年应该做一次结肠镜检查,以后每 3 年查一次。在前 3 年至少每年做 1 次胸腹部 CT 扫描。PET - CT 对肝肺以外转移灶的确定很重要，可以根据组织的代谢情况鉴别是肿瘤抑或瘢痕，CT 无法做到这一点。

（3）CRC 复发者常有疼痛、衰弱，治疗很困难。①手术方式是姑息性切除和解除梗阻；②化疗效果不肯定；③放疗仅作为一种姑息治疗手段；④孤立性肝转移灶手术切除后的 5 年生存率为 25%；⑤孤立性肺转移灶手术切除后的 5 年生存率为 20%。

（一）直肠癌

1. 临床表现　直肠癌最常见的症状是便血。遗憾的是，人们往往把便血归咎于肛门直肠良性疾病，结果导致正确诊断延误，直至直肠癌已经处于晚期。其他症状包括黏液便、里急后重和排便习惯改变。

2. 鉴别诊断　包括溃疡性结肠炎、Crohn 结直肠炎、放射性直肠炎和脱垂。偶尔，所谓的隐匿性直肠脱垂（乙状结肠套入直肠腔内的"内在肠套叠"）会导致孤立性直肠溃疡，酷似溃疡型癌。人们认为乙状结肠反复套叠造成肠黏膜慢性损伤会导致直肠黏膜溃疡形成。这种因肠套叠所致的黏膜损伤也会形成息肉样病灶，其特征是良性柱状上皮和位于黏膜肌深面的黏膜囊肿。其组织学表现（深部囊性结肠炎）容易与浸润性腺癌混淆，认识到这是一种良性疾病至关重要。

3. 术前评估　与前文所述的结肠癌病人的术前评估相仿，**主要的区别在于需要正确判断病灶是否侵犯括约肌以及侵犯范围**（用肠壁侵犯深度和毗邻淋巴结转移情况判断）。应该做一次全结肠镜检查，目的是排除结肠同时癌。直肠癌的精确定位最好是采用硬质直肠乙状结肠镜或者纤维乙状结肠镜。可以通过**直肠指检评估肠壁侵犯深度**（浅表侵犯的病灶是可移动的，肠壁侵犯越深，病灶的活动度就越差或变为固定），直肠腔内超声和 MRI 可以对肠壁侵犯程度做出正确评估。

4. 直肠与结肠的不同点　直肠位于狭小的骨盆内、腹膜后，与泌尿生殖器官、自主神经和肛门括约肌毗邻，外科显露比较困难。此外，在正确的解剖层面精确解剖分离至关重要，因为盆内脏筋膜包裹着直肠系膜，如果在盆内脏筋膜内侧做解剖分离病人会有局部复发的厄运，在无血管解剖间隙外侧做解剖分离又有可能损伤混合性自主神经，在男性导致阳痿，以及男性和女性的膀胱功能障碍。

此外，直肠的生物学特性，加上直肠位于盆腔腹膜后在解剖上与小肠存在距离，为直肠癌放疗提供了得天独厚的良好机会，而结肠则不具备如此条件。大肠可以耐受的辐射剂量高达 6 000 cGy，但是，治疗结肠癌所用的这种辐射剂量会对治疗野的小肠造成影响。小肠对这种辐射剂量无法耐受，会出现放射性小肠炎（包括小肠狭窄、出血和穿孔）。

5. 治疗特点　虽然临床研究得出的信息支持对直肠癌实施多学科治疗，但是人们对病人的选择标准依旧存在不同意见。不过，可以给出下列 4 点一般理念：

（1）放疗能为许多直肠癌病人提供显著获益，术前放疗优于术后放疗。对局部晚期直肠癌（距肛缘 10～15 cm，≥Ⅱ期）可以采用术前放疗（加化疗）。

（2）对结肠癌有效的辅助化疗方案在直肠癌病人也可获益。术前放疗联合使用 LV 方案、单一 5 - Fu 输注或卡培他滨口服往往会使肿瘤显著退缩（降期），完全临床缓解率约为10%～20%。

（3）新辅助治疗的最佳疗程尚不明了。在欧洲，最常用的方法是在短疗程放疗（25 Gy）后做肿瘤切除手术（低位前切除或 Miles 术）。在美国，人们对≥Ⅱ期的直肠癌比较常用的方法是先做术前放化疗（放疗 4 500～5 040 cGy，加基于 5 - Fu 的输注化疗或口服卡培他

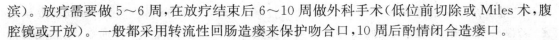

滨）。放疗需要做 5～6 周,在放疗结束后 6～10 周做外科手术(低位前切除或 Miles 术,腹腔镜或开放)。一般都采用转流性回肠造瘘来保护吻合口,10 周后酌情闭合造瘘口。

（4）**新辅助治疗不能替代正确的外科手术**。如后文所述,一定要在正确的解剖间隙做解剖分离,才能达到满意的环周切缘,将有可能存在转移的直肠淋巴组织切除。直肠中段和下段癌灶应该采用 TME,直肠上段癌灶(距肛缘>10 cm)可以在肿瘤下方离断直肠系膜,以便保留远端直肠用于吻合。

（二）直肠癌复发

直肠癌局部复发的主要原因是远侧直肠切缘残留。复发一般都在术后 18 个月内,肿瘤长入肠腔内,表现为盆部疼痛、肿块、便血或 CEA 升高。体格检查、活检以及 CT 或 PET 有助于确诊。治疗效果不很满意,姑息手术率为 10%～20%。如果此前未做过化放疗,此时应该做。如能够排除远处转移,可根据括约肌和泌尿生殖器官受累的情况选择低位前切除、腹会阴切除或盆腔脏器切除(切除直肠和膀胱)。术前应行膀胱镜、阴道检查,CT 和 MRI 也极为重要,可了解肿瘤侵犯情况和转移情况,骶神经和坐骨神经侵犯情况。MRI 还可对纤维化瘢痕与肿瘤复发进行鉴别,可通过矢状面或冠状面重建为手术方案的拟定提供帮助。

（三）结肠癌并发肠梗阻

结肠梗阻属闭襻性肠梗阻,只要没有穿孔腹膜炎,一般不必紧急手术,但也不要盲目拖延,手术时机取决于心血管等夹杂症的控制。由于没有做肠道准备,因此切口感染率高。

由于完全结肠梗阻病人无法做术前结肠镜检查取样,也往往无法从满意的术前分期中获益,因此,最好能通过切除肿瘤来明确诊断。一般可以用水溶性造影灌肠来确定梗阻的解剖位置,帮助切口选择。

> 经验之谈:
>
> 如今,结肠癌已经成为老年病人最常见的急性肠梗阻病因,往往需要急诊开腹手术处理。接下来的重要选项就是切口选择,尤其在降结肠癌,因为**降结肠癌切除需要游离结肠脾曲**,我们偏向采用上腹部正中切口左侧绕脐,而在乙状结肠癌我们青睐下腹部正中切口(不绕脐或半绕脐)。这就要求术者在术前仔细阅读 CT 片水平位像,评估结肠扩张-狭窄移行区位置(水平)与脐凹的关系。如果移行区在脐凹水平或在脐凹水平头侧,就很可能是降结肠癌,而非乙状结肠癌。

（1）结肠脾曲近侧的结肠癌肠梗阻:右侧结肠或盲肠的粪便比较稀薄,该部位的癌灶造成完全梗阻的情况较为少见,临床表现酷似小肠梗阻。如果怀疑近侧结肠梗阻,可以用水溶性造影剂灌肠核实诊断,同时了解远侧结肠是否存在**同时癌**。采用右半结肠切除加回肠-横结肠一期吻合,前提是末端回肠活力好、病人情况稳定、肠壁水肿程度轻微。否则,就需要做回肠造瘘,远断端做长段 Hartmann 或黏液瘘。一期吻合后吻合口瘘发生率为 10%(无肠梗阻者为 6%);若全身情况差、穿孔伴粪水腹膜炎、肠壁水肿,可行末端回肠造瘘或吻合口外置。

（2）左侧结肠癌肠梗阻:临床表现见本章第三节四。处理方法有 6 种选择:①通过肠镜放置**结肠内支架**或留置肠梗阻减压管重建肠腔、解除梗阻、使肠壁水肿消退,为肠道准备、择期手术和一期吻合赢得了时间,可以作为一种姑息治疗手段为外科手术做短期桥接。其缺点是:金属支架的费用高昂,肿瘤在支架扩张后容易发生出血、侵蚀和穿孔等并发症,使病情复杂化,稠厚粪便依旧会影响该部位的通畅性。②术中通过阑尾或回肠插入一根导管对剩余结肠灌洗后切除肿瘤做一期吻合,不做暂时性肠造瘘。这种方法仅适用于**血流动力学稳定、肠襻柔韧度好、肠壁无水肿、肠襻血管良好的病人**。该方法的优点不言而喻,缺点是吻合口漏的发生率高于 30%(相比之下,择期手术者该部位的吻合口漏为 10%~20%),一旦发生吻合口漏就需要行 Hartmann 手术或横结肠造瘘术(此时的升结肠和横结肠内一般都有粪便,所以不主张做回肠造瘘)。③**肿瘤肠襻节段切除后做一期吻合,加做近侧肠襻保护性造瘘**。优点是不必担忧吻合口漏所致的感染,缺点是需要在 3~6 个月后再次评估并做造瘘口还纳手术。④**切除肿瘤后做 Hartmann 手术**是将远侧断端缝闭,近侧断端做结肠造瘘,伺机还纳造瘘口,做结肠-直肠吻合,重建肠道的连续性。主要适用于左半结肠癌穿孔、全身营养差、用免疫抑制剂者。优点是不必担忧吻合口漏所致的感染和造瘘口还纳的问题,缺点是很可能终生结肠造瘘,还可能有造瘘口相关并发症。⑤**横结肠襻式造瘘**(远侧做黏液瘘)二期切除肿瘤,适用于病情不稳定、结肠扩张明显者。⑥保守治疗寄希望于自行排便。

除结肠次全切除外,所有术式都要了解近侧结肠内有无同时癌存在。术中结肠灌洗后一期吻合的手术死亡率为 10%。③④⑤比较手术病死率无差异,因此对左半结肠癌穿孔、全身营养差、用免疫抑制剂者应尽可能选择③④。另一个有争议的问题是切除范围,一般认**为行肿瘤肠襻节段切除即可,不做正规的左半结肠或直肠切除**。

(3) 内镜治疗 CRC 肠梗阻的方法均为非治愈性,方法有激光肿瘤消融、内支架置入、球囊扩张、通过肿瘤区插入肠梗阻减压管。

(四)结肠癌肝转移

10%~25%的结肠癌在就诊时已经有肝转移,切除是唯一可能治愈的手段,原则是在保留足够残肝体积(>30%)的前提下,尽可能达到切缘阴性。而其他预后因素(转移灶大小、数目和部位)不是手术的禁忌证。CRC 肝转移的病人分为三类:①CRC 肝转移病人在确诊时有 10%可切除,是指无论肝转移灶多少,都能直接切除。②潜在可切除约占 CRC 肝转移病人的 30%~40%,是指转移灶较大或残余肝脏体积太小,或存在可切除性肝外转移灶。这种病人需要依靠化疗或靶向治疗使转移灶退缩(转化性治疗),才能达到 R0 切除。转化性治疗中首先要考虑到药物的有效性,其次要兼顾术后并发症少的方案。例如:贝伐珠单抗使用后 6 周内会影响伤口愈合和肝脏组织再生;奥沙利铂和伊立替康会损害肝功能;西妥昔单抗则没有这些缺点。③完全不可切除是指弥漫性或多发性转移灶,或存在不可切除性肝外转移灶。

结肠癌肝转移肝切除后的手术病死率在 0%~5%,术后 5 年生存率取决于病人的选择,一般为 20%。结肠癌肝转移病人的外科疗效与肝细胞性肝癌(HCC)不同,因为这类病人没有肝硬化,允许较长时间的肝门阻断和较多的肝组织切除不会导致肝衰竭;肝组织的再生能力强;门脉很少有癌栓形成;多次切除的机会多。CRC 肝转移用静脉化疗不能延长生存,此外,由于转移灶的血供多不丰富,因此插管栓塞化疗效果也不满意。

四、结直肠其他肿瘤

1. **淋巴瘤** 常常容易转移到结直肠,但是,结肠原发性非霍奇金淋巴瘤仅占全部胃肠道淋巴瘤的 10%。胃肠道也是人免疫缺陷病毒(HIV)相关性非霍奇金淋巴瘤的常见部位。最常见的临床症状是腹痛、粪便习惯改变、消瘦和便血。由于病灶位于黏膜下,因此,活检常不具有诊断价值。辅助诊断手段同结肠癌,此外,要做骨髓活检和全面检查有无其他肿大的淋巴结。治疗方法是手术切除加术后化疗。对局部晚期病例可以做肠旁路、活检加术后化疗。

2. 直肠后肿瘤　通常表现为姿势性疼痛，体格检查或 CT 检查可以发现直肠后肿块。诊断中应该与先天性、神经源性、骨性以及炎性肿块鉴别。一般不主张取活检。可以经尾路或腹部做正规的肿瘤切除。

3. 类癌　结肠类癌占胃肠道类癌的 2％。直径＜2 cm 者罕有转移，但直径＞2 cm 的病灶 80％有局部或远处转移，中位生存时间＜12 个月。因此，小病灶仅需局部摘除，＞2 cm 的病灶应该做正规切除。

直肠类癌占胃肠道类癌的 15％。像结肠类癌一样，直径＜2 cm 的病灶恶性的可能性很小，可以经肛门或内镜切除；但是，直径＞2 cm 直肠类癌 90％为恶性，其手术方式同直肠癌，可以做低位前切除或腹会阴切除。

第九节　结直肠癌手术要点

1. 术前准备　术前要常规标记结肠造瘘口的位置。造瘘口位置一般放在左下腹或中线的腹壁突起处（不能位于腹部皮肤皱褶内，妨碍病人直视），避开骨性突起（髂骨或肋骨）和瘢痕（以免影响造瘘袋的固定），不影响裤腰带的束缚，最好穿过腹直肌。也应该在右下腹做标记，以备临时性（保护性）襻式回造瘘。

2. 体位与铺巾　麻醉后常规留置鼻胃管、Foley 导尿管和一根 34 Fr 蘑菇头直肠导管，用温盐水冲洗直肠直至流出液清亮，然后灌入 100 mL 碘伏溶液。对既往有盆腔手术史的病人，以及估计肿瘤累及膀胱和输尿管的病人，麻醉后应该先放置输尿管导管。病人取截石位，便于腹部和会阴同时操作。

3. 术式选择　手术方式的选择取决于病灶的位置、括约肌的情况和病人的全身情况。腹会阴切除术适用于直肠远断端不能达到肿瘤下 2 cm 或括约肌难以保留者；低位前切除适用于直肠远断端切缘满意者；Hartmann 切除适用于术前有肠梗阻、严重感染或术中病情不稳者；结肠肛管吻合加保护性近侧结肠造瘘适用于良性肿瘤病人低位直肠地毯状绒毛腺瘤（carpet villous adenomas）、直肠放射性损伤以及直肠下 1/3 直肠癌。

（一）右半结肠切除术

此处侧重介绍"中央优先"或称"SMV 优先"入路。

1. 体位　病人取仰卧位，若拟行术中结肠镜检查，就应该取伸展型 Lloyd - Davies 体位①，要求会阴部露出手术台缘 5～7 cm，骶髂关节下方垫硅胶垫。将踝关节、膝关节与对侧肩关节三点维持在一条假想直线上。要求每侧小腿的后外侧与足镫之间能允许一只手插入，避免腓总神经受压。

2. 切口与可切除性评估　取中上腹正中切口进腹。进腹后先将小肠翻向左侧，探查腹腔，判断有无转移灶及转移范围，同时排除意料外病灶，查肠系膜根部和横结肠系膜根部。评估肿瘤的可切除性，特别注意十二指肠、胰腺、大血管、右肾和右侧输尿管。再将小肠翻向

---

① 注：Lloyd - Davies 体位相当于取 30°的 Trendelenburg 体位，两腿分开，两侧膝关节和髋关节仅微曲，主要用于直肠和盆腔手术，又称改良截石位。但是，有报道认为长时间的 Lloyd - Davis 体位会发生小腿骨筋膜室综合征（缺血-再灌注损伤）。参见 Dis Colon Rectum. 1999, 42(7)：916-919。

病人右侧显露小肠系膜根部。在肠系膜上动脉（SMA）左侧剪开十二指肠横部前面的腹膜向尾侧延长6 cm，紧贴十二指肠横部腹侧面向右稍行分离，创建一条肠系膜上血管后隧道，术者将左手食指和中指通过该隧道在 SMA 后方伸向右侧，在十二指肠横部前方扪触肠系膜上血管（图25-14）。若有肿物（肿瘤转移的淋巴结）包绕肠系膜上血管、主动脉或下腔静脉；或者在创建隧道时 SMA 与十二指肠横部根本无法分开，都是无法行右半结肠根治性切除术、只能选择姑息手术的唯一局部征象。肿瘤侵犯十二指肠前壁也不妨碍根治术。

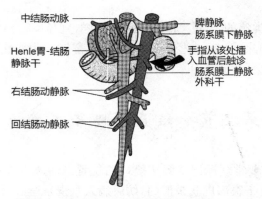

图25-14　术者右手食指和中指从左侧伸向 SMA
和 SMV 后方扪触判断可切除性

经验之谈：
　　在结肠癌行右半结肠切除术时，术中最大的风险不是十二指肠，也不在输尿管，而是肠系膜上静脉被肿瘤淋巴结侵犯的情况。如果根据术中探查预计该静脉有侵犯，最好是放弃手术，因为这种情况已经不可能根治，**在不能根治的情况下手术的原则是安全第一**。如果你依旧选择切除术，请先创建肠系膜上血管后隧道（图25-14）或者采用 Kocher 手法游离胰头至腹主动脉前方，以便万一出血时术者可以用左手**在胰腺钩突和十二指肠横部的后方将肠系膜上静脉顶起控制出血**，用右手4-0 Prolene 缝线做修补缝合止血。当肠系膜上静脉出血时，切忌盲目钳夹。

3. **处理回结肠血管**　继续前述"SMV 优先"入路手法直至手术者能将左手食指和中指指尖经肠系膜上血管背面的隧道插至回结肠血管蒂的两侧顶起。再将小肠及其系膜翻回至病人的左侧开始解剖分离回结肠血管蒂。以左手食指和中指的指尖做引导在回结肠血管根部的两侧各开一个窗。推开回结肠血管根部的淋巴组织，用血管钳钳夹回结肠血管后离断，用3-0单荞线缝扎。通过肠系膜上的这个窗口，在升结肠系膜与后腹膜结构之间的间隙内向头侧游离。此操作过程中会遇到 Gerota 筋膜（肾周脂肪囊）的最内侧面、十二指肠的腹侧面和胰头。

在"外周优先"入路，确定回结肠血管蒂的要诀是将**右侧结肠向尾侧向外侧牵拽**，此时可以见到一条有搏动的嵴状隆起，此即回结肠血管蒂。将横结肠拉向头端，扪触肠系膜上动静脉，沿肠系膜上静脉（SMV）右侧、十二指肠横部尾侧纵行剪开其表面腹膜，显露回结肠血管，在其起始部切断、结扎。沿 SMA 右侧向近侧1.2 cm 处为右结肠动脉，切断、结扎之，再向近侧为中结肠动脉的右支（肝曲支）。

4. **处理中结肠血管**　随着解剖分离在十二指肠表面进行，就进入十二指肠球部与横结肠系膜之间的间隙。将横结肠向尾端牵拉,在胃网膜右动脉弓下切除大网膜右半,清除幽门下淋巴结,显露胰腺下缘的中结肠血管。盲肠和升结肠癌可不切断中结肠血管主干,仅切断中结肠血管的右支;肝曲结肠癌,应在中结肠血管根部结扎处理之。胃网膜右静脉与右结肠静脉和胰十二指肠前下静脉共同汇合成Henle 干,Henle 干从肠系膜上静脉右侧壁汇入(图 25-15)。分离中要避免过度向下牵拉结肠撕裂胰十二指肠前下静脉,造成难以控制的出血,该处出血的处理是缝扎 Henle干。操作要轻柔仔细,先套线、结扎,后切断。然后离断毗邻横结肠中部的剩余结肠系膜,该系膜中有边缘动脉。在结扎处理边缘动脉断端之前,一定要核实边缘动脉的保留侧断端是否有搏动性动脉出血,确保回结肠吻合口的结肠侧血供满意。同样,毗邻末端回肠的剩余回肠系膜有两套边缘回肠血供,也应该予以离断。

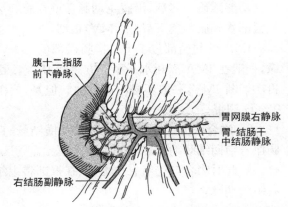

图 25-15　Henle 干的相关解剖示意图

（图中标注：胰十二指肠前下静脉、胃网膜右静脉、胃-结肠干、中结肠静脉、右结肠副静脉）

　　术中应注意保护右侧输尿管和十二指肠。此外,右侧结肠癌的转移淋巴结会侵犯肠系膜上静脉根部,在清扫该处淋巴结时,要注意勿伤及肠系膜上静脉——中结肠静脉残端未扎牢回缩后会造成难以控制的肠系膜上静脉大出血。在升结肠头侧半的解剖分离过程中有三个部位需要倍加小心:①解剖分离在系膜背面过深误入 Gerota 筋膜(肾周脂肪囊);②胰十二指肠下静脉与中结肠静脉之间的侧枝交通静脉(Henle 干)被撕裂;③损伤十二指肠降部和横部。

　　5. 切开右结肠外侧后腹膜　沿升结肠外侧纵形切开 Toldt 胚胎融合平面(在 Monk 白线腹侧切开)。左手食指伸入腹膜后作导引,分离切除标本,注意勿伤及十二指肠和右输尿管。

　　6. 吻合　一般行回-结肠端侧吻合术。

　　(二) 左半结肠切除术

　　此处介绍"外周优先"入路手法。

　　1. 体位　病人取伸展型 Lloyd-Davies 体位。

　　2. 游离降结肠和乙状结肠　在左结肠外侧沿 Monk 白线纵向切开侧腹膜,进入疏松的Toldt 胚胎融合层(始终沿该解剖间隙分离,有助于避免伤及腹膜后结构),用左手食指抬起腹膜作引导沿 Monk 白线腹侧向上剪至脾曲转角处,向下剪至乙状结肠直肠交界处。此时可显露左生殖血管及其内侧平行走向的输尿管。将降结肠牵向右侧,显露位于脾曲结肠系膜与肾包膜之间的肾结肠韧带。用食指充分撑开该韧带后,用剪刀在结肠系膜附近剪断该韧带。此时可显露左输尿管上段和生殖血管。沿输尿管腹侧这一解剖间隙,游离降结肠和乙状结肠直达盆腔。

　　3. 游离脾曲　用剪刀剪开大网膜与脾包膜间的粘连,切勿牵拉大网膜,以免撕裂脾包膜。脾包膜撕裂后的处理见第三十章第八节之四"医源性脾脏外伤"。切断大网膜与横结肠脂肪垂之间的连接,继续切断肾结肠韧带的上部。

　　4. 切断肠系膜下动脉(IMA)　将左侧结肠从腹腔内提起,牵向病人左侧。从十二指肠空肠曲下方将结肠系膜的腹膜层向下剪开直至骶岬。显露腹主动脉前壁左侧结肠系膜内侧面。紧靠髂总动脉分叉头侧在腹主动脉前壁找到 IMA 根部。通过扪诊找到 IMA 与主动脉交界处，距其起源处 1.5 cm 结扎、切断 IMA。腹主动脉周围有交感神经，不宜剥光，以免发生性功能障碍。然后，沿腹主动脉前壁在腹膜后隐窝的头侧在 Treitz 韧带水平在左结肠系膜根部找到肠系膜下静脉（IMV）根部，在十二指肠空肠交界及胰后方切断 IMV。

IMA 的起始部位于十二指肠横部的下方，要在此处切断 IMA。IMV 的根部在胰腺下缘，一般在 IMA 离断水平稍下方离断 IMV。若降结肠与直肠吻合有张力时，可在胰腺下缘再次切断 IMV，一般不必游离脾曲。但是，要游离左结肠外侧沟，将降结肠与肾分开，直至 Treitz 韧带。

5. **吻合张力**　左半结肠切除后，横结肠-直肠吻合可能会压迫小肠，此时，可在远侧回肠血管与回结肠动脉之间的小肠系膜无血管区打孔，将横结肠穿过该孔，行回肠后结直肠吻合。若此时吻合口仍然有张力，可在根部将中结肠动脉切断，此时，横结肠的供血全部依赖右结肠动脉。

> **经验之谈：**
>
> 　　规范的左半结肠切除术需要切除横结肠脾曲至直肠，但是横结肠-直肠吻合难以保证吻合口无张力。
>
> 　　目前的乙状结肠癌根治术，一般仅切除乙状结肠（保留 IMA 起始部和降结肠动脉），行降结肠-直肠吻合。肿瘤外科激进派主张在 IMA 起始部位切断 IMA，以便淋巴结清扫，但愿您能审慎选择之，避免吻合口近侧结肠的血供不足，特别对动脉粥样硬化病人、糖尿病病人、肥胖病人和老年病人，因为 Drummond 边缘动脉弓和 Riolan 动脉弓不是恒定存在的（图 25-3），动脉粥样硬化又可能造成吻合支的闭塞。
>
> 　　肠襻吻合口的愈合要求有充沛的血供，涓涓细流不行。尽管"营养不良"与"饿死"属于截然不同的两种结局，然而，营养不良的儿童必然会出现发育迟滞等一系列问题。

（三）直肠前切除（Dixon 术）

1. **直肠的游离**　方法参见下文 Miles 术 1～5。直肠的淋巴结、血管和神经都在直肠背面。肿瘤清扫时要注意直肠背面脂肪组织的清扫。**中低位（距肛缘 10 cm 以内）直肠癌要求达到全直肠系膜切除**（total mesorectal excision，TME），不残留脂肪组织，勿使切除的肿瘤标本呈锥形。高位（距肛缘 10 cm 以上）直肠癌一般要求在肿瘤下方 3 cm 断离直肠系膜。直肠系膜中含动静脉，断离时应该尽可能上血管钳；无法上血管钳时，可以考虑采用超声刀或 LigaSure™ 断离。直肠四周游离后，直肠的三个侧曲就被拉直，可使直肠伸长 4 cm，从而使原来距肛缘 7 cm 的肿瘤，变成距肛缘 11 cm，使得低位前切除为恰当之选。

多少年来，在结直肠癌手术时，人们都要求清除足够的淋巴组织，达到治愈性切除，如：IMA 高位结扎、TME、和广泛盆腔淋巴结清扫。其中，除了 TME 后局部复发率下降外，IMA 高位结扎和广泛盆腔淋巴结清扫的生存获益都未得到证实。一般认为切除标本上至少应有 12 枚淋巴结，以便能对肿瘤进行正确分期。

2. **J 形贮袋制作或结肠成形术**　降结肠与直肠远端或肛管之间的端-端吻合可能会导

致低位前切除综合征①,其原因是正常直肠的贮存能力丧失,与吻合口的创建方法无关。创建一个结肠J形贮袋,用作吻合口的近侧部可以使这一问题得到部分解决。但是,如果吻合口距肛缘超过9cm,J形贮袋的优势就微不足道。制作J形贮袋的两支肠襻侧侧吻合口不宜超过6cm,以免出现排便困难。人们一般都不愿意用乙状结肠与直肠做吻合,原因在于乙状结肠的血供来自肠系膜下动脉的纤细分支并且乙状结肠是憩室的好发部位,这些往往被认为是吻合口瘘的风险因素。在肥胖病人和骨盆狭小的病人,J形贮袋在技术上往往难以在无张力情况下下拖至盆腔低位完成吻合。在这种病人,可以通过结肠成形(纵切横缝)制作贮袋,方法是距结肠近断端4~6cm做一条长8~10cm的结肠纵向切开,用横向缝合法关闭结肠切口,目的是增加肠腔的空间和贮粪能力。

3. 预防吻合口肿瘤种植　直肠癌手术中挤压肿瘤难以避免,脱落的肿瘤细胞很容易在吻合口的创面上获得血供,造成肿瘤复发。因此,直肠前切除低位吻合前经肛门冲洗直肠是预防吻合口肿瘤复发的重要步骤:①腹腔组紧贴肿瘤下缘夹一把无损伤直肠钳或Satinsky血管钳;②会阴组经肛门插入一根大号导尿管,用洗创器吸取生理盐水冲洗直肠,直至满意为止;③腹腔组在Satinsky血管钳尾侧用线性闭合器缝闭直肠,在缝闭线头侧横断直肠移除标本;④会阴组从肛门插入管形吻合器进行吻合。

4. 预防吻合口漏　直肠前切除低位吻合是指游离直肠切断两侧侧韧带、吻合口位于腹膜反折水平下方的手术。结肠与小肠的不同点在于血供差、肠腔内细菌多,因而容易发生漏。吻合前要注意:①供吻合的肠壁血供好(结肠近断端有搏动性出血,**必要时用剪刀剪去一块紧邻结肠近断端脂肪垂察看有无搏动性出血**);②吻合口无张力(图25-16);③吻合口两层肠壁之间无血块或脂肪组织嵌入;④盆腔部止血要彻底(吻合口位于腹膜外时,吻合口浸泡于血肿中,血肿继发感染影响吻合口愈合);⑤盆底腹膜可

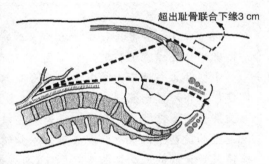

图25-16　结肠-直肠吻合口张力的评估
若结肠近切端能下拉至耻骨联合下缘之下3cm,就可以与齿状线做无张力吻合

不关闭,若盆底腹膜在吻合口上方关闭,吻合口周围形成死腔、积液;⑥吻合口缘无癌细胞残留;⑦腹腔感染、休克、大出血、术前放疗者吻合口漏发生率高;⑧单层吻合是保证吻合口质量的又一要诀。前切除吻合口漏的原因除前述几个原因外,还有:①解剖显露困难,在男性和肥胖者尤其困难,因而可因牵拉造成吻合处直肠小撕裂;②手工缝合时误将直肠黏膜看成全层进行缝合;③直肠壶腹周径比结肠长5~6cm,易造成吻合不严密。

在低位前切除、根部结扎IMA情况下,如果希望吻合口近侧肠襻的血管充沛,一种方法是裁短近侧肠襻的长度,并通过游离结肠脾曲获得足够长度的肠管做无张力吻合。Riolan**动脉弓从中结肠动脉发出后在胰腺下缘呈水平方向走行在肠系膜下静脉腹侧跨过。因此,**

---

①　注:低位前切除综合征(low anterior resection syndrome,LARS)是在切除了至少15~20cm大肠后(包括部分或全部直肠)将结肠与低位直肠做吻合后出现的一组症状[包括:排便频数和便急、密集排便(短时间内多次排便,尤其在进餐后出现便急)、粪便呈核桃大小颗粒状(而非通常情况下的条形便)、排便失禁、1~2日或多日无排便后一日多次排便、排气增多]。每个病人的临床表现各异,康复所需的时间长短也不一,通常需要2年。

在结扎肠系膜下静脉时要注意保护。

5. 结直肠吻合 ①距肛门 10 cm 以上的直肠癌切除后,可以采用手工吻合。手工吻合可以用一层吻合法,也可用二层吻合法,但目前趋向于一层吻合。②距肛门 8～10 cm 的直肠癌切除后,两端用手法缝合荷包,管形吻合器吻合。直肠荷包用 2.0 Prolene 缝线全层连续缝合,针距 0.5 cm,边切边缝!! ③距肛门 6～8 cm 的低位直肠癌,用双吻合器法——线性闭合器闭合残端加管形吻合器完成吻合。

管形吻合器使低位吻合变得极为方便。从肛门内插入吻合器时要注意两点:①吻合器一定要插入肛管,不要仅顶在肛门口未进入肛管,也不要误入阴道;②收紧吻合器时要注意勿将阴道壁夹入其中(腹腔组要保证直肠前壁游离足够,并在闭合前用 Allis 前夹住阴道后壁上提;会阴组在闭合后击发前将手指伸入阴道内摸一下! 阴道检查应该成为女性低位保肛术的常规)。

吻合完毕后一定要检查一下切下的环形组织是否完整,然后从肛门插入一柄直肠镜或纤维乙状结肠镜检查一次吻合口有无出血,做一次测漏试验。如果对吻合口的完整性心存疑虑,或者病人在术前接受过高剂量的化放疗,就应该做一个暂时性末端回肠造瘘,保证吻合口愈合。在 10 周左右若直肠镜检查和造影检查证实吻合口完整,再还纳闭合造瘘口。

经验之谈:

低位直肠癌分离过程中从腹部显露直肠下段往往有困难,此时,可以请一位助手在会阴部用拳头或器械将肛门向头侧顶,从而使直肠下段的显露和操作明显改善。

下文和本书第十六章对预防吻合口漏的要诀作了详细叙述,如果不掌握这些要诀,即使做了预防性回肠造瘘,吻合口也会形成严重瘢痕,使得造瘘口无法还纳。直肠癌病人预防性回肠造瘘的主要适应证是那些做过术前放疗的病人。

直肠前切除低位吻合在签署手术知情同意书时一定要告知低位前切除综合征以及排便频数造成的肛周皮肤糜烂疼痛,术后早期这些症状会使得病人十分焦虑、痛不欲生。

6. 术后监测保护性回肠造瘘口的排出量 将回肠造瘘口的排出量维持在每日 1 200 mL 以下。回肠造瘘口高排出量的处理方法是给予止泻剂、添加膳食纤维、考来烯胺(消胆胺)、洛哌丁胺(易蒙停)或阿片酊。

(四)保留括约肌的腹会阴直肠癌切除加结肠-肛管吻合术

实施该手术的方法有多种,包括结肠拉出式切除术(改良 Bacon 手术)或直肠经腹切除结肠肛管吻合术(Parks 手术)。然后,做降结肠-肛管吻合,一般都采用前文所述的低位结肠-直肠吻合法做 J 形贮袋或结肠成形术。由会阴组外科医生经肛管做手工吻合。对这类手术病人,**一定要告知病人低位前切除综合征**,因为它会对病人的生活质量构成严重负面影响。

1. Parks 手术 从腹部切口游离乙状结肠和盆腔直肠。切除范围包括肿瘤上方 10 cm 的乙状结肠至肛管直肠环以上的直肠,在直肠上动脉和乙状结肠动脉根部结扎离断,并切除其系膜,保留乙状结肠边缘动脉弓。剔除齿线上方残留直肠之黏膜,并从肛管入路完成直肠最远端的切除。将乙状结肠经保留的直肠肛管环中拖出固定或在会阴部行乙状结肠齿线吻合。本法适用于腹膜反折以下的直肠癌,切除肿瘤下缘 2 cm 的直肠后肛管直肠环保留完好,但肛提肌上残留直肠长度不足 1 cm 又无法用吻合器行低位吻合术者。

2. 改良 Bacon 手术 与 Parks 手术相仿,不同的是需要将拟切除的结肠直肠连同肿瘤标本内翻一并经肛管拖出，在齿线上方切除后做吻合，其缺点是括约肌损伤大，丧失了直肠本体感觉，仅当粪便刺激肛周皮肤时才产生便意，此时往往已难以控制粪便流出。

> 经验之谈：
> 　　低位直肠癌切除后重建括约肌的一切尝试都是注定会失败的，低位保肛的一切努力都不可能带来丰厚回报，至多能起到暂时的哗众取宠效果。众所周知，完成一个反射（排便反射）至少需要 5 个组件（感受器、传入神经、中枢、传出神经和效应器）参与。低位直肠癌切除后，感受器焉能重建或保留？仅仅着眼于效应器的重建或保留，怎能完成反射？！我们寄希望于压力传感电控机械肛门的研制开发。

（五）腹会阴联合直肠切除（Miles）手术

术前要对造瘘口的位置进行设计定位。一般的原则是造瘘口能被病人直视（不应该位于腹部皮肤皱褶内）、不影响裤腰带的束缚、不能影响造瘘袋的固定（造瘘口不要紧靠髂骨或肋骨）。

1. **乙状结肠和直肠的游离**　先沿乙状结肠外侧、在 Monk 白线腹侧纵形切开侧腹膜直至直肠膀胱陷凹，显露左生殖血管及沿其内侧平行走行的左输尿管（图 25-17）。**乙状结肠间隐窝的后方就是左侧输尿管**（图 25-18），注意避开之。保护左侧生殖血管。然后将乙状结肠牵向左侧，于其右侧系膜上切开，切开点应在主动脉分叉处，向尾端延长直至直肠膀胱陷凹前方与左侧切口汇合；向头端游离至肠系膜下血管。

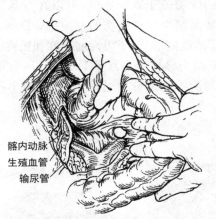

图 25-17　输尿管与生殖血管伴行（在生殖血管内侧 1 cm 进入盆腔）。输尿管在髂外动脉起始部跨越髂总动脉进入盆腔，并与髂内动脉伴行

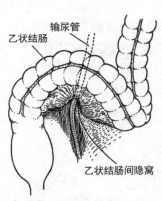

图 25-18　乙状结肠间隐窝的后方就是左侧输尿管

2. **离断 IMA**　上提乙状结肠，将左手食指从乙状结肠左侧伸入乙状结肠系膜背侧与主动脉分叉之间穿出，此时左食指可扪及在其上搏动的 IMA。剪开 IMA 起始处乙状结肠系膜的腹膜，顺动脉向下推开 IMA 周围的蜂窝组织和淋巴组织，直至看清 IMA 发出的左结肠动脉，然后在左结肠动脉分支尾侧切断 IMA。此时注意勿损伤其背侧的左输尿管。

3. **直肠背面的分离**　沿直肠上动脉背面向尾侧分离，进入骶前间隙，分离直肠背面时应尽可能在直视下看清间隙采用锐性（电刀）手法切断直肠-骶筋膜（Waldeyer 筋膜）后达尾骨尖（图 25-19），尽可能保留骶前神经丛。一定要牢记在第 4 骶椎水平直肠固有筋膜与骶前筋膜会有纤维束相连,此即直肠-骶骨筋膜。在此处,很重要的一点是**切忌用手指钝性分离撕破骶前筋膜**(以免损伤骶前静脉导致大出血)或撕破直肠固有筋膜(造成直肠系膜切除不全)。继续在直肠后尽可能向尾侧做解剖分离达肛提肌水平,只要在直视下能安全分离就行。

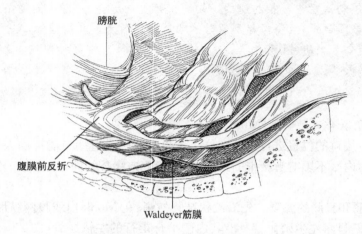

图 25-19　切断 Waldeyer 筋膜

4.**直肠前面的分离**　向上牵拉直肠;用拉钩向前牵开膀胱或子宫。如果病人的肿瘤位于直肠前壁,应该在直肠膀胱陷窝最低点的前方 0.5～1 cm 处(图 25-20、图 25-21)切开腹膜反折(在前列腺后间隙中分离);如果病人的肿瘤位于直肠后壁,可以在直肠前间隙(Denonvilliers 筋膜与直肠前壁之间)进行分离,从而减少神经损伤的发生率。Denonvilliers 筋膜位于腹膜外直肠、直肠系膜和直肠固有筋膜的腹侧面,位于男性前列腺和精囊(鸭蛋青色)的背面、女性阴道穹隆的背面。一定要认识到副交感神经是紧靠 Denonvilliers 筋膜的腹侧面分布,在男性司海绵体和勃起功能。在直肠前的解剖分离过程中,这些细小神经靠得很近,很容易损伤。

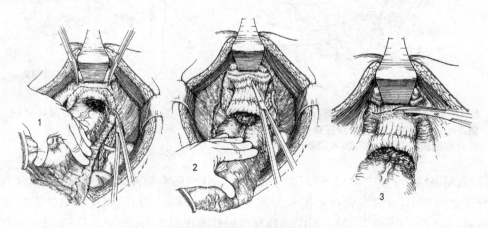

图 25-20　直肠腹侧面解剖分离示意图(前面观)

1-在直肠膀胱陷窝最低点或其前方 1 cm 处剪开腹膜;2-在直肠与膀胱和精囊腺(蛋青色)之间
(前列腺后间隙)向下分离;3-在精囊下缘水平剪开 Denonvilliers 筋膜

切开 Douglas 窝的腹膜开始直肠前外侧的解剖分离,在 Denonvilliers 筋膜的腹侧做直肠前方的解剖分离。用两把 Allis 钳将切开线前缘的腹膜上提，以改善显露，用组织剪锐性分开直肠与精囊之间的间隙，然后剪开 Denonvilliers 筋膜与精囊的联系，但是不要分离过深，该处静脉丛的出血很难在直视下控制。剪 Denonvilliers 筋膜时，不要向两侧剪开过多，以免损伤勃起神经。剪开 Denonvilliers 筋膜后，用手指钝性分离直肠前壁与精囊和前列腺之间的间隙，电凝止血。

　　无论是 Dixon 手术抑或 Miles 手术，直肠前的游离都要达到足够低的水平，前方至尿道水平与前列腺分开，两侧至能显露肛提肌，直肠四周之脂肪组织剥离至纵肌。尤其在子宫切除后的女性（阴道是一层致密组织，外观像"韧带"），要用 Allis 钳将阴道后壁上提后游离，以免在用管形吻合器吻合时将阴道后壁夹入其中，最终形成直肠-阴道瘘。这是直肠低位吻合术后直肠-阴道瘘的主要原因。最好在吻合后用阴道窥镜检查一下阴道后穹隆是否有缝线或吻合钉。

　　5. 切断侧韧带　在切断侧韧带和直肠中动、静脉时，要注意保护附近的同侧输尿管。

　　6. 会阴部切口与肛管后部的解剖分离　用水冲洗肛管直肠下段洗去粪渣和肿瘤碎屑，会阴部（包括女性的阴道）消毒铺巾。然后，做一针荷包缝合缝闭肛门，以减少肛管内容溢出污染手术野。环绕肛门做梭形切口，切口前端是会阴体，切口后端是肛门后缘与尾骨尖连线的中点。用一把 Lone Star 牵开器（肛门手术盘形牵开器）将皮缘拉开，进一步向深部切开在两侧进入坐骨直肠窝脂肪水平。在坐骨肛管窝内的直肠下血管分支一般都可以用电凝控制。把肛管直肠牵向前方，显露尾骨尖、切断肛尾韧带（图 25-22），进入肛管后间隙。此时，腹部术者应从盆腔内用手指为会阴部手术者做肛管后方解剖分离进入骶前间隙提供引导，以免会阴部术者盲目地在骶前筋膜背面分离过深损伤骶前静脉丛或神经。一旦从后方进入真骨盆，手术者插入一根手指"钩住"肛提肌，然后沿骨盆离断后外侧的肛提肌，再离断外侧的肛提肌。这有助于避免标本切除面形成"外科腰"。我们习惯用 LigaSure™ 处理尾骨肌、髂骨尾骨肌、耻骨尾骨肌和耻骨直肠肌，确保手术野始终无血。至此，会阴组的解剖分离面已经与之前腹部组的骶前解剖分离面汇合。继续由两侧向前外侧做分离解剖。当会阴部解剖分离完成 2/3 圈时，只要在已经游离的直肠乙状结肠闭合端缝一根引流管，往往就能轻而易举地将直肠乙状结肠通过盆腔后方的创口拖出至会阴部。这种手法为肛管前部剩余的解剖分离操作提供了更好的显露，肛管前部的解剖分离往往是 APR 手术中最具挑战性的部分。

　　远端乙状结肠和直肠从会阴伤口中拖出进行分离时，腹部术者应以深 Dever 拉钩将膀胱和输尿管向腹侧牵开，防止会阴组分离时伤及输尿管。

　　7. 肛管前部的解剖分离　将会阴前部的切口向深部切开，会阴部分离直肠前方时，应把会阴浅横肌后缘看作直肠前列腺隔或直肠阴道隔的向导。腹部手术在会阴部手术者做肛管前方的解剖分离时要提供精囊和前列腺保护或阴道保护，因为该部位在截石位很难看清。用 2 把 Allis 钳分别夹住前方的会阴体和后方的标本外翻部做对抗牵引，与此同时，手术者在肛管

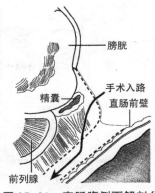

图 25-21　直肠腹侧面解剖分离示意图（侧面观）

前方的虚线代表 Denonvilliers 筋膜，后方的虚线代表直肠固有筋膜。对位于直肠前壁的癌肿，手术先在前列腺后间隙向尾侧分离至前列腺水平，然后横向切开 Denonvilliers 筋膜进入直肠前间隙继续向尾侧游离，将该筋膜一并切除

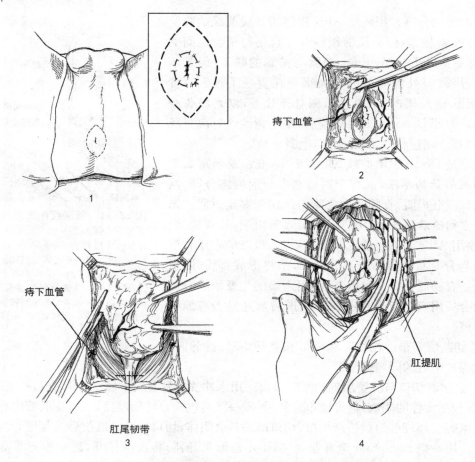

图 25-22　会阴部术者显露尾骨尖、切断肛尾韧带

前方向头侧拓展切除面。女病人的前壁病灶可能需要切除阴道后壁,以确保切缘合格。如果不需要切除阴道壁,就向头侧解剖分离直肠阴道隔,手术者要不时将手指伸入阴道内做引导,避免不小心切破阴道。在男性病人,肛管前方的解剖分离要靠触摸 Foley 导尿管做导向,避免损伤尿道和前列腺。离断位于中线的直肠尿道肌和耻骨直肠肌,并离断其余的附着组织。

8.　**检查标本**　在将标本送病理科检查前,手术者应该检查一下切缘的合格性,是否有穿破迹象。标本的外观应该呈"柱状",有完整的双耳形直肠系膜,外表面光滑。外观差的标本(直肠系膜的筋膜有缺损或呈"外科腰"形)预示复发率高。

虽然腹会阴直肠癌切除术有多种不同方法,近年的经验表明:在做会阴部切除手术时将病人的体位置于俯卧位更有利于使切下的标本呈圆柱状(正常组织切缘更宽),降低了环周切缘的阳性率。

(六)结肠造瘘手术

参见第十六章第三节、第四节。

(七)直肠癌手术中易发生的失误及危险

1.　**输尿管损伤**　术中要常规显露输尿管,在切断侧韧带或修补盆底时尤其要注意勿误扎。输尿管的显露有 6 种方法:①目测法:**输尿管在精索血管内侧 0.5～1 cm 处跨越骨盆进入盆腔。**②触摸法:**在骶骨岬水平,输尿管跨越髂外动脉(右)或跨越髂总动脉(左)进入真盆**

腔,在髂内动脉外侧与该动脉伴行 1～2 cm。③染色法:术中请麻醉师静注靛胭脂 5 mL 或亚甲蓝 1 mL 后 5 min 有利于确定输尿管。④内置支架法:术前留置输尿管导管,便于术中触摸,主要适用于盆腔再次手术、局部晚期结肠癌、结肠憩室炎和 Crohn 病病人。⑤**骶生殖襞**(sacrogenital fold)可以作为该手术中避免输尿管损伤的一大重要解剖标志。骶生殖襞是从膀胱(男性)或子宫(女性)两侧向后延伸至骶骨的腹膜皱襞,内含骶骨膀胱韧带或骶骨子宫韧带。它犹如一条弧形的带子走行于输尿管与直肠系膜之间——盆段输尿管在骶生殖襞外侧走行。只要始终保持在骶生殖襞内侧操作就能避免损伤输尿管。⑥在进入膀胱前,在**精囊腺(蛋青色)**外侧,输尿管(位于背侧)与输精管(位于腹侧)有一个交叉,因此中高位前壁直肠癌有外侵时需要注意。

> 经验之谈:
> 　　不要用不可吸收缝线修补输尿管和膀胱,请用可吸收缝线,以免泌尿系结石形成,吻合器的钉和钛夹也会成为结石的核心。

2. **术中骶前静脉大出血**　直肠癌根治只需切除直肠周围淋巴结和淋巴管,无需剥离至骶前骨膜。如今,骶前静脉出血的常见原因是在低位直肠癌使用双吻合器技术时,闭合器的放置往往容易"蹭破"骶前静脉,发生出血。**骶前静脉出血时**,静脉断端常已缩回到骶孔内,因此钳夹和缝扎均难以奏效,那么可以尝试:①在出血处用大功率双极电凝;②剪一小块肌肉用血管钳夹住后压住出血点,用电凝棒熨烫其四周把肌肉"焊"住达到止血目的;③将图钉揿入或塞入骨蜡压迫止血;④用外科长纱条填塞盆腔止血也是一项不错的选择,24～48 小时后拔除纱条。

若癌肿已侵及骶前组织,则已无法达到 R0 切除。对侵及骶组织的直肠癌,不宜用钝性分离,应该用组织剪在直视下锐性解剖,避免进入盆壁筋膜的深面。解剖至尾骨前方时,可见连接尾骨与直肠后壁之间的致密**直肠-骶骨筋膜**(Waldeyer 筋膜),应该用剪刀锐性剪断(图 25-19),手指钝性分离是骶前静脉出血不止和直肠筋膜撕破的主要原因。

3. **性功能障碍和尿潴留**　一般可逐渐恢复。男性直肠癌手术后阳痿的发生率高达 50%,术前必须告知病人本人。神经损伤的位置一般在肠系膜下动脉起始处、骶前筋膜、侧韧带和直肠前方阴道或精囊水平。

腹主动脉周围的交感神经丛随主动脉下行,越过主动脉分叉及骶骨岬后分成左右两束,每束 1～3 支,行走于骨盆后侧壁伴髂血管前行(图 25-23)。术中清扫腹主动脉周围淋巴结时,勿紧贴主动脉前壁。解剖至骶骨岬以下时,应注意与髂血管保持适当距离,方可保留男性性功能,减少膀胱功能障碍的发生。

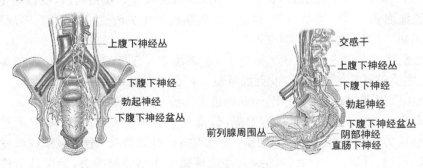

图 25-23　腹下交感神经丛解剖

4. **直肠损伤**　腹腔组分离直肠应在直视下进行,后壁的分离应在骶前间隙内进行。前壁在腹膜反折处剪开1~2 cm,然后向下分离。直肠前壁未受肿瘤侵犯者,分离应在Denonvilliers筋膜背面进行;前壁已受肿瘤侵犯者,分离应在Denonvilliers筋膜腹侧面进行。

5. **尿道损伤**　切断肛尾韧带进入盆腔,会阴部术者将已经切断的乙状结肠和直肠远断端从会阴伤口的后方拖出后,用电刀由后向前切开肛提肌。最后仅留耻骨直肠肌悬吊于会阴切口前方。会阴部解剖最大的危险是损伤男性尿道。

6. **盆底腹膜裂开致小肠内疝**　盆底腹膜可以不缝。如果准备缝合,就应该在切开乙状结肠侧腹膜时,尽可能保留足够的侧腹膜,如此,缝闭后的盆底腹膜可松弛地降至盆底会阴部,这样才能消灭盆底与会阴部的死腔,也避免了因腹压增加使盆底腹膜缝合处撕开所造成的内疝。

7. **盆底感染及脓肿**　吻合口漏或死腔存在是盆底感染的主要原因,这是很严重,甚至是致命的并发症,常见于手术后6~7天。直肠指检、直肠镜和盆腔CT都可确诊。治疗原则是抗感染、引流和近侧结肠造瘘。

直肠癌切除后吻合口漏的发生率可以高达20%,一般发生于术后4~7天。因此,在该时间段,病人有发热、白细胞增高、引流量增多以及腹痛时,应该注意进一步体格检查或CT检查。多数病人静脉用抗生素和肠道休息即可,若漏的量大则需要剖腹做粪便转流术。

8. **慢性会阴窦道形成**　会阴部的切除应适中,避免缝合张力;缝闭会阴部伤口前,尤其当直肠有穿破时,要冲洗,取出异物,防止瘤细胞种植;缝合时要注意不留死腔;尽可能使用单股可吸收缝线缝合;保证引流通畅。

9. **乳糜瘘、下肢静脉血栓形成。**

第十节　肛管和肛缘新生物

一、肛缘肿瘤

肛缘(齿状线以下)常见新生物有鳞癌、基底细胞癌、肛周Paget病和Bowen病。Paget细胞是一种大、苍白、有空泡、核偏心染色深的细胞。细胞内有酸性黏液物质,这一点可资与黑色素瘤或Bowen病鉴别。手术是广泛切除病变,否则容易复发,多点活检有助于决定手术范围。病变广泛时可行Miles手术,腹股沟淋巴结阳性时应同时清扫之。

1. **鳞状细胞癌**　肛周肿瘤以鳞癌最常见,分化好,有角化。一般表现为肿块,中央溃烂、出血、边缘外翻、瘙痒和肿块。偶尔表现为经久不愈的瘘。鳞癌向周围浸润,向腹股沟、髂淋巴结转移。治疗方法是局部广泛切除,如果肿瘤较大或累及括约肌,应该加化放疗。

2. **基底细胞癌**　是一种罕见的、男性多见的疾病。中央溃烂、边缘隆起不规则、轻度不适、瘙痒和出血。治疗方法是局部切除。

3. **高级别鳞状上皮内瘤变(Bowen病)**　越来越多见于HIV阳性病人,在其他免疫抑制病人(如:实质脏器移植的受者)也更加常见。局部切除或者用9%醋酸在肛门部做高分辨率涂抹破坏已识别的病灶,防止Bowen病进展为癌。需要长期随访检测。

4. **肛周Paget病**　是一种上皮内腺癌,最常见于老年病人。Paget病起初是一种良性原位肿瘤,被认为起源于肛周顶汗腺细胞,表现为瘙痒性红斑疹,酷似湿疹或牛皮癣。活检可明确诊断,不过,凡疑似Paget病的病人都应该做一次结肠镜检查,确保其活检结果不是由于直肠印戒细胞癌向下扩散,高达50%的Paget病病人有共存内脏癌,需要行腹会阴联合切除术。非侵入性病灶的治疗是将全部病灶做广泛局部切除。

二、肛管肿瘤

1. **表皮样癌**　是一种非角化性癌,起源于齿线上6～12 mm的肛管。女性多见,主要表现为硬结和出血。齿线以下的癌症转移至腹股沟淋巴结,因此,体格检查时要注意检查腹股沟淋巴结。确诊依靠活检,30%～40%的病例在确诊时已经有转移。治疗是按照Nigro方案进行化放疗:3 000 cGy外照射、丝裂霉素C加5-Fu。手术仅用于放化疗未能消除的局部病灶或复发病灶。手术方式是腹会阴切除(Miles手术),会阴部伤口并发症不足为奇。

2. **腺癌**　一般是低位直肠癌向下伸展所致,也可起源于肛腺,预后差。

3. **黑色素瘤**　占肛管癌的1%～3%,多见于40～60岁者。症状是出血、疼痛和肿块。诊断容易与血栓性痔混淆。确诊时38%已经有转移。治疗方法是局部广泛切除,术后5年生存率低于20%。

附:骶前肿瘤[①]

骶前肿瘤又称直肠后肿瘤,是指直肠后或骶前间隙的罕见肿瘤。骶前间隙,也称直肠后间隙,位于直肠固有筋膜与骶前筋膜之间,即直肠系膜与盆壁后筋膜之间的空间。骶前肿瘤的性质差异甚大,有良性、有恶性。发病机制可能与骶前间隙不同胚胎残迹组织的发育有关。在胚胎发育过程中,直肠后间隙的不同组织(神经外胚层和内胚层)会经历重塑演变。结果这些退化组织会形成肿块。

【分类】　55%～81%的骶前肿瘤为先天性且为良性,如:表皮样囊肿、皮样囊肿、直肠重复囊肿、直肠后错构瘤(尾肠囊肿)和畸胎瘤。常见的良性肿瘤依次是尾肠囊肿、皮样囊肿和表皮样囊肿。骶前肿瘤多见于育龄期妇女。**皮样囊肿与表皮样囊肿之间的组织学区别是前者存在毛囊、汗腺等皮肤附件结构;这两种囊肿都可以继发于创伤,也可以因外胚层管闭合缺陷皮肤包涵体所致。最常见的恶性肿瘤是脊索瘤,几乎占恶性肿瘤的1/3。**如今的分类方法是Uhlig-Johnson骶前肿瘤分类系统(表25-3)。

表25-3　Uhlig-Johnson骶前肿瘤分类系统

类型	举例
先天性	发育性(皮样囊肿、表皮样囊肿、错构瘤囊肿、尾肠囊肿)、畸胎瘤、脊索瘤、直肠重复囊肿
炎症性	脓肿
神经源性	神经鞘瘤、神经节细胞瘤和神经纤维瘤
骨性	Ewing肉瘤和软骨肉瘤
其他	B细胞非霍奇金淋巴瘤、胃肠间质瘤、平滑肌瘤、血管周上皮样瘤、纤维组织肉瘤、纤维肉瘤、髓样脂肪肉瘤、鳞状细胞癌转移、髓样脂肪瘤、导管内乳头状黏液性肿瘤和血管外皮细胞瘤

---

① 引自:Greca G L, Trombatore G, Basile G, et al. Retrorectal tumors: Case report and review of literature. *Int J Surg Case Re*, 2020, 77(11):726-729. https://doi.org/10.1016/j.ijscr.2020.11.089

【临床表现】　骶前间隙肿瘤的临床表现各异。大多是良性肿瘤、无症状，往往是偶然被发现，因此，在临床上往往得不到及时诊断和治疗。1/3 骶前囊肿病人的初始表现是感染，会被误诊为肛管直肠脓肿，尤其当穿透肠壁形成瘘管时。有时，根据肿瘤的大小和位置不同，这类肿瘤会产生压迫症状，包括泌尿道压迫、神经压迫和排便困难。文献中有巨大尾肠囊肿导致急性尿潴留和便秘的报道。因此，外科医生需要对这些临床表现提高警惕，怀疑直肠后肿块的存在。

最常见的症状是肛门处疼痛、肛周不适、排便困难、里急后重、排便习惯改变、便血、便稀、排便失禁和骶尾部肿块。

【辅助检查】　对有症状的病人，初步检查方法是做一次直肠指检或超声检查。对小病灶来讲，内镜超声检查有助于了解肿瘤的伸展范围、毗邻脏器侵犯、直肠肌有无浸润，有助于囊性与实质性肿瘤的鉴别以及单房囊肿与多房囊肿的判断。术前必须做正确的手术计划，目的是选择正确的手术入路实施最佳的切除术。术前最佳的诊断手段是 CT 和 MRI。人们往往会先做 CT 检查，但 CT 在区分肿瘤的良恶性方面并不可靠。因此，MRI 应该是首选，因为其诊断准确率高，并且与 CT 相比，MRI 在肿瘤性质的判断方面更有效——对恶性肿瘤诊断的敏感性和特异性分别为 81% 和 83%。为了区分肿瘤（特别在实体瘤）的良恶性，影像学检查都无法取代组织学诊断。因此，确切的诊断需要在肿瘤切除、对标本做组织学和免疫组化检查后才能得出。由于存在肿瘤播散风险，因此，人们不推荐对骶前肿瘤做经皮穿刺活检，特别对囊性肿瘤和疑似恶性骶前肿瘤来讲。仅当病人不适合做手术切除或在局部晚期肿瘤，才考虑经皮穿刺活检问题，不过，绝对不要对表皮样囊肿做经皮穿刺，以免导致脓肿、粪瘘或脑膜炎。

【治疗】　为了避免继发出血、感染、毗邻脏器受压、慢性疼痛、分娩时的难产、恶变，同时，由于人们不可能仅仅依据影像检查来判断肿块的良恶性（误判率为 1%～12%，含实性成分的直肠后囊肿其影像检查的误判风险更高），因此肿瘤切除是必须的。表皮样囊肿发展呈恶性肿瘤的概率极低，仅为 0.011%～2.2%。成人骶前肿瘤中约半数为恶性肿瘤或在肿瘤中有恶变区域。

依据肿瘤与解剖学标志（第三骶椎或尾骨水平）的关系，手术入路分为经会阴、经骶尾旁（Kraske 手术）、经腹或经腹-会阴联合等入路。一般而言，如果肿瘤直径＞5 cm，上界超过第 3 骶骨水平，下界未低于第 4 骶骨水平，建议选择经腹或经腹-会阴入路。大多数肿瘤在尾骨水平以下，因此最常用的文献中报道最多的是后入路。在后入路中，最常用的是 Kraske 手术（大多需要做尾骨切除，以提供满意的术野）。手术中应该严格遵循肿瘤外科原则——避免病灶破裂和内容物的播散，以免造成良恶性肿瘤的局部复发。如果术前诊断为恶性肿瘤，还必须确保切缘满意。术后并发症因手术入路而异，但主要受肿瘤的组织学类型影响。术后并发症的总发生率为 25%，包括出血、手术部位感染、直肠损伤、神经性并发症和尿失禁。

总之，对直肠后肿瘤来说，外科手术治疗是强制性的，即使对无症状的良性肿块来说，也是一线疗法。该部位肿瘤正确诊断与治疗至关重要，因为如果诊断不正确或第一次外科不恰当就会使下一次的诊断和处理复杂化，增加复发风险和严重并发症风险（如：肛门失禁）。

（范　新）

第二十六章
肝脏疾病

第一节 解剖生理概要

肝脏是腹内最大最重的实质性器官,占体重的2%。肝动脉和胆管具有高度的两侧对称性,门静脉则不然,因为门静脉留有胚胎血循环的痕迹。

1. 肝脏的分段

(1) Couinaud 肝脏分段法:根据血供和胆管分布将肝脏划分左右2个半肝和8个段(图26-1)。

① 左右半肝(hemiliver)的分界在**正中裂**,相当于胆囊床与下腔静脉左壁之连线。2个半肝之间的平面称正中平面。每个半肝都有1支肝动脉、1支胆管和1支门静脉供给,如:右半肝由右肝动脉、右肝管和右门静脉供给。相应的半肝切除就称为半肝切除术。

② 左半肝被**左叶间裂**分成左内叶(section)和左外叶,左叶间裂在肝表面的标志是镰状韧带。

③ 右半肝被**右叶间裂**分成右前叶和右后叶,右叶间裂在肝表面无明确标志,相当于胆囊切迹与肝外缘的外、中1/3交界处,向右后

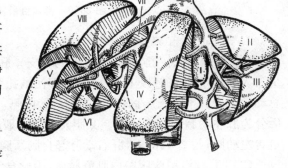

图 26-1　Couinaud 肝脏分段法

上至肝右静脉入下腔静脉处,为一接近水平的斜裂。

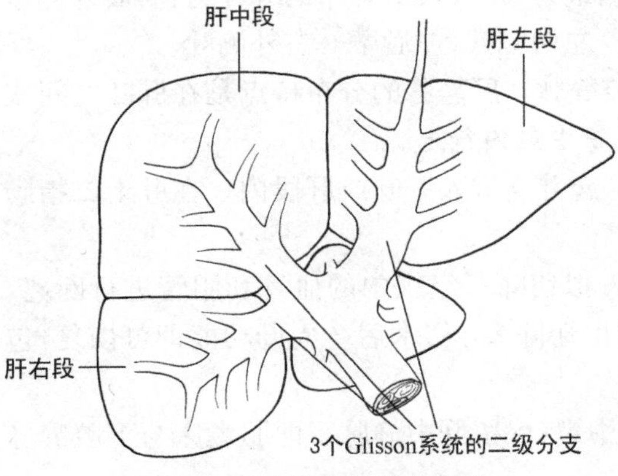

(2) 高崎健(Ken Takasaki)肝分段法:①依据 Glisson 系统在肝门部分为左支和右支两个二级分支,将肝脏分为左、中、右三段和一个尾状叶(图26-2)。胆囊床的纵轴是中肝 Glisson 蒂的投影;与该纵轴垂直相交于胆囊颈的线是右肝 Glisson 蒂的投影;左侧脐裂是左肝 Glisson 蒂的投影。左、中、右三个肝段各占肝脏总体积的30%,尾状叶占10%。手术中只要仔细解剖,沿肝门附着处剪开肝

肝中段　**肝左段**

肝右段

3个Glisson系统的二级分支

图 26-2　高崎健肝脏分段法

十二指肠韧带的腹膜,不必切开肝实质,就可以将这三个段的相应 Glisson 蒂从第一肝门处分出来处理,大大简化了手术的复杂程度。②肝静脉和肝段的关系:一般来讲,肝静脉包括左、中、右三支,但是,高崎健肝分段法把左肝静脉看作中肝静脉的属支。右肝静脉位于肝中、右段间平面;中肝静脉位于肝中、左段之间;来源于尾状叶的几个肝短静脉直接汇入下腔静脉(图 26-3)。

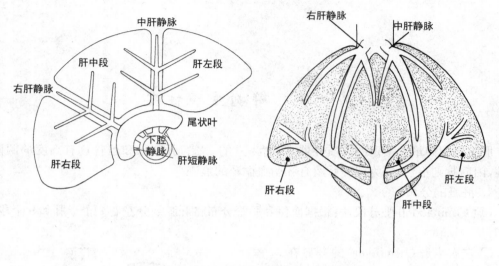

图 26-3 高崎健肝段与肝静脉的关系

2. 动脉血供和静脉回流

(1)动脉:肝总动脉是腹腔动脉的分支。肝动脉的供血量占入肝血流量的 25%;携带氧量占入肝氧量的 50% 以上。临床上,即使结扎肝固有动脉一般也不会导致严重后果。①肝总动脉进入肝十二指肠韧带,位于胆总管内侧,发出胃十二指肠动脉后成为肝固有动脉,然后分为肝左动脉和肝右动脉。②胆囊动脉一般起自肝右动脉。③约 25% 的人,肝左动脉起自胃左动脉;约 20% 的人,肝右动脉起自肠系膜上动脉。

(2)门静脉:引流腹腔内脏静脉血,因此含氧量低,血量占入肝血流的 75%。门静脉的血流量为 800~1 000 mL/min。①门静脉由肠系膜上静脉、肠系膜下静脉、脾静脉和冠状静脉汇合而成;②位于肝十二指肠韧带后方;③在肝门部分为左、右两支入肝。

门静脉蒂与伴行动脉和胆管在肝门部分叉处最易辨认,其所分布的肝叶为:右后外侧蒂→右外侧叶;右前内侧蒂→右前内侧叶;左前蒂→左内侧叶;左后蒂→右外侧叶。

(3)肝静脉的作用是将肝内血液引流入下腔静脉。肝静脉的分布特点是在肝叶之间或肝段之间行走,不进入肝段内,例如:**肝中静脉在正中裂内行走**。

3. 胆管 在肝内,胆管与肝动脉和门静脉一起分支进入肝叶或肝段内。在肝十二指肠韧带内,胆管位于肝动脉外侧、门静脉前外侧。

4. 肝切除 **以肝的解剖分段为基础**,对进入拟切除肝组织中的血管和胆管进行断离,保留出入剩余肝组织的血管、胆管。正常肝脏可以切除 80%,术后 3 周肝功能即可恢复,包括白蛋白、胆红素和凝血酶原时间。

(1)右半肝切除或左半肝切除:切断线在肝中裂(保留肝中静脉),即胆囊床与下腔静脉左壁连线。

（2）右肝三叶切除：即切除右半肝加左内叶，切断线在镰状韧带右侧，保留左外叶和肝左静脉。

（3）左外叶切除：切除镰状韧带左侧的部分肝脏。

（4）肝楔形切除：主要用于肝表面的小病灶切除，这种手术不必遵循解剖界限，由于肝组织切除少，因而很安全。

第二节　辅助检查

【肝功能检查】　肝脏切除术后死亡的主要原因是肝衰竭，因而手术前对肝功能和肝储备功能的评估十分必要，对肝硬化、黄疸及长期化疗的病人尤其如此。临床上常规肝功能检查仅能反映肝的部分功能，与肝储备功能常常是不平行的，必须结合临床表现、影像学检查，综合判断肝脏的病变程度。

1. 合成功能　反映肝脏合成功能的主要指标是凝血酶原时间（PT）和白蛋白（Alb）。①PT 受肝的合成功能、维生素 K 吸收障碍、肠道菌群三个因素影响，因此特异性差。手术前凝血功能障碍可预测术中失血量、血制品的使用和生存率。②Alb（半衰期为 20 天）、纤维蛋白原。虽然 Alb 是肝脏合成功能的指标，但由于半衰期长，敏感性差，前白蛋白半衰期 1.9 天，是一个敏感的指标，但检测手段复杂，推广有困难。③胆固醇。

2. 清除功能　①间接胆红素由肝细胞从血中摄取后清除；②氨。

3. 排泄功能　可了解肝细胞功能和胆道通畅情况。①直接胆红素：当胆汁郁积使总胆红素（TBil）升高时，肝切除术后并发症发生率和死亡率均升高。②梗阻酶水平：碱性磷酸酶（ALP）和 γ-谷氨酰转肽酶（GGT）升高提示胆汁淤积，毛细胆管上皮受损。胆道内压增高时肝脏合成 ALP 增多，因此梗阻性黄疸时，ALP 升高先于黄疸的出现。持续性 ALP 升高者肝切除术后死亡率增高。术后 ALP 降低，TBil 升高者术后死亡率更高。

4. 肝细胞损害　表现为谷丙转氨酶（ALT，GPT）和谷草转氨酶（AST，GOT）升高。ALT 存在于肝脏和肌肉细胞胞浆内，特异性高。AST 存在于肝脏线粒体（80%）和胞浆、心脏、肌肉、肾脏、红细胞和大脑中，因此特异性差。转氨酶升高显示肝细胞坏死，但升高程度与坏死程度不一定平行，无预后意义。通常 ALT 的特异性强，而 AST 更敏感。

5. 有机阴离子染料清除试验

（1）溴磺酞酞（BSP）：被肝细胞摄取，与谷胱甘肽结合后分泌入胆汁。BSP 潴留试验反映肝血液灌注和胆汁分泌功能。肝硬化者 BSP 潴留增高。本试验不能用于黄疸病人。

（2）靛氰绿（ICG）：与 BSP 不同，ICG 在肝内不代谢。进入血流，与肝内的有机阴离子载体结合后以原形排入胆汁，无肠肝循环，亦不经肾排泄。高胆红素血症也影响 ICG 排泄。ICG 清除试验反映的是肝血流灌注情况。常用的是 15 min 时 ICG 的滞留率（ICG_{15}）和 ICG 最大清除率（ICG - R_{max}）2 个指标（见第十章），$ICG_{15} < 14\%$ 是进行大块肝切除（2 段或 2 段以上）的底线。

【影像检查】　肝影像检查的目的是了解肝实质的病灶，为手术方案的设计提供依据。

1. 超声显像　是无创伤检查，可用于判断肝脏的质地、有无病灶。其分辨低限为 2 cm，优于放射性核素肝扫描。

2. 放射性核素肝脾扫描　可显示网状内皮系统，传统的静态肝扫描能显示直径 3 cm

以上的肝肿瘤,目前已被更精确的 CT 和 MRI 等检查方法取代。动态肝扫描和放射性核素断层肝扫描对肝肿瘤的诊断仍存在问题。

3. CT 和 MRI 可清晰显示肝实质、周围脏器和大血管(图 26-4、图 26-5)。肝脏 CT 增强扫描可见到三个相:①肝动脉相(HAP,注射开始后 35 秒);②门静脉相(PVP,注射开始后 75 秒),见到肝静脉强化为度;③延迟相(delayed or equilibrium phase,注射开始后 10 分钟),主要用于观察"快进快出"的肝细胞肝癌和造影剂滞留结构(肝血管瘤、肝癌包膜纤维组织或胆管癌)。

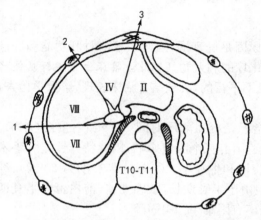

图 26-4 肝脏头侧(T10～T11)的水平断面解剖

1-右门脉裂是从下腔静脉后缘向外后方画线,与冠状面成 5°～10°角;2-中门脉裂是从下腔静脉前面中央向左前方画线,与矢状面成 30°角;3-左门脉裂起始于静脉韧带裂的基部,向右前画线,与矢状面成 20°～30°角。罗马数字(Ⅱ、Ⅳ、Ⅶ、Ⅷ)代表肝段

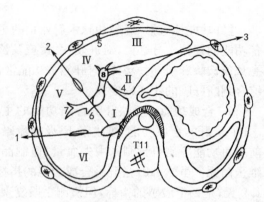

图 26-5 肝脏经肝门部(T11)的水平断面解剖

3 个门脉裂的划分依然以肝静脉为标志。1 和 2 分别代表右门脉裂和中门脉裂,方向也变化不大(Ⅴ、Ⅵ);3 为左门脉裂,基本呈横向走行;4 为脐裂的基部,5 为镰状韧带,两者构成了左叶的边界;6 为门静脉右后支;7 为门静脉右前支;8 为门静脉左支的弓部,该处发出左侧的段分支(Ⅱ、Ⅲ、Ⅳ)

肝脏肿物的读片思路——先考虑常见病:

(1)如果肝脏肿块的特点是水样密度、均匀、边界清晰、无强化,则为肝囊肿。

(2)如果肝脏肿块有强化,首先应该判断病灶是否为肝血管瘤,因为肝血管瘤是最常见的高血供肝肿瘤。肝血管瘤的特点是:①为不连续的、结节状;从动脉相开始边缘强化,随后强化区逐渐向中央延伸,延迟扫描病灶呈等密度充填——"快进慢出"。②每一相的强化与其周边血管池强化的变化一致,如:在动脉相与腹主动脉一致;在门静脉相与门静脉一致。③小的海绵状血管瘤(约 1.5 cm)可以表现为"闪现充盈"(flash filling)——在动脉相为完全均匀性强化(而非逐渐充盈)。

(3)如果病灶既非囊肿,也非肝血管瘤,就应该根据病灶的血供高低(动脉相是高密度抑或低密度)做进一步判断。高血供病灶在动脉相上的表现很相似,鉴别要诀是注意其他时相的强化方式,并结合临床所见,如:已知病人有原发瘤,肝脏出现高密度灶就应该考虑转移灶;病人有肝硬化,就应该考虑 HCC;年轻女病人还应该考虑 FNH;口服避孕药的病人应该考虑肝腺瘤。

(4)高血供病灶可以是良性,也可以为恶性:①良性病灶有局限性结节性增生(FNH)、肝腺瘤和肝血管瘤;②恶性病灶有 HCC 和高血供肿瘤肝转移,如:乳房癌、肉瘤、神经内分泌癌、肾细胞肾癌和黑色素瘤。

HCC 为高血供肿瘤(主要来自肝动脉,正常肝组织的血供 75% 来自门静脉),因此绝大

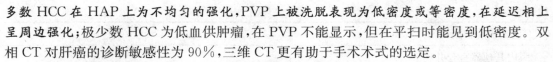

多数 HCC 在 HAP 上为不均匀的强化,PVP 上被洗脱表现为低密度或等密度,在延迟相上呈周边强化;极少数 HCC 为低血供肿瘤,在 PVP 不能显示,但在平扫时能见到低密度。双相 CT 对肝癌的诊断敏感性为 90%,三维 CT 更有助于手术术式的选定。

(5) 低血供病灶(主要是转移癌)远比高血供病灶常见。尽管大多数原发性肝肿瘤是高血供肿瘤,不过也有例外。10% 的 HCC 为低血供,肝内胆管癌也是低血供,表现为延迟强化。

4. 动脉造影　可判断肝血供,可确定病变部位、大小、数目和分布范围,可检出 0.5～1.0 cm 肝肿瘤,诊断符合率达 90%。

【穿刺活检】　对可切除性肝肿瘤做经皮活组织检查要审慎。有良好的证据表明恶性肿瘤细胞会沿活检针道种植。

第三节　肝　外　伤

肝创伤分级见表 26-1。肝外伤分为钝性裂伤和穿透伤两种。由于肝血流量大、与下腔静脉等重要结构毗邻、容易发生感染,因此受伤后总死亡率可达 10%～20%。若肝静脉主干和肝后下腔静脉损伤,无论用什么方法抢救,死亡率仍在 50% 以上。

【诊断】　①外伤史;②有腹内出血和血容量不足的临床表现;③诊断性腹腔穿刺、超声、CT、血管造影或急诊剖腹探查术。其中选择性肝动脉造影既可用于诊断,又可用于治疗。

表 26-1　美国外科协会肝创伤分级

分级	伤型	说　明
Ⅰ	血肿	包膜下血肿,不继续扩展,占肝表面积的 10% 以下
	撕裂	包膜撕裂,无出血,实质撕裂深度 < 1 cm
Ⅱ	血肿	包膜下血肿,不继续扩展,占肝表面积的 10%～50%,或实质内血肿,不继续扩展,直径 < 10 cm
	撕裂	包膜撕裂,活动出血,实质撕裂深度 1～3 cm,长度 < 10 cm
Ⅲ	血肿	包膜下血肿,占肝表面积的 50% 以上,因血肿扩展发生包膜撕裂活动出血,或实质内血肿 > 10 cm 或继续扩展者
	撕裂	肝实质撕裂深度 > 3 cm
Ⅳ	撕裂	肝实质撕裂占肝叶的 25%～75%,或在 1 个肝叶中有 1～3 个 Couinaud 肝段撕裂
Ⅴ	撕裂	肝实质撕裂 > 肝叶的 75%,或在 1 个肝叶中 > 3 个 Couinaud 肝段撕裂
	血管	第二肝门附近肝实质内肝静脉、主肝静脉或肝后下腔静脉撕裂
Ⅵ	血管	肝脏从第二肝门处撕脱

表 26-2　非手术处理闭合性肝外伤的指征

血流动力学稳定*

无腹膜刺激征

神经系统检查正常

续表 26-2

CT 检查明确为撕裂伤
无腹内其他器官合并伤
输血量 < 600 mL
CT 追踪检查提示好转或稳定

* 指入院时病人休克指数(脉率/收缩压) < 1,电解质液需要量 < 2 L。

【治疗】

1. 非手术治疗   20％的肝外伤损伤轻微(Ⅰ～Ⅱ级),不必手术(表 26-2),但必须在有经验的普外科医师的严密观察下进行。若出血不止,则需要手术。

2. 手术治疗   手术处理的要点是控制出血,防止胆瘘。要点:①毫不犹豫地请专科医生会诊;②请有经验的麻醉医生麻醉;③常规备足血量,保证输血的温度;④在容量补足前不要搬动肝脏;⑤阻断大血管前提醒麻醉医生,因为低血容量病人对回心血量突然减少难以承受;⑥对复杂病人来说,填塞止血往往是最佳决策。

(1) 用细线结扎止血或钛夹夹闭止血。尽可能少用褥式缝合压迫止血,因为褥式缝合易造成肝缺血、坏死、继发感染。出血猛,影响显露时,可先用纱布压迫止血或 Pringle 法(用止血带控制肝十二指肠韧带)阻断入肝血流,然后设法显露损伤部位。

(2) 入肝血流阻断后不能控制出血时,应考虑第二肝门附近肝实质内肝静脉、肝静脉主干或肝后下腔静脉损伤,即 Ⅴ 级肝损伤。处理方法是立即用纱布压迫止血,取胸骨下段正中切口,切开膈肌,在心包内和肾静脉上方分别阻断肝上和肝下下腔静脉,同时阻断入肝血流,显露损伤部位,进行修补。极少数病人(< 1％)需要行下腔静脉内置管转流术,该法适用于下腔静脉阻断后有容量不足表现者。其方法是自右心耳向下腔静脉内置入一导管,导管插至肾静脉以下、髂静脉分叉以上水平,然后结扎肝上和肝下下腔静脉,此时下肢和肾静脉之血流可经导管上溯,经导管上段侧孔汇入右房(图 7-6)。

(3) 肝外伤很少需要行规则性半肝切除术。急诊切肝死亡率高达 50％。

(4) 肝右或肝左动脉结扎可控制出血,但结扎后损伤的肝实质区易发生感染。仅适用于肝外伤局限于肝一叶并且需要行半肝切除者。

(5) 长纱条肝周填塞止血在处理复杂肝裂伤时有独到之处,适用于基层非专科医院以及血源困难的情况下紧急止血,压迫止血后关腹。48 小时后再次手术取纱条。

【术后处理】

(1) ICU 监测,要求纠正低血容量和"致死三联征"(低体温、酸中毒和凝血功能障碍,见第七章第四节)。

(2) 在一期关腹的病人,要插 Foley 尿管膀胱测压了解腹内压,判断是否发生了腹腔室综合征。

(3) 在腹腔填塞止血的病人,再次手术的时间取决于"致死三联征"的纠正情况,一般在第一次手术后 24～48 小时。

【并发症】

1. 包膜下或肝内血肿   其中相当一部分需要引流。

2. 肝周积血或积胆汁   常合并感染需要引流。

3. 胆瘘   可以是胆道皮肤瘘或胆道胸腔瘘、胆道胸膜瘘或胆管支气管瘘,其治疗方法同消化道瘘(见第十二章)。

4. 创伤性动静脉瘘　多见于贯通伤,对瘘口大者最好用动脉栓塞法治疗。

5. 胆道出血　见于动脉胆管瘘,病人一般在伤后 1 个月后出现消化道出血(呕血或黑便)、黄疸、胆绞痛或发热。诊断是选择性动脉造影,同时行栓塞治疗。

第四节　肝　脓　肿

一、细菌性肝脓肿

细菌性肝脓肿是最常见的一种肝脓肿。几乎所有肝脓肿都是在原有其他疾病的基础上形成的。70％的肝脓肿位于右肝。肝脓肿的死亡率为 15％~20％,死亡主要取决于原有疾病情况(如:恶性肿瘤或免疫缺陷病)。

【病因】

(1) 大多数继发于腹内感染,**细菌通过胆道或门静脉进入肝脏**,如:胆管炎、阑尾炎或憩室炎。致病菌主要是大肠杆菌等 Gram 阴性杆菌(克雷伯菌、沙门菌、沙雷菌)、厌氧菌(主要是类杆菌)和厌氧链球菌(肠球菌)。

(2) 病原菌也可来自远处感染灶,此时,**细菌来自肝动脉**,如:细菌性心内膜炎、脓毒症、化脓性骨髓炎、痈、疖等。致病菌与原发灶的细菌相吻合,以 Gram 阳性菌为主。

(3) 肝外伤、肝邻近器官的感染直接蔓延也是肝脓肿的来源。有 10％~50％的病例找不到原发感染灶。

【诊断】

(1) 先驱化脓性感染的临床表现。

(2) 局部表现:右上腹疼痛、肝肿大伴触痛,局部肋间有水肿,超声检查可见液平面,X线示右膈抬高、右侧胸腔积液、膈下气-液面。

(3) 全身表现:有 SIRS 和贫血,偶尔有暴发性脓毒症。肝功能示酶升高,尤其是 ALP。

(4) 细菌性肝脓肿与肝癌的鉴别诊断有时极为困难,**细菌性肝脓肿无肝炎病史**,肝穿刺活检或腹腔镜检查对明确诊断很有帮助。肝脓肿在增强 CT 或增强 MRI 的表现均为多灶性厚壁病灶,在注入造影剂后边缘强化(即:双靶征),原因是脓肿壁的血供增加。如果在未做任何干预的情况下发现囊性病灶中存在气体(−1 000~−100 Hounsfield 单位)则有助于诊断肝脓肿。

【治疗】　要注意同时治疗肝脓肿和原发疾病。

(1) 肝脓肿的经典治疗是手术引流、静脉用抗生素和支持治疗,疗效满意。切开引流多经腹进行,也可经腹腔镜进行。对肝右后叶脓肿,可经第 12 肋床切口进入。

(2) 单个脓肿首选在超声或 CT 引导下行脓肿穿刺置管引流,这种方法对坏死碎片少、液化好的脓肿疗效好。多发脓肿、置管引流后仍有全身感染症状或引流不畅者,应手术引流。

(3) 多发性脓肿治疗困难,主要依靠抗生素。用抗生素时要注意做药敏试验,并注意用足疗程,防止复发,防止脓肿迁延。

【预后】　死亡率 10％~40％,主要与下列三种因素有关。

(1) 诊断延误:人们常不将肝脓肿列入重症病人的鉴别诊断之中。CT 和超声可增加诊断正确率。

（2）多发性脓肿：不易充分引流，病人易发生脓毒症。

（3）营养不良：严重感染的病人体内能量消耗增加，因此必须经口或经肠外补充能量才能改善病人的全身情况，促进创口愈合和增加免疫力。

二、阿米巴肝脓肿

阿米巴肝脓肿在肝脓肿中占第二位，但在第三世界国家为第一位。

【病因】 病原是溶组织内阿米巴原虫。先发生肠阿米巴病，然后，肠阿米巴原虫经门静脉入肝感染。

【诊断】

（1）有发热、白细胞增多、肝肿大、右上腹痛，偶尔有肝酶升高。50%病人无阿米巴痢疾史。

（2）一般为单发性脓肿，90%位于右肝，85%的肠阿米巴和98%的肝阿米巴病人内阿米巴间接血凝滴度升高。右侧肝阿米巴脓肿容易向腹腔破溃；左侧易向胸腔破溃。

（3）穿刺脓液外观呈巧克力色，培养一般无菌生长，脓肿壁检查偶可发现滋养体。

（4）并发症有继发细菌感染、穿破入胸腔、入心包或入腹腔。

【治疗】 ①治疗可用甲硝唑静滴，一般不必手术引流；②若用甲硝唑治疗 48 小时无效，考虑有继发感染时，可行穿刺置管引流或手术引流；③若脓肿大或邻近有重要脏器者可行穿刺抽脓。

第五节 肝 囊 肿

肝囊肿有先天性和后天性之分，先天性肝囊肿多为发育异常造成胆管梗阻，胆管上皮分泌的水和无机盐潴留，因而囊液清亮。先天性肝囊肿可单独发生，也可与肾、肺或胰等**遗传性多囊疾病**伴发。后天性肝囊肿少见，主要有肿瘤性肝囊肿和外伤性肝囊肿，单个肝囊肿还需要与包虫病鉴别。

一、单纯肝囊肿

【诊断】 ①单纯肝囊肿多见于 30～70 岁，多为女性；②大多无症状，少数有右上腹痛及腹胀，以及腹部包块；③超声检查有助于鉴别肿块是囊性抑或实质性。

【治疗】 ①无症状的非寄生虫性良性肝囊肿，如无感染或出血，可观察；②囊肿内有声晕或实质肿块者应行细针穿刺细胞学检查；③上腹部手术中无意中发现的囊肿应吸出囊内液培养加细胞学检查；④对疼痛、出血或感染的囊肿可行切除术或**囊肿包膜去顶术**。

（1）适应证：疼痛影响生活；黄疸；感染；出血；门静脉高压；腹胀或腹部包块。

（2）禁忌证：无症状；可以在 US 或 CT 导引下进行经皮囊肿穿刺和/或酒精硬化治疗的病人（单纯性囊肿包膜没有张力或囊肿位于 7 段和 8 段）。

（3）手术要点：①去顶手术比较简单，囊肿切除则有出血风险。②明确肝胆管的走向，必要时用 Pringle 手法。③囊肿切除后，检查创面有无小胆管，尽可能用修补或缝扎法处理这些小胆管，不要依赖引流。若囊内液为胆汁性，应该行囊肿-空肠 Roux‐en‐Y 吻合术。④腹腔镜切除肝囊肿时，在大的肝蒂部位不能用电凝。在出血量大时，应该毫不犹豫地开腹止血。⑤囊肿壁一定要送病理检查。

（4）术后监测：绝大多数病人仅需要术后常规监测；有并发症的肝脏多囊性疾病病人应在过渡病房（intermediate care）或 ICU 监护。

（5）术后并发症：见右肝切除术。

二、肝包虫病

【病因】　大多是细粒棘球绦虫感染所致，狗是终宿主，人、羊、牛是中间宿主。卵经狗粪便排出。人食了被虫卵污染的物品经十二指肠消化后，孵出蚴，蚴穿过肠黏膜入门静脉系统。本病多见于牧区。

【病理】

（1）包虫病可见于人体任何部位，约 2/3 发生于肝脏。当包囊在肝内增大时，刺激并压迫周围肝组织，形成一厚（2～4 mm）而密的外囊。外囊内侧是内囊，内囊分两层，外层是多层的角皮层，像煮熟的蛋白；内囊内层是生发层，有很多生发囊和头节，具有感染性。外囊无感染性。手术即在外囊和内囊之间进行。

泡状棘球绦虫所致的肝泡球蚴病少见。该病肝肿大，表面呈结节状高低不平，极难与肝癌鉴别。

（2）包囊进行性增大后可发生破裂。①50％的包囊破裂在肝内，然后形成许多小包囊；②包囊破裂至胆管可引起胆道梗阻；③包囊的囊液渗出或破裂入腹腔可引起荨麻疹、酸性粒细胞增多或过敏性休克，此时包囊可种植至其他脏器；④30％的病人包囊位于肺或肝外其他脏器；⑤囊内的生发层、子囊或头节可因营养不足或胆汁渗入而失去生机，甚至钙化，也可继发感染。

【诊断】　①病人有疫区生活史；②一般为单发，初期无症状，囊肿长大后表现为上腹胀满或肿块；③后期可出现压迫症状，如：黄疸（胆管），脾大和腹水（门静脉），恶心呕吐、腹胀（胃肠），呼吸困难（膈肌）；④破裂症状：过敏、休克、胆道梗阻、腹膜炎、继发感染（细菌性肝脓肿）；⑤40％的病人有嗜酸性粒细胞增多；⑥包虫囊液皮内试验阳性率为 90％～95％；⑦补体结合试验阳性率 70％～90％，并可在术后一年内用于判断体内有无包囊肿残留；⑧X 线片常可见到钙化囊壁；⑨超声和 CT 对诊断很有帮助。

包虫 8 项检查诊断包虫病有较高的准确性，其原理是同时用金标渗滤（dotimmunogold filtration assay，DIGFA）和酶联免疫（enzyme linked immunosorbent assay，ELISA）两种方法检测患者体内抗包虫囊液抗原（EgCF）、头节抗原（EgP）、囊液半纯化抗原 B（EgB）、泡球蚴抗原（Era2）4 个抗原的抗体水平，简称包虫 8 项检查。包虫 8 项诊断标准：进行 ROC 分析时将受试者对 4 个抗原的检测结果分成 6 个等级：0 级，对 4 个抗原均呈阴性反应；1 级，对任意一个抗原呈阳性反应；2 级，对任意 2 个抗原呈阳性反应；3 级，对 EgCF 和 EgB 均呈阳性反应；4 级，对任意 3 个抗原呈阳性反应；5 级，对 4 个抗原均呈阳性反应。包虫 8 项和多层螺旋 CT 的联合应用是提高诊断准确性的重要检查。

【治疗】　肝包虫病的包囊肿切除切开前要注入高渗盐水。绝对防止污染腹腔。

（1）严禁穿刺。由于包囊壁很易破裂，因此无法完整切除。

（2）手术适应证：①有症状的肝包虫病病人，包囊位于肝脏周边。②对位于肝实质深部的小包囊，应等待数月至数年，待包囊表浅后手术。③X 线腹透见囊壁有钙化时，提示原虫已死亡，则不必手术治疗。④肝部分切除的指征：术后囊腔长期不闭或残留胆瘘；肝的某叶被囊肿占据,肝组织破坏严重;继发感染形成慢性厚壁脓肿。

(3) 手术禁忌证:肝内大血管受累;右肝管或左肝管受累;肝实质深部的囊肿(距肝表面>2~3 cm);肝切除的禁忌证。

(4) 手术要点:①先用聚维酮碘纱布或20%的盐水纱布保护术野,至少有2个大功率的吸引器,以防术中囊肿破裂、囊内容物溢入腹腔。②然后穿刺包囊吸尽囊液,使内囊塌陷,如抽出液不含胆汁,则于囊内注射0.5%硝酸银液冲洗。然后,切开外囊摘除内囊。内囊切除后,残腔用新配制的0.5%硝酸银液处理,杀死头节,该液毒性小。③仔细检查残腔有无胆汁漏,若有漏可用4-0至5-0 Prolene线缝扎漏胆汁的胆管。④若系包囊破裂入胆管致胆道梗阻,可切开胆总管探查。⑤外囊缝闭后不必引流。⑥一旦术中出血,手术出现难度,记住一定程度的保守手术(囊肿部分切除术)也会有良好的结果。这一策略可以在任何时候采用!

(5) 术后并发症:同肝切除;胆瘘比肝部分切除术少见。

第六节　肝良性肿瘤

用口服避孕药的女性,肝良性肿瘤发生率增加。

一、海绵血管瘤

肝良性肿瘤中最常见的是海绵血管瘤,在人群中的发生率高达20%。通常都见于无肝硬化的肝脏,女性稍多见,直径一般都小于5 cm。为单发性或多发性,镜下特点是血管腔内壁衬有正常内皮细胞。

【诊断】　①一般无症状,多在X线腹部检查时偶然发现有钙化点,或在超声检查时发现肝内有肿块;②血管瘤压迫邻近脏器或使肝包膜紧张时,可有上腹胀、食欲减退或隐痛等症状;③甚至可在腹部出现肿块;④血管瘤破裂是本病最危险的并发症,多见于婴幼儿。

血管瘤应与小肝癌鉴别。血管瘤的特点:①无慢性活动性肝病史或依据。②女性较多见。③病程长,进展慢,全身情况好。④AFP阴性。⑤超声示高回声光团、边界清、与肝直接相接、无声晕,有时可见血管腔或血管伸入占位内。⑥增强CT示先周边后中央的造影剂填充。⑦^{99m}Tc-吡哆醛5甲基色氨酸(^{99m}Tc-PMT)呈阴性扫描。^{99m}Tc标记红细胞检查示细胞在血管瘤内积聚,可与其他肿瘤区别。⑧GGT和ALP不升高。⑨动脉造影示"毛发团"状,在静脉相后仍然存在。血管瘤在MRI T2-加权相为境界清晰的高密度灶,在增强CT或增强MRI的动脉相表现为特征性的周边结节样强化灶,延迟相为进行性向心性充盈。

【治疗】　①直径<5cm的无症状肝血管瘤无需治疗;②无症状的大的血管瘤切除不困难者可行手术切除;③<10 cm的血管瘤可考虑行肝动脉栓塞术;④有症状的大血管瘤应切除之。

切除肝血管瘤可先阻断肝门血管,使肿瘤缩小,沿肿瘤与正常肝组织间切除肿瘤,出血少,效果好。

二、肝细胞腺瘤

肝细胞腺瘤并不多见。90%以上的肝细胞腺瘤见于育龄女性,与口服避孕药有密切关系。也可见于那些服用同化激素(雄激素)的男性或女性以及糖尿病病人或妊娠妇女。

【病理】　肝细胞腺瘤较软,边界清楚,但无真包膜,镜检类似正常肝细胞,无恶变。

【诊断】　①可以无症状、体征。②25％的病人可扪到腹部肿块或有腹痛。③30％的病人腺瘤可突然自发破裂，表现为腹腔内出血、腹痛，出血病人死亡率约为9％。④肝功能检查一般正常。⑤如在超声或其他检查时发现肝内有肿块，应该考虑到本病之可能。较小的肝腺瘤在CT上查呈高密度灶，高达80％的病灶呈均匀强化，除非晚近有出血；较大的肝腺瘤为非均匀强化，因而特异性比较差。⑥动脉造影示腺瘤血管增多，呈向心性分支，动脉可呈迂曲状。而局限性结节增生则表现为高密度的毛细血管相。⑦放射性核素有助于本病诊断，因为腺瘤中Kupffer细胞少，可与局限性结节增生鉴别。⑧活检有助于排除恶性肿瘤，但可引起腹腔内出血，宜慎重从事。

【治疗】

（1）停用口服避孕药或同化激素，终止妊娠，肿瘤常能自行缩小。如诊断明确、肿瘤小、位于肝内并且与口服避孕药有关，可观察。

（2）7％的肿瘤呈外生性生长，基部有细蒂与肝相连，切除容易。

（3）对位于肝表面的大肿瘤以及希望怀孕的女性病人，应尽早切除之，防止肿瘤破裂出血。

（4）一旦发生自发破裂出血，应及时纠正休克，等循环平稳后立即手术。①急性破裂出血时行肝切除，死亡率高，最好能推迟行择期切除；②若经积极抢救，病人病情仍不稳定，应剖腹压迫止血或行肝动脉栓塞止血；③一般主张行肝动脉结扎控制出血，只要无肝硬化，肝动脉结扎后肝功能损害不大。

三、局限性结节性增生

局限性结节性增生在肝良性肿瘤中居第三位，主要见于育龄女性，与口服避孕药有一定关系，但不像肝腺瘤那么密切。

【病理】　外观为单一或多发性结节状病灶，切面上结节中央有瘢痕呈放射状向四周延伸，形成隔，镜下可见肿瘤由增生的肝细胞和炎细胞构成，与肝细胞腺瘤相比，有明显的胆管上皮。总之，该病灶在镜下与肝硬化中的再生结节有相似之处。

【诊断】　①一般无症状，多是偶然发现的。②若有症状与体征，其症状体征与肝腺瘤相似，但很少自发破裂。③^{99m}Tc硫胶体检查示等密度肿物。动脉造影80％以上的病例可见多血管的肿物，中央有一营养动脉，呈离心性分支，毛细血管相增强。

【治疗】　同肝细胞腺瘤。

四、幼年肝血管内皮瘤

幼年肝血管内皮瘤是儿童常见的肝良性肿瘤，有潜在恶性倾向。

【病理】　肉眼观呈结节状，切面如海绵，镜检可见血管床扩张，内衬内皮细胞。

【诊断】　①早期症状是肝脏肿大；②因为有动脉瘘形成，心排出量高，易发生心衰竭。

【治疗】　治疗有手术切除和肝动脉结扎两种。

第七节　原发性肝恶性肿瘤

原发性肝恶性肿瘤占恶性肿瘤总发生率的0.7％。在男性，90％的肝原发性肿瘤为恶性肿瘤；在女性，仅 40% 的肝原发性肿瘤为恶性。

一、肝细胞肝癌

肝细胞肝癌（简称肝癌，HCC）是最常见的原发性肝恶性肿瘤，其发病率与地理位置有关，非洲和亚洲最高，西方国家很低。高发地区男女发病率之比为 3∶1；低发地区男女发病率相仿。肝癌可见于任何年龄，平均发病年龄 50 岁。

【病因】 主要病因是**黄曲霉毒素摄入、乙型肝炎病毒感染、丙型肝炎病毒感染、酒精性肝硬化和非酒精性脂肪性肝炎（NASH）**。其中多因素协同作用，特别是黄曲霉毒素与乙型肝炎病毒的协同作用更为重要。在全世界的肝癌病人中 80% 有 HBV 感染。

【病理】 ①肝癌可以单发也可多发，分布于右半肝者居多。②大体标本可分为结节型、巨块型和弥漫型三种，50% 以上为结节型，弥漫型少见。③高度和低度分化者 AFP 常阴性，中度分化最多，AFP 检测多为阳性。④肝癌常见血道和淋巴道转移（肝门部淋巴结），也可在局部侵犯膈。肝外转移最常见于肺（45% 的病例），其次为骨和脑。肝癌易侵犯血窦，形成门静脉、肝静脉分支和主干瘤栓者颇多，故肝内、外转移常见。⑤一旦门静脉主干有瘤栓，手术已属禁忌。

【大体分类】 微小肝癌：肿瘤最大直径 ≤ 2 cm；小肝癌：肿瘤最大直径 > 2 cm，≤ 5 cm；大肝癌：肿瘤最大直径 > 5 cm，≤ 10 cm；巨大肝癌：肿瘤最大直径 > 10 cm。

【分期】

1. Okuda（奥田邦雄）分级系统 由 4 项指标构成：肝脏体积被肿瘤取代 > 50%，有腹水，白蛋白 < 30 g/L，血胆红素 > 51 μmol/L（3 mg/mL）。达 0 项者为 Ⅰ 期；1～2 项者为 Ⅱ 期；达 3～4 项者为 Ⅲ 期。

2. 巴塞罗那临床肝癌分期（Barcelona Clinic Liver Cancer，BCLC） 含病人体能状态、肿瘤状态、肝功能状态和可供选择的治疗方法（图 26-6、表 26-3）。

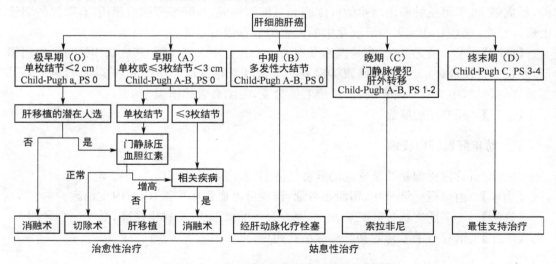

图 26-6 巴塞罗那临床肝癌分期和处置原则
体能状态评分（ECOG performance status test）PS 0＝正常活动；PS 1＝有症状，但几乎不影响下床活动；PS 2＝白天卧床时间少于 50%；PS 3＝白天卧床时间多于 50%；PS 4＝完全卧床

表 26-3 BCLC 分期

BCLC 分期	体能状态	肿瘤状态	肝功能状态	治疗方法
0（最早期）	0	单个≤2 cm	胆红素正常,无门脉高压	肝切除术
A（早期）				
A1	0	单个	胆红素正常,无门脉高压	肝切除术
A2	0	单个	胆红素正常,有门脉高压	肝移植/ PEI/RF
A3	0	单个	胆红素不正常,有门脉高压	LT/PEI/RF
A4	0	3 个肿瘤都≤3 cm	Child - Pugh A - B	LT/PEI/RF
B（中期）	0	多个	Child - Pugh A - B	TACE
C（晚期）	1～2	血管侵犯或转移	Child - Pugh A - B	新药物治疗
D（终末期）	3～4	任何肿瘤	Child - Pugh C	对症治疗

【诊断】 肝癌缺乏特征性的早期临床表现。

1. 典型症状 右上腹钝痛、腹胀、乏力、食欲减退、消瘦、上腹肿块、发热或黄疸。但是,当典型症状出现时,肿瘤中位直径已达 9 cm,40％已为中、晚期。应强调的是平时不受重视的蛛丝马迹,如:上腹肿块、无胆道疾病者的右上腹疼痛或剧痛、右肩痛,慢性肝病者突然肝大、消瘦、乏力。

2. 体检 88％的病人有肝脏肿大,85％的病人有消瘦,50％的病人可扪及触痛之肿物,60％有肝硬化及门静脉高压症临床表现。

3. 腹腔内出血 10％～15％的病人突然发生腹腔内出血,伴休克。门静脉癌栓可引起门静脉高压,导致食管胃底静脉曲张破裂出血,因休克诱发肝昏迷死亡。

4. 癌旁综合征 如肿瘤细胞分泌激素样物质,可出现肿瘤旁综合征,如:Cushing 综合征、红细胞增多症、低血糖症、腹泻等。

5. 肝功能变化 一般都有异常,但肝功能异常不具确诊价值。

6. 定性诊断 甲胎蛋白（AFP）是胚肝细胞产生的蛋白,对肝细胞肝癌的诊断有极高的专一性。70％～90％的肝癌可检出高于正常的 AFP。AFP 还可为肿瘤复发提供诊断依据。

其他定性指标还有 ALP、GGT、LDH、铁蛋白、酸性铁蛋白、去 γ 羧基凝血酶原（des - γ - carboxyprothrombin,DCP）和假尿嘧啶核苷（pseudouridine）。

7. 定位诊断 有肝超声（US）、CT、MRI 和选择性肝动脉造影。90％的病人这些检查呈阳性,甚至对小至 1 cm 之病灶也可探及。这些检查还可为肿瘤切除之可能性提供依据。

（1）US 在肝硬化的病人对 HCC 诊断的敏感性仅 45％,总的敏感性为 53％,对＜1 cm HCC 的敏感性为 20％。

一般在麻醉后剖腹前用腹腔镜术中超声（LIOUS）判断可切除性,从而避免不必要的剖腹术。LIOUS 的缺点是对大血管内的癌栓不敏感,肿瘤≥10 cm 时或腹内有粘连时不易对邻近器官侵犯情况作出准确评估。

（2）由于肝癌组织的血液供应 90％以上来自肝动脉系统,因此肝癌在 CT 或 MRI 增强扫描上的影像学特征是"快进快出"——动脉期充填（注射造影剂后在极短时间内影像学上表现为肝癌组织内的密度或信号明显增强高于正常肝组织）,静脉期流空（当正常肝组织从门静脉系统获得多量造影剂充填时,肝癌组织内的造影剂浓度已经明显下降,影像学上表现为肝癌组织内的密度或信号显著低于正常肝组织)。但是,如果肿瘤的主要滋养血管与门静脉系统存在肿瘤性动脉-门静脉瘘,在小肝癌特别是少血供的肿瘤(如胆管细胞起源的肝癌),以及小肝癌最早以门脉供血为主时,"快进快出"表现都不明显。

CT 动脉门静脉造影(CTAP),对肝肿瘤的敏感性为 $92\%\sim94\%$。

(3) MRI 对肝肿瘤诊断的敏感性不亚于多相 CT,90% 以上的 HCC 在 T2-加权相上表现为高信号,而肝硬化的增生结节为等密度或低密度。动脉相 MRI 检查对 $\leqslant 3$ cm 的 HCC 的敏感性高于 CT。MRI 的另一优点是能鉴别局灶性脂肪肝与肝肿瘤,而 CT 不行。对肝血管瘤与肝癌的鉴别诊断正确率达 90%。MRI 的缺点是价格高昂和图像质量不恒定(腹水、肠蠕动、呼吸、心跳等运动均可影响图像质量)。

8. AFP、ALT、超声显像联合分析诊断亚临床期肝癌或直径 $\leqslant 5$ cm 的小肝癌

(1) 绝对值:①AFP $\geqslant 400$ $\mu g/L$ 者多数考虑肝癌,< 400 $\mu g/L$ 者不能排除慢性活动性肝病。②ALT 数倍于正常值多数考虑慢性活动性肝病;ALT 轻微升高者不能除外肝癌。③以 AFP 为依据诊断早期肝癌时,应先排除妊娠和生殖腺胚胎性肿瘤。

(2) AFP 与 ALP 动态变化的相互关系:①肝癌呈分离曲线,即 AFP 为一上升曲线,而 ALT 为一下降曲线;②慢性活动性肝病多呈相随曲线,即随着 ALT 曲线逐渐下降,AFP 曲线亦下降,通常较前者滞后 2 周以上。

(3) 超声显像明确为实质性占位,且 AFP 阳性,即便 ALT 略有上升,肝癌的诊断基本可成立。

9. 肝穿刺针吸细胞学检查 可在超声或 CT 导引下进行,有助于提高阳性率,但有出血和肿瘤针道转移等风险,因此,一般不主张采用。

【治疗】

1. 手术切除 这是肝癌唯一的有可能治愈的疗法,是肝癌治疗的金标准。正常肝脏切除 $65\%\sim75\%$ 仍是安全的。遗憾的是,原发性肝癌和转移性肝癌在确诊时切除的可能性分别是 35% 和 25%。

(1) 手术适应证:肿瘤未超过半肝,肝功能为 Child A 级,肿瘤未累及第一、第二或第三肝门,心、肺、肾功能良好,无严重糖尿病,无远处转移。影响手术切除范围的主要因素是肿瘤的位置、大小及肝代偿功能。

(2) 手术禁忌证:左右半肝均有肿瘤侵犯、有远处转移、慢性肝病、严重肝功能不良。

(3) 手术方式(半肝切除、肝三叶切除、局部肝切除)取决于肝的储备功能。

2. 局部治疗 ①注射法,如经皮注射酒精(PEI)、注射醋酸或热盐水;②冷冻消融法;③热消融法,如:射频消融(RFA)、间质激光光凝和高能聚焦超声。PEI 可用于位于肝门部大血管、胆囊或胃肠附近的肿瘤,而 RFA 对大肿瘤的疗效明显优于 PEI。

(1) PEI 是在 CT 或 US 导引下,将针经皮穿入 HCC 中,注射 95% 乙醇,乙醇扩散使蛋白变性,细胞出现凝固性坏死。主要适用于单个肿瘤直径 5 cm 以下或直径 3 cm 以下不超过 3 个病灶、无血管或胆管侵犯、无远处转移者。术后有剂量依赖性疼痛和发热。预后取决于肿瘤大小、数目和肝功能情况。对 Child A 级、单发灶 $\leqslant 3$ cm 的 HCC,3 年和 5 年存活率分别为 86% 和 48%。B 级肝功能,多发灶性 HCC,三年和五年存活率分别为 59% 和 0%。

(2) 冷冻治疗是在剖腹或 LIOUS 导引下,将针形冷冻头插入肿瘤中,用液氮冷冻,使肿瘤发生凝固性坏死。

1）冷冻要点：①不要用温盐水洗病灶或腹腔，以免冰球在快速融化过程中爆裂。②开始冷冻前，确认设备中含有液氮。③存在多个病灶时，可以用多个探头同时冷冻；单个病灶时，最好用大的探头，不要用多个小探头，减少探头之间的爆裂。④更大的病灶可能需要多个探头。⑤关腹前，确认冰球已经完全融解，没有爆裂引起的出血。⑥术中和术后要提高尿量，防止肾衰竭。

2）并发症：①冰球表面肝组织裂开，在解冻后裂开处出血，这种出血类似肝破裂出血，必须仔细彻底止血。②肌红蛋白尿、凝血功能障碍、急性肾小管坏死、低体温；③肝门区肝癌的冷冻易发生胆管损伤狭窄或胆汁漏，应谨慎。

（3）射频消融

1）适应证：①无法切除的肝脏恶性肿瘤，如肝细胞肝癌、结直肠癌肝转移、神经内分泌肿瘤、其他转移性肝肿瘤；②单个肿瘤直径≤5 cm 或最大直径≤3 cm 的 3 个以内的多发肝癌；③有症状肿瘤的姑息治疗，如神经内分泌肿瘤肝转移；④HCC 病人肝移植前的桥接治疗（bridging therapy）。

2）禁忌证：①肝外有转移灶，除非肝外转移灶能切除或具有姑息处理指征；②肝门部肿瘤；③明显的凝血功能障碍或血小板减少；④腹水；⑤相对禁忌证：既往有胆-肠吻合史的病人在射频消融后容易发生肝脓肿。

3）入路：①与肝切除合用；②原计划行肿瘤切除，但是术中发现肿瘤无法切除；③某些部位的肝癌需要开腹做射频，有些病例需要多次射频消融者，也需要开腹。

4）手术要点：①大血管附近的病灶射频消融时，消融区的热量可以被血流带走，降低射频消融的效果，此称"热漏"效应，用入肝血流阻断法（Pringle 手法）可以限制这一效应；②在开伞过程中，要在皮肤部位或肝表面部位固定探头，避免探头"后退"；③实时监测阻抗图形和开伞情况有助于保证消融的成功；④有些射频仪可以显示温度轮廓图，有助于保证消融的成功。

5）术后监测项目：射频消融后 3～7 天影像（CT 或 MRI）随访评估消融的彻底性。

6）术后并发症：①早期：胸腔积液、针道出血或消融病灶出血、发热、肝脓肿（常见于有胆-肠吻合的病人）、大胆管附近的病灶消融后可以继发胆管狭窄、接地垫燃烧（grounding pad burns）；②后期：胆汁囊肿、胆瘘、腹水、肝衰竭、动静脉瘘。

3. 区域治疗　包括：①肝动脉灌注化疗（HAI）；②肝动脉化疗栓塞（TACE）；③钇^{90}微球选择性内放射治疗；④外照射放射治疗。本法还可作为中晚期肝癌的新辅助治疗，待肝癌缩小后佐以 2 步切除，使不能切除变成可切除。疗效比姑息切除佳。但是，**如果肿瘤可以切除，目前都不主张行术前 TACE，因为这会增加术后肝内复发转移的风险**。

（1）对 HCC 来说最常用的是 TACE 和 PEI。TACE 是将导管插入肝左或肝右动脉，注入化疗药和碘油及明胶海绵，既减少了肿瘤的动脉血供，又有化疗作用。TACE 后常见的反应有疼痛、发热、恶心呕吐、白细胞增高、肝酶一过性增高。3%～4% 的 TACE 有严重并发症，如肝衰竭、肝梗死、肝脓肿、肝癌破裂、肝动脉闭塞，以及非靶向栓塞。TACE 后平均住院 2～5 天。注意：中重度肝功能不良者行 TACE 可造成死亡。TACE 治疗 HCC 的生存率无法与手术相比，仅适用于手术不能切除的 HCC。对不能切除的 HCC 用 TACE 后 3 年存活率为 26%，而不治疗者仅为 3%～5%。

TACE 的禁忌证是肝癌广泛转移，基础肝功能不良，肝内病变广泛，超出肝脏的 50%，LDH > 425 IU/L，AST（天冬）> 100 IU/L，TBili > 34 μmol/L，顽固腹水，难治性脑病，胆道梗阻(TACE后很容易发生胆性坏死)。门静脉闭塞是TACE的相对禁忌证,主要看门静脉侧枝是否已建立,有无向肝血流。

(2) 选择性肝动脉内化疗

适应证:不能切除的结直肠癌肝转移;结直肠癌肝转移灶切除后的特异性辅助化疗;肝细胞性肝癌和其他转移性肝癌也可考虑选择性肝动脉内化疗。

禁忌证:门静脉高压症(门静脉压 > 12 mmHg);肝外有明确转移灶;肝脏储备功能差(如:乙型肝炎或丙型肝炎病毒);严重凝血障碍(如:血小板 < 30 000/mm³);活动性肝炎。

(3) 放射治疗:HCC对放疗的敏感性相当于低分化鳞癌,此外,随着三维适形和调强放疗技术的出现,其在肝癌治疗中的地位正在凸显。主要适应证:①肿瘤局限,但已经侵犯大血管或肝功能差不适合手术者;②手术切除不彻底者;③介入治疗后有残留或复发者;④门静脉或肝静脉有癌栓者,或有远处转移者。

对多灶性肝癌,大病灶切除,卫星灶消融。此外,RFA基础上的肝癌切除可以减少术中出血。TACE基础下的RFA可以减少"热流失效应",提高RFA的效果。PEI对大血管旁的肿瘤有效,而RFA对大血管旁的肿瘤效果较差,两者也能相互弥补。

二、肝母细胞瘤

【病理】 肝母细胞瘤无肝硬化,这一点与HCC不同。本病与家族性息肉病综合征有关。80%的肝母细胞瘤为单发性肿瘤,镜下见肿瘤细胞很原始,如同胚胎肝细胞,排列呈巢状或索状。

【诊断】 肝母细胞瘤是小儿最常见的肝原发性恶性肿瘤。大多数病人小于3岁,确诊时平均年龄为17个月。表现为腹胀、腹部肿块、消瘦和肝功能正常或轻度异常。90%的病人甲胎蛋白阳性。

【治疗】 尽可能手术切除,切除后5年生存率为60%。不能切除者可用放疗或化疗,但疗效差。

三、胆管细胞癌

胆管细胞癌是一种起源于胆管上皮的恶性肿瘤,占原发性肝恶性肿瘤的5%～30%。确诊后平均存活时间<6个月。

【病理】 肿瘤硬,呈灰白色,镜下示胆管上皮腺癌,首先转移至区域淋巴结或肝脏。

【诊断】 右上腹疼痛、黄疸、肝肿大,偶尔可扪及肿块,病人多在60～70岁。AFP多阴性。

【治疗】 肝内胆管癌的治疗主要是手术切除,但预后不良。

四、血管内皮肉瘤

血管内皮肉瘤是一种高度恶性的肿瘤,镜下见血管内壁衬有不规则纺锤状细胞。发病与氯乙烯、氧化钍、砷剂及有机氧农药有明显关系。

【诊断】 85%为男性病人,局部转移主要至脾(80%的病例),远处转移主要至肺(60%的病例)。

【治疗】 主要是手术治疗,但罕有生存1年者。

第八节　转移性肝恶性肿瘤

转移性肝恶性肿瘤比原发性肝肿瘤更常见,两者约为 2∶1。腹腔内脏患恶性肿瘤时,最〔见的转移部位是区域淋巴结,其次是肝脏。2/3 以上的结直肠癌病人有肝转移,全身恶性肿瘤中有 1/3 最终发生肝转移。其中主要转移途径是血运。肝转移性肿瘤中第一位是支气管癌,第二位是大肠癌,第三位是胰腺癌,第四位是乳癌。

大肠癌肝转移中,25%～30%在原发瘤确诊时已存在,70%～75%在原发瘤切除后发生。大肠癌肝转移确诊后若不治疗,平均生存时间是 146 天,胃癌是 60 天,胰腺癌或胆囊癌是 50 天。

【诊断】　早期肝转移灶多无症状,因而早期诊断困难。

1. 症状　大多数大肠癌肝转移无症状,仅在术前检查或术中才得以确诊。结肠癌肝转移晚期的症状有乏力、发热、疼痛、肿块、消瘦、腹水、黄疸等。

2. 实验室检查　65%的亚临床期肝转移灶目前还没有一项指标能进行检测,因此,实验室检查对肝转移性肿瘤的诊断缺乏特异性,主要依靠影像检查做诊断。

(1) 50%～60%的亚临床型转移性肝癌,肝功能检查示 AST 和 ALP 值升高。

(2) 85%以上的结直肠癌病人发生肝转移时,癌胚抗原(CEA)阳性,但该指标缺乏特异性,应结合肝超声显像进行诊断。

3. 影像检查　是迄今仅次于手术探查的诊断转移性肝癌的最可靠方法。肝转移性肿瘤的诊断主要依靠连续 CT 血管造影(continuous CT angiography, CCTA)或术中超声诊断。

(1) 超声检查:可靠性与 CT 相仿,但价格低廉,可用于普查。在各种原发癌根治术后,每 3～6 个月复查一次肝脏超声,有利于亚临床期转移性肝癌的发现。

(2) CT、MRI 和选择性肝动脉造影检查最准确,但价格昂贵。转移性肝癌的血供取决于原发瘤。神经内分泌肿瘤多为高血供;大多数实质性肿瘤(乳癌、结直肠癌、肺癌或胰腺癌)为低血供,仅增强影像检查上有边缘强化表现。

【治疗】　转移性肝癌的治疗受原发肿瘤类型影响,手术切除是结肠癌肝转移唯一可能治愈的手段。

1. 化疗　结直肠癌肝转移者化疗效果不理想。

(1) 氟尿嘧啶全身化疗有效率为 9%～33%,中位生存时间在 30～60 周,有效的定义是肿瘤缩小 50%,1～2 个月内无新瘤产生。

(2) 用 5-氟脱氧尿苷进行肝动脉灌注化疗,可增加有效率,但并不增加生存时间。

(3) 索拉非尼 400 mg,每日 2 次,对晚期 HCC 有显著改善作用;联合多柔比星 60 mg/m^2,静脉注射,每 21 天 1 次,疗效更佳。

2. 放疗　肝脏对放疗一般不易耐受,但可缓解肝转移灶的疼痛。

3. 介入治疗　方法有肝内灌注化疗、术中放疗、术中栓塞、瘤体内注射无水乙醇、冷冻、射频热疗,但疗效均可疑,况且这些细微疗效的取得是以毒性作用的增加为代价的。

肝动脉栓塞或结扎可使肿瘤迅速缩小,但很快肿瘤又可从肝动脉重新建立侧支血供而增大。

4. **手术切除** 是转移性肝癌最有效的治疗方法,应列为首选治疗。结肠癌肝转移肝切除后的疗效与 HCC 不同,因为 HCC 有肝硬化、易发性肝衰竭。肝转移癌切除后手术死亡率在 0%～5%,术后 5 年存活率在 20%～50%(取决于病人的选择)。

(1) 适应证:①所有肝转移灶都可以切除者(肿瘤局限于一侧半肝);②原发灶已完全控制;③无肝外转移灶;④肝内转移灶＜5 枚;⑤能距肿瘤 1 cm 切除肿瘤;⑥病人能耐受肝切除。

(2) 术前和术中分期最好能完成下列检查:①肝 US;②CXR 和胸部 CT;③腹部和盆腔CT;④结肠镜;⑤CT 肝动脉门静脉造影;⑥术中双手触诊肝脏;⑦必须常规做腹腔镜超声检查;⑧肝门区和腹腔动脉根部淋巴结活检。

(3) 并发症:并发症发生率 10%～25%,包括心脏并发症、肺部并发症和腹腔并发症(脓肿、胆瘘、出血、肝衰竭、切口感染、肠梗阻)。

(4) 原发性结直肠癌手术时 8%～25%有肝转移。在肝转移者中仅 1/4 为单一转移灶,可以手术切除,因此只有 5%左右能切除。

(5) 非大肠癌肝转移:非大宗病例提示除类癌和 Wilm 瘤肝转移行肝切除疗效尚可外,乳癌、肾癌、胃癌肝转移后肝切除的疗效均不理想。

【预后】 不手术者存活时间一般在 3 年以内,手术切除后 5 年生存率为 30%～50%,手术死亡率为 3%～5%。切缘距肿瘤＜1 cm、3 个以上转移灶、左右半肝均有转移灶提示预后差。

结直肠癌肝转移肝切除后总复发率为 75%,20%～40%为肝脏复发,因此术后应每 3 个月查一次 CEA、肝 US 和 CT。肝复发癌的处理同首次转移癌。

第九节　肝切除手术要点

一、基本要点

1. **术前超声显像** 术前术者应通过超声显像了解肿瘤大小、位置、与大血管的关系。

2. **体位与切口** 右前叶肿瘤,右侧抬高 30°;右后叶肿瘤取 60°斜卧位;裸区肿瘤取 90°侧卧位。除 2～6 段切除可选正中切口外,一般用"⊥"形切口、双侧肋缘下切口或右上腹"⌐"形切口。

3. **术中超声显像** 有利于对病灶做精确定位,了解病灶与肝内大血管的关系,对术中取活检、判断肿瘤能否切除极为重要,还可以发现术前未显示的肿瘤。

4. **控制肝出血的方法** 主要有三种:

(1) 常温下间歇阻断入肝血流(Pringle 法):一般都在肝十二指肠韧带套止血带,每次阻断 15～20 分钟,间歇 3～5 分钟。阻断前 5 分钟小剂量肝素化(100 U/kg),阻断时间可以长达 45 分钟。Pringle 法不能控制肝静脉和迷走左肝动脉的出血,因此其止血效果往往欠理想。迷走左肝动脉在人群中的发生率约为 10%,阻断入肝血流时,有时还要阻断迷走左肝动脉。

(2) 肝外血管结扎切肝法:先切除胆囊,紧贴肝方叶下缘剪开肝门板(增厚的 Glisson鞘),分别显露左右肝管、左右肝动脉及左右门静脉(一定要细心操作),甚至可显露二级或三级分支,结扎、切断拟切除肝段的血管、胆管。然后剪开镰状韧带及肝上下腔静脉前面的腹膜,解剖第二肝门,逐步分离出相应的肝静脉分支,结扎、切断之(见下文)。

(3)全肝血流阻断:适用于邻近第二肝门部的肿瘤或尾状叶的切除手术。步骤如下:

①显露肝上下腔静脉:进腹后顺次离断肝镰状韧带、冠状韧带和左右三角韧带。将肝脏向下牵拉,仔细分离裸区疏松组织,直达肝上下腔静脉前壁,显露肝静脉间切迹(位于肝右静脉与肝左中静脉共干之间的凹陷)。

②控制肝下下腔静脉:将肝脏脏面向上掀起,显露右侧肝下区。充分剪开肝肾韧带,直达下腔静脉右侧壁。结扎右肾上腺静脉(该静脉直接汇入下腔静脉)。在右肾静脉头侧2 cm处切开下腔静脉右侧壁的鞘膜,用左手食指(或弯血管钳)绕下腔静脉后方从下腔静脉的左侧探出,顺此通道绕过一根8号导尿管用于控制肝下下腔静脉。肝后下腔静脉无腰静脉汇入。

③控制肝上下腔静脉:将右肝翻向左上方,显露肝后下腔静脉右侧壁。仔细分离找到下腔静脉与右膈脚之间的间隙,将左手食指探入此间隙,绕下腔静脉后方至左缘探出,顺此通道绕过一根8号导尿管以控制肝上下腔静脉。

④控制肝右静脉:下腔静脉与1段、6段和7段之间存在多根细小静脉(肝短静脉),将右肝牵向左前方时即可显露,自下而上一一切断结扎之。下腔静脉韧带位于下腔静脉背侧,连接1段和7段。切开该韧带后才能显露肝右静脉主干(图26-7)。下腔静脉韧带中常有一中等粗细的静脉穿过,应注意。在肝上下腔静脉的右缘小心地离断该韧带,即可显露肝右静脉汇入下腔静脉右侧壁的部位。显露肝静脉及其分支时动作要轻柔,最好借助术中超声对肝静脉进行定位后再处理。仔细找出肝右静脉与下腔静脉夹角之间的间隙,从肝静脉间切迹探入直角钳,斜向右下方从此间隙探出,顺此通道绕过一根血管阻断带用于控制肝右静脉。

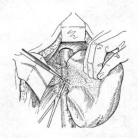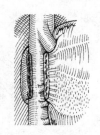

图 26-7 切开腔静脉后韧带显露右肝静脉主干

⑤控制肝左、中静脉共干:将肝左叶翻向右侧,贴近肝表面离断肝胃韧带达 Spiegel 叶上极和下腔静脉左侧壁,显露 Arantius 管[①]。**切断、缝扎 Arantius 管头端与下腔静脉或左肝静脉的联系是显露肝左中静脉共干的关键步骤。**Spiegel 叶顶端恰好位于下腔静脉与共干的夹角之间。由下而上结扎 Spiegel 叶的肝短静脉,向右侧翻转 Spiegel 叶即可显露肝左、中静脉共干,此时处理它是比较安全的。在腔静脉左侧壁仔细寻找共干与腔静脉之间的狭小缝隙,沿此间隙探入直角钳向右上方探出,左手食指在肝静脉间切迹处与钳尖相对做引导。顺此通道绕过一根8号导尿管用以控制共干。

---

① Arantius 管(又称静脉韧带)是 Spiegel 叶与左外叶的分界标志。它位于肝胃韧带的基部(贲门右侧),起自门静脉左支横部与矢状部交界处(portal elbow),紧贴肝脏表面向头侧走行,止于左肝静脉根部后壁或其附近的下腔静脉左侧壁。

在 5 个部位预置阻断带(Pringle 法、肝下下腔静脉、肝上下腔静脉、肝右静脉、肝左中静脉共干)后就可以对肝脏的入肝血流和出肝血流进行有效的控制。肝上下腔静脉的阻断带在切肝过程中不经常使用,但在处理肝后下腔静脉和第二肝门时却有着不可替代的作用。依次束紧肝蒂、肝下下腔静脉和肝上下腔静脉的阻断带会使肝后段下腔静脉塌陷,造成腔静脉和肝脏之间的间隙增大,允许术者从容地修补破口或结扎肝短静脉。但这种阻断时间不宜超过 15 分钟,以防发生肝缺血、肝衰竭。结扎右肾上腺静脉,阻断肝上和肝下下腔静脉及阻断肝十二指肠韧带后,可允许对肝静脉进行显露和直接的血管操作。

5. 绕肝提拉技术(liver hanging maneuver)　是利用肝后下腔静脉前面的空隙建立隧道套过一根弹力带,在肝实质离断过程中提拉弹力带,使肝脏离开肝后下腔静脉,使手术的操作部位变浅,显露更好,操作空间更大,保持切面张力,避免了下腔静脉的损伤,这种效果在提拉带的两端更加明显,使肝中静脉分支的结扎处理更容易。

绕肝提拉技术不能用于下腔静脉与肝包膜有粘连的病人,如既往有下腔静脉分离史,以及多次肝动脉插管化疗栓塞史。先从肝脏上方开始分离,因为这便于从下腔静脉前面寻找右侧平面。

6. 离断肝实质　方法很多,指捏、血管钳钳夹、刀柄刮离、超声刀、超声水枪等,目的都是粉碎肝实质、显露血管和胆管,以便结扎之。对小的肝静脉撕裂,止血可用简单的"8"字缝扎法。术者在离断肝实质时,一定要具有预计离断平面的概念,以免发生主肝静脉分支撕裂。主肝静脉撕裂后最好用无损伤缝线修补,尽可能维持肝静脉主干的血流。

在离断肝实质前,病人取 Trendelenburg 体位,通知麻醉师,将 CVP 降至 $3\sim5$ mmH$_2$O,**该方法可以显著减少来自肝窦和肝静脉的出血量**。

经验之谈:

　　熟悉肝脏的解剖,下腔静脉韧带是识别右肝静脉的重要标志,Arantius 管头端是识别左肝静脉的重要标志。

　　时刻保持对解剖变异的警惕性,尤其是迷走左肝动脉。术中耐心解剖是肝脏手术成功之关键。

　　无论用什么方法断离肝实质,都要预置肝血流阻断带,以防术中大出血;无论用什么方法断离肝实质,务必使 CVP 处于低水平,减少出血。

7. 肝段解剖　可以利用超声定位,也可以在解剖出相应肝段门静脉支后注射亚甲蓝,进一步证实。这种方法精确,但技术要求高。

8. 术中出血的处理

(1) 肝短静脉撕裂或下腔静脉损伤出血极为汹涌,可用手指压迫破口或用手指从下腔静脉后方将破口顶起,用细的 prolene 线缝合。缝合困难时,可用 2 把卵圆钳各夹一块纱布球,分别压住破口上、下止血后修补。若事先已将右肾静脉上方和膈下方的下腔静脉分出,并绕以细导尿管,出血更易控制。

(2) 肝断面出血,以细线逐一缝合止血最为可靠。渗血可用氩气凝血器控制。**手术野广泛渗血的常见原因是肝功能欠佳,又输入过多库血所致,往往是手术将出现危险的征兆**。有效的办法是一边将红细胞悬液、鲜冻血浆(或冷沉淀)和血小板按 1:1:1 单位输入,一边用氩气凝血。出血仍然不能控制时可用外科长纱条填塞压迫(见第七章),缝合切口,尽快结束手术(损害控制策略)。

（3）防止肝静脉损伤空气栓塞，可以用低呼气末正压（5 cmH$_2$O）。

9. **防止胆道损伤和术后胆汁瘘** 手术后，要定时监测血糖，防止低血糖。术后的高胆红素血症可以持续数日或数周。术后可以发生低凝血酶原血症，但是，一般不重，必要时可以输入鲜冻血浆维持国际标准化率（INR）小于 2。保持血白蛋白水平＞20 g/L。**肝切除最常见的并发症是腹腔脓肿**，其治疗方法是经皮置管引流，一般不需要切开引流。另一个并发症是肝断面胆瘘或形成胆汁囊肿（biloma），即胆汁在腹内积聚，可以用经皮穿刺引流处理。若肝切除后残留的有功能的肝组织量不足则可以发生肝衰竭。

10. **手术死亡率** 高达 20%，死亡病人中 60% 合并有肝硬化。由于肝癌大多合并肝硬化，对合并有肝硬化的右叶小肝癌以局部切除或亚肝段切除代替肝叶切除是提高治愈率、降低手术死亡率的关键。对合并有肝硬化的右叶大肝癌，行右半肝切除后应吸氧、输血浆、维生素 K$_1$和葡萄糖护肝。

术中可单独或联合应用肝动脉结扎、栓塞、置管灌注化疗、液氮冷冻、激光气化、微波热凝、注射无水酒精。

11. **预后** 肿瘤切除后，平均存活时间为 3 年，5 年生存率约 20%。若肿瘤未能切除，平均生存时间是 4 个月。

12. **出院随访** 肿瘤切除后，应加强随访、监测，对亚临床期复发与转移性肝癌应积极再切除，提高总生存率。

13. **肝切除死亡风险预测** 参见第十章第五节。此外，术中出血多和手术时间也与术后并发症有关。

二、右半肝切除要点

如果你用结扎法处理右肝静脉的肝侧，请在结扎线上夹一枚大号钛夹，避免线结滑脱出血！

一旦右肝静脉出血，不要恐慌！用手指压迫右肝静脉，继续处理右肝静脉的下腔静脉侧。

离断肝实质时，术者用左手扶着右半肝帮助显露，同时保护腔静脉。

三、左半肝切除要点

先分出左肝静脉后横断，然后断离肝实质，但也不一定按此顺序。强行进入肝实质或肝静脉会引起大出血。如果在处理左肝静脉时遇到困难，应该避免重复尝试，可以先断离肝实质，然后再横断左肝静脉。如果术中能维持低 CVP，出血量无差异。

四、尾叶切除术要点

1. **尾叶门脉三联的处理** 充分切开肝胃韧带，在第一肝门横沟下缘肝尾叶前面切开肝被膜，逐渐显露和游离通向尾叶的门脉三联。先离断门静脉左支和左肝动脉至 1 段的动静脉。如果此时 1 段胆管易于辨认的话，也一并结扎、切断之。如果无法辨认，尾叶胆管可以在尾叶实质离断时一并处理。由于解剖空间狭小，将近端结扎后远端烧灼即可。

2. **建立尾叶后隧道，离断肝实质** ①从肝膈面显露肝上下腔静脉。在直视下，用直角血管钳在肝静脉间切迹（右肝静脉与中肝静脉之间的窝）向尾侧分离 2~3 cm。②在右肾静脉上方 2 cm 处控制肝下下腔静脉。③控制肝上下腔静脉。④分离肝下下腔静脉。在直视下,向头侧分离 2～3 cm。最后,用一把长弯 Kelly 血管钳从尾侧向头侧(沿下腔静脉前内侧壁)再盲目分离 2～3 cm 后从右肝静脉与中肝静脉之间穿出,建立尾叶后隧道。用血管钳量取提拉带的长度,将提拉带(宽 1 cm 的布带或鞋带)通过隧道自上而下拽出。靠近下腔静脉离断 Arantius 管,在中肝静脉与左肝静脉共干后方再建一隧道,将提拉带的头端经该隧道拽出,使之位于左肝静脉左下方。再将提拉带尾端从门静脉主干左侧拽出。此时,牵拉提拉带的两端就有助于尾叶的显露,也有助于肝实质离断线的拟定和止血,有利于避免损伤下腔静脉和中肝静脉。沿提拉带从尾侧向头侧离断肝实质及其血管结构。

3. 处理尾叶的肝短静脉　离断肝实质后,尾叶就可以翻向下腔静脉左侧,显露尾叶的肝短静脉,分别予以结扎、切断。

(施鸿舟)

第二十七章
门静脉高压症

第一节　解剖生理概要

门静脉主干由肠系膜上静脉和脾静脉汇合而成,后者又收集肠系膜下静脉的血液。门静脉系的特点是:

(1) 两端都是毛细血管网。

(2) 门静脉系压力低、无瓣膜。

(3) 门静脉系与腔静脉系之间存在四大交通支:

① 胃底、食管下段交通支:门静脉血经胃冠状静脉、胃短静脉,通过食管胃底静脉与奇静脉、半奇静脉分支吻合,流入上腔静脉。

② 直肠下端、肛管交通支:门静脉血经肠系膜下静脉、直肠上静脉与直肠下静脉、肛管静脉吻合,流入下腔静脉。

③ 前腹壁和胸壁交通支:门静脉血经 Sappey 附脐静脉、脐旁静脉丛与腹上浅深静脉、腹下浅深静脉吻合,分别流入上、下腔静脉。

④ 腹后交通支(Retzius 静脉):在腹膜后,肠系膜上、下静脉分支与下腔静脉分支相互吻合。门静脉和脾静脉与肾上腺和肾的静脉有吻合。

第二节　门静脉高压症

【病因】

1. 肝性门静脉高压　肝内疾病是门静脉高压症最常见的病因。

(1) 肝硬化:85%的门静脉高压是由肝硬化所致。在我国,肝硬化的主要病因是乙型肝炎后肝硬化,在欧洲和美国主要是酒精性肝硬化。此外,还有坏死后性及胆汁性肝硬化。肝硬化时,小叶中央的纤维化逐渐压迫肝窦和窦后血管使之变窄,再生的肝细胞结节也挤压使肝窦扭曲,结果造成窦性或窦后性阻塞,使门静脉入肝血流受阻而发生门静脉高压。

(2) 血吸虫病:血吸虫卵阻塞门静脉小分支而造成窦前性阻塞,从而形成门静脉高压。

(3) Wilson 病(肝豆状核变性)、肝纤维变和血色病等:都可引起门静脉高压。

2. 肝前性门静脉高压(门脉阻塞、脾静脉阻塞)　主要见于儿童,其原因有门静脉血栓形成、门静脉先天性闭锁或狭窄或受肿瘤压迫。

3. 肝后性门静脉高压

(1) Budd – Chiari 综合征:其特征是肝静脉血栓形成,造成窦后性阻塞,表现为肝肿大和腹水。该综合征可为特发性,也可继发于肿瘤、血液病、服避孕药或创伤等高凝状态形成血栓。在东方,该综合征常见的原因是下腔静脉纤维隔形成。有趣的是骨髓移植后也可发生该综合征。

(2) 缩窄性心包炎:本病使下腔静脉压剧增,从而使肝静脉流出道受阻。若有心包钙化,应考虑到本病。

(3) 肝静脉受压:如肾上腺肿瘤。

4. 门静脉血流增多 可引起门静脉高压,主要见于原发性脾脏疾病和脾动静脉瘘。

5. 脾静脉血栓形成 可引起脾静脉高压,造成胃底静脉曲张(见本章第三节),常见于胰腺炎或胰肿瘤(见第二十九章),此称"左侧门静脉高压症"。

【病理生理】 门静脉高压是门静脉压力异常增高。①门静脉的正常压力为 0.93～1.46 kPa(10～15 cmH$_2$O),比下腔静脉压力高。如果门静脉的压力超出下腔静脉 5 mmHg,即可诊断门静脉高压症。②压力增高使静脉侧支循环增加,门静脉血得以部分分流。③侧枝静脉很脆弱,当门静脉压大于 2.66 kPa(27 cmH$_2$O)时,即可发生静脉曲张,在胃食管交界处黏膜下的静脉曲张很易破裂出血。门静脉高压形成后,可发生下列**病理变化**:

1. 脾肿大、脾功能亢进 参见脾脏疾病章。

2. 交通支扩张 4 个交通支均可扩张。临床上特别重要的是胃底、食管下段交通支,它离门静脉主干最近,门静脉高压时受影响最大,曲张后易破裂大出血。直肠下端、肛管交通支扩张后形成痔。门静脉与下腔静脉压力差<12 mmHg 时一般不会发生出血。

3. 腹水 腹水形成的原因有:低蛋白血症、毛细血管滤过压增加、淋巴液外漏和水钠潴留。

【诊断】 临床特点:

1. **食管胃底静脉曲张** 65％的门静脉高压症病人有食管胃底静脉曲张。食管胃底静脉曲张者中仅 30％会发生出血,但出过血的病人中,75％会在 1 年内再出血,并且有 70％在 1 年内因出血死亡。曲张静脉第一次破裂出血的死亡率为 25％～85％,其中绝大多数再出血在首次出血后 2 个月内。

2. 脾大、脾功能亢进和腹水 参见本章第三、四节。

食管胃底静脉曲张、脾大、脾功能亢进、腹水,合称为"**门静脉高压三主征**"。

3. 脑病 主要原因是肝功能不良,门静脉血经门体侧枝进入体循环。脑病的轻重程度表现不一,轻者为健忘,重者为肝昏迷,其程度与血氨水平的关系不密切,与脑脊液中谷氨酰胺和短链脂肪酸关系密切。

4. 营养不良 酒精性肝炎和乙型肝炎后肝硬化尤为明显。

5. 急性门静脉血栓形成 急性门静脉血栓形成时可发生肠系膜静脉栓塞、肠坏疽,表现为腹部剧痛、酸中毒和白细胞增多,常危及生命。

【治疗】 食管静脉曲张出血病人的处理颇为复杂,最好由一个专家团队来承担。这个专家团队的组成是肝脏内科医生、专业的放射科医生和外科医生。

(一) 胃底食管静脉曲张急性出血的非手术治疗

静脉曲张出血是门静脉高压症的一种重要并发症,可危及生命,需要紧急处理。治疗方法是输液、纠正凝血异常、三腔管压迫止血,早期胃镜下硬化治疗可使 85％～90％出血停止。

1. 急性上消化道出血的治疗　参见第二十一章第一节。

2. 尽早做食管和胃内镜检查，明确有无静脉曲张，对出血部位定位

（1）在肝硬化病人的上消化道出血病因中，20%～50%为静脉曲张、20%～60%为应激性溃疡、6%～19%为消化性溃疡、5%～18%为食管贲门撕裂（Mallory-Weiss综合征）。

（2）8%的病人有2个出血点。

3. 静脉曲张出血确诊后的内科治疗措施

（1）内镜下曲张静脉硬化疗法或曲张静脉套扎：在内镜下将硬化剂注入曲张静脉中，使之形成血栓，可使80%的病人急性出血暂时停止，早期再出血率为15%～30%。死亡率为10%～20%。目前用这种方法治疗静脉曲张急性出血已被广泛接受，尤其适用于Child分级C级病人。并发症有食管痉挛、纵隔炎、吞咽痛、食管溃疡、食管狭窄、食管穿孔等。无效者可用TIPS。

硬化剂和TIPS治疗无效者应手术止血，方法有断流术、分流术或肝移植术。分流术有很高的并发症发生率及死亡率。主要并发症有肝衰和肝性脑病，其原因都是肝血流减少，肝营养因子和代谢产物未能进入肝，而直接进入体循环。

（2）血管加压素：参见第二十一章第一节。加压素是一种强烈的内脏血管收缩剂，肠系膜动脉收缩后肠道血流减少，门静脉压力降低。加压素静脉应用或动脉应用都同样有效。但要注意，加压素只能暂时控制出血，不能降低死亡率，可为进一步治疗争取时间。

一般按0.2～0.4 IU/min持续静脉滴入，50%～70%的食管胃底曲张静脉破裂出血可得以暂时控制。其不良反应是心排出量减少、血压升高、心率降低、冠状动脉收缩，硝酸甘油可对抗这些不良反应。

（3）生长抑素：生长抑素可使内脏血流减少，抑制出血的效果与加压素相仿，且没有加压素的心血管系统不良反应。但价格高昂，同样有作用时间短的缺点。

4. 三腔管气囊压迫止血　三腔管又称Sengstaken-Blakemore管，这是一种鼻胃管，管上有一个食管囊和一个胃囊，用于压迫曲张之静脉。可使80%病人的出血得到控制，但气囊放气后50%可再出血。10%的病人有并发症（吸入性肺炎、食管坏死穿孔、气囊滑出阻塞气道）。应用要点：

（1）使用新管，旧管的气囊老化后易破裂泄漏。使用前必须注水仔细检查气囊有无泄漏。

（2）用大量石蜡油润滑三腔管，并口服石蜡油，减少插管损伤。

（3）先在胃囊内注水200～300 mL，将管提拉，管端系0.5 kg重物通过滑车做持续牵引压迫。观察止血效果，如仍有出血，再向食管囊注水150～200 mL。

（4）由于咽部分泌物无法咽下，因此常发生肺炎，除非用Minnesota管[①]。

（5）压迫时间太久或充水过度可造成食管缺血和食管破裂。为了减少上述并发症，压迫时间一般不超过48小时。

（6）床边备气管切开包，防止气囊滑出阻塞气道。

---

① Minnesota管与Sengstaken-Blakemore管相仿，末端都有侧孔供胃减压用，所不同的是Minnesota管在食管囊的近侧多了一侧孔供吸引（有4个腔），防止分泌物误吸入气道。

（二）急性大出血的手术治疗

对非手术治疗无效的急性大出血应该急诊手术,在伴低血压时尤其如此。

1. **手术适应证** 在24小时输血达5单位,出血仍不止则应手术。若输血超过10单位,库血可引起血源性感染或使原有的肝性凝血功能异常更为严重,从而使死亡率明显增加。

2. **手术禁忌证** 肺炎、中度或重度脑病、严重凝血功能异常、酒精性肝炎或严重肝衰竭。

3. **明确诊断** 手术前必须明确出血来源,尤其要除外非食管静脉曲张性出血。

4. **手术方式** 有门体分流减压(分流)和门奇静脉间反常血流阻断(断流)两种。

（1）急诊门腔分流:该术式对控制出血很有效,止血率达95%以上,但死亡率较高,死亡率与肝功能分级有关(表27-1)。常用的分流方式有门腔端侧分流和肠腔分流。但是分流后由于门静脉向肝血流骤减,易发生肝衰竭,肝衰竭占分流术围手术期死亡率的2/3。导致死亡的原因还有:肺炎、肾衰竭和震颤性谵妄。

表 27-1 Child - Pugh 肝功能分级

	1	2	3
血清胆红素(μmol/L)	< 34	34～51	> 51
血清白蛋白(g/L)	> 35	28～35	< 28
腹水	无	少或利尿剂易控	不易控
脑病	无	轻(Ⅰ～Ⅱ级)	重(Ⅲ、Ⅳ级)
凝血酶原时间延长(秒)或 INR	<4 <1.7	4～6 1.7～2.3	>6 >2.3

分级:A级:5～6分,该级别的病人在今后1年中不会因肝病发生死亡;B级:7～9分,该级别的病人在今后1年中因肝硬化并发症(曲张静脉出血或肝衰竭)发生死亡的可能性为20%;C级:10～15分,该级别的病人在今后1年中因肝硬化并发症(曲张静脉出血或肝衰竭)发生死亡的可能性为55%。B级和C级是肝移植的适应证。

引自:Shneider PD. Preoperative assessment of liver function. *Surg Clin N Am*, 2004, 84(2):355-373. doi: 10.1016/S0039-6109(03)00224-X.

（2）门奇静脉间反常血流阻断术:方法有胃底食管周围血管结扎术、胃底横断吻合术、吻合器食管横断吻合术。急诊断流术一般多能控制出血,死亡率为30%。

（三）择期手术治疗食管静脉曲张

1. 对非活动性出血可用此法处理,目的是减少再出血率,降低急诊手术死亡率。

2. **择期手术时应注意** ①门静脉高压症手术治疗只是控制或预防出血,并不能改善肝脏本身病变;②血吸虫性肝硬变在病理、临床和疗效上均不同于肝炎后肝硬变;③肝功能越差,手术死亡率越高,Child C级者应采取非手术治疗;④尽可能采取创伤小又能达到止血目的的手术;⑤理想的手术不应减少门静脉血流,而应保证门静脉向肝血流,维持肝脏血液灌注。

3. **术前检查**

（1）内镜检查明确是否有食管静脉曲张出血。

（2）必须排除急性酒精性肝炎:①酒精性肝炎表现为肝衰竭和肝区广泛触痛;②镜下见肝细胞坏死,肝细胞内有散在玻璃样变体(Mallory体);③病人度过急性期后,肝酶和肝功能即好转;④若诊断可疑,可行肝活检,因为该病急性期手术死亡率达50%。

（3）按表27-1对肝功能进行分级。

（4）了解门静脉是否通畅:①脾动脉或肠系膜上动脉造影,然后摄静脉相,这是最准确的方法；②多普勒超声检查门静脉及其分支的通畅性和血流方向，既简单又无创伤；③将造影剂注入脾脏，使脾静脉和门静脉显影，主要用于显示脾静脉。

（5）测肝静脉楔入压可间接了解门静脉压。

4. 择期手术用分流术抑或断流术，取决于病人的病理生理状态和术者的习惯。

（四）脑病的处理

一般处理包括限制蛋白食物，清除消化道血液，用乳果糖抑制肠道细菌产氨，控制感染。

【预后】　乙型肝炎肝硬化取决于肝硬化的发展，酒精性肝硬化取决于是否戒酒。有关酒精性肝硬化的统计资料如下：

（1）15％的"酒鬼"有肝硬化，其中 30％在确诊后一年内死亡。

（2）40％（12％～70％）的肝硬化可发生食管静脉曲张出血，若无有效治疗，其中 66％在一年内死亡。①若无有效治疗，首次静脉曲张出血的死亡率为 50％～80％；②若首次出血后病人幸存，那么二次出血的死亡率同前。

第三节　门静脉高压症合并脾功能亢进

门静脉高压症合并脾功能亢进在门静脉高压病人很常见。脾功能亢进程度与脾脏大小无关，与门静脉高压的程度无关，脾功能亢进与血细胞在脾内的潴留和破坏有关。

（1）一般用非手术疗法。分流手术后脾功能亢进能改善者约占半数。

（2）脾切除术一般不能用于治疗门静脉高压。①脾切除后食管静脉再出血发生率达90％；②脾切除后易发生暴发性感染且死亡率高，尤其在小儿；③对有食管静脉曲张出血的病人来说，脾切除的指征是 X 线提示脾静脉血栓形成。脾静脉血栓形成的原因有胰腺炎和胰腺肿瘤。此时，曲张静脉仅限于胃内，切脾后即可治愈。

第四节　门静脉高压症合并腹水

【病理生理】　肝后型门静脉高压最易发生腹水，其次是肝内型肝硬化；门静脉阻塞一般不形成腹水。

（1）肝灌注压增高，使高蛋白液经静脉回流，同时经肝包膜溢入腹腔。

（2）低白蛋白血症。

（3）水钠潴留是由于肝对醛固酮的降解减弱，造成继发性醛固酮增多，血液稀释，即成腹水。

（4）门体分流可能加重腹水（门腔侧-侧分流和肠腔分流除外）。

【治疗】　大多数腹水经卧床休息、限制钠入量、加利尿剂（螺内酯），即可缓解。

1. **腹水的处理主要依靠内科治疗**　包括低钠膳食、限制水钠摄入、利尿剂（必要时同时用钾替代）。如果内科处理无效，下一步是腹腔穿刺放液加静脉输胶体液替代。监测病情进展：每日为病人称体重、测定尿量以及检查有无电解质失衡、氮质血症和脑病。如果病人需要反复腹腔穿刺放液，就应该考虑为该病人做 TIPSS 手术。

2. **外科腹腔-颈静脉转流术（LeVeen 转流术）**　这种手术是将一根管子放在前胸壁皮

下隧道内,管子的一端插入腹腔内,另一端插入颈静脉。该管子内装有一个单向阀,仅当阀两侧的压力差大于 $2\sim4$ cmH$_2$O 时,阀门才开启,允许腹水流入血循环。Denver 版的腹水转流在阀内有抽吸装置。腹腔-静脉转流的唯一适应证是顽固性腹水内科治疗无效的肝硬化病人。禁忌证是伴有脑病、感染性腹水、凝血功能障碍和心衰竭等肝功能极差的病人。腹腔-静脉转流术出现并发症是常事,包括转流管堵塞、感染、血小板减少,偶尔还可以发生弥漫性血管内凝血。如今,这种手术已经很少有人实施。

3. 肝移植手术。

第五节　门静脉高压症的手术要点

一、门奇静脉断流术

(一)胃底贲门周围血管离断术

1. **容易发生的失误及风险**　①损伤胃底或食管壁;②断流不全,术后再出血率上升;③食管狭窄;④膈下出血;⑤术后肝衰竭(见于 Child C 级病人);⑥膈下感染;⑦消化道瘘。

2. **手术要点**　Aoki(青木春夫)认为,胃左动静脉之间存在短路使得胃左动脉血直接流入门静脉系统,造成胃底贲门区局限性门静脉高压。青木春夫式断流术是经腹手术,要求:①切除肿大的脾脏,消除脾功能亢进;②切除大部分小网膜组织,消除动静脉短路造成的局限性门静脉高压;③结扎切断所有的贲门周围血管,阻断门静脉奇静脉间交通支(包括高位食管支、胃后静脉);④环形切开胃底浆肌层,缝扎黏膜下层血管,阻断胃壁内血管;⑤食管胃底折叠术,防止反流性食管炎和胃漏;⑥幽门成形术,防止术后胃潴留。

彻底结扎切断胃近端 1/3 及贲门上腹段食管 6 cm 内的所有血管,包括食管支、高位食管支、胃短静脉、胃冠状静脉和胃网膜左静脉。

(1)要求从胃小弯幽门开始至贲门上 6 cm 内将胃左血管至胃底的分支切断结扎,特别是胃左静脉的食管支和高位食管支,在扩张的食管旁侧枝静脉与食管壁之间离断结扎每一支分流的静脉,保留食管旁侧枝静脉(图 27-1)。食管支和高位食管支是胃冠状静脉的两条重要属支,在反常血流中占重要作用。食管静脉曲张破裂出血主要来自这两支静脉。本术式操作简便、损伤小,但术后再出血率比 Sugiura(杉浦光雄)手术高。

(2)处理胃后壁的血管分支,注意脾静脉自胰腺上缘走向胃底的胃后静脉支。最后处理胃大弯的血管支,使胃底及食管左缘游离。

(3)可在门奇静脉断流后加做食管或胃底黏膜下血管离断术,方法有:①吻合器做食管横断吻合;②在贲门上 1 cm 纵向切开食管肌层 $3\sim4$ cm,显露黏膜,横断-吻合食管黏膜一周,缝合肌层纵向切口;③在贲门下 5 cm 横断胃底并重新吻合。

(二)Sugiura 手术

该手术是指食管周围血管离断加食管横断吻合术,此法对预防出血极为有效,缺点是手术范围大、操作复杂。该手术分两期进行。第一期是经胸行远段 $6\sim8$ cm 食管周围血管离断,并在食管下段行食管横断再吻合术。若出血不止,则应立即行第二期手术。若无继续出血,$4\sim6$周后行第二期手术,经腹行胃底食管周血管离断、脾切除、选择性迷走神经切断、幽门成形。

1. **适应证**　食管胃底静脉曲张出血或出血风险极大者;胃底食管静脉曲张内镜治疗无

效者;肝功能为 Child - Turcotte(Pugh)A 级或 B 级的病人。

2. 禁忌证　Child - Turcotte(Pugh)C 级的病人。

3. 手术要点　①在断流手术中,要求在扩张的食管旁侧枝静脉与食管壁之间离断结扎每一支分流的静脉(图 27-1)。勿损伤迷走神经干和侧枝静脉,因为从理论上讲这些侧枝静脉有助于防止静脉曲张的复发。尽管手术中做到这一点有时很困难,但是纵隔内的侧枝静脉一般都能得到保留。②非分流性手术后食管静脉曲张能否长期消除取决于术后门体侧枝的变化。Surgiura 手术保留了食管旁和纵隔的侧枝静脉在理论上起到了自动分流的作用。③据 Sugiura 报道,手术死亡率为 5%,术后再出血率为 4%,但此数据在欧美未能得到重复。

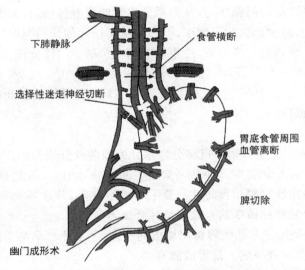

图 27-1　保留食管旁静脉的 Surgiura 手术(选择性贲门周围血管离断术)

4. 术后监测　术后需要 ICU 或过渡病房监测;术后至少 48 小时监测血细胞计数、胆红素、白蛋白、ALT、AST 和凝血酶原时间;每日观察有无胃肠道出血、肝衰竭或肺炎等临床征象。

5. 术后并发症

(1)早期:肝衰竭、胃肠道出血、吻合口漏、胸腔积液、腹水、门静脉血栓形成、膈下脓肿、胰漏。

(2)远期:食管狭窄、残留曲张静脉。

(三)定期内镜下曲张静脉硬化疗法

有效率达 80%,是治疗食管静脉曲张的首选方法。由于本法不降低门静脉压,因此常需要多次注射硬化剂。本法的主要并发症有硬化区食管溃疡、食管狭窄、内镜致食管穿孔和胸腔积液。

(四)曲张静脉单纯结扎术

方法有切开胃底结扎曲张静脉、经胸结扎曲张静脉或用吻合器横断吻合食管。

(1)结扎法一般能控制出血,但数月内的再出血率达 80%。

(2)急诊出血时可用此法止血,然后择期做门静脉降压术。

(五)直视下胃冠状静脉栓塞术

该术式是先游离出冠状静脉主干,在根部结扎之。再结扎胃右静脉,用肠钳夹住胃底、体交界处的胃壁,防止栓塞剂进入门静脉主干和胃体胃壁。最后在结扎线远侧的冠状静脉内注入栓塞剂(含显影剂的2-氰基丙烯酸正辛酯),使栓塞剂在血管内沿反常血流分布于食管下段和胃底曲张静脉丛内,形成树枝状栓塞,达到完全阻断胃食管壁内外反常血流的作用。

（六）经皮肝穿刺胃冠状静脉栓塞术

该术式有腹腔内出血和门静脉栓塞两大并发症。

（七）脾动脉栓塞术

并发症是发热和脾周围炎所致的疼痛,病人极为痛苦。

二、门体分流术

分流术的目的是降低门静脉压力,从而降低食管曲张静脉压力,减少出血的发生。分流术可降低门静脉压力,减少出血的发生率,但门静脉高压症的预后与肝病关系更密切。门静脉压力降低有可能使肝病进一步发展,严重影响病人预后。门体分流(以 H 肠腔搭桥为例)围手术期死亡率为 5%～10%、再出血率 5%、脑病发生率 20%～30%;选择性分流围手术期死亡率为 5%、再出血率 10%、脑病发生率 5%。TIPS 降低门静脉压效果好,但脑病发生率高。有指征时可行肝移植。

【分类】

1. 根据病人有无出血史分类　可将分流术分为预防性分流和治疗性分流。

（1）无出血史的病人中仅 30%～40%会发生曲张静脉出血,因此 60%的预防性分流术是不必要的。随机临床研究提示预防性分流不增加生存率,*作者不推荐对无出血史的肝硬化门静脉高压胃底食管静脉曲张病人做预防性分流术*。

（2）治疗性分流是用于有曲张静脉出血史的病人,手术死亡率与术前肝功能分级有关。在酒精性肝硬化,远期疗效与病人是否戒酒有关。

2. 根据分流的口径分类　可将分流术分为完全性门体分流术和限制性门体分流术。

（1）**完全性门体分流术**:是将门静脉血分流入下腔静脉,使整个门静脉系统压力下降、门静脉入肝血流减少,结果往往是肝功能失代偿发生率上升。

（2）限制性(小口径)门体分流术:术式同完全性门体分流术,但分流的口径在 1.0～1.2 cm。

3. 根据分流后是否将胃脾区静脉与门肠静脉隔离分类　可分为非选择性门体分流术和选择性门体分流术。选择性门体分流术有远端脾肾分流(Warren 分流)术和胃冠状静脉下腔静脉分流术(Inokuchi 分流)两种。

（1）Warren 分流术是横断脾静脉,将脾静脉远断端(与脾相连的一端)与压力较低的左肾静脉吻合,近断端结扎。结扎位于门静脉与胃底、胰和脾区的血管交通支,如冠状静脉和胃网膜右静脉(图 27-2)。

（2）Inokuchi(井口洁)分流术即胃冠状静脉下腔静脉分流术,需要用大隐静脉搭桥。

（3）选择性分流术既保证了门静脉入肝血流,又降低了胃底食管静脉压力,使之分流入体循环,与非选择性分流术相比,该术式术后脑病发生率明显减少。

（4）由于肝窦压力未下降,因此选择性分流术后腹水仍常见。若在术中解剖后腹膜时损伤邻近的大淋巴导管,可出现乳糜腹水。

【分流技术要点】

（1）在血管周围注水有助于寻找血管,在恰当的平面分离。注意:供吻合的血管应无病

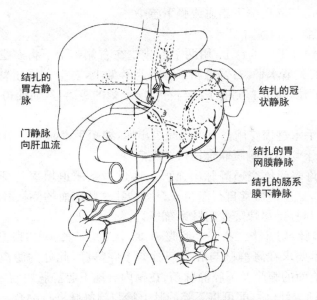

图 27-2　选择性门体分流术之远端脾肾分流（Warren 分流）术

变,吻合前应将静脉鞘完全切除,使静脉完全充盈膨胀。

（2）吻合的静脉长短适宜,无张力,无成角,吻合口径合适。

（3）吻合口不宜太小,一般要求在 1.0 cm 以上,以免发生血栓形成。

（4）血管吻合切口最好剪成卵圆形,防止吻合后闭合缩小。

（5）避免损伤吻合口,不用镊子钳夹内膜。必要时,应钳夹血管外膜。缝合血管最好用 3～5 个"0"无损伤 Prolene 缝针缝线,行外翻吻合。血管边距及针距的大小要整齐,控制在 1～2 mm 之内。吻合口后壁一般用连续外翻缝合,前壁用间断或褥式外翻缝合。

（6）吻合完毕后,吻合口不应有张力,血管不应过长、扭曲或成角致吻合口血流不畅,涡流状的血流易形成血栓。

（7）吻合口出血的最好处理方法是等待其自动止血,追加缝合往往越缝越糟,因为此时静脉壁有张力,针孔被拉大。

（8）无论哪种分流,一旦发生血栓形成,病人就会重蹈食管静脉曲张出血之覆辙。

【手术要点】

1. 脾肾静脉分流术

（1）游离脾静脉:脾脏托出后,先剪开脾门处表面的腹膜,显露脾门血管,切断结扎脾静脉上缘的脾动脉分支。用无损伤血管钳夹住脾静脉,在其远侧切断,移去脾脏。用蚊式血管钳仔细分离脾静脉与胰尾之间的小静脉,对这些小静脉要引套线结扎,不要用血管钳钳夹,以防撕破血管壁。脾静脉分破后,可用 Prolene 线缝合修补破口。如此游离脾静脉 3～4 cm,必要时可切除部分胰尾。

（2）游离肾静脉:确认双肾功能正常,扪清肾门位置,切开腹膜后纤维脂肪组织,显露左肾静脉上下缘,游离达周径 2/3,长 4 cm,以便能容纳三翼钳,必要时可结扎、切断左精索内静脉（卵巢静脉）、左肾上腺静脉。

（3）吻合完毕后先放开肾门侧血管钳。脾床彻底止血,并放置引流。

（4）失误及风险:①脾静脉损伤止血;②吻合口狭窄;③吻合口血管过长、扭曲或成角致吻合口血流不畅；④脾切除后膈下出血或膈下感染。

2. 门腔静脉分流术

（1）体位：病人仰卧于手术台上，用两个沙袋垫在右侧躯干下将右躯干抬高 30°。肋下缘位于手术台中央的关节水平，右臂悬屈于胸前麻醉架上，左臂伸展于臂板上，摇手术台使病人处于"角弓反张"位，增大右侧肋下缘与右髂前上棘的距离，从而使得右侧肋缘下切口操作方便。

（2）电刀：整个手术过程使用电刀可以减少出血，缩短手术时间。切口在肋缘下两横指从剑突至腰部，肋缘下切口比胸腹联合切口并发症少。

（3）压迫止血：许多门体交通静脉出血可以通过纱垫压迫填塞处理，门体分流手术结束、门脉高压缓解后，这些出血常自行停止。企图结扎这些出血的侧枝静脉不仅延长手术时间，还增加出血量。目标是尽快降低门脉系统压力。

（4）游离下腔静脉：切开十二指肠外侧腹膜，将十二指肠第一、二段翻向前方，显露下腔静脉。门腔分流手术要求在肾静脉与肝之间游离下腔静脉，此处的游离没有风险，也不困难。剪开下腔静脉前面的腹膜及下腔静脉鞘，在鞘内分离下腔静脉左右壁，达其周径的2/3，长 4～5 cm。游离下腔静脉后，即可将下腔静脉上抬与门静脉进行吻合。

（5）游离门静脉：显露肝十二指肠韧带，剪开胆总管后外侧腹膜，向前内侧牵拉胆总管，显露门静脉前外侧壁。剪开静脉鞘，在鞘内游离一段门静脉，一般需要切断一些门静脉与胰腺之间坚韧的纤维脂肪组织，有时甚至需要切断一些胰头组织，才能进行侧-侧吻合或端-侧吻合。

要注意在胰头后方跨过静脉的变异肝动脉（替代肝动脉），用食指可以在胰头与门静脉之间的漏斗部扪到。切断结扎该动脉会导致病人死亡。

为了使门静脉与下腔静脉满意对合，切除肝脏增大的硬化尾叶往往是不必要的，是有风险的。

（6）门腔静脉吻合：限制性门腔分流口径应控制在 0.8～1.0 cm，用 5.0 Prolene 缝线行外翻吻合。保证吻合口无张力非常重要。

门腔分流手术结束后应该常规测定下腔静脉压和门静脉压，若压力梯度 ＞ 50 mmH$_2$O，则需要修正。

（7）门腔端-侧吻合分流：这是最为常见的一种分流。方法是切断门静脉，将门静脉肝端结扎，门静脉肠端与下腔静脉吻合，从而使门静脉压骤降，曲张静脉得以减压。该手术再出血率低于 5％。但由于门静脉入肝血流为零，脑病和肝衰竭发生率增加。

（8）门腔侧-侧吻合分流：该术式在操作上比较复杂，因为门静脉和下腔静脉都必须游离一定长度，主要用于肝内压高需要降压者。①在 Budd - Chiari 综合征，这种分流术或肠腔分流会使门静脉血倒流，缓解肝静脉压力；②对顽固性腹水和食管静脉曲张出血者，这种分流可降低门静脉压，减轻腹水；③由于这种分流可发生肝内血液经门静脉向外倒流，**因此该术式的肝衰竭发生率比门腔端-侧分流更高。**

3. 肠腔静脉分流术　用直径 16～18 mm 的人造血管分别与肠系膜上静脉和下腔静脉吻合，称为桥式肠腔分流。也可将肠系膜上静脉与下腔静脉直接行侧-侧吻合分流。

（1）游离十二指肠横部：将横结肠向上提起，小肠翻至左侧，在肠系膜上血管右侧横形切开十二指肠横部前方横结肠系膜，避开中结肠血管，钝性游离十二指肠第三、四段，使之与肠系膜上血管分开，十二指肠向上、向右推开，不压迫血管吻合口。

（2）游离肠系膜上静脉：用左手伸入上述切口中扪肠系膜上静脉有无病变，然后将该血管表面系膜组织向左牵开，显露肠系膜上静脉，于鞘内游离该静脉，上至胰腺下缘，下至长 4～5 cm，必要时可以切断部分小分支。若肠系膜上静脉根部系膜明显水肿、增厚，应放弃该术式。

（3）游离下腔静脉：在十二指肠横部下缘切开下腔静脉血管鞘，在鞘内游离下腔静脉两侧达周径 2/3，长 5～6 cm。对两侧的静脉小分支可结扎切断。

（4）吻合：若胰头大或十二指肠位置低，使肠系膜上静脉与下腔静脉间的距离增宽，直接吻合有困难时，可考虑用直径 16～18 mm 的人造血管"架桥"，称为桥式肠腔分流或 H 型分流。桥式分流的优点是肠膜上静脉的显露方便；缺点是应用人造血管后容易发生感染，并且人造血管容易形成血栓，难以保持长期通畅。

（5）这种分流术对门静脉入肝血流的影响很难预测，门静脉压下降后门静脉入肝血流减少，并且肝内血流可经门静脉向外倒流，窃取动脉血流。**因此该术式后肝衰竭发生率比门腔端-侧分流高**。

4. Warren 分流术　又称远端脾肾分流术（DSRS）。

（1）适应证：脾功能亢进不严重者；一线治疗（内镜和药物）无效的胃底食管静脉曲张出血；肝功能良好（Child A 级或 B 级）。

（2）体位：病人仰卧于手术台上，左侧躯干稍抬高。以下肋缘为轴将手术台摇至病人呈"角弓反张"状（15°～20°）。该体位便于进入胰后间隙分离脾静脉。取双肋缘下切口，左侧延至腋中线。利用框架拉钩帮助显露。

（3）切开胃结肠韧带时，胃短血管应保留。

（4）游离胰腺：DSRS 最常见的失误是游离胰腺不满意，导致脾静脉的游离不够或不合适。于胰颈、体、尾下缘切开后腹膜，钝性分离，将胰体尾向上翻起，显露脾静脉。

（5）游离脾静脉的四条原则：①紧贴脾静脉游离；②先游离脾静脉的后面（这里的游离比较安全），后游离其前面；③游离至脾静脉-门静脉交汇处；④游离至满意的脾静脉长度，使得吻合无张力、不扭曲。如能遵循这些原则，胰腺穿静脉的识别和结扎就迎刃而解了。

仔细分离结扎所有汇入脾静脉的细小胰静脉分支，并结扎、切断肠系膜下静脉。用蚊式血管钳仔细分离，套线结扎后再切断，勿上血管钳，以防小静脉撕裂。脾静脉游离的范围是自脾静脉与肠系膜上静脉交汇处至脾门，以达到完全选择分流之目的。

（6）游离肾静脉：左肾静脉位于十二指肠空肠曲的上方，被 Treitz 韧带所覆盖（见脾肾静脉吻合）。左肾静脉在肠系膜上动脉后、在腹主动脉前跨过腹主动脉，这两个标志有助于扪到左肾静脉（图 27-3）。钝性分离后腹膜，见到左肾静脉后，沿左肾静脉前面分离，结扎所有组织，因为其中含丰富的淋巴管。游离足够长的肾静脉，以便上 Satinsky 钳，结扎左肾上腺静脉，保留左生殖静脉。

（7）切断脾静脉：距脾静脉与肠系膜上静脉汇合部 0.3 cm 处和 1.5 cm 处各夹一把无损伤血管钳，在其间离断，用 5.0 Prolene 缝线缝闭门静脉侧的脾静脉断端。脾侧血管断端备血管吻合之用。

（8）血管吻合：必须无张力，过长的脾静脉也必须裁去以免扭曲。吻合口一般做在左肾静脉、已经切断结扎的左肾上腺静脉的前方。吻合口后壁用连续缝合法，前壁用间断缝合法缝合。前后壁都用连续缝合法容易造成"荷包"效应，使得吻合口狭窄，妨碍吻合口的舒展。

（9）隔离低压的胃脾区与高压的门肠静脉区：这是选择性分流的精华所在。结扎、切断肝胃韧带，结扎、切断胃左-胃右静脉交通以及胃网膜左-右静脉的交通。

（10）失误及危险：①游离脾静脉时，撕破细小胰静脉，导致出血及脾静脉损伤；②脾静脉游离不完全，未达到完全选择分流之目的；③吻合后静脉扭曲、成角，影响吻合口通畅；④胃脾区与门肠区血流隔离不全，未达到完全选择分流之目的。

（11）DSRS 的缺点：20％的 DSRS 病人在术后早期左肾静脉负荷过重，造成肾静脉高压（肾静脉-下腔静脉压力梯度＞10 mmHg），曲张静脉减压不满意。4～6周后随着侧支的形成和手术水肿的消退，肾静脉高压逐渐缓解。

5. 脾-腔分流术　该手术是在充分游离脾静脉后，将脾静脉直接与肾静脉下的下腔静脉吻合。这种术式可以用于大脾病人，也可以用于急诊情况下。

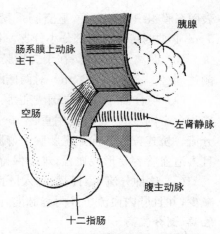

图 27-3　肠系膜上动脉、左肾静脉和腹主动脉的关系

6. 经颈静脉肝内门腔分流术（TIPS）　TIPS 是经颈静脉插管至肝静脉，然后在肝内穿刺门静脉造影，并扩张穿刺道，置入内支撑管，沟通门静脉与肝静脉，起到分流作用。主要优点是不需剖腹，避免了剖腹术所带来的一系列并发症，因此适用于肝功能分级较差的病人；缺点是通畅性只能短期维持，脑病发生率高。

第六节　Budd‐Chiari 综合征

在东方，80％的 Budd‐Chiari 综合征为膜状蹼，累及下腔静脉，可能与静脉血栓机化有关。在西方，Budd‐Chiari 综合征基本为肝静脉阻塞型，主要病因是血液病（真性红细胞增多症、阵发性夜间血红蛋白尿、髓样增生病、抗凝血酶Ⅲ缺乏）、口服避孕药、妊娠、产后、肿瘤（肺癌、HCC、肾癌、肾上腺癌、平滑肌肉瘤）、感染等。绝大多数为特发性。

【诊断】　病人表现为腹痛突然发作、肝大、腹水、肝功能异常。US、CT、MRI 均有助于本病的诊断，但确诊的金标准是肝静脉造影。下腔静脉造影可排除下腔静脉的阻塞性病变或肝尾叶的肿物压迫。

【治疗】　除了急性期可以用纤溶疗法外，本病不会自愈，多需手术处理。膜状蹼可直接修整。非膜状蹼下腔静脉无梗阻者，手术疗法有 7 类：①间接减压术（腹膜腔-颈内静脉转流术、胸导管-颈内静脉重新吻合术），主要适用于不能耐受大手术的腹水病人；②断流术（内镜下硬化剂注射治疗食管静脉曲张及出血）；③侧支循环手术（脾肺固定术），疗效不满意；④**直接减压术**：肠系膜上静脉或下腔静脉与右心房或前两者同时与右心房或颈内静脉或无名静脉之间的转流术，也可以利用水母头（capitus medusa）或扩张的副脐静脉做吻合；⑤根治性矫治术；⑥腔内治疗技术：主要是经皮球囊扩张术，除非迫不得已，一般不要放置静脉支架，以免支架阻塞肝静脉开口，使得病情更加复杂，不得不采取大手术来解决问题；⑦肝移植术：仅适用于晚期病例。

（马　骁）

第二十八章
胆道疾病

第一节 解剖生理概要

【胚胎和解剖概要】

1. 胚胎学 人胚第四周初,肝胆的原基开始形成。在前肠与卵黄蒂交界处的肠管内胚层增生突出,形成一囊,称为肝憩室。憩室迅速分为头、尾两支。头支形成肝、肝内胆管和肝外胆管的近侧段;尾支形成胆囊、胆囊管和胆总管。

2. 肝外胆管和胆囊

(1) 肝内胆管无平滑肌,近肝门部渐出现肌纤维,并渐增厚。胆总管有黏膜、黏膜下层、肌层和浆膜。

(2) 肝总管:左右肝管离开肝脏后汇合形成肝总管,肝总管长 3～4 cm。肝总管呈锐角与胆囊管相接,形成胆总管,胆总管长 7～10 cm,直径 5～10 mm。

(3) 胆总管位置比较衡定,位于肝动脉右侧、门静脉前方,远端 1/3 跨越胰腺后方与 Vater 壶腹相接。Oddi 括约肌在 Vater 壶腹处环绕胆总管末端,控制胆汁流出。

胆总管的变异主要有两种:其一是左右肝管的分叉位置,从肝门部至胰腺段不定;其二是胆总管的粗细变异大,一般认为胆总管上段的直径(内径)在超声下为 4～5 mm,造影下和手术中测定外径为 1.0 cm。

(4) 胆总管与胰管的汇合方式有三种,最常见的是两管在十二指肠壁外汇合形成一个共同通道后穿十二指肠壁;其次是在十二指肠壁内汇合,因而共同通道较短;最少见的是两管分别开口于十二指肠,无共同通道。

(5) 胆囊位于肝脏面,是左右半肝分界的标志。胆囊长 7～10 cm、阔 3～5 cm,可分为底(最靠前腹壁)、体(储存胆汁的主要部位)、漏斗(Hartmann 袋)和颈(与胆囊管相连处)四个部分。**胆囊管的特征是特殊的黏膜皱襞**,称 Heiste 螺旋瓣。Hartmann 袋是胆囊在胆囊颈部的漏斗状膨出。少数人胆囊底向外隆起,称为 Phrygian 帽。

胆囊壁由高柱状黏膜上皮、平滑肌和纤维组织外膜组成,缺乏黏膜下层。胆囊黏膜向胆囊壁肌层陷入并膨出称为 Rokitansky - Aschoff 窦,该窦在胆囊扩张时消失。胚胎期胆囊无 Rokitansky - Aschoff 窦,成年后逐渐出现并增多,胆囊炎和胆囊结石病人更多。因此它的形成可能与胆囊内压力增高有关,窦内易有细菌或异物存留引起炎症。

(6) **胆囊管与胆总管交汇点变异可从右肝管至胰腺段胆管。**绝大多数胆囊管长度为 2～4 cm,20% 的胆囊管长度不是 2 cm。胆囊管直径 2～3 mm。

Luschka 管[Hubert von Luschka(1820—1875),德国解剖学家]是位于胆囊窝深面、直

径1~2 mm的胆管,引流肝右叶不同区域的亚段,该管发生率为1‰~5‰,在近Calot三角处与胆囊及胆囊管关系密切。该管一般汇入右肝管或肝总管,偶尔也汇入胆囊管,但一般不汇入胆囊(图28-1)。

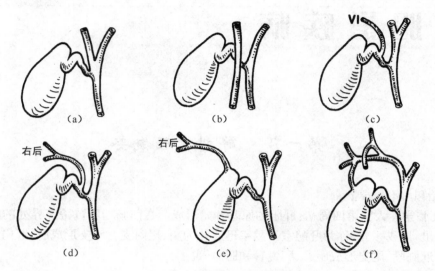

图28-1　右肝管汇入变异和Luschka管

3. 胆道系统的血供

(1) 肝内及肝门区胆管的血供主要来自肝动脉。

(2) 十二指肠上段胆总管的血供变异很大,主血管一般位于胆管壁两侧"3点"和"9点"处。在60%的人,这对动脉分别源自胰十二指肠上动脉和十二指肠后动脉(自下而上供血)。

(3) 胆囊动脉:约95%的胆囊动脉起源于肝右动脉,胆囊动脉经胆囊管后方至胆囊。

(4) 胆囊静脉:胆囊静脉汇入门静脉,胆囊上还有一些小静脉经胆囊床直接进入肝内门静脉。

(5) 胆囊淋巴:胆囊的淋巴引流入肝和肝门部淋巴结。

4. 胆道系统的神经支配　来自腹腔神经丛。

(1) 运动纤维来自迷走神经和腹腔神经的节后纤维,交感的节前纤维位于T_8~T_9水平。

(2) 感觉纤维经腹腔神经丛入T_8~T_9右侧后根神经节。

5. Calot三角　Calot(1890)叙述的三角:内侧边是右肝管,上边是胆囊动脉,外下边是胆囊管。如今,人们所述的Calot三角:上边是肝脏的下缘,内边是肝总管(或右肝管),外下边是胆囊管,该三角内有

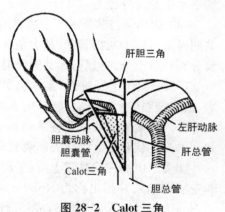

图28-2　Calot三角

胆囊动脉和肝动脉右支以及变异的右肝管经过,胆囊淋巴结也在此三角内。Calot三角与肝胆三角严格来说并不相同(图28-2)。

6. 胆道和动脉的变异很常见,属"正常"解剖的人不足50%,因此外科医生必须对胆道

的正常解剖和变异有全面了解。

【生理概要】　肝分泌胆汁,胆汁经肝内外胆管入胆囊浓缩,胆囊胆汁排出受神经和体液控制。

1. 肝产生胆汁受神经体液调节　迷走和内脏神经的刺激、促胰液素、茶碱、巴比妥和甾体激素均有增加胆汁分泌的作用。正常人胆汁分泌量约为 600 mL(250~1 000 mL)/d。

2. 胆汁的成分　胆汁中的电解质浓度与血浆相仿,因此在胆汁丢失时可用乳酸钠林格液补充。在胆囊胆汁中,溶质占 10%,其中胆盐(鹅脱氧胆酸或胆酸与牛磺酸或甘氨酸结合)占 67%、磷脂(主要为卵磷脂)占 22%、类固醇(主要为胆固醇)占 4%、色素占 0.3%、蛋白占 4.5%。

3. 胆囊的功能　储存胆汁、浓缩胆汁和排出胆汁。排胆汁需要胆囊收缩与 Oddi 括约肌松弛两者协同进行。

(1) 浓缩胆汁:①胆囊黏膜吸收水和电解质,与肝胆汁相比,胆囊胆汁中的脂质、胆汁酸和色素浓度增加 10 倍;②胆囊黏膜分泌黏蛋白保护胆囊黏膜免受刺激,有利于胆汁通过胆囊管的作用,胆囊管阻塞时胆囊积液中的"白胆汁"即黏蛋白。

(2) 排出胆汁:排胆汁需要胆囊收缩与 Oddi 括约肌松弛两者协同进行。排胆汁主要受体液因素(胆囊收缩素)控制,迷走神经和内脏神经也起作用。

第二节　胆道疾病的影像诊断和风险预测

【影像诊断】

1. 超声(US)　对 2~5 mm 胆囊结石的诊断正确率达 90%~93%,但对细小胆囊结石的诊断不理想。急性胆囊炎时除可发现胆囊结石外,还可发现胆囊增大、胆囊壁厚、胆囊壁水肿。还可用于诊断胆囊肿瘤、胆管扩张、胆管结石、胰头肿大、胰管扩张。

内镜超声(EUS)的最大优点是缩短了探头与靶器官的距离,因而图像更清晰,对肿瘤分期的正确度为 60%。

EUS、双功超声、MRI、血管造影对 PV 和 SMV 血栓形成的血管侵犯的诊断都具有很好的正确率,但对于无血栓形成的 PV 或 SMV 侵犯则不然。

EUS 对 PV 和 SMV 侵犯的判断有独到之处,正确率在 90%左右,MRI 的正确率更高,血管造影静脉相在 65%~70%左右。MRI 在壶腹肿瘤的诊断中有重要地位,MRCP 可了解管道梗阻情况,MR 血管造影可了解 PV 和 SMV 的解剖情况。

2. 腹部平片(AXR)　15%的胆石不透 X 线,在 X 线片上可显示。

3. 口服胆囊造影(OCG)　在该检查前日傍晚需要口服碘番酸,14 小时后摄片,然后在口服油餐后 30 分钟或注射胆囊收缩素后 20 分钟摄片,若胆囊收缩不足 40%或出现右上腹疼痛,为阳性。

(1) OCG 是判断胆囊浓缩、收缩功能的最佳方法。

(2) OCG 可显示胆囊结石或肿瘤。

(3) 影响该检查结果的因素有:①胃肠对碘番酸的吸收情况;②肝细胞对碘番酸的摄取和分泌情况;③胆囊对该造影剂的浓缩能力;④肝胆管及胆囊管的通畅度。

4. CT 和 MRI　价格昂贵,但可显示扩张胆管、后腹壁肿大的淋巴结、胰头病变及肝脏病变。增强 CT 的静脉相比动脉相更重要。螺旋 CT、梯度回波 MRI 或磁共振胆胰管显像 (MRCP)可使肝内静脉系和胆系的影像清晰显示。

5. **肝亚氨基二醋酸(HIDA)扫描** 是用[99m]TC 标记亚氨基二醋酸,该物质经肝细胞摄取后泌入胆汁,从而使胆道显影,还可显示肝脏和肠道。对急性胆囊炎的诊断也很有价值。

6. **经皮肝穿刺胆管造影(PTC)** 是利用 Chiba 针穿刺胆管造影,主要用于阻塞性黄疸的定位诊断,如:近侧胆管肿瘤和肝内胆管结石,可了解左右肝管汇合部及肝内胆管情况(狭窄、结石分布)。通过穿刺道放置胆管引流管,可引流胆汁,用于阻塞性黄疸的术前减黄或姑息减黄。也可放内支架管,但价格高昂。PTC 的并发症有针道出血、漏胆汁和脓毒症,若同时行置管引流则并发症的发生率将增加。

PTCD 和经皮扩张胆道镜术最可怕的并发症是血管-胆管瘘形成,出现难以处理的胆道大出血。原因是肝动脉和门静脉与肝内胆管在 Glisson 系统中相互毗邻,而 PTC 是盲目穿刺,一旦穿刺针在穿入血管后进入胆管,再顺该穿刺针放入导丝、扩张、置管后就形成了血管-胆管瘘,在导管拔出后就会发生胆道出血,此外,胆管内感染的高压胆汁也会藉此进入血流。

7. **内镜逆行胰胆管造影(ERCP)** 也用于阻塞性黄疸的定位诊断,主要用于阻塞性黄疸伴肝外胆管扩张者。

(1)该方法可对胃、十二指肠、Vater 壶腹、胰管及胆总管的疾病进行诊断。胰头癌的典型表现是双管征(double-duct sign),ERCP 还可取活检,对不能切除的胰头癌还可置入内支架管。胰头癌术前是否要常规置内支架管仍有争议,支持者认为梗阻引流后可恢复肝内皮细胞的功能,胆管减压、胆汁流入肠道有利于凝血功能的恢复。作者认为只要病人能耐受手术,就不必强求行内置管术。

(2)若发现胆总管结石,还可行内镜下括约肌切开取石术。

(3)内镜下经十二指肠置管引流胆汁,用于阻塞性黄疸的术前减黄或晚期肿瘤的姑息减黄。

8. **静脉胆道造影** 已基本淘汰。

【胆道手术时的风险预测】

1. **Little 预测因子** 胆管炎、肌酐、总胆红素、白蛋白、ALT、性别等。通过计算机计算可预测并发症发生率和死亡率(Little JM. Surgery 1987,102(3):473-476)。

2. **Pitt 危险因子** 由 8 项组成:恶性肿瘤、年龄 > 60 岁、白蛋白 < 30 g/L、红细胞比容 < 30%、白细胞 > 10×10^9/L、总胆红素 > 171 μmol/L、肌酐 > 115 μmol/L、血碱性磷酸酶 > 100 国际单位。上述 8 项因子中达 5 项者死亡率为 44%,达 7 项者死亡率为 100% (Pitt HA. Am J Surg 1981,141(1):66-72)。

第三节 胆总管囊肿

胆总管囊肿系先天性的胆胰管畸形。本病在婴幼儿少见,多见于年龄稍长的小儿,也可见于成年人。20% 的病人首发症状在 1 岁之内出现,30% 在 1~10 岁出现。女性稍多见。

【分型】 Todani 胆总管囊肿分型见图 28-3。

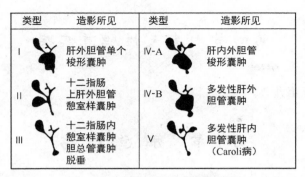

图 28-3 Todani 胆总管囊肿分型

Ⅰ:肝外胆管囊肿;Ⅱ:十二指肠上肝外胆管憩室;Ⅲ:十二指肠内胆管憩室;Ⅳ-A:肝内胆管囊肿合并肝外胆管囊肿;Ⅳ-B:多发性肝外胆管囊肿;Ⅴ:多发性肝内胆管囊肿,又称 Caroli 病

【发病机理】 胆总管囊肿的病因是胰胆管汇合异常,共同通道长 2~4 cm。病理上胆总管呈囊状扩张,肝实质正常,胆总管末端狭窄及/或胆胰管合流异常。临床症状出现的早晚取决于狭窄的程度。除 Caroli 病外,其他各型肝内胆管均正常。

【诊断】 胆总管囊肿一般在儿童起病,但至少有 20% 的病人因症状不明显,至成年时才得以确诊。①主要症状是间歇性黄疸。约 30% 的病人表现为**典型的三联症**:腹痛、黄疸和右上腹包块。②小儿的表现为典型的**三联症**,易扪到腹部包块。③成人可能仅表现为胆石症或胆管炎,不易扪到腹部包块。④Ⅲ型囊肿可发生胰腺炎。

初步检查首选肝功能和 US,其次是 CT 和放射性核素检查,PTC 和 ERCP 有助于明确病变范围,但一般不必做。

【治疗】 本病有恶变可能,目前主张行胆总管囊肿切除术,不主张单纯行囊肿肠吻合术。

1. 适应证 有症状(黄疸、疼痛、胆管炎);怀疑恶性或确诊为恶性;既往有囊肿-小肠吻合史的病人。

Ⅰ型胆总管囊肿:行胆囊切除、囊肿切除、胆总管空肠 Roux-en-Y 吻合术。

Ⅱ型胆总管囊肿:行胆总管憩室切除术。

Ⅲ型胆总管囊肿:行囊肿切除加胆总管十二指肠吻合术,或者切开十二指肠行括约肌切开成形术或内镜下括约肌切开成形术。

Ⅳ-A 型肝外合并肝内胆管囊肿:病肝叶切除术、肝外胆管囊肿切除、肝管空肠 Roux-en-Y 吻合术;严重者常需要行全肝切除加肝移植术。

Ⅳ-B 型肝外多发性囊肿:肝外胆管囊肿切除、肝管空肠 Roux-en-Y 吻合术。

Ⅴ型肝内胆管多发性囊肿:治疗原则同肝内胆管结石,严重者常需要行全肝切除加肝移植术,否则死亡率很高。

2. 禁忌证 严重肝脏疾病(肝硬化 Child-Pugh C 级);严重门静脉高压症;凝血功能障碍。

3. 并发症 ①术后 48 小时内少量胆汁漏不足为奇,通常会渐止;若胆漏持续不断,其处理的首选方法是保守治疗,保持引流通畅;如果术中在胰腺处分离困难或见到非胆汁性液体流出,术后应该监测引流液中淀粉酶含量。②20%~40% 的病人术后远期会发生胆管炎,原因是吻合口狭窄。

第四节　先天性胆道疾病

参见第三十一章第九节。

第五节　胆道外伤

一、胆囊损伤

胆囊损伤比较少见，常伴有其他内脏损伤，72%伴有肝损伤。

【分型】　胆囊损伤可分为穿透伤和非穿透伤两种，又分为挫伤、撕裂伤、破裂和创伤性胆囊炎。

【诊断】

(1) 常见症状有右上腹痛、右胸痛、贯通伤的伤口溢胆汁和休克。

(2) 一般需剖腹才能确诊，腹腔穿刺很难鉴别胆囊、胆管或小肠损伤。

二、肝外胆管损伤[①]

【病因】　大多数肝外胆管损伤是医源性损伤，其他原因引起的肝外胆管损伤（如：枪伤）一般都伴有其他内脏损伤，单纯胆管损伤罕见。

医源性胆管损伤是右上腹手术发生频率最高、对人体损害最大的并发症。80%以上的医源性胆管损伤发生在胆囊切除术中，可以是开放性胆囊切除术，也可以是腹腔镜胆囊切除术。随着腹腔镜的普及，肝外胆管损伤逐渐增多，损伤的类型也越加复杂。

胆囊切除术中医源性胆管损伤的常见原因有：①胆管系统解剖变异；②局部病理因素（肝胆三角炎症水肿、粘连、瘢痕）使得局部解剖结构改变、术中解剖识别困难；③外科医生误判误伤（包括机械伤、灼伤和缺血性损伤），视觉误判占医源性胆道损伤的97%，技术或知识缺陷仅占3%。

【分型】　最初的胆管损伤分型为 Bismuth 分型法，后来 Strasberg 对其做了改进。如今胆管损伤的分型依据的是胆管损伤位置（图 28-4），因为它对后继的胆管重建手术有指导作用。

【临床表现】　胆管损伤的术中表现是**纱布染金黄色胆汁、胆囊管断端"双孔"、"胆囊动脉"太粗**，不过大多在术后才表现出来，主要表现源自胆汁漏或胆道梗阻（或两者兼而有之）。此外，也可源自合并的血管损伤。总体而言，术后胆管狭窄只有 10%在第一周内被发现，70%是在初次手术后 6 个月内得到诊断。

(1) 无菌肝胆汁（等渗、胆盐浓度比胆囊胆汁低）漏入腹腔时，腹膜炎轻，胆汁聚集于局

---

① 本节的基本理念引自：Jackson PG, Evans SRT. Biliary System. In: Townsend CM, Jr, R. Beauchamp RD, Evers BM, Mattox KL. eds. Sabiston textbook of surgery: the biological basis of modern surgical practice. 20th edition. Elsevier Inc. 2017:1501-1504.

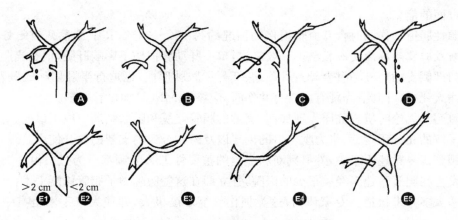

图 28-4　术后胆管狭窄的 Strasberg 分型

A 型是胆囊管残端胆漏或胆囊床小胆管漏,适合内镜治疗;B 型和 C 型分别是右肝后亚段迷走肝管(sectoral duct)夹闭和胆漏,适合做引流;D 型是主胆管部分损伤胆瘘,胆管无缺损,适合做一期修补;E1 型肝总管横断,近侧残留长度>2 cm;E2 型肝总管横断,近侧残留长度<2 cm;E3 型肝门部胆管狭窄,左右肝管仍然相通;E4 型肝门部胆管狭窄,左右肝管不通;E5 型肝总管狭窄,伴右肝后亚段迷走肝管夹闭;E6 型肝外胆管连同左右肝管汇合部完全切除(这种损伤在 Strasberg 分型中未叙述)(*Br J Surg* 2006;93:158-168)

部,也可刺激腹膜产生腹水。病人往往只有一些含糊症状(非特异性腹胀、恶心呕吐、腹痛、寒战发热)。胆漏病人往往会有血胆红素增高。**影像检查一般有诊断价值**。无菌胆汁持续外溢可引起弥漫性化学性腹膜炎、胆瘘、胆管炎、休克和多脏器功能障碍。

(2)感染胆汁溢入腹腔可引起暴发性腹膜炎,且具有致死性。

【影像检查】

1. 首选超声和增强 CT　超声和 CT 可以发现腹腔积液和胆管扩张。10%～14%的胆囊切除术后在胆囊床区域会有少量积液。但是,如果积液量比较多,超出胆囊床区域,就应该怀疑胆管损伤。超声和 CT 的缺点是无法区别是血清、淋巴液、血肿抑或胆漏。需要借助超声引导下的腹腔穿刺进行鉴别,且有治疗作用,避免了胆汁性腹膜炎、脓毒症、脓肿和心肺并发症的发生。对积聚在腹内的胆汁来讲,越早引流,发生感染的可能性就越小。

2. 胆道造影　它是评估胆道损伤的金标准。方法有 PTC、ERCP 或 MRCP,各有其优缺点。

(1)ERCP 的优点是可以显示胆漏的确切位置,同时进行治疗。内镜下放置内支架管有两个目的:首先是降低了胆道系统与十二指肠之间的压力梯度,建立了一条阻力最低的通道,有利于胆汁经该通道流出;其次,支架管可以封堵胆管损伤部位,为损伤部位的愈合赢得时间,避免狭窄。ERCP 的缺点是:当胆总管或肝总管完全阻塞时,无法显示近侧胆管损伤情况。此外,也无法为合并的血管损伤提供任何信息。

(2)PTC 的优点是可以显示近侧胆管情况,对外科医生来讲,这对拟定重建术式(引流术、扩张术、内支架术)至关重要,此外,还有留置引流管。PTC 的主要缺点是有创,并发症(出血、胆管损伤、胆管炎)发生率高达 6.9%。

(3)MRCP 是一种无创胆道评估手段,可以用于近侧胆管的评估,也可以用于远侧胆管评估。有些外科医生认为,与 PTC 或 ERCP 相比,MRCP 可以为手术修复胆道提供更有价值的信息。此外,MRCP 还可以提供腹内其他损伤、腹内积液、相关血管损伤以及肝脏缺血或坏死方面的信息。

医源性胆道损伤同时合并血管损伤的情况约为 7%～32%,其中**最常见的是将肝右动脉误判断成胆囊动脉后支而损伤**。一般来讲,单一肝动脉损伤不影响肝脏,但是当胆管损伤合并肝门部侧支循环破坏时会导致肝萎缩、坏死和脓肿形成,逼迫行半肝切除或肝移植,甚至导致病人死亡。因此,当疑有血管合并伤时,应该行 MRCP 加血管造影。

【治疗】 无论时机或临床表现如何,满意的胆管修复和随后结局取决于诊断、对胆道损伤范围了解的充分程度、无张力吻合口的创建以及跨吻合口内支架的放开使用。

在胆管修复重建手术中,外科判断和经验的重要性怎么强调都不为过。由于大多数胆管损伤发生在胆管重建术经验很少的医院,并立即在这些医院做了胆管修复手术,其一期修复失败率大多并未报道。专家认为,这类损伤修复难度极大,即使大家手术也有一定的失败率。

1. 胆囊切除术中发现的医源性胆管损伤 应该中转开放手术,做术中胆管造影了解伤情、指导手术修复。医源性胆管损伤的即刻处置**目标是维持胆管长度、消除胆汁漏**(胆汁漏所致的局部组织炎症反应会给后续处理造成不利影响)以及做一个无张力修复。

(1) 留一根引流管,尽早把病人转走:当面临胆管损伤,又没有在胆管重建方面"高手"可以求助时,正确的处置策略是留置一根引流管,在 48 小时内把病人转给有经验的医院处理(图 28-5)。

(2) 损伤胆管结扎:适用于胆管造影提示损伤的胆管直径小于 3 mm,并且该胆管仅引流肝脏的一个段或一个亚段的成年病人。

(3) 对端吻合:**这种术式罕有适应证!** 主要适用于损伤胆管的直径大于 3 mm 或引流范围超过一个肝段,但不是由电刀所致的损伤,并且损伤未超过胆管壁周径的 50% 者。这种损伤可以经损伤部位留置一根 T 管,做一个有效的胆总管外引流,损伤处通常会自行愈合,无需进一步做胆肠吻合。

当胆管缺损短于 1 cm 并且损伤部位不靠近左右肝管汇合部(这种情况不常见),可以在游离胆管后做胆管对端吻合。此时,应该跨吻合口留置一根 T 管。这根 T 管应该在胆管上另开一个口插入,而不是通过吻合口从胆管引出。为了确保吻合口无张力,有必要做一个大的 Kocher 切口,将十二指肠和胰头从后腹壁游离开来。大多数胆管损伤都发生在左右肝管汇合部附近(靠近肝门部),或者胆管两断端之间的缺损在 1 cm 以上。这类损伤都需要做胆管空肠 Roux-en-Y 吻合。

(4) 将胆管近断端修剪至正常组织,用胆管空肠 Roux-en-Y 法重建胆-肠连续性:**这是最常用的术式**。凡电刀造成的胆管损伤(其热损伤范围可能不会立即显现出来),或损伤范围超过胆管周径 50% 的损伤,都应该采用利用 Roux-en-Y 空肠支与胆管做黏膜对黏膜的吻合术。跨吻合口的内支架已经被证明可以改善吻合口的通畅性,支撑时间越长,结果越好。由于合并血管损伤不少见,Doppler 超声检查有助于判断是否有足量的入肝血流(肝动脉和门静脉血流)。

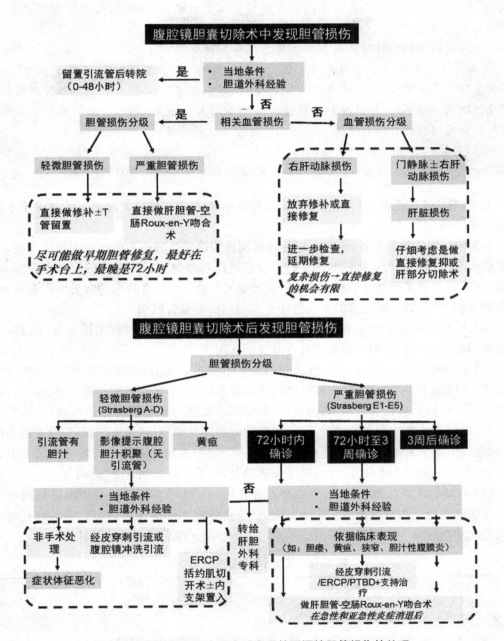

图 28-5 胆囊切除术中和术后发现的医源性胆管损伤的处理

引自：de'Angelis N. et al. 2020 WSES guidelines for the detection and management of bile duct injury during cholecystectomy. World J Emerg Surg. 2021 Jun 10，16(1)：30

经验之谈：

　　诚然，医源性胆管损伤的修复与梗阻性黄疸时的胆肠吻合看似差距不大，不过，有道是"差之毫厘，谬以千里"，操作上的细微差别会造成结果的天壤之别，有时损伤很复杂，还伴有血管的损伤。

　　医源性胆管损伤修复是一种只许成功不许失败的手术。这个机会最好让一位经验老到、足智多谋的肝胆外科医生来把握，确保手术取得最佳效果。Strasberg 认为：此时胆管壁"3 点"和"9 点"处的血管往往同时受累，结果胆管断端缺血——**高位横断伤往往有尾侧断端血供不足，低位横断往往伴有头侧断端血供不足**。因此，对胆管完全横断伤直接做对端吻合修补不是明智之选。要尽可能靠近肝门部做肝胆管-空肠 Roux-en-Y 吻合术，目的是避免因胆管断端缺血（"枯死"）形成狭窄或漏，造成手术失败（*Fischer's Mastery of Surgery*. 6th ed. Lippincott Williams & Wilkins, 2012; 1292-3）。

　　2. 胆囊切除术后的疑似医源性胆管损伤　尽早把病人转给能处理复杂胆道手术的医院（图 28-5）。

　　（1）明确损伤类型和损伤范围：对怀疑医源性胆管损伤的病人应该做影像学检查，了解有无腹腔积液以及胆管系统的解剖。超声检查可以粗略评估胆管系统的解剖和腹腔积液，对这类病人，在拟定处置计划前必须做一次增强 CT 检查。胆管狭窄的常见原因是缺血，在胆管损伤情况下，20% 或更多的病人会伴有未识别出的血管损伤。

　　（2）延期手术修复的适应证：转诊晚（损伤超过 1 周）、复杂损伤（尤其是 E4 或 E5 型）、热损伤、局部炎症重、有胆汁积聚以及合并有动脉损伤。

　　（3）延期修复的时机：胆汁和感染刺激局部组织炎症反应，继而局部纤维化，既加重狭窄形成，又增加了手术难度。在引流通畅、感染控制后，就不必着急做胆道重建。因为，在腹膜炎情况下行胆道重建会出现"鸡飞蛋打"的结局。在脓毒症和胆漏得到控制后，随着时间的推移，肝门部的炎症会逐渐消退，胆管损伤的分类诊断确定，病人情况稳定，营养状态满意后，就应该考虑手术干预问题。这有助于完成一个一劳永逸的重建术。大多数病人应该在损伤 2～3 个月后行手术修复，此时局部炎症消退，血管受损的胆管会"枯死"。

　　（4）**对延迟发现的胆管损伤，治疗有三大目标**（表 28-1）：虽然经皮和内窥镜胆管扩张及内支架的联合使用有可能建立胆肠引流，但外科重建术的通畅率最高。手术修复能否获得长期成功则取决于能否对修复重建术拟定一份清晰又深思熟虑的术前规划。

表 28-1　医源性胆管损伤的治疗目标

1. 控制感染，限制炎症的程度和范围
● 静脉用抗生素
● 经皮或手术引流腹腔积液
2. 清晰且全面了解整个胆管系统的解剖（重点是左、右肝管分叉部的损伤情况）
● MRCP 或 PTC（可以留置胆管导管，它提供围手术期引流并有助于重建术中近侧胆管的寻找）
● ERCP（适用于胆管连续的病人，尤其在怀疑胆囊管残端漏时）
3. 胆管-肠道连续性的重建（要求胆管的炎症极其轻微）
● 无张力的黏膜-黏膜吻合
● 肝管-空肠 Roux-en-Y 吻合
● 如果吻合口在左、右肝管汇合处或位置更高，长时间留置吻合口支架管

（5）手术原则：手术中，分开十二指肠和结肠与肝脏的粘连。用 Penrose 引流管环绕肝门部。虽然胆管通常在肝门外侧缘走行，但是，严重纤维化和炎症可能会增加其识别的难度。术前留置的经皮穿刺胆管引流导管或许有助于解剖分离。必要时，用注射器细针对胆管做穿刺抽吸帮助识别，避免意外伤及血管结构。**找到胆管后，需要切去瘢痕组织，并在狭窄近侧解剖游离一小段胆管**（<5 mm），更多的解剖分离有可能会损伤正常胆管的血供，不利于吻合口愈合。尽可能多地保留正常胆管的长度依旧是胆管重建的一个目标。然后，将经皮留置的胆管导管通过胆管切口拖出来，或利用导丝法更换一根可以长期留置的硅胶支架导管，或者经吻合口留置一根引流管减压。用端侧吻合法创建一个 Roux-en-Y 胆管与空肠支的黏膜对黏膜的吻合口。如果左、右胆管分叉处炎症严重，另一种胆管重建方法是将左、右肝管分别与 Roux 空肠襻单独做吻合。在此之前，必须做一次胆管造影确保左、右肝管都能得到通畅引流。**用细的可吸收缝线**（5-0 PDS 或单乔）行一层黏膜对黏膜的肝管-空肠 Roux-en-Y 吻合。要求：①吻合口无张力、血供满意、黏膜对黏膜、口径合适；②与胆管对端吻合或胆管十二指肠吻合相比，首选肝胆管-空肠侧侧 Roux-en-Y 吻合。胆管端端吻合的失败率为 50%，加之后期胆管狭窄（胆管缺损、在分离断端时损伤了胆管血供）；③纵向剪开胆管前壁，做一个长的侧-侧吻合（图 28-6）；④尽可能减少胆管后壁的分离，保证胆管的血供；⑤所有与肠道连续性中断的肝胆管都必须修补、得到引流。

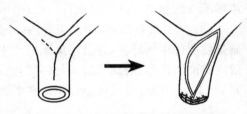

图 28-6　扩大肝门部胆管吻合口的方法

　　吻合口距离左、右肝管分叉部<2 cm 或者损伤累及肝内胆管，分别在左肝管和右肝管长期留置跨吻合口支架支撑或许能提升吻合口的通畅率。如果吻合口距离左、右肝管分叉部>2 cm，不需要采用内支架支撑；不过，术前经皮经肝留置的引流管或者术中留置 T 管会在术后早期提供满意的胆管减压。

　　Hepp-Couinaud 侧侧胆肠吻合术是利用比较长的左肝管肝外段做肝胆管-空肠吻合（图 28-7）。其优点是不必做广泛解剖分离（避免了胆管缺血的风险）；与端侧吻合相比，吻合口比较大。该术式尤其适用于胆管损伤伴有血管损伤的情况，从而避开了胆管的缺血。该术式可以显露右肝管的前壁，很容易做侧侧胆肠吻合术。

　　（6）介入放射和内窥镜技术：虽然非外科方法的远期通畅率低于外科重建法，但是，当损伤在胆管中形成狭窄时，可以使用非手术方法。如果胆管的连续性依旧存在，可以考虑在镇静剂和局部麻醉下，在荧光屏下对胆管狭窄做经皮经肝球囊扩张，留置一根导管对胆管系统进行减压，等待其自行愈合，观察临床表现的消退情况，必要时再次扩张。这种方法的成功率高达 70%。并发症虽然常见，但通常有限，包括胆管炎、胆道出血和胆汁漏，需要再次介入处理。十二指肠镜支架置入或扩张主要适用于处理一些简单的胆管损伤，如：胆囊管残端漏、Luschka 管漏、胆总管的细小破口以及长度短于 1 cm 的狭窄。胆肠吻合口

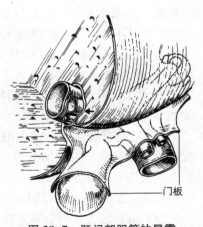

图 28-7　肝门部胆管的显露

手术中，先解剖出左肝管的冠状平面，然后沿该平面向右解剖，在胆囊板（胆囊床的平坦纤维组织面）与右门脉蒂相交处剪开胆囊板，继续沿右门脉蒂向头侧分离，将右门脉蒂前方的肝脏掀起，即可显露右肝管。有时需要行 4b 段或 5 段肝切除才能获得满意显露

狭窄的十二指肠镜球囊扩张术适用于胆总管十二指肠吻合病人,因为 Roux 襻通常很难行内窥镜干预。

第六节 胆 石 症

【种类和形成机制】 胆汁中固体成分的沉淀就形成胆石,大多数胆石(70%)是以胆固醇为主、以胆色素和钙为次要成分的混合性结石。

(1)胆固醇结石:原发于胆囊内。结石较大,表面光滑。研究表明,胆固醇结石的形成是体内脂质代谢紊乱的局部表现。**脂质代谢紊乱决定了胆固醇结石形成的三要素:胆固醇过饱和胆汁、成核缺陷和胆囊收缩功能障碍。纤维蛋白在成核缺陷中起重要作用。**

(2)纯色素石:原发于胆囊内。结石细小,表面光,呈绿色或黑色,发病与镰形细胞贫血或球形红细胞增多症等溶血性疾病或肝硬化有关。

(3)胆红素钙结石:原发于肝内、外胆管内。这种结石的形成与胆道感染或炎症有关。感染使胆汁中钙增多,并且感染菌可产生 β-葡萄糖醛酸酶,该酶使可溶性的结合胆红素水解成游离胆红素,游离胆红素与钙结合后形成沉淀的胆红素钙结石。正常胆汁中含葡萄糖醛酸-1,4-内酯,可阻止结合胆红素水解成游离胆红素,从而阻碍结石形成。

一、无症状胆囊结石

胆囊结石可分为:①无症状胆囊结石;②慢性胆囊炎胆囊结石;③急性胆囊炎胆囊结石;④胆囊炎胆囊结石并发症。后三种疾病在本章第七节中叙述。

【治疗】

(1)真正的无症状胆囊结石,一般只需要饮食治疗。60 岁以上的无症状胆囊结石病人一般都不主张手术,因为,观察所冒的风险小于或至多等于手术的风险。

(2)对年龄 < 50 岁、平素健康的无症状胆囊结石病人的治疗意见目前仍不一致。主张手术者认为:许多研究发现,有 50% 的病人终究会出现症状,10%~20% 会出现胆道并发症,并且胆囊结石 20 年以上者胆囊癌发生率增高。持反对意见者则认为,轻微的上腹部不适不一定都是胆道症状,胆囊切除需要冒一定的手术风险,并且胆囊切除后结肠癌发病率可能增加。

(3)无症状胆囊结石病人因其他无关疾病行上腹部手术时,一般主张同时切除胆囊,因为术后胆石症症状发生率会增高,除非术中病人生命体征不稳、显露不佳、需要广泛分离或病人期望寿命不长。对先天性溶血的无症状胆囊结石病人,在脾切除时可以考虑做预防性胆囊切除。肥胖病人合并胆囊结石者,在减肥手术中可以考虑做预防性胆囊切除。

(4)胆石形成后半数病人终究会出现症状。一旦出现症状,很容易复发。**多数外科医生主张对无症状高危胆囊结石病人(糖尿病、镰形细胞贫血、用免疫抑制剂)在症状出现前手术切除胆囊,因为合并糖尿病者一旦发生急性胆囊炎,死亡率高达 15%。**

二、胆总管结石

可以分为原发性和继发性两种。原发于胆管系统的结石称原发性结石,大多为胆色素结石或混合性结石,胆囊内不一定有结石;继发性是指胆囊结石排至胆总管内,多为胆固醇结石。10%～20%的胆囊切除病人有胆总管结石,其中大多结石是胆囊结石进入胆总管。胆总管结石又有**残留结石**(retained stone)和**复发结石**(recurrent stone)之分,前者是指胆囊切除后 2 年之内发现的结石,后者是指胆囊切除后 2 年之后的结石。

【诊断】 依据病史与体检、肝功能和腹部超声可以对胆总管结石的可能性进行评估(表 28-2)。对高、中风险病人应该考虑做 MRCP 检查,目的是排除胆总管结石。

表 28-2 胆总管结石的诊断

1. 胆管结石高风险(＞50%)的情况:
   - 临床黄疸、胆管炎
   - 超声示胆管扩张或胆管结石
   - 总胆红素＞50 μmol/L(提示胆总管结石概率在 50%～70%)

2. 胆管结石中风险(10%～50%)的情况:
   - 既往有胰腺炎、黄疸病史(提示胆总管结石概率在 15%)
   - 术前存在血胆红素高和急性胰腺炎
   - 超声提示胆囊内多发性小结石

3. 胆管结石低风险(＜5%)的情况:
   - 超声提示胆囊内大结石
   - 无黄疸或胰腺炎病史
   - 肝功能正常

【治疗】 如果黄疸不消退,或者检查证实存在胆总管结石——术前 ERCP 加括约肌切开(ERCP+S)是大多数医院的首选处置方案。

(1) 先做内镜取石,尽早手术切除胆囊:在胆总管结石清除干净后,如果不存在感染情况,外科手术(腹腔镜胆囊切除术)不应拖延太久。其优点是如果遇到困难胆管插管或结石无法取出,有手术做“后盾”;缺点是术中有胆囊结石被挤入胆总管的可能,当然,这种结石大多会自行排出。

(2) 内镜治疗的禁忌证:凝血功能异常、胆总管远端狭窄较长、结石直径＞2.5 cm、Vater 壶腹开口于十二指肠憩室内。

(3) 内镜治疗的主要并发症:十二指肠穿孔、出血、胰腺炎、胆管炎和结石嵌顿。

(4) 双镜联合治疗胆囊结石+胆总管结石:是指在腹腔镜胆囊切除术中联合使用胆管造影、胆管探查(如果可能的话,经胆囊管)以及胆管切开取石。这种做法看似一种最简单的一揽子解决方案,但事实是:它所需的设备和专业知识比较高,也就是说这种完美的解决方案其实并不那么完美。

三、肝内胆管结石

肝内胆管结石是指左右肝管汇合部以上的胆管结石。以左肝外叶和右后叶为多见。本病在我国发病率较高,多为胆色素结石。

【诊断】 临床表现不像胆总管结石那样典型,在间歇期仅有肝区和胸背不适或胀痛;在急性发作期主要表现为寒战、高热和胀痛;双侧肝管被结石阻塞可出现黄疸。体格检查肝区有压痛及叩击痛。病程长者可有胆汁性肝硬化门静脉高压表现。肝功能检查及 US、PTC 或 CT 有助于进一步确诊。

【治疗】 手术治疗原则:尽可能取尽结石、解除狭窄,切除肝内的感染性病灶,建立通畅的胆肠 Roux-en-Y 吻合术。

第七节　胆道感染和炎症

一、慢性胆囊炎

慢性胆囊炎的根本原因是胆囊管阻塞。85%～95%的胆囊炎由胆石引起，其他原因还有胆汁淤积、细菌和胰液刺激。

【诊断】

(1) 多在午夜或脂餐后发病，表现右上腹或剑下中度阵发性疼痛、恶心和呕吐。疼痛可向腰背或右肩胛区放射。疼痛持续时间为30～60分钟，偶尔可达数小时。此称胆绞痛。

(2) 体格检查多无异常，胆囊积液者可扪及充盈的胆囊。

(3) 实验室检查一般正常。US可显示结石。OCG示胆囊不显或充盈缺损。

(4) 15%的胆囊结石合并有胆总管结石，表现为 Charcot 三联征。诊断靠 US、PTC、ERCP。

【治疗】　可分为非手术治疗和手术治疗两种。非手术治疗要求结石小且胆囊功能好，但结石溶解或排尽的可能性小，5年复发率高达80%。手术切除胆囊可使75%左右的胆囊结石病人的胆囊炎症状完全解除，另25%的病人仍有轻微症状，这些症状可能与胆道无关。有 Charcot 三联征者用抗生素、胆管引流(PTC、ERCP或手术)，胆囊切除加胆管探查术的死亡率为8%～10%。

(1) 口服胆盐溶石：口服鹅脱氧胆酸或熊脱氧胆酸2年，13%的病人胆石完全消失，41%为部分溶解。口服溶石的适应证：OCG胆囊浓缩、收缩功能好、结石直径＜15 mm、无钙化、胆固醇结石(OCG立位片示胆石浮于造影剂之上)、无阻塞性黄疸史。

(2) 耳压或中药排石：适用于 OCG 胆囊浓缩、收缩功能好、结石直径＜5 mm 的病人。缺点是部分病人的结石进入胆总管后不能继续排入十二指肠，造成胆总管结石、阻塞性黄疸。

(3) 震波碎石加口服溶石：适用于 OCG 胆囊浓缩、收缩功能好、结石直径＜30 mm 或＜3枚、胆固醇结石。缺点是价格贵，复发率高，以及胆管结石可能继发肝、胰损伤。

(4) 择期手术切除胆囊：分剖腹手术和腹腔镜胆囊切除术两种。腹腔镜胆囊切除术主要适用于以往无急性发作史的病人，并且要求术者有丰富的剖腹胆囊切除经验。

对术前未怀疑有胆总管结石的急性胆囊炎病人，若术中触及或造影发现有胆总管结石，需切开胆总管探查。

二、急性胆囊炎[①]

【病理】　95%的急性胆囊炎(acute cholecystitis，AC)是结石嵌顿或胆囊颈部的病变使胆汁流出道梗阻继发细菌感染，胆囊黏膜分泌＞吸收、胆囊肿大、胆囊壁水肿，淋巴管和静脉

[①]　本节的基本理念大多引自：Rosin D，Rogers PN，Mark Cheetham M，Moshe Schein M. (Eds.)，Schein's Common Sense Emergency Abdominal Surgery. 5th Ed. Shrewsbury，UK：tfm publishing，2021：207-230.

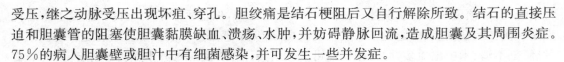

受压,继之动脉受压出现坏疽、穿孔。胆绞痛是结石梗阻后又自行解除所致。结石的直接压迫和胆囊管的阻塞使胆囊黏膜缺血、溃疡、水肿,并妨碍静脉回流,造成胆囊及其周围炎症。75%的病人胆囊壁或胆汁中有细菌感染,并可发生一些并发症。

【诊断】

(1) AC 主要见于 30～80 岁的成人,女性比男性多见。

(2) 多数病人以往有慢性胆囊炎病史,但本次发作较重且持续时间长。

(3) **病人有上腹疼痛、恶心、呕吐、发热以及右上腹触痛**,反跳痛可有可无,时可扪及肿大之胆囊。多在高脂餐后 30 分钟出现绞痛,止酸药无效。Murphy 征是右上腹扪及一痛性肿物,吸气时加重,提示胆囊肿大有炎症。

(4) 影像诊断:US 是你的最好朋友(随时可做、价格低廉、简单易行、没有辐射、通常很准确),能显示结石、胆囊胀大以及增厚的胆囊壁,还能提供相关所见信息,如:胆囊周围积液、胆管扩张和毗邻结构(肝脏、肾脏和胰腺)信息。**请注意,AC 的超声特征通常滞后于临床表现**,即使胆囊壁不增厚和/或胆囊周围没有液体包绕,病人也可能是"盛期"AC。放射性核素可发现胆囊不显影或显影延迟,间接提示胆囊管梗阻严重。其他常规检查有全血细胞计数、血淀粉酶、血胆红素、肝酶、心电图和胸透。

(5) 急性胆囊炎病人中 23% 有 ALP 升高、45% 有胆红素升高、40% 有 AST 升高、13% 有淀粉酶升高。

(6) 鉴别诊断:消化性溃疡穿孔或穿透性溃疡;心肌梗死;胰腺炎;食管裂孔疝;右下肺炎;阑尾炎;肝炎;带状疱疹。

【治疗】　一言蔽之,急性胆囊炎的正确处理方法是外科手术。由于胆汁往往已感染,因此围手术期要用抗生素。手术时机有两种选择:

(1) 保守治疗:开始用非手术治疗,如:输液、胃肠减压、静脉用三代头孢菌素和甲硝唑、解痉剂。90% 的病人如此治疗 24～48 小时后症状可缓解,待 6 周后手术。保守治疗法的代价是住院时间长,少数病人会失败(在病人病情恶化时可能需要回过来在更糟糕的条件下做一次创伤更大的手术)以及在 6～8 周的等待期间急性胆囊炎复发风险(因为无论如何这些病人都必须做一次"间期"胆囊切除术)。

(2) 延迟手术决策:为什么不"干脆把胆囊切掉"呢? 原因各异,不过,这个世界上最常见的原因就是手术室眼下没有空台或找不到闲着的外科医生。

推迟手术的其他原因包括:有证据表明在急性期做胆囊切除术有更大的胆管损伤风险。在其他特定情况(严重内科夹杂症、手术风险大),延迟胆囊切除术或许也是合理的。如果病人在发病数日后才来就诊,此时的手术可能会很困难,有比较高的中转率,比较高的并发症发生风险。人们一般不推荐在发病 72 小时后做手术,这就是所谓的"黄金 72 小时"。但是,请你不要生搬硬套,因为有些炎症不重的"胆绞痛"病人即使在 72 小时后也是一个手到擒来的"招手"胆囊,而另一些病人在 24 小时后就会出现令人毛骨悚然的坏疽。此外,有内科合并症的病人或许能在优化、适当的评估(逆转抗凝药的作用)和充分的准备后从延期外科手术中获益。

延期手术是一把双刃剑:体质虚弱的病人也可以因为感染源未得到处理使得病情每况愈下,因此,请运用你的判断力——"高见"来自经验,经验来自判断失误。

(3) 急诊手术:急诊胆囊切除术一般都不是需要你火速赶往手术室的真正急诊,除非病人是罕见的游离穿孔伴胆汁腹膜炎,或者是梭状芽胞杆菌性气肿性胆囊炎。切记,即使在这种情况,也必须做短暂体液复苏,同时等待血生化报告,保证手术的安全性。急诊手术的优点是一次住院根治疾病,避免了二次入院花费,避免了感染进一步扩散。缺点是胆囊炎症水肿、解剖不清、术中出血多,胆管损伤的可能性增高。**你会发现这种手术简单易行,此时胆囊壁的水肿使得解剖分离变得相对容易,时间长了以后胆囊壁会纤维化,使得解剖结构模糊不清,增加手术的难度和风险。**

在术前未怀疑有胆总管结石的急性胆囊炎病人,术中触及或造影发现有胆总管结石,需切开胆总管探查。

(4) 胆囊引流:胆囊引流是暂时缓解急性情况的另一种选择,目的是缓解胆囊内压力并把感染胆汁引出来。对于高危病人(例如:急性心肌梗死后数天的急性胆囊炎发作病人)以及保守治疗失败的病人,胆囊引流是一种行之有效的处理方法。

由介入放射科医生在影像(超声或 CT)导引下做经皮经肝胆囊穿刺引流;偶尔,如果没有条件做这种穿刺,也可以在局部麻醉下由你自己来做开放式胆囊穿刺引流。胆囊穿刺引流一般都能控制病情,病人的临床情况会迅速改善。在许多病例,穿刺引流还会使得梗阻的结石移位,如果见到引流管有胆汁流出,并且几天后的经引流管胆囊造影能见到造影剂自动进入胆总管和十二指肠,就可以放心地将引流管夹闭,等 6~8 周后做间期胆囊切除术——通常是一个"有难度"的胆囊切除!

三、非结石性胆囊炎

非结石性胆囊炎(acalculous cholecystitis)是无结石者胆囊的急、慢性炎症。急性非结石性胆囊炎常见于重症住院病人(尤其是有低血压史的病人),是烧伤、脓毒症、创伤或结缔组织疾病的并发症,死亡率高达 10%~50%。老年人由于胆囊动脉硬化,更易发生非结石性胆囊炎。还与长期肠外营养、全身性脓毒症或多器官系统衰竭有关。

【病因】 ①胆囊管扭曲或纤维化;②胆囊动脉血栓形成;③Oddi 括约肌痉挛伴胆胰管梗阻;④长期禁食;⑤缺水;⑥全身性疾病,如:严重创伤伴多脏器衰竭;⑦全身性感染。

【诊断】 在很大程度上取决于病人当时的健康状况。意识清楚的病人大多有右上腹或弥漫性上腹部疼痛和触痛。然而,**许多这类病人根本谈不上意识清楚,腹部没有疼痛和触痛的病人可以高达** 75%。因此,高度怀疑心态是本病诊断的要点。床边超声(或者到 CT 室去走一趟)会很快发现胆囊胀大,周围有积液,从而使得脓毒症恶化和肝酶升高的原因得到了解释。**床边超声检查的典型所见是胆囊壁增厚、胆囊周围积液或右上腹脓肿形成。**肠襻积气、腹壁伤口及其敷料都会对超声影像形成干扰,可能会出现假阴性。

CT 检查对非结石性胆囊炎的敏感性与超声相仿,此外,CT 还能提供从肺底至盆腔腹内其他部位的完整图像信息,并显示腹腔的其他问题。这些问题可能需要纳入鉴别诊断的考虑之中,尤其在术后病人。CT 检查的最大缺点是需要将病人送至放射科,在重症病人这或许无法做到。

如果诊断实在困难,**经皮经肝胆囊造瘘术**可能既有诊断又有治疗作用。

慢性非结石性胆囊炎的诊断依靠 OCG 和临床表现,应特别注意排除胃、胰、肝和结肠肝曲的相应疾病。

【治疗】 非结石性胆囊炎的治疗一定要因人而异。基本处理原则是胆囊减压。

1. 非结石性急性胆囊炎坏死和穿孔发生率高,但大多数病例经皮穿刺引流会奏效。如果在经皮引流后病人的情况没有改善,可能就需要做胆囊切除术。

2. 非结石性慢性胆囊炎病人，症状典型者多有小结石，应手术治疗。症状不典型者多无小结石，一般不主张手术治疗，应先排除其他疾病。

四、胆囊炎胆囊结石并发症

（一）气肿性胆囊炎

1. 这是一种由产气菌引起的急性坏疽性胆囊炎。与一般的急性胆囊炎不同，气肿性胆囊炎在男性比女性多 3 倍，并且可以无结石。

2. X 线检查可发现胆囊内充满气体，但胆囊与肠道不相通。

3. 治疗是尽早切除胆囊，用对梭状芽胞杆菌和大肠杆菌有效之抗生素。

（二）坏疽性胆囊炎

这是胆囊因广泛炎症造成胆囊动脉血栓形成而引起的胆囊坏死。除急诊切除胆囊外，应行胆汁培养，用有效抗生素。

（三）胆囊穿孔

胆囊黏膜缺血或结石压迫造成胆囊壁坏死或溃疡形成，急性穿孔后胆汁溢入肝下间隙，发生腹膜炎或肝下间隙脓肿。治疗是尽早切除胆囊。

（四）Mirizzi 综合征

Mirizzi 综合征是慢性胆囊炎胆囊结石的罕见并发症。占胆囊切除手术病例的 0.7%～1.4%。本病是胆囊颈部或胆囊管结石嵌顿后压迫致使胆总管部分或完全梗阻。治疗方法是手术。胆管造影可将 Mirizzi 综合征分为两型（图 28-8）：

Ⅰ型：嵌顿于胆囊颈部或胆囊管的结石压迫肝总管。

Ⅱ型：嵌顿于胆囊颈部或胆囊管的结石的慢性压迫造成胆囊和胆管壁坏死，最终形成胆囊-肝总管内瘘（bilio - biliary fistula），结石部分或完全进入胆总管。

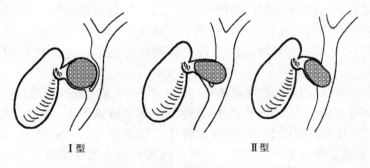

Ⅰ型　　　　　Ⅱ型

图 28-8　Mirizzi 综合征分型（McSherry 法）

（五）胆-肠内瘘和胆石性肠梗阻

【病理】　胆石症病人由于胆囊管阻塞，胆囊炎反复发作，胆囊与周围脏器发生粘连。结石压迫使胆囊黏膜缺血、溃疡形成、穿孔后形成内瘘，胆石可经瘘口进入肠道。

（1）内瘘位置：与胆囊形成内瘘的脏器以十二指肠最常见，其次是结肠。若未形成瘘，结石进入游离腹腔，则可因炎症造成粘连性肠梗阻。

（2）梗阻位置：回肠末端是小肠最狭的部位，小于 2～3 cm 的结石可通过该部经直肠排出，大的结石经瘘口进入肠道后，常梗阻于回肠末端。

【临床表现】　病人多为老年人，除了"痛、吐、胀、闭、波、型、响"等机械性肠梗阻表现外，还可有急性胆囊炎的症状。25%的病人在发生肠梗阻前有急性胆囊炎发作,70%以往有胆囊结石病史。

【诊断】 术前能明确诊断者不足 25%。病史和腹部平片有助于诊断,平片上除可见到小肠梗阻征象外还可见到胆道积气,15%的病人可见到右下腹不透光的结石阴影。

【治疗】

(1) 胆石性肠梗阻应立即手术,切开小肠取石,然后缝合小肠切口。切口应做在梗阻近侧的健康肠管上,不要做在受压的血供受损的肠壁上。全面探查肠内和胆囊内是否还有结石存在。

(2) 术中应对全小肠、胆总管和胆囊作全面探查,触诊有无结石,取出其他结石。否则,术后再次胆石性肠梗阻的发生率可达 5%~9%。

(3) 根据术中病人情况,可一期切除胆囊,关闭胆瘘;也可待以后二期手术切除胆囊修补瘘口。

五、胆管炎

发病的基本原因是胆管梗阻合并感染。严重时可危及生命。常见致病菌是大肠杆菌和厌氧菌。60%的胆管炎的梗阻原因是胆管结石或术后良性狭窄,其他原因还有肿瘤、胆道引流管阻塞、硬化性胆管炎、胆管造影时压力过高等。

【诊断】 70%的病例表现为 Charcot 三联征[①]:右上腹疼痛、寒战高热和黄疸。严重病例还可有低血压和神经系统中毒症状(Reynolds - Dargan 五联征),称为急性梗阻性化脓性胆管炎(AOSC)。体检时上腹区有压痛,肝区有叩痛。US 可发现胆管扩张,扩张的远端常可发现结石、肿瘤或狭窄。AOSC 者血培养可阳性。

【治疗】 补液、抗生素、解除梗阻。

(1) 使用抗生素,起初是依据经验使用抗生素,一般应该覆盖肠道 Gram 阴性菌(通常为大肠杆菌和克雷伯菌),或许(尤其是老年病人)还应该覆盖厌氧菌,因为有高达 20%的培养物中会有厌氧菌生长。大多数急性胆管炎病例会比较迅速地出现疗效,在 24 小时内退热。

(2) 内镜或放射介入引流:脓毒症体征持续不缓解、实验室结果恶化(胆红素升高)以及胆道梗阻持续无改善的病人(脓毒性休克)往往需要紧急解除梗阻,方法首选经内镜下置入鼻-胆管或 PTCD 引流梗阻的胆管(确保这种休克情况不是合并症所致,如:坏疽性胆囊炎)。AOSC 手术死亡率为 15%~33%,主要与病情和病人的年龄有关。我们主张先紧急行内镜置管引流,待病情平稳后再考虑做彻底的手术。内镜置管后应注意先吸去部分胆汁减压,然后再造影。

如果 ERCP 失败或者病人无法做 ERCP(如:胃旁路病人)就只能选择替代术式,如:经皮经肝引流。如果胆囊扩张,也可以做经皮胆囊造瘘引流胆总管。

(3) 外科解决方案:就像阻塞性黄疸那样,应该在急性期过后做一个择期手术,除非病人是一种罕见的需要急诊手术的情况,如胆囊穿孔。如今,将 AOSC 病人送入手术室做急

---

① 注:胆管炎的经典诊断证据是 Charcot 三联征,这种诊断标准有极高的特异性,但敏感性差。年迈者因反应差往往会没有腹痛或没有高热。为了避免遗漏或延误胆管炎的诊治,东京指南认为:急性胆管炎=SIRS+胆管梗阻(临床、生化或影像学)证据。

诊胆总管探查已经罕见,但是,如果认为有必要(例如,ERCP+S未能将胆总管内的大块结石取出或者取石篮被卡)——这种急诊胆总管探查术也应该尽可能地小做,例如:将胆总管切开,插入一根T管。在脓毒症病人,切勿实施复杂的胆道吻合手术。

【预后】 与梗阻的病因有关,按预后优劣次序为结石、良性狭窄、硬化性胆管炎和肿瘤。

六、胆管结石胆管炎的并发症

(1)胆道出血,首选治疗方法是行选择性肝动脉栓塞。

(2)胆源性细菌性肝脓肿,常为多发性,治疗棘手。脓肿可向膈下、胸腔或心包穿破,引起相应的临床表现。

(3)胆管穿孔,应立即手术。

(4)胆管炎性狭窄,需要手术切开狭窄,然后行胆管空肠Roux-en-Y吻合术。

七、原发性硬化性胆管炎

常见于20~40岁,表现为肝内多发性小脓肿、脓毒症。ERCP可证实小脓肿和肝内外胆管硬化。治疗是引流、抗生素、肝移植。

原发性硬化性胆管炎(PSC)是一种病因不明,以胆道系统狭窄梗阻为特征的病变,胆道有水肿、炎症和纤维化。若不能有效治疗,梗阻可进行性加重,最终发生胆汁性肝硬化和肝衰竭。

【诊断】

(1)病人表现为黄疸,右上腹痛可有可无,一般无寒战发热,皮肤有瘙痒,疲乏、恶心、晚期有肝衰竭症状。

(2)0%~40%的病人可合并炎性肠病、Riedel甲状腺炎、腹膜后纤维化或Sjögren综合征等其他炎症。

(3)肝功能提示阻塞性黄疸。

(4)ERCP、PTC和剖腹胆道探查均有助于诊断。ERCP有两种表现:一部分表现为肝内胆管不扩张,呈"修剪过的树枝状";另一部分表现为肝内胆管节段性扩张或狭窄。PTC多不易成功。

(5)诊断标准:①胆道系统大部分区域有增厚、狭窄、纤维化;②既往无胆道手术、胆总管结石、胆道恶性肿瘤及先天性胆道畸形病史;③无原发性胆汁性肝硬化(PBC)等原发性肝病的诊断依据。

【治疗】 非手术疗法有多种,但效果都不肯定。目前认为熊去氧胆酸钠每日10 mg口服,对PSC可能有效。手术治疗取决于胆管病变的位置和纤维化的程度,手术原则是建立一个永久通畅的胆道引流。

(1)胆道内引流:一般用肝胆管或胆总管与空肠行Roux-en-Y吻合,该术式仅适用于病变主要位于肝外胆管的病人。

(2)胆道外引流:一般是手术中置入T管,或经皮置入内支架管,这种引流起初都通畅,但一段时间后必然因胆泥沉积引流不畅而反复发生胆管炎。

(3)胆囊切除仅当胆囊有病变时进行。

(4)术后处理主要取决于术前有无胆管感染以及胆道引流是否通畅。类固醇激素可使术后病程复杂化,对本病不利。

【预后】 还未有定论。若肝实质受损或肝内胆管病变严重,那么长期生存唯一方法是行肝移植术,但该术式仅能用于无化脓性感染的病例。

八、Oddi 括约肌纤维化

病因不详,临床表现是右上腹绞痛、恶心、呕吐和复发性胰腺炎。治疗方法是在内镜下行括约肌切开或术中经十二指肠行括约肌切开成形。术中切忌用胆道探子强行扩张括约肌,强行扩张不仅易诱发胰腺炎,而且可造成括约肌严重撕裂损伤,日后纤维瘢痕形成,导致更严重的狭窄。

九、胆囊扭转

胆囊扭转极为罕见,需要有长的胆囊系膜为基础,因此胆囊扭转常见于有巨大胆囊黏液囊肿的老年人。胆囊扭转病人的临床表现是剧烈腹痛,是一种急腹症,需要急诊手术,胆囊切除是唯一的术式。

第八节　胆道常用手术要点

一、剖腹胆囊切除术

胆囊切除术可以开腹进行,也可在腹腔镜下进行。目前,一般认为剖腹胆囊切除术的适应证为:①腹腔镜胆囊切除术失败中转开腹;②Whipple 手术或肝切除术中附带胆囊切除;③病人要求;④怀疑为胆囊恶性息肉。

1. 操作顺序　①一般应先在 Calot 三角内解剖、切断胆囊动脉;然后分离出胆囊管,不切断,套线结扎,防止小结石被挤入胆总管;最后从胆囊底分离胆囊。紧贴胆囊动脉附近常有一枚淋巴结,可以作为寻找胆囊动脉的标志。②若胆囊为慢性炎症局部纤维粘连重,Calot 三角解剖困难,则可先自胆囊底向下分离切除胆囊。③急性胆囊炎胆囊张力大者可以先减压,然后开始解剖胆囊管,或从胆囊底开始分离。

2. 防止损伤右肝管和胆总管　①与胆总管成 90° 角向侧方牵拉胆囊壶腹部,以便辨认胆总管;②注意保护胆总管的动脉血供,要紧贴胆囊结扎胆囊动脉,也不要过多地分离胆总管周围组织;③手术分离胆囊至胆囊颈部时,切忌大块分离、钳夹、切断组织,要紧贴胆囊进行分离,必要时可用手触摸辨别有无管道性组织被夹入,并对分离的组织一一结扎,防止因Luschka 管损伤发生术后胆汁瘘。常规在胆囊床放置引流。

3. 不必紧贴胆总管处理胆囊管　偶然胆囊管冗长,与肝总管相伴下行至十二指肠后才汇合形成胆总管;更有少数病人的胆囊管与肝总管之间为"共同壁",无法分开。因此,对长的胆囊管,不必强行分离至胆总管汇合处,勉强解剖往往十分危险(损伤胆管或损伤胆管壁血供)。

由于胆囊管的行程以及胆囊管胆总管交汇点的变异大,术中一味强求显露其交汇点常常会损伤肝动脉或胆管,一般只要求解剖至能辨明胆囊管,紧贴胆囊颈切断之。腹腔镜胆囊切除尤其如此。在辨认确有困难时,应做术中胆道造影。

4. 术中出血　①胆囊动脉断端回缩出血:左手捏住肝十二指肠韧带内的肝动脉,等麻醉满意后找出断端止血。②胆囊床出血：紧贴胆囊分离，此类出血可预防。若胆囊床的纤维层完整，出血点很容易找到，也容易处理。如纤维层已经剥破，肝实质有撕裂，可用无损伤针缝合止血，也可用纱布压迫15分钟止血。③门静脉高压时胆囊床的出血：这种出血甚为猛烈，应该用无损伤针线缝合止血，或用长纱条填塞压迫止血，尽快结束手术。

5. 防止发生胆总管残石　如术前或术中疑有胆总管结石，应自胆囊管插管至胆总管行术中胆道造影，明确胆管有无结石。

（1）术中胆道造影可减少胆道探查的不必要性，增加胆道探查的阳性率。术前肝功能正常、无胆管梗阻症状的胆囊结石病人，术中胆道造影胆管结石的发生率为5%～7%。术中胆道造影的指征：①胆总管扩张；②有黄疸或胆管炎病史；③胆囊内细小结石，胆囊管粗；④有胰腺炎病史；⑤术前 ALP 或/和 GGT 增高；⑥当做胆道造影时，应将病人轻轻向右转，以便胆总管右转离开脊柱，显影清楚。

（2）**胆道探查的绝对指征是扪到结石或肿物**，其次是术中胆道造影或术前 ERCP 示肝内或肝外胆管内有充盈缺损或造影剂不能进入十二指肠。相对指征是胆总管扩张或黄疸病史。

（3）若术中胆道造影片质量好，未发现胆管内有充盈缺损并且造影剂很快进入十二指肠，可不必切开胆总管探查。

6. 附带胆囊切除的问题　若原手术顺利，生命体征平稳，切口显露好，胆囊结石诊断明确，可考虑附带胆囊切除。

7. 迷走胆管（Luschka 管）　最常见的是右背尾段肝管汇入右肝管、肝总管、胆囊管或胆总管。术中应仔细，注意保护，一旦被误切，建议结扎，不必吻合，因为细小的胆管吻合后易发生狭窄，反而会发生胆道感染。少数右肝管汇入胆囊管，这种情况下，若未辨明解剖关系就过早地切断"胆囊管"，会造成右肝管损伤。必须牢记：正常人的胆总管直径为 6～8 mm，左右肝管更细。绝大多数胆道损伤是把胆总管误看成胆囊管而切断结扎。因此，要求在整个胆囊游离后，辨清胆囊管的情况下才切断之。

8. 手术风险　胆囊切除附加胆总管切开取石者死亡率明显增加，为 8%～10%，其原因是取石容易诱发急性胰腺炎。此外，化脓性胆管炎也有很高死亡率。

二、腹腔镜胆囊切除术

如今的胆囊切除大多在腹腔镜下进行，从而限制了手术探查的范围和程度（如：无法做胃窦部和胰头的触诊）。这就要求术前检查和在术式拟定时仔细分析严格把关。胆囊切除术中胆囊癌的发生率在开腹手术为 1%，在腹腔镜手术为 0.1%。

1. 腹腔镜胆囊切除术（LC）适应证　同剖腹胆囊切除术；最重要的是手术医生具备进行该手术的素质；胆囊结石有临床症状（胆绞痛、黄疸史、慢性胆囊炎史或急性胆囊炎史）；胆石性胰腺炎；非结石性胆囊炎；胆囊大息肉。

2. LC 的禁忌证　LC 无绝对禁忌证；相对禁忌证是肝硬化门静脉高压、出血素质以及怀孕；此外，遇到胆囊积脓、Mirizzi 综合征和坏疽性胆囊炎最好转为开腹手术，以策安全。对既往有脐部手术史的病人，采用开放法建立气腹可能更安全，也有人主张在左肋缘下的 Palmer 点（左侧肋缘中点下方 3 cm 处与皮肤垂直）插入气腹针。

3. Parkland 胆囊粘连严重程度分级　见表 28-3。

表 28-3　Parkland 胆囊粘连严重程度分级

Ⅰ. 胆囊外观正常(知更鸟蛋青色)
  ● 无粘连
  ● 胆囊完全正常

Ⅱ. 胆囊颈部轻度粘连,其余部位均正常
  ● 粘连局限于胆囊颈部或胆囊下 1/3

Ⅲ. 存在下列任何一点:充血、胆囊周围积液、胆囊体部有粘连、胆囊胀大

Ⅳ. 存在下列任何一点:
  ● 粘连使得胆囊基本看不见
  ● 上述Ⅰ～Ⅲ伴肝脏解剖异常、肝内胆囊或胆囊颈部结石嵌顿(Mirizzi)

Ⅴ. 存在下列任何一点:穿孔、坏死、由于粘连无法见到胆囊

4. 安全胆囊切除的八大步骤[①]　要诀:牵拉用力得当、解剖仔细、止血稳妥和及时"金蝉脱壳"或中转剖腹。一旦发现胆管损伤,术者应该立即停止操作,分析情况,并请胆道外科医生会诊。有疑问时及时中转开腹,目的是最大限度地减少胆管损伤的发生率(图 28-9)。

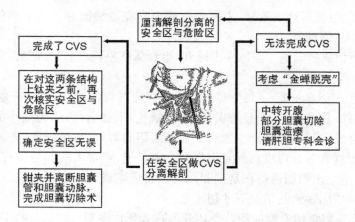

图 28-9　安全胆囊手术流程图(R4U"楚河汉界"＋CVS)
CVS ＝ critical view of safety ＝安全性评判像

(1) 正确牵拉胆囊(方向正确、力度适中):显露前肝胆三角时,要求将胆囊底向病人右肩牵开,将 Hartmann 袋向右髂前上棘牵开,使胆囊管与胆总管呈直角而非平行,同时让肝胆三角的浆膜"张开",可以隐约看到胆囊动脉的"好伴侣"胆囊淋巴结。显露前肝胆三角时,要求将 Hartmann 袋牵向脐裂。

与肝脏粘连的肠襻和胃先应该分离下来。严重急性胆囊炎的第一步是胆囊穿刺减压,使高张力、难以操作的胆囊变为厚壁的瘪胆囊,便于抓夹和操作。胆囊颈部结石嵌顿时,可以把结石挤回胆囊,以便钳抓。

(2) 第一次暂停,确定 R4U"楚河汉界"(图 28-11):在头脑中把危险区与可操作区分开来。Rouvière 沟有助于精确判断胆总管平面,确保永远在这条线前缘的腹侧操作。对肝胆三角进行复核,以此来确定胆囊管的位置,避免误伤胆总管。

---

① 引自:Gupta V et al. World J Gastrointest Surg. 2019;11(2):62-84 和 Townend PJ, et al. in: Di Carlo(ed.),Difficult Acute Cholecystitis. Springer Nature Switzerland,2021:78.

（3）第二次暂停，在困难病例或 Rouvière 沟不明显的病例，再次确定第 4 段基部、脐裂、胆囊淋巴结（胆囊动脉）、胆总管等解剖标志，厘清重要结构的方位。

（4）完成 CVS（见下文）：对肝胆三角做仔细解剖分离显露胆囊管和胆囊动脉，胆囊动脉通常（但不一定）位于胆囊管与胆囊门板之间。**胆囊淋巴结是确定胆囊管和胆囊动脉的标志，要在该淋巴结外侧分离寻找胆囊管和胆囊动脉。**在胆囊管和胆囊动脉分出来之后，为了确保这两条结构的识别万无一失，一般要求将约 1/3 的壶腹侧胆囊与肝床分开（图 28-12）。必须再次强调：**务请紧贴胆囊颈部分离，不要靠近胆囊管-胆总管汇合部分离。**

短胆囊管是 LC 术中易发生胆总管损伤的原因之一（图 28-10）。如果有结石嵌顿于胆囊管（Mirizzi 综合征）（图 28-8），应设法将结石挤回胆囊，以确保肝胆三角的操作安全。在该三角内建议用钝性分离，不要用电刀，除非你对邻近重要结构的走向已经胸有成竹。

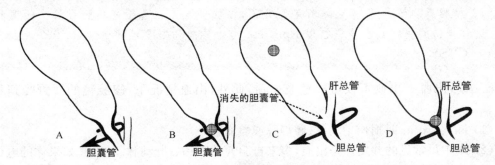

图 28-10 胆囊管短缺或结石嵌顿于胆囊管或壶腹部时造成误判的原因示意图
A-典型的胆囊管-胆囊交汇区呈漏斗状外观（粗线所示）。通用分离手法是环绕漏斗部分离 Calot 三角（箭头所示）。B-细长胆囊管结石嵌顿时的漏斗部分离法是紧靠结石下方环形分离。C-炎症水肿会将胆总管拽向胆囊，使得胆总管被误判为漏斗部。结果，胆总管被误判为胆囊管。注意：只有在离断任何结构前做到图 28-12 所示的 CVS，才不会出现这种误判。D-胆囊管结石嵌顿（Mirizzi 综合征）时，紧靠结石尾侧环绕貌似的"漏斗部"分离，其实是环绕胆总管分离，导致胆总管损伤。这是胆囊切除术中胆管损伤最常见的原因

胆囊急性炎症水肿、慢性炎症局部纤维粘连重、肝胆三角解剖困难、疑有胆总管梗阻者，均不适合于腹腔镜胆囊切除。

我们严格要求依据这些解剖标志来显露解剖肝胆三角，只要有疑问就转为开腹手术。我们不主张贴近胆囊管-胆总管汇合部分离胆囊管，而应该尽可能靠近胆囊分离胆囊管，以免损伤胆管。

（5）第三次暂停，确认胆囊管和胆囊动脉无误：**分别从前后两个视像确认只有这两根管状结构与胆囊相连。**

（6）术中胆管造影：在有难度或存在疑虑的病人，做一次术中胆管造影，为你的判断助一臂之力。

（7）紧贴胆囊壁把胆囊从肝床上分下来：把胆囊板留在肝床上。最后，一定要对切下的胆囊做仔细检查，了解胆囊管断端是否为一个孔，以便早期发现胆管损伤。

（8）"知难而退""金蝉脱壳"：只要 LC 的安全性有疑问，如：炎症、粘连、清晰度差或解剖不清、手术进展困难，术者应该果断决策：放弃胆囊切除的初衷（胆囊造瘘、胆囊次全切除或放弃手术），毫不犹豫地降低中转开放手术的门槛，放下架子请"高人"上台助阵。

经验之谈：

　　胆囊切除术的第一目标是不伤及胆管；第二目标是缓解脓毒症；第三目标，如果能安全实施的话，才是切除胆囊。

——Kristoffer Lassen

　　宁可做 95％的胆囊切除，切勿做 101％的胆囊切除①。

——Asher Hirshberg

　　任何腹腔镜手术的术中出血的处理原则都相同，在出血量大时，应该毫不犹豫地开腹止血。请永远把病人的安全性放在您的自尊心之上（safety is still better than pride）！开腹手术始终是腹腔镜技术的后盾。

　　胆囊颈部结石嵌顿（尤其 Mirizzi 综合征）是容易发生胆总管损伤的高危因素之一。此时，若将胆囊颈部上提，紧贴结石尾侧分离，往往会误把胆总管当作胆囊管夹闭离断。避免这种损伤的诀窍之一是坚持以 Rouvière 沟为导向和安全性评判像（critical view of safety，CVS）。

　　5. 减少出血　　出血不仅可以危及生命，此外，出血情况下，腹腔镜的视野受到很大限制。

　　（1）插入 trocar 时损伤主动脉、腔静脉或髂血管。

　　（2）术中最常见的并发症是出血，多来自胆囊动脉和右肝动脉。切记，如果你的电钩抠得太深，很容易伤及位于胆囊窝深面、距离胆囊床表面数毫米（有时只有 1 mm）的中肝静脉（或其粗大属支）。这是静脉性出血，不过，具有凶猛的搏动性（随呼吸搏动）。忙乱止血时，很容易伤及或夹闭毗邻的右肝管和/或右肝动脉分支。将胆囊从肝床剥离时要小心，不要抠得太深。此过程中可能会伤及胆管、动脉或大静脉。当胆囊与肝床黏附紧密时，请考虑次全胆囊切除术。

　　（3）门静脉出血很罕见，但是门静脉出血比胆囊动脉和右肝动脉出血凶猛，需要开腹止血。遇到门静脉高压和肝硬化病人时，可以考虑做胆囊部分切除术，把胆囊后壁保留在胆囊床上，以免发生致命性出血。

　　（4）控制出血的方法：增加气腹压（例如：增加至 25 mmHg），请麻醉师暂时停止通气。等出血减少时用细线缝合关闭破口。如果出血未能扩张，就立即中转开腹。

　　6. 避免胆管损伤　　胆囊疾病大多为良性，罕有致命，然而，胆管损伤和胆管切断是 LC 手术最可怕的术中并发症。胆管损伤原因众多，其中误判胆囊管（尤其当急性炎症使得胆囊壶腹部与肝总管贴近、胆囊管有结石嵌顿或胆囊管甚短，图 28-10）是胆管损伤最常见的原因，其次还有过度牵拉胆囊管、胆囊动脉出血时慌乱错夹、一味追求胆囊管的完全切除过度分离损伤了与胆囊管伴行的胆总管、紧靠胆总管或肝总管止血或解剖时使用高能器械造成胆管热损伤、过度分离胆总管和肝总管损伤胆管血供。在使用单极电器械时，功率最好能小

---

　　①　注：95％的胆囊切除就是做胆囊次全切除，101％的胆囊切除就是切去了一丁点胆总管壁造成轻微狭窄。这句格言传递的理念是"永远把错误犯在安全一侧"，它应该成为外科医生的座右铭，是外科医生成熟、明智的象征。不要忌惮同行在背后议论你"无能"或"手技拙劣"。当然，一定要把结石取尽，并在手术记录中清晰记载选择"胆囊次全切除"的理由，以免今后残留胆囊发生并发症（如：胆囊癌），病人与你在法庭上相见。

于 30 W,并远离胆管操作。

(1) 将胆囊底向头侧充分牵拉后,胆囊管就翻滚至肝总管之上,与肝总管走向平行。如果不把 Hartmann 袋向下向外侧牵拉使胆囊管离开肝总管,分离时很可能损伤肝总管。将 Hartmann 袋向下向外侧牵拉,胆囊管就离开了肝门部,不再与肝总管走向平行。

(2) 许多外科医生喜欢采用漏斗部法(紧贴胆囊颈分离、切断胆囊管)(图 28-10),然而,当胆囊炎症严重或胆囊管有结石嵌顿时,胆囊管变短(甚至消失),此时就容易将胆总管误判作胆囊管。

(3) 胆囊管-胆总管交汇点("三管交汇点")显露法的缺点是容易导致胆总管热损伤或牵拉伤。此外,交汇点变异(如:胆囊管在胆总管内侧面汇入)会使得这种显露方法更为复杂。

(4) R4U"楚河汉界":R4U 是指 Rouvière 沟、第 4 肝段基部和脐裂基部三者之间的一条连线。将 Hartmann 袋向脐裂方向牵引可以显露 Rouvière 沟,以及由胆囊颈、肝面和 Rouvière 沟围成的安全分离三角(后肝胆三角,图 28-11)。Rouvière 沟位于肝尾状突腹侧,长约 2～5 cm 不等,是肝门横沟右端的延伸,沟内有右肝蒂或其分支(图 26-2)走行。Rouvière 沟的重要性在于胆囊管和胆囊动脉一定位于该沟裂平面的腹侧。

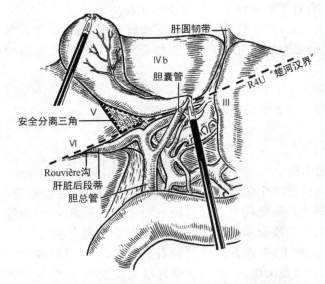

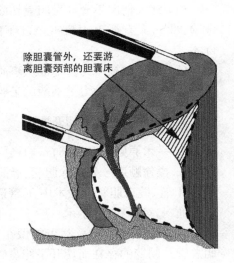

图 28-11 永远保持在 R4U"楚河汉界"前缘的腹侧做操作　　**图 28-12** "安全性评判像"

(5)"安全性评判像"(critical view of safety,CVS,图 28-12)法:由 Strasberg 提出。采用 30°镜或 45°镜可以提供满意的 CVS。CVS 的三大要点:①在 Calot 三角内解剖,去除脂肪、纤维组织;②将胆囊床的壶腹(Hartmann 袋)侧 1/3 与胆囊板(肝板向胆囊床的延伸)分开,不显露胆总管;③通过正确牵引,直至分别在前后肝胆三角两个视像上清晰看到只有胆囊动脉和胆囊管两根管状结构进入胆囊为止。CVS 之所以安全,是因为它要求仅当这两个结构在显露清楚、确保这些结构未重新进入肝脏的情况下才钳夹、切断。也就是说,所离断的结构都隶属于胆囊,万无一失。然而,Calot 三角在急性炎症或慢性炎症纤维瘢痕形成的情况下,CVS 的实施谈何容易,勉强实施也会误伤胆管。

(6) 确认偏差(confirmation bias):是一个心理学词汇,是指外科医生会不由自主地只接收与自己的信念或见解相符的信息,忽略与自己的信念或见解不相符的信息,就是"自以为是"。它有助于解释为什么大多数胆管损伤都是在术后才被发现，而不是在术中就发现。

胆道损伤的多因素特性凸显了预防胆管损伤理念的重要性，这一理念由多重保护机制组成。外科医生对胆道解剖和变异解剖方面的了解、斜角腹腔镜的使用、对胆囊的适度定向牵引以及反向牵引、对所见视像持足够的怀疑心态从而否定眼下的判断，以及降低中转开放手术的门槛，这些都有助于将胆管损伤的概率降至最低。虽然人们对是常规使用抑或是选择性使用胆管造影尚存在不同意见，不过有证据表明，胆管造影并不能完全避免胆管损伤，但是，胆管造影能减少胆管损伤的发生率和严重程度，有助于胆管损伤的即刻识别和处理。

7. 术后并发症 ①绝大多数胆漏量不多，很快就会自行停止；②胆漏量大提示胆囊管钛夹脱落或胆管损伤，ERCP 可以对此作出诊断，有时还可以处理；③膈下胆汁聚集可以通过经皮穿刺引流处理；④肺炎的最佳处理方法是理疗和抗生素；⑤黄疸提示大胆管梗阻或损伤，ERCP 可以对此作出诊断，并请胆道外科医生处理。

三、胆囊造瘘

胆囊造瘘的方法可以是剖腹手术、经腹腔镜手术或经皮穿刺置管。前两种方法是切开胆囊底，吸去胆汁，取尽结石，于胆囊内放一根管子做外引流。12～14 日造影后可以考虑拔管。合并急性胆管炎、胆囊有坏疽者不宜行胆囊造瘘术。胆囊造瘘主要用于：

（1）病人情况不允许做胆囊切除术：①局部炎症严重，Calot 三角解剖不清，切除胆囊有危险；②病人有严重内科夹杂症不能耐受胆囊切除术；③全身感染严重不能耐受胆囊切除术。

（2）医院的技术力量不能从事胆囊切除手术。

（3）医院的设备力量不能满足胆囊切除手术要求。

四、开腹法胆总管切开取石

1. 手术原则 取尽结石，通畅胆道引流。

2. 操作顺序 先切除胆囊、经胆囊管做术中胆道造影、胆总管切开取石、胆道镜检查、置入 T 管、缝合胆管后做术中 T 管造影或行胆肠吻合术。对原发胆总管结石来说，如胆管下段通畅，第一、二次手术一般不主张行胆肠吻合术，多次再手术者应行胆肠吻合术。

3. 胆总管的切口 尽可能做在正前壁上，若做在胆总管的右侧壁上，常常因胆囊管与胆总管共同壁的存在而切开了胆囊管，造成莫大混淆；此时若恰好沿共同壁切开，可能既找不到胆总管，也见不到胆囊管，进一步切开则可能误伤门静脉。

4. 胆道探查和取石 手术探查胆总管首先是扪查，不应忽视这一步。有效的扪查可以避免许多不必要的胆总管切开。十二指肠上的胆总管和肝总管的后面有 Winslow 孔，术者可直接将左食指和中指插入，与前面的拇指配合轻柔地扪查，胆管充盈和张力、管腔大小、管壁厚度、管中结石或异物等皆可了解。术者的手感远比器械高明，这也是腹腔镜之痛。

（1）避免胆总管穿孔（假道）和诱发术后胰腺炎：①避免不必要的胆道探查，利用术中造影或胆道镜探查。②用气囊导管或胆道镜取石，动作要轻柔。③尽可能不用硬质器械（Bake 探子）强行扩张胆管下段，可以用导尿管探查胆管下端。必须用探子时，将左手食指放于壶腹后方引导取石钳和 Bake 探子。当 Bake 探子受阻于壶腹部时，切勿盲目施力操作，以免发生胆总管穿孔（假道）或急性胰腺炎。胆管进入十二指肠前有一个 90°弯曲，若由于疾病或既往手术导致胆管僵硬，加上医生手法粗暴，就容易发生穿孔。一旦发生穿孔，应做缝合修补,如无法显露修补,应在胆总管内置 T 管行负压吸引。T 管的横臂若能超过穿孔部位更好。

(2) 壶腹部嵌顿结石的取出:Kocher 手法游离十二指肠外侧腹膜,将左手食指插入壶腹后方,捏住结石,用取石钳或刮匙取石,这种手法也有利于引导取石钳或胆道探子;否则,应尽早切开十二指肠行括约肌成形术,先切开胆管前壁,壶腹切口做在 Oddi 括约肌口 11 点处,长 1 cm,在直视下取出结石。以免壶腹部广泛损伤导致严重急性胰腺炎。胰管开口于壶腹 5 点处。也可做胆肠吻合。

(3) 术前有黄疸、ALP 或/和 GGT 增高,或术中见胆总管扩张者,若术中未发现胆总管结石,应考虑胆囊管下段结石(Mirizzi 综合征,且胆囊管与胆总管汇合点过低)以及胰头或胆管下端肿瘤。

5. **T 管拔管** 指征是胆管上、下通畅。要求:①黄疸减退,肝功能好转;②术后 10 天 T 管夹管 24~48 小时,无胆管炎症状;③T 管造影胆管上、下段通畅,无充盈缺损。

6. **术后残石** 术中未做胆道镜检查或胆道造影,胆总管切开取石后残石发生率为 25%,少数病人可发生胰腺炎。一般在术后 10 天行 T 管造影,对有残石者,可先试夹 T 管 24~48 小时,若无胆管炎症状,病人可出院,细小残石可自行排出,不必治疗。较大残石的处理方法有:①4~6 周后用胆道镜经 T 管瘘道取石,也可在 ERCP 下经括约肌切开取石,硝酸甘油可松弛括约肌有利于取石和排石;②经 T 管或 ERCP 下插鼻胆管滴注胆酸钠或辛酸甘油单酯等化学性溶石剂。

7. **T 管拔管后胆瘘** ①T 管缺口的剪裁要恰当,避免拔管时造成胆管愈合口撕裂;横臂不能剪得过短,以免拔管时横臂弹出时将娇弱的 T 管瘘道撑裂。②年迈、体弱、营养不良的病人以及用抗炎药的病人要延迟拔管。③拔管后应该观察病人是否有胆汁性腹膜炎表现,如果有胆汁性腹膜炎表现应该立即经原 T 管瘘道插入一根导尿管至胆总管内引流数日。如果导尿管无法插到位,则应该行 ERCP 插入鼻胆管引流或开腹放置引流管。

8. **T 管被缝线缝住无法拔出** 对 T 管做持续牵拉(如:挂一袋 500 mL 的生理盐水),使缝线切割组织(犹如肛瘘的挂线疗法)最终拔出。

五、胆肠内引流术

1. **胆肠吻合术的适应证** 胆总管下段狭窄、胆总管原发性结石(这种病人胆总管下段常常无狭窄)或复发性结石,如此再生的结石容易进入肠道。

2. **常用的三种胆-肠吻合术** 胆总管十二指肠吻合术、Oddi 括约肌切开成形术和胆总管空肠 Roux-en-Y 吻合术。前两种术式的缺点是反流性胆管炎发生率高;此外,酸性胃液常造成吻合口胆管侧黏膜慢性溃疡、瘢痕收缩、吻合口狭窄,最终影响胆总管引流,因此胆总管十二指肠吻合术仅适用于年老体弱者或低胃酸者。与胆总管空肠吻合相比,胆总管十二指肠吻合具有下列优势:①更符合生理;②吻合口少,手术相对简单;③便于日后内镜检查。

3. **胆总管十二指肠吻合** 要求胆总管扩张直径 > 1.5 cm。

(1) 适应证:胆管远端良性狭窄,不适合做十二指肠切开括约肌成形术;胰头部不明原因的胆管狭窄,术前认为如果术中探查或活检不能明确为恶性肿瘤,则采用该手术;无法切除的恶性狭窄,且十二指肠与胆管扩张部吻合无张力;原发性或复发性胆总管结石,内镜无法处理;胆总管结石嵌顿无法取出或取石有风险。

(2) 禁忌证:胆总管不扩张(< 8 mm);活动性十二指肠溃疡;恶性病灶,十二指肠与胆

管扩张部吻合存在张力。

（3）手术要点：①吻合口＞2.5 cm，目的是防止术后胆管炎。预计吻合口会收缩50％，因此，胆总管切口至少长2.5 cm。②吻合位置：胆总管的纵切口应尽量靠近十二指肠，在十二指肠后将胆总管切口向下延长至2.5 cm；十二指肠的切口应与十二指肠纵轴平行，尽可能靠胆总管，目的是降低吻合后吻合口的张力，必要时可以加用 Kocher 手法。

（4）术后监测：胆红素和 ALP。

（5）术后并发症：①早期：伤口感染；胆漏（很少见，通常是手术技巧问题）。②中晚期：胆管炎反复发作（右上腹疼痛、黄疸和脓毒症依据，最常见的原因是吻合口狭窄，也可以是盲端综合征、肝胆管结石形成或胆管上游疾病，CT 可以明确梗阻部位，ERCP 可以明确胆管的解剖情况，并且可以对某些情况进行处理）；吻合口狭窄（一般表现为胆管炎，但是可以有进行性黄疸。若吻合口＜2 cm，更容易发生吻合口狭窄；内镜下球囊扩张可能有效，无效者则应该改成 Roux－en－Y 吻合）；盲襻综合征（表现为腹痛、胆管炎、黄疸，少数在术后数月至数年发生胰腺炎，诊断依赖 ERCP，此时可以发现盲襻内充满食物残渣或结石，首选内镜治疗）；胆管癌（多见于手术后 10～20 年胆管炎长期反复发作的病人，早期症状是非特异性的腹痛、消瘦和胆汁郁积，确诊性检查手段见下文）。

4. Oddi 括约肌成形术要点　①壶腹定位：将金属探子插入胆总管内，用手扪探子尖端，切开十二指肠前壁4 cm。②止血，于壶腹开口前壁10点和11点处各缝一针，在两线间剪开括约肌，结扎；然后在切缘两侧再缝线作止血和牵引用，再切开，如此边切边缝，切开长度约 1.5～2.0 cm。切口尖端最后再做"8"字缝合一针，使切开的胆总管与十二指肠壁精确对拢，防止十二指肠漏，这最后一针极为重要。

内镜下 Oddi 括约肌切开术的适应证是 Oddi 括约肌开口狭窄和胆总管结石，禁忌证是凝血功能异常、胆总管远端狭窄较长、结石直径＞2.5 cm、Vater 壶腹开口于十二指肠憩室内。主要并发症是十二指肠穿孔、出血、胰腺炎、胆管炎和结石嵌顿。

5. 胆管空肠 Roux－en－Y 吻合术要点

（1）一般主张横断胆总管，远断端缝闭，做端侧胆管空肠 Roux－en－Y 吻合。如此可防止胆汁涡流形成和吻合口远段胆总管内胆泥淤积。

胆道狭窄必须切除瘢痕（没有黏膜）的胆管。

（2）距 Treitz 韧带15 cm 处，约为空肠第2支动脉，切断第3～4支动脉分枝，保留边缘动脉弓。剪开浆膜，结扎切断相应的血管弓，切忌将血管连同浆膜一并结扎。然后横断空肠。

（3）将空肠胆支（Roux 襻）经横结肠系膜的戳孔移至右上腹与胆管吻合。防止扭曲，注意空肠血供。用 4－0 单乔线行单层黏膜对黏膜的间断吻合，针距3 mm，边距4 mm，线结打在肠腔外。

（4）先将空肠胆支空肠置于切口的左侧，吻合右侧缘，第一针从胆管切口下端及空肠胆支相应部位开始；第二针缝胆管切口上端及空肠胆支相应部位。两根缝线均作牵引。然后在两根牵引线之间依次进针缝合，待右侧壁全部缝线置完后一并打结，线结打在管腔外。此时将空肠胆支翻向右侧，同法对吻合口的左半进行吻合。

（5）吻合口内是否放置 T 管或其他引流管取决于术后是否需要行胆管造影、有无残石、肝内胆管有无狭窄或瘘之虑，一般情况下可不放置 T 管。

第九节 胆囊切除术后综合征

胆囊切除术后综合征是胆囊切除后许多上腹部不适或腹胀的总称,发生率为5%~15%。许多人的临床表现与术前主诉相似,并非典型结石症状,一部分为十二指肠憩室炎,一部分为精神性。一般认为慢性胆囊炎手术后胆囊术后综合征的发生率高于急性胆囊炎;症状不典型的胆囊炎手术后胆囊术后综合征的发生率高于典型胆囊炎;女性病人胆囊炎手术后的发生率高于男性病人;非结石性胆囊炎手术后的发生率高于结石性胆囊炎。术中做胆道造影可减少胆囊术后综合征的发生率。

1. 胆道原因 ①胆总管结石;②胆囊管残端结石;③Oddi括约肌狭窄;④胆道狭窄;⑤胆囊管残留过长;⑥胆道或壶腹周围肿瘤漏诊。

2. 胆外原因 ①食管裂孔疝;②消化性溃疡;③胰腺炎;④肠激惹;⑤结肠憩室炎;⑥饮食不当。

第十节 胆道蛔虫症

蛔虫通常寄生在人体小肠中下段内,具有喜爱钻孔的习性。当寄生环境发生变化时,可上窜至胃十二指肠、钻入胆道惹起症状。

【诊断】

(1) 临床特点是剑突下阵发性钻顶样绞痛,此症状突发忽止,绞痛时病人辗转不安,呻吟痛苦,痛止时平息如常。症状重而体征轻。

(2) 合并胆道感染时可有Charcot三联征。US、CT、ERCP有助于明确诊断。

【治疗】 治疗原则:解痉、镇痛、利胆、驱虫和控制感染。必要时可通过内镜或手术取虫。

第十一节 胆道肿瘤

一、胆囊假性肿瘤和良性肿瘤

这两种病变在影像上均表现为息肉样物。胆囊息肉样病变中最常见的是假性肿瘤(胆固醇息肉、腺肌病、炎性息肉、腺瘤样增生),良性肿瘤(乳头状瘤、腺肌瘤、纤维瘤、脂肪瘤、肌瘤、黏液瘤和类癌)少见。

1. 胆固醇息肉 表面呈桑葚状、分叶状或乳头状,黄色,绝大多数直径 < 10 mm,多数 < 5 mm,10%合并胆囊结石。US检查为等回声(与胆囊壁相等)不均一隆起像、多发、蒂细长。

2. 腺瘤 外观呈乳头状,直径多在5~10 mm,US检查为低回声均一隆起像、单发、多数无蒂或粗短蒂。增强超声或增强CT检查有强化(Surg Endosc. 2013,27(3):1414-21)。

3. 胆囊息肉样病变的鉴别诊断　①直径＞10 mm 的息肉几乎都是恶性肿瘤;5～10 mm 的息肉有腺瘤和胆囊癌等多种病变之可能;＜5 mm 的息肉几乎都是假性肿瘤和良性肿瘤,其中 96％为胆固醇息肉。②胆固醇息肉一般为多发性,而腺瘤和胆囊癌多为单发性。③胆固醇息肉一般有细长蒂,无蒂或粗短蒂提示腺瘤或胆囊癌。

4. 胆囊息肉样病变的处理　①直径＞10 mm 的息肉以及直径 5～10 mm 的伴有胆石的单发息肉或无蒂息肉,手术为主;②直径＜10 mm 的不伴有胆石的息肉,无恶性肿瘤特征者,3～4 个月 US 复查一次;③＜5 mm 有胆固醇息肉特征的息肉,6 个月 US 复查一次。

二、胆囊癌

胆囊癌占全部癌肿的 4％,是胆道系统最常见的恶性肿瘤,占胆道手术病例的 1％,病因不详。90％的病人合并有胆囊结石,胆囊癌中腺癌占 80％,肿瘤可直接侵犯肝脏,也可经淋巴转移至胰旁、十二指肠旁和胆总管旁淋巴结。瓷化胆囊 60％伴胆囊癌。

【诊断】　最常见的症状是右上腹疼痛,时伴恶心呕吐。由于症状与慢性胆囊炎相似,因此术前很少能确诊,往往在胆管受侵犯出现黄疸后才引起警惕。对疼痛规律改变、疼痛性质改变、持续疼痛时间长(数周)及消瘦明显者应警惕本病。肝功能、US 和 CT 都有助于本病的诊断。

【治疗】　胆囊癌的治疗是手术切除,一般需要加Ⅳ、Ⅴ肝段切除和区域淋巴结清扫,目前的化疗和放射疗法对胆囊癌基本无效。70％在就诊时已无法根治,剖腹后仅能行活检或姑息性手术。约 50％的胆囊癌无法切除。能切除的胆囊癌,大多是诊断为其他疾病在行胆囊切除术时,在术中或术后病检中偶尔发现的,这部分病人又称隐性胆囊癌。

1. 手术适应证　胆囊癌 T1～4、N0～1、M0。

2. 相对禁忌证　N2 淋巴结转移。

3. 禁忌证　腹膜癌种植灶或其他远处转移(M1)。

4. 手术要点

(1) 放射检查提示 T3 或 T4 胆囊癌者,不宜做腹腔镜分期,因为腹膜转移很高。

(2) 位于胆囊颈部或胆囊管的肿瘤,或伴有黄疸者,术前应该重点了解右肝动脉是否受累。如果右肝动脉被肿瘤包绕,就应该做扩大的肝叶切除。

(3) 副左肝动脉不经过肝门,它经小网膜进入脐裂的基部。有这种血管变异的病人,即使在肝门部受累比较广泛的情况下也能切除。

(4) 肝内胆管切开前要缝置牵引线,否则,小肝管会缩入肝实质内。

(5) 肝门部的分离解剖应该结扎处理,以免术后淋巴漏。

5. 术后监测　扩大根治者应该 ICU 或过渡病房监护;监测凝血指标、血红蛋白、肝功能和电解质(包括磷)至少 48 小时。

6. 术后并发症　一般并发症(胸腔积液、肺炎、深静脉血栓形成、肺栓塞);腹部并发症(腹腔内出血、感染性积液或脓肿、扩大根治后的肝衰竭、胆漏包裹形成胆汁囊肿、胆总管切除后胆肠吻合口漏、门静脉血栓形成)。

【预后】　预后与分期有关,5 年生存率在Ⅱ期胆囊癌术后为 25％～58％,Ⅲ期术后为 14％～29％,Ⅳ期术后为 0％～11％。由于确诊晚,总 5 年生存率不足 5％。

三、胆管癌

【病因】　胆管癌的发生与下列疾病有关：①硬化性胆管炎；②胆道寄生虫病；③胆结石（18%～65%的病人伴胆结石）；④氧化钍接触史。

【病理】　肝门部胆管癌沿胆管壁向周围浸润性生长、累及肝门横沟区域肝组织、侵犯右肝动脉或分叉区域门静脉壁、合并肝十二指肠韧带及胰周淋巴外转移等情况极其常见。其病变部位、范围及对周围结构的影响还与诸多的胆道及血管变异密切相关，目前尚无哪种分类或分型方法能够真正涵盖以上众多特性。

1. 组织学　镜下观为腺癌，硬化型癌与硬化性胆管炎有时很难鉴别。

2. 分布　1/3 的胆管癌位于胆管远端，1/3 位于肝总管和胆囊管，另 1/3 位于左、右肝管。

3. 浸润与转移　肝门部胆管癌特殊的转移方式常是局部切除术后复发率居高不下的根源。肝门部胆管癌主要是沿胆管壁上下浸润及向神经周围、淋巴间隙播散，从而使胆管周围重要结构（如肝动脉、门静脉、肝实质等）易受到侵犯，其中肝十二指肠韧带结缔组织内癌细胞残留是肝门部胆管癌切除后易复发的重要因素。故有学者提出联合部分肝切除，必要时联合胰十二指肠切除的扩大根治术，并要求手术中遵循"不接触"的肿瘤外科原则。

【肝门部胆管癌分型】

1. 肝门部胆管癌的 Bismuth 分型　左、右肝管汇合区的胆管癌称 Klatskin 瘤（图 28-13）。Bismuth 分型描述了胆管病变的具体部位和范围，但未能包含肝脏、血管及淋巴结受累的情况，更未涉及胆道变异，甚至对经典 Klaskin 肿瘤（肿块位于分叉部）病灶切除后常在肝门横沟见到 6～8 个肝内胆管开口，属Ⅱ型还是Ⅳ型，文献并无明确表述。

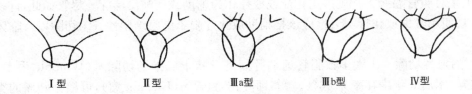

Ⅰ型　　Ⅱ型　　Ⅲa型　　Ⅲb型　　Ⅳ型

图 28-13　Klatskin 瘤的 Bismuth 分型

Bismuth 分型主要依据解剖部位特点，判断手术的方式，仅仅对手术类型的估计有指导作用，对病人是否能获得根治性切除以及预后评估并没有帮助。为此，T 分期依据是否侵犯门静脉作为评估的主要指标，判断如何能达到根治性切除，认为切缘病理阴性与肝切除量呈平行关系。此分期不但对估计胆管癌的根治切除提出了新的看法，且能反映出切除治疗的预后。

2. 肝门部胆管癌改良 T 分期　改良 T 分期是纪念 Sloan-Kettering 肿瘤中心提出的，强调了门静脉受累问题。

- T1 肿瘤：局限于肝管汇合部和（或）单侧扩展至二级胆管。
- T2 肿瘤：侵及肝管汇合部和（或）单侧扩展至二级胆管同时合并同侧门静脉受累和（或）同侧肝叶萎缩。
- T3 肿瘤：侵及肝管汇合部并且双侧都扩展至二级胆管；或肿瘤单侧扩展至二级胆管同时合并对侧门静脉受累；或肿瘤单侧扩展至二级胆管同时合并对侧肝叶萎缩；或肿瘤累及门静脉主干或者双侧门静脉均受累。

【临床表现】 95％的病人有黄疸、皮肤瘙痒,35％～50％有上腹痛,其他症状有畏食、消瘦、乏力等。在 ERCP 或 PTC 后易发生胆管炎。

【实验室检查】 肝功能检查提示阻塞性黄疸,部分病人可有 CEA 及 CA19－9 升高。

【影像检查】 胆管癌的诊断主要依靠影像检查,不但要明确病变部位、范围,还需要了解区域血管有无侵犯、有无远处转移。

1. US 了解肝内胆管有无扩张,明确肿瘤部位和范围。

2. 高分辨超声多普勒 可判断区域血管是否受侵犯。EUS 可了解肿瘤大小及局部侵犯情况。

3. CT 血管造影 了解血管是否受侵犯,是否需行血管重建。

4. MRCP、PTC 和 ERCP 明确病变部位。PTC 可了解肿瘤在肝内侵犯的范围,ERCP 对胆管下段肿瘤的诊断较好。MRCP 不仅可显示胆道,了解肿瘤位置和范围,还可了解周围血管是否受侵犯以及肝内转移情况。目前,MRCP 已经取代了 PTC 和 ERCP 在胆管癌中的诊断地位。

5. 术前细胞学检查 有胆汁脱落细胞检查、刷片细胞学检查和细针穿刺吸引细胞学检查三种,都要求依靠 PTC 或 ERCP 进行。三种方法中以细针穿刺吸引细胞学检查阳性率最高。阳性率还与肿瘤病理类型有关,硬化型癌阳性率低,乳头状或息肉样癌高。

【术前评估与分型】 术前如何准确判断手术切除的可能性,是肝门部胆管癌外科治疗过程中首先要面对和回答的问题。肝门部胆管癌术前分型、分期的主要依据是影像检查结果。

【治疗】 胆管癌的治疗主要靠手术,以手术切除肿瘤疗效最好,不仅生存期长,而且生活质量高。U 管内支撑引流疗效次之。化疗和放疗都不能提升胆管癌病人的生存时间,因此,不主张对胆管癌病人常规采用化疗或放疗作为辅助或新辅助治疗。尽管如此,许多医院依旧常规使用辅助放化疗,不过,应该把辅助放化疗限于淋巴结阳性、R1 切除以及临床研究病例。

1. 治愈性切除 ①大多数胆管远端肿瘤需行胰十二指肠切除术(Whipple 手术)加消化道重建,术后 5 年生存率为 46％。②对肝门部胆管癌(Klaskin 瘤),可根据肿瘤的类型选择手术方式,T1 型做局部的胆管切除(Bismuth Ⅰ 型和 Ⅱ 型);T2 期可以估计做左侧或右侧的肝切除(Bismuth Ⅲ 型);T3 型(Bismuth Ⅳ 型)只能做姑息性切除并可能需要做门静脉的切除吻合,或可考虑行肝移植。肝门部胆管癌的切除率在 15％～45％ 不等,术后中位生存时间为 20 个月。

2. 姑息治疗 肿瘤无法切除时,可以选择外科手术引流(见下文)。无法行手术引流时,尽可能用内支架管引流胆道,解除梗阻症状。

(1) 若剖腹后无法引流胆道,术后中位生存时间小于 6 个月。

(2) 内支架管引流者平均可生存 19 个月。内支撑管的置入有三种途径:①术中置 U 管,U 管通过胆管肿瘤狭窄段,一端经肝经腹壁引出,另一端经胆总管经腹壁引出;②经十二指肠镜经乳头口置管,该法主要适用于壶腹或胰头癌;③经皮肝穿刺途径置管,主要用于肝门部肿瘤。

【预后】 胆管癌全切除后 5 年生存率为 30％～40％。胆管癌转移缓慢,一般不会因转移致死。胆管癌常见的致死原因:①胆道引流不畅,发生进行性胆汁性肝硬化;②化脓性胆管炎;③肝内胆管感染持续存在,继发肝脓肿;④全身衰竭;⑤全身性感染。

肝门部胆管癌能实施局部切除的病人不足所有手术病人的 15%，且往往难以做到 R0 切除，远期生存率较低。Lee 等随访局部切除术后 1 年、3 年、5 年生存率分别为 85.7%、21.4% 和 0，可以看出局部切除虽然是一种理想的手术方式，但在临床应用有很大的局限性。

四、胆管癌的手术

（一）Klatskin 瘤切除术

1. 可切除性的术前评估　只要肿瘤未侵及门静脉和肝组织，肿瘤近端未达到 2 级肝管分支，肿瘤即可切除。就 Klatskin 瘤局部可切除性而言，了解胆管条件、血管情况及是否可以保留足够的功能性肝实质是做出准确判断的基础。无论 Bismuth 分型情况如何，只要门脉主干及健侧分支结构完整，左或右肝管显现甚至右前右后叶胆管汇合部一并切除后仍有可能行共干成形，无严重肝硬化者可以保留一侧半肝，即具备了病灶整块切除的必要条件。部分血管侵犯者还可顺利完成门脉分叉切除、主干与健侧分支重建及肝动脉浸润段切除重建。

术前评估肝门部胆管癌切除可能性的主要目的是决定是否应当实施手术治疗，而具体能否实现 R0 根治性切除或 R1～R2 切除则必须根据术中探查发现及手术完成的实际情况予以判定。

若估计肝切除量大，可以在术前行病侧门静脉栓塞（PVE），待 2 周后手术切除肿瘤和受累肝脏。PVE 的入路有两种：腹腔镜下经回结肠静脉和经皮经肝穿刺门静脉。

2. 可切除性的术中评估　手术关键在于肿瘤与其后方门静脉之间的分离。最好的办法是先切除胆囊。然后向上分离肝总管的后外侧壁，初步了解肿瘤能否与门静脉分离。进一步的精确判断需切断胆总管，将肝管连同肿瘤一并向上翻起，显露门静脉及其分叉。这时应非常谨慎，因为一旦将有肿瘤的静脉壁撕裂，出血很难控制。同时了解肝动脉是否被肿瘤侵犯。

3. 显露二级肝管　肿瘤与门静脉和肝动脉分离后，继续沿肿瘤后壁向上分离，常可显示二级肝管分支。若肿瘤的上界范围仍不清楚，可通过扪诊寻找术前置入左、右肝管的引流管帮助确认肿瘤的近侧范围。在切断左、右肝管之前，应先在左、右肝管上置缝线牵引，防止切断后肝管回缩，边缝边切，将肿瘤逐步完整切下，常会有 3～4 个肝管口待做吻合。少数 Klatskin 瘤向一侧侵犯超过二级肝管时，常需要行半肝切除术。每个肝管残端在做吻合时都应置内支撑导管。

（二）经十二指肠壶腹周围绒毛性肿瘤切除术

与根治性手术相比，该术式的风险和并发症发生率或许稍小，但复发率高，需要定期做内镜随访。

1. 适应证　良性壶腹部绒毛性肿瘤、手术风险过大而不允许做胰十二指肠切除、病人选择该术式或病人拒绝胰腺十二指肠切除术。

2. 禁忌证　存在或怀疑恶性肿瘤、肿瘤向胰腺或胆总管延伸超过 1.5 cm、大肿瘤（>2.5 cm）无法保证切缘阴性。

3. 术前检查

（1）所有病人都必须做内窥镜检查加活检。若病理高度怀疑恶性肿瘤或活检证实为恶性肿瘤（尤其在伴有组织浸润时），强烈建议做根治性切除术。

（2）下列征象提示恶性肿瘤：胆管扩张、胰管扩张、胆胰管均有扩张、肿块硬或局部溃疡形成、高级别瘤变。

（3）注意事项：40% 的壶腹部恶性肿瘤会被内镜活检误诊；壶腹部恶性肿瘤最准确的诊

断方法是完全切除后送病理学检查。

（4）ERCP 是一种金标准检查方法，能确定肿瘤在胆胰管侵犯的长度。

（5）CT 可提供局部并发症（导管扩张、胰腺炎等）或转移性证据。

（6）内镜超声高手能报告肿瘤是否透壁侵犯、胆胰管侵犯长短以及局部淋巴结情况。

4. 手术要诀

（1）肋缘下切口能提供极好的暴露，方便手术操作。

（2）在十二指肠前外侧做斜切口，既能提供满意的暴露，也可以在需要时延长切口，双层缝合不会造成十二指肠腔狭窄。

（3）必须在十二指肠外侧做一个大的 Kocher 切口。在十二指肠后垫一块折叠的剖腹纱垫，将手术野抬起。

（4）经胆囊管插入一根导管以便定位同时为胆总管的十二指肠后段提供保护，尤其是做全层切除时这一点很关键。

（5）在标本边缘缝牵引线帮助暴露和解剖分离。在标本切除前，为病理科在标本上缝缝线标记标本的方位。

（6）光学放大镜对切除和重建大有帮助。

（7）微创入路手术时，L 形电刀比传统的 J 形电刀好用。

（三）胆管空肠或胆囊空肠吻合术

1. 适应证　无法切除或有远处转移的 Vater 壶腹部恶性肿瘤；无法切除的原发性十二指肠恶性肿瘤（腺癌、神经内分泌肿瘤、淋巴瘤或肉瘤）。

一般来讲，胆囊空肠吻合的引流效果不如胆管空肠吻合，除非病人是低位胆道梗阻，并且胆囊管在高位汇入胆总管。

2. 绝对禁忌证　预期寿命小于 6 个月（优先做经皮或内镜支架植入）；胆道梗阻造成的严重凝血障碍（术前用维生素 K 纠正之）；局部感染灶（胆管炎，脓肿）；胆管的质量、肝十二指肠韧带或肠管的解剖情况，如：门静脉高压、硬化性胆管炎、短肠综合征；合并症，如：肝硬化 Child-Pugh C 级。

（四）圆韧带入路肝内胆管姑息性旁路术

1. 适应证　期望寿命大于 6 个月的高位胆管（左、右肝管汇合部）恶性梗阻（最常见的是胆囊癌），无法利用肝总管做手术者；高位胆管（左、右肝管汇合部）良性狭窄，无法利用肝总管做手术者。左、右肝管汇合部完全闭塞，左、右肝管之间不通不是禁忌证。

2. 禁忌证　无法显露健康胆管做满意吻合者；能够提供姑息治疗的那段肝脏已经萎缩或纤维化。

3. 手术要诀

（1）在圆韧带入路，紧贴第三段肝管的前方通常有一根门静脉小分支跨过进入第三段。这根分支可能需要离断才能满意暴露。

（2）即使恶性梗阻已将左侧肝管与右侧肝管完全分开，单独引流左肝通常也足以解除黄疸，尤其当肿瘤主要位于右肝并造成了右肝萎缩时。

（3）如果找不到胆管，穿刺抽吸有助于这些肝内胆管的识别。

（4）右肝的旁路手术存在技术困难，大多被放弃，转而采用经皮穿刺引流。

（陈卫东）

第二十九章
胰腺疾病

第一节　解剖生理概要

一、解剖概要

【外形和位置】　胰腺位于腹膜后,形似手枪状。枪柄为胰头,被十二指肠 C-襻环抱,枪身伸向左上腹。胰腺平均重 85 g,长 12～15 cm。正常胰头部前后厚度小于 2.5 cm,颈部 1.5 cm,体部 2 cm,尾部 2.5 cm。

【毗邻】

(1)胰头的前面与横结肠起始部、十二指肠球部、胃相邻;后面则与下腔静脉、右肾静脉邻近。胆总管在胰头后方的沟内穿过。胰头上缘紧贴胃十二指肠动脉。胰头与十二指肠 C-襻内侧壁的血供来源相同,在此区域十二指肠浆膜面与胰包膜的关系也很密切。

(2)肠系膜上静脉在胰颈后方与脾静脉合成门静脉。胰头钩突位于肠系膜上静脉后方、下腔静脉前方。

(3)胰体后方有下腔静脉、腹主动脉及两者之间的胸导管起始部及其后方的第一腰椎椎体,在腹部钝器伤时胰体易受伤。胰体的前面有小网膜囊后壁的腹膜覆盖,与胃后壁相邻。胰体上缘与腹腔动脉紧密相邻,腹腔神经丛也位于该动脉周围。

(4)胰尾的各面均有腹膜覆盖,有一定活动度,胰尾与脾和副脾的关系很密切,脾动、静脉位于胰尾后上缘的沟内或被包在胰尾中。

【胰管】　胰管将胰分泌液引流入十二指肠,胰管由两个部分组成:

(1)Wirsung 管:是胰液排出的主要管道。Wirsung 管与胆总管汇合后形成 Vater 壶腹,然后开口于十二指肠主乳头。胆胰管共同开口的长度在 1～14 mm 不等,75% 的人 ≤5 mm。Wirsung 管在胰头部的直径约 4～5 mm。十二指肠主乳头位于十二指肠第二段的后内侧壁,距幽门约 7～10 cm。从十二指肠黏膜面观,主乳头位于一横形皱襞和一纵形皱襞所形成的"T"形皱襞交界处,这是十二指肠镜下寻找乳头的重要标志。

(2)Santorini 管:是胰液排出的小管道。在主乳头前上方 2 cm 左右进入十二指肠,开口于副乳头。副乳头周围无特征性的黏膜皱襞。10% 的人仅有副胰管,无主胰管。小乳头在大乳头前上方 2 cm,不易发现,唯一的寻找标志是胃十二指肠动脉,在该动脉的右下方就是副胰管和小乳头。"桥下有水"不仅用于描述子宫动脉与输尿管的关系,也适用于描述胃十二指肠动脉与副胰管的关系。

【血供】

（1）胰头部的血供来自胰十二指肠上动脉的前、后分支及胰十二指肠下动脉的前、后分支。脾动、静脉在胰体尾的后上方行走进入脾门。

（2）胰体的血供来自胰背动脉（由腹腔动脉、脾动脉或肝动脉发出）。在脾静脉上方分成左、右两支，右支与胰十二指肠血管弓吻合，分布于胰头和胰颈部；左支称胰横动脉，向左行，与胰大动脉右支吻合，供给胰体。

（3）胰大动脉是脾动脉发出至胰腺的最大一支动脉，分左、右两支，左支向左行，与脾动脉在胰尾的分支吻合，供给胰尾。

二、生理概要

（1）外分泌：脂肪、蛋白和酸进入十二指肠后刺激胰液分泌，胰液 pH 为 8，含胰糜蛋白酶原、胰蛋白酶原、脂肪酶、淀粉酶、羧基肽酶，消化蛋白、脂肪和糖类。十二指肠黏膜分泌胆囊收缩素-促胰酶素和促胰液素。CCK 增加胰液中的酶量，促胰液素促使 HCO_3^-、电解质和水的分泌。

（2）内分泌：分泌胰岛素（β 细胞）、胰高血糖素（α 细胞）、胃泌素（δ 细胞）。

第二节　胰腺先天性疾病

一、环状胰腺

胚胎 5 周时腹侧原基旋转异常，使得正常胰腺呈薄而扁平的带状环绕十二指肠第二段，其内有胰管与主胰管相通。胰腺组织可以完全与十二指肠分开，也可以深入十二指肠肌层。环状胰腺在宫内引起十二指肠梗阻者，表现为羊水过多。

【诊断】

（1）由于环状胰腺所造成的十二指肠梗阻多为不全性，因此大多在成年（30～70 岁）后才出现症状。

（2）多数病人有多年的恶心、呕吐、上腹疼痛不适史，胆管受累时可出现胆管扩张或黄疸，易被诊断为胆疾或胃疾。

（3）上消化道钡透的典型影像是十二指肠降部向心性狭窄，长度达 2～4 cm，狭窄位于十二指肠凸面，狭窄处黏膜正常，狭窄近侧十二指肠扩张。内镜检查可发现相应部位狭窄和胃分泌增多，还可排除溃疡病。

【治疗】　开始可用少渣食物、止酸剂和 H_2-受体阻断剂。如果经内科治疗症状无改善，应考虑手术。手术方式有十二指肠十二指肠吻合或十二指肠空肠吻合术，一般不主张行环状胰腺切除或断开。但术后可发生胃排空延迟。胃空肠吻合术的并发症是吻合口溃疡。

二、胰腺分裂

胰腺由腹侧和背侧两个胚芽在胚胎 6 周发育中融合而成，大部分背侧胰管与腹侧胰管也汇合成主胰管。胰管不融合称胰腺分裂，发生率约 5%，此时，细小的 Santorini 管成为引流胰液的主要管道。其中 25% 的病人因为胰管梗阻或狭窄会发生胰腺炎，但是胰腺炎与胰腺分裂的关系仍然未定论。

【诊断】　临床特点是反复发作的急性胰腺炎。ERCP 检查有确诊价值。Vater 乳头插管造影示胆管正常,胰管造影仅有胰头和钩突部一小段胰管显示,与主胰管不汇合。偶尔,在 Vater 乳头的头侧 1～2 cm 处可见到另一个小乳头,在该处插管造影显示主胰管并分布至胰体尾。

【治疗】　手术方式是剖腹行小乳头(Santorini 管)的括约肌成形术(将小乳头的黏膜和黏膜下切开 1.0～1.5 cm)加胆囊切除术。手术前要除外其他病因所致的胰腺炎。

【手术要点】　①Vater 壶腹大乳头通常可以通过十二指肠壁扪到,即使没有胆总管插管(如:经胆囊管插管)时也可以扪到;②小乳头位于大乳头的头侧,距幽门仅 3 cm,在小乳头的十二指肠侧壁常可见到一根显眼的血管;③与纵切相比,横向切开十二指肠不仅显露好,而且不容易发生术后十二指肠狭窄;④小乳头一般是十二指肠面的细小突起,肉眼很难看到,需要通过手术轻轻地在十二指肠内侧壁扪诊(似小瘤或乳头状)寻找;⑤在十二指肠黏膜上涂亚甲蓝(methylene blue)有助于胰管开口的定位,因为胰液会冲走管口的染料,注射胰泌素后更明显;⑥小乳头插管后要避免脱落,因为这种细小的乳头口在受伤后更难寻找和定位;⑦Wirsung 管是斜行穿过十二指肠壁的,而 Santorini 背侧胰管呈直角穿越十二指肠壁,因此其十二指肠壁内段很短,也增加了括约肌成形术的难度。

三、异位胰腺(副胰)

异位胰腺多见于胃壁、十二指肠壁或回肠壁、Meckel 憩室和脐,少数也可以位于结肠、阑尾、胆囊、网膜和肠系膜。绝大部分异位胰腺组织是有功能的,胰岛组织主要存在于胃和十二指肠。异位胰腺可以导致幽门梗阻、蠕动通过障碍、消化性溃疡,甚至新生物。

四、囊纤维化

囊纤维化是一种常染色体隐性遗传病,病变累及体内大多数外分泌腺和黏液分泌组织,病人最终死于呼吸衰竭或腹部疾病。由于外分泌腺纤维化,病人可继发胰内分泌障碍。

【诊断】　在新生儿可表现为胎粪性肠梗阻,吐出物含胆汁。在成人,也可表现为反复发作的小肠梗阻,原因是异常黏液粪块阻塞。用黏液溶解剂有效。

【治疗】　尽可能不手术,因为术后易发生肺部并发症。

第三节　　急性胰腺炎[①]

【病因】　急性胰腺炎的病因全球各地差异甚大。在我国,约 90% 的胰腺炎发病与胆道疾病或酗酒有关,此外还有代谢性疾病(高钙血症,高甘油三酯血症)、外源性或医源性(ER-

---

① 本节的基本理念大多引自:Leppäniemi A. Acute pancreatitis. In:Rosin D, Rogers PN, Mark Cheetham M, Moshe Schein M. (Eds.), Schein's Common Sense Emergency Abdominal Surgery. 5th Ed. Shrewsbury, UK:tfm publishing, 2021:187-206. 以及 Strobel O, Büchler MW. Necrosectomy. In:Clavien PA, Sarr MG, Fong Y, Miyazaki M. (Eds.), Atlas of Upper Gastrointestinal and Hepato - Pancreato - Biliary Surgery. 2ed Ed. Berlin Heidelberg, Springer - Verlag, 2016:965-989.

CP)创伤、许多药物(上 Google 搜一下,你会惊讶地发现有许多药物可能与急性胰腺炎的病因有关)、感染、术后状态(心脏手术)、先天异常(胰腺分裂)、肿瘤、遗传以及自身免疫性疾病,甚至还有蛇咬伤!

在这些罕见病因中,临床上最常见的似乎是 ERCP 后胰腺炎。最后将所有其他病例(请再三询问有无饮酒史),都归类为"特发性"胰腺炎。不过,在老年病人,当炎症消退后,很重要的一条就是一定要做一次随访 CT 以排除胰腺肿瘤可能性。

【病理生理】 初始触发因素导致腺泡细胞损伤以及胰腺酶原在胰腺内激活。局部炎症激活炎细胞导致炎症介质释放。如果该过程不能局限,就形成全身炎症反应。在大多数情况下,急性胰腺炎是一种自限性疾病,只需要支持治疗和对症治疗,但是约 15%～20% 的胰腺炎会发展为更严重的类型,其机制是全身炎症反应级联过度激活导致 MODS。此过程中,炎症介质诱导终末器官[①]血管内皮细胞活化,结果通透性增加。微血管渗漏导致血管内液体流失,加上血管扩张,从而导致低血压和休克。炎细胞在组织中积聚、间质液增多以及凝血激活和微血管血栓形成进一步损害了组织的氧供。MODS 的特征是肺、心血管、肾脏和其他器官系统的功能障碍。

在重症胰腺炎,胰周脂肪组织,有时甚至胰腺本身会出现坏死——坏死性胰腺炎。如果坏死组织有微生物侵入(据信是从毗邻结肠透壁迁徙而来),就出现感染性胰腺坏死,病人的预后就立即变糟,往往需要外科干预。

【诊断】 急性胰腺炎最重要的诊断依据是三联诊断:中上腹痛、血淀粉酶水平升高和 CT 影像。

1. **典型病象** 病人常有暴饮暴食史。**典型的疼痛发作在餐后 1～4 小时**,病人取坐位前倾时疼痛可减轻。

2. **轻重不一** 临床表现随炎症的严重程度而定,轻重不一。

(1) **轻者为轻度腹部不适,重者有严重休克伴低血压和低氧血症。**90% 以上的病人有**中上腹痛**,呈持续性,向背部放射,伴恶心和呕吐。30% 为弥漫性腹痛。一般来讲,酒精性胰腺炎比胆石性重;男性胰腺炎比女性重;肥胖者胰腺炎比纤瘦者重。

(2) 发热,体温 37.8～39℃,心率 100～140 次/min。

(3) 多数病人有轻至中度的腹部压痛。重者可有腹部肌紧张、上腹肌卫、反跳痛和腹部剧痛。

(4) 重症胰腺炎和胰腺坏死可引起腹膜后出血,大量液体丢失于第三间隙,出现低容量血症、低血压、心动过速和 ARDS。血液沿各层组织间隙外渗。①血液渗入腰部组织时,左腰部出现瘀斑,此称 Grey - Turner 征;②血液沿肝圆韧带外渗时,脐部出现瘀斑,此称 Cullen 征。

(5) 急性胰腺炎的**胰源性腹水**见于急性胰腺炎恢复期,以左右胸腔积液为主,诊断中要与低蛋白血症或急性肝衰竭相鉴别。术前要行胰管造影判断胰瘘部位,这种手术死亡率高,术前要仔细计划。

3. **腹胀** 胰腺炎症严重、渗出增多时可在上腹部扪及肿块,X 线可发现左侧胸腔积液、横膈抬高。

---

① 译者注:终末器官(end - organ)又称靶器官(target organ),是指机体另一部位的疾病未能控制时导致的各种脏器(如肾脏或肝脏)损害。终末器官损害往往会导致死亡。

4. **黄疸**　有些病人可因结石阻塞胆管或水肿的胰头压迫胆管而表现为黄疸。

5. **血淀粉酶（AMS）**　95％的急性胰腺炎病人有 AMS 水平升高。AMS 是急性胰腺炎最有价值的单项检查项目。AMS 一般在症状出现后 1～12 小时内升高，2～5 天后降至正常。AMS 持续处于高水平超过 10 天，提示有并发症，如假性囊肿形成。AMS 升高≥正常值上限的 3 倍，可确诊为急性胰腺炎。

（1）在腹痛伴血 AMS 升高的病人中，仅有 75％为急性胰腺炎。血 AMS 的升高不一定都来自胰腺，腮腺也是 AMS 的重要来源。血 AMS 升高的其他原因有肾衰竭、唾液腺疾病、肝硬化、肝炎、总胆管结石、急性胆囊炎、穿透性溃疡病、肠梗阻、输入襻综合征、糖尿病酮症酸中毒、肺癌、胰腺癌、腮腺肿瘤、异位妊娠破裂、子宫内膜炎、卵巢囊肿破裂、卵巢囊肿以及卵巢癌。AMS 同工酶检查结合临床表现有助于高 AMS 血症的鉴别诊断。

（2）AMS 值与病因、预后及严重程度无必然联系。酒精性胰腺炎的血 AMS 通常不如胆源性胰腺炎高。

（3）胰腺必须有完整的结构和功能才能合成 AMS 并将其释入循环中，因此，在慢性胰腺炎的基础上发生的急性胰腺炎，病人 AMS 可以不升高。

6. **血脂肪酶**　对急性胰腺炎的特异性比较高，一般在 3～5 天后降至正常。

7. **其他实验室检查**　血钙在急性胰腺炎降低，原因是脂肪酶激活，钙与脂肪酸络合（皂化作用）。如果怀疑病因是高脂血症，应查一次血甘油三酯。对疑似存在细胞灌注不足的真正重症病人，应该检查血乳酸值和动脉血气。

8. **X 线检查**

（1）腹部 X 线平片（AXR）：如果具备 CT 检查条件，就不要摄 AXR。AXR 只能用于机械性肠梗阻或空腔脏器穿孔疾病的诊断，对急性胰腺炎不能提供帮助。在胰腺炎后期，胸部 X 线平片（CXR）有助于肺充血和潜在胸腔积液的评估。

（2）CT 不受肠道气体的干扰，分辨率比超声高，因而 CT 在胰腺疾病诊断中的地位优于 US。CT 平扫可显示胰腺轮廓不清、肿胀、胰周水肿及积液情况；增强 CT 对急性胰腺炎的敏感性为 90％，特异性接近 100％，CT 增强可判断胰腺坏死范围，对胰腺炎的诊断很有帮助（表 29-1），为预后提供信息，还可为外科医生拟定手术方案提供许多宝贵的影像细节。在血容量不足的情况下，血管造影检查容易发生肾损害，因此，在急性胰腺炎的早期，在容量复苏满意之前，不要急于做增强 CT 检查。不用口服造影剂，主要让病人喝水来做胃肠增强。如果怀疑重症（坏死性）胰腺炎，可以在稍后阶段，在容量恢复和肾功能评估后，用静脉增强 CT 评估胰腺坏死严重程度。其实，造影剂性肾病风险似乎毕竟不是那么大，因此在使用造影剂时不必顾虑重重，当然，一定要有充足的理由。

表 29-1　**Balthazar CT 分级评分系统**

分级	CT 所见	评分
A 级	胰腺显示正常	0
B 级	胰腺局限性或弥漫性肿大（包括轮廓不规则、密度不均匀、胰管扩张、局限性积液），胰周无炎性改变	1
C 级	除 B 级病变外，还有胰周的炎性改变	2
D 级	除 B 级病变外，胰腺有边界不清的单发性积液区	3

续表 29-1

分级	CT 所见	评分
E 级	胰腺或胰周有 2 个或多个边界不清的积液积气区	4
	胰腺坏死范围 ≤ 30%,加 2 分	
	胰腺坏死范围 ≤ 50%,加 4 分	
	胰腺坏死范围 > 50%,加 6 分	

严重程度分三级:Ⅰ级,0~3分;Ⅱ级,4~6分;Ⅲ级。7~10分。

9. ERCP 急性胰腺炎时一般不常规做 ERCP,有下列指征时可以考虑行 ERCP:①创伤性胰腺炎的术前评估,判断主胰管有无断裂;②考虑为胆源性胰腺炎,且病情重笃,入院 24 小时后病情无好转,需要在内镜下行括约肌切开或取石术;③病人>40 岁,胰腺炎的病因不明,需要排除总胆管隐性结石、胰腺或壶腹部肿瘤或其他原因造成的梗阻;④病人<40 岁,有胆囊切除史,既往有原因不明的胰腺炎发作史。

10. 其他检查 超声检查可作为一种早期补充检查,目的是发现或排除胆石症(CT 在胆囊结石诊断方面不靠谱)和胆总管扩张,但对诊断胰腺炎没有帮助。如果肝酶高,超声显示存在胆囊结石和/或胆总管扩张,我们通常会做一次 MRCP 检查,目的是看看结石是否依旧存在于胆管内抑或已经自行排出。如果结石持续存在且有胆汁淤滞,尤其当伴有高热(胆管炎)时,就需要做 ERCP 和括约肌切开清除胆总管内的结石。然而,大多数胆源性胰腺炎都不会有这种情况。

【预后】 急性胰腺炎是一种连续疾病谱——从水肿性急性胰腺炎(症状轻微持续数日)到重症坏死性胰腺炎(有 MODS)。在急性胰腺炎早期阶段,病情走向和严重程度的评估往往有难度。可以参考下列方法:

局部指标是有无胰腺周围坏死以及这些坏死是无菌的抑或受到感染。一般来说,CT 显示的胰腺坏死量越大,感染的发生率越高,死亡率也越高。

全身指标是有无器官衰竭,如果存在器官衰竭,是一过性的(在 48 小时内消退)抑或是持续性的。这些指标是相互关联的,坏死(无论是否感染)与器官功能障碍之间的关系已经由多项研究证实。最重要的是持续性器官衰竭。急性胰腺炎的死亡率主要与 MODS 相关,无器官功能障碍或短暂性器官功能障碍的病人死亡风险微乎其微。

1. CRP 和降钙素原 血淀粉酶的初始值或进展与胰腺炎的严重程度无关;CRP 的相关程度要高一些(≥150 mg/L 提示重症急性胰腺炎),但是 CRP 需要 1~2 天才出现。降钙素原越来越多地被人们用作重症急性胰腺炎和脓毒症的标志物。

2. 临床评分系统 Ranson 评分或 Imrie 评分由于不够准确,已经淘汰。APACHE Ⅱ 评分能很好地衡量急性胰腺炎的严重程度,≥8 分提示生理紊乱显著。如今,SOFA 评分也很常用,它能监测心血管、肺和肾脏功能的障碍程度,还有腹内压(IAP)的测定,从而确定病人是否需要直接从急诊室送入 ICU。

【保守治疗】 急性胰腺炎处置的四周规律——重症急性胰腺炎的特点是"一周一个样"。

1. 第 1 周:炎症阶段 约 85% 的急性胰腺炎病人为轻症,只需要用药物对症治疗加**支持治疗**,一旦病人耐受,就启动经口营养,同时寻找重症急性胰腺炎的迹象,希望能早期识别重症胰腺炎。如果一切顺利,病人就是轻症急性胰腺炎(一种"1 周病"),炎症消退,没有重大全身或局部并发症。

（1）禁食、胃肠减压：目的是减少神经体液对胰腺分泌的刺激、缓解恶心呕吐、减轻肠麻痹所致腹胀。胃肠减压可使病人更舒适，但不缩短住院时间。恢复进食的指征是病人能耐受进食、急性炎症消退（胃肠减压量明显减少、肠鸣音恢复、腹痛明显减轻、腹部体征明显改善、AMS下降）。

（2）体液复苏：由于大量液体积聚于胰周、丢失于第三间隙，因此急性胰腺炎早期往往需要大量输液。然而，输液不足会导致低容量血症和器官功能障碍，输液过多会导致组织水肿、腹腔内高压，如果不处理也会导致器官功能障碍。Leppäniemi 的液体复苏目标见表 29-2。

表 29-2　重症急性胰腺炎早期处理一览表

- 早期入住 ICU 或高依赖病房。
- 晶体液的体液复苏目标：
  - MAP＞65 mmHg；
  - SvO_2＞65％（需要留置肺动脉导管）；
  - 血乳酸盐正常；
  - 尿量＞1 mL/(kg·h)（约需 50～100 mL/h）；
  - 常规监测 IAP（目标＜25 mmHg）；
  - 心血管衰竭时用去甲肾上腺素和/或多巴酚丁胺；
  - APP（MAP－IAP）＞60 mmHg。
- 镇痛、镇静、肺保护通气。
- 维持正常血糖。
- 预防深静脉血栓形成。
- 早期肠内营养、预防用抗生素。
- 如果存在胆道梗阻，早期胆管减压。

MAP＝平均动脉压；SvO_2＝混合静脉血氧饱和度；IAP＝腹内压；APP＝腹腔灌注压。

（3）肠内营养：禁食既不能减轻炎症反应，也无法让"胰腺休息"。肠内营养（人类进化数百万年的产物）优于肠外营养，避免肠内细菌过度生长，减少细菌易位，从而降低全身感染、器官功能障碍和死亡风险。肠内营养或许比预防用抗生素更能降低感染性并发症的风险！唯一的禁忌证是存在肠麻痹或胃出口梗阻而无法进食。只要病人能够耐受这种食物，食入后没有呕吐、无疼痛加重，就行。

机械通气的病人可能尝试插入一根鼻胃管做肠内营养。如果残留胃内容＞250 mL/6小时，可以请内窥镜医生插一根鼻肠管。从 10 mL/h 滴速开始，逐渐增加，直到 40 mL/h 满足热量需求。

（4）预防用抗生素：许多随机对照研究都提示预防用抗生素对急性胰腺炎病人没有好处。但是，许多外科医生依旧认为在重症胰腺炎病人使用预防性抗生素具有一定的合理性。初始使用时，首选头孢呋辛，除非有禁忌证，在 5 天后停止预防用抗生素。

（5）呼吸支持：50％的急性胰腺炎有肺部并发症。重症胰腺炎病人可因肺不张、肺炎或胸膜渗出而发生呼吸窘迫综合征，这种病人在入院的最初 3 天应每 12 小时监测 1 次 PaO_2、摄 CXR。治疗措施有吸氧、抗感染、防止输液过多，必要时行气管插管加呼气末正压通气。

只要放射科报告"有少量腹水",就可能做一次超声引导下的穿刺引流,通常可以排出 2～3 L 腹水,这对降低 IAP 大有裨益。

(6) 预防应激性溃疡:用 H_2-受体阻断剂、止酸剂和质子泵抑制剂。

经验之谈:

不要在急性胰腺炎的前 2 周手术,即使病人的生命体征不稳定。急性胰腺炎的手术时机应该尽可能向后拖延,即使已经证实发生了胰周感染,前提是病人在 ICU 医生的鼎力相助下生命体征保持稳定,就可以推迟手术时机,等待坏死境界清楚。这样,坏死组织的清除会更方便,有利于一次手术将坏死灶完全成功切除并一期闭合腹壁。

如今,已罕有病人死于急性胰腺炎的早期的低容量血症,但可以死于后期并发症(感染、MODS)。不过,大量液体复苏后的病人会因为早期 ACS 引起肾和呼吸衰竭。请监测 IAP,或许病人需要早期剖腹减压!

除了外科并发症(感染、出血、穿孔、梗阻、假性囊肿)外,目前还没有循证医学证据认为手术能降低胰腺炎死亡率。因此,对急性胰腺炎不要贸然手术。

(7) 早期手术适应证:除了胆源性胰腺炎(胆管或胰管梗阻)和诊断不明(尤其当不能除外内脏穿孔、肠系膜动脉闭塞及肠扭转时)需要手术或内镜干预外,在早期需要对重症急性胰腺炎病人进行手术干预的理由十分罕见,包括:非手术处理(包括经皮引流胰性腹水)未能降低腹内压(目标 APP>60 mmHg)、出血(首选血管造影栓塞)、结肠坏死。

2. 第 2 周:坏死阶段 胰腺和胰周坏死从第一周末开始显现,严重程度(和预后)取决于坏死组织的量和范围。CT 扫描(现在可以使用静脉造影增强,除非肾脏确实存在风险)能显示坏死的程度(表 29-1),不过,生理状态和器官功能是判断严重程度的更好指标。胰周和小网膜囊积液很常见,既往称为假性囊肿,更准确的术语应该是急性胰腺周围积液。这种积液会自行消退,一般不需要处理。如果坏死积液为无菌性,就没有理由在本阶段做手术。

3. 第 3 周:感染阶段 感染性坏死的诊断有难度。即使是超声或 CT 引导下的坏死灶细针穿刺检查,其假阴性率也在 20%～25%。脓毒症的临床体征又不具特异性,不过,如果近期有无法解释的 CRP 值上升,就应该考虑感染性坏死。请再做一次 CT 检查! 幸运的话,CT 片上看到气泡就提示存在感染。遗憾的是,只有不足 10%的病例有气泡存在。最常见到的情况是急性坏死积液(acute necrotic collection,ANC),此时,感染的诊断必须基于对病情进展和器官功能障碍的临床评估。

在此阶段,可以采用进阶策略(参见下文):在超声引导下对 ANC 做穿刺置管引流,采集液体样本做细菌学检查。如果是阳性,就诊断为感染性坏死(依旧需要从症状发作起等待长达 4 周,看是否需要手术,除非病情真的很严重)。引出一些感染性积液通常会为你赢得时间,所以不要着急! 如果样本无菌,在液体引流量减少时,拔除引流管(约 1 周内)。

"进阶"策略:①先采用经皮引流;②经 1 周左右时间没有好转,并且从症状发作起至少已经过去了 4 周,考虑做坏死灶微创腹膜后坏死组织切除;③大约三分之一的病人可以避免开放外科手术。

4. 第 4 周:外科阶段 包裹性坏死(walled - off necrosis,WON)是一种胰腺和/或胰周坏死成熟后的包裹性积液,有边界清晰的、强化的炎症包囊壁——成熟的坏死灶。也就是

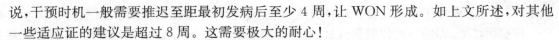

说,干预时机一般需要推迟至距最初发病后至少 4 周,让 WON 形成。如上文所述,对其他一些适应证的建议是超过 8 周。这需要极大的耐心!

坏死性胰腺炎的干预(手术干预、介入放射干预或内窥镜干预)指征如下:

(1)临床疑似或证据确凿的感染性坏死伴临床病情恶化,或持续性器官衰竭数周。

(2)由于 WON 的占位效应导致持续性胃出口梗阻、肠梗阻或胆道梗阻。

(3)病人情况没有好转,有 WON 但未感染(8 周后)。

(4)胰管中断综合征(胰管完全横断)表现为有持续症状的坏死积液,但无感染迹象(＞8 周)。

【外科治疗】 坏死灶切除有多种方法,从微创技术到"宏创"技术。取决于 WON 的大小和位置,例如:WON 是否仅局限于小网膜囊内并且与胃后壁紧贴,抑或是多个部位,包括十二指肠后和/或双侧结肠后积液。术者应该做他最拿手的手术,不过,如果有可能的话,再根据哪种方案对病人最有利进行量体裁衣。最好要有多种选项可供选择。

需要考虑的另一件事是是否存在主胰管中断,这提示坏死已经侵蚀胰体部,主胰管被离断了,留下远侧"孤岛"胰尾残留物,其分泌的胰液进入积液区。这可以通过静脉增强 CT 扫描轻而易举地看到,因此在决定手术之前,一定要再做一次 CT 扫描!

1. 开放法经胃坏死灶切除术　在上腹部做一个中线小切口,将胃前壁切开。然后,用针头通过胃后壁穿刺 WON 积液(要做术前 CT!),然后切开胃后壁,通过胃后壁的切口小心翼翼地(避免伤及血管和穿破 WON 包囊壁)做坏死灶切除。在胃后壁与 WON 的纤维包囊之间的共同开口边缘用大针 3-0 缝线连续锁扣缝合法加固一周,在直视下把鼻胃管放入 WON 腔内后,缝合胃前壁。

只要 WON 积液位于小网膜囊且仅限于小网膜囊,在经过选择的病例,这种方法有其可行性。尤其适用于胰漏病人或胰管中断病人,把胰液引流入胃内。如果有可能或准备做这种一期完成的手术,术前就应该避免放置经皮引流管,以免 WON 积液的包裹壁不完整,有术后胰外瘘之风险。

2. 开放法坏死灶切除术　当 WON 积液是多个,并且所处的位置不适合采用经胃入路处理时,开放法坏死灶切除术依旧是一种有效的替代方案。我们更倾向于采用老式的经前腹入路,此时能在直视下操作。一般不主张行规则性胰腺切除术,有研究认为这种术式反而增加死亡率。最成功的方法之一是开放法坏死组织清除术。术前要依据 CT 结果拟定手术计划,这一点至关重要。把最近一次的 CT 片带入手术室,这是你的操作路线图,确保所有坏死积液区都得到了引流,没有遗漏。不要仅仅满足于对腹腔和腹膜后的目测和手感探查。

(1)满意显露坏死灶的方法是通过胃结肠韧带进入小网膜囊(不要通过横结肠系膜进入小网膜囊)、用钝分离手法找到正确的组织间隙、用超声刀或老式结扎法止血。只要在正确的时间为正确的适应证做开放法坏死灶切除术,就能依据术前 CT 所示的积液区和坏死范围小心地用手指去除黑色粘土状坏死物,但保留穿越小网膜囊的"桥"组织(往往是中结肠血管,不要离断),不用剪刀,不做切除,避免切除依旧存在活力的组织,万勿伤及门静脉、脾脏或中结肠血管,导致难以控制的出血。手术尽可能简化(damage control),尽量不加重全身炎症反应。一般来讲,坏死主要位于胰腺周围,而胰腺本身是硬的,像横亘的山脊一样突起,甭惹它!

初次坏死灶切除时的显露最佳,应充分利用这个时机做一次全面的、安全的坏死灶切除术;又切忌过度,可以做计划性再手术切除坏死灶。坏死灶清除时难免会有出血。除非出血凶猛，否则不需要停下手来止血。这种出血一般会自行停止或在填塞压迫后停止。

腹膜后坏死，即使坏死伸展至骨盆，也可以通过结肠上前入路，经小网膜囊，用手指钝性手法沿坏死区向尾侧做坏死灶切除术。

胆源性胰腺炎病人在坏死灶切除前可以做一次内镜下胆总管取石，如此，就只需要做胆囊切除术，免去胆管探查，减少胆管损伤风险。

（2）另一方面（有术前 CT 支持），如果坏死已经对胰腺中部造成了破坏，使得胰尾与其余胰腺的联系中断（胰管中断综合征，又称断裂后左侧胰腺残余），你可以轻轻地用手指分离将隔出的胰尾挤出来，不过，要当心脾血管，保留脾脏。通常情况下，你无法见到胰管的断端，病人会出现胰瘘，不过，你可以在晚些时候处理胰瘘。用纱垫填塞压迫创腔数分钟，然后检查有无出血。处理肉眼可见的出血点，不要担心细小渗血。留置 1～2 根引流管引流胰腺创腔，将引流管放置"到位"（如果坏死主要位于左侧，就从左半结肠背面进入胰腺区域），结束手术。

（3）通常情况下，在 80%～90% 的病例，我们会在坏死灶切除术后缝合腹腔，除非术前 IAP 明显升高或者存在显著肠襻水肿。显然，对于腹腔已经"开放"并且稍后需要做坏死灶切除术的病人，可以用补片中介的 VAC 系统将腹部敞开。

（4）真空加补片中介筋膜牵拉是一种暂时性关腹（temporary abdominal closure，TAC）参见第 14 章第五节（七）之 4。

3. 坏死灶切除术后的并发症 坏死灶切除术后的路会险象环生。

（1）术后**出血**很常见，请勿惊慌失措！引流液在头几天往往是血性的，然后变成棕褐色，最后变成灰褐色或脓液状。但是，如果引流袋中是"纯血"，或者病人血液动力学不稳定，需要多次输血，就应该毫不犹豫地再次剖腹，清除腹腔内的积血和血凝块，对任何可见的出血点进行止血，或者仅仅是对该区域进行填塞压迫，让腹腔开放。**血管栓塞是再手术的一种替代方法**，如果"万事俱备"，血管栓塞可能是更好的选项。

（2）如果初始坏死灶切除术做得过早，往往会存在**残留坏死**。做第二次（或更多次）手术完成坏死灶切除是可以接受的，因此，倘若对坏死做彻底切除有可能造成更多伤害（通常是出血）的话，请不要尝试在第一次手术中切除每一丁点坏死灶。

（3）**胰瘘**很常见，尤其在远侧胰腺坏死灶切除术后。如果引流脓稠厚，你就无法测定引流液的淀粉酶水平，但最终你会发现存在胰瘘。如果引流液的淀粉酶水平持续处于高位（数万单位或更多）超过数日，一旦病人能够耐受十二指肠镜检查，就请内窥镜医生向胰管内插入一枚支架。

（4）**引流管中有胆汁样颜色的液体流出是一种凶兆**。坏死灶切除时意外损伤十二指肠时有发生。如果十二指肠瘘是一个控制性瘘（胆汁不会到处溢），同时病人没有脓毒症表现，就耐心等待。在这个阶段缝闭十二指肠上的破口几乎是不可能的事；但愿它是一个控制性瘘，等以后处理十二指肠瘘（如有必要）。如果这是一个未得到控制的瘘，你就"摊上大事了"。

（5）在坏死灶切除术后**结肠坏死和/或穿孔**并不罕见。保守处理的病人也会发生结肠坏死和/或穿孔，其原因可能是等待的时间太长才手术，坏死病程有比较足够的时间侵蚀毗邻组织（参见上文）。这需要与坏死鉴别，如果这看起来像粪便，闻起来也像粪便，那就是结肠穿孔。此时，无论如何都应该做一次 CT 检查，看看问题出在哪？切除病变的结肠（不要手软），不要做一期吻合，清洗腹腔并引流腹腔。

第四节 慢性胰腺炎

【病因】 在西方,75%的慢性胰腺炎与长期酗酒有关,其余25%为特发性、代谢性疾病(高钙血症、高甘油三酯血症、高胆固醇血症、甲状旁腺功能亢进、囊性纤维病)、药物、创伤以及先天性畸形(Oddi括约肌功能失调或胰腺分裂)所致胰管梗阻。

【病理】 病理检查可见整个胰腺弥漫性纤维化和钙化,病变常为进行性。慢性胰腺炎一旦出现了糖尿病,提示90%的胰腺已经被破坏。①早期小胰管内有大量蛋白与嗜酸性白细胞的混合物;②随着病情发展,钙化更趋明显,许多区域出现胰管扩张;③后期胰管呈"串珠"状扩张;④在病变晚期,由于炎症累及邻近组织,表现为胰腺局灶性炎性肿块(多位于胰头部),可压迫胆总管、门静脉或十二指肠出现相应的梗阻,很容易与胰头癌相混淆。

【诊断】

(1)糖尿病:慢性胰腺炎严重者可引起内分泌功能障碍,表现为糖耐量障碍或糖尿病。胰岛比外分泌腺的抗损伤能力强,因此,出现糖尿病时,必然有外分泌功能障碍和脂肪痢。胰岛素和胰高血糖素缺乏则出现脆型糖尿病。

(2)消化不良:胰外分泌功能障碍时表现为吸收不良、消瘦、脂肪痢、维生素缺乏、代谢性骨病和凝血功能障碍,提示90%的胰腺实质被破坏。慢性胰腺炎脂肪痢的特点是油腻、恶臭的软便,72小时粪脂肪检查有助于诊断。D-木糖试验正常,Schilling试验对慢性胰腺炎诊断不敏感。

(3)顽固性腹痛:严重的慢性胰腺炎常有难以忍受的腹痛。

(4)压迫症状:慢性胰腺炎可伴有炎性肿块,引起压迫症状。胰头部炎性肿块在临床表现上酷似胰头癌,可压迫胆管、胰管、十二指肠、门静脉引起相应症状。

(5)腹水:慢性胰腺炎病人可出现胰源性腹水。胰源性腹水的特点是AMS高,白蛋白>30/L。

(6)胰管结石:30%~50%的病例腹部平片可显示胰管中的钙化结石影,并可显示邻近组织炎症的范围。

【鉴别诊断】 US、ERCP或MRCP与动脉造影联用大多能在术前将胰头癌与慢性胰腺炎鉴别开。

慢性胰腺炎与胰头癌的鉴别要点:①胰管突然中断,其余的主胰管正常。②主胰管被包裹一长段,另一端的胰管正常。③胰实质内有坏死的肿瘤区域。④胰管和总胆管同时受累的双管征(double-duct sign)。⑤胰液、十二指肠液或细针穿刺(CT-引导、US-引导或ERCP刷片和活检)细胞学检查。经皮活检主要用于估计不能切除的病例,仅为了获取诊断依据。⑥胰腺癌病人常有CA 19-9升高,但是,小肿瘤很少升高,少数胰腺炎也可升高。因此,该指标不能用于无症状病人的筛选。CEA、TPA(组织多肽抗原)和CA 125在胰腺囊性新生物也可以升高,但不能用于壶腹周围癌。

【治疗】

1. 非手术治疗

(1)止痛。

(2)有内分泌功能障碍时,可用替代治疗。

（3）外分泌替代可用胰脂肪酶、胰酶或胆囊收缩素。大剂量胰酶（5.0 g,每日 4 次)可反馈性抑制胰腺分泌。

（4）其他治疗措施有忌酒、改善营养。

2. 手术治疗 手术适应证是顽固性疼痛和压迫症状。手术前应行 ERCP 检查,了解胰管情况。如无条件行 ERCP 或 MRCP 检查而且手术又必须进行,可在术中行胰管穿刺造影。

（1）Puestow 手术:①仅适用于粗胰管（≥ 5 mm)病人,通过扪诊或术中超声确定胰管的位置;②避免在门静脉或脾静脉的前面切开胰实质,切开胰实质后,用手挤压胰体尾观察有无胰液外溢,顺此找到胰管;③在胰腺前面沿其长轴纵向切开串珠状扩张的胰管,长约10～12 cm,切开狭窄,清除结石,使胰管敞开;④空肠切开的长度要略短于胰管切开的长度,以免吻合后发生胰漏;⑤将胰管与空肠行 Roux - en - Y 吻合,一般行侧侧吻合,也可将胰腺套入空肠内行套入式吻合。

（2）保留幽门的 Whipple 手术:①慢性胰腺炎止痛的关键在于严格按照解剖准则切除胰腺。②过多的出血会增加术后并发症的发生率,因此所有知名血管都应该用不可吸收线双重结扎,超声刀主要用于胃网膜右静脉和十二指肠上静脉等小静脉的止血。③横断胰颈,将肠系膜上静脉的右侧壁与胰头分开。在离断胰头后方与肠系膜上动脉之间的血管淋巴管时,位于病人左侧的外科医生可以用左手捏住胰腺的钩突,减少出血。组织离断后,病人侧结扎,标本侧仅用手捏住,不扎。④保留大网膜,减少术后腹内感染。胰管很细时,最好能用放大镜（12.5 倍更好)做胰管-空肠黏膜吻合,较少吻合口漏。⑤胆总管-空肠吻合的线结要打在外面,避免发生结石。⑥结肠前十二指肠空肠吻合后胃排空延迟明显少于结肠后。

（3）胰体尾切除术:主要用于胰管远端梗阻。

（4）Duval 手术:在胰头部胰管梗阻时,切除胰尾,将尾部胰管与空肠吻合,胰液逆流入空肠。

（5）Beger 手术:又称保留十二指肠的胰头切除术,适用于慢性胰腺炎伴胰头部炎性肿块并有压迫症状者。本术式在胰颈部的切断方式同 Whipple 手术,在胰头部距十二指肠0.5～1 cm 切开胰腺,切除增大的炎性胰头;胆总管梗阻者,应该切开其周围造成梗阻的炎性纤维组织,此时,可以从胆囊管或胆总管上端切开插入 Bakes 探子作引导,避免损伤胆总管。然后行双口胰肠 Roux - en - Y 吻合术（胰体断面与空肠行端端吻合,胰头残留缘与空肠行端侧吻合)。

（6）Frey 手术:又称保留十二指肠不断离胰腺的胰头切除术。本术式与 Beger 手术很相似,方法是在胰腺前面沿其长轴纵向切开串珠状扩张的胰管,挖除胰头部炎性肿块,但不断离胰腺,然后行单口胰管空肠侧侧 Roux - en - Y 吻合术。

（7）对疼痛剧烈,胰管纤维化不扩张者可考虑:①Whipple 手术或保留幽门的胰十二指肠切除术,切除 95％的胰腺。②腹内脏神经或胸内脏神经切断术。内脏神经切断仅能解除疼痛,不治疗胰腺病变。内脏神经切断后,若发生阑尾炎或其他急腹症,其疼痛症状可被掩盖,最终造成误诊。

（8）胰源性腹水:术前要行胰管造影判断胰瘘部位,这种手术死亡率高,术前要仔细计划。

第五节　胰　腺　囊　肿

真性胰腺囊肿的内壁都衬有上皮,囊肿与胰管不通,囊液中淀粉酶不高。

一、胰腺假性囊肿

大多数胰腺假性囊肿继发于急性胰腺炎,其中多数为酒精性急性胰腺炎,少数为胰腺外伤的后期并发症。

【定义】　在急性胰腺炎最初 4 周的积液称为急性积液,4 周后称为急性假性囊肿(acute pseudocyst)。25％的急性胰腺炎有胰腺积液。这种积液是急性炎症所致,液体浑浊,囊壁边界不清,坏死组织无细菌。这种积液会自行吸收。事实上,大多数"假性囊肿"属于这一类。

【病理】　①开始时是液体在小网膜囊内积聚,积液被周围脏器包裹之后囊壁发生纤维化和机化。囊壁内无上皮细胞,但有炎症反应;②囊壁由胃、十二指肠、结肠和结肠系膜构成,其中主要的部分是胃,胃主要构成囊肿前壁;③囊肿完全机化需要 3～5 周,才能形成坚固的囊壁;④假性囊肿的结局取决于囊肿大小,小囊肿可自行吸收,大囊肿若囊壁已完全机化,一般不能自行吸收。

【诊断】

(1) 在胰腺炎恢复期表现为淀粉酶居高不降,低热、白细胞轻度升高及慢性腹痛。50％的病人表现为血淀粉酶高,上腹不适,上腹肿块可有可无。

(2) 1/3 的假性囊肿可并发感染、出血、破裂或梗阻。破裂口小时出现胰源性腹水。假性囊肿侵蚀脾血管,可引起腹痛和肿块,甚至破裂出血;也可压迫脾静脉,造成门静脉高压。假性囊肿内持续小出血,使血红蛋白和红细胞比容逐渐降低。

(3) CT 和 US 不但可明确囊肿的位置,还可显示毗邻关系,首选 CT 检查,US 主要用于随访。ERCP 可以了解胰管的解剖,为手术提供信息。ERCP 可以发现半数假性囊肿有胰管近端梗阻、狭窄或与囊肿相通等改变,不过,ERCP 本身可以导致假性囊肿的感染。

【并发症】　直径小于 6 cm、在 6 周之内的假性囊肿很少有并发症出现;假性囊肿在6 周后很少会自行吸收,并发症发生率也急剧上升。

(1) 感染:5％～20％的假性囊肿会发生感染,需要行外引流。

(2) 出血:7％的假性囊肿会侵蚀周围的内脏血管发生出血。最常见的是脾动脉出血(45％),其次是胃十二指肠动脉出血(18％)和胰十二指肠动脉出血(18％)。应该立即行血管栓塞术。

(3) 梗阻:囊肿可以压迫胃至结肠的任何部位,导致肠梗阻;也可压迫腔静脉或门静脉,以及压迫输尿管致肾积水;压迫胆管则导致黄疸、胆管炎或胆汁性肝硬化。

(4) 囊肿破裂:3％的假性囊肿会自发破裂,其中半数可以保守治疗。

【治疗】

1. 早期用非手术治疗,等待假性囊肿完全机化

(1) 用全静脉营养或要素膳 3～4 周,因为过早进普食可加重胰腺炎。

（2）如遇脓毒症或假性囊肿内出血，上述治疗应停止。

（3）小囊肿（< 4 cm）经保守治疗可自行吸收。

2. 直径 > 6 cm 的假性囊肿、厚壁假性囊肿以及完全机化或钙化的假性囊肿都应手术。

【手术要点】

1. 确诊　①一定要避免将肿瘤性囊肿误诊为假性囊肿进行内引流手术。术中都应送快速病理检查明确囊肿有无上皮覆盖。假性囊肿一般都有胰腺炎史，而囊性肿瘤则很少有胰腺炎史。假性囊肿的液体一般是清亮的、乳白色的或咖啡色的，而囊性肿瘤的液体多为黏液性。②急性坏死性胰腺炎后可以因血栓形成发生巨大的脾静脉曲张或胃静脉曲张，若将这种曲张的静脉误诊为"假性囊肿"切开可能发生大出血。

2. 术式选择　原则是仅做内引流，不宜强行切除。术中超声有助于了解囊肿与周围脏器的关系，以及胆管和胰腺的情况。

（1）内引流：一般尽可能行内引流术，常用的是囊肿胃吻合术或囊肿空肠 Roux‑en‑Y 吻合术。①囊肿胃吻合，仅适用于假性囊肿前壁紧贴胃后壁的病人。由于大多数假性囊肿都与胃后壁紧密粘着，因此囊肿胃吻合是胰假性囊肿病人最常用的一种术式。术中切开胃前壁探查胃后壁，在胃后壁上找坚硬的区域，该区域即为假性囊肿所在区，在此处穿刺抽取囊液检查，穿刺针留在原位，沿穿刺针切开胃后壁进入假性囊肿，取囊肿壁活检，缝合胃后壁切开缘止血，如此假性囊肿即引流入胃内。囊肿胃吻合也可以在腹腔镜或胃镜下进行。②若囊肿与胃关系不密切，无法行囊肿胃吻合术，则可行囊肿空肠 Roux‑en‑Y 吻合术。要求空肠的囊肿襻长 50 cm，吻合口 5 cm。Roux‑en‑Y 吻合术的优点是万一吻合口裂开，溢液少，不会像胃或十二指肠液那样具有强烈消化作用，甚至危及生命。③囊肿十二指肠吻合术仅适合用胰头部假性囊肿囊肿紧贴十二指肠者。

术中应注意囊肿有无搏动，排除腹主动脉瘤和脾动脉假性动脉瘤。

（2）外引流：仅适用于假性囊肿壁还未完全纤维化、假性囊肿破入游离腹腔、并发感染的假性囊肿或手术风险高的病人，或者假性囊肿经切开缝合后不可靠，则应行外引流。外引流可能形成胰瘘，需用全肠外营养支持后才能愈合。

经皮置管引流由于引流效果不理想，引流时间长（一般需要 3~4 周），因此，仅适用于与胰管不相通的假性囊肿以及手术风险高的病人。

（3）假性囊肿切除术：一般很少采用，仅限于体积小或位于胰尾部的假性囊肿。Frey 报道假性囊肿术中脾动脉造影有 10% 存在假性动脉瘤，随时都可因破裂致死。对这种病人在炎症的囊壁上行血管结扎极不可靠，应该将远侧胰腺及其所附假性囊肿一并切除。胰头部的假性动脉瘤应行胰十二指肠切除术。

二、胰腺真性囊肿

胰腺真性囊肿比假性囊肿少见，体积比假性囊肿小，呈圆形。常见的胰腺真性囊肿有潴留性囊肿、肿瘤性囊肿和感染性囊肿三种。其他少见囊性病灶还有真性胰腺囊肿（先天性疾病，不是癌前病变，通常无症状）和 von Hippel‑Lindau 综合征（胰腺的囊性病灶，属胰腺无功能性胰岛细胞瘤）。

（一）潴留性囊肿

潴留性囊肿可见于胰腺的任何部位，常伴有慢性胰腺炎。大多数囊肿与胰管相通，囊液清亮。囊肿可以多发。

【诊断】　依靠 US 和 CT,部分病人 ERCP 可显示囊肿及慢性胰腺炎的胰管影像。若 ERCP 未显示囊肿,术中应行穿刺抽部分囊液做生化检查和脱落细胞检查,然后注入等量造影剂行囊肿造影。

【治疗】　同慢性胰腺炎。若囊肿很大,可在术中切取部分囊壁送活检排除肿瘤,然后行囊肿空肠吻合术。

（二）肿瘤性囊肿

囊腺瘤和囊腺癌均多见于胰头部和胰尾部,多见于老年人。一般没有急性胰腺炎或慢性胰腺炎的病史。由于囊腺瘤和囊腺癌生长缓慢,因而早期大多无症状或仅有上腹不适,晚期才出现上腹肿块,囊液清亮或为陈旧血性,AMS 阴性。

【病理】　浆液性囊性肿瘤的恶性率很低,而黏液性囊性肿瘤的恶性率很高。浆液性囊腺癌常见于胰头部,黏液性囊腺瘤常见于胰体尾部。其他囊性肿瘤还有导管内乳头状黏液瘤（为癌前病变）、囊腺癌、腺泡细胞囊腺癌、囊性绒毛膜癌、囊性畸胎瘤以及血管瘤。

【诊断】　US 或 CT 可证实多囊肿物与胰腺相连。ERCP 不能显示肿物,血管造影或上消化道钡餐可显示血管或十二指肠被推压。

1. 囊性肿瘤的放射学特点　①有包膜,边界清楚;②有多个囊腔,其间有隔;③中央有散在钙化和多个细小囊肿提示浆液囊腺瘤;④周围钙化和大囊肿提示黏液囊腺瘤;⑤超声可以显示混合回声液体以及间隔;⑥血管造影可以显示不规则的肿瘤血管、血管丰富和动静脉分流。

2. 实验室检查和囊液检查

(1) 癌胚抗原（CEA）:黏液性囊肿有 CEA 增高,浆液性囊肿和假性囊肿囊液的 CEA 不高。

(2) CA 125:CA 125 升高提示恶性肿瘤,假性囊肿 CA 125 不高,黏液性囊腺瘤和浆液性囊腺瘤则不定。

(3) CA 19-9:CA 19-9 在胰腺囊性肿瘤的鉴别中无意义。

(4) CA 72-4:浆液性囊肿和假性囊肿囊液的 CA 72-4 很低,良性黏液性囊腺瘤则升高,恶性黏液性囊腺瘤很高。

(5) 淀粉酶:假性囊肿囊液的淀粉酶很高,而囊性肿瘤很低。

(6) 脂肪酶:假性囊肿囊液的脂肪酶很高,而囊性肿瘤很低。

(7) 囊液黏度:黏液性肿瘤囊液的黏度高,而浆液性囊肿和假性囊肿囊液很低。

(8) 经皮穿刺细胞学检查:可以用于判断是否为恶性肿瘤,但是,很难区别假性囊肿与浆液性囊腺瘤。

【治疗】　治疗方法是完整切除肿瘤。手术的范围取决于肿瘤的位置和范围。胰头部肿瘤性囊肿可行胰十二指肠切除术,胰尾部可行胰尾和脾切除术。即使有转移,也不要轻易放弃手术。化疗的效果不肯定。

【预后】　黏液性囊腺癌治愈性切除后 5 年生存率 ＞ 60%。

（三）感染性囊肿

感染性囊肿多为寄生虫性,并且多伴有其他器官寄生虫性囊肿,X 线平片上可见到囊壁钙化,治疗同肝包虫病。

第六节　胰腺恶性肿瘤

一、胰腺腺癌

胰腺腺癌的发病率在逐年上升,尤其在男性,主要见于 50～70 岁的病人。发病率的上升与吸烟、酗酒、饮咖啡、糖尿病和石棉接触有关。胰腺腺癌常为多灶性,2/3 在胰头,1/3 在胰体尾部,体尾部的胰癌出现症状更晚。Whipple 手术切除率为 10%～20%。确诊后总 5 年生存率不足 5%,化疗和放疗都不敏感。

【诊断】　目标是尽可能避免胰腺癌的姑息性手术,贵在早期诊断,但谈何容易。即使是 2～3 cm 大的肿瘤,在目前的条件下大多也无法治愈,因为早期胰癌的诊断极为困难。

1. 早期无特征性表现　胰腺癌早期无明显临床症状和体征,因此诊断容易延误。后期症状有上腹痛、消瘦、腰背痛和乏力,但都不具有特征性。腰背痛以夜间尤甚。

2. 表现取决于肿瘤的位置　胰腺癌可以分为胰头癌和胰体尾癌,胰体尾癌又可分为导管腺癌和其他癌。**病人就诊时的症状与肿瘤在胰腺内的位置有关。**

(1) 胰头癌最常见,占胰腺癌的 2/3。①75% 胰头癌的病人有消瘦和阻塞性黄疸,一般为无痛性黄疸。胰头或钩突部的肿瘤压迫肝外胆管时可出现黄疸,相对其他症状来说,**黄疸是胰腺癌比较早期的症状**,提示有切除的可能。50% 的胰腺癌是因为黄疸而得以确诊的。②进展期胰腺癌的另一个局部特征性表现是**疼痛**,为持续性钝痛,原因是肿瘤侵犯腹腔神经节和肠系膜神经丛。25% 的病人有腰背痛或上腹不适感。③乏力、消瘦、畏食、消化不良及脂肪痢等外分泌不足的表现也很常见。④20% 左右的病人可扪及**肿瘤**,这提示肿瘤已无法切除。Courvoisier 征(在无痛性阻塞性黄疸的病人上腹部扪到一肿大、无触痛的胆囊)提示胰头肿瘤压迫胆总管。在胰头癌病人,能触及胆囊者不足 50%。

要求先做 CT 或 MRI,然后才考虑是否行 ERCP,因为 ERCP 会引起胰腺炎。影像有助于肿瘤以及肿瘤与血管关系的辨认。

(2) 胰体尾癌较少见,并且常在晚期才出现临床表现,仅有 10% 的病人有阻塞性黄疸。**主要表现为腰背痛、腹部肿块和消瘦。**发现时大多已无法行治愈性切除。

3. 血栓性静脉炎　Trousseau 游走性浅静脉血栓性静脉炎可以成为胰癌病人就诊时的主要症状,约 10% 的病人有血栓性静脉炎。

4. 肝功能　阻塞性黄疸、凝血酶原时间延长、CEA 升高、CA19-9 升高。血 C-反应蛋白绝对值能够预测某些癌症(胰腺癌、肾透明细胞癌)的手术预后以及术后 1 年的转移或死亡率。

5. US 检查　很有价值,可查出 2～3 cm 大小的肿瘤。US 检查对瘦病人的诊断准确率尤其高,US 的主要缺点是易受肠内气体干扰。近年的**内镜超声(EUS)检查诊断准确率更高**。EUS 的最大优点是缩短了探头与靶器官的距离,因而图像更清晰,对肿瘤分期的正确度为 60%。对肥胖者和肠内气体干扰者可选 CT 检查,并可进一步通过增强 CT 了解肿块与门静脉或下腔静脉的关系。

6. 逆行胰胆管造影(ERCP)或磁共振胆胰管显像(MRCP)　胰头癌在 ERCP 和 MRCP 影像上的典型特征是胰头部的胰管和胆管同时受压狭窄,称为"双管征"(doubleduct sign)。

梗阻远端的胰胆管正常,近侧胰胆管扩张。慢性胰腺炎多为不全性梗阻,且远侧胰管多有病变。

对大于 2 cm 的病灶来讲,CT 的敏感性接近 100%;而对于小于 2 cm 的病灶来讲,CT 的敏感性仅 70%。就分期来讲,CT 对肿瘤扩展和血管侵犯的正确率大于 90%。MRCP 在胰腺肿块的评估方面与 CT 等价,其优势是所提供的肝转移信息的敏感性更高,提供的管道结构解剖更清晰。

ERCP 还可取活检,对不能切除的胰头癌还可置入内支架管。胰头癌术前是否要常规置内支架管仍有争议,支持者认为梗阻引流后可恢复肝内皮细胞的功能,胆管减压、胆汁流入肠道有利于凝血功能的恢复。作者认为只要病人能耐受手术,就不必强求行胆管内置管术。但如果手术因为其他原因需要延迟,可考虑暂时行胆道引流。

7. 增强 CT 检查　增强 CT 对胰腺癌不能切除的预测正确率几近 100%,但仍有外科医生认为只有在手术中才能最后确定肿瘤能否切除,也有人主张利用腹腔镜、EUS 或动脉血管造影。增强 CT 要求层厚小于 3 mm;按 3~5 mL/s 静脉注射造影剂(120~150 mL),连续 30 秒。开始注射后 40 秒摄胰实质相(胰实质强化的顶峰期)观察胰腺;70 秒摄门静脉相(肝实质强化的顶峰期)观察肝转移以及肠系膜静脉、脾静脉和门静脉有无受累。在胰腺癌,**重要的是注意胰实质相和门静脉相**,而非动脉相。还应该加冠状位和矢状位重建。**大多数胰腺癌为低血供肿瘤**,在动脉相和胰实质相上为**低密度病灶**,在门静脉相上可以为低密度,也可以为等密度。从增强 CT 上应该重点判读下列血管有无受累:腹腔动脉干、肠系膜上动脉、肝总动脉、脾动脉、门静脉主干、门静脉主要属支(胃结肠干、第一支空肠静脉和回结肠静脉),以及有无胰外转移病灶。据此将胰腺癌分为下列三类:有远处转移;无远处转移,但局部大血管或邻近器官有广泛侵犯,无法切除(表 29-3);无远处转移,也无局部广泛侵犯,可切除。

表 29-3　胰腺癌血管侵犯的放射学分类

分级	表　现
1	正常的脂肪间隙仍然存在
2	正常的脂肪间隙消失,血管被推移,但是血管光滑
3	血管被压扁或不规则
4	血管被肿瘤包裹压窄,>50%的血管周径
5	血管被压闭

8. 上消化道钡透　可发现胰头癌所致十二指肠变形,但这是胰腺癌的一种晚期表现。

9. 经皮肝穿刺胆管造影(PTC)　详见第二十八章。主要用于明确阻塞性黄疸的病因和部位。胰头癌在 PTC 上的特征是胆管完全梗阻,梗阻处胆管呈光滑的弧形外压迹。慢性胰腺炎胆管为不完全性梗阻。结石嵌顿在 PTC 上表现为反向弧状"杯口"。

10. 动脉造影　胰头癌在动脉造影上的特征:动脉被包裹、动脉支突然中断、静脉闭塞及肿瘤血管。

11. 术前腹腔镜分期　对判断胰腺癌的转移和侵犯情况有重要价值。腹腔镜主要用于 CT 诊断为胰腺癌但未发现胰外病灶的病人,作为 CT 检查的补充,判断切除的可能性。只要没有十二指肠梗阻或胆管炎,一般首选腹腔镜检查,腹腔镜除可发现腹腔内肿瘤种植外,还可了解胆管周围、腹腔动脉周围及腹主动脉周围等区域淋巴结情况,可以对肝表面或经超声引导对肝深面的病灶进行活检,了解 PV 和 SMV 的侵犯情况,从而可减少不必要的剖腹,减少费用和并发症。在腹腔镜超声引导下,用细针穿刺肿块,吸引做脱落细胞检查。脱落细胞诊断的正确率取决于病理医生的经验。

12. 术中肿块穿刺脱落细胞检查或活组织检查诊断。

13. 可切除性的判断

(1) **显然可切除的胰头癌**(即:AJCC Ⅰ期和Ⅱ期)是指无明显转移灶、无明显淋巴结肿大,最重要的是无明显血管接触(胰头癌累及胃十二指肠动脉除外,因为该动脉在 Whipple 手术切除范围内)。也就是说,肿瘤的毗邻血管(包括肠系膜上动脉、腹腔动脉干和肝总动脉)完整,未受累,周围有清晰的脂肪间隙。与胰头毗邻的其他血管(如肠系膜上静脉)仅仅通过正常胰腺实质或借脂肪组织与肿瘤有接触,血管没有因为肿瘤侵犯发生变形或狭窄。

(2) **显然不可切除的胰头癌**(即:AJCC Ⅲ期和Ⅳ期)是指有明显远侧转移(Ⅳ期)、手术野之外有明显淋巴结肿大或肿瘤包绕(>180°)肠系膜上动脉、腹腔动脉干和肝总动脉起始部[无法采用动脉切除重建手术(arterial jump graft)]。

(3) **临界(borderline or marginal)可切除的胰头癌**是随着治疗手段(手术、放疗和化疗)的进步而发展起来的,该类病人的界定存在一定难度。一般认为,临界可切除的定义是无远处转移,主要血管(肠系膜上静脉、门静脉、肝动脉和肠系膜上动脉)受累闭塞的长度很短,闭塞血管的近远侧适合行切除重建。肠系膜上动脉和腹腔动脉干的受累仅限于贴壁(未达该血管周径的180°,*也称血管部分受累*),肝总动脉受累至多是一小段包绕(达该血管周径的180°以上,*也称血管环周受累*),但肝总动脉起始部未受累(有足够的长度可供做动脉旁路术)。但是,NCCN 指南认为任何程度的静脉贴壁都被认为是临界可切除。如今,我们把这类病人称为解剖临界可切除(A 型),此外还有 B 型和 C 型。B 型临界可切除是指可能存在胰外转移病灶的病人,也就是说,CT 提示可疑转移灶(但不确定)和/或 N1 淋巴结转移(剖腹术或内镜超声加细针穿刺细胞学检查证实)。C 型临界可切除是指那些先前存在夹杂症(这些夹杂症可能造成手术禁忌,但评估还不够充分),或病人的体能状态可逆(临界体能状态)。

由于 60% 的胰腺癌位于胰头部,因此胃十二指肠动脉受侵犯是常见情况。如果肿瘤向头侧生长,就会沿胃十二指肠动脉累及肝总动脉。另一种需要考虑的情况是起源于肠系膜上动脉的副右肝动脉或替代右肝动脉,这种变异肝动脉的典型行程是紧贴胰头后方,因此,在胰头癌病人很容易受累,不过如果副右肝动脉或替代右肝动脉受累,切断后一般不必重建。

动脉优先法(artery - first approach,AFA):以前,胰头癌的"可切除性"主要依据门静脉-肠系膜上静脉是否受累,随着静脉切除术的安全性提高,门静脉-肠系膜上静脉受累已经不再被看作 Whipple 手术的禁忌证。人们意识到决定预后的重要因素是胰腺后内侧切缘(其边界是肠系膜上动脉右侧缘)的状态,因而逐渐把肠系膜上动脉和肝总动脉是否受累或**包裹看作"可切除性"的主要判断指标**。这一认识上的变迁要求人们在走出"无回头路"这一步之前对可切除性作出判断,从而提出了"动脉优先入路"这一理念,即:先解剖肠系膜上动脉,而不是先分离胰颈部。虽然术前影像检查对胰腺癌可切除性的判断有很满意的正确率,但是,在新辅助治疗病人,胰周脂肪的局部炎症很难与肿瘤局部侵犯区别。因此,AFA 在局部晚期和临界可切除性胰腺癌就显得特别重要,尤其在当今新辅助治疗越来越普遍的情况下。临界可切除性胰腺癌是指有胃十二指肠动脉包裹和一小段肝动脉包裹,但没有腹腔动脉干侵犯的病例。晚近,Ferrone 的研究表明 FOLFORINOX 新辅助治疗后尽管血 CA19-9 显著下降和/或肿瘤显著缩小,但是,在重要血管周围见不到清晰的脂肪层。因此,获取动脉周围组织送冰冻切片就成了区别肿瘤与肿瘤周围炎症纤维化的重要手段。人们已经搞清楚**肠系膜上动脉环周**(360°)**清扫会增加术后顽固性腹泻风险**,虽然处理顽固性腹泻的药物有多种。

SMA 缘又称为"后内侧缘""腹膜后缘""钩突缘""肠系膜缘"和"内侧缘",最正确的描述应该是"后内侧缘",但是一般推荐用"SMA 缘"这个词。

【治疗】　手术切除是目前唯一有希望根治胰腺癌的措施,然而,切除后的病人 5 年生存率仅 20%。在过去几十年中,手术技巧的提高和手术范围的扩大都未能进一步提高 5 年生存率。

1. 根治手术　目前,腹膜癌细胞种植和肝转移灶已经是公认的胰腺癌根治术的禁忌证,但是淋巴结转移和血管侵犯是否适合根治术仍然存在争议。

(1) 胰头癌若有可能切除,其标准术式是胰十二指肠切除术(Whipple 手术)。该手术要求切除胰头、十二指肠和 15~20 cm 的近侧空肠、胆总管远端、胆囊和胃窦。然后行胃肠道重建术,即胃空肠吻合、胆总管空肠吻合和胰空肠吻合。Whipple 手术的适应证是胰头部肿瘤、能推动、腹腔动脉周围和肠系膜血管根部淋巴结无转移迹象。

1) Whipple 手术在有经验的专科医师手中围手术期死亡率为 5%,并发症发生率为 25%。

2) Whipple 手术并发症发生率很高,主要并发症有出血、脓肿和胰瘘。

3) 大宗病例调查胰头癌的切除率为 15%。切除的可能性取决于:术前全身情况(见第二十九章)、有无远处转移(肝、肺、淋巴结)、肿块的邻近侵犯情况(下腔静脉和肠系膜上静脉),最终能否切除仅在剖腹术中才能断定(肝、肝门部胆管、腹腔结、肠系膜上结、小肠系膜根结、横结肠系膜根结)。探查符合下列几点是行 Whipple 手术的依据:①腹腔外无转移;②肝门部无转移,胰颈后方的门静脉和肠系膜上静脉未受侵犯;③肝脏和腹内其他脏器未受累。

(2) 对胰体尾癌可行胰体尾切除,加脾切除和淋巴结清扫。远侧胰腺切除的适应证是胰体尾部肿瘤,无转移迹象。

(3) 全胰切除很少应用,主要用于肿瘤累及胰腺的大部分,但无转移迹象。

1) 该术式的优点:①切除了有可能存在的多中心肿瘤灶(发生率高达 40%);②无吻合口胰漏之虞。

2) 该术式的缺点:①内分泌紊乱,胰岛素依赖型糖尿病和因胰高血糖素缺乏发生严重的低血糖危象;②外分泌功能不足、消化不良,需要服用酶制剂和长期口服要素饮食,生活质量很不满意;③生存率不高。

2. 姑息手术　胰头癌的切除率仅 10%~20%,因此绝大多数为姑息手术。手术目的是解除:①胆道梗阻;②疼痛;③十二指肠梗阻。

(1) 一般利用胆总管与空肠进行 Roux-en-Y 吻合,行胆道减压,以改善肝功能。不主张行胆囊空肠吻合术,因为胆囊管与胆总管汇合部位低时,易被肿瘤侵犯而发生引流不畅。

(2) 若第一次手术仅行胆肠吻合,约 20% 的病人会发生十二指肠梗阻,需要再次手术行胃肠吻合,因此有些医院主张在第一次手术时同时进行胃肠吻合和胆肠吻合。

（3）经内窥镜置入内支架管或经皮肝穿刺途径置入内支架管至阻塞区域,可达到胆汁内引流、解除阻塞性黄疸之效果,并且不需剖腹手术。

3. 化疗　也可以用于治疗胰腺癌。吉西他滨是一种 Ara－C 阻滞剂,是目前治疗晚期胰腺癌的标准疗法,但其单药疗效有限,人们寄希望于吉西他滨联合卡培他滨、吉西他滨联合埃罗替尼(erlotini)或卡培他滨联合埃罗替尼治疗。

4. 放疗　一般来讲,放疗对胰腺癌无效,目前人们寄希望于兆电子伏放疗,并在 CT 导引下和屏蔽剂的作用下把放疗野缩至很精确,从而达到最佳疗效。对不能切除的胰腺癌也可用术中放疗。此外,可于术中将具有放射活性的铱[192]丝插入肿瘤组织中,可延长生存时间,对无法切除的肿瘤病人,中位生存期达 13 个月。

【预后】　如今,Whipple 手术的围手术期死亡已经罕见,在病人量大的中心该数字是 2%。然而,其并发症发生率依旧在 30%～50%。

（1）总 5 年生存率不足 5%,基本不可能治愈,绝大多数病人在 1 年内死亡。胰腺癌病人在外科手术切除加辅助治疗后的中位生存时间约为 22 个月,5 年生存率为 15%～20%。大多数病人死于出现转移(85%),少数病人死于局部复发(40%)。

（2）局部晚期病例不做手术仅采用姑息化疗可以存活 10～12 个月,而转移病例则罕有存活超过 6 个月。

（3）胰腺癌病人之所以预后不良,其主要原因是早期诊断困难,在确诊时能手术切除的病人仅 10%左右。

二、胰腺的其他恶性肿瘤

胰腺其他恶性肿瘤比较少见,其中有囊腺癌(主要见于女性)、无功能性胰岛细胞瘤以及内分泌性肿瘤,如:胰岛素瘤和 Zollinger－Ellison 瘤(胃泌素瘤)(参见本章第七节)。

第七节　胰腺内分泌性肿瘤

胰岛细胞瘤分为功能性(产生激素)和非功能性(不产生激素),还分为良性和恶性。

1. 非功能性胰岛细胞瘤　非功能性胰岛细胞瘤大多位于胰头部,且为恶性,临床表现有腹痛、背痛、体重下降和腹部包块,偶有黄疸。诊断依赖组织学检查,但病变是否为恶性,需根据其浸润性和转移性,而不是细胞学形态。确诊时约 80%已有转移,仅有半数病人能选择胰十二指肠切除术。治疗同胰头癌。

2. 功能性胰岛细胞瘤　最常见的功能性胰岛细胞瘤是 β 细胞瘤,又称胰岛素瘤,分泌胰岛素,表现为低血糖症状。δ 或 α_1 细胞瘤分泌胃泌素,表现为 Zollinger－Ellison 综合征。α_2 细胞瘤分泌胰高血糖素,表现为高血糖症状。

胰岛素瘤、胰高血糖素瘤和血管活性肠肽瘤几乎都位于胰腺内,而胃泌素瘤几乎都在十二指肠内。75%的胃泌素瘤、胰多肽瘤和生长抑素瘤多见于肠系膜上动脉右侧的胰周组织、十二指肠和胰头部;而 75%的胰岛细胞瘤和胰高血糖素瘤位于肠系膜上动脉左侧的胰体尾部。

MEN－1 综合征的特点是甲状旁腺肿瘤、垂体肿瘤和胰腺肿瘤,偶尔还有肾上腺肿瘤。这种病人的处理原则是先切除甲状旁腺肿瘤。

一、胰岛素瘤

胰岛素瘤（insulinoma）是最常见的功能性胰腺肿瘤，一般直径＜2 cm，70％为单发并且为良性，10％为恶性，15％为多灶性。病变肉眼观为褐色或暗红色。7％～8％的病人是 MEN-1。

【诊断】　主要依据是空腹低血糖和血胰岛素值升高。

（1）Whipple 三联征：①空腹低血糖症状周期性发作，有神经性低血糖表现（焦虑、震颤、意识模糊和反应迟钝）和低血糖的交感反应（饥饿、冷汗和心悸）；②症状发作时血糖低于 2.78 mmol/L（50 mg/dL）；③口服或注射葡萄糖后症状缓解。

（2）根据血糖对大脑的损伤程度不同可表现为行为异常、记忆力减退和意识障碍。

（3）实验室：血糖、糖耐量、48 小时饥饿试验、血浆胰岛素值升高（＞5 μU/mL）、血浆胰岛素（μU/mL）与血糖（mg/dL）比值大于 0.3。空腹血胰岛素和 C-肽是确诊指标。

（4）定位诊断：US、CT、MRI、DSA、内镜超声检查。术中游离十二指肠和胰腺下缘后对胰腺仔细触诊和术中 US 检查是目前胰岛素瘤最可靠的定位诊断方法。

【鉴别诊断】　肝癌、肺癌等某些癌瘤可分泌胰岛素样生长因子，引起低血糖，其特点是血浆胰岛素值不高，且有原发瘤表现。

【治疗】

（1）低血糖发作时可口服食糖或静脉注射葡萄糖。二氮嗪、维拉帕米或生长抑素加饮食调整可以防治低血糖。

（2）本病的根本治疗措施是手术切除。手术要点是定位，防止遗漏，防止残留。术中监测血糖很重要，如血糖未上升，提示肿瘤未切除或肿瘤为多灶性。

二、胃泌素瘤

胃泌素瘤（Zollinger-Ellison 综合征）是第二常见的胰岛细胞瘤，最常见的症状性恶性内分泌瘤。本病为高胃酸分泌，对胃酸刺激剂无进一步反应，胃和十二指肠甚至小肠弥漫性溃疡。恶性胃泌素瘤在组织学上无判断依据，主要根据转移情况来判断。

【诊断】　75％的病人主诉是腹痛，2/3 的病人有腹泻（鼻胃管引流后腹泻停止），1/3 的病人有反流性食管炎。MEN-1 综合征（垂体、甲状旁腺腺瘤和肾上腺皮质增生）可以在胰十二指肠有散在多灶性微小腺瘤。δ 细胞肿瘤很小（＜1 cm），1/3 是恶性，随着时间推移，几乎都会变成恶性。

（1）定性诊断：BAO 明显升高（＞15 mmol/h 或溃疡病手术后＞5 mmol/h），酸刺激不升高。血空腹胃泌素升高（≥100 pg/mL），静脉注射促胰液素后胃泌素反而增加（促胰液素试验）。

（2）定位诊断困难，60％～90％的胃泌素瘤位于"胃泌素瘤三角"（胆囊管与胆总管汇合点、十二指肠降部与横部汇合点、胰头与胰颈汇合点）（图 29-1）；半数胃泌素瘤在十二指肠，其中 70％在球部；也可存在于十二指肠周围淋巴结中。90％的胃泌素瘤有生长抑素受体，因此用放射性核素标记生长抑素进行示踪有助于定位。

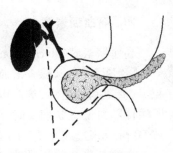

图 29-1　胃泌素瘤三角

【治疗】 ①质子泵抑制剂控制胃酸相当有效,因此,外科的着眼点是对肿瘤的远期控制,不要做胃切除控制症状;②尽管胃泌素瘤的恶性率很高,但是它比腹腔内脏任何癌症的治愈率都高,因此,外科医生应该努力通过手术来治愈;③散发性胃泌素瘤有半数可以通过手术根治,MEN-1 病人几乎不可能做到根治性切除,多位于胰腺内,是否有手术适应证仍然存在争议;④一般不做 Whipple 手术。

【手术要点】

(1) 不要走捷径,无论术前定位检查如何,都按照同一模式进行每例手术。

(2) 术前通过询问家族史和内分泌疾病史排除 MEN-1 的可能性。切记 Zollinger-Ellison 综合征和 MEN-1 一般都会有多发性胰腺和十二指肠神经内分泌肿瘤,治愈率很低。如果病人有原发性甲状旁腺功能亢进症,先做甲状旁腺手术,或许术后 Zollinger-Ellison 综合征的表现会改善。

(3) 造就一个善于献身的团队,其中耐心的术中超声医生最重要。

(4) 进腹后,先探查肝脏转移灶;然后,切开胃结肠韧带,显露胰腺,用触诊和超声探查;Kocher 手法游离十二指肠和胰头,用触诊和超声探查十二指肠和胰头;**借助内镜光源有助于术中对十二指肠壁肿瘤的寻找**;最后切开十二指肠扪查肿瘤。对有经验的外科医生来说,生化检测表明即刻手术成功率为 40%～90%,但遗憾的是,其中半数会在 5 年内复发。

(5) 在十二指肠内侧壁处要注意避免将壶腹和胰管误认为十二指肠壁内肿瘤。如果对壶腹的定位存在疑问,可以切除胆囊,经胆囊管插入一导管至十二指肠。偶尔也可以在术中用胰泌素,促使胰腺分泌,帮助胰腺开口的判断。

(6) 若术中未能找到胃泌素瘤,可以做高选择迷走神经切断术。对胃泌素瘤原发瘤无法切除或转移灶可以做肿瘤减量手术,有助于随后的内科治疗、延长生命。

(7) 围手术期和术后继续用强止酸剂。

三、血管活性肠肽瘤

血管活性肠肽瘤(VIPomas)又称胰性霍乱。这是一种分泌血管活性肠肽的神经内分泌腺瘤,多见于胰尾部,可引起严重分泌性腹泻(禁食时排便 > 1 L/d)、低钾血症、胃酸缺乏、面部潮红、心动过速、高糖血症、高钙血症(水泻、低钾血症和胃酸缺乏合称为 Verner-Morrison 综合征)。空腹血血管活性肠肽值增高(> 190 pg/mL),定位诊断依靠 CT 和内镜超声。生长抑素皮下注射可有效控制腹泻。对无转移的病人,可行肿瘤切除术;转移病人(占 50%)也可以做肿瘤减量术以缓解症状。

四、高血糖素瘤

高血糖素瘤(glucagonoma)分泌大量胰高血糖素,导致糖尿病。20% 的病人是 MEN-1。

【诊断】 高血糖素瘤的特征是游走性坏死性皮炎,多见于下肢和会阴部,还有消瘦、口腔炎、低氨基酸血症、贫血以及 2 型糖尿病。女性多见。对任何年龄大于 60 岁,近期发生糖尿病伴随典型皮肤病变时,应警惕本病。**血高血糖素值增高**(一般 > 1 000 pg/mL,正常值 < 50 pg/mL)。CT 有助于肿瘤的定位和侵犯程度估计。

本病几乎全部为恶性,确诊时仅 25% 局限于胰腺内,其余病人已有肝、肾上腺或脊椎转移。

【治疗】 生长抑素可控制高血糖素瘤的症状,无效者可静脉用氨基酸注射液。在营养支持后,尽可能行原发灶和继发灶的切除。围手术期要用小剂量的肝素,防止深静脉血栓形成和肺栓塞。无法切除的肿瘤可用链脲佐菌素和达卡巴嗪联合化疗。

五、生长抑素瘤

生长抑素瘤(somatostatinoma)是最少见的胰岛细胞瘤,表现为糖尿病、脂肪痢和胆石症。肿瘤多位于胰头部,就诊时常已经有转移。

六、胰多肽瘤

胰多肽细胞主要位于胰头部和钩突,胰多肽的生理作用还不清楚。胰多肽瘤(PPoma)多数为恶性,体积大。病人血中胰多肽水平高,缺乏特异性症状,也有表现为水泻和皮疹。治疗是手术切除。

第八节 胰腺的手术要点

一、Whipple 手术要点

1. 确诊和切除的可行性

(1)切除的可行性判断主要依据术前高清晰 CT。影响肿瘤切除可行性的局部因素是肿瘤与腹腔动脉干、与肠系膜上动脉以及与肠系膜上静脉-门静脉的关系,这三种关系在剖腹后、胃和胰颈离断前很难做出准确判断,因此,术前的肿瘤-血管关系的判断极为重要。高清晰增强 CT 对胰腺癌能否切除的预测正确率高达 85%。可切除胰头癌的增强 CT 标准:①无胰外病灶;②肠系膜上静脉和门静脉通畅;③腹腔动脉干或肠系膜上动脉未受侵犯。

(2)许多在影像上判断可切除的肿瘤,还可因腹腔癌细胞种植,微小肝转移和局部侵犯而无法切除。因此,许多学者建议对影像上判断可切除胰头癌术前进行腹腔镜加腹腔镜超声检查。

(3)术前或术中行细针穿刺细胞学检查,有恶性肿瘤依据。对胰头部腺癌,不必常规行术前脱落细胞检查,但需要根据影像检查判断切除之可能性。

2. 寻找肠系膜上静脉 沿胃网膜右静脉或中结肠静脉找胃结肠干,即可追寻到肠系膜上静脉。切开肝十二指肠韧带前面的腹膜,向下分离十二指肠可以显露胃十二指肠动脉及其后方的门静脉。

3. 控制出血

(1)Kocher 手法游离胰头至腹主动脉,要求从十二指肠球部顺势向下游离,离断横结肠与十二指肠和胰腺的附着,然后一直游离至十二指肠升部与肠系膜上静脉交汇处。

(2)游离门静脉是手术中风险最大的一个步骤。一旦肿瘤与门静脉粘连,很容易发生门静脉撕裂、出血。此时,术者应将左手置于胰头后,左拇指在胰头前方,将门静脉和肠系膜上静脉向前顶起,压迫止血;一边在门静脉左前方切断胰颈,显露门静脉破口用 5-0 Prolene 线进行修补。若门静脉受侵犯广泛,有时还需游离和暂时阻断脾静脉、肠系膜下静脉、肠系膜上静脉、冠状静脉和门静脉,从而控制门静脉破口上、下游的血流,用大隐静脉片修补或静脉移植。

(3)在肠系膜上静脉与脾静脉汇合前,有一支较粗大的胰十二指肠下静脉汇入其右侧壁,应注意处理。

（4）钩突的处理:胰腺钩突有 3～5 支小静脉直接注入肠系膜上静脉或门静脉的右后壁,甚至左后侧壁,在切断结扎这些静脉时极易发生撕裂,血管回缩后止血极为困难(所以,在断离钩突时,近心端最好采用缝扎处理)。此时,术者可将左手伸入胰头后方,用食指和中指将胰钩突连同肠系膜上静脉顶起、压迫止血,腾出右手进行缝合修补。若将肠系膜上静脉和门静脉的左侧壁完全游离,也有利于从肠系膜上静脉左侧缝合破裂口。

（5）血管结扎前必须分掉血管周围的组织,用不吸收线结扎,血管断端距结扎线要有一定长度。

（6）充分游离肠系膜上静脉和门静脉交汇处,显露肠系膜上动脉,在直视下不容易损伤该动脉。

4. **防止损伤或误扎肠系膜上动脉或静脉、副肝动脉、门静脉**　多数副肝动脉从肠系膜上动脉发出,经胰腺背面进入肝十二指肠韧带,在分离胰腺钩突上部时仔细触诊有助于判断该动脉的存在。在切断胃十二指肠动脉前,一定要先夹闭该动脉,然后扪查肝固有动脉的搏动,在确定肝动脉来自肝总动脉后才能切断。

断钩突时要注意防止损伤肠系膜上动脉,损伤的原因是钩突肿瘤侵犯动脉或断钩突时牵拉过度。

5. **胃十二指肠动脉的处理**　此时要注意是否存在肝动脉变异。不要钝性游离胃十二指肠动脉根部,以免发生肝动脉闭塞。肿瘤与胃十二指肠动脉根部关系密切时,可以在上、下游分别控制肝动脉,锐性离断胃十二指肠动脉根部,用 6-0 Prolene 线缝合动脉残端。

6. **根治肿瘤**　提高 5 年生存率的关键是早期诊断和根治肿瘤。胰头癌切除时应强调在肠系膜上静脉或门静脉的左侧切断胰颈和钩突,以防癌肿残留。

7. **预防吻合口漏**　胰肠吻合的方法很多,要点是保证吻合质量并且确保吻合部血供良好。目前,国际上应用较多的是胰管-空肠黏膜吻合。

为了便于术后行内镜检查(术后内镜检查可观察到胰管和胆管的开口,早期发现局部复发),可以先做十二指肠-空肠段侧吻合。距十二指肠-空肠吻合门口以远约 2～3 cm 的位置行胰腺-空肠端侧吻合。

（1）残胰断面的处理:以 5-0 或 6-0 血管缝线对胰腺断面出血点做缝扎止血。残胰断面的主胰管不必留长。如果胰颈离断位置在门静脉的右侧壁,胰管一般会比较靠近胰背。如果胰颈离断位置在门静脉的左侧壁(可以见到脾静脉),胰管一般会比较靠近中央,便于做吻合。

（2）胰管-空肠黏膜间断一层吻合:以 5-0 或 6-0 的单股可吸收线(主胰管不扩张者用 6-0 单股可吸收线,主胰管扩张者用 5-0 单股可吸收线),分别在胰管 3 点、9 点、6 点处各缝一针预置缝线,边距约 5 mm。在每 2 针之间加 2 针。后壁缝线置完(约 7 针)后一并打结,然后缝合前壁。

经验之谈:
　　临床上往往会见到这种情况:术中看吻合口"perfect",奇怪的是,当 7 天后因胰漏再次进腹时且发现吻合口犹如一个张开的"樱桃小口"。其原因就是组织水肿造成缝线切割效应。正常胰腺组织极为娇嫩,缝合后更容易因为水肿出现"延期缝线切割"。正应了下面这句外科格言:

> 如果吻合口缝线打结的松紧度看上去"刚好"，那就是太紧；如果看上去太松，那才是"恰到好处"。
>
> "If it looks all right, it's too tight. If it looks too loose, it's all right."
>
> —— Matt Oliver

胰管-空肠吻合时打结的松紧度极其重要，线结切忌打紧，要为术后组织水肿留出余地。要求肠管吻合口缝合线压迫处血供好——没有变成"白色"。

胰液是无色透明的，术中很难引起注意。胰漏病人的术后引流液因含胰液而溶血呈现特有的酒红色或暗红色，淀粉酶值可高达 1 万至数十万 IU/L。纯胰漏对周围组织无太大损害，若能保持引流通畅，对病人也无威胁，可等待其自行愈合。

若胰漏伴胆漏或肠漏，胰蛋白酶将被激活，对周围组织有消化作用，可引起血管破裂、腹腔内出血以及腹腔感染，这是 Whipple 手术后主要的死亡原因。处理方法是冒风险将残留胰腺切除。

8. 保留幽门的胰十二指肠切除术（PPPD） 离断胃窦或距幽门 1 cm 离断十二指肠。PPPD 的优点是术后营养状态好，没有胃切除后的一些并发症，病人生活质量好，尤其腹泻发生率降低。但术后胃排空延迟发生率高。标准 Whipple 手术的优点是切除的范围更广泛。

9. 门静脉切除问题 怀疑胰头周围肿瘤浸润门静脉时，应该积极做门静脉合并切除术。手术要点是尽可能缩短门静脉阻断时间，必要时可以使用暂时分流，充分游离肠管侧，不要因缝线过紧致使吻合口狭窄。门静脉切除 5 cm 后一般不需要间置血管，只需将血管对端吻合。门静脉受侵犯只是手术的相对禁忌证，但需要经验丰富的胰腺外科医师进行手术。

10. 淋巴结清扫问题 尽管区域性淋巴结清扫确可提高部分淋巴结转移病人的疗效，但广泛的腹膜后淋巴结清扫和腹腔动脉干、肝动脉及肠系膜上动脉完全骨骼化会增加手术并发症和死亡率，尤其是顽固性腹泻，严重影响病人的生活质量。为此，作者对广泛淋巴结清扫持保守态度。在清扫肠系膜上动、静脉周围含神经丛的淋巴脂肪组织时，应该至少保留肠系膜上动脉一侧的神经丛，尽可能减少术后顽固性腹泻的发生。

二、胰体尾切除手术要点

1. 诊断 胰体尾癌可考虑做胰体尾切除，加脾切除和淋巴结清扫。由于胰体尾的导管腺癌在确诊时多已侵犯了局部重要结构、淋巴转移或远处转移，因此都不具有切除价值。对胰体尾部的实质性肿块，术前应做腹腔镜下或经皮穿刺脱落细胞检查。若证实为导管腺癌，建议放弃手术。对其他类型的胰体尾肿瘤，根据全身及局部情况，可考虑手术处理。

2. 体位 适度的倒 Trendelenberg 位，左侧躯干略抬高，有利于胰腺和脾脏离开左膈，也有利于结肠脾曲下移，提供良好的术野。

3. 避免血管损伤出血

（1）如有可能，先分离脾动脉，套阻断带；然后游离脾脏和胰尾，以免游离过程中脾脏撕裂出血。

（2）如有可能，找到肠系膜上静脉，在胰颈与肠系膜上静脉前壁之间分离，判断该静脉是否已经被肿瘤侵犯，同时也为出血时紧急断离胰颈、移去标本、显露术野做准备。

（3）胰体尾切除术中最大的危险是肿瘤侵犯脾静脉或门静脉，在肿瘤没有完全游离前、肿瘤与脾静脉或门静脉关系不清楚的情况下，将胰体尾与肿瘤一并抬起，造成脾静脉与门静脉汇合点撕裂，出现难以控制的出血。此时应立即用手压迫门静脉和损伤血管，迅速确认胰颈与门静脉之间的平面,横断胰颈后显露门静脉和肠系膜上静脉,对损伤处进行修补。为避免这种并发症,术前应认真阅读 CT 片,了解血管与肿瘤的关系,在抬起胰尾前还要仔细检查肿瘤与脾静脉和门静脉汇合区的关系,若肿瘤的侵犯超过该汇合点,则不宜行手术切除。

(4) 该手术中脾脏容易损伤出血。若出血多,可以先将预先分出的脾动脉阻断带收紧,或将脾脏切除;若出血不多,可以用纱垫压迫止血,因为在该手术中脾脏是一个良好的"抓持"部位。

(5) 在邻近脾门的胰尾部假性囊肿或严重的慢性胰腺炎,有时几乎不可能、也不适合做由外向内的游离。此时,可以先断离胰颈部,在胰腺后面找到分离平面,进行由内向外的分离。不过,要注意紧贴胰腺后方分离,不能太深,以免损伤肾静脉。

4. 脾动脉和脾静脉应该分别缝合结扎,不要大块缝合结扎,以免发生术后脾动静脉瘘。

5. 尽可能用单股缝线闭合胰腺断端,不要用丝线,因为单股缝线摩擦系数小,组织损伤小,抗感染能力强。

三、全胰切除手术要点

多数学者不主张做全胰切除术,全胰切除后需常规用胰酶和胰岛素替代。

(1) 全胰切除时切断了胃十二指肠动脉和脾动脉,所以大网膜应一并切除。由于胃短动脉和胃左动脉也切断,因此胃右动脉是残胃血供的唯一动脉。

(2) 全胰切除术后最重要的是糖尿病的控制,最大危险是胰岛素用量太大造成低血糖。但与糖尿病相比,胰岛素的用量不大。全胰切除的病人多死于低血糖。①一般每 4 小时给胰岛素 2~5 U,通常不超过 10~20 U/d。术后最初几天应每 3~4 小时测血糖一次,务使血糖勿低于 11.1 mmol/L(200 mg/dl)。**切记:低血糖远比糖尿病酸中毒危险。**②得每通(Creon)300 mg,每日 3 次。

四、姑息手术要点

1. **解除胆道梗阻** 标准术式是肝胆管空肠 Roux-en-Y 吻合,其优点是通畅性可维持终生,再梗阻率很低。缺点是需要剖腹,因而有一定并发症、术后疼痛和住院时间长。作者主张用可吸收单股缝线行一层吻合。不主张做胆囊空肠吻合术,因为胆囊管与胆总管汇合部位低时易被肿瘤侵犯而发生引流不畅。

最近几年更常用内镜下置入支架管引流,如此不需剖腹手术,胆汁即可引流入肠道。支架管 2 两种,塑料(临时)支架和金属(永久)支架。塑料支架的优点是价廉、放置简单,但其通畅性仅能维持 3~6 个月,易发生胆管炎。金属支架有多种,要求放置者有一定技术,价格高昂。

2. **解除疼痛** 可通过手术或经皮穿刺行化学腹腔神经切除术(用纯酒精)。术中化学腹腔神经切除术的操作是在胰腺上缘明确腹腔动脉根部的位置,用手指护住主动脉,在主动脉两侧每隔 1~2 cm 注射纯酒精 5 mL,注意酒精不能注入主动脉壁,也不能注入食管壁,以防坏死。也可在 CT 导引下经皮穿刺行化学腹腔神经切除术。

3. **解除肠梗阻** 胰头癌压迫十二指肠造成梗阻是剖腹手术的绝对指征。若第一次手术仅行胆肠吻合,约 20% 的病人会发生十二指肠梗阻,需要再次手术行胃肠吻合,因此有些医院主张在第一次手术时同时进行结肠后、胃后壁空肠侧-侧吻合加胆肠吻合。

(王宝偲)

第三十章
脾 脏 疾 病

第一节 解剖生理概要

【胚胎和组织学】

（1）脾起源于背侧胃系膜间质中的组织团，胚胎发育中这些组织团相互融合并向左侧移动。至胚胎第三周末，形成脾脏。与脾脏相连的部分背侧胃系膜变为脾胃韧带。

（2）脾脏由包膜和髓质组成，包膜结缔组织向髓质的延伸部分称为脾小梁，脾小梁中含血管神经。髓质可分三个区域：①白髓基本上是淋巴管、巨噬细胞和浆细胞呈网状排列，白髓的中央有中央小动脉；②红髓由网状细胞（脾索）和索间的血窦（脾窦）组成；③边缘区是白髓和红髓之间的不确定的血管区，其间聚集着血浆、阻留（sequestration）的异物和异常细胞。

（3）成人脾重 100～150 g，大小为 12 cm×7 cm×4 cm，外观呈咖啡豆状或豆点状。

【位置】 脾脏位于左上腹，受 8～12 肋保护。其后方与左肾相邻，上方与膈、前方与胃底和结肠脾曲相邻。

【血供】 脾脏的血供主要来自脾动脉。脾动脉起源于腹腔动脉干，沿胰腺上缘向左行，在脾门处分成数支小梁动脉进入脾脏，小梁动脉又分成更小的终末动脉进入脾髓。脾静脉在胰腺上缘或后方向右行，与肠系膜上静脉汇合形成门静脉。

【生理概要】 脾脏在血液学和免疫学上是一个重要器官，有些功能还有待探明。血液学功能涉及储血、红细胞的成熟和破坏；脾脏最重要的功能是作为血液循环中的一个滤器，并对抗原进行免疫处理。

1. 滤过功能 每日流经脾的血液约 350 L，血液中绝大部分成分可顺利通过脾脏。

（1）清除衰老的和异常的红细胞：正常情况下，脾脏每日所清除的衰老和异常红细胞的量约等于 20 mL 血，脾脏清除衰老和异常红细胞的确切机制还不清楚。人们认为随着细胞的老化，其酶活性和代谢能力下降，导致细胞的生物物理性质改变，容易被破坏。表面有免疫球蛋白 G（Ig G）的细胞在流经脾脏时被脾索阻留并被巨噬细胞清除。这一过程称为剔除（Culling）作用。这可能是特发性血小板减少性紫癜和自身免疫性溶血性贫血时细胞破坏增多的机制。

（2）清除异常白细胞、正常和异常的血小板及细胞碎片：脾切除后的人血液中可见到Howell-Jolly 小体、Pappenheimer 小体和 Heinz 小体，提示脾脏可去除这些细胞内的包涵体，包涵体的去除称为挖除（Pitting）作用。

2. 免疫功能

（1）产生调理素（巨噬细胞吞噬荚膜细菌所必需的多肽）：整个网状内皮系统均有从循

环中清除调理素化的细菌的功能,不过脾脏还有滤过功能,它可清除未完全调理素化的细菌和有荚膜的细菌(肺炎链球菌、脑膜炎奈瑟菌和流感嗜血杆菌)。

(2) 合成抗体:可溶性抗原可刺激白髓合成免疫球蛋白 M(IgM)。

(3) 抗御感染:脾脏对首次进入机体的颗粒抗原的清除具有独到之处。脾内的巨噬细胞在吞噬颗粒抗原后,还对抗原进行加工处理,将抗原决定簇传递给免疫活性细胞。事实证明,脾切除后的人易发生感染。

(4) 单核细胞的储存库,在组织损伤后动员出来。

3. 储存功能　体内 2/3 的血小板储存于脾内,某些疾病时存于脾内的血小板量增加。

4. 造血功能　脾脏在胚胎 5~8 个月时有造血功能(RBC 和 WBC),此后由骨髓开始造血。

第二节　脾　破　裂

脾破裂可分为开放性损伤和闭合性损伤,少数病例为自发性脾破裂。

1. 开放性损伤　常见原因有刀伤和枪伤。开放性损伤一般都有明确的伤口,重要的是当遇到左侧中、下胸部或腹部有伤口的病人时,要考虑到脾外伤之可能。

2. 闭合性损伤　常见原因是车祸。脾外伤一般都有明显内出血,5%的闭合性脾外伤表现为迟发性脾破裂。Kehr 征是脾外伤后膈肌受刺激出现左肩胛下角疼痛。

3. 医源性损伤　占脾切除总数的 20%,其原因是过度牵扯脾韧带或腹部拉钩的位置不当误伤。

4. 迟发性脾破裂　原因是伤时脾包膜未破,发生脾包膜下血肿,之后由于红细胞溶解使得血肿内的渗透压增高,血肿增大,最终破裂。75%的迟发性脾破裂发生于伤后 2 周内,表现为急性失血性休克。

5. 自发性脾破裂　常见于单核细胞增多症白血病或疟疾所致的巨脾病人。

【治疗】 除自发性脾破裂外,对所有外伤性脾破裂都应设法保脾。

1. 浅表的脾包膜撕裂　经压迫或局部用止血剂后常可控制出血,保留脾脏。

2. 深的脾撕裂伤　可缝合修补或行脾部分切除术。

3. 严重脾外伤　尤其当伴有其他脏器损伤需要处理时,可行脾切除术。

4. 脾组织自体移植　实验证实 1/3 脾组织自体移植后的再生脾在产生调理素和合成抗体的功能上与正常脾相似,但对经静脉进入机体的细菌的抗御能力与脾切除组相似,提示脾组织自体移植后的再生脾抗御感染的能力差。其原因是移植脾的再生能力差,再生脾的血流少,血流途径改变,再生脾的白髓少而稀疏。

第三节　脾功能亢进

血液中的红细胞、白细胞或血小板大量地在脾内被破坏或被阻留于脾内称为脾功能亢进。脾功能亢进一般都能找到其原发病,这种脾功能亢进称为继发性脾功能亢进。仅当继发性脾功能亢进的可能性排除时,才能诊断原发性脾功能亢进。

一、原发性脾功能亢进

原发性脾功能亢进很少见,主要发生于女性。

【临床特点】　①几乎均有脾肿大;②血中有形成分可呈单系减少,也可呈全系减少;③骨髓增生活跃;④病人可有发热或感染。

【鉴别诊断】　淋巴瘤或白血病的早期可表现为"原发性脾功能亢进"。

【治疗】　原发性脾功能亢进脾切除治疗有效,皮质类固醇治疗无效。

二、继发性脾功能亢进

1. 门静脉高压症　继发性脾功能亢进最常见的原因是门静脉高压症,门静脉高压使脾脏充血。①许多肝硬化门静脉高压的病人都有脾大,但是,仅 15% 有脾功能亢进;②门静脉高压的脾功能亢进多数轻微,无明显临床表现,不必行脾切除术。

2. 脾静脉栓塞　脾静脉栓塞可导致巨脾和继发性脾功能亢进。造成脾静脉栓塞的常见原因是胰腺炎,病人可发生食管静脉曲张出血。脾切除术既治疗脾功能亢进,又治疗出血的静脉曲张。

3. 其他疾病　造成脾功能亢进的其他疾病还有:①新生物(如:毛细胞白血病、淋巴瘤和转移癌);②骨髓增生性疾病(如:骨髓外化生);③红细胞破坏增多的疾病(如:重度海洋性贫血);④免疫反应性疾病(如:单核细胞增多症和 Felty 综合征,参见本章第七节);⑤脾脏浸润性疾病(如:淀粉样变性和肉瘤样病)。

第四节　脾动脉瘤

脾动脉是仅次于腹主动脉的腹腔内第二大动脉瘤好发部位。老年人脾动脉瘤的主要原因是动脉粥样硬化。本病也可见于年轻妇女,主要原因是脾动脉壁发育异常。

【治疗】　①本病在妊娠最后 3 个月易发生破裂,对育龄妇女的脾动脉瘤或有增大趋势的脾动脉瘤应行手术处理;②邻近脾脏的脾动脉瘤可将动脉瘤和脾脏一并切除;③脾动脉起始部的动脉瘤,可行动脉结扎,保留脾脏。

第五节　异位脾脏和副脾

1. 异位脾脏　又称游走脾,其原因是脾蒂过长。

2. 副脾　发生率为 10%,大多位于脾门部或胰尾部,少数位于肠系膜根部和大网膜。若因血液病行脾切除时,未能切除副脾,病情易复发。

第六节　脾切除的绝对适应证

一、脾肿瘤

1. 原发脾肿瘤　极其罕见,包括淋巴瘤、肉瘤、血管瘤和错构瘤。可有脾肿大症状和脾功能亢进症状。

2. **继发脾肿瘤**　　肿瘤很少会转移到脾脏,其原因可能与脾脏的免疫地位有关。但 Hodgkin(霍奇金)病和非霍奇金淋巴瘤常累及脾脏。

二、脾脓肿

【病因】

1. **脾脏疾病继发感染**　　如:脾血肿。

2. **胰或结肠等邻近器官的感染直接扩散。**

3. **血源性感染**　　如:静脉输血时带入或远处感染灶进入血流。

【诊断】　　脾脓肿在临床上罕见,一旦发生,死亡率颇高。当病人有发热、白细胞升高、左上腹疼痛、饱满伴压痛等脓肿体征时,应考虑脾脓肿之诊断。CT 和^{99m}Tc 扫描有助于进一步诊断。

三、遗传性球形红细胞增多症

【病理】　　本病属常染色体显性遗传,是一组遗传性溶血性贫血,症状重。特点是红细胞膜缺陷,红细胞表面积缩小,呈球状,细胞膜厚,变形性极差,不易通过脾窦,由于葡萄糖和三磷酸腺苷耗竭,比正常红细胞容易破碎,红细胞的这种溶解和潴留过程仅发生于脾脏。

【诊断】

1. **临床表现**　　有全身不适、腹部不适、黄疸、贫血和脾大。本病可并发胆囊结石,不过 10 岁以下的患儿罕见胆囊结石;还可并发小腿慢性溃疡,脾切除后溃疡可愈合。

2. **实验室检查**　　除临床表现外,实验室检查有助于进一步诊断。①Wright 血细胞染色见球形红细胞,同时网织红细胞计数增加;②红细胞脆性增加;③^{51}Cr 标记红细胞检查示红细胞潴留于脾内,寿命明显缩短。

【治疗】

1. **脾切除术**　　是缓解本症贫血的最有效方法。脾切除可治疗贫血和黄疸。若脾切除后疗效不佳,一般原因是术中疏忽,未将副脾切除。

2. **儿童应该推迟手术时机**　　若有可能,手术应推迟至 4 岁以后进行,减少脾切除后凶险感染(参见本章第十节)的发生率。

3. **胆囊结石一并处理**　　如有胆囊结石,应将胆囊一并切除。

四、严重脾外伤

脾外伤严重无法修补时,可行脾切除术;如脾损伤不严重,应尽可能行脾修补等保脾术。

五、食管静脉曲张出血

脾静脉栓塞所致的食管静脉曲张出血,若诊断明确,可行脾切除术。

第七节　脾切除的相对适应证

一、先天性溶血性贫血

这里不包括遗传性球形红细胞增多症。尽管脾切除不能治愈下列先天性溶血性贫血疾病,但可减少输血。

1. **酶缺陷**　如:葡萄糖-6-磷酸脱氢酶(G6D)缺陷或丙酮酸激酶缺陷。

2. **遗传性椭圆形红细胞增多症。**

3. **重度海洋性贫血**　本病属常染色体显性遗传,特点是血红蛋白合成缺陷,纯合子,严重贫血,肝脾肿大。当每年所输血量超过 250 mL/kg 体重时应切脾。

二、镰形细胞性贫血

少数镰形细胞性贫血,由于大量红细胞被潴留于脾内,需要行脾切除术。多数镰形细胞性贫血由于异常红细胞被潴留于脾内可造成多发性脾梗死,称之为"自身脾切除术"或"脾自截"。

三、特发性自身免疫性溶血性贫血

【诊断】

(1) 主要见于 50 岁以后,男女发病率之比为 1:2。

(2) 病人血中既有温溶血抗体又有冷溶血抗体,使红细胞寿命缩短。病人表现为贫血和血中网织红细胞增多,50％的病人有巨脾,可有轻度黄疸。25％的病人有色素性胆结石。

(3) 直接 Coombs 试验阳性。^{51}Cr 标记的红细胞潴留于脾内。

【治疗】　①本病有自限性,不必手术治疗。对症状持续时间比较长的病人可用皮质类固醇和硫唑嘌呤;②皮质类固醇治疗无效或禁忌的病人,尤其当皮质类固醇治疗 4～6 周无效或泼尼松维持量需 20 mg/d 以上时,可考虑行脾切除术。

四、特发性血小板减少性紫癜

【病因】　特发性血小板减少性紫癜(ITP)病因不详,可能与免疫有关。因为大多数慢性 ITP 都有血小板聚集抗体,该抗体可迅速使输入的血小板破坏。

(1) 急性型常见于 16 岁以下儿童,其中 80％可自愈。

(2) 慢性型多见于成人,男:女＝1:3。

【诊断】　临床特点:①外周血小板数减少,骨髓血巨核细胞增多;②脾脏一般不大;③皮肤上有无法解释的淤斑、淤点,常有牙龈出血和尿血。

【治疗】　①75％的病人用皮质类固醇治疗后病情可缓解,其中 20％的病人可长期缓解。②脾切除术适用于皮质类固醇治疗无效或停药后复发的病人。在中枢神经出血时,也可用脾切除来处理。脾切除可使 70％的病人获得长期缓解。若切口渗血多,可用长春新碱 1.5～2.0 mg。

五、血栓性血小板减少性紫癜

【诊断】　①血栓性血小板减少性紫癜(TTP)发展迅猛,常致死;②好发于 10～40 岁,病人有发热、血小板减少性紫癜、溶血性贫血、神经功能紊乱和肾衰竭；③确诊的唯一手段是取紫癜区组织活检，活检中可发现特征性的血管病变，如：小动脉和毛细血管闭塞以及透明栓子形成。

【治疗】 ①最有效的治疗手段是脾切除术和皮质类固醇；②其他措施还有血浆置换、抗血小板药物或换血，可使少部分病人得以幸存。

【预后】 即使使用最佳疗法，长期生存率不足 10%。

六、原发性脾功能亢进

参见本章第三节。

七、特发性骨髓外化生

特发性骨髓外化生（AMM）是一种怪病，与真性红细胞增多症及髓性白血病有关。

【诊断】 临床特点是骨髓、肝、脾和淋巴结中结缔组织增生。中年以上成年病人的常见症状是贫血和脾肿大，病人可有继发性脾功能亢进，疾病晚期可发生自发性出血、自发性感染和脾梗死。

【治疗】 ①主要手段是用烷化剂使脾脏缩小，用雄激素刺激骨髓造血，治疗贫血；②脾切除不能改变病情发展，但可控制脾功能亢进，减少输血，治疗血小板减少。

八、Felty 综合征

【诊断】 Felty 综合征的三联征包括慢性类风湿性关节炎、巨脾和粒细胞减少。由于中性粒细胞减少，可发生自发性重症感染，此时，脾切除术有效。

【治疗】 对顽固性小腿溃疡、严重血小板减少和贫血者可行脾切除术。

九、Hodgkin（霍奇金）病（HD）

随着治疗手段的进展，Hodgkin（霍奇金）病（HD）的治愈率或长期生存率在不断上升。

【分型】 组织学上分为四型：①淋巴细胞为主型，预后最佳；②结节硬化型；③多种细胞混合型；④淋巴细胞缺乏型，预后最差。

【分期】 理想的治疗取决于对本病的准确分期。下列是本病的 Lugano 分期（表 30-1）。根据病人有无发热、夜间盗汗和体重下降 >10% 可将本病进一步分为 A（无）和 B（有）两种。

表 30-1　消化道原发非霍奇金淋巴瘤的分期（Lugano 法）

分期	说　明
Ⅰ期	局限于消化道 单发或多发，非连续性病变
Ⅱ期	浸润腹腔内 淋巴结转移
Ⅱ1	局部淋巴结转移（胃旁淋巴结）
Ⅱ2	远隔淋巴结转移（主动脉周围，腔静脉周围、骨盆内、腹股沟）
Ⅲ期	浸透胃壁、浸润至其他脏器[记载浸润脏器，例如，ⅡE（胰腺）、ⅡE（大肠），ⅡE（后腹膜）]
Ⅳ期	腹腔外远隔转移（结外性进展、膈上淋巴结转移）

【剖腹分期术】 剖腹（活检）分期术是指剖腹行脾切除、肝活检和全面腹腔探查取多处淋巴结活检，进一步从组织病理上对 HD 进行分期，指导治疗，这是一种以分期为目的的剖腹术，40%的病人在剖腹后其临床分期会发生改变。HD 剖腹分期术的指征还未被广泛认同，但：

1. **临床Ⅰ期或Ⅱ期病例** 有全身症状者应做剖腹分期术。25%的临床Ⅰ期或Ⅱ期病例在剖腹后发现脾或其他淋巴结已受累。

2. **ⅢB 期和Ⅳ期病例** 不是剖腹分期术的适应证，化疗是这部分病人的选择。

【疗效】 脾切除可改善病人对化疗的耐受力。若对脾脏进行放疗可发生左肾和左肺损伤，脾切除后则无需行脾放疗，也不会发生这种损伤。

十、非霍奇金淋巴瘤（NHL）

（1）非霍奇金淋巴瘤（NHL）的分期与 HD 相同，仔细检查可以发现大多数病人为Ⅲ期或Ⅳ期。

（2）NHL 很少需要行剖腹分期术。对分期困难的病例，可通过经皮肝穿刺活检、腹腔镜或骨髓活检确诊。

（3）对脾功能亢进或巨脾者可行脾切除术。

第八节 脾切除的术式评价

1. **腹腔镜脾切除术** 脾切除术没有绝对禁忌证。如今，腹腔镜脾切除术是大多数择期脾切除病人的标准方法，手术耗时约 60～90 分钟，与开放脾切除术相比，腹腔镜脾切除术的优点是术后疼痛轻、康复快和呼吸道并发症少。住院 1～2 天。不过，人们对硕大巨脾和脾脏创伤是否适合采用腹腔镜脾切除术，对腹腔镜手术在 ITP 副脾切除的彻底性方面也还存在不同的看法。

巨脾的手术难点在于手术入路、视野和操作。腹腔镜下寻找副脾组织可能不如开放手术彻底，不过远期结果相仿。肥胖、腹腔粘连和存在炎症都会增加手术难度。

腹腔镜脾切除术的中转开腹率为 0%～19%。中转开腹最常见的原因是出血，其次是因为脾脏粘连或脾脏过大难以翻动，或损伤了毗邻脏器。

2. **开放性脾切除术** 适应证是腹腔镜脾切除术失败、脾脏创伤的急诊脾切除术、没有必备的腹腔镜技术或没有腹腔镜手术条件。

急诊脾切除术的适应证是创伤性脾破裂，大多是交通意外和其他类型的腹部钝性损伤。增大的脾脏容易发生破裂，甚至可以发生自发性破裂。**典型脾破裂病人的临床表现是休克、左季肋部和左肩部疼痛以及左下胸部肋骨骨折**。如果病人在初步体液复苏后情况依旧不稳定，就需要做急诊剖腹术。

3. **非手术方式治疗脾脏外伤** 脾脏损伤采取非手术处理的情况日趋增多，尤其在小儿。不太严重的脾脏损伤可以采用严密临床观察和输血等保守手段处理。**保守治疗的适应证是病人年龄小于 60 岁、血流动力学稳定、输血需求未超过 3～4 单位、CT 扫描表明脾脏不属于粉碎性破裂**。脾脏创伤的分级系统见表 30-2。

表 30-2　脾脏创伤的分级系统

损伤分级	处理选择
Ⅰ级：包膜破裂，无活动性出血	非手术治疗
Ⅱ级：包膜或微小脾实质损伤	局部止血剂
Ⅲ级：中等程度脾实质损伤	缝合止血加止血剂
Ⅳ级：严重脾实质损伤	部分脾切除术
Ⅴ级：广泛脾实质损伤	脾切除术

4. 医源性脾脏外伤　从前，外科手术（如：胃切除或左半结肠切除术）中意外损伤脾脏是脾切除术的适应证，如今这种出血大多可以通过创伤比较小的手法得到控制，如用单股缝线褥式缝合修补和压迫止血。由于这种损伤大多是脾包膜细小的撕裂伤，笔者习惯采用手指压迫止血，其要诀是持续压迫 15 分钟，中间不要放开。

5. 术前脾动脉栓塞　可以降低术中出血风险。这种经皮介入放射技术与开放脾切除术联合使用的方法已经有报道，主要适用于硕大巨脾病例。脾动脉栓塞的其他优点在于使脾脏体积缩小，避免了因线形切割缝合器横断脾门造成动-静脉瘘的风险。一般主张在手术当天做术前栓塞，目的是减少因脾缺血所造成的病人不适和感染性并发症。

第九节　脾切除的术前准备和手术要点

一、术前准备

（1）要求血红蛋白 > 80 g/L，白细胞 $> 1.0 \times 10^9$/L，血小板 $> 50.0 \times 10^9$/L，白蛋白 > 30 g/L，纠正凝血功能障碍。所有病人都应该在术前备红细胞，血小板减少病人要备血小板。

（2）骨髓纤维化者，血小板增多时可用烷化剂使血小板减少。

（3）ITP 病人的术前内科治疗（如：Ig G 治疗或增加皮质类固醇用量）可能会暂时提升血小板数。所有长期使用皮质类固醇激素的 ITP 和其他血液病病人都要给予口服皮质类固醇，在这类病人的术前和术后处理中要请血液科医生参与。如果病人的血小板计数低，就应该在术中在脾动脉结扎后输入血小板，以避免血小板迅速潴留（sequestration）于脾脏内。

（4）停用阿司匹林、潘生丁及右旋糖酐等血小板抑制剂。

（5）预防 OPSI：在手术前 2 周给病人做预防接种，目的是降低脾切除术后脓毒症风险。针对肺炎球菌（纽莫法©Ⅱ 0.5 mL 肌内注射或皮下注射，赛诺菲巴斯德公司）以及乙型流感嗜血杆菌（Hib）和 C 群脑膜炎双球菌（Menitorix 0.5 mL，肌内注射）感染做免疫处理。

（6）有些医院采用术前经皮脾动脉栓塞术来降低出血风险或使巨脾缩小。

（7）确保病人的体液在术前得到了充分补充，常规使用小腿气压治疗。

（8）可能需要插入鼻-胃管对扩张的胃进行减压，但不是常规。

（9）确保已经将有关脾切除术后暴发性感染的风险向病人做了交代，并记录在案。

二、腹腔镜下的脾切除术

【手术入路】

（1）病人取左侧卧位。该体位有利于将胃和大网膜牵离脾脏，改善脾脏的显露。

（2）在脐部用 Veress 针法建立气腹，也可以在摄像头的套管位置用开放法建立气腹，套管的具体位置取决于脾脏的大小。对正常大小的脾脏来讲，可以采用三个套管法：在脐上 2 cm 中线偏左处插入一个 11 mm 的套管用于摄像头插入；在剑突下中线插入一个 5 mm 套管；在脐水平与左锁骨中线交界处插入一个 12 mm 的套管，用于切割缝合器和标本取出袋的放入。必要时可以追加一个套管用于扇形牵开器的插入。

（3）插入一根鼻-胃管，对扩张的胃进行减压。

【术中评估】

（1）对腹腔做一次全面探查明确是否存在副脾（由脾脏脱落下来的脾组织所形成的小脾），腹腔任何部位都可能见到副脾，不过，最常见的部位是脾门毗邻胰尾的部位。如果见到了副脾，并且该病人行脾切除术的适应证是血细胞被潴留于脾脏内，就应该随即将所见到的副脾切除，以免在后继的脾脏切除术中被遗忘。

（2）用电剪刀或超声刀离断大网膜与脾脏下极之间的粘连和脾-结肠韧带。

【实施要点】

（1）不要直接钳夹脾脏。用齿口张开的 Johannes 钳轻轻将脾脏向中线牵拉。距脾脏约 1 cm 离断脾脏的附着组织，**利用离断的韧带牵拉脾脏**。继续分离脾脏的外侧面，离断脾脏与侧腹壁的附着组织。用超声刀或电钩继续自脾脏下极向上极分离，随着分离的进展，脾脏的活动度就越来越大，可以向中线翻转显露脾门背面。

> 经验之谈：
>
> 切勿碰破脾包膜。
>
> 在用切割缝合器处理脾门血管时，要特别注意勿损伤胃底或胰尾。在判断切割缝合器的摆放位置正确后才能夹闭，因为重新张开切割缝合器调整摆放位置是冒险之举，可能会伤及脾门血管。

（2）暂不离断脾脏上极的脾-膈韧带，以免脾脏滑入腹腔（在脾脏即将切下之前，先用标本袋套入脾脏，最后方能离断这些韧带）。**此阶段要仔细看清脾门背面，辨清胰尾非常重要**，以免在此后的操作过程中损伤胰尾。

（3）再返回来处理脾脏下极，切开脾门血管表面的浆膜开始分离脾脏内侧。随着向脾脏上极的分离，会遇到胃短血管，此时可以用超声刀离断这些胃短血管。也可以用一把专用于血管的切割缝合器将胃短血管与脾门血管一并离断。

（4）可以请第一助手从右上腹插入一把扇形牵开器挡开结肠脾曲，在该手术的后阶段，用这把牵开器将胃挡开，使其离开脾脏。

（5）一旦看清了脾门的前面和后面，就可以用一把专用于血管的切割缝合器横夹脾门血管，离断脾动脉和脾静脉。此时的要点是紧靠脾脏离断脾血管，因为靠内侧处理脾血管就可能会伤及胰尾。

（6）处理胃短血管的简易方法是采用专用于血管的切割缝合器来处理这些血管，或再次安装钉仓,然后切断这些血管。

(7) 在所有血管都离断后,将脾脏向腹前壁抬起,以便用超声刀离断脾脏后方的附着组织。在巨脾病人,由于腹腔的空间有限,可能很难将脾脏向腹前壁抬起。

(8) 此时,脾脏上极的附着组织依旧未离断。经 12 mm 套管送入一个标本取出袋,从脾脏下极向上套住脾脏。离断脾脏上极的附着组织,让脾脏滑入标本取出袋内。

(9) 通过 12 mm 的套管将标本取出袋的袋口部分拽出,此时脾脏依旧位于腹腔内,通过标本取出袋的袋口插入一个手指或一把海绵钳将脾脏搞碎。用海绵钳和吸引器相结合的方法从标本袋中将脾脏碎片一点一点取出。

【缝合切口】 再次插入腹腔镜,用生理盐水冲洗腹腔,确保止血无误。吸去腹腔内的气体,以减轻术后肩部疼痛。不必常规放置引流。按标准方法缝合套管的筋膜裂孔。

三、病脾的开放脾切除术

脾脏肿大不明显者,剖腹后先游离脾周韧带(顺序离断胃结肠韧带、脾胃韧带和脾结肠韧带)后直接掏出脾脏。下文主要叙述容易出血的病脾切除术。

【手术入路】 采用上腹部正中切口或左肋缘下切口进腹,切口要够大,或用框架拉钩,要求暴露满意。如果脾脏很大,可以采用全长正中剖腹切口。

【术中评估】

(1) 对腹腔做一次全面的探查,特别注意肝脏和腹腔淋巴结;必要时,取活组织检查。

(2) 仔细寻找副脾。如果该病例的脾切除是因为血细胞在脾脏内潴留,就应该将所有副脾全部切除。

【实施要点】 用电刀或超声刀离断胃结肠韧带 10 cm,进入小网膜囊。

1. 控制出血

(1) 先阻断脾动脉:控制脾动脉最容易的方法是切开小网膜或切开胃结肠韧带,**在腹腔动脉干处、胰腺上缘找到蜿蜒曲折的脾动脉**,用一把带线(一根粗的不可吸收缝线)的直角钳从脾动脉的后方套过,在其起始部结扎脾动脉。还可以先向脾动脉内注入 1∶10 000 肾上腺素 1 mL,使巨脾的体积缩小,然后立即将其结扎。提前结扎脾动脉可以减少出血,增加脾血的回收量,使脾脏缩小、变软,脾脏的游离和切除也更方便。另一种方法是从前方显露**脾门部脾动脉**,这种显露的风险稍大,因为在脾门处脾静脉紧挨着脾动脉后方,此外胰尾与脾门的关系也很密切。

在 ITP 病人,要在脾动脉结扎后才输入血小板。

(2) 需要迅速离断脾门控制出血时,可以利用线性切割缝合器。

(3) 如果出血量大,事先又未游离脾动脉或上阻断带,紧急上阻断带又不现实,此时术者可以用右手的中食两指夹住脾动静脉,控制出血。

(4) 对广泛粘连的脾脏,可先控制脾蒂,膈面粘连致密可在包膜下游离脾脏,在膈面留下一片脾包膜,待脾切除后对剥离面的出血进行缝合、电凝、氩气电凝或压迫止血。

(5) 有些病人的脾肾韧带甚短。将你的非优势手顺脾脏凸面插入,指尖抵及脾包膜后外侧的脾肾韧带。轻轻地将脾脏向中线拽,使脾肾韧带紧张(在一潭血泊中,虽很难看清脾肾韧带,但是手指很容易触到)。右手持剪刀紧贴左手的指尖将紧张的脾肾韧带包膜剪一小口,用锐性(剪刀)或钝性(你的手指)法将小口扩大。脾肾韧带和脾膈韧带中一般没有血管,这两个韧带离断后,你就可以轻而易举地将脾脏翻至中线。

如果脾脏还不能满意显露,摸一下左肾,用钝性手法在脾脏后与左肾之间游离,将脾脏和胰尾翻至切口。此时最容易发生的失误(尤其当存在大出血时)是手指进入左肾后方分离,最后发现左肾也被一并上翻至中线。

(6)创面严密止血:脾蒂结扎后常缩回,难以显露,此时术者只要将胃底提起即可显露脾蒂创面。**结扎脾蒂请勿采用丝线**,可以用 Prolene 线,目的是一旦出现胰瘘、继发感染,缝线材质不会妨碍愈合。

(7)对巨脾的病人或门静脉高压的病人,估计控制出血有困难的情况下,可以在术前即刻进行脾动脉栓塞,既可以缩小脾脏便于手术,又可以减少出血。

2. **避免损伤胰尾**　操作仔细,紧靠脾脏切脾,防止损伤胰尾。切勿用大血管钳钳夹处理脾蒂,以免粗暴地损伤胰尾。动静脉要分别结扎,紧度适当,以免切割,防止大静脉撕裂。处理脾蒂时不要大块结扎,以免术后大块组织坏死,引起发热和感染。

3. **避免损伤胃壁和结肠**　动作要轻柔,处理胃短血管时要紧靠脾脏,以免钳夹胃壁或撕裂胃壁,造成术后胃漏;也可避免因术后胃扩张所造成的血管结扎线脱落出血。游离结肠脾曲时,同样要避免损伤结肠。

4. **尽可能切除所有副脾**　病脾行脾切除时应尽可能寻找、切除副脾;在血液病切脾时,进腹后就要注意副脾的存在,避免遗漏。在脾切除的病人中,有 15%～35% 的人存在副脾,因血液病做脾切除的病人则更多。副脾最常见的位置是脾门,其次是脾肾韧带、大网膜、胰尾附近的后腹膜和脾结肠韧带。偶尔,副脾还可以见于小肠和大肠系膜、盆腔,特别是左输尿管、左附件和左侧性腺。

5. **脾床创面止血**　脾脏移去后,将一块大盐水纱垫卷起来,塞入脾窝最深处。术者用左手压着该纱垫卷向后滚动慢慢撤退,右手用血管钳对创面出血处一一处理。

6. **手术结束前必须放置引流**　脾窝引流应选用皮管负压引流,勿用烟卷。术后如引流液不多应尽早拔除,防止因引流管造成膈下感染。

> 经验之谈:
>
> 　　尤其在巨脾(大于 1.5 kg)病例,你可能会碰到恼人的出血,这些出血可以来自与膈肌相连的血管性粘连带或来自脾实质撕裂。
>
> 　　扩大切口或在胰腺上缘结扎脾动脉有助于出血的控制。也可以在迅速游离脾脏后尽快将脾脏托出至切口处。

【缝合切口】
(1)移去填塞的纱垫,观察脾床,对渗血的血管做电凝止血。
(2)检查脾蒂主血管的结扎线。
(3)确保毗邻脏器未受损伤。
(4)如果对止血有一丝不放心,可以在脾床处留一根负压引流管。
(5)按标准方法缝合腹壁切口。

四、外伤性脾切除手术要点

1. **暂时止血**　注意:开始的出血可通过手法紧压脾门血管控制出血,不要在脾切除前仓促用止血钳钳夹止血,以免损伤胰尾。

2. 游离脾脏，确切止血　脾外伤不能像病脾切除那样先游离胃短血管，术者应该先用左手(非优势手)沿脾脏的凸面插入，将脾和胰尾迅速托至切口(此时应注意切勿将左肾一并翻起)，在将脾脏向中线翻转的同时利用翻转的脾脏压迫脾蒂止血，脾脏托至切口处后，可以用一把 Satinsky 钳控制脾蒂，再逐一离断脾周韧带处理脾蒂。

3. 避免损伤胰尾　紧靠脾脏处理脾血管也是避免胰尾损伤的要点之一。此外，要避免大块结扎脾蒂，以免术后坏死、感染、发热。

4. 保脾问题　脾外伤行脾切除时，应尽可能保留副脾。血液病脾切除时，尽可能切除所有副脾。

第十节　脾切除后的并发症

1. 左下肺不张　是脾切除后最常见的并发症。

2. 左膈下脓肿　主要原因是手术中损伤胰尾，形成胰瘘，引流管的拔出又过早，终于酿成脓肿。病人表现为术后体温下降后又上升，左侧腋后线第 10 肋间处常有压痛和水肿，常伴有胸腔积液。CT 有助于诊断，首选超声引导穿刺引流。

3. 血小板增多　常见于病脾切除后。当血小板超过 $800×10^9/L$ 时，口服阿司匹林 0.3每日 1 次，双嘧达莫(潘生丁)6 小时 1 次；当血小板超过 $1\,000×10^9/L$ 时，易发生肠系膜血栓形成。

4. 脾静脉和门静脉血栓形成。

5. 脾切除后凶险感染(OPSI)

(1) 基本概念：①脾切除后的病人中，部分人易发生 OPSI。②本病在起病时表现为非特异性的、轻微的感冒样症状，迅速发展为高热、休克，甚至死亡。③一般认为，切脾时病人年龄越轻，切脾的原发病越重，术后发生 OPSI 可能性越大。2～4 岁的儿童行脾切除，尤其当因网状内皮系统疾病巨脾行脾切除时，术后发生 OPSI 的风险最大(接近 10%)。因脾外伤行脾切除的健康成人，OPSI 的发生率很低(约 0.5%～0.8%)，但是，该数值仍高于正常人群中的发生率 0.01%。因血液病行脾切除的成人发生 OPSI 的概率为 5%。④80%的OPSI 发生于脾切除后 2 年内。距脾切除时间越长，OPSI 的发生率越低。

(2) 治疗

① 脾组织自体种植：是指脾外伤后将脾组织移植于自体腹腔内，再生后的脾组织具有正常脾的对红细胞剔除和挖除作用，但不具有正常脾的抗菌能力和脾脏首过效应。

② 因创伤行脾切除的成人发生 OPSI 的概率为 1%～2%，因血液病行脾切除的成人发生 OPSI 的概率为 5%。OPSI 最常见的致病菌是肺炎链球菌，其次是 B 型流感嗜血杆菌。脾切除术前术后最好都能给予多价肺炎球菌疫苗，这种疫苗可覆盖 80%的肺炎链球菌。最好在择期脾切除前 2 周接种疫苗或在脾切除后补种(见本章本节前文)。对脾切除后的人，只要有感染可能即应预防用抗生素，防止 OPSI。

③ 预防用青霉素：对 18 岁以下的脾切除后儿童高危病人出现感冒症状时，应立即用青霉素，防止 OPSI。

(张　齐)

第三十一章
小儿消化外科

小儿外科作为一门专科从外科中独立出来,有下面几种原因:首先,小儿的解剖生理与成人不同,例如:对营养的需求以及水和电解质的补充就与成人不同,这就要求医生有一定的儿科专业知识;其次,小儿所患的外科疾病也与成人不尽相同,例如:小儿的常见外科病是先天性畸形,常常需要及时处理。本章仅就小儿消化外科的一些常见病作一叙述。

第一节 先 天 性 疝

一、腹股沟疝

【病因和发病机制】 在胚胎发育早期,睾丸从腹膜后第 2~3 腰椎旁开始下降,经腹股沟管进入阴囊,腹膜随之下移形成鞘状突。婴儿出生后,如鞘状突未闭锁,则形成腹股沟疝或鞘膜积液。

经验之谈:
    小儿疝的根本原因是鞘状突未闭(先天缺陷),不是腹壁缺损,更不是腹股沟管后壁薄弱,因此,不需要用补片进行修补!

【发病率】
(1) 在小儿,腹股沟疝的发病率为 1%~3%,为小儿外科最常见的疾病。①其中 60% 位于右侧,30% 位于左侧,10%~15% 为双侧疝,原因在于右侧睾丸下降稍迟,鞘状突闭锁稍晚;②男童好发,男女发病率之比为 6:1。

(2) 早产儿的发生率是正常儿的 1.5~2 倍。

(3) 患脑积水行脑室腹腔分流术的病人,其腹股沟疝的发生率增加。

【诊断】
(1) 35% 的病人在出生后 6 个月内出现症状,在婴儿期得以确诊。部分甚至到青少年时期才出现症状。

(2) **典型的病史和临床表现是腹股沟区肿块**,肿块可下降至阴囊或大阴唇部。肿块在腹压增加或哭啼时出现,腹壁松弛或停止啼哭平卧后消失,大多数肿块容易回纳。

(3) 无肿块时,触诊可有精索增厚感,增厚的组织是未充盈的疝囊,此称"丝手套"征。

(4) 若检查不能确诊疝的存在,但病史典型并且可靠,可以做疝造影(见第二十章)。

(5) **疝嵌顿**时除腹股沟区肿块外,还伴有腹痛、腹胀等肠梗阻的表现。①对男童而言,疝嵌顿的危害在于小肠嵌顿,可发生小肠缺血和梗阻。随着嵌顿时间的延长,嵌顿的肠襻压迫精索血管,可引起睾丸缺血、损伤或坏死。②对女童来说,小肠嵌顿很少见,但可发生卵巢嵌顿,并且可发生缺血,应引起重视。

【治疗】 小儿疝一旦确诊,应及早手术修补,除非有严重内科夹杂症,不能用全身麻醉。大多数小儿的疝修补术可在门诊进行,不必住院。小儿疝修补术是小儿外科最常见的手术。

1. **手术步骤** 包括寻找疝囊、将疝囊从精索上游离出来、在内环处高位结扎疝囊。如内环缺损较大,可行内环修补,**一般不必修补腹股沟管后壁。**

2. **嵌顿疝的治疗** 包括复位、输液和疝修补术。

(1) 上述治疗措施应在嵌顿后 48～72 小时内施行。

(2) 复位手法应轻柔,在嵌顿的小肠上持续加压,不一定用镇静剂。

(3) 几乎所有儿童疝嵌顿均可经手法复位,但嵌顿后坏死的肠管复位不易成功。

(4) 手术成功的关键是判断肠管的生命力。

【手术要点】

1. **麻醉** 手术可在全麻或基础麻醉加局麻下进行。

2. **切口** 取患侧腹股沟区的斜切口或横切口,约 2 cm 长,切口外侧端恰好越过内环。

3. **保护神经** 按层切开腹外斜肌腱膜后,注意保护髂腹下神经和髂腹股沟神经。

4. **处理疝囊** 切开提睾肌,在腹股沟管内找到精索,寻找疝囊,横断后,向近端游离至见到腹膜外脂肪,高位缝扎;远端疝囊只行止血,不必切除;将睾丸拽回阴囊。不要损伤输精管和精索血管。

5. **缩小内环** 如内环处缺损较大,可行内环修补,但注意不要损伤腹壁下血管。

6. **并发症** 疝修补的**并发症**有输精管损伤、睾丸血管损伤、阴囊血肿、疝复发和医源性隐睾。

(1) 疝复发时应注意有无 Hunter 综合征(一种遗传性黏多糖病)和 Elhers - Danlos 综合征(一种遗传性结缔组织疾病)。

(2) 医源性隐睾是术中将睾丸牵出阴囊,未及时拽回。这种医源性隐睾不会随生长发育自行下降。

(3) 远端疝囊止血要彻底,以免出现阴囊血肿。

(4) 小儿腹股沟区腱性组织不发达,弓状缘位置偏低,应注意精索的辨认,以免意外损伤。

二、膈疝

膈疝是膈肌上的缺损,腹内容可经该缺损疝入胸腔。其发病率占新生儿活出生率的1/4 000。

【病因】 常见的缺损部位有两处,都是因为胚胎期周围组织融合障碍所致(图 31-1)。

1. **Bochdalek 孔** 是膈肌后侧方的缺损,约占先天性膈疝的 80%。左侧 Bochdalek 疝最常见,约为 80%;约 20% 位于右侧;双侧性的<1%。

2. **Morgagni 孔** 是位于膈肌前内侧的缺损,很少见,一般不引起严重病变。

3. **内脏膨出**(中央薄弱)。

【诊断】

1. **产前** 先天性膈疝的诊断一般是依据产前超声发现在胎儿的胸腔内见到胃或者在

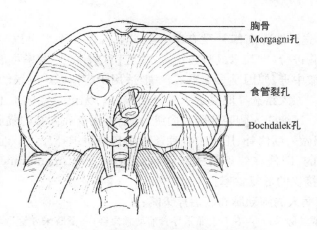

胸骨
Morgagni孔
食管裂孔
Bochdalek孔

图 31-1　先天性膈疝常见的缺损部位

心脏横断面水平见到胃。超声检查是正常产前筛查的一部分,也可以因羊水过多申请超声检查评估。诊断时的平均年龄是 24 周。偶尔,先天性膈疝的诊断不是在产前做出的,而是在出生后随即表现出来的。

2. 出生后　先天性膈疝最常见的表现是**新生儿呼吸窘迫**。在出生时或出生后短时间内,患儿就可以出现严重呼吸困难、三凹征和发绀。体格检查发现病侧呼吸音减弱。心音在对侧胸壁更容易闻及。由于腹腔内容疝入胸腔,腹部呈舟状。

3. X 线胸片　出生后摄一张胸部 X 线片就能确诊。胸部 X 线摄片可以显示病侧胸部有多个含气肠襻或含气的胃。如果这张胸部 X 线片是在大量气体进入肠襻之前拍摄,所见到的影像(纵隔移位、心脏移位和一侧胸腔模糊不清)会使人一筹莫展。此时,插一根鼻-胃管后再摄一张胸部 X 线片往往能显示管子位于胸腔内(就是胸腔胃),从而明确诊断。

4. 合并畸形　先天性膈疝患儿伴有其他先天性异常的概率是 10%~50%。同时并存多种重大先天性异常的患儿其存活率不足 10%。除了中肠旋转不良和肺发育不全(pulmonary hypoplasia)外,最常见的并存异常就是心脏异常(24%~63%),其次是骨骼异常(32%)、泌尿生殖道异常(23%)、胃肠道异常(17%)、中枢神经系统异常(14%)和肺部其他异常(5%)。

【治疗】　如果先天性膈疝在产前就得到诊断,就应该把该胎儿及其母亲转给一家三级医院,最好转给在先天性膈疝处理方面有经验的专家。

1. 术前准备　在出生后,最初的处理是体液复苏、气管插管和鼻-胃管插入。不要采用气囊-面罩通气以免发生胃扩张。从脐部建立动脉和静脉通路。很重要的一点是:维持体温、血糖和容量稳定。机械通气的目标是维持导管前动脉血(preductal)[①]$PO_2 > 60$ mmHg 和 $PCO_2 < 60$ mmHg。如果普通呼吸机设置无法达到这些要求,可以用高频振荡通气来稳定患儿。

2. 手术时机　手术修复的最理想时间依旧不清楚。从前,患儿是在出生后立即被送入手术室做腹内容还纳和膈疝修补,近年来,一些数据表明手术修复应该推迟至肺动脉高压和患儿的血流动力学稳定后进行。术前稳定病情的时间长度变异很大,可以是数日,也可以是

————————————————

① 译者注:这里的导管是指胚胎期的动脉导管。

数周。

3. **手术入路**　先天性膈疝修补没有单一的最佳入路。手术可以经腹(剖腹术或腹腔镜)进行,也可以经胸进行(剖胸术或胸腔镜)。胸腔镜修补的复发率可能会高一些,还可能会出现无法接受的酸中毒,原因是 CO_2 泵入,一般适用于病情稳定的婴幼儿或延迟诊断出先天性膈疝的年长儿童。入路选择取决于手术者的偏好。无论是经胸手术抑或经腹手术,修补的原则都相同——还纳疝入胸腔的腹腔内脏、评估可用于疝修补的膈肌组织量、做出修补决策(是用膈肌组织做一期修补、用人工补片还是用自身组织补片?)。近年的数据表明用腹壁肌瓣修补是安全的,即使在体外膜式氧合(extracorporeal membrane oxygenation,EC-MO)情况下也有可接受的低复发率。

4. **先天性膈疝病人的肺动脉高压治疗策略:**

■ **监测**:血氧仪或动脉采血样(在右上肢采导管前动脉血样;在下肢采导管后动脉血样)有助于早期发现未氧合血向体循环的分流。

■ **通气**:用机械通气和适当镇静纠正高碳酸血症。

■ **氧合**:通过适当的通气和吸入高浓度氧[通常所用的吸入氧浓度(fraction of inspired oxygen, FiO_2)＝100%]纠正低氧血症。

■ **复苏**:代谢性酸中毒的处理要点是恢复理想的组织灌注(静脉输液或输血、正性肌力药物和碳酸氢钠)。

■ **急救**:抢救性治疗是使用肺血管扩张剂(通过通气回路用氧化亚氮或通过体循环用妥拉苏林或前列腺素 E2)、高频通气和体外膜式氧合(extracorporeal membrane oxygenation,ECMO)。

【预后】　总存活率是 $60\%\sim90\%$。存活率的主要决定因素是肺发育不全的程度、肺动脉高压的严重程度以及是否伴有其他重大先天性异常。约 10% 的患儿会出现后期死亡,原因是持续性肺动脉高压。

肺发育不全(pulmonary hypoplasia)的程度和肺动脉高压的严重程度是先天性膈疝患儿的并发症发生率和死亡率最重要因素。先天性膈疝患儿的肺由于肺泡化程度低,因此,可供气体交换的表面积减小,还有肺血管系统发育不全和肺动脉增生。这些组织学改变导致肺血管阻力增加和肺动脉高压,从而出现未氧合的血液右向左分流——通过未闭的动脉导管和未闭的卵圆窝进入体循环,结果出现低氧血症、酸中毒和休克。

第二节　脐部先天性畸形

脐部最常见的畸形是脐与胃肠道或膀胱的异常交通。新生儿期,脐部未能正常闭合,脐的基部有黏膜或肉芽组织突起,甚至有尿液或粪液流出,都提示患儿存在这些畸形。

一、卵黄管未闭

(1) 脐与胃肠道的异常交通为卵黄管未闭,此时可以在脐部发现大便,形成肠-皮瘘(图 31-2),不需要做影像检查,即有尽早探查指征,切除整个瘘管,以免发生肠扭转。

(2) 如该管不与腹壁相连,仅与肠管相连,则称为 Meckel 憩室。

(3) 如该管既连接回肠,又连接脐部,管腔闭锁,这种索带很容易成为肠扭转的根源。

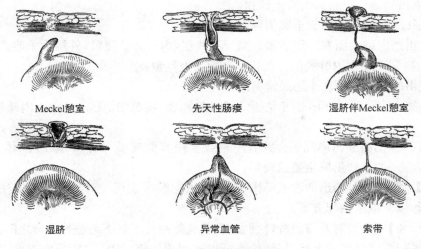

Meckel憩室　　　　　　先天性肠瘘　　　　　湿脐伴Meckel憩室

湿脐　　　　　　　　异常血管　　　　　　　索带

图31-2　常见卵黄管畸形

二、脐尿管未闭

（1）脐与膀胱的交通称为脐尿管未闭，此时，脐尿管的下端与膀胱顶部相通，上端与脐部相连，脐尿管沿前腹壁正中线在腹膜外走行，上端与脐部相连。下腹部的超声检查有助于本病的诊断。

（2）如果在脐带残端闭合后，脐部又出现突起的黏膜或肉芽组织，甚至有清亮的液体流出，一般都提示本病。治疗方法是脐部探查，切除脐尿管直至膀胱顶。

（3）偶尔，脐尿管仅仅是位于脐与膀胱顶之间的长短不一的窦道，并不相通。因为**脐尿管窦道**内为异常的膀胱上皮，容易发生感染，脐部有黏液样物排出，因此应该与交通的脐尿管一样全部切除。

（4）**脐尿管残迹**的两端可以既不与脐相通，也不与膀胱相通，表现为下腹部囊肿，或表现为脓肿，此时的治疗是先经皮引流或切开引流脓肿，然后切除整段脐尿管残迹。

第三节　腹　壁　缺　损

【分类】　腹壁缺损分腹裂和脐膨出两种。这两种病都是腹内容突出于腹腔，都是胚胎期腹壁发育不良所致，都可治愈。

1. **腹裂**　是位于脐旁（一般在脐右旁）的腹壁缺损，直径从数毫米至数厘米，呈纵形，与脐之间有1~2厘米狭长皮肤带，**脐的位置正常**。

（1）胚胎发育中，腹壁形成完全，但腹腔太小无法容纳腹内容。

（2）突出的内脏可以是小肠、脾、胃、结肠，偶尔可以是肝，**内脏表面无覆盖物**。

（3）小肠受羊水浸泡而水肿、肥厚，呈皮革状半僵硬，相互盘绕。呈化学性腹膜炎征象。肠管长度只有正常的1/4。治疗后肠管能恢复正常，无功能障碍。

（4）6%~10%伴有其他异常，如小肠闭锁等肠道畸形。

（5）病情严重时出现体温不升、缺水、电解质紊乱、脓毒症。

2. **脐膨出**　是位于脐部的腹壁缺损。

（1）是胚胎期前腹壁的躯干襞闭合不全所致。

（2）突出的内脏表面有一层囊膜。囊膜有两层，内层为壁腹膜，外层为羊膜。囊膜可因坏死、感染、破裂而发生内脏脱出。无化学性腹膜炎征象。

（3）突出的内脏以肝和小肠最常见。

（4）脐膨出也可是 Cantrell 五联征（脐膨出、膈疝、胸骨裂、无心包和心内缺损）的表现之一。

（5）约 50% 的脐膨出患儿还合并有一种或多种其他畸形，如：13 或 18 三体，Beckwith综合征，以及心、神经和泌尿生殖道畸形。

【诊断】　腹裂和脐膨出的诊断不困难，主要依据临床表现。对脐膨出者应注意有无其他合并畸形，以便拟定治疗方案。

【鉴别诊断】　腹裂需要与膀胱外翻鉴别，膀胱外翻位于脐下与耻骨联合之间正中线上，没有肠襻外露，常伴有阴茎上裂，仔细检查可以见到输尿管口喷尿，X 线检查可以显示耻骨联合分离。

【治疗】　大部分患儿都需要手术治疗。

1. **术前准备**　腹裂和脐膨出的术前准备相同。

（1）胃肠减压、静脉输液和抗生素应用。

（2）有低蛋白血症时要输白蛋白。

（3）腹内容物的保护极为重要，注意防止湿度和热量丢失。

1）脐膨出未破裂时，可用浸有抗生素的纱布遮盖囊膜，防止干燥。

2）对腹裂或已破裂的脐膨出，可用浸抗生素的湿纱布遮盖，在纱布上再覆盖一层塑料薄膜保护之。

（4）腹裂病人腹壁缺损小，小肠肿胀下垂时，缺损缘可压迫肠血管，此时将患儿侧卧可减轻压迫。

（5）腹裂的结局取决于手术时小肠病损的程度。

2. **手术要点**　这两种疾病的手术方式稍有不同，但目的都是修补缺损，修补材料可以用人工织物，也可以用自身组织。

（1）腹裂修补方法：腹裂的修补有一期缝合、补片修补和分期修补。无论用哪种方法修补，都应做胃造瘘减压。

① 腹裂的修补以一期缝合为主，先行胃肠减压，然后再缝合腹壁缺损。适用于小型腹裂。

② 如缝合张力太大，肠道、腹壁和下肢血供可能受影响，此时可用人工织物修补。常用膨体聚四氟乙烯（ePTFE）织品或输液袋薄膜修补缺损。这种材料无组织反应，并且可将腹内容逐渐压入腹腔。

③ 分期修补：要求每天在无菌状态下将内脏向腹内还纳一部分。为了减少感染率，要求在 10 天内完全还纳。

（2）脐膨出的修补方法有：一期缝合、分期修补或非手术治疗（仅用于未破裂的脐膨出），选用何种方法取决于缺损大小。

① 缺损大，腹腔的扩张度就小，腹壁肌的可利用度就低，一期缝合的张力就大。

■ 用皮瓣覆盖缺损，任其形成腹壁疝，待后期再修补。

- 用 ePTFE 补片分期修补,补片修补后所形成的张力可将内脏压向腹腔。
- 像腹裂的分期修补一样,修补应在 10 天内完成。

② 非手术疗法主要适用于合并其他畸形而囊膜未破的病人。

- 在囊膜上涂红汞。1 周后,囊膜会形成干痂,并逐渐由肉芽组织覆盖,形成腹壁疝。
- 待后期(1~2 岁)行腹壁疝修补术。
- 非手术疗法的风险有:囊膜破溃(此时需在感染的情况下行手术修补)、脓毒症、先天性肠闭锁得不到及时诊断和汞中毒。并且住院时间长。

③ 像腹裂修补一样,都应做胃造瘘减压。

3. 术后治疗

(1) 一期缝合者,由于还纳的腹内容压迫膈肌,因此呼吸可能受抑。此时需要用肌松剂加机械通气,直至腹壁肌能适应腹内容。

(2) 由于下腔静脉受压,因此下腔静脉回流可能受影响。两腿可呈现静脉回流障碍和水肿征象,用上肢静脉输液。

(3) 对分期手术者,每次还纳内脏后腹压都会增加,应注意观察呼吸和静脉回流情况。

(4) 无论一期缝合还是分期修补,都应该用静脉营养,因为此种病人的肠道运动和吸收功能恢复均缓慢。

(5) 未破溃的脐膨出修补后,肠功能恢复比腹裂快,但也应该行静脉营养。

【预后】

1. 腹裂　虽然早期处理棘手,但远期结果良好。

(1) 在内脏脱出的部位可发生肠狭窄,需要在后期行手术切除。

(2) 由于静脉营养的应用,死亡率已由以往的 30% 下降至 10%。死亡的主要原因是脓毒性感染和大段肠坏死。

(3) 大段肠坏死切除后可发生短肠综合征。

2. 脐膨出　脐膨出的结局与腹壁缺损的大小以及有无其他合并畸形有关,总死亡率为 20%~60%。

第四节　食管闭锁和气管-食管畸形

在活出生儿中,其发生率为 1/3 000。这是由多种疾病组成的一组疾病,各疾病在出现症状的时间和治疗方法上差异很大,并且这组疾病常伴有其他器官或系统的发育异常,从而使治疗更为复杂困难。

【分类】　四种最常见的气管-食管畸形变异以及每种变异的相对发病率如下:

(1) 近段食管闭锁伴远段气管-食管瘘:85%(C 型,食管近段盲袋伴远段瘘)。

(2) 单纯食管闭锁(H 型瘘,近、远段均为盲袋)、无瘘,占总病例的 10%。

(3) 气管-食管瘘不伴食管闭锁(E 型,"H 型"瘘),占总病例的 5%。

(4) 近段和远段气管-食管瘘伴近段食管闭锁(罕见型)占 2%。

【伴随异常】　约 40% 的病人还合并有 1 个或多个其他器官系统的畸形。

(1) 心内膜垫缺损是最常见的一种单器官伴随异常。

(2) VATER 综合征是一种公认的先天性复合畸形,由脊椎缺损、肛门闭锁、气管食管瘘、桡骨发育异常和肾脏发育异常五种畸形构成。①这五种畸形可全部在一个病人身上表现出来，也可仅表现几种畸形；②如病人仅表现几种畸形，此时必须将其他几种畸形逐一排除。

【诊断】 患儿一般有一定程度的呼吸窘迫表现，有呛咳、吐黏液样物，因此食管闭锁和气管食管瘘在出生后多能及时诊断。

（1）由于食管近段为盲袋，食管内容可被吸入肺内引起症状。①患儿唾液过多或有流口水；②由于误吸可发生痉挛性咳嗽，若喂入食物可引起阵发性窒息性呛咳或发绀。

（2）若食管下段有瘘与气管相通，则胃液可不断进入气管，其后果比食管上段盲袋所造成的后果更为严重。

（3）可有呼吸急促和肺炎体征。

（4）舟状腹常提示单纯型食管闭锁，此时食物不能进入胃肠道。

（5）经鼻插管时导管无法进入胃内，这可进一步证实食管闭锁。

（6）胃管插入无法进入胃内，摄胸片可诊断食管上段盲袋。

（7）单纯型食管闭锁的特征是腹内无气体。

（8）必须了解有无呼吸困难、肺不张或肺炎，以便判断手术时机（立即手术抑或延期手术）。

（9）术前应确定主动脉弓位置。

（10）从侧位片上测量食管缺损的长度。

【治疗】 一旦诊断明确，均应及早手术。

1. 术前准备 诊断明确后，应做下列准备：

（1）用特制的双套管（Replogle 管）对食管近段盲袋做持续负压吸引减压。

（2）用小躺椅使小儿上身固定于直立位。

（3）若决定行延期修补，可行胃造瘘，这样既可防止胃液继续经瘘口进入肺内，又可作为营养通路。

（4）对单纯型食管闭锁，术前可每天用胃管顶食管近段盲袋，使其伸展，使食管缺损区缩短，便于以后手术。

2. 手术要点 若闭锁段 < 2 cm，并且无肺炎体征，可立即行一期修补。若闭锁段长度 > 2 cm 或超过 2 个半椎体，应行延期修补。无论是一期修补还是延期修补，术中都应做到以下几点：

（1）于术中用广谱抗生素。

（2）若以往未行胃造瘘，就应该做一个胃造瘘术，不过有关胃造瘘还存在争论。

（3）目前主张经右侧胸腔胸膜外入路修补，避开主动脉弓，防止因吻合口漏导致脓胸。

（4）修补气管食管瘘。

（5）行一期修补吻合，分离闭锁远侧的食管时应注意保护其血供，因为此处血供差。为了分离足够长的食管行无张力吻合，可分离利用食管近段盲袋。食管肌切开也可增加食管长度，有利于吻合。

（6）在胸膜外腔放置引流。

3. 术后处理 主要着眼于肺部和食管并发症。

（1）尽早拔管，有利于气管修补处的愈合。

（2）积极行呼吸道冲洗，既可治疗术前已存在的吸入性肺炎还可避免再插管。①再插管可损伤食管或气管的修补口;②还可能造成一定程度的气管软化而影响肺功能;③术后早期拍叩胸部可防止肺部并发症。

(3)让患儿卧于躺椅上,保持上身抬高,因为术后早期食管功能差,不能有效地将分泌物推向远段。

(4)吸痰要注意,吸痰管的长度要固定,防止戳伤修补口。

(5)术后 7 天用泛影葡胺检查食管。①无漏时可开始口服食物,口服食物后若无异常,可拔去胸膜外引流管;②在此之前,若有胃造瘘,可经造瘘管进行管饲。

(6)必须做术后随访。术后的某些并发症对患儿有严重影响。

① **最重要的是食管运动功能障碍及其伴随疾病。**

- 食管近段扩张,结果其内容物可误吸入呼吸道或扩张的食管压迫气管。
- 严重胃食管反流,反流物也可被误吸。若术后胃食管反流严重,可考虑做抗反流手术,通常采用 Nissen 胃底折叠术。
- 吻合口狭窄过去被认为是吻合口血供不佳所致,目前认为系胃食管反流引起食管炎所致。

② 复发瘘:既往认为是一种比较常见的术后并发症,但近来的研究提示罕见。

【预后】 与患儿的出生体重、肺部情况以及是否合并其他先天异常有关。一般将患儿分成下列三组:

(1)A 组生存率为 100%:患儿体重 > 2 500 g,无其他先天异常,无肺炎体征。

(2)B 组生存率为 80%:患儿符合下列条件之一:①体重在 1 800~2 500 g;②体重 > 2 500 g,但有轻度肺炎;③有一种或多种先天性合并异常,但不危及生命。

(3)C 组生存率为 43%:患儿符合下列条件之一:①体重 < 1 800 g;②有严重肺炎;③合并有危及生命的先天性异常。

第五节 肠旋转不良

本症是指中肠在腹腔内的位置异常和肠系膜的融合固定失常。受累肠段从 Vater 壶腹起至横结肠近侧 2/3 止,包括全部小肠和部分结肠。本症可单独发生,也可合并其他先天性畸形,如膈疝、脐膨出和腹裂。可发生肠梗阻和肠扭转而危及生命。

【病因与病理】

1. **正常胚胎发育** 中肠在腹腔外发育后进入腹腔内,并在腹腔内做 270° 的逆时针旋转,形成中肠的正常位置:

(1)盲肠位于右下腹。

(2)升结肠固定于右结肠旁沟处。

(3)十二指肠固定于后腹壁,肠系膜上动脉跨越十二指肠横部。

2. **旋转不良所致的器官移位**

(1)盲肠不在右下腹,十二指肠横部前方无肠系膜上动脉跨过。

(2)正常小肠系膜的基部应固定于从 Treitz 韧带至盲肠处,旋转不良时仅附着于肠系膜上动脉。

(3)盲肠可以固定在不同部位,但以右上腹最常见,在此处盲肠有一纤维性索带(Ladd 索带)跨越十二指肠降部。有时升、降结肠系膜未与后腹膜固定。

3. 旋转不良的结局　肠旋转不良常伴有**两个严重病变**,并且需要紧急处理。

(1) 肠梗阻:原因是固定于右上腹的盲肠所形成的腹膜索带压迫十二指肠第二部分,引起胃和十二指肠扩张。

(2) 中肠扭转:此症比肠梗阻更为严重。此症是小肠沿血管轴(肠系膜上动脉)扭转,从而造成整个小肠的缺血和梗阻,导致全小肠坏死,是一种高致死率的病情。

【临床表现】

(1) 发病年龄不定,50%以上的肠旋转不良在出生后 1 个月内急性发作。多数病儿出生后有胎粪排出。一般于出生后 3～5 天开始吐出胆汁样物,常呈间歇性发作。伴有轻重不等的腹痛(哭闹)、腹胀、压迫症状。

(2) 排出血性便提示肠黏膜或肠壁有缺血坏死,为病程晚期症状。

(3) 患儿血液动力学可正常,也可有缺水或休克表现。

【诊断】　为了防止发生肠扭转和肠坏死,早期确诊至关重要。当疑诊为肠旋转不良,并且无法除外该诊断时,应该尽一切努力尽快明确诊断。对高度怀疑但不能除外的肠旋转不良,应立即手术探查,约 50%的肠旋转不良伴梗阻的患儿是肠扭转。X 线在诊断中有重要地位。

经验之谈:

　　对胆汁性呕吐的婴儿,一定要排除高致死率的中肠旋转不良! 上消化道泛影葡铵造影是诊断本病的金标准。

(1) 由于十二指肠降部受压,气体和食物下行受阻,因此仅在胃内和十二指肠内有气体,在平片上显示为"双气泡"征。对于吐胆汁的新生儿来说,"双气泡"征可以确诊。反之,若患儿无"双气泡"征,并不能轻易否认肠旋转不良之诊断。

(2) 上消化道泛影葡胺造影是诊断本病的金标准,可发现 Treitz 韧带位置异常、十二指肠位于中线右侧或十二指肠梗阻征象,也可发现造影剂在肠扭曲部受阻而呈"鸟嘴"样改变。钡灌肠显示盲肠和升结肠位于右上腹或左侧腹部。

(3) CT 和超声对本病的早期诊断有重要作用(详见第二十三章第四节)。

【鉴别诊断】　肠旋转不良常需与十二指肠闭锁、狭窄、环状胰腺、嵌顿疝相鉴别。前者梗阻多在十二指肠第三部,呕吐发生较晚;后者梗阻多在十二指肠第二部,呕吐发生较早。钡剂灌肠发现盲肠位置改变可明确肠旋转不良的诊断。

【治疗】　无症状或轻度不适者,可通过饮食调节、灌肠缓解。肠内容物出现通过障碍或急性腹痛发作是手术指征。手术方法随有无扭转而定。

1. 单纯性肠旋转不良用 Ladd 术式(图 31-3)　3 个月以下小儿取右上腹横切口;3 个月以上小儿取右上腹旁正中切口。

2. 肠旋转不良伴肠扭转的外科手术分为五步:

(1) 先按逆时针方向将扭转的中肠复位。

(2) 松解纤维性腹膜索带,解除对十二指肠的压迫,显露全部十二指肠。

(3) 拓宽中肠系膜的根部:将结肠置于左侧腹部,小肠置于右侧腹部,使十二指肠空肠交界点与回盲交界点保持一定距离。

(4) 切除阑尾:以免日后发生混淆,原因是盲肠会被放置于左上腹。检查腹内其他脏器

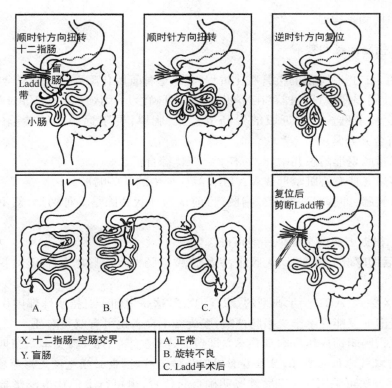

图 31-3　Ladd 手术

有无先天异常（如：十二指肠隔膜）。

（5）将小肠放置于中线右侧，结肠放置于中线左侧。

3. 检查小肠活力，确定坏死范围　①若坏死范围小，可切除之。然后用 Ladd 术式处理。②若中肠坏死范围大，则不应切除太多肠段，可将扭转之小肠复位后放入腹腔，然后缝合腹腔，待 24 小时后再次手术进腹，如此可发现边缘区有部分肠襻存活，从而减少切除范围。

【预后】

（1）在 Ladd 手术后，约有 10％的患儿再次发生中肠扭转，并且一般都在手术后立即发生。

（2）单纯性肠旋转不良手术后远期疗效良好。对于行广泛小肠切除者，其预后主要取决于残留小肠的长度，广泛切除者可发生严重营养不良，甚至死亡。

（3）该病病理变化复杂，常有合并畸形，死亡率约为 10％～16％。常见死亡原因是肠扭转，早产儿死亡率高。

（4）早期诊断治疗能显著降低死亡率，肠外营养能降低手术并发症与术后死亡率。

第六节　肠闭锁与狭窄

闭锁可以见于消化道的任何部位：十二指肠（50％）、空回肠（45％）、结肠（5％）。十二指肠闭锁形成的原因是在妊娠最初 3 个月内十二指肠未能再通；空回肠闭锁和结肠闭锁形成的原因是胚胎期肠系膜血管意外。

一、十二指肠闭锁和狭窄

胚胎早期十二指肠降部的再管腔化过程障碍,这种管腔化障碍可以是完全性的,也可以是部分性的,也可呈隔膜(蹼)样存在(消化道造影可确诊)。闭锁多见于 Vater 壶腹部附近,壶腹部远端发病多见。梗阻近段的胃肠道扩张、肥厚;梗阻远段肠管萎陷、缩小。其中 50%～80%有合并异常:

(1) 十二指肠畸形的患儿中,30%有 21-三体综合征。

(2) 许多患儿伴有心脏畸形或 VATER 综合征中的某些畸形。

(3) 环状胰腺:即胰腺环抱十二指肠,目前认为环状胰腺是一种畸形,但不是十二指肠狭窄的原因。

【诊断】 根据下面两个征象一般可确诊:

1. 出生后即呕吐 吐胆汁,无腹胀,提示高位空肠梗阻。呕吐不含胆汁,提示梗阻位于壶腹以上。

2. 腹部 X 线片(AXR) 示典型的"双气泡"征,这是胃和十二指肠球部内积气所致。

(1) 双气泡征仅能提示十二指肠梗阻,肠旋转不良者也可有双气泡征。

(2) 十二指肠闭锁或狭窄本身并不立即致命,但肠旋转不良(参见本章第四节)可致命。当面临一位有双气泡征的患儿,且准备暂时取保守治疗时,则必须先做泛影葡胺检查排除肠旋转不良。其方法可采用泛影葡胺灌肠明确盲肠位置,也可行上消化道泛影葡胺检查了解十二指肠走向。

【治疗】 经适当准备后均需手术。

1. 术前准备

(1) 根据需要行胃肠减压和补液,纠正水、电解质紊乱和营养不良。

(2) 用广谱抗生素。

(3) 由于本病常伴有其他严重的先天性异常,因此术前应仔细检查并且使之稳定。但是必须排除肠旋转不良,因为肠旋转不良不允许我们花长时间做术前准备。

2. 手术要点 目的是重建一个通畅的胃肠道。

(1) 明确梗阻部位:仔细探查,注意有无多处闭锁。

(2) 最好将闭锁两端切开后行十二指肠对端吻合。若闭锁段太长,对端吻合张力大,可行十二指肠空肠吻合。也可游离十二指肠第三部与空肠曲吻合(图 22-2)。胃空肠吻合疗效不佳,不宜选用。

(3) 若有十二指肠隔膜,可在此处切开十二指肠,切去隔膜,然后缝闭十二指肠。但术中应查清壶腹开口位置,因为开口也位于隔膜的系膜侧。

(4) 若有环状胰腺,术中应注意勿伤及胰腺:①千万不要将环状胰腺断开;②环状胰腺不是梗阻的原因,梗阻是因为狭窄所致,环状胰腺切断后的死亡率极高;③环状胰腺的处理方法是行十二指肠侧侧吻合,形成旁路。

(5) 15%的患儿还伴有胃肠道其他部位闭锁,因此必须对胃肠道进行彻底检查,保证全消化道通畅。

(6) 行胃造瘘做胃肠减压。

3. 术后处理 术后处理并不复杂,需要的是耐心。

（1）胃肠减压不仅有利于吻合口愈合，还可防止消化液误吸入肺内。

（2）由于胃和十二指肠功能障碍，同时由于远段肠道的废用性变细，因而胃肠功能恢复缓慢。

（3）需进行静脉营养支持。

【预后】　手术后远期疗效佳。死亡率与患儿有无其他合并异常、是否为早产未成熟儿、闭锁程度、确诊早晚有关。

二、空肠、回肠和结肠闭锁

本病发病率为出生婴儿的 $1/6\,000\sim1/7\,000$，原因是胎儿期某一肠段的血管受损，从而引起相应肠段缺血，结果发生闭锁。最常见的部位是回肠，空肠和结肠较少见。病变严重程度与胎儿期受损血管弓的大小有关。闭锁近段肠管扩张，肠壁肥厚，蠕动功能减弱；远段肠管变细。小肠多处闭锁发生率占 $6\%\sim33\%$。

由于这种患儿不存在胚胎发育不良，因此与十二指肠闭锁相比，合并异常很少。不过，约 10% 的患儿患有胰腺囊纤维化病变。

【诊断】　当出生 24 小时后的小儿呕吐胆汁时，应该考虑本病。

（1）最早出现的症状是呕吐和腹胀，呕吐的早晚、腹胀的程度与梗阻平面有关。

（2）有胎粪排出并不能排除肠闭锁，因为在血管受损前胃肠道是通畅的。

（3）明确有无胰腺囊纤维化病变。

（4）AXR：AXR 表现取决于闭锁和狭窄的平面。①AXR 征象可能与胎粪性肠梗阻相混淆；②肠闭锁者有气液平，而胎粪性肠梗阻仅有肠扩张和肥皂泡征，无气液平。

（5）造影检查有助于进一步诊断治疗。用稀钡灌肠可发现结肠内病灶，有时甚至可发现末段回肠内病灶。还可排除先天性巨结肠、胎粪性肠梗阻和其他先天性疾病，并为肠闭锁的进一步确诊提供依据。

【治疗】　均需手术治疗，手术目的是恢复肠道通畅。

1．术前准备　有胃肠减压、输液和广谱抗生素。

2．手术要点

（1）目前主张行肠端端吻合术。由于近侧肠襻扩张，远侧肠襻废用性变细，对端吻合有一定困难。可采用"中点"法缝合；也可将远侧肠管口的对系膜缘切开扩大，以便吻合（图 16-2）。

（2）扩张的肠段的运动功能都有不同程度的受损，因此胃肠道的功能恢复较为缓慢。

（3）常规行胃造瘘，用作胃肠减压。

（4）全面探查腹腔，寻找有无其他闭锁并存。在肠闭锁患儿中多发性闭锁的发生率为 6%，其中以回肠闭锁发生率最高，结肠最低。

（5）在肠闭锁伴胎粪性肠梗阻的患儿，其闭锁远侧的肠腔内有稠厚的小肠分泌物，此时应先用 4% 的乙酰半胱氨酸液冲洗，解除胎粪性梗阻后再做闭锁修补术。

3．术后处理　主要是胃肠减压和耐心。

（1）用静脉营养支持，直至胃肠功能恢复。

（2）如有吸收不良，则恢复时间更长。

【预后】　本病很少合并先天畸形，因此患儿的生存率主要取决于患儿是否为成熟出生儿。目前的资料提示，存活率接近 100%。

三、"苹果皮"样肠闭锁

"苹果皮"样肠闭锁又称多节段性肠闭锁,是指肠段有多处闭锁,肠段之间有纤维索带相连,形似一串香肠或削下的苹果皮。此型病变重,但少见。其发生原因是胎儿期肠系膜血管弓多处受损或某一大弓受损。手术中损失肠襻较多。术后胃肠功能恢复极慢,吸收不良更为常见,需要长期静脉营养支持。

第七节 肠道重复畸形

肠道重复畸形(intestinal duplication)是形状不一的囊状或管状结构,内衬正常的胃肠黏膜。这种囊状或管状结构可以发生在口腔至肛门的任何部位,最常见于回肠末端。一般紧贴正常消化道的背侧,与正常消化道的肌层存在共同壁,血供来源也相同。20%的重复畸形与正常消化道相通。

【诊断】 消化道重复畸形偶尔可以在产前超声检查得到诊断。出生后,若重复畸形压迫了邻近的空腔脏器,则可以出现梗阻症状,如:呕吐、腹痛和腹胀。此外,新生儿还可能扪到腹部肿块。超声或胃肠造影常常可以显示正常肠管受压移位,从而明确诊断。囊状内含胃黏膜时,锝核素扫描有助于诊断。

【治疗】 消化道重复畸形的治疗有手术切除和内引流两种。

1. 手术切除 位于肠系膜的囊肿常需要连同邻近的正常肠管一并切除,因为它们的血供来源相同。管状消化道重复畸形可以与其邻近的消化道吻合使之成为一个共管。

2. 内引流 十二指肠重复畸形,一般与正常十二指肠吻合,以免损伤胆胰管。

囊肿若含有胃黏膜,且囊肿远离胃,一般主张切除囊肿,也可以将囊肿黏膜剥除,将囊肿与邻近的肠管做吻合。

第八节 肛门闭锁

胚胎发育2个月时,后肠降至会阴,同时泄殖腔膜穿破形成肛门,此过程在任何阶段中断则发生肛门闭锁。先天性肛门直肠畸形是最常见的先天性消化道畸形,在存活出生儿中发病率为1/1 500～1/5 000。男女发病率之比为2∶1。美籍墨西哥裔外科医生 Alberto Peña 在该领域做出了巨大贡献。

【分型】 见表31-1。

表31-1 先天性肛门直肠畸形分类

女性	
高位	肛门直肠不发生,伴或不伴直肠阴道瘘
	直肠闭锁
中位	肛门直肠不发生,伴或不伴直肠阴道瘘
	直肠闭锁

续表 31-1

女性	
低位	肛管前庭瘘或肛-皮瘘
	肛管狭窄
泄殖腔畸形(一穴肛)	
男性	
高位	肛门直肠不发生,伴或不伴直肠尿道前列腺部瘘
	直肠闭锁
中位	肛门直肠不发生,伴或不伴直肠尿道球部瘘
	直肠闭锁
低位	肛管皮肤瘘(肛门位置前移)
	肛管狭窄

【诊断】 肛门闭锁的诊断不困难(图 31-4、图 31-5),困难的是对闭锁范围的判断,因为治疗与病变范围有关。

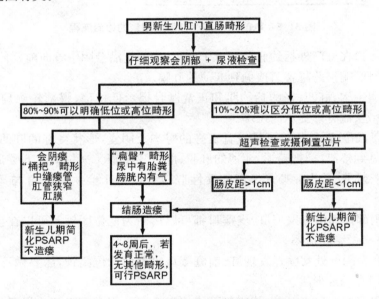

图 31-4 Peña 男性新生儿肛门闭锁的诊治流程

1. **新生儿无正常肛门** 很容易发现。出生后无胎粪,以后有腹胀、呕吐、肠型等肠梗阻表现。合并瘘者,瘘口可位于会阴部,也可位于女婴的阴道穹隆部或男婴的后尿道。此时,在女婴阴道口有胎粪排出;在男婴尿液中可混有胎粪及气体。肠梗阻表现因瘘管大小而异。

2. **体格检查** 首先要全面检查会阴部,对女婴还应检查阴道穹隆部。仔细的会阴部望诊对鉴别低位抑或高位畸形极为重要。80%男婴和90%女婴的肛门闭锁水平可以仅凭体格检查作出诊断。确定肛门闭锁类型最主要的手段是体格检查(会阴部或阴道口能否见到瘘口),其次是 B 超和 X 线检查。

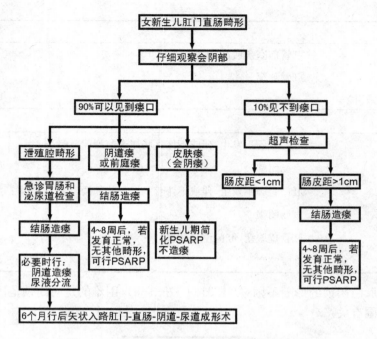

图 31-5　Peña 女性新生儿肛门闭锁的诊治流程

低位瘘的瘘口在肛门外括约肌前开口于会阴,皮下道沿会阴中缝向前延伸至阴囊根部。也可以出现"桶把"畸形跨越窦道或见到菲薄的肛膜。

完好的会阴中沟、肛凹、好的括约肌和正常骶骨提示低位瘘;臀部轮廓扁平、肛凹不明显、括约肌发育差、骶骨短提示高位瘘。

(1) 在男婴低位畸形,望诊可见发育良好的臀沟及阴囊,形状良好的肛凹,或在会阴中缝肛凹的前方见到瘘口、桶把畸形、菲薄的肛膜、肛管狭窄等。高位畸形者臀部的轮廓趋于扁平,肛凹不清楚,阴囊分叉畸形。正常女性肛门开口位于会阴后联合与尾骨尖连线的中点。

(2) 在会阴部任何位置发现肛-皮瘘口都可以诊断为低位闭锁。可以在会阴部做一期修补成形术,不必做结肠造瘘。

(3) 女婴在会阴部处女膜外发现肛-前庭瘘口也提示低位闭锁,需要做乙状结肠造瘘,等待二期做肛门直肠成形术。

(4) 在会阴部见不到瘘口者,其瘘口可能位于女婴的阴道穹隆部或男婴的后尿道或膀胱。在男婴,若存在直肠泌尿道瘘,尿液中可混有胎粪。这些都需要做乙状结肠造瘘,等待二期做肛门直肠成形术。

除此之外,绝大多数为中、高位闭锁,需要先行乙状结肠造瘘术,待日后行了断性修复术。必要时可以行超声检查或 MRI 了解直肠盲端的确切位置。

(5) 合并瘘者,经瘘口注入造影剂做瘘管造影可证实。对无外瘘的患儿,必须判断直肠是否下降至耻骨直肠肌平面下方。

(6) **直肠泌尿道瘘可并发尿路感染和高氯性酸中毒。**高氯性酸中毒的原因是结肠黏膜吸收氯,临床表现为嗜睡、呼吸快、血氯和血尿素氮值升高。这些临床表现可随时间而自行缓解,但有时仍需要用碳酸氢钠治疗。若临床表现重,碳酸氢钠纠正无效,可先断离瘘管,待以后行根治性手术。

3. X线检查 对无外瘘的患儿,必须判断直肠是否下降至耻骨直肠肌平面下方。方法是在出生24小时后将一金属片置于患儿肛门部,用胶布固定;然后将患儿双足提起倒悬2～3分钟,使肠内气体上升至直肠盲袋,立即摄侧位片。根据气体阴影与金属片之间的距离可判断闭锁范围。**这项检查目前已经完全被超声和MRI取代。**

(1)从耻骨联合至骶尾关节画一条线(耻尾线),有助于肛提肌上型与肛提肌下型的鉴别。

(2)膀胱内有气体提示存在后尿道瘘,并且提示为肛提肌上型。

(3)气体阴影与肛门标记物之间的距离大于2 cm者提示肛提肌上型。超声检查对该距离的测定可能更精确。

4. 肛门闭锁者常伴有其他器官先天畸形

(1)**最常见的是泌尿生殖道畸形**,如:肾不发育、肾发育不全、尿道下裂、尿道上裂以及膀胱外翻。肛门闭锁者合并泌尿生殖道畸形达40%。

(2)其他器官的畸形还有:①胃肠道畸形,在肛门闭锁者中占15%,其中最常见的是气管食管瘘;②心脏畸形,占7%;③骨骼系统畸形,占6%,常见类型有半脊椎缺损、骶骨不发育和脊柱裂,骶骨不发育从生理上讲对病人无影响,但可影响肛门重建术的成功。

【治疗】 手术的目的是恢复有正常控制能力的排便功能。肛管直肠闭锁或合并细小瘘者应在出生后立即手术。

1. 术前准备 包括纠正营养不良和水、电解质紊乱,充分的肠道准备。

2. 手术要点

(1)低位畸形:如有外瘘,初期处理方法有下列四种:

① 肛门口位置正常,仅有狭窄,口径2～3 mm,可做反复持久扩肛治疗(起初8～9 French),至伸入食指为度(14～16 French)。此型肛门功能好。

② 肛门口位置前移,瘘外口与外括约肌中心相距近,会阴体完整,可用Denis Brown法自异位瘘口向后切开直至外括约肌中心,使瘘口扩大,此称后切肛门成形术(cutback anoplasty)。

③ 肛门口位置前移,瘘外口与外括约肌中心相距远,会阴体不完整,则需要在异位瘘口处游离直肠,并将其移至外括约肌中心,重建会阴体,此称移位肛门成形术(transposition anoplasty)。

④ 肛膜闭锁可切除肛膜,缝合直肠黏膜和肛门皮肤。肛管闭锁可在会阴切开游离直肠盲端,行肛管成形术。肛门狭窄可做反复持久扩肛治疗,至伸入食指为度。低位闭锁术后要求做长期扩肛术,直至能排出成形便,一般需要持续1～2年。

经验之谈:

Peña手术(后矢状入路肛管直肠成形术)的精髓之一就是确切缝合会阴中心腱(2～3针"8"字缝合)以保证肛管的长度。产伤肛管括约肌撕裂二次手术容易发生的问题就是中心腱对合不佳造成肛管长度缩短,这是再次修补术后排便失禁的最佳预测因子。

内括约肌的外观状如"鲜鱼肉",外括约肌像"鲜猪肉"。

(2)高位畸形:这种肛门闭锁的处理应先行乙状结肠造瘘,在3～6个月龄时再行直肠肛门成形术。肛门成形术后要行扩肛术,防止狭窄。

- 电刺激会阴部皮肤可以用 100～240 mA,刺激肌肉一般用 20～40 mA。电刺激会阴部皮肤可以见到两种收缩,一种是矢状旁肌(外括约肌浅部)收缩引起的肛门关闭活动,另一种是肛提肌复合体纵纤维收缩引起的肛凹皮肤上抬,藉此,可了解肛凹的位置。
- 肛提肌复合体纵纤维总是位于矢状旁肌纤维的内侧,左右径仅 3 mm,因此,务必在中线切开该肌,从而保证重建后肛管的两侧肌肉量相等。
- 必须牢记,在直肠尿道球部瘘或直肠前庭瘘的瘘口上方直肠前壁与尿道后壁或阴道后壁完全融合成一共同壁,勉强分离会损伤尿道或阴道。此时,应先在直肠黏膜下向上分离 1 cm,然后再进入直肠前壁与尿道后壁或阴道后壁之间分离。

3. 术后处理　处理方法因肛门闭锁的类型而异,目的是使患儿能被社会接纳,生活能自理。一般从 3～5 岁就要训练患儿学习如何处理粪便,这种训练需要极大的耐心。

（1）低位畸形要求做长期扩肛术,直至能排出成形便,一般需要持续 1～2 年。

（2）高位畸形要求做结肠造瘘口护理,直至行肛门成形术。肛门成形术后还要求行扩肛术,防止狭窄。

（3）排便反射训练:因为患儿有肛管的解剖缺陷,要进行排便反射训练,使他们从反射性控制排便过渡到意识性控制排便。

【预后】

（1）肛门闭锁的死亡率主要与合并其他器官畸形有关。

（2）肛门功能不佳主要与处理不当有关,其次与脊柱裂或骶骨不发育等引起的神经功能障碍有关。

第九节　先天性巨结肠

先天性巨结肠又称 Hirschsprung 病,是一种肠道发育畸形。男女发病率之比为 4∶1;全结肠神经发育不正常多见于女性。原因是胚胎 12 周前肠壁上的副交感神经节细胞从头端向尾端的迁徙发育过程停顿,最后导致远端肠壁上的副交感神经节细胞先天缺如(无神经节细胞症),同时伴神经干增生。最后导致病变肠段不能舒张,蠕动不能有效进行。75%的先天性巨结肠病变部位在直肠和乙状结肠。

【临床表现】

1. 新生儿先天性巨结肠的表现是无胎粪排出。

（1）足月新生儿应在出生后 24 小时内有胎粪排出,未成熟儿应在 48 小时内有胎粪排出。

（2）患儿常有腹胀,吐出胆汁。体格检查见腹胀,偶尔可扪及充满粪便的肠襻。直肠指检发现直肠壶腹空虚,括约肌张力大,手指拔出后,可有大量水样粪便喷出,原因是指检激发排便反射。

2. 幼儿和年龄稍长的小儿则表现为顽固性便秘和消瘦。

（1）不时发作的腹泻、腹胀和呕吐提示存在小肠结肠炎。

（2）小肠结肠炎有时与先天性巨结肠伴发,若不处理,死亡率很高。

3. 有30%的先天性巨结肠病人因疾病缠绕极为痛苦。

【诊断】　主要依靠病史、症状、X 线和组织学检查、直肠肛管内测压、组织化学检查、直肠黏膜乙酰胆碱酯酶的测定和肌电图检查。

（1）先天性巨结肠可能在出生后数年还得不到诊断，对从婴幼儿起即有排便异常、无法解释的久病病人，要考虑到本病之可能。

（2）体格检查凸显的体征是腹胀，偶尔可扪及充满粪便的肠襻。直肠指检的典型所见是直肠壶腹空虚，括约肌张力大，手指拔出后，可有大量气体和粪便冲出，颇具诊断价值。

（3）腹部 X 线平片可显示气液平和扩张的肠襻，而直肠内无气体。

（4）钡灌肠示病变肠管痉挛，肠腔狭窄。

① 在扩张肠襻的远侧段与狭窄肠襻的近侧肠段之间有一移行段。移行段是正常肠管的最远端，绝大多数病人的移行段位于直乙状结肠区。

② 若病变累及整个结肠，甚至更长，累及部分小肠，此时移行段就不容易发现。

（5）X 线随访 对疑诊为先天性巨结肠但钡灌肠未得出结论的新生儿，可在钡灌肠后24 小时后再次行 X 线检查，若肠内有残留钡剂，则强烈提示先天性巨结肠。

（6）组织学检查

① 活检了解肌间神经丛（Auerbach 丛）中有无神经节细胞。活检标本的采取有两种方式：剖腹术时切除病变肠段的浆肌层；经直肠活检取全厚层。但两种方法都需要肠道准备和全身麻醉，前者需手术，后者易引起肠穿孔和出血。

② 吸取组织活检：该方法可检查黏膜下神经丛（Meissner 丛）中有无神经节细胞，并且适用于重危病人。该法由于吸取的组织少、标本小，要求病理医生具有丰富经验。

（7）乙酰胆碱酯酶组织化学检查。无神经节细胞的肠段乙酰胆碱增多，胆碱酯酶活性增强，神经酶反应阳性。确诊率达 95%。

【治疗】 先天性巨结肠的根本病变不在扩张与肥厚的肠壁，而在其远侧狭窄肠襻。诊断明确后均需手术治疗，切除病变肠管后，将结肠近断端与肛管吻合。

1. **手术目的** 根治性手术的种类很多，一般在 1 岁后或体重在 10 kg 以上时进行。其共同目的是：①切除全部或大部分病变肠襻；②重建一个有功能的连续的消化道。

2. **术前准备** 一旦诊断确立，应马上着手术前准备。

（1）对手术前病人或诊断不肯定病人，治疗原则是缓解腹胀、维持营养及水电解质平衡。

（2）对有小肠结肠炎者，要静脉用抗生素，并用胃肠减压。此外，还应行直肠置管减压，用盐水或抗生素液行直肠冲洗。

（3）一般方法是先在正常的有神经节细胞的结肠上行结肠造瘘术。若误将瘘口造在病变结肠上，术后将形成肠梗阻。

（4）一旦肠道通畅恢复，患儿即可口服进食。

（5）根治性手术一般在 1 岁后或体重在 10 kg 以上全身情况能耐受手术时进行。

3. **手术方式** 最常用的有 3 种：

（1）Swensen 手术：由于操作困难，目前已被大多数小儿外科医生放弃。该术式是在齿状线上方 1～1.5 cm 处横断直肠，切除所有病变肠段，然后行肠端端吻合术。此法操作范围大，易损伤支配膀胱、直肠的神经；吻合口瘘发生率高。

（2）Duhamel 手术：该术式是在腹膜反折水平上方切除病变之肠段，然后在直肠后方游离，将正常的近侧结肠自直肠与骶骨之间向下拖，行结肠直肠端侧吻合。本法操作简单，避免损伤骶丛神经；但术后有盲袋，造成便秘或大便失禁。

（3）Soave 手术：该术式也是在腹膜反折水平上方切除病变肠段，剔除残留直肠的黏膜，然后将正常的近侧结肠经该剥去黏膜的直肠拖出,在齿状线上方行吻合术。本法不会损伤骶丛神经,无肛门、膀胱失禁之虞,但直肠套容易萎缩和感染,结果形成狭窄和小肠结肠炎。

4. 并发症　术后可发生小肠结肠炎,虽然发病率很低,但死亡率高达60%,早期诊治极为重要。

【预后】　若治疗适当,一般预后满意。治愈率达80%~85%。

(1) 若残留的肛门内括约肌无神经节细胞,患儿仍可发生便秘,此时需要经常行扩肛治疗。

(2) 偶尔可发生大便失禁。

第十节　先天性肥厚性幽门狭窄

新生儿时期由于先天性幽门环肌肥厚,导致胃流出道梗阻。主要症状是喷射状呕吐,吐出物不含胆汁。发病率约为1/4 000。

【病因与病理】　病因不详,可能与遗传或基因有关。

(1) 男性患儿为主,男女发病率之比为4∶1。

(2) 患幽门狭窄的母亲,其子代中幽门狭窄的发生率是正常人群的10倍。

(3) 白种人的发病率比黑种人高。

(4) 主要病理改变是幽门壁肌层肥厚,尤以环肌为著。幽门增大如枣形,长约2~3.5 cm,直径约1~1.5 cm,硬如软骨。

【诊断】

1. 呕吐　一般出生后2周~2月之间开始出现喷射状呕吐。出生时无呕吐症状,然后渐渐呕吐凝乳,最终呈喷射状呕吐,吐出物不含胆汁,患儿食欲好。呕吐多发生在喂后30~60分钟。

2. 低氯低钾性碱中毒伴不同程度缺水　由于呕吐,可发生缺水,表现为昏睡、无眼泪、前囟凹陷、口腔黏膜干和尿量减少(通过尿布称重或尿布更换频度估计)。

3. 黄疸　5%的患儿有黄疸,可能与葡萄糖醛酸转移酶缺乏有关,手术后黄疸可改善。

4. 腹部肿块　呕吐前上腹部可见胃形及蠕动波;呕吐后,右上腹近中线处触及一橄榄状肿物,触肿块需要经验和耐心。在超声检查普及的今天,这项检查技巧正在逐渐消失。用胃管将胃抽空对肿块的触诊有帮助。体格检查是最可靠的诊断手段,要求患儿平静、腹部松弛(可以让患儿在母亲怀里吸奶),此时可以在右上腹扪到肥厚的幽门,呈"橄榄"状,约2 cm直径,稍硬,可推动。为了让饥饿、不安的小儿安静,可以喂糖水。要插鼻-胃管进行胃减压。

5. 超声检查　首先的影像检查手段是腹部超声。超声诊断标准是幽门肌厚≥3.5 mm,幽门管长≥15 mm,幽门直径≥14 mm。

6. 上消化道造影　如果没有超声检查条件或者超声无法得出诊断,上消化道造影检查或许有助于诊断,或者检出其他原因所致的非胆汁性呕吐(如:胃-食管反流、中肠旋转不良、十二指肠狭窄)。检查时可发现:

(1) 胃增大,排空差,在24小时仍有钡潴留。

(2) 幽门管变窄(<0.2 cm)变长(>1 cm),呈"线样"征或"铁轨"征(有1~2条细钡线通向幽门)。

（3）胃蠕动增强，蠕动波不能通过幽门向十二指肠传递。

【治疗】　本病有自限性，但手术治疗比等待自愈更加简单可靠。

1. 术前准备

（1）先纠正容量不足和低氯低钾性碱中毒：措施是补液和补钾。开始可以按生理盐水 20 mL/kg 的速度静脉快速输入；然后，输 5% 葡萄糖生理盐水，输入速度调整至尿量达到 2 mL/(kg·h)。尿量满意后可以按 20 mmol/L 在输液中加入氯化钾。一旦血 Na^+ 和 Cl^- 浓度正常，即改为 0.45% 氯化钠溶液。

在容量纠正的基础上才能手术，要求：①皮肤弹性正常；②前囟压力正常；③黏膜湿润；④尿量达 2 mL/(kg·h)；⑤碱中毒的纠正要根据血碳酸氢盐浓度判断，要求血碳酸氢盐＜30 mmol/L；也可根据血氯浓度判断，要求血氯高于 92 mmol/L。

2. 手术要点　推荐的术式依旧是 Fredet - Ramstedt 幽门肌切开术。在幽门环肌上的无血管区做一个纵行浅切口，用刀背或幽门扩开钳①将肌纤维钝性折断。在切口的十二指肠端留几束完整的幽门肌纤维，目的是减少穿孔风险。在手术结束时，胃黏膜应该能从幽门肌切开处向外膨出。两侧幽门肌壁的运动应该相互独立。通过鼻-胃管向胃内注入空气，看看是否有未能注意到的黏膜穿孔。幽门肌切开术可以采用开放手术（右上腹或脐上横切口）进行，也可以通过腹腔镜手术（3 个小切口）进行。

3. 术后处理

（1）小儿在麻醉苏醒后（2～3 小时）就可以开始少量喂饲，逐渐增加喂饲量直至达标。

（2）20% 的患儿术后因胃无力或胃炎而发生呕吐，这种呕吐一般具有自限性，偶尔需要用 1/2 张的碳酸氢钠溶液洗胃才能缓解。

（3）一般于术后 24～36 小时即可全量口服进食，并且可以出院。若术中有黏膜切破修补者应该用鼻-胃管减压 24 小时后才考虑进食。

（4）应告诉患儿家长，由于幽门切开处水肿，术后可能发生呕吐，一般有自限性。如果胃出口梗阻症状在术后 7 天依旧持续，就应该考虑幽门肌切开不全。

【手术并发症】　潜在的并发症包括幽门肌切开不全、黏膜穿孔、伤口感染和腹壁切口疝。大多数幽门肌切开不全的原因是幽门切口向近侧胃窦的切开长度不够。腹腔镜下幽门环肌切开术的优点是患儿康复快、恢复全量喂饲快、疼痛轻和瘢痕轻微。但是，腹腔镜入路的幽门肌切开不全发生率（1%）比开放入路（0.3%）稍高，黏膜穿孔率两者持平。

黏膜穿孔是罕见事件（0.5%）。请用几针可吸收细线间断缝合法缝闭黏膜破口，然后用大网膜补片覆盖。少数情况下，由于黏膜破口太大，就应该连同切开的幽门肌一并缝闭，然后与原切开处呈 180°角（幽门对侧）再另做一个与之平行的幽门环肌切开。

【预后】　本病手术后不会复发，术后长期随访无溃疡病、畏食以及裂孔疝等后遗症，也不影响生长发育。

---

①　幽门扩开钳（pyloric spreading clamp）又称 Benson 幽门狭窄扩开器（Benson pyloric stenosis spreader），形同处理甲状腺上动脉的小直角钳（Mixter 钳），不同的是其头部呈卵圆形扁平状。

第十一节　先天性胆道闭锁

先天性胆道闭锁指胆道系统完全性、机械性梗阻,部位可发生在肝内胆管,也可发生于肝外胆管。新生儿中的发病率为 1/25 000。在我国和日本的发病率更高。

【病因】　病因不详。与本病发病有关的因素有:病毒感染、遗传因素、新生儿肝炎和肝外胆管畸形,但这些因素均未被证实。胆道闭锁都是在出生后才被发现。日本有报道发现胎儿期有胆道闭锁。

【分型】　根据梗阻部位分为肝外型和肝内型。肝外型闭锁可发生在肝外任何水平,肝内胆管正常,可通过手术重建胆道;肝内型都为肝内外胆道全部闭锁,手术引流十分困难。

根据治疗结果分为可治型和不可治型两种,由于胆道闭锁在诊断上的进展,已使得这种分型与其结局不相吻合。

1. 可治型　占 20%。表现为胆总管近段正常,且胆总管远段有闭锁,本型可通过胆管空肠吻合来治疗。

2. 不可治型　肉眼在肝门部找不到胆管,无法行胆汁引流术。目前认为此型可通过 Kasai 手术治疗,建立引流。

【诊断】　从临床经验上讲,最重要的一点是小儿在出生 1 个月后出现进行性黄疸。对于内科原因所造成的血结合胆红素增高来说,诊断的迟早对疾病的结局影响不大,因为内科性结合胆红素增高尚无有效治疗,而胆道闭锁手术的结局则取决于诊断的迟早。**诊断中最重要的检查是核素扫描。**

1. 临床表现　患儿出现症状的时间是出生后 4 周至 4 个月,表现为黄疸进行性加重,部分患儿有大便色变浅,尿色变深如红茶。一般无其他症状。晚期可出现肝脾肿大、肝硬化、腹水。

2. 实验室检查　血结合胆红素升高和 ALP 升高。肝功能状况取决于瘀胆对肝脏的损害程度,肝功可正常,也可不正常。

3. 辅助检查　目的在于鉴别胆道梗阻与其他原因所致的高结合胆红素血症。

（1）TORCH(toxoplasmosis, others, rubella, cytomegalovirus, herpes simplex virus)滴度:主要是检查有无弓形体病、风疹、巨细胞病毒和单纯疱疹病毒等感染。

（2）血浆蛋白电泳:检查有无 α_1-抗胰蛋白酶缺乏。

（3）超声检查:了解胆管是否扩张,胆囊是否存在。

（4）核素扫描:用 ^{99m}Tc 标记的亚氨基二醋酸衍生物(PIPIDA,HIDA,DECIDA)示踪,了解该物质被肝泌入胆道进入肠道的情况。若核素聚集于肝内,胆道和肠道不显影,可行剖腹探查、肝活检、胆道造影。

（5）经皮肝穿刺活检:如操作熟练,本法对诊断很有帮助。若组织学上见小胆管增生,同时有肝细胞坏死,则应考虑胆道闭锁。

（6）核磁共振:可清晰地显示梗阻部位。

4. 若经上述辅助检查仍不能除外胆道闭锁,则应该行剖腹探查。

【治疗】　本病的治疗主要为尽早明确诊断,及早通过手术重建胆汁引流。

1. 术前准备　纠正水、电解质紊乱和营养不良;应用维生素 K。

2. 手术要点

(1) 若术中能见到胆囊,则先经胆囊行胆道造影。若胆管造影示胆道正常,可楔形切取一小块肝组织活检,终止手术。

(2) 若找不到胆囊及胆管,则应尽力在肝门部寻找有空腔的胆管或闭锁之胆管。

(3) 若在肝门部找到有腔胆管,可行胆管造影。若肝内胆管存在,则将空肠与之行 Roux-en-Y 吻合,此称可治型胆道闭锁。

(4) 若肝门部也找不到胆管,可在肝门部解剖后,行 Kasai 手术,其方法是将空肠与肝门相当于胆管的位置行 Roux-en-Y 吻合,并且加做胆支空肠腹壁造瘘。但大多数疗效不满意。

(5) 有些学者主张行原位肝移植,并且结果满意。但由于供肝来源匮乏,限制了其发展。

【预后】

(1) 影响 Kasai 手术效果的因素有 2 条。

1) 手术时患儿的年龄:以 8～12 周的患儿手术后疗效最佳。就目前来看,若小儿大于 20 周才手术,还无长期存活的报道,其原因是淤胆造成了肝功能不可逆损害。

2) 肝门部组织标本中胆管的镜下分级:①胆管直径 > 120 μm 者预后佳;②胆管直径 < 70 μm 者预后差;③胆管直径在 70～120 μm 者为"灰色区",这种病人的黄疸和肝功能可好转,另一部分病人则不能好转。

(2) 目前,行手术的胆道闭锁者占全部胆道闭锁者的 60%。

1) 但是,黄疸消退并且肝功能恢复正常者仅略超过半数。

2) 行手术的胆道闭锁者中有 1/3 用 Kasai 手术治疗满意。

(3) 到目前为止,若 Kasai 手术不能使肝功能好转,则无他法可施,除非行肝移植。在 Kasai 手术失败的病例中有 1/2 行肝移植疗效满意。

第十二节　新生儿坏死性小肠结肠炎

这是一种新生儿的肠道缺血性疾病,多发生于低体重未成熟儿,病因和发生机制不详,可能的原因有细菌感染、低氧血症、脐动脉插管、主动脉血栓形成、高渗饮食及免疫抗体缺乏。发病多在出生后 2～10 天内,以小肠、结肠的坏死为特征,表现为腹胀、呕吐及便血,X 线特点是肠道胀气和肠壁气囊肿形成。

【病理】 基本原因是缺血和乏氧,从而使肠黏膜坏死脱落,继而细菌侵入肠壁发生坏疽和穿孔。整个肠道除十二指肠外均可受累,以回肠末端为多。肠壁病变呈局限型,范围长短不一,界限明显。肠黏膜呈斑片状或大片坏死,甚至扩展到肠壁全层坏死引起穿孔。肠腔高度积气,肠壁积气大多在黏膜下层。少数肠壁内有气囊肿,甚至门静脉内积气。

【诊断】 根据患儿有缺氧、呼吸窘迫综合征、休克的病史,结合临床表现、实验室检查、腹部 X 线平片,可以诊断。

(1) 患儿一般是未成熟出生儿或低体重出生儿(75% 的患儿在出生时体重低于 2 000 g),一般都在出生后 2 周内发病。

(2) 首发体征是畏食和腹胀,常有咖啡色胃液、肉眼血便或大便隐血阳性。发病急,病情迅速恶化,出现嗜睡、脓毒症表现、休克及 DIC。

(3) 常伴有下列围产期问题:胎膜早破、产程延长、羊膜炎、脐动脉插管、呼吸窘迫、窒息、发绀或产后复苏。

(4) 实验室检查示白细胞减少、血小板减少、血细胞比容低、血钠降低、代谢性酸中毒和凝血功能异常。

(5) 腹部 X 线平片有助于诊断,并且可以对病情发展做追踪检查。X 线可发现**肠襻扩张**、水肿、肠壁内气体、门静脉内积气、孤立的持久扩张的肠襻或肠穿孔所致的腹腔游离气体。

【治疗】 本病的主要治疗手段是内科治疗,方法有胃肠减压(用大口径管)、静脉用抗生素、输液和静脉营养支持,但约有 25% 的患儿因并发症(穿孔、坏疽或肠狭窄)需要手术处理。

1. **手术目的** 切除坏死肠管、清除感染源、减少毒血症、防止腹膜炎扩散。

2. **早期手术的绝对指征** 肠穿孔。

(1) 诊断方法一般靠腹部 X 线检查。病人取左侧卧位,每 4～6 小时或根据临床需要摄侧卧位 X 线片。

(2) 若有穿孔,切除穿孔坏死的肠段,原则上在急性期尽量不做肠吻合,而行**肠管近断端造瘘＋远断端缝闭**,以免肠管继续坏死需要再次手术处理。必要时,可以做多处肠造瘘。也有人主张在严重病例行胃造瘘,一方面行胃减压,另一方面行营养支持。对全部小肠或高位小肠受累病例可以考虑在 24～48 小时后二次开腹探查。

(3) 肠切除后,肠管一期对端吻合仅适用于病变局限、单个穿孔的患儿。

(4) 重症患儿穿孔时,往往不能耐受大的切除手术,此时可在局麻下行腹腔引流术。

3. **手术的相对指征** ①腹膜炎体征逐渐加重(腹壁红肿)。②在积极内科治疗 12 小时后病情仍不稳定,病人仍然有酸中毒、呼吸困难、体温不升。③X 线示扩张的肠襻持续存在。④腹部扪及肿块。⑤肠狭窄伴梗阻一般发生在急性发作后 3～6 周。可在营养状态纠正后切除狭窄之肠段,然后一期吻合。

4. **术后处理** 继续对原发病进行内科治疗,同时行术后常规治疗:

(1) 抗生素、胃肠减压和静脉营养。

(2) 病情可能继续发展,可能再次发生穿孔而需要手术治疗。

(3) 在急性病情缓解后 10～14 天才能恢复口服饮食。早期由于肠黏膜再生并且新生黏膜功能不完善,因此对饮食成分要做调整。

(4) 小肠造瘘口的关闭可在本次住院期间进行,也可延迟。

(5) 造瘘口的护理很困难。①局部可发生肠脱垂、瘘周皮肤退变或黏膜受刺激损伤;②生理改变有体液丢失、电解质紊乱和对食物的耐受力降低;③为了防止进一步的并发症发生,应该对上述局部和生理改变早期加以注意和处理。

【预后】

(1) 在仅需内科治疗的坏死性小肠结肠炎病人中,死亡率为 20%。

(2) 在需要外科治疗的病人中,死亡率为 50%,提示手术治疗组病情重。

(3) 对坏死性小肠结肠炎后康复的病人,其远期并发症的发生率并不高。①主要并发症与脑室内出血、慢性肺功能不全或心脏合并症有关;②小肠广泛切除后的小儿可发生短肠综合征(参见第二十三章第七节),此类患儿应改变饮食结构或行营养支持。

第十三节 常肛直肠前庭瘘

常肛直肠前庭瘘(rectovestibule fistula, anovestibular fistula)又称后天性女婴直肠前庭瘘(acquired rectovestibule fistula in female infants),指出生后有正常肛门,之后在新生儿期发现舟状窝、前庭部位有瘘口排粪或发生脓肿破溃后出现瘘口。本病在1960年首先由丹麦学者Bryndorf撰文描述并命名为女婴消化道双重末端(double termination of the alimentary tract),1971年Stephen将其命名为会阴管(perineal canal),1978年White将其命名为肛管直肠前庭瘘(anorectal - vestibular fistula)。

【病因】 此病在亚洲国家较西方国家多见,病因学上仍存在先天形成和后天获得两种观点之争:

(1)西方学者多认为本病是一种先天性畸形,其重要理由是有阳性家族史,有些病例共存有肛门狭窄或骶椎畸形,部分管壁内层为鳞状上皮。

(2)国内大多学者认为本病与男童发生肛瘘的机制相似,系肛门隐窝过深或肛腺囊性扩张,为后天性而非先天性消化道双重末端畸形,其主要依据是发病年龄较晚,50%以上患儿在出生后2~3个月时有会阴部感染史,自红肿破溃处漏气或漏粪,多数不能确定新生儿期发病,瘘管病理检查没有完整的黏膜层、黏膜下层及连续平滑肌,罕有合并肛门狭窄和家族史。但极少数患儿新生儿期即有瘘口形成,且追问不到局部感染史,后天获得学说难以解释。

【诊断】

1. 舟状窝及前庭部位污粪 部分病例先有前庭部红肿感染,继而瘘粪,或经切开引流后形成瘘管。瘘管外口多位于舟状窝处,可稍偏左或偏右。瘘管内口均在直肠前壁正中齿状线水平。瘘口直径0.2~0.8 cm。

2. 瘘管外口 多位于前庭中央或两侧,管径2~5 mm,长不足1 cm,内口多位于直肠前壁正前方,距齿状线以上1.5 cm以内。

3. 直肠指检 直肠指检顶起直肠前壁或用探针可清楚显现瘘管,呈直线性。

【治疗】

1. 内科处理 保持排便通畅,便后清洁外阴。

2. 切开引流 局部急性感染时,应用抗生素及局部热敷,溃破后保持引流通畅,脓肿形成时切开引流。

3. 手术修补 形成慢性瘘管者,2~3岁后采用直肠内瘘管修补术。经直肠修补女童直肠前庭瘘是简单、可靠的手术方法。

(1)术前准备肠道:术前口服1天甲硝唑片和庆大霉素口服液。术前一天禁食,但可饮水,并于当晚及次日晨各清洁灌肠1次。

(2)手术方式:手术年龄的选择以6个月以上为宜,3~5岁为最佳手术年龄。因此时会阴体已有一定的发育,便于术中组织解剖和手术操作。术后复发患儿年龄多在6岁以上,并且多发生于术后7天左右,先有局部感染,继而漏气或漏粪。因此较大儿童手术操作一定要更加注意。若瘘管复发可局部硼酸液坐浴,待感染控制后,半数可自行愈合。

■ 直肠入路修补术:患儿俯卧,臀部垫高、屈膝、屈髋,扩肛后,用粗丝线缝吊、拉开肛管,充分暴露直肠内瘘口,经肛门向直肠腔内顺序填塞适量消毒绷带,头端可沾少许碘伏,目的是防止肠内容物在手术操作过程中污染切口。绷带尾端系一根丝线露于肛门外,便于手术完毕后取出。在瘘管内口3、6、9、12点位置各缝一根牵引线。提起牵引线,在牵引线外侧用电刀环形切开直肠黏膜,紧贴瘘管用电刀向外口方向分离瘘管。分离近外口时切断瘘管,一般瘘管长约0.8 cm,其残端用4-0单乔线间断缝合数针。经直肠切口向上游离直肠壁全层(一定要在直肠阴道间隔平面分离,切勿仅游离直肠黏膜层)约1.0 cm,游离直肠壁要充分,保证直肠切口上、下缘能无张力对合。用4-0单乔线间断缝合直肠切口,要求对合良好。术毕,抽出直肠腔内无菌绷带。

- 前庭入路修补术:病人仰卧截石位。术者左食指伸入直肠内,扩张肛门,了解瘘管情况。在前庭部瘘口用"8"字缝合将瘘口牵起(也可以在3、6、9、12点位置各缝一根牵引线),距瘘口缘1~2 mm剪开舟状窝黏膜和黏膜下一圈,针状电刀止血,结合血管钳钝性分离,找到阴道后壁与直肠前壁之间的间隙,顺此间隙游离瘘口上下之直肠前壁,至阴道后壁和直肠缺损能在无张力情况下缝合修补为度。瘘口预置内荷包线,在直肠内将瘘管翻入直肠(此时内荷包变为外荷包),收紧荷包线,在直肠内打结。用4-0单乔线先间断缝合缺损上下缘直肠前壁,然后缝合阴道后壁,修补缺损。

- 分期修补法:也有学者主张常规乙状结肠双筒造瘘、粪便暂时转流,保证会阴部手术区的清洁和愈合,但最终完成直肠前庭瘘修补需3次手术,给病儿造成了极大痛苦。

(吉群祥)

第三十二章
动脉疾病

血管外科的发展仰仗血管外科基本操作技术、诊断检查技术和血管代用品三大技术的发展。动脉疾病主要分闭塞性疾病和扩张性疾病两大类。

第一节　动脉闭塞性疾病

动脉的狭窄或闭塞所引起的临床表现不一，症状的严重性和特异性取决于下游器官的特点、狭窄的程度、梗阻形成的速度以及侧支循环的情况。绝大多数的动脉闭塞继发于动脉内膜的粥样硬化。一般来讲，动脉粥样硬化是一种进行性疾病，有一定的遗传易感性，然而，对大多数病人来说，环境因素所起的作用更大，尤其是饮食和运动。动脉粥样硬化是一种全身性疾病，但是，通常仅表现为一个器官的症状，主要是冠状动脉。因外周动脉粥样硬化进行动脉重建手术发生死亡的病人中，50％是因冠心病死亡。动脉闭塞性疾病的其他少见原因还有：纤维肌肉发育不良（fibromuscular dysplasia）、放射性血管损伤、血管炎（如 Takayasu 动脉炎和 Buerger 病）。

一、急性四肢动脉闭塞性疾病

本病主要见于下肢，可造成下肢动脉血供突然中断，如不采取紧急措施恢复动脉血供，坏死将接踵而至。急性下肢动脉闭塞最常见的部位是股动脉（占全部病人的 35％～50％），其次是髂动脉、腘动脉和主动脉分叉处。

【病因】　新近出现的心律失常，尤其是心房颤动，是栓子来源的重要线索。急性下肢动脉闭塞最常见的原因是来自体内不同部位的栓子，并且往往是多发性栓子。

1. 心源性栓塞　占栓塞的 70％以上，一般都是附壁血栓脱落所致，附壁血栓形成的原因是心肌梗死的室壁瘤或房颤。栓塞的其他原因还有心瓣膜病、人工瓣膜、细菌性心内膜炎和心房黏液瘤。

2. 动脉-动脉栓塞　栓子来源于溃疡性动脉粥样硬化斑或血管瘤，但很少来源于腹主动脉。蓝趾综合征见于不稳定性动脉斑块脱落的微栓子，其特征是脉搏搏动好，远端肢体有缺血性疼痛。导管引起的斑块碎裂也可以引起下肢动脉栓塞。CT 和血管造影可以发现有些病人主动脉远端的病变可以很严重，称为蓬松主动脉（shaggy aorta）。

3. 静脉-动脉栓塞　又称交叉栓子或矛盾栓子（paradoxical emboli）。见于心内分流的病人（如卵圆孔未闭）或肺内动静脉畸形的病人（如 Osler - Weber - Rendu 综合征）。

偶尔情况下，很难判断严重动脉粥样硬化病人是否已经发生了栓塞，或损伤的血管是否已经发生了血栓形成，尤其在不伴心律失常或既往无心肌梗死的病人。对侧肢体脉搏存在以及既往无跛行史有助于鉴别诊断。

4. **直接损伤动脉** 通常表现明显，也可以起初表现不明显，在内膜瓣（intimal flap）形成或动脉壁血肿增大引起动脉狭窄或闭塞后才出现症状。起初仔细检查可以避免漏诊。关节脱位（如膝关节）、骨折（如胫骨平台骨折）以及骨筋膜室综合征都可以压迫动脉引起损伤。

5. **其他** 急性缺血的其他原因还有动脉血栓形成、动脉夹层、静脉流出受阻和低流状态。

【诊断】

1. **典型表现** 下肢动脉栓塞的临床表现是由于受累动脉供血区组织缺血所致。病人表现为突然下肢动脉供血不足症状，最早的表现是疼痛和皮肤突然变凉。典型临床表现"5P"，即 pain（疼痛）、pallor（苍白）、pulselessness（无脉）、paresthesias（感觉障碍）和 paralysis（运动障碍），外加 poikilothermy（皮肤厥冷），则为"6P"。依据无脉水平和皮肤凉的水平可以对闭塞进行定位。如果没有满意的侧支循环，闭塞后 6～8 小时，肢体的变化就不可逆。因此，首要问题是在 4～6 小时内恢复患肢血供。无论闭塞的原因是什么，一旦发生闭塞，血管痉挛和血栓增大都会进一步加重缺血。

Balas 分类在四肢血管缺血中非常有用，2 度以上患肢的预后差：

1 度：疼痛、皮肤凉、无脉、苍白；

2 度：1 度加发绀、麻木感；

3 度：2 度加淤斑形成、感觉障碍、不全性；

4 度：缺血肢体肿胀、运动完全障碍、坏疽。

2. **辅助检查** 如果病史和体格检查提示栓塞证据明确，就应该立即进行病因治疗（definitive therapy）。如果考虑闭塞的原因是血栓形成，就应该做血管造影，区别栓塞和血栓形成（表 32-1）。栓塞多见于动脉内径突然变细的部位（动脉分叉处），闭塞附近的血管多平滑，无侧支循环；血栓形成多发生在粥样硬化的基础上，闭塞部位附近动脉有虫蚀征和钙化，侧支循环丰富。血栓形成可以选择溶栓治疗。对没有外伤、出现急性下肢缺血的病人，应该考虑并存心脏病，做 ECG 和 CXR 检查。待下肢血供恢复后，再做经食管超声心动图检查，排除心源性栓子。实验室检查在疾病早期诊断中价值不大，但在疾病的后期处理中很重要。

表 32-1 栓塞和血栓形成的鉴别

	动脉栓塞	急性动脉血栓形成
发病基础	多伴有房颤等心脏疾病	有动脉硬化闭塞（ASO）等下肢慢性动脉狭窄性病
发病前的缺血症状	无	有间歇性跛行及肌萎缩等
发病后的症状	发病后 6～8 小时是治疗的黄金时间	一般进展缓慢
好发部位	动脉分叉部	见于 ASO 的好发部位（股浅动脉等）
动脉造影所见	闭塞部位以外处动脉正常，无侧支循环	闭塞部位周围亦不正常，有狭窄，有侧支循环

3. **判断** 穿入伤、长骨骨折以及关节脱位病人可以有血管损伤。动脉损伤的"硬"证据（hard signs）是损伤远端肢体的脉搏减弱或消失，损伤远侧的肢体缺血，创口活动性动脉出血，伤口处或伤口远侧杂音，以及大的膨胀性搏动性血肿。对穿入性损伤、动脉损伤体征明

确者,应该立即手术,术前不必做血管造影。"软"证据(soft signs)是创口与附近大血管的解剖关系、损伤与神经的解剖关系、无法解释的休克和中等大小的血肿。对只有"软"证据,没有"硬"证据的病人,应该对损伤肢体的远侧做 Doppler 检查,并且要两侧对比。若两侧的差距大于 10%~20%提示需要做血管造影或手术探查。损伤部位双功超声检查有助于发现内膜瓣、假性动脉瘤以及动脉血栓或静脉血栓。

【治疗】 急性下肢动脉栓塞的处理原则是及时诊断和紧急手术解除闭塞。下肢急性动脉闭塞 6~8 小时内进行血运重建手术救肢的把握很大,此时为救肢的"黄金时段",此后组织会出现不可逆性缺血性变化,在血运重建后,会因大量组织坏死产物(钾和肌红蛋白)和酸性代谢产物进入血流而发生肌性肾病综合征(myonephropathic metabolic syndrome, MNMS)。但是,急性血栓形成的病人往往已经建立了一定的侧支循环,这些病人即使超过了上述"黄金时段",组织也未必发生坏死。由于血运重建是否安全至今无客观的标准,因此,门诊处理的要点是进行必要的、最基本的检查,然后立即手术。

1. 肝素化 诊断明确后应立即进行肝素化。先按 80 U/kg 静脉推注,然后按 18 U/(kg·h)静脉滴注,使 PTT 维持在 60~80 秒。也有人将肝素 12 500 U(= 100 mg)溶于生理盐水 100 mL 内,0.5 mg/kg 静脉推注。

全身抗凝,按每千克体重用肝素 70 单位计算(标准体重 70 kg 的人约需要静脉给予肝素 5 000 单位)。

用肝素生理盐水的配制:肝素 5 000 单位加 0.9%生理盐水 500 mL。

2. 输液 输入足够的液体量,保证尿量满意,尿量最好能保持在 100 mL/h。还可以用碱化尿液和渗透性利尿(甘露醇)措施,目的是保护肾脏免受组织长时间缺血肌红蛋白释出造成的损伤。

3. 治疗方法选择 可以按组织缺血的变化轻重分为四类(图 32-1)。

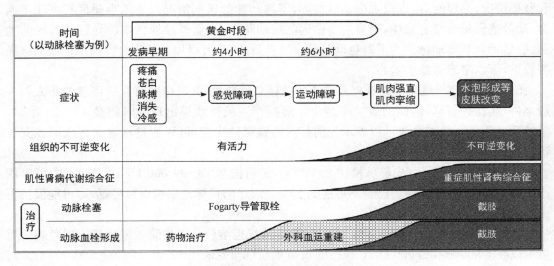

图 32-1 依据时间和临床表现的动脉栓塞治疗方案

(1) 组织活力好(无明显感觉障碍):对栓塞所致的动脉闭塞,应该行 Fogarty 导管取栓术。动脉栓塞多发生在动脉内径突然变细的部位,如动脉分叉部。对血栓形成所致的闭塞,若侧支循环好,缺血表现不重,尤其是近末梢的血栓形成,可以进行溶栓治疗。

(2) 组织活力开始消失(有感觉障碍,无运动障碍):对栓塞行 Fogarty 导管取栓术。对血栓形成进行血运重建手术。此时,发生 MNMS 的可能性仍然较小。

(3) 组织开始坏死(开始有感觉和运动障碍):**此时已经没有时间来进一步检查确诊闭塞的原因**,只要肌肉还未出现强直和挛缩,就应该立即进行血运重建手术。但是,重建血运后 MNMS 是这部分病人死亡的主要原因,好在发生率并不高。

(4) 组织大部分已经坏死:表现为肌肉出现强直和挛缩,皮肤出现水疱,此时应该做截肢手术。

4. **手术取栓** 突然发生的下肢动脉栓塞一般是心源性的。对典型栓塞有急性缺血的病人,应该紧急手术取栓。如果病人既往无跛行史,则不必行术前动脉造影。

(1) 最好能在发病后 6~8 小时内用 Fogarty 球囊导管取栓。如果病人不能耐受全身麻醉,可以在局部麻醉下取栓。游离出病变动脉后,两端上阻断带,横行切开动脉,先直接取栓,血流不畅时用 Forgarty 管取栓。先将导管沿闭塞动脉向下插取栓。如此,可使 75% 病人的肢体得以挽救。本病的死亡率为 12%~20%,降低死亡率的要诀是加强围手术期处理和尽早手术。

Forgarty 管取栓要点:股动脉一般用 4F 动脉 Forgarty 管取栓导管。导管插入后遇血栓时有阻力感,稍用力推进,使导管越过血栓,注入肝素生理盐水使球囊扩张,缓缓拔出导管。一般栓子可以容易地带出。如此,最多反复操作 3 次,直至近侧动脉有明显搏动性喷血为度。避免多次取栓导致动脉内膜损伤。在退导管时,若遇阻力,不应强行抽拉,应吸出部分肝素生理盐水使球囊略缩小后再缓缓退出,以免发生导管折断或球囊破裂。然后换小号 Forgarty 管插入远端动脉取栓,并用肝素生理盐水冲洗,直至有逆向血流。**血流再通后,一定行术中血管造影,确认无血栓残留或栓塞。**

(2) 对动脉远端 Fogarty 管无法抵达的栓塞,可以做术中溶栓。取栓后,检查远端血管和脉搏情况,必要时,可以做术中动脉造影,了解动脉的通畅情况。如果小腿远端灌注不满意,动脉造影见远端有血栓,则可能要做远侧胭动脉探查,选择性地将取栓导管插入胫前动脉、胫后动脉和腓动脉。为了避免动脉开口缝合后狭窄,可以加补片闭合。如果该段动脉病变较重,可以考虑旁路手术。

5. **溶栓治疗** 适用于血栓形成造成的肢体急性缺血,并且患肢有存活可能的病人。一般来讲,血栓越新鲜,溶栓的成功率越大。溶栓疗法最佳效果出现的时间是 12~24 小时。溶栓后血管造影检查常常可以显示先前存在的狭窄性病变,可以通过球囊血管成形或支架治疗。

(1) 大剂量肝素化(先静脉推注 20 000 U,然后按 2 000~4 000 U/h 静脉滴注)可以用于手术风险极大、肢体缺血已经不可逆的病人。治疗的目标是限制血栓蔓延,尽可能保护更多的组织。

(2) 尿激酶:可将动脉导管插到血栓处(导管抵近溶栓),直接滴入尿激酶。尿激酶的用量可以在 60 000~120 000 U/h,理想的负荷剂量(optional loading dose)是 200 000 U。同时给予全量静脉内肝素化,使 PTT 维持在 60~80 秒。瑞替普酶(reteplase)0.5~0.75 U/h 和阿替普酶(alteplase)0.5~1.0 mg/h 也可以与亚治疗量的肝素(400 U/h,iv)合用。溶栓治疗的并发症小于 10%。溶栓治疗后 6~18 小时要再做一次动脉造影,评估溶栓效果。溶栓一般持续 4~16 小时,也可延长至 30 小时。

(3) 血小板膜糖蛋白 IIb/IIIa 受体拮抗剂也可以与溶栓剂合用。阿昔单抗(abciximab)

0.25 mg/kg 动脉灌注,加用瑞替普酶。10%的病人会发生出血。

（4）溶栓期间,病人应该在 ICU 密切监测 TT、纤维蛋白原、FDP、PTT 和血常规,减少出血风险。一般来讲,当纤维蛋白原低于 1 000 mg/L,PTT 升高至正常值的 3～5 倍以上时,出血的风险明显增大。动脉开通后就可以采用全身抗凝或外科干预治疗(外科动脉重建,球囊血管成形)。

6. 创伤病人的处理 若肢体出现缺血表现或血管造影发现有内膜瓣形成等病理改变时,应该手术探查。若伤员还伴有神经或骨外伤,原则是优先恢复动脉血流(修补或旁路),在神经和骨修复后,要再次检查动脉修补处有无撕裂,血管长度与骨干的长度是否相称。关节脱位的病人要先复位。

（1）术中要先阻断损伤动脉的近远端,然后探查血肿和创口。①修补动脉优选端-端吻合。在损伤血管的近远端做适当游离有利于血管的对合;②未受伤的腿也应该一并消毒铺巾,以便切取大隐静脉供移植用;③伴随的静脉损伤也应该一并修补;④考虑大血管损伤时,要准备胸部,以便开胸;⑤动脉造影有助于判断肢体远端的血流情况,这在动脉痉挛、远端肢体脉搏扪不清的情况下更有意义。

（2）一般认为,锁骨下动脉、腋动脉、肱动脉、股动脉、股浅动脉、股深动脉和腘动脉的损伤都应该修复。桡动脉和尺动脉两根动脉仅有一根损伤,可以结扎。同样,单根胫动脉损伤也可以结扎。

7. 术后治疗 用抗凝剂减少血栓复发。

【并发症】

1. 缺血再灌注损伤 动脉血流重建后,缺血组织会发生再灌注损伤,导致组织死亡。其原因是形成的氧自由基直接损害组织,引起白细胞聚集和微循环淤滞。尽管轴向血流恢复了,但是,营养物仍然不能抵达组织,使得组织缺血时间延长。对缺血再灌注损伤,至今仍无有效治疗。

2. 横纹肌溶解（MNMS） 紧接着缺血再灌注,缺血的横纹肌开始溶解,钾、乳酸、肌红蛋白和肌酐磷酸激酶被释放入循环。电解质和 pH 的变化可以触发致命性心律失常,肌红蛋白在肾小管沉积导致色素性肾病(pigment nephropathy),最终发生急性肾衰竭。该并发症的发生与两大因素有关:缺血时间长短和受累肌肉的量。为了处理这一并发症,可以先夹闭股静脉,然后开放修复的动脉,再做股静脉切开,放血 250～500 mL 或去除高钾和酸性的血浆后回输。积极输液,用甘露醇 25 g 静脉快速输入利尿,静脉输入碳酸氢钠碱化尿液。

经验之谈:

组织或细胞的缺血达到一定程度,都会因细胞膜功能丧失而将细胞内的钾和其他"毒物"释放出细胞外。此时,若该部位的血流再通,就会将这些物质引流入体循环。大量钾或"酶解产物"进入体循环,会导致心跳骤停或肾衰竭。地震后下肢被压数日侥幸存活的伤员在获救后即刻意外呜呼、腹腔室综合征的病人在剖腹减压后发生猝不及防的心跳骤停、下肢动脉闭塞的病人在介入手法血管再通后随即死于介入手术室,无不是这一病理生理机制的典型例证。

3. 骨筋膜室综合征 其原因是长时间缺血导致细胞膜损害,体液漏入组织间隙,导致组织水肿、骨筋膜室内的压力超过毛细血管灌注压,肌肉和神经发生坏死。在怀疑小腿骨筋膜室综合征时,可以做小腿的四个筋膜室切开。骨筋膜室综合征最早的局部表现是神经损伤(受累肌肉被动牵拉后的疼痛),因为神经对缺血极度敏感,腓神经损伤可造成足下垂和足感觉异常(足下垂,脉搏消失已是晚期,提示缺血已造成了永久性损害);全身表现是MNMS。下肢缺血超过6小时者以及动静脉都有损伤者应该常规做筋膜切开。小腿筋膜切开一般做两个纵切口:前外侧和后内侧。切开后,皮肤敞开,以后待二期愈合或植皮。

4. **导管相关并发症** 分为早期并发症和后期并发症。早期并发症主要是血管损伤,如动脉穿孔、撕裂、内膜撕破和假性动脉瘤。后期并发症是取栓血管的**加速动脉粥样硬化**,与血管损伤有关。

【随访】 主要针对动脉闭塞的病因进行随访。附壁血栓和心律失常病人需要长期抗凝治疗。取栓相关的住院死亡率高达 20%~30%,绝大多数死因是合并的心脏病。

二、慢性四肢动脉闭塞性疾病

【分类】 由于症状和治疗方法的不同,下肢血管闭塞性疾病可以分为 3 个不同的解剖节段。

1. **主-髂动脉闭塞** 又称"流入病",受累的是肾下腹主动脉、髂总动脉和髂外动脉。
2. **股-腘动脉闭塞** 又称"流出病",受累的是股总动脉、股浅动脉和腘动脉。
3. **胫-腓动脉闭塞** 又称"流量(runoff)病",受累的是腘动脉远侧的血管。

【病因】 下肢动脉闭塞的两大原因是动脉粥样硬化和血栓闭塞性脉管炎(TAO,Buerger 病)。

1. **股浅动脉** 动脉闭塞最常见的部位是股浅动脉,该部位的病变常孤立存在,侧支循环好,除非有多处病变。闭塞通常位于该动脉穿过收肌腱裂孔的远侧。最常见的症状是间歇性跛行,跛行的严重程度与侧支循环有关,一般跛行距离为两个街区。

2. **股深动脉** 该动脉供应大腿肌肉,与腘动脉有交通。该动脉在起始处常有狭窄,但其远段一般不会有动脉粥样硬化灶。

3. **腘动脉** 是股浅动脉的延续。腘动脉闭塞的原因有动脉粥样硬化,腓肠肌或腘肌环抱压迫,或腘动脉外膜囊肿。在年轻人跛行时要考虑后两种情况。

4. **胫动脉** 胫动脉闭塞的原因有动脉粥样硬化和栓塞。糖尿病病人该动脉闭塞很常见。

【临床表现】 下肢血管闭塞性疾病的病人最常见的临床表现是间歇性跛行,病人诉体力活动后患肢痉挛性疼痛和重感(典型的是腓肠肌疼痛),休息后缓解。这种疼痛具有可预测性。此外,还可表现为静息痛和坏疽。若动脉血供严重不足,坏疽就进一步发展成经久不愈的溃疡。体格检查还可发现汗毛脱落、趾(指)甲变形、肢体抬高时苍白、下垂后转为红润。

跛行发生顺序为腓肠肌、臀、髋/大腿或足。腓肠肌跛行为典型的痉挛性疼痛,但臀、髋或大腿跛行可能不严重(常被描述为不适性疼痛),罕见足跛行为跖骨痛伴麻木。一般来说,症状出现部位越靠近心侧,表明动脉阻塞区域也越靠近近心侧。

1. **主-髂动脉闭塞** 表现为间歇性跛行,通常在髋部、大腿和臀部。病人可以合并股-腘动脉闭塞,症状表现在远侧肢体。症状一般逐渐加重,若症状突然加重常提示急性血栓形成。病人最终不能行走,但不会有静息痛,除非动脉远端还有病灶。Leriche 综合征是男性病人主动脉末端慢性闭塞后出现的一组症状,除典型三联征(阳痿、跛行、动脉搏动减弱或消失)外,还有小腿肌肉萎缩、足部营养性变化(见下文)和小腿苍白。慢性周围血管病多见于男性,但是主-髂动脉闭塞男女发病率相同。

2. 股-腘动脉闭塞和胫-腓动脉闭塞　表现为下肢跛行,主要在腓肠肌。进一步闭塞则出现静息痛。静息痛是足远端的一种烧灼痛,通常在夜间或小腿抬高时加重,下垂时缓解。体格检查时可以发现肢体远端的动脉搏动减弱或消失,足部皮肤出现营养性变化,如趾甲增厚、小腿汗毛脱落、皮肤有光泽和足趾端溃疡。

3. 有症状的上肢动脉闭塞　很罕见。

(1) 最容易发生动脉粥样硬化的是锁骨下动脉起始部,其次是腋动脉和肱动脉。典型表现为"臂跛"(arm claudication)以及指-手的缺血或坏死。偶尔,无名动脉或锁骨下动脉的溃疡斑块会脱落造成手部栓塞。

(2) 椎动脉窃血:原因是左锁骨下动脉在发出椎动脉前出现闭塞,此时患臂的血供来自同侧椎动脉的逆向血流,而患侧椎动脉的血流来自大脑后循环(posterior cerebral circulation)。绝大多数锁骨下动脉起始部闭塞病人无临床症状。少数病人在左上肢运动时可以出现上臂缺血症状或后循环症状,如:猝倒发作(drop attacks)、共济失调、感觉消失以及复视等。

【诊断】　慢性动脉闭塞的诊断中最主要的问题是对阻塞的部位进行定位,与临床表现相似的疾病进行鉴别诊断,如关节炎、痛风以及神经肌肉病。治疗方法的选择取决于动脉阻塞程度以及组织血供减少后功能影响程度。

1. 体格检查　对有下肢症状的病人来说,最重要的检查是股动脉和远端动脉的搏动,要求分别在静息状态下和运动后进行。**股动脉搏动消失提示主-髂动脉闭塞**,有些主-髂动脉闭塞病人在静息状态下仍然可以扪到搏动,但在运动后消失。在下腹部或股血管处闻到血管杂音也很有意义。

2. 非侵入性检查　可以对大血管的流量和组织的灌注量进行量化。

(1) 对疑有动脉闭塞的病人要常规进行分段动脉 Doppler 波检查,波形变化有助于对病变进行定位。

(2) 踝-肱指数(AAI),即小腿血压与上臂血压之比,可以对缺血程度进行量化。正常人的 AAI 大于 1.0,跛行病人 AAI 小于 0.6,静息痛病人和严重缺血病人的 AAI 小于 0.4。

(3) 经皮局部组织氧合检测可以对组织的缺血情况进行定量,但是应用还不广泛。

3. 数字减影动脉造影　这是血管成形术前评估动脉的金标准。下肢动脉的数字减影动脉造影应该包括肾下主动脉、肾动脉、髂动脉、股动脉、胫动脉和足背动脉。磁共振血管造影(MRA)也可以很好地显示这些部位,更适合于肾功能不全者。

4. 下肢慢性动脉闭塞的 Fontaine 分类

Ⅰ度:冷感、麻木;

Ⅱ度:间歇性跛行,典型的是腓肠肌疼痛;

Ⅲ度:静息痛[皮肤颜色改变(苍白)多从足趾开始,多伴有静息痛];

Ⅳ度:溃疡、坏疽(溃疡多见于足趾间和足外侧,原因是缺血部位受压或感染)。

5. 间歇性跛行要注意与椎管狭窄鉴别。

【治疗】

1. 外科治疗　间歇性跛行本身不是手术治疗的适应证,因为在多数病人,这仅仅是疾病的开始。仅有跛行表现的病人,70%～80%仍然处于稳定期,或许还会好转;10%～20%会恶化;仅 5%～10% 会发生坏疽,需要截肢。因此,跛行病人的一线治疗措施是内科治疗,重点在改善危险因素。临床上仅有脉搏消失，但无其他症状，通常不是血运重建的适应证。下列三种情况下应手术治疗。

（1）救肢：在静息痛或肢体远端组织坏死时，手术的目标是救肢。这些病人往往有多水平股-腘-胫的病灶分布。当严重主-髂动脉病变与远端病变并存危急肢体的存活时，首选主-髂动脉流入手术。

（2）外周动脉栓塞：主-髂动脉溃疡斑块脱落造成外周动脉栓塞，即使病人既往无或仅有轻微跛行史，也应该手术做隔绝加旁路手术（exclusion and bypass）或主-髂动脉内膜切除术。

（3）残疾性跛行（incapacitating claudication）：是指严重跛行影响到病人的生活质量，这种跛行的治疗反应良好。术前也应该进行减少危险因素的处理（见下文内科治疗）。

2. 内科治疗　不适应手术治疗的、有症状的病人都可以内科治疗，但目前还没有任何一种内科治疗能够阻止或逆转晚期动脉粥样硬化灶。

（1）针对危险因素的治疗是晚期动脉粥样硬化最重要的内科治疗，目标是：控制高血压和血糖、戒烟、治疗高脂血症、保持理想体重和定时锻炼。

（2）临床证据表明阿司匹林单独用或与双嘧啶氨醇合用可以影响动脉粥样硬化跛行的自然进程。此外，由于这些病人许多都合并有冠状动脉或脑血管疾病，阿司匹林（81～325 mg/日）终身服用可以减少心肌梗死或脑卒中风险。

（3）氯吡格雷和噻氯匹啶都是抗血小板制剂，可以减少间歇性跛行病人的血管性死亡率和血管成形术的需求量。但是，效果并不比阿司匹林好。

（4）己酮可可碱可以降低血液黏滞度，改善小动脉和狭窄动脉的血流量。但是，效果未得到证实。

（5）西洛他唑是一种Ⅲ磷脂二酯酶抑制剂，可以用来治疗跛行。西洛他唑的作用是抑制血小板聚集和扩张血管。50～100 mg，每日2次，可以增加步行的距离。本品不能用于Ⅲ级和Ⅳ级心衰竭。

3. 术前准备　术前要对动脉做全面评估。①对病变动脉做血管造影；②了解是否合并心、肾、脑血管以及肺的合并症，并予以纠正；③手术后早晚期的死因大多为心肌并发症，因此，对心肌功能存在疑问时，应该对心脏做详细检查；④了解颈动脉是否存在病变，询问卒中史和短暂脑缺血发作（TIA）史，听诊颈动脉；⑤腹主动脉手术前1天，进流食，输液，做机械性肠道准备，术前1～2小时开始静脉用抗生素，直至术后24小时。

4. 血管内介入治疗　主要适用于主-髂动脉疾病。也有用于远侧动脉疾病，但是，远期效果差，短段血管成形术主要适用于手术风险极大的、肢体面临丢失的病人。

5. 开放手术治疗

（1）主-髂动脉闭塞病

1）**主-双髂旁路术**适用于手术风险不大的病人。该手术可以经腹完成，也可以经腹膜后途径完成。人造血管的种类很多，最常用的是聚对苯二甲酸乙酯（Dacron）血管。必要时做远端动脉内膜切除，改善血管旁路术后血流。同样，如术前就发现肾动脉病变，可以在主动脉重建的同时做肾动脉内膜切除或肾动脉旁路术。这种手术的5年通畅率达95%。

2）**股-股、髂-髂或髂-股旁路手术**适用于单侧髂动脉病变的高危病人。远期通畅率低于主-双髂旁路术。

3）**腋-双股旁路术**适用于需要血管重建的高危病人。这种手术免除了剖腹和主动脉夹闭。虽然远期通畅率明显低于主-双髂旁路术,但是对期望寿命不长(<5年)的病人来说,不失为一种选择。

4)**主-髂动脉内膜切除术**适用于病灶位于主动脉远端和髂总动脉的病人。其优点是免去了人造血管,髂内动脉的血流得以改善。但不适用于下列病人:有腹主动脉瘤者、主动脉在肾动脉平面完全闭塞以及病变延伸至髂外动脉的病人。

(2)股、腘和胫动脉闭塞性病变的两个绝对手术指征:①小腿或足部的组织坏死是紧急手术处理的指征;②静息痛。

1)膝上闭塞可以做膝上股-腘旁路。膝下闭塞可以做远侧旁路(在股总动脉与腘动脉膝下段、胫后动脉、胫前动脉或腓动脉之间搭桥)。极少数病人胫动脉全部闭塞,可以将足背动脉用作流出血管。

2)最好取自身静脉做这种旁路手术。首选**大隐静脉**,小隐静脉和肱静脉也可利用。这些自身血管的利用可以**原位**,也可以**倒置**。原位旁路术的优点是:①静脉的营养供给依然完整;②静脉的朝向与要求匹配(静脉的根部直径较大,可以与较大的股总动脉吻合)。倒置静脉旁路的优点是不需要破坏静脉瓣,因此,静脉内皮没有损伤。

3)无法得到自体静脉时,可以用**冷藏静脉**。聚四氟乙烯(PTFE)血管用于膝上旁路也有相当的远期通畅率。极少数病人也可以考虑用人造血管做胫动脉旁路,但远期通畅率低。一种变通的方法是人造血管与自体血管合用,即在远端吻合口处加自体血管袖(Miller cuff)或 Taylor 补片血管成形术(图 32-2),目的是改善其通畅率。

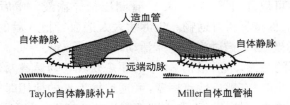

图 32-2 Taylor 静脉补片和 Miller 自体血管袖成形术示意图

4)动脉内膜切除术很少单独用于狭窄动脉闭塞,除非狭窄位于股浅动脉,且狭窄段很短。

5)交感神经切除术可以用于血管重建的辅助治疗,要求切断交感链和 L3-5 神经节。目前,经皮酒精注射交感神经节消融术应用很普遍。交感神经切除术不增加肌肉的血供,但可以扩张小动脉和侧支循环,增加皮肤和皮下组织的血流。交感神经切除术的效果仅能维持 4～6 周,有助于缓解静息痛及小溃疡的愈合。糖尿病病人一般不宜行腰交感神经切除术,因为很多糖尿病病人有"腰交感神经自截"。

6)**截肢术**:对下肢血供无法重建或已极度虚弱的病人来说,截肢不但可挽救生命,还有利于病人体质的迅速全面康复。偶尔,截肢术的疗效还胜过复杂血管手术。约 50% 的截肢病人系糖尿病病人。

■ 适应证:①足的负重部位有广泛坏疽,尤其当足跟部有坏疽时;②坏疽处的感染发展为全身性感染,尤其当伴产气菌感染时;③有持续性缺血性疼痛即使血供重建后也不能恢复行走能力的病人;④无法进行血供重建术的病人。

■ 截肢的水平依据临床。重要的是切除感染的组织,同时保证截肢面的血供以利愈合。总的原则是在安全的前提下,尽可能保留下肢的长度,以利病人的康复。有时可以先做血管重建,然后截肢,从而使截肢平面更低，愈合更满意。①截趾常用于糖尿病病人并发骨髓炎者或足部感染严重者；②Syme 截肢是截去全足和跟骨，保留全部胫骨，一般不适用于周围血管疾病；③**膝下截肢是严重动脉闭塞最常用的术式**；④膝上截肢（AKA）比膝下截肢（BKA）愈合快，主要用于活动受限的老年人；⑤周围血管疾病很少做髋关节离断术。

- 手术死亡率约为 13%，其中 50% 死于心脏病，25% 死于呼吸道疾病。因血管疾病行截肢的病人，截肢后远期死亡中，3 年死亡率为 50%，5 年死亡率为 70%。

（3）**上肢动脉闭塞性病变**：锁骨下动脉起始部狭窄，旁路手术主要取决于同侧颈总动脉的通畅程度。①若同侧颈总动脉通畅，主张锁骨上入路用人造血管（不用自体静脉）行**颈总-锁骨下动脉旁路术**。如果解剖可行，也可以横断锁骨下动脉，行锁骨下-颈总动脉吻合，免去人造血管。②若同侧颈总动脉闭塞，可以做锁骨下-锁骨下**旁路术**，这属于解剖外旁路术，所用的人造血管较长，远期通畅率有限。

（4）**术中抗凝**：绝大多数血管重建术都需要术中抗凝。一般在血管夹闭前即刻静脉用肝素 100～150 U/kg，然后，根据需要追加 50 U/kg 直至血管开放。术中要监测活化凝血时间（ACT）。出现出血并发症时可以用鱼精蛋白拮抗。

（5）术后处理

1）对**开腹主动脉手术**，术后早期应该入 ICU 进行血流动力学和血液学监测。观察远侧肢体的脉搏应该从术中就开始，术后要定时观察。没有并发症者，可以在手术当天或术后第 1 天拔除气管插管。术后最初 2 天应该保证充足的输液量，此后，由于第三间隙的体液回吸收，尿量开始增多。可以通过 Swan-Ganz 管测压指导输液。术后继续用抗生素 24 小时。在肠蠕动恢复前应保持鼻胃管通畅。告诉病人人造血管植入后的最初 72 小时不能取髋关节屈曲大于 60° 的坐位，但鼓励病人下床活动。

2）对远端旁路术的病人，术后最初 24 小时要**密切观察动脉搏动**，以后改为每日数次。术后继续用抗生素 48 小时，有感染性溃疡者，可延长抗生素的使用时间。如果没有组织坏死，应该鼓励病人尽早下床活动。对不能立即下床活动的病人，可以通过理疗增加下肢的力量，防止肌肉挛缩。股动脉吻合的病人不宜取屈髋 90° 的坐位。血运重建的肢体都会有水肿，出院时应告诉病人抬高患肢，以利于腿部水肿的消退。拆伤口缝合钉的时间是 2～3 周后，因为这些病人的伤口愈合都延迟。

3）**抗栓治疗**：所有腹股沟下用人造血管重建血运的病人围手术期都要用阿司匹林81～325 mg/日；还可以加**双嘧啶氨醇** 75 mg，每日 3 次，但加用双嘧啶氨醇后的效果不清楚。对阿司匹林敏感的病人，氯吡格雷（75 mg/日）可以替代。

4）术后口服抗凝剂的效果有限。华法令抗凝，维持国际标准化率（INR）2.0～3.0 一般适用于栓塞风险高的病人，同时也有一定的出血风险。栓塞风险大的病人术后静脉用右旋糖酐 40[0.5 mL/(kg·h)]可以有益，可以用至 72 小时。

5）截肢后 4～6 周患肢才能负重，但是都应该请理疗医生会诊。康复率（没有帮助的情况下恢复行走的能力）在膝下截肢为 60%、膝上截肢为 30%、双侧膝下截肢为 40%、双侧膝上截肢为 10%。

6）远端旁路手术后需要远期随访，起初 18 个月每 3 个月查 1 次动脉 Doppler，之后每 6 个月一次，然后每年一次。主-髂旁路后随访的频率可以减少。AAI 明显降低和流速减缓都提示不畅，应该进一步做动脉造影。狭窄血管翻修后的远期通畅率比闭塞血管高。

【并发症】　主动脉手术后的早期并发症发生率约 5%～10%，取决于术前合并症。常见的有心肌梗死、充血性心衰竭、肺功能不全和肾功能不全。与主动脉重建直接相关的并发症有出血、动脉远端分支栓塞或血栓形成、微栓塞、缺血性结肠炎、输尿管损伤、阳痿、截瘫和伤口感染。远期并发症有吻合口假性动脉瘤或移植血管扩张、人造血管闭塞、主动脉-肠瘘和人造血管感染。

远端动脉重建后的早期并发症，绝大多数与合并症有关。早期人造血管血栓形成（术后30天内）的常见原因是技术不当、高凝状态、远端流量不理想和术后低血压。其中技术不当占人造血管早期失败的 50% 以上，包括扭曲、瓣叶固定（retained valve leaflets）、瓣膜刀损伤、内膜瓣形成、残留动静脉瘘和搭桥血管选择不当（如细静脉）。

三、颅外脑血管疾病

【基本概念】　脑缺血最常见的原因是颈动脉粥样硬化斑块上脱落下来的碎片、纤维蛋白或血小板凝块所造成的栓塞。颅外颈动脉粥样硬化闭塞是脑血管意外（卒中）的主要风险因子，卒中也是人类致残和死亡的主要原因。卒中初期的病死率为 20%～30%，渡过此期的病人，1/3 功能正常、1/3 轻度残废、1/3 严重残废。重者脑功能可发生暂时性或永久性丧失，少数病人需要生活全护理，幸存的病人中 50% 在 5 年内死于再次卒中。

【临床表现】　颅外颈动脉粥样硬化闭塞一般都有明显的临床表现，不过，椎动脉病变常没有症状。但是，没有症状的严重颈动脉闭塞所引起的卒中是基础卒中风险的 2 倍，一旦严重颈动脉闭塞引起同侧脑症状，未来 2 年内发生卒中的概率高达 26%。绝大多数可以用手术来治疗的病变位于颈动脉分叉部，这些病变通过产生栓子或引起脑的血供减少引起临床症状。脑栓塞的临床表现很多。

1. **单侧缺血**（lateralizing ischemic event）**表现**　是失语症（运动性或感觉性），伴有感觉和运动障碍，以及不同程度的视觉障碍。这些都提示大脑前循环（颈内动脉及其分支）缺血。

（1）**短暂脑缺血发作**（TIAs）是短暂的局灶性神经障碍发作，持续数秒至数小时，不会超过 24 小时。症状消失后不残留任何神经功能障碍。发作快、恢复快的 TIAs，若发作的间隔逐渐缩短，则称为**渐进性 TIAs**（crescendo TIAs）。渐进性 TIAs 容易发生永久性神经障碍，必须立即检查。

1）TIAs 最常见的原因是颈动脉粥样硬化斑块，因此在颈部高位常可闻及血管杂音。

2）TIAs 常伴有大脑半球神经症状，包括：①病变对侧运动功能障碍；②病变对侧感觉功能障碍；③轻度或完全失语。

（2）**一过性黑蒙**（amaurosis fugax）又称一过性（几分钟或几小时）单盲。原因是眼动脉栓塞，病人感觉有黑影在眼前越过。眼底镜检查可以见到视网膜动脉上有灰色纤维蛋白斑块或明亮的浅黄色的胆固醇斑块，又称为 Hollenhorst 斑。其栓子来自颈动脉分叉。提示该颈动脉粥样硬化斑块十分脆弱；在手术治疗时可发生其他自发性微栓子。

（3）**可逆性缺血性神经功能障碍**是一种持久的神经功能障碍，可以持续长达 7 天，但是，完全消失。

（4）若神经功能障碍持续超过 7 天，应诊断为**完全卒中**（completed stroke）。此外，有些病人的神经功能障碍表现为波动性，在观察的数小时或数天内逐渐恶化，这种情况应该诊断为**进展性卒中**（stroke in evolution）。像渐进性 TIAs 一样，进展性卒中应该立即治疗。

2. **全脑缺血**（global ischemic event）**表现**　为眩晕、头晕、口周麻木、共济失调和猝倒发作（站立中突然两下肢肌张力丧失，跌倒于地，但无意识丧失），通常提示脑干或后循环（椎基底系统)缺血,因为椎基底动脉系统与神经症状之间的因果关系很难确定,这些神经症状不具有特异性。

3. 无症状　许多病人的狭窄可以无症状,仅在健康体检听诊时发现颈动脉杂音或 Doppler 检查时发现病灶。

【诊断】　通过估计动脉管腔缩窄的百分比,一般把颈动脉狭窄分为四个等级:轻度(<50%)、中度(50%～69%)、重度(70%～99%)和闭塞(100%)。美国 NASCET 标准是狭窄区的最小直径占其远侧正常颈内动脉直径的比例。欧洲 ECST 标准是狭窄区的最小直径占动脉该部位原来直径的比例。

1. 彩色血流双功扫描　这是实时 B 型超声加彩色增强脉冲 Doppler 血流监测,是颈动脉狭窄的首选检查,可判断狭窄的程度。该检查的可靠性在很大程度上取决于超声医生的能力。

2. 动脉造影　仍然是诊断脑血管病的金标准。与双功扫描不同,动脉造影是侵入性检查,有一定的风险,如:造影剂过敏、肾毒性和卒中(2%～4%)。由于这些风险,加上双功超声的不断改进,颈动脉造影主要用于双功超声技术欠缺的情况和颈动脉闭塞的核实。

3. MRA　对有症状的脑血管病诊断的敏感性很高,但是其精确性仍然不如普通血管造影。CTA 有取代动脉造影的趋势。

【治疗】

1. 内科治疗　要尽一切努力改变风险因子,防止颈动脉闭塞的进展。控制高血压、戒烟、治疗血脂病、争取理想体重和有规律的运动。没有药物能降低无症状颈动脉狭窄病人卒中发生风险。有症状病人的内科治疗要点是用抗血小板药,特别是阿司匹林。阿司匹林可以有效减少卒中发作、卒中相关死亡率和心肌梗死发生率。小剂量(81 mg/日)与大剂量(1 200 mg/日)的效果相当。其他抗血小板制剂有双嘧啶氨醇和噻氯匹啶(250 mg,口服,每日 2 次)不比单用阿司匹林好。在有心脏栓子的病人,肝素抗凝有效。在进展性卒中,肝素可以预防血栓发展。肝素化的主要禁忌证是近来有出血性脑梗死,因此,用肝素前应该做脑 CT 检查。

2. 外科治疗　外科治疗颅外脑血管病可以降低卒中发生率,已经得到证明。但是,这种手术最好在专家(术后卒中和死亡两项之和小于 3%)手中进行。

(1) 适应证:TIAs 或一过性黑蒙是人们公认的手术指征。

1) 颈动脉狭窄大于 70% 的无症状病人以及脑血管症状 6 个以内是手术的最佳适应证。

2) 颈动脉狭窄大于 50% 的有症状病人。

3) 颈动脉狭窄大于 50% 的有症状病人,有溃疡或服用阿司匹林期间仍有症状。

4) 挑选进展性卒中病人。手术治疗的目标是使功能丧失(代谢上是存活的)的缺血脑组织的血流恢复正常,恢复其功能。因此,适用于轻中度神经功能障碍,CT 扫描没有出血证据的病人。不过手术时机存在争议。

5) 挑选完全卒中病人。这些病人非手术治疗的年复发率为 7%～8%,因此,手术治疗的目标是减少卒中的复发。适用于轻度神经功能障碍、狭窄＞70% 的病人,以及狭窄＞50%、有溃疡的病人,中度神经功能障碍的病人,狭窄＞70% 的病人以及对侧颈动脉闭塞的病人。这些病人的手术时机存在争议。谨慎的方法是等待 4～6 周,目的是减少术后出血风险。

6) 颈动脉内膜切除术一般不用于颈动脉完全闭塞的病人。颈动脉内膜切除术的适应证包括:颈动脉内膜切除术后立即发生血栓形成或出现症状的病人,没有症状、观察期间杂音消失的病人,最近有闭塞且症状有进展的病人,以及新发生颈内动脉闭塞、手术能在症状发生后 2～4 小时内开始的病人。

(2) 颈动脉内膜切除术:这是血管外科的常用手术,在临床已经用了 40 多年。手术疗效取决于多项手术技巧,目标是使围手术期的卒中和死亡两项之和小于 3%。

1) 麻醉:颈动脉内膜切除术的麻醉可以是气管插管全身麻醉、颈部区域阻滞麻醉或局部麻醉,各有其优缺点。麻醉的选择取决于病人因素和外科医生因素的综合。

2) 游离:在分离颈总动脉及其分支的过程中,颈动脉球部的操作要轻柔细致,避免粥样硬化斑块脱落造成栓塞。

3) 肝素化:全身肝素化后,夹闭颈动脉,纵向切开颈总动脉和颈内动脉,切口下端和上端都略超过斑块。

4) 分流管:术中是否常规插分流管(将颈总动脉的血液分流入颈内动脉),各家意见不一。有些外科医生“常规分流”,少数外科医生“从来不分流”,多数外科医生“选择性地做分流”。选择的依据是术前因素(如:对侧颈内动脉有闭塞)和术中神经功能监测。

颈部区域阻滞麻醉和局部麻醉下做颈动脉内膜切除术,术中对神经功能的评估比较简单,可以在颈动脉阻断后让病人对侧手捏压发声玩具,并让病人做简单的对答。

全身麻醉下做颈动脉内膜切除术时,在夹闭颈总动脉后评估脑灌注和神经功能的方法有多种,包括经颅 Doppler 检查和术中脑电图(EEG)监测。

5) 仔细从中层分离切除斑块。连续缝合颈动脉,颈内动脉细时,可以用补片成形。

【术后处理】

1. 术后即刻 监测神经功能和血压(BP)变化。颈动脉内膜切除后,高血压和低血压都常见,都可以导致神经并发症。高血压可以用硝普钠治疗,低血压可以用苯肾上腺素治疗,务保持收缩压在 140～160 mmHg(慢性高血压病人还可以略高)。观察伤口有无血肿形成。术后立即开始口服阿司匹林。对反应性血小板(reactive platelets)的病人(参见静脉疾病一章深静脉血栓形成),术中就可以开始用右旋糖酐 40,剂量可达 20 mL/(kg·d),一直可以用至术后 72 小时。

2. 随访 术后每 2～3 周用双功超声检查 1 次,术后 6 个月检查 1 次,以后每年 1 次。能耐受阿司匹林者,可以每日服阿司匹林 325 mg。

【并发症】

1. 卒中 发生率必须低于 3%,才适合开展脑血管病外科手术,特别在无症状病人。

2. 心肌梗死 仍然是术后早期死亡的最主要原因。颈动脉内膜切除的病人中有 25% 伴有严重的、可纠治的冠状动脉疾病。

3. 颅神经损伤 颈动脉内膜切除的病人中颅神经损伤的发生率为 5%～10%。最常见的神经损伤是面神经下颌缘支,其次是喉返神经和舌下神经。

4. 再狭窄 5%～10% 的病人术后颈动脉狭窄会复发,有症状者小于 3%。复发性病灶有 2 种。一种是肌成纤维细胞性病灶,其特点是早期(3 年内)复发,是平滑肌细胞和细胞外基质的增生。另一种是粥样硬化复发也可以引起再狭窄。再狭窄出现症状时就应该治疗,此时的处理不是内膜切除,而是静脉补片或切除加大隐静脉移植。

四、肾动脉闭塞

肾动脉狭窄或闭塞会引起高血压、缺血性肾病或两者兼而有之。肾血管性高血压是最常见的需要手术治疗的继发性高血压,但临床上原发性高血压还是占绝对优势,且肾血管性高血压诊断困难,因此其确切发病率难以估计。

【病因】 肾动脉狭窄最常见的两个原因是动脉粥样硬化和纤维肌发育不良(fibromuscular dysplasia)。

(1)动脉粥样硬化占成人肾动脉狭窄总数的 2/3,通常位于肾动脉开口和近侧 2 cm 内。15%~20%的病人有肾外动脉粥样硬化。

(2)肾动脉狭窄第二常见的原因是纤维肌发育不良,动脉中层纤维增生。这种病变为多灶性,血管造影呈**串珠样外观**(string - of - beads),主要见于中青年女性。

【病理生理】

1. **肾动脉狭窄或闭塞** 使肾灌注压降低,从而激活肾素-血管紧张素-醛固酮系统。肾血管性高血压一般是**单侧肾动脉狭窄**所致,又称为**肾素依赖性高血压**,此时患肾释放肾素增多,增多的血容量由健肾排出。**双侧肾动脉狭窄**所致的高血压又称为**容量依赖性高血压**,起初释放肾素增多,随着血容量增多肾素反馈性回归至接近正常。

2. **严重肾动脉狭窄** 也可以没有高血压,甚至发生肾衰竭都没有高血压。

(1)在急性肾衰竭的鉴别诊断中应该考虑肾动脉狭窄,尤其当尿沉渣检查阴性,无肾小管坏死、肾小球肾炎或间质性肾炎等疾病的征象时。急性缺血性肾病可以发生在抗高血压治疗(血管紧张素-转换酶抑制剂或抗高血压药或利尿剂)的最初 2 周内。

(2)在 50 岁以上的不明原因的慢性肾衰竭病人中,肾动脉狭窄所占比例可达 20%。

(3)单侧肾动脉狭窄血肌酐一般不会高于 176.8 μmol/L。

【临床表现】 本病并不多见,占高血压病人的 1%~5%。

1. **当病人有下列临床表现时应考虑本病**

(1)5 岁以下或者 55 岁以上病人**突然发生严重高血压**。

(2)任何年龄突然发生高血压并急剧恶化。

(3)高血压伴难以解释的肾功能损害。

(4)在适量的三联药物治疗下,高血压未能控制。

(5)高血压伴弥漫性冠脉病变、脑血管病变或周围血管病变。

(6)肾功能急剧损害。

2. **体征** 上腹部、肋缘下或腰部血管杂音有助于本病的诊断。临床检查发现单侧小肾。

3. **老年人肾功能急剧恶化** 15%的因肾衰竭住院的老年病人其最终诊断是缺血性肾病。

【诊断】 肾动脉狭窄程度与生理变化无相关性,与治疗反应也不存在相关性。至今还没有一种绝对可靠的诊断方法,但是实验室检查对肾动脉狭窄所致的高血压的诊断很有帮助。

1. **选择性动脉造影** 仍然是肾动脉狭窄的最佳诊断手段,对肾动脉狭窄的诊断具有确诊意义,有助于治疗计划的拟定。但是,一定要注意动脉造影的风险,尤其是造影剂性肾病。

2. **彩色 Doppler 超声显像** 对存在动脉造影相对禁忌证的病人,双功超声不失为一种筛选手段,然而,超声检查具有很高的技术依赖性。

3. **磁共振血管造影(MRA)**　用钆做造影剂可以满意地对肾和肾动脉形态进行评估,且没有肾毒性。但是,不适用于远端肾动脉狭窄、体内有植入物、肥胖以及对封闭场所有恐惧症的病人。

4. **功能检查**　用于判断肾动脉功能的两项最常用的检查是卡托普利肾闪烁照相和选择性肾静脉肾素测定。这两种试验操作复杂、诠释困难,尤其当病人为双侧病变时,或服用ACE抑制剂或β阻滞剂的病人。

【治疗】　肾动脉狭窄的治疗取决于狭窄的原因和部位以及病人的临床情况。常用的方法有:肾动脉旁路手术、肾动脉内膜切除术、经皮肾动脉扩张术和肾切除术。

1. **动脉粥样硬化的治疗**　动脉粥样硬化肾动脉狭窄的治疗有两个目的:控制高血压所致的靶器官损害和避免发展成缺血性肾衰竭。但是,治疗效果很难判断,因为高血压可能是基础病,肾衰竭的原因是肾小球硬化症。缺乏最佳内科治疗、手术治疗与血管内介入治疗之间的比较研究。

(1) 内科治疗:肾血管性高血压用抗高血压药常有效,适用于肾动脉狭窄所造成的轻、中度高血压(舒张压在90~100 mmHg)。常用的一线治疗是β阻滞剂与钙通道阻断剂合用,或β阻滞剂与ACE抑制剂合用,或β阻滞剂与血管紧张素Ⅱ受体抑制剂合用。利尿剂作为二线治疗。

1) 如果血压波动或很难控制,此时,内科治疗的风险比手术大。

2) 对全身性动脉粥样硬化的病人,此时,内科治疗比手术治疗合理。

3) 小儿肾动脉狭窄和纤维肌发育不良所致的肾动脉狭窄,内科治疗不如手术治疗理想。

4) 应用ACE抑制剂时,要注意肾实质损害,如:双侧肾动脉狭窄以及独肾病人的肾血管性高血压。

(2) 外科治疗

1) 适应证:在不断变化。经典的手术适应证是内科治疗无法控制的高血压。依据表明血管重建是维持肾组织量的重要手段。对主动脉瘤或闭塞伴肾动脉狭窄的病人,在做主动脉旁路手术时,应该考虑做肾动脉重建手术。

2) 手术方式

① 主-肾动脉旁路术:在狭窄段的近、远侧搭桥转流是最常用的术式。常用自体大隐静脉、髂内动脉或人造血管在肾下主动脉与肾动脉之间搭桥。

② 肾动脉内膜切除术:也是肾血管重建的理想术式,适用于双侧肾动脉开口处病变。最常用的方法是在两侧肾动脉的开口处横向切开,通过术中双功超声判断远端情况和动脉内膜切除的程度。

③ 其他旁路术:不适合做主-肾动脉旁路术的病人(既往主动脉手术史、主动脉病变严重或解剖不适合)可以考虑其他旁路术,旁路术的流入动脉通常利用腹腔动脉上主动脉、肠系膜上动脉、肝总动脉、胃十二指肠动脉、脾动脉或髂动脉。这些旁路手术的疗效与主-肾动脉旁路术相当,并发症发生率和死亡率更低。

④ 体外肾血管重建加自体肾移植:主要适用于需要显微外科技术和显露困难的复杂性病变。这类术式的缺点是费时,在原位采用低温避免肾脏发生缺血性损伤也有难度。一般适用于需要做两个以上动脉分支重建或吻合的病人。修复完成后,该肾脏就原位移植或异

位移植于同侧髂窝。

⑤ 肾切除术：本法的适应证是一侧肾动脉狭窄、对侧肾动脉正常的病人，同时病人有顽固性高血压、病肾的肾素分泌增多、对侧正常肾肾素分泌受抑。肾切除术一般适用于小而无功能的肾脏（肾梗死、严重肾硬化、严重肾萎缩）、无法纠正的肾血管病变、血管重建失败和手术风险大，但是对侧肾功能正常的病人。

⑥ 经皮肾动脉扩张术：不适用于由动脉粥样硬化所致的肾动脉起始段或肾动脉远段的狭窄。

3）术后处理

① 术后即刻：保证足够的输液维持尿量。通过肾扫描或双功超声了解肾动脉的通畅性。

② 术后随访：包括常规的血压监测，术后 3 个月和 12 个月做肾扫描和血肌酐测定，以后每年 1 次。高血压复发和肾功能恶化都应该立即做血管造影。双功超声在血管重建后的随访中也有重要作用。

2. 纤维肌发育不良的治疗

（1）经皮肾动脉扩张术：纤维肌发育不良所引起的肾动脉狭窄一般不会引起肾衰竭，血管内介入（经皮肾动脉扩张术）一般能控制高血压。经皮肾动脉扩张术对肾动脉中段的狭窄极为有效，纤维肌发育不良所致的肾动脉狭窄多位于该部。如果病人选择得好，无论早期或远期效果均满意。

（2）血管内介入无效的病人，可以考虑手术处理，包括体外修复术。

【并发症】 肾血管重建的并发症有持续高血压、急性肾衰竭、肾动脉再狭窄、血栓形成、动脉瘤形成和远端动脉栓塞。

【预后】 取决于疾病所处的病程、术前检查的准确性以及肾动脉狭窄解除的程度。

（1）病变局限的纤维肌发育不良所致的肾动脉狭窄疗效极好，90％的高血压可治愈。

（2）单发的动脉粥样硬化灶解除后，只要远段肾动脉正常，效果也很好。

（3）广泛的不局限的动脉粥样硬化灶手术效果差。

五、肠系膜血管缺血性疾病

肠系膜血管缺血性疾病可以表现为危及病人生命的急诊，也可以表现为逐渐虚弱的慢性病。肠系膜血管缺血性疾病的诊断困难，大多数病人至晚期才出现症状。尽管在肠缺血的围手术期处理以及诊断和治疗方面有了长足的进展，但是，由于诊断延误，本病的死亡率仍然高达 70％～80％。

（一）急性肠系膜动脉闭塞

本病是外科急诊之一。

【病因】 急性肠系膜动脉闭塞最常见的原因是肠系膜上动脉栓塞，其次是血栓形成。栓子最常见的来源是心脏。

【临床表现】

1. 肠系膜上动脉栓塞三联征 ①腹痛发作突然，病人能准确讲出发病时间。起初为阵发性，之后进行性加重，变为持续性剧痛。其特征是**腹痛剧而体征轻，"症征不符"。出现腹部触痛提示透壁性坏死**。②腹痛时**大量排便**，不一定有呕吐。③既往有**心房颤动**或其他容易形成栓子的心脏疾病的病史。

2. **内脏动脉血栓形成**　突然闭塞可引起急性肠系膜血管缺血,表现为腹痛突然发作。对疑有急性肠系膜动脉血栓形成的病人,既往病史对诊断更重要:①老年病人有严重动脉粥样硬化病史;②慢性肠缺血病史(有无体重减轻和进食疼痛);③近来有低心排出史。

这种病人的侧支循环丰富,因此不容易发生大段肠梗死。

3. **非闭塞性肠系膜血管供血不足**　本病是指低心排出所致的内脏血流减少所引起的临床表现。

【诊断】

1. **血管造影**　主要诊断手段是肠系膜循环血管造影,包括腹腔动脉和肠系膜上动脉的侧位像。

2. **实验室所见**　包括白细胞增高,核左移和持续性代谢性酸中毒,以及难以解释的高钾血症。

【治疗】

1. **及时处理**　这些病人的生命能否挽救取决于接诊医生对本病的警惕性、诊断和治疗是否及时。

(1) 对疑诊为急性肠系膜血管缺血的病人应输液加用广谱抗生素。

(2) 血管造影有利于明确诊断,然后根据造影所见拟定治疗方案。①栓塞的处理是立即手术取栓;②血栓形成的处理是血管重建术,一般用自体血管做主动脉-肠系膜上动脉旁路术。

2. **肠管活力判断**　取栓后或血管重建后的首要任务是判断肠管的活力。肠管呈粉红色或有动脉搏动提示存在活力。荧光染料、Doppler 检查和组织氧张力等方法都不能取代经验判断。①对明显坏死的肠管应切除之;②对大段肠管活力可疑,切除后可能造成短肠综合征者,应该将活力可疑的肠管还纳腹腔,24 小时二次开腹探查观察该部分肠管有无活力。

3. **若开始的血管造影就提示非闭塞性肠系膜血管供血不足,治疗手段应着眼于改善心功能**

(1) 输液,必要时用正性肌力剂。

(2) 将血管造影用的导管保留于原位,在液体补足后利用它将血管扩张剂注入肠系膜血管内。

(3) 24 小时再次做肠系膜血管造影,判断治疗效果。血管痉挛解除和动脉正常灌注恢复提示治疗有效。

(4) 如在治疗时出现腹膜体征,应行剖腹术。

(二) 慢性肠系膜动脉闭塞

本病是腹腔动脉、肠系膜上动脉或肠系膜下动脉的慢性、进行性狭窄或闭塞。这三支大动脉之间存在吻合支交通。一旦出现临床表现,通常提示这三支大动脉中通常有两支受累。

【临床表现】　慢性肠系膜动脉闭塞的主要症状和体征有:

1. **肠绞痛**(intestinal angina)　特点是餐后腹痛发作,通常在餐后 1 小时开始腹痛,4 小时内缓解。

2. **消瘦**　因反复疼痛惧怕进餐以及肠吸收障碍而出现消瘦。

3. 上腹部血管杂音。

【诊断】　慢性肠系膜动脉闭塞的主要诊断依据是病史。

1. **Doppler 超声显像**　对疑有慢性肠系膜动脉闭塞的病人可用彩色 Doppler 超声显像

检查内脏血管。

2. 动脉造影 是慢性肠系膜动脉闭塞最重要的诊断手段。不但要摄主动脉前后位片，还要摄侧位片，以了解内脏血管的起始部位。

3. 低心排状态 肠绞痛的病人处于持续休克状态往往提示急性血栓形成和肠坏死。即使血管造影未能提示大血管血栓形成，也不能排除本病，这种病人的死亡率高达 90%。

【治疗】 病变明确后，即应考虑手术治疗。

1. 旁路手术 常用的方法是在健康主动脉与内脏动脉之间做旁路转流术或病变动脉内膜切除术。如手术病人选择得好，手术效果很理想，90% 的病人症状消除。

2. 球囊血管成形术 由于这些病灶多位于分叉口，因此效果不理想。

3. 围手术期处理 这些病人多存在营养不良，因此建议肠外营养 1~2 周后手术，术后继续营养。有些病人会发生血管重建综合征（revascularization syndrome），表现为腹痛、心动过速、白细胞增多和肠水肿，对重建血管的通畅性存在疑问时应该立即做血管造影。

（三）肠系膜静脉血栓形成

【病因】 一般由肿瘤或血液病高凝状态所致。

【临床表现】 轻重不一，可以无症状，也可以极为严重。典型临床表现是缓慢的进行性全腹痛和腹胀，进展不如急性肠系膜动脉缺血那样迅速，易与肠梗阻相混淆。可以有消化道隐性出血，没有肉眼出血。

【诊断】 CT 检查可发现肠系膜静脉壁有造影剂浓聚，但静脉腔内无造影剂流过。腹部平片可以显示小肠壁增厚和门静脉内气体。

【治疗】 手术处理对静脉闭塞效果不理想，溶栓疗法治疗本病的效果也不明了。因此，一旦明确诊断，只有选择全身抗凝治疗，限制血栓进一步发展，同时治疗原发病。如诊断及时、治疗恰当，75% 的病人可通过非手术疗法治愈。

（1）许多病人是在剖腹后才得到明确诊断，如果术前明确了诊断，手术应该推迟到出现肠坏死依据。

（2）这些病人容易发生血流动力学不稳定和多脏器衰竭，围手术期处理需要内科支持治疗，包括 ICU 监护、气管插管、肠外营养和广谱抗生素等。

第二节 动脉瘤病

1. 动脉壁的解剖 动脉壁由内膜、中层和外膜组成。内膜由内皮构成，中层含平滑肌细胞和细胞外基质（弹力蛋白、胶原和蛋白聚糖），外面由疏松结缔组织和成纤维细胞构成。

2. 动脉瘤 动脉瘤是指动脉壁的异常扩张，当动脉壁薄弱造成的动脉持续性局限性扩张超过其正常直径的 50% 时称为动脉瘤。动脉瘤最常见于肾下腹主动脉和下肢动脉。一般认为，当动脉瘤的直径达到该动脉正常直径的 2 倍时，应引起重视。主动脉瘤可发生破裂，造成死亡，因此发现后要及时手术修补。

3. 夹层动脉瘤 该术语易使人误解。血液流入动脉壁中层后，便产生夹层。夹层动脉瘤最常见于胸主动脉并可产生严重症状，主要是剧烈疼痛伴有高血压，随后，夹层可导致靠近同一位置的血管出现动脉瘤样扩张。但对于已经存在的动脉瘤来说，夹层是不常见的。

一、胸主动脉瘤

【发病率】　本病主要见于老年人。升主动脉和主动脉弓的动脉瘤各占胸主动脉瘤（TAA）总数的 25%，剩余的 50% 的 TAA 发生在降主动脉（胸部或胸腹交界部）。绝大多数的 TAA 位于左锁骨下动脉的远侧。

【病因】　升主动脉瘤最常见的原因是动脉中层变性（夹层动脉瘤）。主动脉弓、降主动脉和胸腹段主动脉瘤的主要原因是粥样硬化，使动脉扩张的力来自高血压。

【诊断】　TAA 分五种：升主动脉、主动脉弓、降主动脉、胸腹交界主动脉和创伤性。

1. 临床表现　TAA 一般没有临床表现，绝大多数非创伤性 TAA 是在因其他原因摄胸部 X 线片（CXR）被发现的。少数病人可以表现为胸部不适或疼痛（在动脉瘤增大或破裂时加重）、主动脉瓣反流、充血性心衰竭、压迫邻近结构（喉返神经、左侧主支气管、食管、上腔静脉或肝门）或破入邻近结构（食管、肺、气道）。

2. 放射学检查　①CXR 示纵隔增宽或宽的主动脉钙化影。创伤性动脉瘤可以伴有骨折；②MRI 或静脉增强 CT 可以对动脉瘤的大小和范围做出精确显示，为拟定手术计划提供依据；③超声心动图主要用于主动脉弓动脉瘤的评估；④主动脉造影可以显示动脉瘤的近远端以及分支。

【外科治疗】　治疗的方法取决于 TAA 的类型。主动脉弓起始部的动脉瘤的修补需要体外循环，首选预凝针织聚对苯二甲酸乙酯（Dacron）人造血管。升主动脉和主动脉弓手术一般选择胸骨正中切口；降主动脉和胸腹段主动脉手术选择左后外侧开胸术。开胸病人要插双腔支气管导管，做选择性右肺通气。术中和术后脑脊液引流可以降低术后截瘫的发生率。

1. 升主动脉 TAA

（1）适应证：有症状或快速膨大的动脉瘤、直径 > 7 cm 的动脉瘤、升主动脉夹层、霉菌性动脉瘤以及无症状的直径 > 5.5 cm 的 Marfan 综合征动脉瘤。

（2）手术术式：冠状动脉开口远侧的主动脉动脉瘤切除后用人造血管间置。升主动脉近侧动脉瘤导致主动脉瓣关闭不全时，做带主动脉瓣人造血管升主动脉替换术（Bentall 手术）。Marfan 综合征所致升主动脉动脉瘤，即囊性中层坏死，也一定要做主动脉瓣替换术，因为这种病是主动脉根部的动脉瘤扩张，主动脉瓣关闭不全发生率很高。做带主动脉瓣人造血管升主动脉替换术时，冠状动脉可以直接与人造血管吻合。

2. 主动脉弓 TAA

（1）适应证：直径 > 6 cm 的动脉瘤、主动脉夹层以及升主动脉动脉瘤扩展累及主动脉弓。

（2）手术术式：在体外循环低温状态切开主动脉，间置人造血管，远端剪成斜面进行吻合，然后吻合头臂动脉，近端的吻合做在冠状动脉开口上方的主动脉上（要求主动脉瓣未受累），或用带主动脉瓣的人造血管进行替换。动脉瘤累及主动脉弓以及分支时，受累血管也应该切除，用人造血管置换。

3. 降主动脉 TAA

（1）适应证：有症状的 TAA 以及直径 > 6 cm 的无症状的动脉瘤。

（2）手术术式：阻断降主动脉前，请麻醉师用硝普钠控制近侧血压。动脉瘤远侧阻断后，将近侧阻断钳夹在左锁骨下动脉开口的远侧，或夹在颈总动脉与左锁骨下动脉之间。选择几支肋间动脉与间置的人造血管吻合。左心部分分流（房-股旁路）是一项很好的辅助措施,置管脑脊液引流有助于减少术后截瘫发生率。

4. 降主动脉胸腹交界段 TAA

(1) 适应证:有症状的 TAA 以及直径 > 6 cm 的无症状动脉瘤。

(2) 手术术式:动脉瘤切除,人造血管置换,主要分支与人造血管吻合。该部位的动脉瘤手术切口是左胸后外侧切口,并向下沿至脐部。一般要做左心部分分流术(房-股旁路)。在主动脉夹闭的情况下,这种旁路术不仅缓解了心脏的过度充盈,还为远端器官提供了血流。阻断降主动脉前,请麻醉师用硝普钠降低近侧血压,脑脊液引流有助于减少术后截瘫发生率。切开动脉瘤,用球囊导管堵住所有主动脉重要动脉分支的开口,也可以用缝线结扎这些开口。先做近侧吻合,然后做重要动脉分支与人造血管的吻合,尤其是腹腔动脉、肠系膜上动脉以及肾动脉与人造血管的吻合。远侧吻合做在未受累的腹主动脉上或髂动脉上。

5. 创伤性 TAA 钝性伤所致的创伤性动脉瘤都发生在动脉韧带远侧的主动脉,为假性动脉瘤。

(1) 适应证:都需要紧急修复,除非病人有更需要紧急处理的危及生命的损伤存在或严重中枢神经系统外伤存在。

(2) 手术术式:控制动脉瘤的近、远侧,根据情况行动脉瘤缝合、切除加端-端吻合或切除加人造血管间置。

【并发症】 胸主动脉的手术并发症有心律失常、心肌梗死、术中出血、卒中、主动脉阻断性休克、肾功能不全、下肢缺血、微栓塞和弥漫性血管内凝血。截瘫的发生率在有些 TAA 高达 10%～30%。预防脊髓缺血的方法有:远端主动脉灌注、肋间动脉或腰动脉再植、术前和术中对脊髓血供做定位、低温手术、脑脊液引流以及药物治疗。

二、腹主动脉瘤

腹主动脉瘤(AAA)是指腹主动脉某一段的异常扩张或膨胀,是与全身结缔组织功能退化密切相关的局限性病变。随着生活水平及平均寿命不断延长,AAA 发病率迅速上升。动脉瘤不断膨胀,甚至破裂大出血,严重威胁生命。90% 以上的破裂者会猝死,63% 的 AAA 病人在 10 年内发生破裂死亡,AAA 在确诊后 2 年内的自然破裂率达 50%。根据 Laplace 定律,动脉瘤的破裂与瘤体的直径呈正相关(图 32-3),小动脉瘤也可以破裂。AAA 破裂和渗漏在术语上同义。

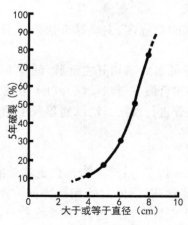

图 32-3 5 年内动脉瘤破裂风险与动脉瘤直径的关系

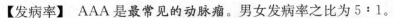

【发病率】　AAA 是最常见的动脉瘤。男女发病率之比为 5 : 1。

【病因】　主要是动脉粥样硬化，占 95% 左右，其他为遗传因素（如：抗凝血酶Ⅲ缺陷、弹性蛋白酶活性增强等）、创伤性、感染性、动脉壁中层退行性变、先天性、非感染性主动脉炎及梅毒等。

【病理】　动脉瘤一般为单个，球形或梭形。病理上可分为三类：真性动脉瘤（瘤壁各层结构完整）、假性动脉瘤（无完整动脉壁结构，瘤壁由动脉内膜或纤维组织构成）和夹层动脉瘤（血流通过内膜破裂口进入主动脉壁，在主动脉壁内形成血肿，血肿扩大使动脉壁分离、膨出，瘤体远端可与血管腔再相通，呈夹层双腔状）。动脉瘤内可形成附壁血栓，脱落造成远端动脉栓塞；可继发感染；瘤壁薄弱处可破裂，引起大出血。

从腹主动脉壁的结构来看，主动脉下段稍窄，承受压力较大，滋养血管较少，弹力蛋白相对较少，髂总动脉开口处的口径相对较小，因此腹主动脉发生动脉瘤的机会最高。95% 的 AAA 在肾动脉平面以下，25% 累及髂动脉，2% 累及肾动脉或其他内脏动脉。

【诊断】　依据症状、体征和一些特殊检查，AAA 的诊断并不困难。高龄病人出现 AAA 破裂三联征：急剧的疼痛（腹痛和腰背痛）、低血压和腹部动脉瘤（扪及搏动性肿块或超声确认）。遗憾的是仅半数病人具有上述完整的三联征。

1. 症状　75% 的 AAA 病人无症状，仅在查体或拍摄胸腹平片时偶然发现。重要的是在医师查体扪及腹部肿块或 B 超、胸腹平片、CT 等检查显示腹主动脉扩张时应随时"警惕"本病并加以鉴别诊断，以防漏诊。

（1）疼痛：腹痛、腰背部疼痛常为炎性动脉瘤的表现，夹层动脉瘤形成或动脉瘤濒于破裂时可有一过性撕裂样剧痛和不同程度的休克。

（2）压迫症状：少数 AAA 因压迫十二指肠或输尿管等腹内脏器而出现腹胀、里急后重、肠梗阻、黄疸、肾绞痛、血尿、尿频等。

（3）缺血症状：瘤腔内血栓脱落阻塞主动脉分支血管引起该血管供血脏器缺血，产生腹痛、黄疸、肾绞痛、下肢疼痛、间歇性跛行等。

2. 腹部搏动性肿块　50% 的 AAA 病人是在体格检查时发现腹部搏动性肿块而确诊的。肿块常位于脐周或左中上腹部，与心律一致的搏动性、膨胀性肿块，光滑，张力较大，可有收缩期震颤和杂音。

3. 常伴发疾病　如高血脂、高血压、糖尿病、先天性心脏病、肺气肿、肢体或脏器缺血体征。

4. 其他表现　伴有发热、C 反应蛋白（CRP）升高、纤维蛋白降解产物（FDP）增加、白细胞增高时，应该考虑感染性腹主动脉瘤。

经验之谈：

对急性腹痛的老年病人，请考虑腹主动脉瘤破裂或腹主动脉夹层之可能。这些病人的死亡率极高，关键在于迅速诊断、及时治疗。对诊断明确、血流动力学不稳定的病人，应立即送手术室剖腹手术，不得耽搁；对诊断不明确、血流动力学稳定的病人，可以考虑进一步做超声，甚至 CTA 检查；对诊断不明确、血流动力学又不稳定的病人，处理极为棘手，可以考虑床边超声检查。切记：对血流动力学不稳定病人的任何手术延误都必须极为合理。

5. 影像诊断

（1）腹部 X 线片：腰大肌阴影消失，75％的 AAA 病人侧位片可见钙化的动脉壁，可以藉此判断动脉瘤直径。

（2）B 超：诊断正确率为 95％。对疑诊为 AAA 的病人，首选的影像检查是超声，了解瘤的位置和直径，可见腔内血栓，但是肥胖、肠胀气或既往腹部手术史对超声检查的准确性有影响。彩色 Doppler 可作为筛选、初诊及随访的手段。

（3）静脉增强 CT：诊断正确率为 100％。增强 CT 的优势在于能显示瘤腔内情况、动脉瘤与周围的关系。可准确测量瘤体大小、范围、瘤颈长度、腔内血栓、夹层及主要分支动脉起始段。超高速螺旋 CT，层面更薄（1 mm），可重建三维图像，精确了解 AAA 上述参数，还可重建远端流出动脉的三维图像，精确了解有无髂股动脉狭窄或扩张性病变。另外，CT 扫描还有助于发现腹腔及腹膜后并存病变（如恶性肿瘤、静脉畸形、憩室、内瘘等）。

即使腹型肥胖病人，动脉瘤前方的脂肪层通常在 5 mm 左右，超过 10 mm 的低回声影像可作为破裂早期的影像（腹膜后血肿），具有诊断意义。

（4）磁共振血管成像（MRA）：诊断正确率同 CT，且避免了 X 线和静脉造影剂。MRA 是先进的无创诊断技术，利用血液流空效应，在三维快速扫描技术的基础上施加"复位相"与"去位相"的梯度脉冲，获得酷似常规血管造影的影像，特别适用于老年高危病人和不宜用静脉造影剂的病人。

（5）血管造影：不是诊断 AAA 的敏感方法，因为动脉瘤内壁的血栓会使得血管造影低估动脉瘤的直径。主要适用于疑有肾动脉或肠系膜动脉狭窄的病人，以及下肢动脉闭塞者。

【治疗】　AAA 治疗的主要目的是预防其破裂，而唯一治疗方法是手术。即使小的动脉瘤也可能破裂。

1. 内科治疗　没有破裂因素的小的动脉瘤可以每 6 个月做一次超声或 CT 密切观察，大的动脉瘤观察间隔时间应缩短，同时戒烟、控制高血压。强力霉素具有抑制金属蛋白酶的作用，可以减慢动脉瘤的增大。

2. 择期外科治疗

（1）手术适应证：有症状（压迫症状或缺血症状）的 AAA（大小不论）、直径 ＞ 5 cm 的 AAA、每年直径增大超过 0.5 cm 的动脉瘤以及囊状动脉瘤（一般是感染性的）、炎性动脉瘤和夹层动脉瘤。小动脉瘤手术的相对适应证是高血压难以控制和严重慢性阻塞性肺病（1 秒 FEV ＜ 预计值的 50％）。

（2）相对禁忌证：近来心肌梗死史、顽固性充血性心衰竭、无法重建的冠心病、期望寿命 ＜ 2 年者和卒中后残废。

（3）手术危险因素：心血管疾病、高血压、肾功能损害、慢性阻塞性肺病和病态肥胖症。无并发症的 AAA 手术死亡率 ＜ 2％，破裂 AAA 手术死亡率 ＞ 50％。AAA 择期手术后的 5 年生存率与年龄配对的非 AAA 病人无差异。

（4）手术术式：腹主动脉瘤的标准术式是腹部正中切口，切开后腹膜后显露动脉瘤。也可以选择左侧腹膜后入路，主要适用于肥胖病人和既往有腹部手术史的病人。在腹腔动脉上方游离腹主动脉，套阻断带，此处比较容易实施。然后，将十二指肠和左肾翻向中线，显露腹主动脉。肝素化后，先阻断动脉瘤远侧，然后阻断动脉瘤近侧。再纵向切开主动脉，延长切口至瘤"颈"部，在此处横向切开主动脉，使切口呈 T 形。敞开动脉瘤，清除血栓，缝扎出血的腰动脉。根据需要选择单筒人造血管或分叉人造血管，先将人造血管的近端与无动脉瘤的腹主动脉吻合；远端与腹主动脉分叉处吻合（单筒人造血管）或与髂动脉或股动脉吻合（分叉人造血管）。腹主动脉至少可以安全地阻断 60 分钟。撤除阻断钳后，吻合口和创面止血，最后用动脉瘤壁包裹人造血管。

注意：将近 10％个体的左肾静脉分前后两支包绕腹主动脉，左肾上腺静脉和生殖静脉汇入前支。左生殖静脉一定在左肾上腺静脉外侧汇入。50％以上的个体至少有 1 条腰升静脉汇入左肾静脉下后壁。大多数人 L2 静脉在生殖静脉外侧（肾静脉出肾实质处）汇入肾静脉后壁。在肾下腹主动脉瘤手术，向头侧牵拉左肾静脉时，一定要注意这些血管，避免肾静脉撕裂。必要时可以在下腔静脉与左肾上腺静脉之间切断左肾静脉，不必重建。

3. 腹主动脉瘤破裂的处理

（1）术前处理：循环不稳定的病人应该抓紧时间进行体液复苏（晶体液、胶体液或血液）将收缩压维持在 90 mmHg 即可，不要盲目升压，同时立即送入手术室剖腹。循环不稳定的病人可以先做急诊超声或 CT 检查明确诊断。准备相应的手术器材：人造血管、Foley 尿管、血管阻断钳、血液回收机、备血。

（2）手术的目的是快速控制主动脉。在外科医生准备剖腹时才开始麻醉。腹部正中切口进腹，在膈肌的主动脉裂孔下方夹住腹主动脉（阻断时间应该控制在 20 分钟之内）。打开后腹膜血肿，显露动脉瘤。在髂动脉和侧枝动脉控制后，将近侧阻断钳移至动脉瘤上方，保证内脏动脉和肾动脉的灌注。之后的处理同择期 AAA 手术。尽可能不用分叉人造血管，因为单筒人造血管手术简单。尽可能不用肝素。

4. AAA 腔内隔绝术

（1）基本原理：本手术是在 DSA 监视下，将预置于导管内的人造血管与内支撑复合体经股动脉导入 AAA 腔内，退出导鞘后内支撑自动张开，将人造血管上下两端固定于 AAA 两端正常主动脉壁上，使主动脉血流只流经人造血管，而与瘤腔隔绝，达到主动脉瘤旷置的目的，防止其进一步扩张、破裂。目前直型、分叉型人造血管内支撑复合体均能置入。

（2）优势：创伤小，仅在腹股沟区行小切口，部分病人甚至局麻即可完成操作，创伤小，对病人打击少，安全度高，术后恢复快，尤其适用于高龄、手术耐受力差的老年高危病人。

（3）术前评估：要求甚高，必须经 DSA 或螺旋 CT 精确测量瘤体大小，瘤腔内径、瘤颈长度（AAA 上端至肾动脉开口的距离应不小于 2 cm 方有指征）、上下两端正常主动脉口径等，以选用合适型号的人造血管内支撑复合体。另外，腔内隔绝术目前只能应用于肾下 AAA。

（4）并发症：腔内修复术后最常见的并发症为内瘘、扭曲、支架位置不正和移位等。腔内修复术后 1 年内需要重新介入者，一般在 20％以上。

① 内瘘：腔内修复术出院前发现早期内瘘者占 20％～30％。一般均认为，大多数内瘘可在数月或更长的时间内自行封闭，10％～15％的内瘘持续存在，可使瘤体继续增大，并终至破裂。此外，还有 5％～10％的病人，在术后较长时间才发生内瘘。

② AAA 破裂：这是腔内修复术的严重并发症，约为 1％。腔内修复术后，如无内瘘发生，其破裂发生率即较术前明显降低；但若并发内瘘，AAA 的瘤体增大和发生破裂的机会均不断上升。Collin 认为，不治疗的小 AAA 的破裂发生率，与腔内修复后破裂发生率相比较，两者并无明显差别。

③ 支架损坏：随着术后时间的延长，支架破裂、人造血管破损、固定挂钩松动、支架移位（近侧或远侧）等，引起内瘘者逐渐显著增多。

【并发症】

1. 心律失常、心肌缺血或心肌梗死。

2. **术中出血** 夹闭动脉瘤的近远侧就减少了出血。动脉瘤切开后可以见到腰动脉的反向血流，可以通过缝扎控制。这些血可以收集后做自体血液回输。

3. **主动脉阻断性休克** 指主动脉阻断钳松开后发生的休克。这种情况的预防方法是适当输液和缓慢放松主动脉阻断钳。

4. **术后肾衰竭** 与静脉造影剂、输液不足、低血压、肾上主动脉夹闭的时间以及肾动脉栓塞有关。21%的 AAA 破裂急诊手术和 2.5%的 AAA 择期手术后会发生肾衰竭，死亡率达 90%。

5. **急性下肢缺血** 术后本并发症的发生率达 7%。原因有栓塞和血栓形成，尤其在急诊手术未用肝素的情况下。术前下肢脉搏正常，但术后脉搏消失者，应考虑本并发症。下肢栓塞的预防方法是在腹主动脉夹闭前尽可能减少对动脉瘤的操作，开放夹闭钳时先灌注髂内动脉，后灌注髂外动脉。术中发现下肢缺血情况时，用 Fogarty 管取出下肢血管内的血栓。

6. **微栓塞** 动脉粥样硬化的碎屑所形成的微栓子可以引起皮肤缺血（"垃圾脚"），有望治愈，坏死形成后则应该截肢。

7. **胃肠道并发症** 包括肠麻痹、厌食、周期性便秘和腹泻。左腹膜后入路可以减少胃肠道并发症。

比较严重的并发症是**缺血性结肠炎**，与结扎侧支循环不丰富的肠系膜下动脉有关，在择期手术中，其发生率为 6%，但是，透壁坏死者仅占 1%～2%。典型临床表现是术后 24 小时内出现血性腹泻，然而，有这种典型表现的病人不足 50%，但非常特异，并且往往需要外科处理。其他表现有白细胞增多、术后最初 8～12 小时的液体需要量增多、发热以及腹膜刺激征。结肠镜插至肛缘上 40 cm 可以明确诊断。局限于黏膜的坏死有望治愈，肌层坏死愈合则表现为肠段狭窄。透壁坏死则需要立即手术切除坏死的乙状结肠、结肠近断端造瘘和结肠远断端（Hartmann 术式）。如诊断和治疗延误，死亡率达 50%。

> 经验之谈：
>
> 肾动脉平面以下的腹主动脉或髂动脉重建后（包括腔内隔绝术后）都有可能发生缺血性结肠炎。诊断缺血性结肠炎的最好办法是每 1～2 天的动态乙结肠镜检查和腹部检查。
>
> 开放性肾动脉平面以下的腹主动脉瘤术后肠麻痹一般会持续 36～48 小时，若病人腹主动脉瘤手术后 24 小时内出现排便，无论是否为血性，都提示左侧结肠缺血。

8. **截瘫** 主要见于破裂的 AAA 手术后，此时在膈下阻断主动脉容易发生脊髓缺血。择期的肾下 AAA 手术后截瘫发生率为 0.25%。截瘫的原因是脊髓的重要侧枝动脉发生闭塞或栓塞，这些侧枝可以来自髂内动脉或异常低位起源的副脊髓动脉（Adamkiewicz 动脉）。Adamkiewicz 动脉通常在 T8～L1 水平起于腹主动脉左侧壁，偶尔也可低至 L4 水平。脊髓缺血表现为典型的**前脊动脉综合征**，其特点是：①截瘫；②大便失禁和小便失禁；③温、痛觉丧失，振动觉和本体感觉存在，因为在脊髓的中下段，脊髓前半与后半的血液循环是相互独立的。

9. **性功能障碍和逆行射精** ①控制射精的交感神经在主动脉分叉附近跨过左髂总动脉近侧,分离过程中损伤交感丛可发生逆行射精。②主动脉旁路手术后,盆部血液灌注紊乱,可发生阳痿。因此在做人造血管移植手术时,至少应保留一支髂内动脉。

10. **移植血管感染** 感染可发生在移植血管上,也可发生在吻合口。原因是术中细菌种植或术后菌血症所致的细菌种植。**最常见的致病菌是金黄色葡萄球菌,其次为表皮葡萄球菌。**目前临床上所用的人造血管在植入体内后其管腔面形成一层假性内膜,与天然血管相比,抗感染作用稍差。

(1)目前临床上所用的人造血管,移植后的感染率为1%～4%。人造血管的感染可发生在手术后任何时候,甚至手术后数年。围手术期常规用抗生素,可使感染明显下降,以头孢唑啉等第一代头孢菌素为首选。

(2)人造血管感染有多种临床表现:①与股动脉相接的人造血管感染后最常见的临床表现是炎性肿块或腹股沟部经久不愈的窦道。②完全位于腹内的人造血管感染后仅表现为发热,少数病人表现为腹部不适。③在下肢感染血管的远侧可见到散在皮肤淤点。④人造血管的吻合口可侵蚀肠道,形成主动脉-肠瘘。人造血管腹内移植后的病人发生消化道出血,应考虑到本病的可能。

(3)诊断:①对出现消化道出血的病人,应常规用内镜检查食管、胃和十二指肠,排除溃疡,明确出血来源。内镜应观察至十二指肠远段,了解有无主动脉-肠瘘。②CT可显示在感染的人造血管周围有气体或液体积聚,或显示假性动脉瘤。③铟标记的白细胞扫描可显示感染位于人造血管所在区域。④主动脉造影可显示假性动脉瘤,还可为外科医生做血管重建术提供参考影像。⑤有经久不愈的窦道时可行窦道造影明确诊断,窦道造影可显示人造血管的轮廓。

(4)治疗:取决于感染的部位。①主-股旁路术后腹股沟区感染,可将病侧人造血管切除。必要时,病腿行解剖外血管旁路术。②腹腔内人造血管感染只能行双下肢解剖外血管旁路术。人造血管感染是一种严重的并发症,死亡率为35%～50%,高位截肢发生率为20%～40%。

【预后】 若不治疗,5年生存率仅为17%,其中60%死于主动脉瘤破裂。**主动脉瘤横径6 cm是等待观察和尽快手术的临界点。**≤6 cm的动脉瘤不手术,75%可存活1年,50%可活5年。>6 cm的动脉瘤不手术,50%可存活1年,6%存活5年。

主动脉夹层若不治疗,死亡率为每小时增加1%～3%,第一个24小时的医院内死亡率可达25%。所有腹主动脉瘤破裂诊断耗时超过5小时的病人,其结局都是死亡。

三、周围动脉瘤

动脉瘤其次常见的部位是股动脉和腘动脉。90%的周围动脉瘤发生于股动脉和腘动脉。这些病人25%为双侧动脉瘤,50%合并AAA。男女之比大于30∶1。周围动脉瘤一般不会破裂,但容易形成血栓,引起远侧动脉栓塞,因此,周围动脉瘤无论大小都应手术修补,目的是防止发生急性血栓形成或远侧栓塞。

（一）腘动脉瘤

【发病率】 近70%的周围动脉瘤在腘动脉,一般由动脉粥样硬化引起。50%～70%的腘动脉瘤是双侧性的,40%～50%伴有AAA,近40%伴有股动脉瘤。

【病因】 粥样硬化、创伤、管壁的应力(源于近侧分叉处的震动和湍流)、性连锁性遗传疾病、细胞外基质分解以及感染(如梅毒)都可以引起动脉瘤。

【诊断】

(1) 45%的人没有症状。腘动脉瘤很少会自发破裂,但栓塞和血栓形成比较常见。因此,诊断明确后应进行手术修复。与血栓栓塞有关的症状包括跛行、静息痛、溃疡和神经病变。搏动性肿块和静脉受压。

(2) 体格检查可发现腘窝处动脉搏动性肿块。血栓性动脉瘤则可以扪到实质性肿块,没有搏动。

(3) 影像检查:X线平片可以发现钙化的动脉。超声、静脉增强 CT 和 MRI 检查有助于动脉瘤的明确诊断,还可以用来排除双侧动脉瘤和 AAA。动脉造影可以了解远侧动脉的流量,并可为血管重建术提供参考影像。

【治疗】 手术的目标是防止血栓栓塞并发症以及恢复远侧肢体的血流。绝大多数腘动脉瘤可以用近远侧结扎加自体血管旁路术来处理。企图将动脉瘤完整切除则有可能损伤邻近的神经和静脉。血栓性动脉瘤术前溶栓有利于救肢。血管重建后应该做术中动脉造影,了解流出道的通畅情况。10%~20%的急性血栓形成的病人需要截肢。

(二) 股动脉瘤

【发病率】 股动脉瘤是第二常见的周围动脉瘤,70%为双侧、80%伴有 AAA、40%伴有腘动脉瘤。

【病因】 主要病因是动脉粥样硬化,少数是细胞外基质降解和结缔组织疾病。50%的股动脉瘤位于股动脉分叉的近侧(Ⅰ型);余 50%累及股深动脉(Ⅱ型)。

【诊断】

(1) 主要临床表现是腹股沟区搏动性肿块,40%在确诊时无症状。有症状的病人主要诉局部疼痛、肿块压迫神经或静脉的症状或下肢缺血症状。鉴别诊断包括经皮置管引起的假性动脉瘤、吻合口漏、创伤以及吸毒者静脉注射引起的肿块。

(2) 影像诊断:超声、CT 和 MRI 都有助于明确诊断,同时可以了解肾下主动脉和腘动脉的情况。血管造影可以显示股深动脉开口是否受累,了解动脉远端的血流量。

【治疗】 手术方式是切除动脉瘤,用自体静脉或人造血管替代。在Ⅱ型股动脉瘤,还要用一段血管在股深动脉与替代血管主支之间搭桥。

(三) 近侧锁骨下动脉瘤

【发病率】 这种病人 30%~50%伴有主-髂或外周动脉瘤,因此,对这些病人要检查排除同时动脉瘤。

【病因】 近侧锁骨下动脉瘤最常见的病因是动脉粥样硬化。

【诊断】

(1) 临床表现:动脉瘤的膨胀或破裂可以引起病人颈部、胸部或肩部疼痛。动脉瘤压迫邻近的臂丛、喉返神经或气管可引起上肢神经症状、嘶哑或呼吸困难等相应的症状。脑或上肢的血栓栓塞可引起脑或上肢缺血。

(2) 体格检查可以发现在锁骨上扪到一个搏动肿块、有杂音、上肢动脉搏动消失或减弱、"蓝指征"、同侧上肢感觉和运动障碍、声带麻痹或 Horner 综合征。

(3) 影像检查:全主动脉弓和上肢血管造影可以明确诊断,了解远侧动脉有无闭塞和对侧椎动脉系统,特别是当同侧椎动脉起源于动脉瘤时。

【治疗】 手术方式是切除动脉瘤,直接吻合,或用自体静脉或人造血管替代。右侧病灶通常做胸骨正中切口,左侧病灶做左侧胸部切口。

（四）远侧锁骨下动脉瘤

【病因】　本病又称为锁骨下-腋动脉瘤。本病的起因是胸廓出口综合征,由于颈肋或纤维肌索压迫锁骨下动脉,随着时间的推移,出现动脉管壁的狭窄后动脉瘤改变。动脉管壁一旦出现动脉瘤,就会出现缺血和局部压迫症状。

【诊断】　同近侧锁骨下动脉瘤。

【治疗】　手术包括切除颈肋和前斜角肌。如病人无症状,但是动脉瘤直径已经超过正常动脉的 2 倍或有血栓栓塞表现,也应该切除动脉瘤。近期有远端动脉栓塞的病人,必须用导管取栓。锁骨下动脉的重建同近侧锁骨下动脉瘤。

（五）尺动脉瘤（小鱼际捶打综合征）

【发病率】　尺动脉瘤多数是 50 岁以下的男性以及需要用手掌做推、捣或扭等工作的人群。

【病因】　最常见的原因是尺动脉反复损伤。

【诊断】

（1）临床表现:许多病人在受伤后有小鱼际肌严重撕裂性疼痛,随后表现为慢性、钝性酸痛。数周或数月后出现第 4、5 指的缺血症状,缺血症状也可见于其他手指,但不会见于拇指。

（2）体格检查:手指有缺血改变、触痛和/或小鱼际肌处搏动性肿块。绝大多数病人Allen试验异常。

（3）影像检查:数字体积描记和双功超声有助于诊断,必须做血管造影检查。

【治疗】　包括颈-背交感神经切除、尺动脉瘤切除加尺动脉结扎以及尺动脉瘤切除加显微镜下尺动脉吻合或间置自体血管吻合。尺动脉瘤血栓形成的病人术前溶栓治疗很重要。内科治疗包括钙通道阻滞剂、戒烟和避免手部进一步损伤。

四、内脏动脉瘤

内脏动脉瘤不多见。常见的内脏动脉瘤依次是脾动脉（60%）、肝动脉（20%）、肠系膜上动脉（5.5%）、腹腔动脉（4%）、胃和胃网膜动脉（4%）以及肠动脉（3%）,绝大多数由动脉粥样硬化引起,肝动脉、肠系膜上动脉和腹腔动脉的动脉瘤破裂风险 > 50%。

（一）脾动脉瘤

【发病率】　除腹主动脉瘤外,腹腔内最常见的动脉瘤就是脾动脉瘤。脾动脉瘤多见于女性（男女之比为 1:4）,多见于育龄期妇女,与分娩数呈正相关。一般的脾动脉瘤在非妊娠期女性破裂的发生率为 2%。妊娠期女性脾动脉瘤破裂的发生率为 90%。

【病因】　本病与全身动脉纤维发育不良、门静脉高压、炎症（胰腺炎后的炎症）以及怀孕期脾脏血流增加有关。大多数脾动脉瘤位于脾动脉远侧的分叉处,20% 为多发性。总的破裂风险为 5%～10%,但是,95% 的破裂发生在孕期。破裂后的死亡率为 25%。大多数破裂入小网膜囊,经 Winslow 孔进入游离腹腔。

【诊断】　本病的诊断常常是偶然的,腹部平片上多可发现左上腹有一环状钙化影。

（1）临床表现:大多数无症状。动脉瘤急性增大时可以有左上腹或上腹部疼痛,动脉瘤向胃或胰管破裂可以发生消化道出血。孕妇脾动脉瘤破裂的鉴别诊断包括胎盘早剥、子宫破裂和羊水栓塞。还应该排除肝腺瘤破裂。由胰腺炎引起的脾动脉假性动脉瘤的临床表现与脾动脉瘤相同。

（2）影像检查：70%的病人在腹部平片上左上腹有印戒样钙化。CT 或 MRI 可以显示动脉瘤，并可以发现漏的存在。动脉造影可以明确诊断。

【治疗】　手术适用于有症状的动脉瘤（破裂、左上腹疼痛等）、孕妇的动脉瘤以及育龄期有妊娠计划的脾动脉瘤妇女。脾动脉近段的动脉瘤可以切开小网膜显露之，切除动脉瘤后结扎脾动脉，不需要重建；脾动脉中段的动脉瘤可以从动脉瘤腔内结扎脾动脉；脾动脉远段的动脉瘤可以连同胰尾一并切除。脾门动脉瘤的处理方法有脾切除、缝扎或动脉瘤缝合术，高危病人也可以做导管栓塞。动脉瘤破裂后，孕妇的死亡率为 70%，胎儿的死亡率为 95%。

（二）肝动脉瘤

【发病率】　肝动脉瘤是内脏第二常见的动脉瘤，大多数是老年人，男女发病率之比为 2：1。

【病因】　32%是动脉粥样硬化，24%是中层变性，22%是创伤，10%是真菌感染。绝大多数肝动脉瘤发生在肝外，63%累及肝总动脉，9%累及右肝动脉，5%累及左肝动脉，4%左右肝动脉均受累。最常见的并发症是破裂和胆道受压，50%的破裂在腹腔内，余 50%破裂入胆管内。

【诊断】

（1）临床表现：一般没有症状，也可以有持续性右上腹或上腹部疼痛，严重腹痛或向腰背放射提示动脉瘤增大，破入胆管会发生吐血、胆绞痛和黄疸。要与 AAA、胆囊炎、胰腺炎和溃疡病穿孔鉴别诊断。

（2）体格检查：可以听到腹部血管杂音，少数病人可以在右上腹或上腹部扪到搏动性肿块。

（3）实验室检查：有胆管受压的病人血胆红素、碱性磷酸酶或肝酶增高。

（4）影像检查：动脉造影有确诊价值，并有助于手术计划的拟定。许多动脉瘤是 CT 检查时首先发现的。

【治疗】　本病需要手术治疗，因为破裂后死亡率 > 35%。肝总动脉瘤可以选择动脉瘤切除术、动脉瘤缝合术或动脉瘤隔绝术，根据侧支循环的血流量加或不加动脉重建。肝固有动脉的动脉瘤可以选择动脉瘤缝合术、动脉瘤切除术加动脉吻合术（用于小动脉）或旁路术。肝内动脉的动脉瘤可以选择肝切除、近侧肝动脉结扎或经皮肝动脉插管栓塞（用于高危病人）。

五、其他动脉瘤

（一）肾动脉瘤

【发病率】　人群中肾动脉瘤的发病率为 1%～10%，肾动脉瘤占全部动脉瘤的 1%。

【病因】　肾动脉瘤可以位于肾外（85%），也可以位于肾内（15%）。肾外肾动脉瘤分为囊状（最常见）、梭状和夹层。囊状动脉瘤主要位于肾动脉分叉附近，梭状动脉瘤是肾动脉狭窄所致的狭窄后扩张。肾动脉夹层与肾动脉纤维组织增生有关。肾内肾动脉瘤可以是先天性的、创伤性的，也可以与胶原性疾病有关。

【诊断】

（1）临床表现：一般在出现并发症前没有症状，破裂和夹层可引起腰背痛或血尿（肾内动脉瘤）。

（2）体格检查：可以发现有高血压和腹部血管杂音，扪到肿块者不足 10%。

（3）实验室检查：可以发现贫血和血尿。

（4）影像检查：钙化的囊状动脉瘤在腹部平片上可以在肾门区见到印戒状钙化影。CT可以意外发现肾动脉瘤。动脉造影可以明确诊断，了解肾动脉分支情况。

【治疗】 手术适应证是动脉瘤破裂、夹层或引起肾动脉狭窄和肾性高血压。囊状动脉瘤在孕妇破裂的风险陡增，应该手术修补。位于分支上的小的动脉瘤可以在切除后加血管重建。大的动脉瘤或狭窄的动脉瘤可以在动脉瘤切除后加主-肾或脾-肾旁路术。肾动脉动脉瘤可以在切除后做肾动脉端端吻合。肾动脉瘤破裂的处理是肾切除术。

（二）感染性动脉瘤

【发病率】 随着免疫低下病人的增多、经肾动脉有创操作的频繁以及药物的滥用，感染性动脉瘤的发病率在攀升。

【病因】 感染性动脉瘤分为四种：霉菌性动脉瘤、细菌性动脉炎伴动脉瘤、先前的动脉瘤感染以及创伤后的感染性假性动脉瘤。常见的细菌依次为金黄色葡萄球菌、沙门菌（动脉炎）、链球菌和表皮葡萄球菌（先前的动脉瘤感染）。Gram 阴性菌感染的动脉瘤的破裂风险高于 Gram 阳性菌感染。

【诊断】

（1）临床表现：可以没有临床表现，也可以有发热、疼痛或脓毒症。

（2）体格检查：四肢动脉瘤可以有触痛、热和肿块。

（3）实验室检查：可以有白细胞增多。应该送需氧和厌氧血培养，阳性率仅 50%。

（4）影像检查：腹部平片可以见到动脉瘤所致的椎体破坏，提示存在感染。MRI 和 CT可以显示动脉瘤，并判断其有无破裂。动脉造影可以显示动脉瘤的形态特征，感染性动脉瘤的特点是囊状、多叶状或偏心圆状，颈部狭窄。

【治疗】

（1）术前处理：在取得需氧和厌氧血培养结果后，静脉用广谱抗生素。

（2）术中处理：①控制出血；②取标本做 Gram 染色、需氧和厌氧培养以及药敏试验；③切除动脉瘤，广泛清创、引流；④在没有感染的组织层面做主要血管的重建。解剖外旁路可以避免人造血管污染。

（3）术后处理：要求合理的动脉瘤腔引流和长期的抗生素治疗。

第三节 腹主动脉瘤手术要点

（一）术前准备

1. 术前风险评估 无并发症的 AAA 手术死亡率为 2%，破裂 AAA 的手术死亡率大于50%。**控制并存疾患**（心血管病、高血压、肾功能减退、COPD 以及肥胖），必要时行代谢支持治疗，提高手术耐受力。备足量全血，备各种型号 Fogarty 导管。

2. 人造血管材料 根据 CT 测定血管直径，选择合适的人造血管，常用的有涤纶、聚四氟乙烯（PTFE）等。其中 PTEE 不需预凝，其血管壁特有的微孔结构既防止渗血又便于毛细血管长入，从而便于内皮化的形成。

预凝的方法是抽 50 mL 肝素化的血放入弯盘中,钳夹住人造血管一端,反复灌入人造血管中,15~20 分钟,直至不渗漏为止。

3. **麻醉** 首选气管插管静脉复合麻醉。插入 Swan-Ganz 管或 CVP 管,在阻断主动脉前、中、后,要常规置入 Swan-Ganz 导管监测心脏充盈压和心排出量。有条件者备自体血回输装置。

(二)手术术式(人造血管置换术)

1. **肾下 AAA 人造血管置换术要点**

(1)手术入路

经腹腔入路:仰卧位,正中切口自剑突到耻骨联合,常规入腹,先探查腹内其他脏器有无异常,然后检查动脉瘤。将横结肠系膜和大网膜翻向头侧,小肠翻向右上方,拉开保护。

经左腹膜后入路:仰卧位,左肩胸部垫高 30°,切口自左第 12 肋尖到左耻骨结节。切开腹壁肌层后于腹膜外钝性剥离腹膜囊,进入腹膜后间隙,将腹膜囊及内容物推向右前并牵开。

(2)游离两侧髂总动脉:切开腹主动脉下段的后腹膜,显露髂血管分叉部。注意勿伤及髂静脉和输尿管。全身肝素化(详见急性动脉闭塞),或在阻断主动脉后于动脉瘤颈穿刺注入 100 mL 肝素生理盐水(肝素 10 U/mL),较全身用量少。先钳夹控制双髂动脉,防止栓子脱落。

腹主动脉在第 4 腰椎附近发出左右髂总动脉,左右髂总静脉在第 5 腰椎附近汇合成下腔静脉。左肾静脉在腹主动脉前方跨过,左髂总静脉在右髂总动脉后方走过。

(3)逐渐显露主动脉:沿十二指肠上缘切断 Treitz 韧带,十二指肠侧应多保留一部分后腹膜,供术毕缝合后腹膜用。将十二指肠翻向右侧。

(4)显露瘤颈部是腹主动脉瘤手术的主要难点:切开动脉瘤前方后腹膜及纤维淋巴组织,显露动脉瘤和动脉瘤颈部。显露主动脉瘤颈部和上阻断带是该手术最具风险的操作,要求在游离动脉瘤颈部时不要撕裂其分支[腰动脉、睾丸(卵巢)动脉或肾动脉],以免血管回缩造成难以控制的出血。瘤颈两侧游离约 1.5~2.0 cm,应注意其头侧的左肾静脉,90% 的左肾静脉跨越腹主动脉前方汇入下腔静脉,10% 经腹主动脉后方汇入下腔静脉。主动脉周围广泛游离后,助手只要轻轻牵拉主动脉阻断带,术者即可直视腰动脉,并对腰动脉进行结扎、切断,减少动脉瘤切开时的腰动脉出血。

(5)上主动脉阻断钳时,以使动脉搏动消失的最小压力为度,最小限度地减少动脉壁损伤。纵向切开动脉瘤,使瘤体敞开,清除附壁血栓。"8"字缝扎腰动脉开口。

(6)在动脉瘤近远端分别横向剪开腹主动脉 1/2 口径,使动脉瘤呈"T"形或"工"形敞开。

(7)如肠系膜下动脉开口回血较好,可缝扎。如回血差,则应行肠系膜下动脉与人造血管吻合以防术后结直肠缺血性坏死。

若能保证双侧髂内动脉的血流,则不必重建肠系膜下动脉;若不能确保髂内动脉的血流时,应观察肠系膜下动脉的断端压以决定是否重建,即断端压低于 40 mmHg 或与全身血压比低于 0.4 时,应进行肠系膜下动脉的重建。

(8)仔细、确切完成近端血管吻合:为了避免残留动脉复发瘤变,人工血管的近端吻合应紧靠肾动脉下方进行。吻合方法有完全切断主动脉的方法和残留后壁进行吻合的方法(包埋法)。包埋法要特别注意防止后壁的非全层缝合。取合适口径人造血管行对端吻合,如髂动脉无异常,可选用直型人造血管,如双髂动脉需重建,则选用分叉型人造血管。主动脉阻断后,血管直径回缩变小,若依据此管径选择人工血管进行吻合,容易产生狭窄。采用两定点缝合不容易发生狭窄。吻合时助手不要过度牵拉缝线。以 3-0 Prolene 线或 PTFE线水平连续外翻法做吻合,先缝后壁,后缝前壁,最后打结,一定要缝全层。通常人造血管的直径为 16~18 mm,吻合时边距要大,出针时要顺针的弧度拔针。近端吻合完成后,开放阻断钳,利用血流冲刷吻合口,注意不要反复开闭阻断钳。近端吻合口完成后,主动脉近端控制钳移到人造血管处钳夹,观察吻合口,如有明显渗血应修补。远端同法做对端或斜形吻合。待远端缝至最后一针时,放开瘤体上下的血管阻断钳,冲去血块和气体,缝毕,用瘤壁包裹人造血管,完成重建。

(9) 主动脉阻断的时间应尽可能短。主动脉阻断钳应缓慢撤离,同时调整好输液速度,减小血压波动。阻断钳撤离后可出现酸中毒或高钾血症,应及时处理。输入甘露醇,促进排尿。

(10) 后腹膜必须缝合,并覆盖近端吻合口。注意不要让十二指肠与人造血管接触,避免主动脉十二指肠内瘘形成。用 60~100 mg 鱼精蛋白中和肝素。

(11) 检查下肢动脉搏动情况,发现血栓形成应立即取栓。

2. 肾上 AAA 人造血管置换术要点(胸腹主动脉瘤手术)

(1) 胸腹主动脉瘤病变累及胸、腹主动脉及其所属内脏动脉,治疗效果较差,手术死亡率为 30% 左右。由于病变范围广泛、手术复杂、技术要求高、手术时间长和用血量大等,因此,必须严格掌握适应证,各科医生通力协作,紧密配合进行手术,才能获得成功。

(2) 取胸腹联合切口,将左半结肠、肾、脾、胰体尾翻向右前方,显露胸、腹主动脉瘤的侧后方。

(3) 阻断血流后,人造血管置于腔内与胸主动脉吻合。

(4) 然后在内脏动脉相应部位的人造血管上开窗,与内脏动脉进行补片状缝合,一个吻合完毕,可将阻断钳移向下方,逐个开放已吻合的内脏动脉,最后与远侧腹主动脉或髂动脉吻合,完成血管重建。

3. AAA 破裂处理要点　AAA 破裂后手术死亡率在 50% 以上,由于大多数在送达医院前已死亡,破裂后总死亡率在 90% 以上。发病后应将病人迅速送到较大的医院,入院后迅速诊断,争分夺秒进行手术。开腹阻断主动脉最为迅速且确实。进腹后可在肝胃之间将腹主动脉挤于脊柱上止血或将横结肠系膜和大网膜上翻后在肾动脉上方直接压迫主动脉止血。位置较高者可先切开小网膜,于膈肌脚处将腹主动脉挤于脊柱上,清理积血后改动脉钳控制主动脉。亦可以拇指或大的球囊导管自破口伸入近端控制出血,再按前述步骤重建腹主动脉。

(三) 术后处理与并发症处理

(1) ICU 监护至少 24 小时,监测生命体征、神志、语言、ECG、SaO₂、MAP、CVP、PAWP、动脉血气分析、电解质、血糖、出凝血时间、PT 等。加强呼吸道管理,胃肠减压,留置导尿并记尿量,维持水、电解质平衡及酸碱平衡,抗生素防止感染,必要时行 TPN 代谢支持治疗。

(2) 随时查看远端动脉搏动情况。除扪诊外,床边便携式脉冲 Doppler 检查每天至少1 次。如发现血栓形成或微栓及碎屑脱落造成的"垃圾脚",要尽早取栓或溶栓,应用抗凝治疗。

（3）腹主-髂/股动脉重建者可用抗凝治疗。肝素 1 mg/kg 加入生理盐水 500 mL 中,经输液泵 24 小时持续静脉滴注;3～5 天后改为华法令口服,首剂 5～7.5 mg,之后每日 2.5 mg,监测 PT 使其维持比正常值延长 1 倍左右。

（4）适当利尿,预防肾衰竭。如有尿毒症或氮质血症,应及早行透析治疗,可望显著提高生存率。

（5）注意腹部体征。如出现明显腹胀、腹痛、腹肌紧张,伴发热、血便,应怀疑乙状结肠缺血。可暂保守治疗,必要时再次手术。

（6）适当应用心脏活性药物,改善心肌供血,防止心肌梗死发生。据统计,术后 1 个月内死亡者半数为心肌梗死所致。

（7）其他并发症如切口感染、积坠性肺炎、肠功能紊乱、粘连性肠梗阻等,与一般腹部手术后处理相同。

第四节　糖尿病足

【临床表现】

1. 损伤和感染　糖尿病病人在轻微的损伤后即可发生趾部和足部感染。

2. 周围神经病变　周围神经病变在糖尿病病人很常见,神经病变可造成浅感觉和本体感觉丧失,结果足跖面出现营养不良性溃疡。溃疡感染后,其细菌多为混合性,包括厌氧菌。溃疡可进一步发展为:跖深间隙脓肿、足背蜂窝组织炎、跖骨骨髓炎。

3. 动脉粥样硬化　糖尿病病人动脉粥样硬化的发生率比常人高。年轻人的动脉粥样硬化,在糖尿病病人进展更为迅速。

4. 坏疽　糖尿病病人比非糖尿病病人更容易发生坏疽,其原因是:

（1）无脉搏的大动脉闭塞。

（2）以毛细血管基底膜增厚为特征的小血管病变（微血管病变）在糖尿病病人很常见。

【预防】　预防损伤和保护足部的措施:

（1）对任何感染征象都应立即检查。

（2）切记鞋的大小和松紧要合适。

（3）糖尿病病人绝对不能赤脚行走,因为皮肤的任何细小损伤均会招致经久不愈的感染。

经验之谈:

糖尿病足治疗的三大要点:控制血糖、防治感染（彻底去除坏死组织和切开引流）和改善血流。

【感染的治疗】

（1）清除坏死组织。

（2）卧病休息,避免负重,避免患部受压。

（3）全身用抗生素。

（4）在急性感染期,糖尿病的控制极为困难,因此要密切监测血糖。

（5）重建血运不仅有利于感染的控制,还可以救肢。

第五节　血管痉挛性疾病

血管痉挛性疾病主要发生在上肢，通常为掌部小动脉和指动脉的发作性血管收缩，主要症状是疼痛、麻木、凉感，偶尔可发生皮肤溃疡。血管痉挛性疾病可与胶原血管病、动脉粥样硬化、创伤、周围动脉疾病所导致的栓塞等疾病并存，也可能查不到明确的伴随疾病。

一、常见的血管痉挛性疾病

（一）Raynaud 现象

Raynaud 现象是一种发作性血管收缩，主要见于手指部，偶尔也可见于足部。本病主要见于女性，常在寒冷的条件下或情绪波动的情况下诱发。

【症状】　轻者表现为手指部麻木不适，重者有溃疡形成或坏疽。

1. 手指典型色泽变化顺序

（1）苍白：其原因是皮肤血管强烈痉挛。

（2）发绀：其原因是血流缓慢，导致血氧饱和度下降。

（3）潮红：其原因是反应性充血。

2. 伴随的局部或全身疾病　Raynaud 现象最常伴随的疾病是硬皮病。

【治疗】　Raynaud 现象的治疗措施：

（1）避免手部受冷，注意手部保暖，在极度寒冷的季节戴手套、用取暖器。

（2）戒烟，因为烟草可刺激血管收缩。

（3）苯苄胺等 α-受体阻滞剂有效，硝苯吡啶等钙通道阻滞剂也可选用，利血平动脉内注射也有效。

（4）控制情绪波动。

（5）一般不主张做交感神经切除术，因为交感神经切除术不能解除指部血管闭塞。

（二）Raynaud 病

Raynaud 病与 Raynaud 现象很相似，但 Raynaud 病不伴有其他全身疾病，且很少发生坏疽。70％的病人是年轻女性，一般为两侧对称性发病。本病的治疗与 Raynaud 现象相仿，80％的病人用非手术疗法有效。对症状严重，手部功能有障碍内科治疗无效的病人，交感神经切除术可能有效，因为这种病人指部血管只痉挛，没有闭塞。

（三）Raynaud 冷过敏

冷过敏发生于冻伤之后。冻伤的部位呈浅蓝色伴灼痛。内科治疗一般有效，偶尔需要行交感神经切除术。

二、伴发疾病

（1）冷球蛋白血症或冷血细胞凝集素病：是免疫球蛋白 M 抗体引起的自体免疫性疾病，又叫"冷血凝集素病"或"冷凝集素病"。其特点是在较低的温度下，这种抗体能作用于病人自身的红细胞，在体内发生凝集，阻塞末梢微循环，发生手足发绀症或溶血。在体外，抗体与抗原发生作用的最适宜温度是 $0\sim4℃$；在 $37℃$ 或 $31\sim32℃$ 以上的温度，抗体与红细胞抗原发生完全可逆的分解,症状迅速消失。本综合征可以是特发性的或继发于淋巴组织系统的恶性肿瘤或支原体属肺炎及传染性单核细胞增多症等病毒感染。

（2）黏液性水肿。

（3）麦角中毒。

（4）血小板增多症。

（5）巨球蛋白血症。

（6）职业性手部反复损伤,如:石匠。

（7）神经受压综合征,如:腕管综合征。

（8）动脉受压综合征,如:胸廓出口综合征。

三、血管痉挛性疾病的诊断

下列检查有助于进一步证实血管痉挛的存在。

（1）多普勒检查测定肘部或腕部的血压。

（2）指动脉体积描记检查:如果指动脉体积描记值降低或不随温度变化而变化,提示动脉有闭塞。如果温度增高后指动脉体积描记值增高,提示血管痉挛。

（3）颈部或腋部听诊闻及血管杂音提示血管闭塞。动脉造影对明确有无血管闭塞极为重要。在动脉造影期间可向动脉内注入血管扩张剂,然后再次注入造影剂。如果此时血管扩张、血流增加,则强烈提示血管痉挛性疾病。

第六节 血管移植

动脉或静脉闭塞后,又无足够的侧支循环供给缺血的肢体,则必须行血管重建术。血管重建术的常用方法是血管旁路转流术,所用材料有生物血管和合成（人造）血管两种。

（一）生物血管

1. **自体静脉** 将人体某一部位的静脉取下后移植到自体另一部位,行血管旁路来取代闭塞的动脉或静脉。自体静脉移植后的远期通畅率比合成血管高,因此,在有可能的情况下应尽可能用自体静脉移植。

（1）自体大隐静脉的可取长度几乎与下肢等长,其管径约为 2～8 mm,因此,仅适用于小口径血管移植。

（2）大隐静脉动脉化后,其静脉壁会增厚。尽管大多数大隐静脉动脉化后通畅良好,但有少部分因内膜和中层损伤形成增生纤维组织,长期的异常增生会造成狭窄。

（3）动脉化的静脉吻合口处动脉粥样硬化的发生率约为 2%～15%。

（4）应用阿司匹林等血小板抑制剂可提高远期通畅率。

2. **自体动脉** 将人体某一部位动脉的一端切断后吻合到自体另一部位闭塞的动脉远侧。如:小儿肾动脉狭窄时,可将髂内动脉吻到狭窄的肾动脉远侧。

3. **同种异体血管** 从一个人身上取下的静脉移植至另一个人身上。

（1）同种异体动脉:这种动脉在移植后很容易变性,临床上很少应用。

（2）同种异体静脉:本品在经过蛋白降解消化或冷冻处理后,降低了抗原性,可用于移植。如不经处理,由于组织相容性屏障和 ABO 血型屏障的存在,会发生免疫排斥。

（3）人脐静脉：本品目前已用于临床。本品经戊二醛处理，消除了其抗原性。本品外周包有 Dacron 聚酯网，目的是防止移植后动脉瘤的发生。临床结果提示无论是用作下肢血管重建还是血液透析通道，本品都有甚佳的远期通畅率。

4. **异种血管** 本品取自动物，经特殊处理后使其不具抗原性。临床上最常用的是经双醛淀粉处理后的牛颈动脉。这种血管已广泛用于下肢血管重建和血液透析通道，效果满意。但是有 $3\%\sim6\%$ 的病人会发生动脉瘤。

（二）人造血管

1. **种类** 人造血管由高分子或合成材料制成，分织物和非织物两种。织物主要指涤纶和真丝涤纶人造血管，又可分为编织和针织。非织物主要指聚四氟乙烯人造血管。人造血管来源广，有不同的口径和长度供选用，适用于大中血管移植。用于中小动脉移植后，血栓栓塞率高，远期通畅率比较低。

（1）涤纶血管：主要用于主动脉和髂动脉等大血管替换，效果满意。但是本品用于四肢血管替换容易发生栓塞。

① 编织涤纶血管：编织涤纶血管结构致密、网孔度小，从而阻止周围组织向内长入。缺点是不能织成各种分支，需要另行缝接，需预凝处理。

② 针织涤纶血管：针织涤纶血管结构较疏松，网孔度大。与编织涤纶血管相比，周围组织容易向血管内长入，容易形成比较稳定的假性血管内膜，能织成各种分支。但这种血管需要用未肝素化的血做预凝处理，以减少移植时的渗血。

③ 毛绒型涤纶血管：它与编织涤纶血管的特性相同，其管壁上具有的孔隙结构由纤维交错嵌叠组成，理论上有利于假性血管内膜的附着，阻碍假性血管内膜向管腔内脱落。

（2）膨体聚四氟乙烯（ePTFE）血管：本品由 PTFE 树脂制得。

① 由于本品带有氟原子，在该聚合物的表面形成强大的负电荷，因此网孔度小。血液中的蛋白凝集后可黏附于该血管表面，在其表面形成一层薄的、与血管内面粘连不甚紧密的假性血管内膜。不需预凝处理。

② 该血管的外面有时还有一层加强层，从而使这种血管的强度增加，不易破裂，也阻止了周围组织向内长入。

③ 对下肢血管而言，PTFE 血管比涤纶血管效果好，仅次于大隐静脉，是二线移植替代物。

2. **存在的问题**

（1）目前临床上所用的合成纤维人造血管都不能形成真正的血管内膜。

① 假性血管内膜主要由白细胞、血小板、红细胞碎片与纤维蛋白等结合而成，就其本质而言是一种血栓，因此容易发生血栓形成，容易因血源性细菌种植而发生感染。

② 在吻合口附近内皮细胞仅能爬行 $1\sim2$ cm，该区域称血管翳。

（2）一旦有菌血症嫌疑时，应毫不犹豫地预防用抗生素，防止细菌在假性血管内膜上种植。

（代亚捷）

第三十三章
静脉和淋巴管疾病

第一节　下肢静脉解剖

　　静脉系统有四大部分：深静脉系统、浅静脉系统、交通静脉系统和静脉瓣。

　　(1) 深静脉系统：包括腘静脉、股静脉和髂静脉。下肢的深静脉依据伴行动脉命名。小腿的深静脉一般有 2 根，与许多交通支有吻合。胫后静脉和腓静脉也与比目鱼（soleal）窦存在交通。大腿的深静脉包括股浅静脉和股深静脉，在腹股沟韧带下方 4 cm 处合并为股静脉。浅静脉系统与深静脉系统通过直接的或间接的穿静脉相互联系；大部分血液通过直接穿静脉由浅静脉系统流向深静脉系统；间接穿静脉（浅静脉先引流入肌肉，再通过肌肉内的静脉流入深静脉）也很重要。

　　(2) 浅静脉系统：包括皮下静脉网、大隐静脉和小隐静脉。大隐静脉起自内踝前方，在小腿内侧上行，止于腹股沟卵圆窝。在内踝处，隐神经紧贴大隐静脉的内侧，抽剥大隐静脉时要注意避免损伤。小隐静脉起自外踝后方，在下肢后外侧上行，止于腘窝。后弓静脉又称 Leonardo 静脉，起自内踝，在膝下汇入大隐静脉。

　　(3) 交通静脉系统：是介于浅静脉和深静脉之间的静脉，又称穿静脉。交通静脉内有瓣膜，仅允许浅静脉的血液流向深静脉。外科上重要的穿静脉是位于腓肠肌内侧的 5 组直接穿静脉，连接胫后静脉与大隐静脉或后弓静脉（J Vasc Surg 1996,24:800），依据解剖部位不同，称为 Cockett 静脉或胫旁穿静脉，也可以有变异。

　　下肢五大穿静脉：①一支仅在膝下起始于大隐静脉或后弓静脉流入胫后静脉。②外侧穿静脉位于小腿中下 1/3 的外侧；小腿下半部分的 3 支穿静脉统称"踝"穿静脉。③踝上穿静脉位于小腿中段胫骨后缘，为大隐静脉或其属支与胫后静脉的交通。④踝中穿静脉位于内踝上方 7.5～10 cm 处。⑤踝下穿静脉位于内踝的后下处。⑥另有其他小的变化无常的穿静脉。

　　(4) 静脉瓣：是下肢静脉内的一种袋状（蹼状）结构，其作用是防止静脉内的血液倒流。当人体处于直立状态时，静脉瓣可防止静脉内高压的形成。此外，**静脉瓣保证浅静脉的血液单向流入深静脉，然后通过下肢肌肉收缩所产生的"肌泵"作用回流入心脏**。

　　血流的驱动力来自心脏以及行走时腓肠肌收缩对深静脉的挤压，静脉瓣的存在保证了血流的单向性。

第二节　慢性静脉瓣膜功能不全

　　慢性静脉瓣膜疾病的范围很广，包括毛细血管扩张症、静脉曲张和静脉性溃疡。随着非有创影像技术(双功超声)和微创外科技术的发展,诊疗手段和诊疗效果都在不断改善。下肢静脉曲张是许多不同疾病所共有的症状:①主要是原发性深静脉瓣膜功能不全的共发病;②或是下肢深静脉血栓形成的继发病,单纯性下肢浅静脉曲张只占其中的15%,深静脉血栓形成一般不是下肢静脉曲张的原因;③Klippel-Trenaunay综合征(KTS)是最常见的先天性静脉曲张,特点是患肢葡萄酒样色素痣、静脉曲张(多在患肢外侧)和骨及软组织发育异常三主征,本病20%伴有深静脉发育不全,因此勿轻易做手术。

【病因】 下肢静脉疾病有先天性(可以在人生的中后期出现表现)、原发性(原因不明)和继发性(血栓后、创伤后等)之分。深静脉血栓形成(DVT)占继发性下肢静脉疾病的大多数,也可能是其他许多疾病的原因,因为许多DVT没有症状。其他病因还有妊娠、激素治疗和近段梗阻(如淋巴结肿大、动脉压迫或妊娠)。

【病理生理】

1. 血液倒流性疾病 慢性静脉瓣膜疾病中主要是静脉瓣膜功能不全的倒流性疾病(>80%)。下肢静脉瓣膜功能不全有先天性和后天性之分,可以是瓣膜硬化,也可以是瓣叶伸长,还可以是瓣叶正常瓣环扩大。静脉曲张可以是浅静脉系统的瓣膜功能不全,深静脉系统和穿静脉系统正常;也可以是穿静脉或深静脉瓣膜功能不全的表现。膝下瓣膜功能不全的病理生理变化比膝上严重。存在静脉溃疡时往往提示穿静脉瓣膜功能不全。下肢的三个静脉系统的瓣膜功能不全都可以单独出现,也可以合并存在。因此诊断慢性静脉瓣膜功能不全(CVI)时要全面考虑。

2. 血液回流性疾病 由静脉腔的闭塞或狭窄引起,包括下肢深静脉血栓形成后完全闭塞和部分再通型、静脉畸形骨肥大综合征,这在下肢静脉疾病中比较少见,并且常伴有倒流性疾病。

【诊断】 依据病史、体格检查和无创性检查。

1. 病史 了解病人有无DVT史或创伤史,以及静脉曲张或CVI家族史。病人的主诉可能是下肢水肿、瘙痒、皮肤刺激或静脉曲张。小腿钝痛,傍晚加重,运动或抬高后缓解。严重病人在行走时可能有急性撕裂样疼痛(静脉性跛行),长时间休息和腿部抬高(20分钟)可以缓解。

2. 体格检查 动脉脉搏一般正常,但必须检查。

(1) 静脉性跛行:局部疼痛、水肿和酸胀不适,站立时加重,行走或平卧时消失,为早期症状。

(2) 浅静脉扩张:包括毛细血管扩张(0.1~1.0 mm)、网状静脉(1~4 mm)和静脉曲张(>4 mm),大隐静脉走行区浅静脉扩张,呈蚓团状。尤以小腿内侧为重。

(3) 局部出血:足靴区皮肤薄,曲张静脉承受压力大;或溃疡下面有瓣膜功能不全的曲张静脉,易破裂出血,这种性质的出血多无疼痛,夜间出血则更不易为人察觉,出血量大。

(4) 继发性皮肤改变:*提示交通静脉瓣膜关闭不全*。表现为踝部水肿,皮下纤维化、色素沉着(褐色,原因是含铁血黄素沉着)、脂性硬皮病、静脉性湿疹、*瘙痒*,最终发生溃疡,典型的溃疡位于内踝上方。注意有无感染征象。

(5) 大隐静脉瓣膜功能试验(Trendelenburg试验):该试验简单易行,目前已经基本被双功超声取代。①病人平卧,下肢抬高,使静脉排空,在大腿根部扎止血带,站立后放松止血带,如出现自上而下的静脉逆向充盈,提示瓣膜功能不全。应用同样原理,在腘窝部扎止血带,可以检测小隐静脉瓣膜的功能。②如在未放开止血带前,止血带下方的静脉在30秒内已充盈,则表明有交通静脉瓣膜关闭不全。

（6）深静脉通畅试验（Perthes 试验）：用止血带阻断大腿浅静脉主干，嘱病人用力踢腿或做下蹲起立活动连续十余次。此时，由于小腿肌泵收缩迫使静脉血经深静脉回流，使曲张静脉排空。如在活动后浅静脉曲张更为明显，张力增高，甚至有胀痛，则表明深静脉不通畅。

（7）交通静脉瓣膜功能试验（Pratt 试验）：病人仰卧，抬高受检下肢，在大腿根部（隐-股交界处）扎止血带。然后从足趾向上至腘窝缚缠第一根弹力绷带，再自止血带处向下扎第二根弹力绷带。让病人站立，一边向下解开第一根弹力绷带，一边向下继续缚缠第二根弹力绷带，如果在 2 根绷带之间的间隙内出现曲张静脉，即意味着该处有功能不全的交通静脉。

3. 无创检查

（1）双功超声（B 型超声与 Doppler 频移显像的结合）在静脉瓣膜功能不全诊断中具有重要价值。检查时，病人取立位，分别在大腿、小腿和足部绑袖带，并充气；然后袖带快速放气，观察瓣膜功能不全的血管段的逆向血流。瓣膜功能正常的血管段的逆向血流不会超过 0.5～1.0 秒。可以对各段血管的瓣膜功能做仔细检查，包括股总、股浅、大隐、小隐、腘、胫后以及穿静脉。在症状严重的病人，双功超声对倒流性疾病的诊断准确率为 77%，而下行性静脉造影（既往被公认的金标准）仅 44%（J Vasc Surg 1992，16：687）。下行性静脉造影的缺点是当近侧瓣膜功能正常时，无法了解远侧瓣膜的功能。

（2）连续波 Doppler 检查可以用手提式探头在诊室内进行。该检查有助于初步了解隐-股和隐-腘交界区的血液倒流情况，缺点是不能对血液倒流进行定量，无法提供精确的解剖情况。

4. 静脉造影　是诊断原发性深静脉瓣膜功能不全最可靠的检查方法，能估计瓣膜破坏范围和程度。有两种方法：①顺行造影：显示深静脉全程通畅，明显扩张，从而失去正常的竹节形态而呈直筒状；瓣膜影模糊或消失；屏气试验时造影剂向瓣膜远侧逆流。②逆行造影：根据造影剂的逆流程度可将瓣膜的功能分为 0～Ⅳ级（表 33-1）。

表 33-1　Kistner 下肢静脉造影逆流程度分级

分级	描述	造影所见
0	瓣膜功能健全	平静呼吸时，无造影通过瓣膜向远侧泄漏
Ⅰ	轻度瓣膜功能不全	略有少许造影剂通过股浅静脉最高一对瓣膜而泄漏，但不超过大腿近段
Ⅱ	中轻度瓣膜功能不全	有少量的造影剂通过瓣膜而倒流，达腘窝平面
Ⅲ	中重度瓣膜功能不全	有多量的造影剂通过瓣膜而倒流，超过腘窝平面达小腿
Ⅳ	重度瓣膜功能不全	造影剂向远侧倒流，直达踝部

比较公认的治疗指征是 CEAP 分类 C4～6 或 Kistner Ⅲ 或 Ⅳ 级逆流才考虑手术矫治。最常用的术式是股浅静脉腔外瓣膜成形术和腘静脉代瓣术，前者适用于对股浅静脉第 1 对和（或）第 2 对瓣膜的矫正；后者适用于下肢静脉瓣膜破坏或缺如。

【鉴别诊断】　下肢静脉疾病必须与下列疾病鉴别：动脉闭塞性疾病、慢性淋巴水肿、鳞状细胞癌、创伤、动静脉畸形和直立性水肿。动脉疾病所致的缺血性溃疡多见于足部，溃疡缘不规则，基底苍白，疼痛比静脉性溃疡严重；此外，还有动脉闭塞的其他症状和体征，如：脉搏弱、下垂红润、抬高苍白以及跛行。淋巴水肿的特点是凹陷性水肿，无色素沉着和溃疡。淋巴水肿在抬高患肢后消退缓慢，往往需要数日才能见效。

【命名】　国际上对慢性下肢静脉疾病的命名已经达成共识（J Vasc Surg 1995，21：635）。慢性下肢静脉疾病 CEAP 系统进行分类：clinical signs（临床体征）、etiology（病因）、anatomic distribution（解剖分布）和 pathophysiology（病理生理），详见表 33-2 至表 33-4。

表 33-2　慢性下肢静脉疾病的 CEAP 分类

分类	定　义
C	临床体征(分 0～6 级)*，A 表示无症状，S 表示有症状
E	病因分类：先天性、原发性或继发性
A	解剖分布：浅静脉系统、深静脉系统或穿静脉系统；单独抑或兼有
P	病理生理功能障碍：倒流或梗阻；单独抑或兼有

注：* 见表 33-3。

表 33-3　慢性下肢静脉疾病严重程度的临床分类

分度	临床表现
0	视诊和触诊未发现异常
1	毛细血管扩张、网状静脉或踝部皮肤发亮
2	节段型大隐静脉曲张(瘤径大于 4 mm)
3	静脉曲张伴下肢肿胀，但不伴皮肤改变
4	伴色素沉着、静脉性湿疹、脂性硬皮病等，但无溃疡
5	除上述表现外，还有溃疡瘢痕(愈合的溃疡)
6	除上述表现外，还有淤滞性溃疡(未愈合的溃疡)

表 33-4　Kistner 慢性下肢静脉瓣膜功能不全严重程度分级

分级	临床表现
0	无症状
1	症状轻
2	症状一般，无溃疡
3	症状严重，伴或不伴溃疡

【非手术治疗】

1. 感染性溃疡　首先是抗感染。大多数感染的致病菌是金黄色葡萄球菌、化脓性链球菌和假单胞菌，通常仅需要局部创口处理、湿-干敷料方式(见第十一章第五节)加口服抗生素。避免用局部抗菌剂，严重感染可以静脉用抗生素。

2. 抬高患肢　可以暂时减轻患肢水肿，以便穿长筒弹力袜或靴。

3. 压迫治疗　主要适用于 CVI。

(1) 长筒弹力袜：提供的梯度压力为 30～40 mmHg，踝部压力最大。建议起床后即穿上，睡前脱下。长筒弹力袜对溃疡愈合有利，但是往往需要穿戴数月方能见效。在一篇纳入 113 个病人的研究中，治疗措施是卧床休息、伤口局部护理和穿戴长筒弹力袜，93％的病人溃疡愈合，愈合的中位时间是 5.3 个月(Surgery 1991,109;575)。由于长筒弹力袜并不能纠正静脉的血流动力学异常，因此溃疡愈合后还必须继续穿戴，以防复发。长筒弹力袜的主要缺点是病人不能坚持穿戴。在 30 个月的中位随访时间里，坚持穿戴的病人的复发率为 16％。

(2) Unna 靴：这是一种用泥膏和纱布制成的压迫性敷料，含氧化锌、炉甘石和甘油，可以预防皮肤进一步破坏。一般每周换 1～2 次。Unna 靴提供的是非弹性压迫。穿戴 Unna 靴后 70％的病人的溃疡愈合时间是 7 周，而单独穿戴长筒弹力袜是 11 周(J Am Acad Dermatol 1985;12;90)。

（3）气压疗法：该装置能提供动态序贯压迫。主要用于预防住院病人的 DVT，但是用于下肢静脉瓣膜功能不全也很有效。前瞻性研究表明，伤口局部护理加梯度压迫的长筒弹力袜组每周创面的愈合面积为 2.1％，序贯气压每日 4 小时组每周创面的愈合面积为 19.8％（Surgery 1990,108:871）。

4. **局部用药** 静脉淤滞性溃疡局部用药一般无效。局部用药的目标是吸收伤口的渗液，避免伤口干燥。局部不要用抗菌药。过氧化氢、碘伏、乙酸和次氯酸钠都对纤维母细胞有毒性，在溃疡有感染时只能短时间应用。

5. **硬化治疗** 硬化疗法对毛细血管扩张、网状静脉曲张和细静脉曲张有效。如果大隐静脉存在倒流，应该先纠正倒流。禁忌证包括动脉闭塞性疾病、不能活动的病人、急性血栓性静脉炎和硬化剂过敏。常用的硬化剂是 1％～3％十四烷基磺酸钠、鱼肝油酸钠（由于过敏反应，目前已经基本不用）、高渗盐水和聚乙醇单十二醚。病人直立，使曲张更明显，用 25 G 针穿刺大静脉腔，缓慢注入硬化剂 0.25～0.50 mL。网状静脉和毛细血管扩张可以让病人仰卧，用 30 G 针穿刺。然后穿戴长筒弹力袜数日至数周。注射结束后，要求病人行走 30 分钟。并发症包括皮肤坏死、色素沉着、新出现细小红色的毛细血管扩张、血栓性静脉炎和过敏反应（Dermatol Surg 1995,21:19）。

【外科治疗】 主要适用于非手术治疗无效的严重病人以及不能坚持做压迫治疗的病人。外科治疗的方法有皮肤移植、大隐静脉抽剥、大隐静脉血管内闭塞、曲张静脉点式撕剥术（stab avulsion）、内镜筋膜下穿静脉结扎术和瓣膜成形术。

1. **术前评估** 在有经验的实验室用双功超声评估。要求对下肢的三个静脉系统逐一检查，精确标明病变位置。外科治疗的目标是对病变进行处理。就瓣膜创建而言，还要做上行或下行的静脉造影。

2. **皮肤移植** 偶尔用于加速大溃疡的愈合。要求溃疡创面干燥、没有感染。一般选择开窗的断层皮片，以利渗液外流。要求卧床休息直至溃疡愈合。如果病人的静脉病变没有纠正，也没有坚持保守治疗（穿戴长筒弹力袜），溃疡很容易复发。

3. **大隐静脉高位结扎及抽剥术** 这是大隐静脉曲张的经典疗法，仅抽剥病变的静脉，然后剥离大隐静脉。

（1）适应证：原发性大隐静脉曲张，症状明显或并发小腿溃疡，影响工作者。下列情况不宜手术：①近期有急性栓塞性静脉炎；②小腿溃疡有急性感染；③妊娠或盆腔肿瘤压迫所致的静脉曲张；④下肢深静脉血栓引起的静脉曲张；⑤由动静脉瘘引起的静脉曲张。

（2）步骤：术前用超声仪对分支汇入主干的部位以及功能不全的交通静脉部位进行标记，是大隐静脉手术中最重要的一步。①大隐静脉高位结扎：紧贴腹股沟皱襞下方做一个切口，紧靠股静脉钳夹切断大隐静脉，残留端不宜长于 0.5 cm，以免发生血栓形成及肺栓塞。在隐-股交界处高位结扎、切断大隐静脉及其五大属支，大隐静脉与股静脉通过隐-股交界区的属支再通可能是静脉曲张复发的主要原因。②于内踝区静脉表面平行静脉做一个 1～2 cm 的切口，在浅筋膜下方找到静脉，提起静脉并钳夹切断，远端结扎。仔细解剖出隐神经①，避免撕断。③从一端的静脉口插入静脉剥离子，抽剥大隐静脉遇到较大阻力时，提

---

① 隐神经是股神经最大的皮支。在股三角区股神经走行于股动脉的外侧，在内收肌管区向前绕过股动脉到达大腿的内侧，于膝以下隐神经延续为皮神经，位于缝匠肌与股薄肌之间，在膝关节内侧穿深筋膜，至胫骨中段与大隐静脉伴行。一支分布于足内侧皮肤，另一支与隐动脉伴行分布于小腿后内侧皮肤。通过仔细解剖小腿区静脉，特别是在内踝区，可以避免损伤隐神经；最好选择与静脉平行的切口，如果宁愿使用横切口，用弯止血钳分离出小血管的脂肪可以帮助避免损伤隐神经。

示该处有较粗血管交通支,不要过分用力抽剥。应该在该处做一小切口,结扎切断其交通支,然后再抽剥。大的交通支通常位于股骨内髁处和膝关节下3～4横指内侧。④用S形切口切除小腿曲张的静脉团。术毕用弹力绑带包扎减少血肿形成,并穿戴长筒弹力袜数周。该手术最重要的一点是仅抽剥大隐静脉的大腿段(Lancet 1996,348:210),小腿段不抽剥,减少隐神经损伤,因为该神经在膝下至踝部与大隐静脉的关系渐密切;必要时,膝下的静脉还可以在今后的动脉搭桥手术中被利用。该技术也适用于小隐静脉。

(3) 并发症包括淤斑、DVT和隐神经损伤。DVT是大隐静脉高位结扎及抽剥术风险最大的并发症,脱落的血栓可以造成肺栓塞。

4. 小隐静脉高位结扎

(1) 注意点:①经多切口结扎而不是剥除小隐静脉;小隐静脉汇入腘静脉的变异很大,**隐-腘静脉交汇处一般不会有曲张静脉,因此,该处的"高位结扎"必须慎行,不必分离过深。**②避免损伤腘静脉。③不要损伤腓肠神经。腓肠神经是胫神经的分支,起始于膝后的比目鱼肌前方,该神经与小隐静脉伴行,结扎静脉时很容易受损伤,它分布于小腿后外侧和足外侧皮肤。后皮神经位于小腿的内后侧,在解剖静脉时亦容易受损伤,该神经主要分布于大腿后部近腘窝区皮肤和小腿中上部皮肤。

(2) 步骤:①切口:在腘窝横纹上方两横指处做一5 cm的切口。切开皮下找到小隐静脉,在其汇入腘静脉处结扎、切断,避免损伤腘静脉。腘静脉的内侧为腘动脉,外侧为胫神经,要避免损伤。②于外踝后方做一小切口,从切口下分离出小隐静脉并双重结扎,然后再沿小隐静脉远、近端分离结扎。

5. **静脉内射频或激光闭塞** 本法可以有效治疗大隐静脉倒流及其伴随的静脉曲张,并发症的发生率低于大隐静脉抽剥术(J Vasc Surg 2003,38:207)。在超声引导下,先将探头插入大隐静脉,探头发射激光或射频能量使静脉壁凝固、管腔完全闭塞。并发症是皮肤灼伤、DVT、肺栓塞、静脉穿破、血肿、感觉障碍和静脉炎。文献报道静脉内射频或激光闭塞的疗效与大隐静脉抽剥术相仿(J Vasc Surg 2002,35:1190;J Vasc Interv Radiol 2003,14:991)。闭塞不全和血管再通的发生率不多。血管腔内闭塞的禁忌证是大隐静脉血栓形成。

6. **曲张静脉点式撕剥术** 又称戳洞撕剥术。由于切口小,因此美容效果好。术前要在病人站立的情况下,用标记笔对曲张的静脉进行标记,这一点在该手术中很重要(Am J Surg 1996;172:278)。手术时,在标记线旁戳一个小口(2～3 mm),用一个小的静脉钩从戳孔处将静脉钩出,然后用血管钳夹住静脉,将静脉撕剥掉。如此,反复戳孔、撕剥,切除曲张的静脉团。创口不缝,贴创可贴。术毕穿戴长筒弹力袜数日至数周。该技术常与大隐静脉抽剥合用,以提高疗效。此外,还有替代大隐静脉抽剥术的序贯大隐静脉撕剥术,具有疼痛轻和损伤小的优势(Br J Surg 1996,83:1559)。

7. **其他** 对严重的CVI,可以做更广泛的手术,目的是纠正大隐静脉倒流,结扎腓肠肌内侧瓣膜功能不全的穿静脉。即使浅静脉系统和深静脉系统同时存在瓣膜功能不全,仅治疗浅静脉和穿静脉的瓣膜功能不全就可以明显改善其临床症状和血流动力学(J Vasc Surg 1996,124:711),因为该手术切断了深静脉的高压对皮肤的作用。穿静脉倒流的经典治疗是Linton手术,即**开放手术筋膜下结扎穿静脉**,该手术需要切开病变的皮肤,并在皮下做广泛分离。伤口并发症限制了该术式的开展。**内镜筋膜下穿静脉结扎术**的并发症少,目前正在逐渐普及。该手术是在腓肠肌处未受累的皮肤上做一个切口,切开浅筋膜后室的筋膜。腹腔镜、关节镜和支气管镜都可以用于该手术。在筋膜下间隙充入二氧化碳气体(也可以免充气)。用球囊扩张器扩张筋膜下间隙拓宽视野。一般可以见到 2～6 条穿静脉,予以结扎。大多数病人可以在术后 24 小时内出院。初步结果表明平均随访 5 个月,溃疡愈合率达88%(J Vasc Surg 1997;25:94);疼痛、水肿、色素沉着和脂性硬皮病都有改善。并发症包括伤口感染、浅表性血栓性静脉炎、蜂窝组织炎、隐神经痛,但是总的并发症发生率低于开放手术。"迷你切口"穿静脉结扎术要求在血管外科实验室先用超声对穿静脉进行定位和皮肤标记,然后用小的荷包缝合结扎穿静脉(J Vasc Surg 1997,25:437),其优点是效果好,并发症很少。

8. 静脉瓣重建术 目的是使下垂或过长的静脉瓣恢复功能。手术禁忌证是 DVT 引起的静脉倒流,因为炎性血栓形成导致了瓣膜的纤维化和短缩。

(1) 股静脉瓣膜修复术:目的是恢复瓣膜单向开放功能,阻挡深静脉血液倒流。瓣膜成形术可以开放做,也可以闭合做(J Vasc Surg 1992,16:694)。闭合手术是在属支静脉插入血管镜,在直视下修补瓣膜,不做静脉切开。开放手术是在病变瓣膜上方切开静脉,又分直接和间接修复两种。前者是采用多个缝合,缩短已松弛、下垂的瓣膜游离缘,使其恢复半挺直状态;后者是在功能不全的瓣膜处,将管腔缩小,从而制止松弛的瓣膜游离缘下垂形成的漏斗形空隙。

(2) 静脉段移位转流术:将瓣膜功能不全的股浅静脉近侧切断,结扎其近侧断端,远侧断端与功能健全的大隐静脉或股深静脉做吻合。

(3) 瓣膜移植术:将一段带有健全瓣膜的自体静脉,间置移植于股浅静脉,来阻止血液倒流。常选择臂静脉、腋静脉作为移植物。取自体腋静脉或肱静脉段,移植至近侧腘静脉,也有成功报道。

第三节　静脉血栓栓塞

一、血栓性静脉炎

分血栓性浅静脉炎和化脓性血栓性静脉炎两种。

(一) 血栓性浅静脉炎

【病因】 静脉输入刺激性溶液或留置输液导管而致血管内皮损伤,也可以是恶性肿瘤的表现之一。

【临床表现】 沿受累静脉红、疼痛、扪及索条状物、静脉硬结、有触痛、血管扩张。

【治疗】 ①尽早拔除静脉导管;②卧床休息,抬高患肢;③局部热敷,可减轻疼痛。

【并发症】 慢性复发性血栓性浅静脉炎。除上述治疗措施外,要加用抗生素,因为本病多伴链球菌性淋巴管炎,如不用抗生素治疗,可发生淋巴管阻塞,结果水肿持续不退,使炎症进一步加重,形成恶性循环。

(二) 化脓性血栓性浅静脉炎

【病因】 静脉内皮受损合并细菌感染。本病好发于大面积烧伤和危重病人免疫功能受抑制者,输液导管留置时间超过 3 天者。

【临床表现】 表现为原因不明的脓毒症或脓毒性栓塞、急性细菌性心内膜炎,血栓性浅静脉炎的局部症状和体征多不典型。

【治疗】 ①尽早拔除静脉导管;②大剂量抗生素;③切除受累静脉,切口开放,待二期缝合。

二、深静脉血栓形成

深静脉血栓形成(DVT)主要见于下肢,大多发生于手术后、分娩后或创伤后,也可自发形成。发病率有逐年增加趋势,严重者可导致肢体残废,并发肺动脉栓塞者死亡率极高。

【流行病学】 静脉血栓形成包括 DVT 和肺栓塞(PE),是死亡的常见原因。DVT 的准确发病率很难判断,因为,临床诊断会出现误差,静脉血栓形成常见于重症病人。根据出院病人的诊断,DVT 的人口发病率为 48/10 万人口(Arch Intern Med 1991,151:5),这一数字显然低估了 DVT 的发生率。

【病理生理】 DVT 通常起始于位于腓肠肌的静脉瓣处的血小板微血栓。微血栓的成栓特性激活了凝血级联,导致血小板和纤维蛋白进一步集聚,血栓增大。纤溶系统也同时激活,其结果取决于成栓和溶栓两大系统哪个系统占优势。若成栓占优势,则血栓增大;当血栓与内皮分离后就进入肺动脉系统,成为 PE。血栓也可以机化,内皮细胞长入,导致静脉瓣膜功能不全和静脉炎。位于腓肠肌的血栓不容易发生栓塞,延伸至大腿静脉的血栓则容易脱落造成栓塞(Am Rev Respir Dis 1990,141:1)。20%腓肠肌 DVT 会向大腿延伸,50%大腿或近侧 DVT 会脱落形成栓塞。严重的 PE 导致右心室后负荷增加,最终导致右心室功能障碍、心排出量减少或心律失常。栓子会发生纤溶和修饰,但是在 PE 后,肺动脉压几乎不可能恢复至正常。大多数病人在 PE 后仍然存活,但是,许多 PE 在临床未能得到诊断。如未能得到诊断,PE 复发的死亡率更高。在正确诊断和治疗的病人中,可发觉的 PE 临床复发率为 8.3%,早期死亡率为 2.5%(N Engl J Med 1992,326:19)。PE 复发一般在 1 周内,早期死亡多发生在初次栓塞后 2 周内。PE 一年后,24%的病人死于心脏病、肺部疾病或恶性肿瘤。

【危险因素】 血栓形成的 Virchow 三主因是血流滞缓、静脉内膜损伤(炎症)和血液高凝状态。此外,更重要的一个因素是全身炎症水平。

1. 恶性肿瘤 Trousseau 最早观察到恶性肿瘤病人发生游走性血栓性静脉炎,提出了恶性肿瘤与高凝状态的关系。此后,人们对这一关系提出了许多病理机制。肿瘤细胞与Ⅶa因子、Ⅹ因子和组织因子(TF)交互作用直接激活凝血级联,通过刺激单核细胞产生 TF 或Ⅹ因子以及刺激巨噬细胞产生 TF 激活物间接激活凝血系统。

2. 内皮损伤 恶性肿瘤与血栓形成关系的另一个机制是内皮损伤。肿瘤细胞黏附于内皮,导致内皮细胞内连接破坏,从而暴露了高成栓的内皮下。博来霉素、卡莫司汀、长春新碱和阿霉素等化疗药都可以引起血管内皮细胞损伤。

3. 反应性血小板增多症 恶性肿瘤,尤其是晚期肺癌、结肠癌、胃癌和乳癌,都会引起反应性血小板增多症,其原因可能是自发性血小板凝集或血小板生成素水平增高,血小板生成素是一种糖蛋白,具有调节巨核细胞成熟的作用。

4. 静脉淤滞 原因有限制活动、静脉阻塞、静脉压增加和血液黏滞度增加。静脉淤滞不利于活化的凝血因子的清除,造成内皮细胞乏氧,导致界面-结合血栓调节蛋白水平降低和 TF 表达增高,从而促使血栓形成。制动引起 DVT 的两个最常见的原因是手术和病重。胸部大手术、腹部/盆腔手术以及下肢手术都增强 DVT 的风险;同样,长期不活动(如髋部骨折、骨盆骨折和小腿骨折)、多系统创伤、神经损伤以及其他需要卧床的病人,DVT 风险都增加。

5. 口服避孕药(OCPs)和雌激素替代 这些人的 DVT 风险增加。许多研究发现 OCPs 病人与非 OCPs 病人相比,DVT 风险的优势比为 3.0~5.0。含新型孕激素的第三代 OCPs

的 DVT 风险依旧。牛津的配对对照研究发现雌激素替代的老年妇女的静脉血栓风险增加 3.7 倍。但是这两种病人血栓风险增加的机制仍然不清楚。

6. **高凝状态** 高凝状态可以导致 DVT。原发性高凝状态是遗传性疾病,为内皮细胞的血栓调节作用异常(如:蛋白 C 的血栓调节蛋白依赖活性减弱、抗凝血酶Ⅲ的肝素结合作用受损、膜相关的纤维蛋白溶酶的生成下调)或成栓抑制因子减少(如:抗凝血酶Ⅲ、蛋白 C、蛋白 S)。继发性高凝状态是内皮细胞被细胞因子活化,使血管壁具有炎性成栓作用。抗磷脂综合征、血小板病、骨髓增生异常综合征和恶性肿瘤都容易发生继发性高凝状态。某些化疗药物,如:环磷酰胺、甲氨蝶呤和 5-FU,都可以引起血浆蛋白 C 和蛋白 S 水平降低。

【诊断】 DVT 多见于 30 岁以上的病人,一般发生于术后或产后第 2 周。在疑有 DVT 或 PE 的病人中,经检查发现 75% 没有这种疾病。然而,当可疑程度比较高时,应该进行客观检查,因为,单凭临床诊断不够正确,DVT 或 PE 未能发现并且未能治疗其后果可以是致死性的。

1. **危险因素** 对疑有静脉血栓栓塞的病人应该先了解有无前文述及的危险因素。

2. **DVT 临床表现** 三种类型:

(1) 周围型(小腿腓肠肌静脉丛血栓形成):绝大多数 DVT 起源于小腿深静脉,多数症状很轻,主要表现为小腿疼痛、局部发硬或肿胀、与健侧相比患肢周径增加、患肢浅静脉扩张、活动受限、背屈踝关节时牵拉腓肠肌引起腓肠肌疼痛(Homan 征阳性)及腓肠肌压痛(Neubof 征阳性);少数未治疗或治疗不当,可向大腿扩展而成为混合型。

(2) 中央型(原发性髂股静脉血栓形成):表现为整个下肢疼痛、压痛、肿胀、浅静脉曲张。血栓向上蔓延至下腔静脉;向下可累及整个下肢静脉成为混合型。

(3) 混合型(继发性髂股静脉血栓形成):由周围型或中央型发展而来。

(4) DVT 的特殊类型:股青肿和股白肿(详见本节并发症部分)。

3. **PE** 参见下文。

4. **怀疑 DVT** 股静脉、腘静脉和腓静脉分叉处的压迫超声检查对近侧静脉(股静脉和腘静脉)血栓的诊断具有很高的敏感性(>90%),但是对腓静脉血栓诊断的敏感性仅 50%。超声检查是首选的仪器检查,因为与金标准静脉造影相比,超声为无创检查;与阻抗体积描记相比,超声的敏感性高。2% 的病人初次超声检查正常,7 天后再次检查有异常发现。诊断延误的原因是腓静脉血栓向近侧延伸,也可能是小的非闭塞性的静脉血栓未能发现。

(1) Doppler 超声:对于膝关节水平以上的 DVT,Doppler 超声的诊断准确率可达 80%~90%,诊断的正确性与检查者的水平有关。Doppler 超声要注意观察以下几个方面:①股静脉血流是否随呼吸而变化,该变化反映股静脉与心脏之间的静脉通道的通畅情况,要注意的是与股浅动脉伴行的股浅静脉也属下肢深静脉系统;②腓肠肌收缩或受挤压时,股静脉的血流加速,提示腓肠静脉与股静脉之间的通道通畅;③股静脉、腘静脉和胫后静脉都有各自的正常静脉血液流速;④病变下肢与对侧正常下肢的超声所见有无差异。

(2) 静脉增强螺旋 CT 见本章本节三。

(3) 静脉造影:方法是在踝部绑一根止血带,将造影剂注入足部静脉,使造影剂直接进入深静脉,然后摄片。这是诊断 DVT 的标准手段,不仅可了解有无血栓,还可定位,对髂股静脉血栓尤具价值。主要缺点是病人需去放射科且检查为有创。造影后如不用肝素液冲洗,3% 的病人可发生静脉炎或静脉血栓形成。

5. **诊断标准** 在腓肠肌区疼痛、触痛、水肿、温度增加和周径增加 5 项中,若具备 3 项,即可诊断 DVT,Homan 征单独不具诊断意义。上述四种检查均具有确诊价值。对咯血病人或有小栓子肺栓塞依据时应行静脉造影明确血栓部位和范围。

【预防】　静脉血栓栓塞的预防取决于对不同个体风险因子的了解，**分防止腓肠静脉血液淤滞和抗凝两种**。如本章前文所述，长时间制动、恶性肿瘤、服用雌激素和高凝状态等是众所周知的风险因子。其他的风险因子还有年龄大于 40 岁、既往 DVT 史、肥胖、静脉曲张、充血性心衰竭、心肌梗死和卒中。静脉血栓栓塞的预防原理是基于本病是一种静止性疾病的基础之上。DVT 和 PE 的临床表现可以不明显，因此，明确诊断有时很困难。尽管明确诊断的静脉血栓栓塞的治疗有效，但是，许多死于 PE 的病人的死亡时间是在事发 30 分钟内，以至于抗凝措施未能起效。在不采取预防措施的情况下，择期普外科手术术后致死性 PE 的发生率为 0.1%～0.8%，择期髋部手术是 0.3%～1.7%，急诊髋部手术为 4%～7%。预防的方案有改变血液凝固状态、预防静脉淤滞和预防栓塞。

经验之谈：
　　DVT 的预防措施应该从麻醉诱导前就开始！

1. **一般预防措施**　①术前治疗真性红细胞增多症等高危因素；②术后抬高下肢、运动踝关节或穿弹力长袜，使小腿浅静脉萎陷，增加深静脉血流；③外科病人输液尽量避免下肢静脉或行手术的上肢静脉（如乳癌术后），特别是具有刺激性的药物（如氯化钾），尤其对老年人。

2. **小剂量普通肝素**　术前 2 小时皮下注射普通肝素 5 000 U，术后每 8～12 小时注射 1 次。小剂量普通肝素可以使静脉血栓栓塞的风险减少 50%～70%（N Engl J Med 1988；318:18），不需要实验室监测。由于存在小出血的风险，因此，在脑手术、眼球手术和脊髓手术前后不主张用小剂量肝素。梯度压迫长筒弹力袜可以减轻静脉淤滞，对预防腓静脉的 DVT 有效，能否预防近侧 DVT 或 PE 还有待研究。外科病人联合应用梯度压迫长筒弹力袜和小剂量普通肝素，比单独用小剂量普通肝素更有效（Br J Surg 1985；72:7）。梯度压迫长筒弹力袜价格不贵，因此高危病人都应该穿戴，即使同时采用其他预防措施时。

3. **下肢间歇气压治疗**　下肢间歇气压可以增加深静脉回流，增强溶栓活性。对用抗凝剂后出现明显出血风险的病人，气压治疗有效。气压治疗不适用于已经发生 DVT 的肢体。双下肢已经发生 DVT 的病人，应对双上肢进行气压治疗。对特殊体型，常规尺寸的气压装置无法用于大腿和小腿压迫者，足部压迫也有效。

4. **低分子肝素（LMWHs）**　与普通肝素相比，低分子肝素有许多优点：半衰期长、剂量效应可预测、动物实验提示在等效的抗凝作用下出血性并发症少。大量随机临床研究发现，DVT 病人门诊用 LMWH 治疗，其安全性和有效性与住院病人静脉用普通肝素相同。LMWH 在预防 DVT 方面比小剂量普通肝素稍具优势，因为 LMWH 很少引起血肿，使用方便。

5. **下腔静脉滤器**　下腔静脉滤器用于预防 PE 开始于 20 世纪 60 年代。但是，对已经明确诊断的 DVT 病人，普通肝素加随后的华法令 3 个月治疗预防 PE 的有效率为 95%。因此，下腔静脉滤网放置仅限于不适合做抗凝治疗的病人或抗凝治疗失败的病人。近年发展起来的经皮血管穿刺滤网放置技术的并发症发生率很低，因此，滤网放置的适应证有所放宽。

6. **预防措施的选择**　需要权衡静脉血栓栓塞的风险与抗凝风险。低危病人（年龄小于 40 岁、手术不复杂、术后不需要制动）不需要采取预防措施，嘱术后早期下床活动；中危病人（年龄大于 40 岁、大手术、没有其他静脉血栓栓塞风险因子）联合应用长筒弹力袜和小剂量肝素；高危病人（既往 DVT 史）联合应用药物和机械措施进行预防；极高危病人（现在有 DVT）要围手术期抗凝，用华法令、静脉用普通肝素或皮下注射 LMWH，同时监测出血风险。

表 33-5 外科病人血栓栓塞风险分级和预防

风险等级	DVT(%)		PE(%)		预防策略
	腓肠肌血栓	近侧血栓	临床死亡		
低危 小手术,且病人＜40岁,不存在其他风险因素	2	0.4	0.2	＜0.01	非特异性预防;早期"积极"的活动
中危 存在其他风险因素的小手术病人 年龄在40~60岁的手术病人,不存在其他风险因素	10~20	2~4	1~2	0.1~0.4	小剂量普通肝素(q12h)、低分子肝素(每日≤3 400 U)、糖皮质激素或间歇性气压治疗
高危 年龄＞60岁的手术,或年龄在40~60岁伴其他风险因素者(既往静脉血栓栓塞史、癌症、高凝状态)	20~40	4~8	2~4	0.4~1.0	小剂量普通肝素(q8h)、低分子肝素(每日＞3 400 U)或间歇性气压治疗
极高危 有多项风险因素的病人(年龄＞40岁、癌症、既往静脉血栓栓塞史) 髋或膝关节置换术、髋部骨折手术(HFS)、严重创伤、脊髓损伤	40~80	10~20	4~10	0.2~5	低分子肝素(每日＞3 400 U)、磺达肝癸钠(fondaparinux)、口服维生素K拮抗剂(INR,2-3)或间歇性气压治疗/糖皮质激素＋小剂量肝素/低分子肝素

【治疗】 主要有三种方法:溶栓、抗凝和手术取栓。DVT 的主流治疗手段是溶栓。

1. **溶栓疗法** 关键是抓住时机,越早越好。

(1) 作用机理:促进机体内纤维蛋白溶解系统的活性,使纤维蛋白溶酶原转变为有活性的纤维蛋白溶酶,引起血栓内部崩解和血栓表面溶解。

(2) 常用药物:尿激酶每日 15 万~25 万单位,溶于 5‰葡萄糖溶液 250 中,1 小时内输完,7 天为一疗程。不良反应小,最常采用。其他还有链激酶、蝮蛇抗栓酶。

(3) 导管定向溶栓:适用于急性 DVT,还可以根据情况考虑同时取栓,避免 DVT 的并发症。目标是恢复静脉血流、保护静脉瓣的功能、去除血栓栓塞的可能性。早期临床效果满意,长期疗效还有待资料证实。

(4) 注意事项:①监测凝血酶原时间,要求为正常值的 1.5~2 倍;凝血酶原活动度降至30%~40%。②溶栓药物的共同不良反应是出血。一旦发生,可用 6-氨基己酸、对羧基苄氨或凝血酶拮抗。

2. **抗凝疗法**

(1) 作用机理:通过抑制凝血因子、激活凝血酶原、抑制血小板的凝集作用等机制达到抗凝效果。

(2) 常用药物:①肝素作用快而稳定,常用于治疗初始时。用法:低分子肝素 0.4 皮下注射,12 小时 1 次;或普通肝素 3 000 U,每 8 小时皮下注射 1 次,用 5~7 天。②停用肝素,改华法令口服,首剂 5~7.5 mg,之后每日 2.5 mg,维持国际标准化率(INR)2.0~3.0,使用3~6 个月。③血小板抑制剂,如低分子右旋糖苷 500 mL/d,静滴 7~10 天;或肠溶阿司匹林 75 mg/晚,3~6 个月。

(3) 注意事项:①应注意凝血酶原时间、凝血酶原活动度的监测;②最常见的并发症是出血,如有大出血,可用鱼精蛋白拮抗;③血小板减少是另一个并发症,低于 100×10^9/L 停用抗凝剂。

3. **手术疗法** DVT 取栓效果与溶栓治疗相比无显著差异。主要适用于：①股青肿和股白肿是手术取栓的绝对适应证；②发病不超过 72 小时，手术越早，效果越好；③有抗凝或溶栓的禁忌证。

4. **其他疗法** Greenfield 下腔静脉滤网加患肢区域溶栓；静脉搭桥转流术。

【手术要点】

1. **取栓** 取患肢腹股沟下纵切口长 8 cm，顺大隐静脉（保留大隐静脉的侧支循环）找到股总静脉，游离股静脉 2 cm，在其头侧上阻断带。向股静脉内注射肝素 1 500 U，3 分钟后横向切开股静脉周长的 1/3。用旋转及前后运动的手法向头侧插入 8～10 F 静脉 Fogarty 球囊导管，至股总静脉甚至下腔静脉（插入 40 cm，感觉没有阻力，球囊很容易打开）；对于远端血栓，可通过挤压或抽吸方法取出。远端血栓一般不用 Fogarty 球囊导管取，以免损伤静脉瓣，但可用顺行静脉取栓术，切开胫后静脉，将导管向近端倒插至股总静脉，球囊充盈后，导管从股总静脉拖出。

2. **防止肺栓塞** 取栓时动作要轻柔。另外，可从健侧股静脉置入球囊导管以临时阻断下腔静脉，或下腔静脉置入 Greenfield 滤网。如为全麻，可予以 10 cmH$_2$O 水柱的正压呼吸。

3. **术中肝素化** 详见第三十二章第一节。

4. 如髂总静脉狭窄或闭锁，须行球囊导管扩张成形术。

5. **备血** 术中可能有 1 000 mL 左右的出血，术前应备血。

6. 术后处理

(1) 术后常规抗凝治疗 3～6 个月。

(2) 抬高患肢，并以弹力袜或弹力绷带支持。适当做肌肉收缩运动。

【并发症】 DVT 的并发症是肺栓塞（PE）和静脉瓣膜功能不全（静脉炎后综合征）。

1. **静脉炎后综合征** 在 DVT 病人的发生率为 10%，其原因是深静脉系统长时间阻塞。即使有血管再通，再通的时间也太晚，大多为不全再通，有瓣膜功能不全。

(1) 临床表现：①慢性静脉功能不全的病因是梗阻静脉附近的侧枝静脉扩张，继之发生静脉瓣膜功能不全；②患肢肿胀、疼痛和夜间抽搐痛，这些症状轻重不一；③可出现静脉性跛行（在运动后出现疼痛、抽搐痛和重感）；④一般有皮肤色素异常沉着和皮炎；⑤小腿胫前皮肤淤滞性溃疡，原因是局部浅静脉高压，运动时压力更高，结果发生局部水肿和血栓形成，血液渗至皮下组织，继之出现坏死和溃疡，溃疡可在 DVT 后数年发生，但 DVT 可造成下肢功能严重的进行性障碍。

(2) 治疗：①长期穿弹力袜，防止浅静脉高压；②如预计淤滞性溃疡不能愈合，可将局部交通静脉结扎，以降低局部静脉压；③每周或每 2 周绑一次 Unna 靴，直至溃疡愈合；④改变生活方式，避免患肢下垂（leg dependency），有利于溃疡愈合。

2. **股青肿（phlegmasia cerulea dolens）** 又称股蓝肿，这是一种动脉缺血征象，表现为疼痛、肿胀和发绀三联征，动脉搏动减弱或消失。全身反应重，易出现休克和湿性坏疽。股蓝肿的原因是急性的、几乎整个患肢静脉回流（包括髂静脉和股静脉及其侧枝）完全被血栓阻塞，最常见于左下肢。病人往往都伴有其他病，如 30% 的病人是手术后或分娩后的病人，盆腔恶性肿瘤也不少见。

(1) 临床表现：体检可以发现患肢发绀、严重水肿、剧痛、脉搏消失，继之可发生静脉性坏疽。由于大量血液被潴留于患肢,病人可有休克。

(2)治疗:①先溶栓,然后用肝素;②如非手术治疗不能奏效,偶需手术取栓;③卧床休息,患肢抬高。

3. 股白肿(phlegmasia alba dolens) 病情发展迅速,阻塞主要在静脉系统(髂静脉和股静脉)。下肢肿胀数小时达高峰,皮肤苍白及皮下网状的小静脉扩张。

(1)临床表现:患肢苍白,温度降低。由于动脉痉挛,因而脉搏减弱。

(2)治疗:先溶栓,然后用肝素防止发展成股青肿。

4. 肺栓塞 参见下文。

三、肺栓塞

【基本概念】 肺栓塞是指血流在肺动脉机械性受阻。原因是血栓嵌顿于肺动脉。结果出现心排出量下降、肺血管痉挛、肺动脉压力增高、血的氧合障碍以及支气管痉挛。**下肢静脉血栓脱落是肺栓塞栓子的主要来源,因此肺栓塞是 DVT 的严重并发症**。髂股静脉内的血栓较大,比腓肠静脉内的血栓容易脱落,而且后果严重。**肺栓塞是住院病人突然死亡最常见的原因之一**。

(1)对正常人来说,60%～70%的肺血管发生闭塞完全可以忍受,但对于业已存在心或肺部疾病的病人来说,肺血管闭塞的承受能力就差得多。

(2)肺栓塞在临床上一般是突然发生的,很难预测,但在此前大多有不易为人们所察觉的小的栓子形成。尸体解剖证实,仅有 10%的肺栓塞是在死前确诊的。

(3)90%的肺栓塞病人在肺栓塞的最初症状出现后 2 小时内死亡。如果病人能度过这 2 小时,存活几率则增加。

(4)10%～40%的 DVT 病人会发生肺栓塞。要注意的是约 33%的肺栓塞病人先前无 DVT 临床症状。①Virchow 三主因的存在是 DVT 形成的条件;②对 DVT 进行早期诊断和预防,可防止肺栓塞的发生。

【危险因子】

(1)**妊娠妇女和产褥期妇女**的肺栓塞发生率是年龄匹配对照组的 5 倍多。肺栓塞是这些妇女死亡的常见原因。

(2)**雌激素治疗**的病人,其肺栓塞发生率是对照组的 4～7 倍。该风险具有剂量依赖性,停药数周该风险自然消失。

(3)心脏病病人的肺栓塞发生率是常人的 3～4 倍。该风险显然与心脏病的严重程度有关。

【临床表现】 **术后肺栓塞多发生于术后第 2 周**。由于髂股静脉血栓形成是延伸性血栓,一般不造成血管闭塞,因此 2/3 的病人可以无 DVT 的典型表现。许多病人的肺栓塞可反复发生,或在一次小栓子脱落后 1 周内接踵发生大栓子脱落。按病程分为急性期和慢性期。肺栓塞的临床表现**主要为循环障碍和低氧血症**,其轻重与栓子大小有关。

1. 小栓子(周围型)肺栓塞 主要表现为呼吸改变,心血管变化不明显,除非既往有心血管病。表现有胸痛、咯血、干咳、发热、心动过速和呼吸加快。胸部检查示干性胸膜炎、少量渗液或肺实变体征。也可无症状体征。

2. 大栓子(中央型)肺栓塞 主要表现为右心室流出道急性梗阻所致的心排出量减少、右心衰竭和肺灌注减少而引起的心血管紊乱。重者表现为急性全身衰竭状态,在数分钟内死亡。一般表现为严重呼吸困难、心动过速、低血压和奔马律。病人通常取仰卧位,这与左心衰病人通常所取的端坐呼吸不同。

【诊断】 主要依据病史、临床表现、肺动脉造影结果。心肌梗死、心源性休克和脓毒症也可以有心率快、发热、乏氧和心律失常,应该予以鉴别。

1. **静脉增强螺旋 CT** 只要疑诊 PE,就应该做静脉增强 CT 检查,其敏感性在 70%~90%,与肺动脉造影相仿,且 CT 创伤更小、更便宜。但是,CT 对肺动脉亚段闭塞的敏感性有限。直接征象为半月形充盈缺损、环形充盈缺损、完全梗阻及轨道征,间接征象是主肺动脉及左、右肺动脉扩张。胸部 CT 可以与盆部和大腿静脉的 CT 血管造影一并进行诊断 DVT 和 PE。对造影剂有过敏的病人或肾功能不全的病人不适合做 CT 血管造影。

X 线胸片轻者表现正常;重者肺周边血管阴影减低。此后可有肺部楔状浸润阴影,可伴有肋膈角模糊和胸膜少量渗出。

2. **放射性核素肺通气与灌注显像(VQ 扫描)** 在疑诊 PE 的病人,VQ 扫描的首选影像检查地位已经被胸部 CT 取代。VQ 扫描主要适用于没有条件做 CT 检查的场合。VQ 扫描报告"高度可能"强力提示 PE 存在;但是,50% 以上的报告为"中度可能","中度可能"的病人中 25% 为 PE,对这些病人应该考虑进一步检查,并着手经验性治疗。

3. **肺动脉造影(CPA)** 是诊断 PE 的金标准。在栓塞发生的 72 小时内,CPA 诊断 PE 有极高的敏感性和特异性,一般不会漏诊,但费用昂贵、有创、有风险,要慎重选用。主要用于高度怀疑的、无创检查又不能确诊的 PE。

4. **动脉血气** 表现为低氧血症和动脉-肺泡 $PaCO_2$ 差增加,$PaO_2 < 80$ mmHg。

5. **心电图** 可正常,严重者表现为 ST 段下移,容易与心肌梗死混淆。与发病前和发病早期的 ECG 比较更重要。

6. **血生化** 表现为 LDH 和胆红素升高,AST(SGOT)正常,心肌梗死则表现为 LDH 和 AST 升高,血胆红素正常。

【治疗】 临床上主要以肺动脉闭塞的面积、由此产生的血行障碍、低灌流所致的低氧血症来判定病情程度和选择治疗方法。

1. **非手术治疗** 适用于梗死面积小(< 50%)、无明显循环障碍和低氧血症急性期病人。方法:立即静注肝素 10 000 单位,以后用肝素静滴维持凝血酶原时间在正常值的 2~2.5 倍,持续 7~10 天。其次是用尿激酶或抗栓酶溶栓。

2. **手术治疗** 适用于肺动脉梗死面积 > 50%、有低血压和持续低氧血症或病情危重须行开胸心脏按压的急性期病人;或肺动脉压平均值大于 30 mmHg、有低氧血症的慢性期病人。手术方法:急性期病人可在建立人工心肺后,切开肺动脉取栓;对慢性期病人可行血栓内膜切除术。手术死亡率高达 15%~25%。

【预防】 参见 DVT。

【预后】 11% 的病人在发病后 1 小时内死亡,若不治疗,死亡率达 30%。

第四节 淋巴水肿

【病理生理】

1. **原发性淋巴水肿** 原因是淋巴管和淋巴结先天性未发育、发育不良或过度增生,结果富含蛋白的体液在组织间隙集聚。起初小腿为凹陷性水肿,逐渐发展为非凹陷性水肿、真皮纤维化和下肢变形。根据出现临床表现的年龄,原发性淋巴水肿分为3型:

(1) 先天型:出生时即有淋巴水肿,占原发病例的10%～15%。有遗传性(Milroy病)和非遗传性之分。

(2) 早发型:35岁前出现的原因不明的淋巴水肿,原因是先天性淋巴管细小,一般在10～30岁出现症状。本型占原发病例的70%～80%。其中80%～90%为女性,在青春期发病。

(3) 迟发型:35岁以后出现的原因不明的淋巴水肿称为迟发性淋巴水肿,原因是淋巴管小。本型占原发病例的10%～15%,两性分布均等。

2. 继发性淋巴水肿 是指外科手术、创伤、肿瘤、感染、静脉血栓形成、放射造成的淋巴引流障碍。最常见于腹股沟和腋下。淋巴水肿长期存在可发生淋巴肉瘤。肢体水肿的检查一般要求:①了解静脉回流畅否(双功超声或静脉造影);②核素淋巴管造影。

【诊断】 依据病史、体格检查,还要除外肢体肿胀的其他原因。影像检查,尤其是淋巴闪烁显像,有助于诊断。影像检查的主要目的是排除静脉血栓形成和静脉受压造成的小腿肿胀。

1. 症状 淋巴水肿早期的表现特点是单侧或双侧手臂或足背肿胀,晨起消失。随着病情发展,肿胀逐渐累及整个肢体,有不适和皮肤增厚。疾病后期,晨起肿胀也不减轻。一般没有疼痛。在继发性淋巴水肿,病人还有原发病相关的症状。由于组织间液中的蛋白含量高,因此,病人容易反复发作蜂窝织炎。

2. 体征 患肢肿胀。病变在下肢者,足趾一般不受累。疾病晚期,患肢皮肤张力大,为非凹陷性水肿。真皮纤维化导致皮肤增厚、汗毛脱落和弥漫性角化。

3. 影像检查

(1) 淋巴闪烁显像:在患肢的第2、3足趾或手指的蹼部注射放射性核素(锝^{99m})标记的胶体,定时活动患肢,摄患肢和全身像。淋巴水肿的表现是示踪剂异常聚集或沿淋巴侧支循环清除缓慢。淋巴闪烁显像对淋巴水肿诊断的敏感性为92%,特异性为100%(J Vasc Surg 1989;9:683)。

(2) CT和MRI:目的是排除压迫淋巴系统的肿块。MRI可以鉴别淋巴水肿与慢性静脉性水肿和脂肪性水肿(lipedema)(皮下脂肪和体液过多)。

(3) 淋巴管造影:淋巴管插管,然后直接向淋巴管注入造影剂,该检查目前已经基本被淋巴闪烁显像和CT取代。可以见到淋巴管总数和结构异常。对术后或创伤后的淋巴水肿,淋巴管造影可以显示淋巴漏的位置。并发症有淋巴管炎和造影剂过敏。

【鉴别诊断】 引起肢体肿胀的原因很多,都应该一一加以鉴别,如:创伤、感染、动脉疾病、静脉疾病、脂肪性水肿、肿瘤、放射性损伤以及右心衰竭、黏液性水肿、肾病、肾炎和低蛋白血症等全身性疾病。必须在有创检查之前排除这些病因。

【治疗】 抬高患肢,弹力长袜,注意伤口处理,防止发生蜂窝织炎和淋巴管炎。机械压迫可减轻水肿,必要时可行手术切除过多的皮下组织。有些病例是近心侧淋巴管阻塞,远心侧正常的淋巴管扩张,此时可将扩张的淋巴管与附近的静脉做吻合,解决淋巴引流问题。

1. 内科治疗 由于本病的生理和解剖特性,内科治疗很难奏效。由于组织间隙内蛋白浓度高,因此,利尿剂无效。真皮组织的纤维化和皮下组织的不可逆改变更进一步限制了内科治疗的选择。内科治疗的目的是控制水肿、维护正常皮肤以及避免蜂窝织炎和淋巴管炎。

(1) 联合理疗(combination of physical therapies，CPT)：CPT 是国际淋巴学学会执行委员会共识中特别推荐的治疗淋巴水肿的措施(Lymphology 1995,28:113)。CPT 包括轻柔的手法按摩促进组织液向淋巴流动、理疗运动和压力绑带。然后穿定做的(custom-made)具有压迫作用的弹力衣(compression garments)。在一项 119 例病人的 3 年随访中，CPT 使 63%的淋巴水肿好转(Oncology 1997，11:99)。

(2) 序贯气压治疗：可以改善淋巴水肿。序贯气压治疗的方案有多种，效果也不一。治疗后要穿戴长筒弹力袜或弹力袖套，能抬高患肢更好。

(3) 皮肤护理和卫生：很重要，有湿疹时，可以局部用氢化可的松乳膏。

(4) 苯吡喃酮类(Benzopyrones)：如华法令，可以缓解丝虫病引起的淋巴水肿。其作用机制可能是增强巨噬细胞的活性和增加淋巴管外的组织间隙蛋白的吸收。

(5) 蜂窝织炎和淋巴管炎：小腿突然出现疼痛、肿胀和皮肤发红应该怀疑蜂窝织炎或淋巴管炎，应该开始静脉用覆盖葡萄球菌和 β-溶血性链球菌的抗生素，如广谱青霉素、头孢菌素和万古霉素。抬高患肢、制动，加压热敷有助于缓解症状。慢性感染可以局部用抗真菌乳膏。

2. 外科治疗　外科治疗的手段有切除增厚的皮下组织加皮肤移植、闭合破裂的淋巴管、大网膜转位和显微外科淋巴管-静脉吻合。淋巴水肿病人具备外科手术适应证的仅 10%，手术的目的是缩减肢体的周径，功能有所改善，因为手术后形态异常依然存在。因此，活动严重受影响以及蜂窝织炎反复发作的病人手术效果最好。

(1) 皮下组织全切除加皮肤移植：适用于广泛肿胀和皮肤改变的病人。从胫骨粗隆至踝部环形切除皮肤和皮下组织，取切下标本的断层皮肤或全厚皮肤移植覆盖创面，也可以用人体其他部位的断层皮片覆盖创面。60%～100%的病人术后功能满意(Plast Reconstr Surg 1977,60:589)。断层皮片移植后淋巴水肿复发和过度色素沉着很常见。

(2) 淋巴管重建：淋巴管重建有直接(淋巴管-静脉吻合、淋巴管移植)和间接(肠系膜桥、大网膜瓣)之分。淋巴管-静脉吻合可以缓解慢性淋巴水肿病人的淋巴系统阻塞。随着微血管手术技术的发展，术后数月的通畅率可达 50%～70%(J Vasc Surg 1986,4:148)。淋巴管移植适用于上肢和单侧下肢的淋巴水肿，80%的病人结果满意(Plast Reconstr Surg 1990,85:64)。肠系膜桥手术是取一段带血管的回肠，剥去黏膜，缝合到髂外或腹股沟横断的淋巴结上。大网膜瓣手术是将带蒂大网膜置于肿胀的肢体，待其自动形成淋巴管-淋巴管侧枝吻合，改善淋巴引流。由于手术复杂和并发症的原因，间接淋巴管重建术开展不广泛。

(张海峰)

收场白
临床外科医生生存之道①

外科学是一门科学，又远超科学范畴。人性是复杂的（机体、社会、宗教……），乃上九天、下五洋所望尘莫及。手术刀是一把双刃剑。如何才能把这把剑"舞"得游刃有余、出神入化，则是一门深奥的艺术。除了需要集德、智、勇、忍、勤……于一身外，非凡的社会阅历和人文情怀当不可或缺，还须仰仗那一丁点儿运气，方能百战不殆、笑傲江湖、活出精彩。

外科又是一门生意——权衡得失。在我看来，内科治疗主要是药物治疗，即化学治疗；而外科治疗主要是手术治疗，即物理治疗（主要是采用机械的方法解除病痛）。外科治病不是"锦上添花"（即使是美容手术），而是"拆东墙，补西墙"，会"伤筋动骨"，必然会给人体留下或大或小的缺憾——外科标记，永远不可能再回复"原装"。也就是说，一切外科手术，无论大小，对人体都会构成或多或少的伤害，因此外科医生应该对做手术有敬畏之心，一定要权衡利弊，这里的利弊不仅涉及病人的身心和花费，还涉及医生的名利；一定要确保病人的获益最大、伤害最小，只有当病人获益时，医生才会有久远的获益，这两者是相辅相成的。然而，外科医生要做到这一点往往太难了。换句话说，外科手术无论多做或少做都会被指责存在"过错"，此时，我奉劝你——**永远把错犯在安全一侧**（to err on the safe side），千万不要像赌徒那样心存侥幸心理。

一分耕耘，一分收获。外科学的重要案头参考书之一 *Current Diagnosis & Treatment Surgery* 的首任主编 J. Engelbert Dunphy 有一句名言："在病榻上，我们看到的首先是人，无论我们对这个人是否熟识；反过来，他也在看我们，看我们是否能全身心地投入，从而窥见我们内心的'一斑'。与其说这里是我们的社会、我们的实验室、我们的医院或者我们的大学，还不如说这里是我们的未来。在同一领域里，如果我们不能守住它，定会失去它。"Dunphy先生的这段格言的隐喻是：无论干什么工作都应该全身心投入（敬业）才会成功，才能保住"饭碗"。否则，你的饭碗就可能被砸。我的老师 Helmut Friess 也有句名言："The only way to be successful is work harder than other people"。在这方面，外科医生治病与农民种地有许多相似之处（见下表）。

农耕与外科——耕读文化的考量

规律	农民	外科医生
规律1	渴望丰收	希望为病人解除病痛，救命
规律2	学习农技科学，听取"农技师"的指导意见，做自己的决断	熟读外科经典，选择性地听取"其他专科"的会诊意见（如果会诊医生给出的意见有误，就换一个人会诊）

---

① 本章的基本理念部分引自：Stahel PF. Blood, Sweat & Tears Becoming a Better Surgeon. Shrewsbury, UK：tfm publishing, 2016.

续表

规律	农　民	外科医生
规律3	依靠勤勉的田间管理(除草、浇水、施有机农家肥),而非除草剂、农药、化肥	依靠外科基本功和大爱之心——用你的大脑和双手(和缝线),而非奇技淫术
规律4	亲自到田间去了解庄稼生长、营养和病虫害等情况,不要在家依据天气预报和道听途说指手画脚	到病人床边去观察病情,不要在电话里做决断或接受指令(普外科病人多不适合"远程会诊")
规律5	知彼——熟知庄稼的特性(生长要求、抗病能力)	了解病人的全身情况(合并症)、疾病严重程度(考虑器官和细胞的功能状态)和所选术式的风险-获益比
规律6	知己——清楚自己的财力、物力和知识	清楚自己的能力(有自知之明)、医院的条件以及能否找到后援助力
规律7	选择时节合适的庄稼播种、合理密植	根据疾病和病人全身情况"量体裁衣"。在耐受力差的病人,请不要在一次手术中"做事"太多(轻病→了断性治疗,重病→损害控制)
规律8	不过度施肥,不过度除草,减少对庄稼的损坏	善待组织,减少并发症;勿做"过度医疗",减少医源性损伤
规律9	节约肥料、农药的消耗	合理使用资源(清点每根针,减少不必要的检查)
规律10	考虑采用无人机探查病虫害并处理	考虑无创或微创手段(如:在尴尬的解剖位置,请介入放射医生助一臂之力)
规律11	憧憬收成,让全家老小保持积极向上的心态	自信我采取了"最佳"处理措施(要给麻醉医生和护士一些赞扬之词)
规律12	不嫌脏,不怕累	起表率作用

跳过众所熟知的 ACGMEC 六大核心胜任力不谈,依仗 50 多年的聆听、阅读和外科临床感悟,我认为,成为一名合格外科医生还要格外注重下列几点:

1. 把自己培养成为一个富有共情心的外科医生　外科学是一门用手工作的学科,从一定意义上讲,与手艺人(如汽车修理工)区别并不大,其最大的不同是:外科医生打交道的对象是有血、有肉、有情感的人。

共情(empathy)这个词的解释:
■ 主体富有想象力地参与到客体的感受中去,使该客体看上去被主体的情感打动;
■ 能理解、察觉、感悟并设身处地地体会到客体过去或现在的感受、想法和经历,不需要客体充分明示其感受、想法和经历;
■ 理解感受并与他人分享感受的本领或能力。

原来,我们大多数人其实并不清楚"共情"这个词的含义。在中文里,共情的含义其实很简单,就是设身处地为他人着想、换位思考的意思。在医疗场合,共情就是为病人着想、把病人当亲人。这与我们是否认同这个人无关。相反,同情(sympathy)意味着我们完全理解他人的痛苦或遭遇,因为我们自己也有过类似经历。例如,我对那位吸毒成瘾的病人产生了共情,她是戴着氧气面罩时吸食毒品后脸部被烧伤,尽管我不能说我认同她的行为。我非常同情我的同事,他最近因轻率不慎而被一桩医疗过错诉讼打了脸,因为这种诉讼也可能发生在我身上。这就是我所认识的共情与同情的基本区别。

我们并非如我们想象的那样具有共情心。我们自私自利、妄加评论、刚愎自用、心怀嫉妒、贪得无厌、自恃清高。我们大多数人都对那些不喜欢我们的人有与生俱来的抵触感——选择性共情。我不认为具有选择性共情就意味着你是一个坏人。你仍然是一位正常人,是一个"人",但是,具有选择性共情的你就无法成为一名优秀的外科医生。

一位有共情心的人不仅能识别和认同他人的不幸,而且能理解这些情感的严重性。事实是:共情是我们的社交手段,它迫使我们了解周围人,是我们合作、成长、发展以及沟通的基础。一个没有共情的世界是一种虚无主义的世界。

共情心不是演戏,给人的印象不能是被逼出来的。从病人的角度来看,共情心的唯一实用定义就是用简单的回答"是/否"来表达病人对主管医生看上去是否具有共情心。

——是的,我的医生很有共情心。

——不,他(或她)毫无共情心。

猜猜病人会更喜欢上述哪一位?

你或许没有想过这个问题:唯一重要的观点就是病人的评价,这一点不言而喻。1910年,医学巨匠 William Mayo 博士(1861—1939)在 Rush 医学院毕业班的演讲中说:"我们唯一感兴趣的是病人的最大利益。"事实是,当你是一位有共情心的外科医生时,病人会注意到,并作出反应。

1999 年,一项在女性乳腺癌幸存者中进行的具有里程碑意义的研究表明,医生只需要花 40 秒钟的怜悯就能显著降低病人的焦虑[1]。此外,病人的结局与医患关系中相互感受到的怜悯和共情印象呈正相关。如果病人认为你有共情心,他们的结局就会更好。其底线是,病人应该得到共情和怜悯,而不是任由医生们(病人用健康和生命托付的医生)当作"生物标本"来对待。

我们和病人同样受益于共情心:当共情被认为是优质医疗的基本要素时,研究表明,共情与提升病人满意度、提高病人对治疗方法的依从度以及降低医疗诉讼风险有直接关系。

别急! 还有更精彩的:一项又一项研究表明,共情与临床能力的可测量水平有直接相关关系。说到底,你越有共情心,你就是越优秀的外科医生。

虽然我们通常都认为自己是出色的听众、杰出的沟通者而且是菩萨心肠的外科医生,但事实是,在这些领域我们并非像我们想象的那么伟大。

不过,具有共情心并非易事。1992 年获奖影片《闻香识女人》的主演 Al Pacino 的著名演讲很直白、令人叹为观止。他所演的那个角色说:"现在,我已经来到了我人生的十字路口。我一直都清楚正确的道路在哪儿。没有例外,我都清楚。但是,我从不走正确的路,你知道为什么吗? 是因为正确的路他×的太难走了!"

多几句题外话。和做任何事情一样,成为一名合格外科医生的道路很艰难。在如今官僚作风甚嚣尘上、过分强调政治正确的医学环境中,N 座大山压得外科医生喘不过气来,阿狗阿猫都能骑在我们头上发号施令。外科医生手脚被束缚,谈不上喜笑颜开,更不奢望有乐子,只能无奈地苦笑,根本问题是怎样才能保住我们的"饭碗"? 在病人安全和成本效率最大化这种相互矛盾的要求下,期望外科医生提供绝对正确的诊断准确率和万无一失的手术品质,同时还用最高标准的道德价值观和专业精神要求外科医生,要求外科医生成为受人尊敬的榜样,以及敬业的学术型教师和研究人员。不仅如此,在竞争日益激烈的医疗保健市场

---

[1] Fogarty LA, et al. Can 40 seconds of compassion reduce patient anxiety? Journal of Clinical Oncology 1999, 17: 371-379.

中，外科医生又被要求蜕变为成功的管理者和金融企业家。我们不是政客，更无法左右政客，我们所学的是医学，是外科学，能做的最重要的事情就是沉下心来在这个专业里守候、默默耕耘。

2. 吃亏是福，实践出真知——熬过漫长时光，静待美酒飘香 临床外科是一门实践科学，需要静下心来深入病房里去与病人接触，才能获取临床经验积累。英国诗人和小说家 Thomas Hardy（1840—1928）有一句名言："Experience is as to intensity, not as to duration"。我们完全同意获得经验最重要的方式在于强度——身心投入的强度。不过，时间的长短并非不重要，尤其在外科！做一例阑尾切除术与做一百例阑尾切除术的经验必然存在差异。原南京铁道医学院附属医院院长彭长青教授（1930—2000）把临床住院医生培训比喻为"泡咸鸭蛋"的过程，要求初毕业的医生到病房去"泡"，直至"泡出油来"，这样医术才够格，看病才会得心应手——就像我这样（您见过哪位外科大家谦虚过？☺）。这个过程需要漫长的时间，戒急戒躁。也就是说，临床知识和经验的积淀不但需要全身心地投入，时间也不可或缺，就像耐心花时间浸泡的咸鸭蛋——越"油"越值钱，也如酿造的陈年老酒——越陈越香，又不会因为放盐过多或掺入添加剂欲速则不达、惹人生厌。约翰霍普金斯大学医院的"四大家（big four）"之一 William Osler 爵士 100 年前就对他的学生说过："医学上唯一有价值的教科书是病人。""请对病人的口述洗耳恭听——他正在向你透露诊断。"

3. 站在巨人的肩膀上——熟读外科学经典，胸有成竹，处变不惊 年轻的外科医生应该把主要的阅读精力放在经典外科学著作方面，而非高影响因子的外科杂志或网络查阅。这些经典外科学著作包括《阿伯内西外科秘要》、*Sabiston textbook of surgery：the biological basis of modern surgical practice*、*Current diagnosis & treatment surgery*、*Maingot's abdominal operations*、*Fischer's mastery of surgery*、《Schein 外科并发症的预防与处理》、《Schein 外科急腹症》。经典著作如此繁多，你的重中之重是将致命急症（例如：心搏骤停、严重复合伤、感染性休克、术中大出血）的识别与救治知识以及技术烂熟于心，以便有能力应对不测事件。因为，在这些情况下，你根本没有时间去查阅书籍或上网浏览，也无法坐等上级医生前来助阵。

4. 把风险降至最低 人总有一死，因此，外科医生必须熟悉如何面对病人死亡之风险。然而，整天"前怕狼，后怕虎"的人终将一事无成。我们唯一有用的工具是我们衡量风险和降低风险的能力，以及就我们认为合理估算出来的风险做出深思熟虑决策的能力。Arthur Rudolph（1906—1996）是一位"二战"期间的德国火箭工程师，他曾经为纳粹研制了 V-2 火箭，还为美国宇航局研制了潘兴导弹和土星五号月球火箭，他在 1969 年首次成功执行月球阿波罗计划后说："你想有一个不漏水的阀，你费尽九牛二虎之力去研发它。但是，真实世界不存在不漏水的阀。你需要做的是明确你对漏水的容忍程度是多少。"

目前的预计表明，美国每年有超过 40 万可预防性医院内死亡事件发生[1]。这个数字大约相当于美国年度死亡人数的六分之一。显然，死于医疗过错的风险远远高于任何一种假设性威胁，"医疗过错"威胁是我们最大的心腹之患。畅销书作家、美国总统候选人、前约翰霍普金斯医院神经外科医生 Ben Carson 博士在他那部优秀作品《冒险》[2]中提出了四个问

---

[1] James JT. A new evidence-based estimate of patient harms associated with hospital care. *Journal of Patient Safety* 2013，9：122-128.

[2] Carson B. *Take the Risk*. Grand Rapids，MI：Zondervan，2008.

题,帮助我们确定什么时候该冒一下险:

- "如果我冒险,最好的事情是什么?"
- "如果我冒险,最坏的事情是什么?"
- "如果我不冒险,最好的事情是什么?"
- "如果我不冒险,最坏的事情是什么?"

这四个问题简单且实用。多年来,在我的临床实践中,我一直将这种方法用于风险分层。你也应该一试! 这种决策活动会有助于你远离麻烦,最终能挽救病人的生命。

5. **大道至简** 不能开刀的医生,自然不能称之为外科医生,充其量只能算作内科医生;长于手术者才是外科医生;善于预防或处理外科并发症(加上共情心)的外科医生,才够得上外科大师的称谓。要减少并发症,就要培养自己**缜密思维**、运筹帷幄的能力。细节决定成败——兼顾每一个细节,术前把问题考虑得越复杂、越周到越好。但是,手术切忌复杂,**通常的原则是凡外科手术都应该尽可能"小做"**,也就是说手术操作越简单越好。复杂操作伴随而来的必然是创伤增加、并发症陡增。能采用 Billroth Ⅰ 胃肠吻合解决问题的手术,不要采用 Billroth Ⅱ 或 Roux-en-Y,因为后者吻合口多,实践证明并发症也多得多;更不要采用华而不实的所谓 Ulm pouch①。

6. **半命半天半机遇,剩余的听天由命** 有道是,"学会何时应该做手术需要 5 年,学会何时不该做手术需要 20 年"。一叶知秋。

举例之一:某病人,男,75 岁,因升结肠癌行开放法右半结肠根治性切除术。术后腹壁切口感染,经每日积极更换敷料(为了避免伤口假性愈合,每次更换敷料时都在伤口皮肤出口处留置凡士林纱条引流)、保持伤口清洁 2 个月,伤口迁延不愈。变更伤口处理理念——撤除凡士林纱条引流,每 3 天换一次敷料。1 周后伤口奇迹愈合。

殊不知,伤口愈合的最佳时间在伤后 3 周内(图 11-1),此后伤口的愈合能力开始逐渐走下坡路。每日一次的更换敷料、清洗伤口、塞入凡士林纱条,其实对伤口来讲都是一次损伤,每次损伤使得前一天的组织愈合"毁于一旦"(☹)。要知道,在伤口处理方面,医生的作用仅仅是确保伤口内没有异物或坏死组织,伤口愈合全靠病人自身,而非医生的"勤勉"。Paré 有一句名言:"我只是实施了治疗,是上帝治愈了他们。"②正对应了中国人的一句古训:尽人事,听天命。

强扭的瓜不甜。一定要对大自然心存敬畏,人算不如天算,人定无法胜天。一切病患都是"上苍"的旨意,死亡乃自然规律。要知道,医生所做的"治病救人"之事许多都是逆自然规律而动,失败也在情理之中。医生能做的仅仅是在大自然规律允许的范围内**尽力谋那么一丁点善事**——只做应该做的,尽可能少做,切忌奢望太多,因为多做必然伴随着更多的伤害。切勿自以为是"救世主"下凡,对外科手术毫无敬畏之心——为所欲为、百无禁忌。狮子是非洲草原当之无愧的"顶级掠食者",然而,面对暴躁的水牛,它们也知道敬而远之;即使是非洲野犬也有狗急跳墙的时候。**外科学上最大的心腹之患则是并发症。**在我看来,近年来时兴的腹腔镜胰十二指肠切除术和 ALPPS③ 手术都纯属"脱裤子放×",胃肠肿瘤清扫淋巴结时

---

① 就是在胃切除后,采用间置空肠代胃,从而保留十二指肠的食糜通过功能。

② 这句话的原文是"Je le pansay, Dieu le guérit",英文是"I dress the wound, god heals them"。

③ ALPPS 是"associating liver partition and portal vein ligation for staged hepatectomy"的英文首字母缩略词,意为联合肝脏分割和门静脉结扎的二步法肝切除术。

追求血管"骨骼化"者大多属于不顾大局的"开刀匠"之辈，称不上大师。试想：在如今的乳腺癌治疗上，还有哪位大家再提倡腋血管"骨骼化"？偶尔吃一顿鱼翅海参饕餮大餐是一回事，一年四季每日三餐都用海鲜大餐又是另一回事了。炫技术只能偶尔炫一下，不能作为日常工作。适可而止，物极必反。肿瘤根治术、胰腺坏死灶切除术……无不如此。

治疗手段应服从于治疗目的：实现生物学意义上的根治是治疗恶性肿瘤的终极目标，外科"根治性切除"仅仅是相对的概念。对肝门部胆管癌是否采取手术治疗、具体完成何种层次的手术操作应紧紧围绕治疗目的进行决策。在术前评估肿瘤可切除性时，对此类问题，如病人的全身状况（年龄、合并症）和局部病情，以及病人本人及家人对相关风险及远期疗效不确定性的认知和接受程度，亦应给予足够重视。

7. **勇谋兼备，狭路相逢勇者胜**　上文提到，我的外科手术原则是凡手术都应该"小做"。然而，在急诊外科手术中还有一个原则，那就是尽可能放宽手术适应证并"早做"。对这种雪中送炭的手术绝勿拖沓，只要存在手术适应证，甚至具备"边缘适应证"就能下刀。面对急诊病人，只要有手术适应证，绝对不能胆小怕事，尤其是急腹症和严重创伤病人。此时要做一个有大爱、有血性、激情和担当的外科医生。不过，术前必须仔细评估手术风险，对病人的全身情况进行优化，以便病人更安全地闯过麻醉手术关。

8. **一定要将预期术后结果与术前情况比较**　世上有许多人不懂"半"的哲学，凡事都要拉满弓、求满盈。名要最高，势要最大，官要最显，钱要最多。凡好事都要钻、好处都要得，势必使尽，欲必求尽。这些人往往是泰极否来，盈极亏来，处高险来，结果一定不会美妙。

举例之二：痔的最大痛苦是排便时脱出，难以还纳，其次是排便时出血。然而当切除过多时，病人会因为皮肤黏膜桥保留不够术后出现瘢痕性肛管狭窄，或因为切断了括约肌造成肛门失禁。对病人来讲，这些术后并发症的痛苦"生不如死"，远远大于痔脱出和出血。难道你愿意病人的术后症状比术前更痛苦？

举例之三：无论是采用腹腔镜抑或开放手术，在面对一个急性蜂窝织炎性胆囊炎或慢性萎缩性胆囊炎（"老胆囊"）、当处于肝胆三角解剖显露困难的两难之境时，你可以选择锲而不舍继续努力，也完全可以选择部分胆囊切除或胆囊造瘘后"金蝉脱壳"。当然，前者可能会被人看作"英雄"，后者会被看作"逃兵"。我可以肯定的是：依仗你所具备的一定胆囊外科经验，永不言退的成功概率一般会在 80% 以上。然而，恰恰是这种成功概率助长了某些外科医生的"赌徒心理"。我们必须清楚，这份"赌注"是病人的性命或生活质量！也就是说，总体而言，这种"坚韧不拔"带来的必然是更高的并发症发生率（通常来讲，腹腔镜胆囊切除的胆管损伤概率为 0.5%～1%，开放胆囊切除为 0.1%～0.5%）。试问：面对此类困难胆囊切除，如果躺在手术台上的是您的父亲或母亲，您会如何选择？每当您举棋不定时，请把病人当亲人一样来思考问题、做决断。**要学会知难而退、鸣金收兵**。

在许多专业领域，知难而进、锲而不舍是一种极为宝贵的态度和心理素质，然而，在临床医学，在外科，尤其在面对一位具体病人时，这种心态一定会增加重大并发症或病人死亡风险。医疗活动毕竟是"唯结果论"的，达不到可接受的目的，再完美的过程也留有缺憾，甚至还可能导致非医疗问题的出现。**良性疾病的治疗中绝对不允许出现任何影响病人生活品质的并发症**，许多症状轻的良性疾病完全可以不手术，例如：老年人症状轻微的腹股沟疝。舍得是一种智慧。有得必有失，该放手时就放手——有所为有所不为。

侯宝林先生的艺术美学原则："留有余地，恰到好处；宁可不够，不可过头。"马三立先生也曾说过："不喜欢用大喊大叫、超刺激的怪声、怪气、怪相找噱头。"当观众的爆笑变成了调笑,还表演什么相声呢?

9. 世上没有免费的午餐,不要做第一个吃螃蟹的人,让时间来告诉我们哪些新玩意适合你——是真正的金子 我不反对新技术新疗法。没有新技术新疗法,医学就不会进展。但是不可否认,许多外科新技术实施是充满风险的。然而,从哲学观点来看,新技术与病人安全又应该是对立统一的。其风险需要我们心平气和地坐下来仔细分析。

当傻瓜与 HK416 自动步枪相互独立存在时,两者都不会对别人的安全构成威胁。然而,当两者结合在一起时,就完成了下列等式:

傻蛋 ＋ HK416 自动步枪 ＝ 一名"装备精良的傻瓜"。

此时的傻瓜与之前的那位已经不可同日而语了,他有可能对他人的安全构成风险。也就是说,我们不应该不问青红皂白地把威胁病人安全的因素归咎于新技术本身。其实主要风险来自使用新技术的人——我们外科医生——对这门技术的掌握程度和使用方法。

以腹腔镜外科为例,是否选择微创入路涉及的是一个"平衡"问题——天平一侧是入路创伤大小,天平的另一侧是病人安全(腹腔内手术操作的难易度和手术耗时)。在此,我想谈四点看法。其一,高速公路和飞行为人类的生活带来了翻天覆地的变化,同时也带来了前所未有的灾难,应该选择性地利用之。虽然有些人的腹腔镜操作技艺出神入化、妙不可言,但是,腹腔镜外科操作对手术技巧的要求肯定高于开放外科操作,正如用筷子夹毛豆与用手抓毛豆,技术要求不一样;徒步上班(问题是需要走弯路、会遇到高峰时段)与走钢丝上班(优势是不受干扰跨越峡谷直达目的地,对专业杂技演员来讲不在话下,然而也要考虑到气候反常等不测)技术要求迥异。诚然,这些技巧都可以通过练习和培训逐渐掌握(此谓"学习曲线"),但是,同样的培训和练习,每个医生掌握的程度又不尽相同。也就是说,是否采用腹腔镜操作,就看你是不是一位腹腔镜外科高手了。遗憾的是,每个腹腔镜迷都认为自己具备这方面的天赋,有自知之明同时又把病人安全放在第一位考虑的外科医生凤毛麟角,一旦出了"纰漏",他们会把问题归结于病人的病情复杂,怪罪于麻醉师、下级医师,甚至护士……最后倒霉的或死去的是病人! 要知道,走钢丝失足受伤的或死去的可是操作者自己哦! 我这里要问的一个问题是:如果躺在手术台上的是你的父母或孩子,甚至是你自己时,请扪心自问你会选择腹腔镜 Whipple 手术吗? 在术中遇到这样或那样的问题时,你会中转吗? 什么时候、什么情况下中转? 我认为应该把外科医生在亲人身上倾注的关注度看作"标准注意",切莫"玩火自焚"。其二,任何事物优点越显著,其缺点必然越大。在我 50 多年的普外科临床生涯里,前 30 多年的阑尾切除术几乎全部是开腹手术,我们科(每年逾 400 例的阑尾切除术)从来没有遇到过 1 例术后阑尾残端瘘,自从最近 20 多年开展腹腔镜阑尾切除后,我们科就遇到过至少 2 例腹腔镜术后阑尾残端瘘(当然,有人把它归咎于"学习曲线"、阑尾根部水肿脆弱……),还有 trocar 致髂动脉损伤、肠道意外烧灼伤……既往闻所未闻的并发症。正所谓:*新术式必然伴随新并发症*。其三,顾此必然失彼——腹腔镜做多了,对开腹手术必然会生疏,而开腹手术是外科的根。有道是:如果把外科学看作一杯啤酒,开腹手术是下层的酒,腹腔镜是上层的泡沫。由于年轻外科医生接触开放胆囊切除术的机会越来越少,中转开放手术并非永远是一种安全选项(人称"失习曲线"①),此时,找到一位像我这样满头白发的

---

① 注:用进废退。失习曲线(unlearning curve)是一种"走下坡路"曲线,而学习曲线(learning curve)是一种逐渐熟悉、"走上坡路"曲线。失习曲线形成的原因是练习或使用减少,使得某种技能逐渐生疏或丢失。

老外科医生上台来助你一臂之力并非是一个馊主意。是的，说不定哪一种"老办法"在什么时候可能会被证明有用！此外，并不是能做腹腔镜疝修补的医生都能把开腹入路疝修补都做得游刃有余，这提示开腹手术也存在"学习曲线"。其实，腹膜前间隙疝修补在开放法就比腹腔镜法难度大得多。其四，知己知彼，扬长避短。腹腔镜的微创入路（尤其在肥胖者）和术后疼痛轻以及在急腹症诊断不明情况下腹腔镜的探查范围广，都是经典开放手术难以望其项背的。我们所需要的是灵活使用不同"兵器"，切忌任性或莽撞。

100 多年的航空发展史告诉我们：这个世界上有敢于冒险的飞行员，但没有敢于冒险的老飞行员。然而，这个世界上且不乏敢于冒险的老外科医生，因为，死去的是他们的病人。在我们这种由医院为医生统一购买医疗过错保险的地方①，还有一种极具讽刺意味的社会怪象：一些"官司"不断的外科医生其日子往往过得无忧无虑、很滋润，常常活跃在全国各大"高峰论坛"、风光无限——上午在南京做手术演示，下午去西安做讲座，飞机刚起飞，上午的那个病人就被再次推入手术室（当然是非计划再手术）甚至抢救无效死亡，而且，找这种医生看病的人趋之若鹜。

10. 重视医护人员之间的沟通，尤其是交接班或转诊　小于等于 10 分者病情相对较轻，高于 20 分者提示病情重笃。与其向住院总医师交班该病人病情"的确很重"，不如告诉他"该病人的 APACHE Ⅱ 是 29 分"。如此，在场的所有人都明白该病人处于濒死状态。[或许，有人会问你："APACHE 是何物？一匹马？"这时你就可以解释给他们听，表现阳光点！]

最后，欢迎你加入外科这一行，孩子，你没有错，外科医生应该是你择业的不二之选。《阿伯内西外科秘要》第七版主编 Alden H. Harken 有一句名言："外科是最有刺激性、最令人满足、最有成就感、最心情愉悦的职业，比第二位最佳职业好几个光年。"就全球视角来看，外科医生工作稳定、收入不菲、罕有失业、用脑工作（永远不会枯燥乏味）、社会地位高。当然，也是一门苦心志、劳筋骨的专业，需要我们脚踏实地辛勤付出（就像种地一样）。切忌朝三暮四、此山望着那山高，今朝寻思着如何能升官发财，明朝盘算着如何走捷径搞自然科学基金、找公司杜撰 SCI 论文，后天又梦想着如何找媒体搞新闻炒作为自己赢得瞬间名望……

（汤文浩）

---

①　在这个世界上的许多国家，医疗过错保险像车祸保险一样，是医疗保健从业者自己购买的。每发生一起医疗过错赔偿，保险公司都会上调该医疗保健从业者来年的保险金。此外，美国还设立了国家执业医生数据库（National Practitioner Data Bank，NPDB）。NPDB 是一个警报或标记系统，旨在促进对医疗保健从业者行医执照的全面审查。任何索赔或判决都必须向 NPDB 上报付款信息，哪怕是只有 1 分钱也会上报。该系统的信息是部分向社会公开的，从而会影响该医疗保健从业者的再就业。

索 引

（按汉字拼音字母为序，页码后的"n"表明是脚注，"t"表明是表格，"f"表明是图，黑体加重的页码数字是全章）